간호이론가와 이론 Ⅱ

Nursing Theorists

and Their Work

8 EDITION

Martha Raile Alligood, PhD, RN, ANEF

Professor Emeritus

College of Nursing

East Carolina University

〈공 역〉 김혜원, 고문희, 김주현, 박승미, 서은영, 안숙희

안혜영, 엄미란, 이경숙, 이명선, 이홍자, 은 영, 전나미

도서출판 대학서림

ELSEVIER

Nursing Theorists and Their Work, 8th Edition

Copyright © 2014 by Mosby, an imprint of Elsevier, Inc.

Copyright © 2010, 2006, 2002, 1998, 1994, 1989, 1986 by Mosby, Inc., and affiliate of Elsevier Inc.

ISBN: 978-0-323-09194-7

This translation of *Nursing Theorists and Their Work*, 8th Edition by Martha Alligood was undertaken by Daehakselim Publishing, Co. and is published by arrangement with Elsevier Inc. and Elsevier Korea L.L.C.

간호이론가와 이론 I, II, 김혜원 외

Korean ISBN : 9788969401090

Nursing Theorists and Their Work, 8th Edition, Martha Alligood의 번역서는 Elsevier Inc.와 Elsevier Korea L.L.C.와의 계약을 통해 대학서림 출판사에서 출간 되었습니다.

Printed in Korea by Daehakselim Publishing, Co.

역자 소개

편집위원 : 김혜원, 안숙희, 엄미란, 안혜영, 서은영, 박승미

역 자	소 속	담당부분
고문희	초당대학교 간호학과	23장, 32장
김주현	강원대학교 춘천캠퍼스 의과대학 간호학과	3장, 28장
김혜원	서울대학교 간호대학 간호과학 연구소	25장, 29장, 35장
박승미	호서대학교 간호학과	11장, 16장, 19장, 30장
서은영	서울대학교 간호대학 간호과학 연구소	1장, 10장, 20장
안숙희	충남대학교 간호대학	8장, 26장, 34장
안혜영	을지대학교 간호학과	17장, 27장, 36장
엄미란	목포대학교 간호학과	22장, 31장, 33장
이경숙	강릉원주대학교 원주캠퍼스 간호학과	14장, 21장, 24장
이명선	서울대학교 간호대학 간호과학 연구소	2장, 7장, 9장
이홍자	선문대학교 간호학과	4장, 18장, 37장
은 영	경상대학교 간호대학	5장, 6장, 13장
전나미	성신여자대학교 간호대학	12장, 15장

차 례

1권

차 례

2권

Ⅳ 간호이론

Nursing Theories

- 간호이론은 간호 현상의 개념들간의 관계에 기초한 결과를 기술하고, 설명하거나 예측한다.
- 간호이론은 어떤 이슈에 대한 틀을 만들어주고 관련 용어를 정의함으로써 관계를 제시한다.
- 간호이론은 추상화 정도에 따라 다양한 수준에서 개발될 수 있다.
- 거대이론 수준의 간호이론들은 그 이론이 나온 모델에 가깝게 추상적이지만 그들이 검증가능한 결과를 제안하기 대문에 이론으로서 고려된다.

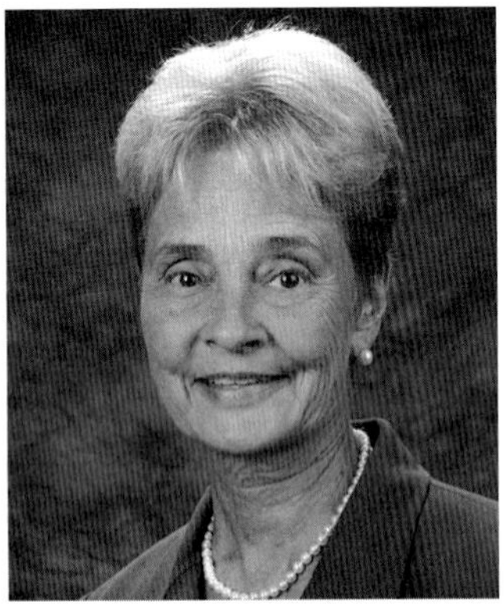

앤보이킨

Anne Boykin

1944-현재

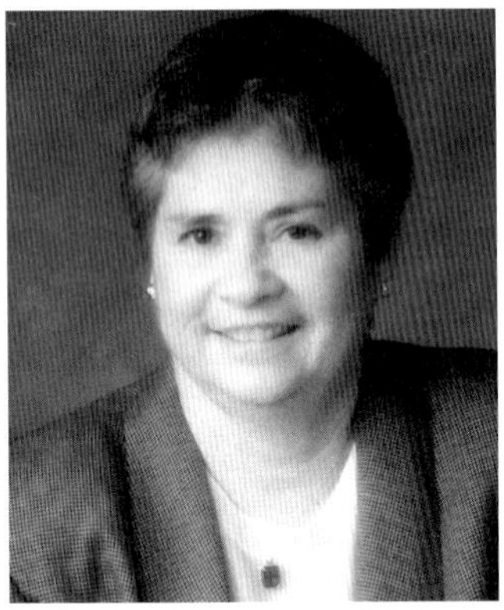

사비나 쉔호퍼

Savina O. Schoenhofer

1940-현재

19장

돌봄의 간호:실무 변형모델

Nursing as Caring: A Model for Transforming Practice

Marguerite J. Purnell

"관계의 본질은 돌봄을 통해 변형된다" (Boykin & Schoenhofer, 2001a, p. 4).

이론가 소개

앤 보이킨 ANNE BOYKIN

앤 보이킨은 Wisconsin주 Kaukauna에서 8남매 중 첫째로 자랐다. 1966년 Wisconsin주 Mil-waukee에 있는 Alverno College을 졸업하면서 간호계에 입문하였다. Georgia주 Atlanta에 있는 Emory University에서 석사학위를 받았고, Tennessee주 Nashville에 있는 Vanderbilt University에서 박사학위를 받았다. 보이킨 박사는 Steve Stauden-meyer와 결혼하여 네 자녀를 두었다. 앤 보이킨은 Florida Atlantic University에 있는 Christine E. Lynn 간호대학의 교수이자 학장을 역임하였고 2011년 가을 퇴직한 후 석좌교수로 재직중이다. 그녀는 North Carolina주 Asheville로 이사하였고 산과 호수에 둘러쌓인 자연환경을 즐기고 있다.

보이킨은 현재 Anne Boykin Institute for Advancement of Caring in Nursing의 소장

이다. 보이킨은 돌봄 현상에 관한 학문분야의 지식 발전에 큰 기여를 해 왔다. 인간 돌봄 국제 연합(International Association for Human Caring)에서 회장 당선자(1990-1993), 회장(1993-1996), 지명 위원회 위원member of nominating committee (1997-1999) 등을 역임하였다. 회장 임기가 끝나자마자 1996년부터 1999년까지 '*International Association for Human Caring*' 이라는 정기간행물의 공동편집자로 일하였다.

보이킨의 학문적 업적은 돌봄을 간호 토대grounding for nursing의 중심에 두고 있는 점이다. 이것은 자신의 저서인 "*Nursing as Caring: A Model for Transforming Practice*(Schoenhofer와 공통 집필, 1993, 2001a)"와 "*Living a Caring-Based Program*(1994b)"에 잘 나타나 있다. 후자는 평가를 통해 연구에 적합한 환경을 만들어, 돌봄이 어떻게 간호 프로그램 발전에 기초가 되었는지 설명한다. 이외에도 보이킨 박사는 "*Power, Politics and Public Policy: A Matter of Caring*(1995)"의 편집자이며, "*Caring as Healing: Renewal Through Hope*(Gaut와 공동 작업, 1994)"의 공동편집자였다. 또한 다른 책에 실린 여러 단원chapter과 논문을 집필했으며, 미국 내 여러 지역과 다른 나라에서 돌봄에 대한 자문을 해주고 있다.

사비나 쉔호퍼 SAVINA O. SCHOENHOFER

사비나 쉔호퍼는 9남매의 둘째로 태어난 첫 번째 딸이었으며, Kansas에 있는 목장에서 성장기를 보냈다. 쉔호퍼의 이름은 Missouri주 Kansas City의 고전 음악가였던 외할아버지의 이름을 딴 것이다. 그녀에게는 Carrie라는 딸과 Emma라는 손녀가 있다.

1960년대에 쉔호퍼는 브라질 아마존 지역에서 지역사회 발전을 위한 자원봉사자로 3년간 일하였다. 초기 간호교육은 Wichita University에서 받았고, 거기서 간호학, 심리학, 상담 분야에서 학사학위와 석사학위를 받았다. 1983년 Kansas 주립대학에서 교육기금educational foundation과 행정 분야로 박사학위를 취득하였다. 1990년, 쉔호퍼는 간호의 아름다움을 시와 산문으로 전달하기 위한 초기 현장early venue이었던 "*Nightingale Songs*"를 공동으로 설립한다. 쉔호퍼는 초창기 연구에서 돌봄이란 환자들이 절대적으로 인정하는 서비스임을 분명하게 알았다. 돌봄에 관한 연구 성과인 "*Nursing as Caring: A Model for Transforming Practice*(보이킨과 공동 집필, 1993, 2001a)"에 덧붙여, 쉔호퍼는 간호 가치, 일차 간호, 간호 교육, 지지, 접촉, 요양시설nursing home의 인력 관리, 멘토링 등에 관한 수많은 논문을 썼다.

쉔호퍼의 업적에 강한 영향을 미친 3명의 동료가 있다. 브라질에서 지역사회 간호를 했던 Ann Ashjian 중령은 저자에게 간호 모델에 대한 영감을 불어넣었다. 동료 교수였던

Marilyn E. Parker박사는 간호를 학문으로 보는 견해, 고등 교육의 학문적 역할, 간호이론과 간호이론가의 세계에 대해 조언해 주었다. 앤 보이킨 박사는 돌봄이 간호 연구의 실재 영역임을 소개해 주었다.

쉔호퍼는 Mississippi 주립대학 Medical Center 대학내의 윤리자문위원회를 맡고 있으며 그 곳에서 임상 환경과 교육 환경에서 보건의료윤리교육과 실무에서 발생하는 임상 상황에서의 윤리적 질문에 대한 자문을 하고 있다. 그녀는 Mississippi 주립대학 Medical Center 간호학과의 교수이며 Florida Atlantic University 간호대학의 객원교수이다. 쉔호퍼는 돌봄 간호학 연구에 헌신하는 삶을 살고 있다.

이론의 배경

돌봄간호이론은 Florida Atlantic University의 간호대학이 초기 교육과정을 개발하는 과정에서 탄생하였다. 앤 보이킨과 사비나 쉔호퍼는 돌봄 중심의 교육과정으로 개정하는 교수진이었다. 교육과정을 개정하면서, 간호의 목적과 의미를 학문과 전문직으로 설명하는 포괄적 개념 틀을 계속 발전시키는 것이 인간에게 필연적이고 중요하다는 점을 깨달았다. 전통적 견해에서 벗어나, 돌봄은 간호의 수단이 아니라 목적이며, 간호의 방편이 아니라 의도임을 받아들였다. 이 연구를 통해, 보이킨과 쉔호퍼는 간호의 핵심은 "돌봄 속에서 성장하고 돌봄을 실천하는 사람으로 육성하는 것nurturing persons living caring and growing in caring"이라고 개념화하였다(Boykin & Schoenhofer, 1993, p. 22).

간호의 기본 가설을 세우는 연구를 더 진행하면서, "서로 돌봄caring between"을 통해 살아있는 경험을 공유하면서 인간됨personhood을 강화하는 것이 간호 상황의 개념이라고 분명하게 정의하였다(Boykin & Schoenhofer, 1993, p. 26). 인간됨이란 돌봄에 기초한 삶이라고 설명하였다. 간호 핵심과 간호 상황의 개념을 분명하게 정의한 결과, 이론의 기본 가정들이 가진 의미를 삶으로 끌어들이게 되었고, 사실상 간호를 학문이면서 동시에 전문직으로 이해하게 되었다. 이론을 정련하고 비평하고 간호 상황을 연구하는 과정에서, 간호의 개념을 주로 건강에만 국한하는 것은 한계가 있다고 보았다. 현재 보이킨과 쉔호퍼는 인간 삶의 광범위한 스펙트럼에 관심을 갖는 것이 간호라고 이해한다.

초기 이론 개발에 중요한 영향을 미친 3개의 연구가 있다. 보이킨과 쉔호퍼가 돌봄 간호학의 역사적 선례로 생각하는 Paterson과 Zderad(1988)의'인도주의 간호의 실존적 현상 이론existential phenomenological theory of humanistic nursing'은 "서로the between", "간호 요청call for nursing",

"간호 반응nursing response", "인간됨personhood"같은 초기 개념의 원천이었고, 돌봄 간호학의 개념화에 실질적이고 구조적인 토대를 제공하였다.'돌봄은 인간이 존재하는 방식'이라고 주장한 Roach(1987, 2002)는 이론의 가정들 속에서 자연스러운 표현법과 연구 영역을 찾아냈다. Roach가 설명한 "6C [헌신commitment, 확신confidence, 양심conscience, 능력competence, 동정심compassion, 태도comportment]"는 돌봄 언어에 기여하였다(Roach, 2002). Mayeroff(1971)의 책 "On Caring"은 삶의 평범함 속에서'돌봄의 삶living caring'이 실제 무엇을 의미하는지 쉽게 알고 표현할 수 있도록 풍부하고 기본적인 언어를 제공하였다. Mayeroff(1971)는 앎knowing, 교대 리듬alternating rhythm, 인내, 정직, 믿음, 겸손, 희망, 용기 등을 돌봄의 주된 성분으로 보았는데, 이는 인간 삶의 원천을 표현한 것이다. 돌봄간호이론에서, 이런 개념들은'돌봄의 삶'을 이해하고 간호사와 간호대상자nursed의 상호관계에 대한 독특한 표현을 감상하는데 반드시 필요하다.

간호를 학문으로 보는 보이킨과 쉔호퍼의 개념은 Phenix(1964), King과 Brownell(1976), 간호발전 회의그룹Nursing Development Conference Group(Orem, 1979) 등의 영향을 직접적으로 받았고, 간호를 전문직으로 보는 개념은 Flexner(1910)의 사상에서 영향을 받았다. 이런 사상가의 연구 외에도, 앤 보이킨과 사비나 쉔호퍼는 돌봄을 집중적으로 연구하는 간호학자 모임의 오랜 회원이었다. 단체를 통한 교제와 상호협조 역시 그들의 업적이 탄생하는데 틀림없는 섬세하면서 확실한 영향을 미쳤다.

돌봄 간호학의 초기 이론을 1990년과 1991년에 처음 출판하였고, 1992년 이론 회의theory conference에서 이론에 대한 상세한 설명을 처음으로 하였다(Boykin & Schoenhofer, 1990, 1991; Schoenhofer & Boykin, 1993). 이론에 대한 설명은 1993년 출판된 "*Nursing as Caring: A Model for Transforming Practice*"에서 계속 이어졌고(Boykin & Schoenhofer, 1993), 2001년 후기 형태로 재발표하였다(Boykin & Schoenhofer, 2001a). Gaut는 돌봄 간호학의 최신 이론이 "돌봄 개념화를 분류하였고, 현존 인용문헌을 개발했으며, 인간 돌봄이론들을 더욱 발달시켰다"고 설명하면서, 이 이론은 의도적이거나 점진적인 설명을 통해 성장한 훌륭한 예라고 강조하였다(Boykin & Schoenhofer, 2001a, p. x ii).

주요개념과 정의

간호 핵심과 간호 의도 Focus and Intention of Nursing

세상을 보는 특별한 시각과, 세상 속에서 그것이 갖는 의미를 개발하는 '학자들의 공동체'를 지식의 학문 분야라고 한다(King & Brownell, 1976). 모든 학문 분야는 지식과 실무에

주요개념과 정의

대한 독특한 핵심을 설명하는, 공통의 가치 체계를 갖는다. 돌봄 간호학 관점에서, 간호의 핵심은 '돌봄 속에서 성장하고 돌봄을 실천하는 인간으로 육성하는 것'이다. 간호의일반적 의도는 '돌봄을 통해 인간들을 이해하고, 돌봄을 실천하는 그들을 지탱하고 돕는 것'이다(Boykin & Schoenhofer, 2000). 간호사가 타인을 '돌보는 인간caring person'으로 이해하려는 의도와, 돌봄을 통해 인간을 인정하고 기리려는 의도를 가진 채 간호대상자와 관계를 맺을 때, 이런 일반적 의도가 표현된다(Boykin & Schoenhofer, 2001a). 돌봄은 간호의 표현이며, "간호사가 타인을 돌봄 속에서 성장하고 살아가는 존재로 인정하면서 그 사람과 의도적으로 분명하게 함께 하는 것"이다(Boykin & Schoenhofer, 1993, p. 24). 돌봄을 효과적이고 고유하게 전달하는 방법을 창조하는 민감성과 감성은 간호의 의도를 통해 발달한다.

돌봄으로서의 인간에 대한 관점 Perspective of Person as Caring

기본 가정은 모든 인간은 돌봄을 실천한다는 것이다. 돌봄은 각 사람에 의해 순간순간 존재하며 인간 존재의 필수적 특성이다. 돌봄은 과정이며 인간은 인생을 통해 돌봄을 표현하는 능력에서 성장한다. 그러므로, 인간은 돌봄내에서 계속적으로 펼쳐지는 것으로 인식된다. 이론의 관점에 의하면 인간은 모든 행동을 돌봄으로서 이해하지 못한다 할 지라도 '각 개인은 근본적으로, 잠재적으로, 그리고 실제적으로 돌봄을 실천한다.'고 할 수 있다(Boykin & Schoenhofer, 2001a, p. 2). 살아있는 돌봄 실천자이자 돌봄속에서 성장하는 존재로서 인간을 아는 것이 이 이론의 기본이다.

간호 상황 Nursing Situation

돌봄은 간호 상황이라는 맥락에서 간호가 제공되고 존재하는 서비스이다 Boykin & between caring 공유하는 살아있는 경험으로 인간됨personhood을 증진하는 것이며(Boykin & Schoenhofer, 1993, p. 33), 간호를 통해 행동하고 이해한 모든 것이 있는 현장을 말한다(Boykin & Schoenhofer, 2001a). 간호 상황은 간호사의 마음속에 있는 구조물이며, 간호사가 "간호하려는" 의도를 가진 경우라면 언제든지 지금이 간호 상황이다(Boykin & Schoenhofer, 2001a). 실용적 간호 지식인 간호실무는, 간호 상황 속에서 인간들 사이에 돌봄이 발생하는 현장에 있다. 간호 상황은 가치 표현, 의도, 둘 이상의 사람들이 간호 관계를 맺기 위해 선택한 활동 등을 포함한다. 이런 살아있는 관계 속에서, 간호학의 모든 지식을 창조하고 이해할 수 있다(Boykin & Schoenhofer, 2006).

주요개념과 정의

인간됨 Personhood

인간됨은 돌봄에 기반을 둔 삶을 의미하는 것으로 이해할 수 있다. 돌봄 간호학 관점에서, 인간됨은 사람의 보편적 요구이다. 인간됨은 돌봄 속에서 성장하고, 돌봄을 실천하는 과정이다. 우리는 계속적으로 순간순간 우리 돌봄의 의미를 알아간다. 간호 상황 속에서 돌봄의 생생한 경험을 공유하는 것은 인간됨을 향상시키며, 간호사와 간호대상자 모두 돌봄 속에서 성장하게 한다. 돌봄의 친밀함 속에서, 자신과 타인을 인간으로 존중하는 것은 인간됨을 확고하게 해주는 가치이다. "인간됨을 깊게 이해하면, 인간과 인간, 집단과 인간 사이에 존재하는 모든 모순(paradox)을 즉시 해소할 수 있다"(Boykin & Schoenhofer, 2006, p. 336).

직접 초대 Direct Invitation

직접 초대는 진실하게'서로 돌봄caring between'으로 향하는 관계를 열어준다. 간호사는 타인의 세계로 들어가는 위험을 감수하고, 그 순간 가장 중요한 문제를 공유하기 위해 간호대상자를 직접 초대한다. "지금 이 순간 당신에게 가장 중요한 문제는 무엇입니까?"와 "당신에게 의미 있는 방법으로 내가 당신을 어떻게 간호할 수 있습니까?"라는 질문은 간호사의 개인적 언어로 전달되며,'서로 돌봄'의 아름다움 속에서 서로의 가치에 대한 반응을 불러일으킨다. 직접 초대의 힘은, 간호사와 간호대상자의 의도를 인도하고 결합시키면서 간호 상황의 겸손함 속으로 깊게 다가선다. 이러한 고유하게 표현된 돌봄의 초대는 돌봄 관계내의 아름다움에 대해 서로가 가치를 부여하고 반응을 요청하게 된다.

간호 요청 Call for Nursing

간호 요청은 간호사의 마음안에 지각된 양육nurturance 에 대한 요청이다(Boykin & Schoenhofer, 2001a, 2001b). 간호사는 분명하게 존재하면서 의도성(intentionality, Schoenhofer, 2002a)을 갖추어야 간호 요청을 들을 수 있다. 간호사는 심사숙고하며 개발된 지식내에서 그 지식이 인간에게 어떤 의미가 있는지, 이 상황에서 고유한 방법으로 생생한 돌봄을 실천하는 사람을 인정하고 확신시키며 대상자에게 반응한다(Boykin&Schoenhofer, 1993). 고유한 간

주요개념과 정의

호대상자에게 고유하게 반응, 간호 요청은 개인에 따라 독특하게 표현되기 때문에 그것을 예측할 순 없지만, 돌봄 속에서 성장하려는 열망과 희망을 갖고 자신의 삶 속에서 돌봄을 실천하는 사람들 속에서 생겨난다. "간호 요청이란'이 순간 나를 돌봄 사람으로 이해하고, 진정한 내 모습으로 온전히 살 수 있게 내 곁에 있어 주시오'란 말을 자기 처지에 맞게 표현한 것이다"(Boykin & Schoenhofer, 2006, p. 336).

서로 돌봄 Caring Between

간호사가 어떤 타인을 돌볼 사람으로 이해하기 위해 그의 세계로 들어가면, 간호사와 간호대상자의 만남은 그 안에서 인간됨을 양육하는 '서로 돌봄' 현상을 일으킨다(Boykin & Schoenhofer, 2001a). 실재 존재하며 의도성을 가졌으므로, 간호사는 그 타인이 돌봄 속에서 성장하고 돌봄을 실천하는 존재임을 알게 된다. 지속적으로 서로를 드러내면서, 이런 충실한 관계는 강화된다. 간호사와 간호대상자 사이에'서로 돌봄'이 없다면, 일방적 활동이나 상호 교환이 발생하더라도 최대한으로 충만한 느낌의 간호는 이루어지지 않는다. 각자가 자신을 표현하고 타인을 돌볼 사람으로 인정하면서 인간됨을 양육하는 상황은'서로 돌봄'이 일어났을 때이다(Boykin & Schoenhofer, 2001a).

간호 반응 Nursing Response

간호의 표현인, "돌봄은 간호사가 돌봄 속에서 성장하고 돌봄을 실천하는 타인과 의도적으로 분명하게 함께 하는 것이다"(Boykin & Schoenhofer, 1993, p. 25). 간호 요청에 반응하기 위해, 간호사는 타인을 돌봄의 대상으로 이해하려는 의도를 갖고 간호 상황 속에 들어간다. 이렇게 그 사람을 이해하게 되면, 간호 요청이 분명해지고 간호 반응이 형성된다. 그 결과, 상황 속에 개입한 간호사가 가져온 일반적 지식이 특별하고 독특하게 변형된다(Boykin & Schoenhofer, 2001a). 간호 반응은 실제로 문제가 있는 그 순간에 동시에 이루어진다. 또한, 돌봄 속에서 성장하고 살아가는 타인을 강화하고 지탱하는 돌봄 양육의 구체적 표현이다. 돌봄 요청에 따른 간호 반응은, 간호사가 함께하면서 대화를 통해 그들의 요청을 분명하게 이해하게 되면서 진화한다. 간호 반응은 그 순간에 맞게 독특하게 창조되므로, 예측하거나 미리 계획한 방법을 적용할 수 없다(Boykin & Schoenhofer, 1997).

주요개념과 정의

간호를 아는 방법으로서의 이야기 Story as Method for Knowing Nursing

이야기는 간호를 이해하고 간호가 탐구하는 모든 형식의 연구 수단이다. 간호 이야기들은 간호사와 간호대상자간에 발생하는 간호 상황들의 생생한 경험으로 나타난다. 어떤 단일 간호 상황도, 모든 간호 지식의 저장고이기 때문에, 살아있는 경험 즉 간호사와 간호대상자 사이에서 발생하는 돌봄의 깊이와 복잡성을 설명할 수 있다.

간호지식의 내용은 간호상황의 생생한 경험을 통해 재생되고 발전되며 보존되고 알려진다(Boykin & Schoenhofer, 2001a). 지식과 실무의 단위로서 간호 상황은 간호 이야기속에서 재창조된다(Boykin & Schoenhofer, 1991). 간호 상황은 이야기, 시, 그래픽 아트, 춤 같은 미학적 매체를 통해 가장 잘 전달되는데, 이는 주제text를 통해 상황의 개방성과 생생한 의미를 잘 보존할 수 있기 때문이다. 이러한 매체는 창조성과 감상에 필요한 시간과 공간을 제공하여 그 상황에 대한 이해를 촉진시킨다(Boykin & Schoenhofer, 1991, 2001a; Boykin, Parker, & Schoenhofer, 1994). 방법으로서의 이야기는 후속 연구에 유용한 간호 지식을 만들어 내는 경험의 본질을 재창조하고 재연한다(Boykin & Schoenhofer, 2001a).

경험적 증거의 이용

돌봄간호이론의 가설은 '서로 돌봄'을 이해하고 강화하며 설명하는 것에 간호실무의 원칙을 둔다. 그런 이유로, 시험 가능한 예측과 가설에서 도출된 실험적 변수를 직접 제공하지 않는다. 그보다 돌봄간호이론은 간호실무를 양질의 것으로 변형시킨다. 이 이론에서, 사람은 순간마다 독특하고 예측할 수 없는 존재이므로 시험하거나 연구할 수 있는 변수로 조작하거나 객관화할 수 없으며 해서도 안 된다. Ellis는, 간호이론은 간호사가 시간을 들여 반드시 추구해야하는 지식을 밝혀야 하는 것으로 믿었다(Algase & Whall, 1993). 돌봄 간호학은, 간호사가 반드시 추구해야 하는 실질적 지식으로 간호사와 간호대상자 사이의'돌봄 인식'의 중요함을 밝혔다. 이런 관점에서, 간호 제공의 결과는 "가치를 더한value added" 풍부한 간호 경험을 전달하여 사람을 가치있게 하는 것으로 나타난다(Boykin & Schoenhofer, Smith, St. Jean, & Aleman, 2003, p. 225). 이 이론의 본질인 인간됨의 특성(일치unity, 총체whole, 깨달음awareness, 의도intention)은 현재 언어적 성과로 널리 사용하는 표준 과학normative science의 객관적 용어와 맞지 않는다. 돌봄 간호학의 성과는, 객관적이고 예측 가능한 용어보다 주관적이고 서사적인 용어로 분명하게 표현할 수 있다(Boykin & Schoenhofer, 1997).

주요 가정

돌봄간호이론의 토대는 인간 존재의 의미에 대한 근본적인 믿음이다. 보이킨과 쉔호퍼(2001a)는 간호 의미의 해설과 이해를 위한 토대를 제공하기 위해 일련의 가치들을 나타내는 6가지 가설을 제시한다.

인간

1. 인간들은 각자의 인간성으로 돌보고 있다.

인간들은 각자의 인간성으로 돌보고 있다는 믿음은, 이론이 기초하고 있는 존재론적이고 윤리적인 바탕을 말해준다. 자신의 완전성fullest을 알 수 있게 해주는 존재와 가능성을 통해, 인간이 된다는 것은 생생한 돌봄을 의미한다. 모든 인간은 자신의 삶을 통해, 돌봄을 표현하는 능력 속에서 성장한다. '모든 사람이 돌보고 있다'라는 가설은, 인간의 모든 행동이 돌봄이 된다는 뜻이 아니라, "본질적이고 잠재적이고 실제적으로 모든 사람은 돌보고 있다"는 사실을 수용한다는 뜻이다(Boykin & Schoenhofer, 2001a, p. 2). '모든 사람이 돌보고 있다'라는 믿음은, 자신과 타인을'돌보는 사람caring person'으로 인정함을 의미한다. 타인 삶의 세계에 들어가 경험하고 감상하면서, 인간이 되는 것being human의 본질을 더 충분하게 이해할 수 있다. 돌봄간호이론 관점에서, 인간을 돌봄이라고 이해하는 것은 "인간 총체성의 찬양과 가치매김, 돌봄 속에서 성장하고 살아가는 인간, 타인과의 개인적인 능동적 약속 등을 중요하게 여긴다"는 뜻이다(Boykin & Schoenhofer, 2001a, p. 5).

2. 인간은 매 순간 완전무결하다.

완전한 인간total person에 대한 존중은 매 순간 인간의 개념을 완전무결하다고 보는 것이다. 그 순간의 완전함은 어떤 부재나 파괴, 부족함이 없음을 의미한다. 존재의 총체성과 완전성은 영원하다. 인간을 돌봄과 완전함으로 보는 견해는, 마음, 몸, 영혼으로 따로 나뉘지 않으면서 타인과 함께 존재한다는 통일된 관점을 제공하려는 목적을 갖는다. 이런 관점에서, 인간은 어떤 부재나 파괴, 불충분이 없이 항상 완전하다. 완전함wholeness의 개념이 존재의 복합성complexity을 배제하는 것은 아니다. 대신, 돌봄 간호학 관점에서 완전하지 못한 사람을 만나는 것은 그 사람을 진정으로 만나지 못한 것이다.

3. 인간은 매 순간 돌보면서 살고 있다.

돌봄은 순간마다 살아있고 끊임없이 펼쳐지는 평생의 과정이다. 인생 경험의 리듬 속에서, 우리는 자신을 '돌보는 인간caring persons' 이라는 표현으로 끊임없이 개발한다. 돌봄을 현실 속에서 표현하는 능력은 순간마다 달라진다. 삶을 통해 돌봄의 능력competency을 개발하면서, 우리는 '돌보는 인간' 이 되는 것의 의미, 돌봄을 실천하는 것의 의미, 돌봄으로 서로를 양육하는 것의 의미를 이해하게 된다. 이렇게 자신을 '돌보는 사람' 으로 자각하면서, 돌봄의 가치를 의식 속에 새기고 도덕적 책임을 느끼며 "내가 '돌보는 사람' 으로써 어떻게 행동해야 할까?" 는 질문을 항상 하고 "반드시 해야 하는" 행동을 하게 된다(Boykin & Schoenhofer, 2001a, p. 4).

건강

4. 인간됨은 돌봄을 기반으로 한 삶이다.

인간됨은 신념과 행동을 일치시키며 자신의 존재를 드러내는 생활이고, 우리 삶의 의미를 드러내는 생활이다. 인간됨은 매 순간 돌봄 가능성을 펼치는데 필요한 잠재력potential을 인정한다. 돌봄으로서의 간호 견지에서 보면 인간됨은 보편적인 인간의 요청이다. 이는 인간의 충만함이 매일매일 생생하면서 고유한 돌봄경험내에서 표현되며 돌봄 관계에 참여함으로써 증진된다는 것을 의미한다(Boykin & Schoenhofer, 2001a).

환경

5. 인간됨은 타인을 돌보는 양육 관계에 참여하면서 강화된다.

인간됨은 그 순간 내가 '돌보는 사람' 이 되면서 확실해진다. 또한, 인간됨은 타인을 돌보는 양육 관계에 참여하면서 강화된다. 관계의 성격은 돌봄을 통해 변형된다. 돌봄은 책임과 가능성을 가진 관계 속에 살아있으며, 인간을 인간으로 이해하는 것의 중요성을 인정한다. 자신을 '돌보는 사람' 으로 이해하면, 나는 자신에게 확실한 존재가 되어 타인과 함께 있는 나는 진실로 자유로워진다(Boykin & Schoenhofer, 2001a, p. 4).

간호

6. 간호는 학문이면서 전문직이다.

간호는 학문적 측면과 전문직 측면이 "절묘하게 잘 짜여진(Boykin & Schoenhofer,2001a, p. 6)"개체이다. 학문으로써 간호는, 세계 속에서 살고 가치를 매기며 존재하고 이해하는 한 방편이며, 큰 개체 속에 포함된 지식의 한 개체로 볼 수 있다. 간호 학문은 간호실무에 필요한 지식을 발견, 창조, 발달, 정제시킨다. 간호 전문직은 인간 요청에 부응하여 그러한 지식을 적용한다.

돌봄 간호학은 인간 존재의 의미를 충분하게 이해하는데 필요한 지식과, 이런 지식을 검증하는데 필요한 분명한 수단에 초점을 맞춘다. 인간 과학으로, 간호학을 이해한다는 것은 개인적, 경험적, 윤리적, 미학적 영역 모두를 동시에 이해함을 뜻한다(Carper, 1978; Phoenix, 1964). 이러한 이해 형식은 간호 속의 돌봄에 대한 인식론적 질문에 답할 수 있는 조직적 틀을 제공한다.

이론적 주장

이 이론은 광범위한 철학적 틀을 갖고 있어서 다양한 간호 상황에 잘 들어맞는다. 일반 이론으로서, 돌봄 간호학은 개인 실무, 집단 및 기관 실무 같은 다양한 간호 역할에 적합하며, 응급 간호, 장기 간호, 간호 행정, 간호 교육 같은 다양한 실무 영역에 적합한 모델이다.

돌봄간호이론의 기본 가설들은 이론의 개념과 주장을 모두 뒷받침한다. 기본 가설은 다음과 같다. (1) 인간이 되는 것은 돌봄이 되는 것이다. (2) 학문과 전문직의 목적은 인간을 이해하여, 그를 돌봄 속에서 성장하고 돌봄을 실천하는 사람으로 양육하는 것이다. 이런 가설은 사람을 '돌보는 개인' 으로 존중하고, 그가 중요하게 여기는 것을 존중한다는 개념을 가져온다. 존중 개념은 관계의 토대가 되고 관계의 성격을 규정한다. 또한 모든 활동의 시작점이 된다.

돌보는 사람들의 춤

"*돌보는 사람들의 춤The Dance of Caring Persons*"은 간호사와 간호대상자 사이의 생생한 돌봄에 대한 시각적 표현이며, 그들 사이에 내재한 관계를 표현한다(그림 19-1). 계급 개념은 돌봄 간호학과 맞지 않는다. 그 대신,'돌보는 사람들의 춤'에서 각 참여자의 특징은 돌봄 중심의 평

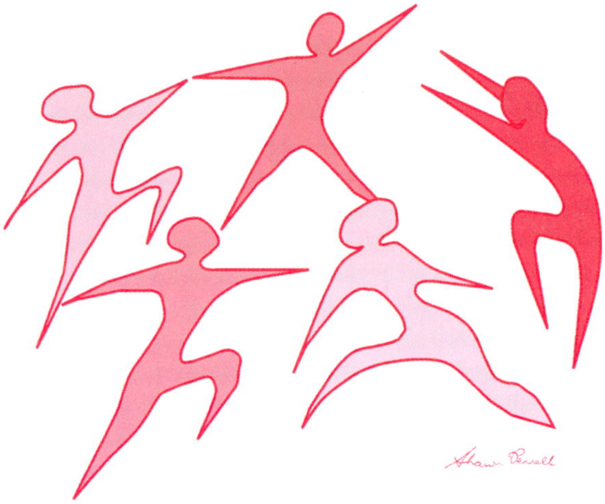

그림 19-1. **돌보는 사람들의 춤.**

출처:Boykin, A., & Schoenhofer, S. O.[2001]. Nursing as caring:A model for transforming practice[p. 37] [Rerelease of original volume, with epilogue added]. Sudbury, MA:Jones & Bartlett; graphic created by Shawn Pennell, Florida Atlantic University, Boca Raton, FL.

등 정신egalitarian spirit이므로 간호대상자를 포함한 모든 댄서들은 그 공헌을 인정받는다.

목적을 조직하고 기능을 통합하기 위해 돌봄의 원을 그리면서, 댄서들은 간호 상황 속으로 들어간다(Boykin, et al., 2003). 댄서들은 자유롭게 움직이면서 어떤 댄서들은 접촉하고 어떤 댄서는 혼자 있지만, 모든 춤은 서로 관계를 맺으며 원을 그린다. 모든 댄서는 간호 상황이 나아지도록 특별한 선물을 가져온다. 어떤 댄서들은 다른 선율과 리듬을 들을지도 모르지만, 모두 통일된 원과 일치된 춤 안에서 조화를 이룬다. -자신과 타인에 대한 개인적 이해는 춤 안에서 사람들과 연결되면서 완전해진다. 원 안에서 맺는 관계의 특성은 사람을 존중하고 인간에게 가치를 부여하는 것에 있다(Boykin & Schoenhofer, 2001a). 간호사와 간호대상자를 포함한, 모두는 간호 상황 속에서 돌봄의 음악에 동조하고 활기를 불어 넣으며 춤을 계속해 나간다.

간호 결과

간호 결과를 고려할 때, 예측 가능한 증거 중심의 결과 개념은 '돌봄 간호'를 통해 경험하는 가치의 의미와 모순된다. 간호 결과는 간호 관계를 통해 경험한 가치에서 개념화하는 것이지, 표준 증거로 인정받는 것이 아니다. 보이킨과 쉔호퍼(1997)는 "간호 상황에 참여한 사람들이 표현한 가치들을 언어화하고 경계를 정함에 있어, 현재 통용되는 것을 뛰어넘는 행위"는 용기 있고 앞서가는 실무 간호사의 책임이라고 강조하였다(p. 63). "가치가 더해진value added"간호의 독특한 결과를 규명하고 해명하는 작업은 여전히 진행 중에 있다(Thomas, Finch, Green, & Schoenhofer, 2004).

논리적 형식

이론적 틀은 돌봄을 인간에게 관련시킨 일반 가설들을 기초로 하고, 또 학문이면서 전문직인 간호를 기초로 한 논리 형식으로 제시되어 있다. 이 이론은 일상 언어로 표현한 광범위하고 일반적인 간호이론이다. Mayeroff(1971)의 "On Caring"과 Roach(1987)의 "5C's"는 간호 상황에서 돌봄의 실질적 의미를 설명하는 언어를 알려주었다.

돌봄, 간호, 의도, 간호 상황, 직접 초대, 간호 요청, 서로 돌봄, 간호 반응 같은 핵심 개념들은 일반 가설을 배경으로 설명하고 있으며, 의미들 사이의 관련성은'돌보는 사람들의 춤'모델로 설명하고 있다. "*Nursing as Caring: A Model for Transforming Practice*"의 2001년 판에 소개된 '직접 초대' 개념은 간호 상황을 더 정련한 것이며, 돌봄 반응을 시작하고 지속하는 간호사의 역할을 더 분명하게 해 준다. 간호를 아는 방법으로서의 이야기는, 모든 간호 지식이 투입되는 현장인 간호 상황에 집중하면서 계속 이어지는데 이것을 개념 틀의 유동적이고 논리적인 확장으로 볼 수 있다.

간호학계의 수용

실무

간호는 세상 속에서 돌봄을 실천하는 방법이며, 돌봄의 개인적 패턴을 통해 드러난다. 간호사가 "더 깊고 넓은 차원에서" 자신을 '돌보는 사람'으로 이해할 때, 돌봄간호이론의 실무 기반을 설명할 수 있다(Boykin & Schoenhofer, 2001a, p. 23). 이런 틀 속에서, 특히 간호사를 결국 수단이나 도구로 생각하여 주체성을 빼앗는 실무 환경에서 간호를 실천하려면, 자신에 대한 이해를 돌봄의 문제로 인정하는 것이 반드시 필요하다. 자신의 돌봄을 회고하면서, 간호사는 항상 돌봄을 받아온 존재로 자신을 깨달아 그 순간들을 "아하!"라고 표현한다. 또한 간호 상황 안에 있는 돌봄 가능성의 자유를 "존재할 자유freedom to be, 선택할 자유freedom to choose, 펼칠 자유freedom to unfold(Boykin & Schoenhofer, 2001a, p. 23)로 재발견한다.

가끔, 간호 상황에서 발생하는 돌봄 이야기를 분명하게 표현하고 공유할 때까지 자신을

'돌보는 사람'으로 충분하게 자각하지 못하는 일이 발생한다. 간호 이야기를 분명하게 표현하여 돌봄의 순간에 재진입하게 되면, 간호사는 간호에 있어 중요한 의미를 갖는 돌봄의 내용과 언어로 그 결과를 계획할 수 있다. 이야기의 공유를 통해, 돌봄으로 간호를 실천할 수 있는 새로운 가능성들이 나타난다. 돌보는 가치를 분명하게 존중하면, 간호의 내용을 재확인하고 간호사의 돌봄 의도를 새롭게 할 수 있다.

간호실무 행정

돌봄 간호학을 실천하는 간호 행정가는, 돌봄 간호학이 설명한 기본 가치들을 구체화하고, 변형 가능한 문화를 형성하려는 관심을 간호 활동에 대입하는 시각에서 의사결정을 내린다. 간호 행정가의 모든 활동은 직접적인 간호 업무와 연결되어야 하며, "결국에는 간호받는 사람들을 향해야 한다"(Boykin & Schoenhofer, 2001a, p. 33). 여기에는 간호 요청에 따라 양육 반응nurturing responses을 제공할 수 있는 환경을 창조하고 유지하고 지지하는 활동이 포함된다.

보이킨과 쉔호퍼(2001a)는, 간호 행정가가 간호대상자를 직접 간호하지 않는 대신 오히려 직·간접적으로 간호대상자의 세계로 들어가 독특하게 반응할 수 있으며, 사람이 돌봄 속에서 성장하고 살면서 양육되는데 필요한 자원을 확보하여 간호사를 도울 수 있다고 말하였다. 간호 행정가는 또한 다른 역할을 가진 동료들의 이야기를 통해 간호대상자의 세계에 간접적으로 들어갈 수 있다. 다른 분야와 함께하는 의료 환경에서, 간호 행정가는 간호 핵심을 분명하게 이해하도록 촉진하고, 다른 분야의 보건의료 팀원에게 간호가 독특하게 기여하고 있음을 알리는 활동을 한다. 간호 상황을 통해 다른 사람들과 깊게 간호를 공유하면, 그 의미를 설명할 수 있고 동료들과 유동적 상호성을 가질 수 있다.

또한, 간호 행정가는 학문의 독특함을 간호에 반영할 수 있도록 업무 진술, 목표, 목적, 실무 표준, 정책, 절차 등을 확장하고, 돌봄으로 인간에 대한 존중을 표현하는 업무를 한다(Boykin & Schoenhofer, 2001a). 플로리다병원의 간호부서장 Nancy Hilton과 연관된 다음 이야기는 돌봄 간호학 관점에서 간호 행정가의 실무를 다룬 것으로 다수의 일상 활동에 둘러싸여 돌봄을 실천하는 가운데 표현된 의도적 돌봄과 복합성을 나타내고 있다.

> 우리는 의도적으로 우리의 문화를 전통적 관료중심 문화에서 개인 중심의 분화, 돌봄 기반 가치 조직으로 재조명하고 있다. 2007년, St. Lucie Medical Center의 간호위원회는 우리의 간호실무를 안내할 이론적 모델로서 돌봄으로서의 간호 이론을 선택했다. 간호행정가로서 나는 어떻게 하면 우리 병원의 환경과 그 환경내

에서의 간호사들의 실무를 돌봄경험이라는 관점에서 기반을 다질 수 있을지 고민한다. 나는 돌봄을 실천하는 개인으로서 우리 자신을 알아가는데 초점을 맞춘 대화에 모두가 참여할 수 있도록 시간을 분배함으로써 돌봄실천에 대한 지식과 인식을 깊게 해야 한다.

나는 직접 환자 간호를 제공하는 간호사를 섬김으로써 간호부서장으로서 고유한 돌봄경험을 할 수 있다. 우리의 간호실문를 변형시키며 우리는 함께 돌봄가운데 살고 성장한다. 내가 하는 최선의 것은 간호를 위한 요청을 더널리 알리기 위한 스토리텔링의 미학을 활용하는 것이다. 전략적인 간호 상황의 활용을 통해 나는 행정가들을 직접적으로 간호대상자에게 연결한다. 이와 같은 간접적인 간호제공자들을 환자와 연결시키면서 전체 보건의료체계를 돌봄실천의 관점에서 의도적으로 기초를 다져야 하는 것을 행정가들에게 확신시키고자 하는 용기를 갖게 된다. 나는 기꺼이 이를 개념화해왔고 과정을 설명해왔을 뿐 아니라 돌봄이라는 진정한 가치가 녹아나는 환경을 만들어내는데 있어 중요한 지도자들과 파트너로 일하고 있다.

돌봄으로서의 간호 라는 렌즈를 통해 실무를 하면서 간호행정가들은 돌봄에서 살아가고 성장하는 개인을 이해하고 지지하며 양육하는 지역사회를 창조하는 과정을 돕는다. 대화를 위한 시간을 분배하는 것은 공유된 의미들을 합성하는 것이고, 간호행정가들의 헌신이 간호분야 내에서 간호사들의 성장을 증진시키는 것을 보여준다(Boykin & Schoenhofer, 2001b). 간호행정가들은 다양한 다른 전문분야의 사람들 뿐 아니라 간호대상자들과도 협력시키게 되며 정직하고 공정하게 타인을 격려하게 된다. 다른 사람과 관계를 맺는 것의 본질은 다양한 범위의 역할을 각 사람의 가치를 인정하고 존중하는 것에 기초하여 한다는 것이다.

돌봄으로서의 간호 이론은 많은 간호 조직체들로부터 인정을 받고 있다. 2012년 Duke 대학병원은 간호부서의 실무 기본틀로서 돌봄으로서의 간호를 채택하였다. 보이킨과 쉔호퍼는 이 분야의 기획, 수행, 평가, 연구에 관해 Duke 대학병원의 자문가로 일하고 있다. 보이킨은 North Carolina 주 Veteran's Adiminstraion의 Professional Practice Council에서도 노력하고 있다.

교육

돌봄으로서의 간호의 견지에서보면 간호교육의 조직적 설계는 돌봄 인간의 춤과 유사하다. 교수, 학생, 직원이 간호학내에서 함께 춤을 추는 것이다. 각 댄서들은 각 개인의 고유한 타고난 특성들을 인정하고 칭찬하고 격려한다. 각 사람의 역할은 간호교육이 잘 이루어지도록 헌신하는 것에 영향을 주는 것이다.

돌봄 간호학을 뒷받침하는 가설은 또한 간호교육과 간호교육 행정 실무를 위한 기반도 된다(Boykin & Schoenhofer, 2001a). 학문의 표현 방식인, 교육 프로그램의 구조와 실천(교육과정 포함)은 학문 영역과 핵심 진술의 본질적인 가설과 가치인 '돌봄 속에서 성장하고 돌봄을 실천하는 사람으로 양육한다'는 내용을 반영해야 한다. 돌봄 간호학의 시각에서 기본 가설을 반영해야 한다. 기본 가설은, 인간은 각자의 인간성으로 돌보고, 매 순간 인간을 완전무결한 존재로 알며, 돌봄을 독특하게 실천하며, 인간됨은 돌봄을 기반으로 한 삶이고'타인을 돌보는'양육 관계에 참여하여 그것을 강화할 수 있음을 이해하며, 간호는 학문이면서 동시에 전문직임을 인정한다. 쉔호퍼(2001)는 간호지식의 중요 요소 중 하나인 돌봄을 단일 과정으로 제한하지 말고 전 교육과정에 걸쳐 주입하고 학습하며 교육해야 한다고 주장한다. 즉, 이야기를 통해서 간호상황의 연구, 학문적이고 전문적인 지식이 접근되며 돌봄에 기반을 둔 간호 반응이 개념화된다. 모든 연구 프로그램 활동은'돌봄 속에서 성장하고 돌봄을 실천하는 사람으로 양육한다'는 간호 지식을 개발하고 조직하고 전달하는 방향으로 나아가야 한다. 돌봄으로서의 간호 이론을 사용하며 Eggenberger, Keller, Locsin(2010)은 학생들이 어떻게 돌봄으로서의 개인을 알고 응급 간호상황에서 고충실도 인간 시뮬레이터를 사용하며 돌봄을 표현하는지 연구하였다. 이것은 돌봄과 기술이 돌봄에 근거한 현행 간호교육내에서 창조성을 만들어가는 좋은 사례이다.

돌봄의 견해는 높은 수준의 교육과 영성spirituality을 연결하며, 관계를 맺고 사는 존재를 위한 윤리이다(Boykin & Parker, 1997). 돌봄은 앎knowing을 위한 틀이며, 관계맺음의 도덕적 바탕이다. 학습자들이 계속된 진리 탐색을 통해 자기-발견을 하게 된다면, 그들은 "타인의 실재reality과 함께 자신의 실재에 대해 더 많이 이해할 것이고, 타인에 대한 동정심, 연결감, 일체감 등을 개발할 것이며, 진실을 더 깊게 이해할 것이다"(Boykin & Parker, 1997, p. 32). 문제는 질 높은 교육으로 돌봄과 영성의 생활을 지속하고 양육할 수 있는 환경을 만드는 것이다(Boykin & Parker, 1997).

돌봄 간호학 관점에서, 간호 교육의 조직적 설계 모델은'돌보는 사람들의 춤'과 비슷하다. 간호 교육을 하면서 교수, 학생, 행정가는 함께 춤을 춘다. 모든 댄서는 각자가 가져온 선물을 기리고 존중하고 인정한다. 모든 역할은 간호 교육을 수행하는 방법에 각각 영향을 미친다. 돌봄 중심의 간호학 프로그램에서 학장의 역할은 "본질적 연결"인데, 이는 간호를 학문이면서 동시에 전문직으로 이해시키고, 관련 지식을 발견할 수 있는 돌봄 환경을 개발하고 유지하는데 활동을 집중시킨다(Boykin, 1994a, p. 17). 행정가인 학장의 역할은 "지식을 양육하고, 자원을 확보하고, 학문 특성을 알리고, 돌봄 속에서 성장하고 살아가는 모델을 만들어주고, 간호 공부를 자유롭고 완전하게 성취할 수 있는 문화를 함께 창조하고, 모든 활동의 기반을 존재 방편인 돌봄에 두고, 그들이 우리에게 간호를 맡겼으므로 똑같은 관심과 염려와 이해로 타인들을 대하는 것"등이다(Boykin, 1994a, pp. 17-18). 이런 광범위한 책임은 원래부터 학장에게 부여된 도덕적 책임이며, 이는 모든 활동이 돌봄에서 발생하도록 보장하고, 돌봄 능력이 개발될 수 있는 환경을 조성하도록 보장한다(Boykin, 1990).

연구

보이킨과 쉔호퍼(2001a)는, 돌봄 간호학이 예증하는 간호의 특성은 돌봄으로 사람들을 연합하는 일종의 상호 관계reciprocal relation이므로, 간호 과학 역시 이 측면에 상응해야 한다고 주장한다. 인간 과학인 간호학은, 간호 상황 안의 대화의 순환dialogic circle를 인정하고 간호의 모든 내용을 포괄할 수 있는 조사 방법을 반드시 필요로 한다. 타인과 세계를 대상으로 집단 속에서 돌봄을 실천하는 현장이 있어야 간호 존재론이 의미가 있듯이, 간호 인식론은 인간 과학의 가치 및 방법과 일치해야 하는 동시에 "자유, 창조성, 상관성을 존중하는"방법 및 기술과도 일치해야 한다(Boykin & Schoenhofer, 2001a, p. 53).

보이킨과 쉔호퍼(2001a)는, 간호를 체계적으로 연구하려면 연구의 중심을 간호 상황에 두는 새로운 창의적 방법이 필요하고 말한다. 간호 상황에 나타난 간호 지식을 완전하게 다루려면, "연구 활동의 방향을 현상학적 해석학phenomenological-hermeneutical과정"에 두는 방법이 필요하다고 가정한다(Boykin & Schoenhofer, 2001a, p. 62). 이 방법이라면, 간호 상황의 생생한 경험 속에서 공동으로 형성되는 간호 의미를 연구할 수 있을 것이다. 이 2가지 연구 접근방법의 철학적 기반을 개발하기 위한 노력이 있었다(Schoenhofer, 2002b). 새 연구 방법을 위한 기반으로, 실무praxis 개념과 전달 작용 이론theory of communicative action을 처음으로 개발하였다. 그러나 두 견해 모두 더 많은 고찰이 필요한 것으로 드러났다(Schoenhofer, 2002b).

연구 조사

돌봄간호이론에 따른 연구가 진행되고 있다. 몇몇 간호실무 현장은 돌봄 간호학을 이행하고 그 실용성을 검증하고 있다. 경영진, 간호 과장, 간호 행정가 등은 돌봄이 간호의 본질임을 나타낼 수 있는 실천 모델을 찾고 있다. 간호실무 모델을 개발하고 있으며, 장 · 단기 간호 현장에서 그 모델을 계속 다듬고 있다. 연구에서 이 이론을 사용한 몇몇 사례가 나오고 있다.

대형 지방 병원인 *JFK Medical Center*와 *Boca Raton Community Hospital*이 별도로 진행한 연구 조사는, 돌봄간호이론을 통합하기 위해 돌봄의 성과와 가치를 재구성하고 재편성하였다. 행정가는 대단한 용기로 이 돌봄 연구에 협력했는데, 그 결과 '인간으로 인간을 돌봄caring for person as person'은 많은 사람들이 반응을 보이는 가치라는 인식을 키울 수 있었다. 간호사들이 증명한 돌봄의 성과는, 간호사가 실무를 통해 기여하는 돌봄의 제도적 가치로 재구성되었다. 이 연구는 다음 단락에서 간략하게 소개된다.

'돌봄간호이론에 근거한, 돌봄 중심의 보건의료 전달모델 시범'이란 2년간의 연구가, Quan-tum 재단의 지원을 받아 2002년 Florida주 Atlantis에 있는 JFK Medical Center에서 이루어졌다. 돌봄간호이론에 근거한 실무 모델은 원격측정 방식으로 이루어졌다. 모든 관련 집단의 많은 사람들을 시범병동pilot unit으로 초청하여, 간호 상황에서 돌봄을 실천했던 이야기를 하게 하였다. 돌봄 간호학의 공유된 가치들로 모델을 고안했으며, 환자, 환자 가족, 간호사, 안내병동 직원과 다른 팀원, 행정 팀원 등이 표현한 것들을 포함시켰다. 이야기를 분석하고 종합한 결과, 주제themes를 찾았고 그것은 모델의 분명한 구성요소가 되었다. 간호실무 모델의 주된 주제는 돌봄간호이론에 근거한 것이었으며, 이 주제를 반영하기 위한 전략과 행동 체계를 만들었다(Boykin, Bulfin, Southern, & Baldwin, 2004). 돌봄 중심 모델의 핵심은 '직접 초대'(Boykin & Schoenhofer, 2001a, 2001b)에서 나오며, 현재 이것은 간호 상황에서 더 활발하게 활용되고 있는 "중요한 것에 반응하기responding to that which matters(Boykin et al., 2003, p. 229)"에 중점을 두어 다시 새로워지고 있다.

이 프로젝트에서 입증된 사실은 인간을 돌봄으로 아는 것과 간호대상자가 자신의 돌봄을 실천하도록 지지하고 양육하는 것에 간호실무를 의도적으로 집중시키면 그 결과 간호의 변형이 발생한다는 것이다. 이 새로운 모델로 간호대상자는 돌봄 받은 경험을 분명하게 표현할 수 있었고, 환자와 간호사의 만족도는 극적으로 증가하였으며, 보존retention이 증가하였고, 인간 존중과 인간 가치에 기초한 간호 환경이 만들어졌다(Boykin et al., 2003). 모델의 지속적인 성과로 '타인을 돌보는 사람들'은 병동이 그 일을 하기에 만족스런 장소가 되도록 애쓴다는 사실이 드러났다. 간호사가 시범 병동에서 다른 층으로 옮겨가면 모델의 가치들도 함께 옮겨져 다른 실무 영역에서 스스로 생성되기 시작하였다.

비슷한 프로젝트가 2003년 Florida주 Boca Raton에 있는 Boca Raton Community Hospital 응급 병동에서 시작되었다(Boykin, Bulfin, Baldwin, et al., 2004; Boykin, Bulfin, Schoenhofer, ET AL., 2005). 돌봄간호이론에 기초한 모델의 첫 단계로, 응급 병동 앞에 '돌봄을 통해 간호의 중심을 사물object에서 사람으로 변형'이란 이름을 붙였다. 모델을 만들면서 연구진은 간호실무의 개념화에 변화가 필요하다는 것을 깨달았다. 처음부터 '돌보는 사람들의 춤'에 들어가려고 의사, 간호사, 지원 직원 등 모든 응급 병동 직원들이 참여했기 때문이다. 응급실의 바쁜 현장에서 이 모델이 성공했기 때문에 모델에 대한 평가가 일찍 시작되었다. 모델이 병원의 다른 영역까지 확장되어, 계획은 이미 달성되었다. 이 프로젝트는 개별 간호단위에서 수행되었지만 이 이론의 유연성과 광범위한 적용을 보여주어 플로리다 주 St. Lucie Medical Center의 체계로 통합되었다. 이러한 계속되는 통합은 이 장의 앞 부분에서 다루어진 간호행정서비스에서 기술된 것이다.

2007년, St. Lucie Medical Center의 간호교육 및 행정 전문가들이 병원 전체에 돌봄으로서의 간호 이론을 채택하였다. 첫 단계로 돌봄의 간호 이론을 어떻게 고유하고 적용하고 통합하는 것이 좋은지 결정하기 위한 연구를 시작하였다. 이론에서 모델화된 돌봄이 행정전문가, 간호사, 의사, 관리자, 의료기술직, 치료사 등 병원 전체 모든 직종에게 확대되었다. 매일의 일상내에서 타인의 전체성을 풍성하게 하는 생생한 돌봄경험이 연구되었고 모든 부서에서 예시화하였으며 전체 조직에 녹아들게 되었다(Pross, Boykin, Hilton, et al., 2010; Pross, Hilton, Boykin, et al., 2011).

2009년, Palm Beach County의 St. Mary's Medical Center는 돌봄으로서의 간호 이론에 근거한 교육 단위를 개발하는 것에 초점을 맞추었다(Dyess, Boykin, & Rigg, 2010). 개발 참여자들은 보건의료행정가, 직원, 학생, 교수들이었다. 이 프로젝트를 시작하기 전에 조직에서는 실무를 안내할 특별한 간호이론을 갖고 있지 않았었는데 프로젝트의 결과로 매우 풍부한 이론을 갖게 되었다. 그들은 돌봄경험으로 서로를 알아가고 이해하며 성장하고 있고 돌봄 간호 이론의 발전을 지원하고 직원의 멘토링을 자원해서 참여하고 헌신된 간호교육자들이 신규 간호사에게 이론 기반 실무를 안내하고 있다.

'마음에서 우러난 돌봄'(Caring from the heart, Touhy, 2004; Touhy & Boykin, 2008; Touhy, Strews, & Brown, 2005)은 장기 간호 시설에 돌봄간호이론을 도입한 실무 모델이다. 프로젝트 직원과 모든 관계자가 협력하여 모델을 고안하였다. 모델 병동에 있던 모든 사람은 기존 시설 디자인에 혼합할 수 있는 혁신적 접근방법을 만들기 위해 그 과정에 참여하였다. 주된 주제는 중요한 것에 반응하기, 영적 수행을 표현하는 돌봄, 타인 사랑에서 고취된 헌신, 가정적 환경을 만드는 수행, 인간을 인간으로 이해하고 존중하는 것 등과 관련되었다.

2004년 '간호대상자와 전문간호사nurse practitioner 관계에서 경험한 가치(The Value Experienced in Relationship Involving Nurse Practitioner-Nursed Dyads)'란 연구에서 Thomas, Finch, Green과 쉔호퍼는 전문간호사와 간호대상자가 공유한 돌봄 경험을 묘사하여 그 관계 속에서 '경험한 돌봄'을 밝히려 하였다. 전문간호사, 간호대상자, 간호 연구자들이 대화를 계속 이어가는 '실무

praxis' 란 연구 방법을 사용하였다. 그 결과 이들간의 돌봄 관계의 상세한 묘사가 그려졌다.

응급 치료 병원과 장기 간호 시설을 위한 간호 모델의 주요 구성요소는 모두 돌봄 간호학의 중심 주제를 반영하지만, 그 주제들은 현장과 구성원의 특성에 맞춰 독특하게 형성되었다. 이런 실무 모델들의 차이점과 유사점을 살펴보면, 단일성 안에 독특함을 반영하고 똑같지 않는 조화를 추구하면서 실무를 변형하는 돌봄 간호학의 힘을 알 수 있다(Touhy, 2004; Touhy & Boykin., 2008).

미래의 발전

이론

간호 일반이론인 돌봄 간호학은 중범위이론middle range theory 개발에 기초가 되는 광범위한 개념 틀을 제공한다. 돌봄 간호학을 기초이론 틀로 사용하여, Locsin(1995)은 '기계 기술과 간호 안의 돌봄machine technologies and caring in nursing'이란 모델을 만들었다. 이 모델은, 단순한 기계 숙달 실무가 아닌 돌봄 시각에 기초한 간호라면'기계 기술과 돌봄 능력'을 간호실무로 볼 수 있다고 제시하였다. Locsin(1998)은 중환자 간호critical care nursing 속의 돌봄인 '기술 능력technological competence 이론'에서 이런 중요한 깨달음을 더 발전시켰다. 이 이론에서, 돌봄으로 타인을 양육하고 돌보려는 의도는 기술력과 그에 따른 생산 자료 매체 뿐 아니라 직접 앎direct knowing를 통해서도 실현된다. 이론은 중환자실 상황에서 검증되고 있으며 계속 발전되고 정제되고 있다(Kongsuwan & Locsin, 2011; Parcells & Locsin, 2011).

Purnell(2006)은 돌봄에 근거한 간호교육모델을 만들었다. 이 모델에는 3가지 주요한 측면이 있는데 돌봄으로서의 간호이론, 조직적 구성으로서 돌봄경험 인간의 춤 은유, 미적 앎의 변형적 측면으로 간호의 의도성이다. 과정과 환경 창조를 안내하는 돌봄 의도성은 과정의 모든 측면을 서로 연결시키는 생명력있는 에너지로서 이해된다. 이 모델은 돌봄 의도가 있는 온라인 환경과 전통적인 환경에서 모두를 위해 고안되었다. 이런 관점에서 보면 모든 차원에서의 돌봄 간호 의도는 교육과 학습의 모양을 만들어가는데 있어서 필수적이다. Touhy & Boykin(2008)은 간호교육을 위한 중심 도메인으로서 돌봄을 제안하였다.

연구

연구와 발전을 위한 노력은 일상생활에서 돌봄의 실천을 개인적 방법으로 표현해 돌봄 언어를 확장하는 것(Schoenhofer et al., 1998)과, 간호 성과를 “간호 상황에서 경험한 가치”로 재개념화하는 것에 집중하고 있다(Boykin & Schoenhofer, 1997; Schoenhofer & Boykin, 1998a, 1998b). 간호 교수진과 보건의료 기관은 대학원생과 협의하여 이 이론의 견해를 연구, 교육, 실무 등의 기반을 마련하는데 이용하고 있다. 발전을 위한 노력이 포괄하는 영역은 다음과 같다. (1) 인간됨 개념의 명확화, (2) 일반 간호성과로 인간됨 강화에 대한 이해 확산, (3) 직접 초대의 개념에 대한 이해와 조명, (4) 간호연구에서의 혁신, (5) 중범위이론에서의 돌봄이론의 활용, (6)돌봄의 비판적 분석에 대한 활용이다. 그런데, 지난 10년 이상, 보건의료체계에 의한 변형의 요구에 반응하여 돌봄이론 연구수행, 개발, 돌봄의 결과에 대한 관심이 집중되고 있다. 돌봄간호이론이 널리 수용되면서, 이 이론은 일본어로 번역되었다.

비평

명확성

보이킨과 쉔호퍼는 돌봄 간호학을 일상 언어로 개발하여 의미론적 명확성을 획득하였다. 이론을 뒷받침하는 주된 가설을 명확하게 진술하였고 서로를 밀접하게 관련지었다. 직관적이고 반사적으로 그 의미를 이해할 수 있다. ‘모든 사람이 돌보고 있다’란 가설은 이 이론을 이해하는데 필수적이다. 보이킨과 쉔호퍼가 간호사와 간호대상자 사이의 돌봄이 간호의 기반이고 원천이라고 주장하였기 때문이다. ‘간호는 학문이면서 전문직이다’란 가설은, 실무praxis나 연구 실습에 내재된 연구 개념 안에서 학문과 전문직을 유동적으로 접합시키는 연구 방법론을 창조한 개념을 알려준다.

간결성

이 이론의 간편성은 일상 언어에 있다. 또한, 돌봄을 인간의 근본 바탕으로 보는 간호의 상호성에 있다. 가설들은 인간을 이해하는 광범위한 영역을 모두 포괄하며, 돌봄을 실천하는 개념 토대를 분명하게 해준다. 하지만 간호사가 더 큰 차원에서 자신을 ‘돌보는 사람’으로 알아가면서 가설과 개념의 의미가 치밀하게 서로 관련되고 더 풍부해진 결과, 이론은 점점 더 복잡해진다(Boykin & Schoenhofer, 2001a). 돌봄 간호학의 생생한 의미는 ‘돌봄 실천’으로 자신과 타인에 대한 이해가 강화되는 간호 상황에서 가장 잘 설명할 수 있다.

일반성

보이킨과 동료들(2003)은 돌봄간호이론을 실무를 변형하는 실용적 영향력과 함께 광범위한 철학적 틀을 제공하는'일반 간호이론 혹은 거대 간호이론'으로 설명한다. 돌봄 간호학 관점에서, 간호 지식과 간호 활동의 핵심은 '돌봄 속에서 성장하고 돌봄을 실천하는 사람으로 양육하는 것'이다. 개인적 실천을 안내하거나 또는 기관에서 조직적으로 실천하기 위한 큰 관점을 안내하기 위해 이론을 이용할 수 있다. 돌봄간호이론은 Locsin(1998)의 '돌봄의 기술능력technological competence as caring'이론과 Dunphy & Winland-Brown(2001)의 '상급간호실무advanced practice nursing'모델, Purnell(2006)의 돌봄에 근거한 간호교육모델, Eggenberger & Keller(2008)의 돌봄경험에서 시뮬레이션 접근 같은 중범위 틀middle range frame의 토대를 제공한다.

접근성

돌봄간호이론은 전통 과학의 방법론으로 연구할 수 없다. 이론의 기본적 활용과 검증가능성은 검증 방법에 달려 있다. 연구 현장이 간호 상황이기 때문에, 체계적 연구를 위해 돌봄으로 연결된 사람들을 이해하는 방법인 '대화의 순환dialogic circle'을 다루는 조사 방법이 필요하다. 보이킨과 쉔호퍼는'간호에 대한 탐구inquiry about nursing'와 '간호의 탐구inquiry of nursing'를 분명하게 구별한다. 간호 상황이 매우 풍부하기 때문에, 측정 기술로 간호사와 간호대상자에게 유용한 정보를 얻을 수 있을지 모르지만 그것을 연구 방법으로 사용할 수는 없다. 오직 간호 상황을 통해서만 양상이나 변수들을 알 수 있다.

중요성

돌봄간호이론을 간호실무에 통합할 때, 이 이론은 더 정확하고 분명하게 간호의 가치를 설명해 준다. 여기에는 간호의 직접적 가치, 사회적 인간적 서비스인 간호의 가치, 간호사에게 값지고 만족스런 실무인 '돌봄 간호'의 가치, 학문으로 재생산된 간호의 가치 등이 포함된다. 개인 실무, 병원 부문, 간호 행정, 미래 제도까지 망라하는 다양한 수준에서 이 이론을 채택하여 돌봄 간호학의 중요성을 입증하고 있다. 이 이론의 간호 가치들을 일반 건강을 위한 가치로 해석하고 있으며, 돌봄은 간호 인력 이외의 영역까지 확산되고 있다.

요약

돌봄간호이론은, 실무를 변형하는 실용적 영향력과 함께 광범위한 철학적 틀을 제공하는 '일반 간호이론 혹은 거대 간호이론'이다(Boykin, et al., 2003). 돌봄 간호학 관점에서, 학문과 전문직 서비스인 간호의 목적과 핵심은 "돌봄 속에서 성장하고 돌봄을 실천하는 사람으로 양육하는 것"이다(Boykin & Schoenhofer, 2001a, p. 12). 이 이론은 (1) 인간이 되는 것은 돌봄이 되는 것이다, (2) 학문이면서 전문직인 간호 활동은 사람을 돌봄으로 이해하고 그들을 돌봄 속에서 성장하고 살아가는 사람으로 양육하면서 연합하게 된다는 기본 가설에 근거를 둔다.

잘 형성된 의도를 가지고 있고 믿을만한 존재인 간호사는, 독특하게 펼쳐진 각각의 간호 상황에 이용하기 위해 실무 지식을 경험적으로 선택하고 조직한다. 돌봄은 '돌봄 간호'에 대한 독특한 요구에 반응하여 순간마다 독특하게 창조되므로'돌봄 간호'결과를 예측하거나 그것을 처방할 수 없다. 하지만, 간호 상황에서 간호대상자와 다른 사람들이 경험하는 돌봄을 설명하고 평가할 수 있으며(Boykin & Schoenhofer, 1997; Schoenhofer & Boykin, 1998a, 1998b), 돌봄으로서 간호이론 연구를 위한 실제적인 초점이 될 수 있다.

간호에서 돌봄은 "이타적이고 적극적인 사랑 표현이고, 의도적인 것이며, 가치 인식과 관계맺음connectedness을 실현하는"것이다(Boykin & Schoenhofer, 2000, p. 393). 비록 돌봄이 간호에만 있는 것은 아니지만, 이것은 간호 안에서 독특하게 실현된다. 학문이면서 전문직인 간호는 중심 가치, 주된 관심, 실무의 직접적 의도 등을 돌봄에 집중하여 독특하게 이해할 수 있다.

몇몇 기관의 실무 영역에서 실무 모델들을 개발하고 있고, 돌봄 간호학은 중범위이론 개발을 위한 개념적 토대로 사용되고 있다. 돌봄간호이론이 점점 널리 알려지면서, 학계 논문의 고찰 및 참고 목록에 점점 더 많이 등재되고 있다. 또한 석사 및 박사 연구를 위한 이론적 바탕으로 이용되고 있다(Herrington, 2002; Linden, 1996, 2000).

사례연구

간호 상황 연구

돌봄 간호학 관점에서, 간호 상황은 돌봄에 근거한 삶의 과정으로서 인간됨에 초점을 맞추기 위한 연구를 위한 지식의 단위이다(Boykin & Schoenhofer, 1991; Touhy, 2004). 간호사와 간호대상자가 공유하는 쌍방 관계는 상호적이고 주관적인 관계이다. 문제, 필요, 결핍을 가진 사례를 연구하는 것은, 돌봄 간호학 가설에 근거한 인간으로 인간을 존중하는 것이 아니다. 모든 간호 지식은 간호 상황에서 드러나므로, 간호사와 간호대상자가 돌봄 안에서 공유한 생생한 경험은 인간됨을 강화한다. 그러므로, 간호 상황에 대한 이야기 연구는 간호를 알아가는 방법이다.

개인적 앎, 경험적 앎, 윤리적 앎, 미학적 앎 등으로 앎knowing의 기본 형태를 설명한 Carper(1978)의 연구는, 풍부한 내용을 가진 간호 상황을 이해하고 구성할 수 있는 유용한 경로를 열어준다. 개인적 앎personal knowing은 자신과 타인의 만남, 경험, 깨달음에 중심을 둔다. 타인과 공유하는 앎을 가리키는, 공감은 개인적 앎의 표현이다. 경험적 앎empirical knowing은 일반적이고 사실적이며, 간호의 돌봄 과학을 다룬다. 윤리적 앎ethical knowing은 간호 상황에 내재된 도덕적 책임과 무엇이 되어야 하는가란 질문과 관련이 있다. 각각의 경로는 미학적 앎aesthetic knowing을 창조하여 지식을 변형시킨다. 미학적 앎은 현상에 대한 주관적 표현이며, 간호 상황에서 실현된 모든 앎의 합성물이다. 그러므로 간호 이야기는 미학적 앎의 과정(창조적 표현)과 미학적 앎의 산물(설명과 통합) 모두를 묘사한다(Boykin & Schoenhofer, 1991). 그런 다음 간호 상황에서 경험한 가치들이 간호 성과로 나타난다. 간호상황의 연구를 위해 다음 이야기를 천천히 읽고 당신 자신이 간호사와 간호대상자가 되어 그들의 느낌을 공유하도록 시도해보라.

Jane은 전이성 암으로 고통받고 있는 젊은 여성이다. 내가 그녀의 방에 들어간 첫 순간 나는 그녀가 과거에 얼마나 아름다웠을지 생각했던 것을 기억한다.나는 왜 누군가 이렇게 젊고 이렇게 세상에서 필요로 되는 사람이 이렇게 끔찍한 상황을 견뎌야 하는지 이해할 수 없었다. 즉각적으로 내 심장이 그녀와 가족을 향한 연민으로 요동치기 시작했다.

Jane은 장기 입원환자였고 오심, 구토, 통증으로 인해 다양한 중재가 필요했다. 그녀의 남편은 아이들과 함께 매일 방문했고 아이들은 학교 숙제를 침상 옆에서 다 하곤 했다. 그녀의 침실은 가족들로 가득 차 있었고 창문에는 사진들이 붙어 있었고, 집에서 쓰던 이불, 작은 향수등을 가지고 와서 Jane은 매일 그것을 사용했다. 그 향기는 매우 놀라왔고 그녀의 환경은 사랑으로 충만하게 느껴졌다.

Jane의 상태가 악화되면서 사례 관리자는 호스피스 간호를 받도록 재촉했다. 그러나 Jane의 남편은 단호하게 그것을 거부했다. 그는 아내가 집으로 갈 수 있다고 확신하고 있다고 하였다. 그는 그녀의 검사결과에서 미묘한 변화가 있는지 오심이 없는 시간이 있었는지 다 파악하고 있었다. 그에게 이런 잠시의 상황들은 그녀가 죽어가고 있지 않다는 것을 나타내는 것이었다. 나는 그녀에 대한 그의 사랑을 생각하며 울었다.

어느날 모든 가족이 가고난 후 나는 Jane옆에 앉았다. 그녀는 내가 화장을 도와주고 얼마 남지 않는 머리를 빗어주길 원하고 있었다. 그녀의 아버지는 캘리포니아로부터 그녀를 보기 위해 오고 있었고 그녀는 아버지께 예쁘게 보이고 싶었던 것이다. 내가 그녀의 얼굴에 분을 바를 때 Jane은 자신이 곧 죽을 것이라는 것을 알고 있다고 말했다. 내가 할 수 있는 치료적 기술이라고는 고요한 적막가운데 그 말을 들어주며 내 감정을 조절하는 것 밖에 없었다. 그녀는 자신의 가족들을 보고 그들에게 둘러쌓여 마지막 몇 날을 지내보는 것이 소원이라는 이야기를 이어갔다. 나는 그녀의 머리를 빗으며 그녀에게 내가 해주길 원하는 것이 있는지 물어보았다. Jane은 나를 보며 말하였다. "나를 여기서 나가게 해줘요"

나는 그날 집으로 가서 내 남편과 아들을 꽉 끌어안았다. 잠이 들면서도 그녀에 대한 생각을 멈출 수 없었다. 다음날 아침 나는 담당의사에게 전날 그녀와 나누었던 이야기를 하였다. 우리는 비위관을 하고 다양한 진통제를 갖고 그녀를 집에 보내기로 결정하였다. 우리는 사례관리자와 협의하였고 가정간호사를 정기적으로 방문시키기로 계획하였다. 나는 가족들에게 그 소식을 알리기 위해 병실에 들어갔다. 그리고, 그들은 복권에 당첨된 듯이 너무나 기뻐하며 포옹하고 울었다. 나는 그녀를 쳐다보았고 그녀는 나에게 윙크를 해주었다. 나는 그것을 결코 잊을 수 없다.

이틀 후 나는 그녀의 남편과 어린 아들이 병원 로비에서 기다리고 있는 것을 보았다. 남편은 퉁퉁 붓고 충혈된 눈으로 쳐다보며 아무 말도 하지 못하였다. 나는 그와 함께 걸으며 그의 어깨를 감싸안았다. 그는 무너져 내리듯 울었다. 우리는 내가 그의 사랑하는 아내를 위해 제공했던 돌봄에 대해 감사 가득한 이야기를 나누었다. 그녀의 작은 아들은 작은 향수병을 가져오며 나에게 말했다. "이것이 우리 엄마 꺼에요." "엄마는 간호사님이 이것을 좋아한다고 말했어요. 간호사님이 이 향수병을 가졌으면 좋겠어요." 나는 돌봄의 본질을 통해 이 가족에게 얼마나 큰 영향을 주었는지 알 수 있었다.

비판적 사고

간호 상황 회상

잠시 쉬어라. 눈을 감고, 회상하고, 다시 생각해보라.

1. 간호사가 인지한 간호 요청은 무엇이었을까? 당신 자신을 간호사의 입장에 놓고 간호사의 눈으로 Jane을 바라보시오. 간호사가 지각한 간호의 요청을 기술하시오.

2. 아버지는 간호상황에서 그의 돌봄경험을 어떻게 표현했나? 그녀의 아이들은 그들의 희망을 어떻게 살아내고 있는가?

3. Jane의 세계로 다시 들어가 그녀의 고통에 노출되어 보시오. 그녀는 간호 상황에서 돌

봄의 어떤 가치를 표현했는가?

4. 간호사는 그녀의 연민을 표현했는가? 당신이라면 돌봄에 대한 Jane의 요청에 대해 어떻게 반응했겠는가? Jane에게 의미 있었을 돌봄을 표현하는 다른 방법이 있는가?
5. 간호사 입장이 되어, 돌봄가운데 살아가고 성장하는 상호성을 기술해 보시오. 이 간호상황에서 어떤 차이점이 돌봄 간호를 만들어냈는가?
6. 당신 자신의 돌봄 이야기를 기록하고 간호상황에서 당신의 의도를 성찰해보시오. 그 이야기를 다시 보며 당신의 돌봄가운데 어떻게 성장해 왔는지 살펴보시오.

POINTS FOR FURTHER STUDY

- Archives of Caring in Nursing, Christine E. Lynn Center for Caring, College of Nursing, Florida Atlantic University at: http://nursing.fau.edu/archives.
- Boykin, A., & Schoenhofer, S. O. (2001). *Nursing as caring: A model for transforming practice* [Re-release of original 1993 volume, with epilogue added]. Sudbury, (MA): Jones & Bartlett.
- Touhy, T., & Boykin, A. (2008). Caring as the central domain in nursing education. *International Journal for Human Caring, 12*(2), 8–15.

REFERENCES

Algase, D. L., & Whall, A. F. (1993). Rosemary Ellis' views on the substantive structure of nursing. *Image: The Journal of Nursing Scholarship*, *25*(1), 69–72.

Boykin, A. (1990). Creating a caring environment: Moral obligations in the role of dean. In M. Leininger & J. Watson (Eds.), *The caring imperative in education* (pp. 247–254). New York: National League for Nursing.

Boykin, A. (1994a). Creating a caring environment for nursing education. In A. Boykin (Ed.), *Living a caring-based program* (pp. 11–25). New York: National League for Nursing.

Boykin, A. (Ed.). (1994b). *Living a caring-based program*. New York: National League for Nursing.

Boykin, A. (Ed.). (1995). *Power, politics and public policy: A matter of caring*. New York: National League for Nursing.

Boykin, A., Bulfin, S., Baldwin, J., & Southern, R. (2004). Transforming care in the emergency department. *Topics in Emergency Medicine*, *26*(4), 331–336.

Boykin, A., Bulfin, S., Schoenhofer, S. O., Baldwin, J., & McCarthy, D. (2005). Living caring in practice: The transformative power of the theory of nursing as caring. *International Journal for Human Caring*, *9*(3), 15–19.

Boykin, A., & Parker, M. E. (1997). Illuminating spirituality in the classroom. In M. S. Roach (Ed.), *Caring from the heart: The convergence of caring and spirituality* (pp. 21–33). Mahwah, (NJ): Paulist Press.

Boykin, A., Parker, M., & Schoenhofer, S. (1994). Aesthetic knowing grounded in an explicit conception of nursing. *Nursing Science Quarterly*, *7*(4), 158–161.

Boykin, A., & Schoenhofer, S. (1993). *Nursing as caring: A model for transforming practice*. New York: National League for Nursing.

Boykin, A., & Schoenhofer, S. O. (1990). Caring in nursing: Analysis of extant theory. *Nursing Science Quarterly*, *3*(4), 149–155.

Boykin, A., & Schoenhofer, S. O. (1991). Story as link between nursing practice, ontology, and epistemology. *Image: The Journal of Nursing Scholarship*, *23*(4), 245–248.

Boykin, A., & Schoenhofer, S. O. (1997). Reframing nursing outcomes. *Advanced Practice Nursing Quarterly*, *1*(3), 60–65.

Boykin, A., & Schoenhofer, S. O. (2006). Nursing as caring: An overview of a general theory of nursing. In M. E. Parker (Ed.), *Nursing theories and nursing practice* (2nd ed., pp. 334–348). Philadelphia: F. A. Davis.

Boykin, A., & Schoenhofer, S. O. (2001a). *Nursing as caring: A model for transforming practice* [Rerelease of original 1993 volume, with epilogue added]. Sudbury, (MA): Jones & Bartlett.

Boykin, A., & Schoenhofer, S. O. (2001b). The role of nursing leadership in creating caring environments in health care delivery systems. *Nursing Administration Quarterly*, *25*(3), 1–7.

Boykin, A., & Schoenhofer, S. (2006). Anne Boykin and Savina O. Schoenhofer's nursing as caring theory. In M. E. Parker (Ed.), *Nursing theories and nursing practice* (pp. 334–348). Philadelphia: F. A. Davis.

Boykin, A., Schoenhofer, S. O., Smith, N., St. Jean, J., & Aleman, D. (2003). Transforming practice using a caring-based nursing model. *Nursing Administration Quarterly*, *27*, 223–230.

Carper, B. A. (1978). Fundamental patterns of knowing in nursing. *Advances in Nursing Science*, *1*(1), 113–124.

Dunphy, L. H. (1998). *The circle of caring: A transformative model of advanced practice nursing*. 20th Research Conference of the International Association for Human Caring, Philadelphia.

Dunphy, L. H., & Winland-Brown, J. (2001). *Primary care: The art and science of advanced practice nursing*. Philadelphia: F. A. Davis.

Dyess, S., Boykin, A., & Rigg, C. (2010). Integrating caring theory with nursing practice and education: Connecting with what matters. *Journal of Nursing Administration*, *40*(11), 498–503.

Eggenberger, T., & Keller, K. (2008). Grounding nursing simulation in caring: An innovative approach. *International Journal for Human Caring*, *12*(2), 42–49.

Eggenberger, T., Keller, K., & Locsin, R. C. (2010). Valuing caring behaviors within simulated emergent nursing situations. *International Journal for Human Caring*, *14*(2), 23–29.

Flexner, A. (1910). *Medical education in the United States and Canada*. New York: The Carnegie Foundation for the Advancement of Teaching.

Gaut, D. A., & Boykin, A. (Eds.). (1994). *Caring as healing: Renewal through hope*. New York: National League for Nursing.

Herrington, C. L. (2002). *The meaning of caring: From the perspective of homeless women* (Master's thesis, University of Nevada, Reno, 2002). *Masters Abstracts International*, *41*(01), 191.

King, A., & Brownell, J. (1976). *The curriculum and the disciplines of knowledge*. Huntington, NY: Robert E. Krieger.

Kongsuwan, W., & Locsin, R. C. (2011). Thai nurses' experiences of caring for persons with life sustaining technologies: A phenomenological study. *Intensive & Critical Care Nursing*, *27*(2), 102–110.

Linden, D. (1996). *Philosophical exploration in search of the ontology of authentic presence* (Master's thesis, Florida Atlantic University, West Palm Beach, FL, 1996). *Masters Abstracts International*, *35*(2), 519.

Linden, D. (2000). The lived experience of nursing as caring. In M. E. Parker (Ed.), *Nursing theories and nursing practice* (pp. 403–407). Philadelphia: F. A. Davis.

Locsin, R. C. (1995). Machine technologies and caring in nursing. *Image: The Journal of Nursing Scholarship*, *27*(3), 201–203.

Locsin, R. C. (1998). Technologic competence as caring in critical care nursing. *Holistic Nursing Practice*, *12*(4), 50–56.

Mayeroff, M. (1971). *On caring*. New York: HarperCollins.

Orem, D. E. (Ed.). (1979). *Concept formalization in nursing*. Process and product (2nd ed.). Boston: Little, Brown.

Parcells, D., & Locsin, R. C. (2011). Development and

psychometric testing of the Technological Competency as Caring in Nursing instrument. *International Journal for Human Caring*, *15*(4), 8–13.

Paterson, J. G., & Zderad, L. T. (1988). *Humanistic nursing*. New York: National League for Nursing.

Phenix, P. (1964). *Realms of meaning*. New York: McGraw Hill.

Pross, E., Boykin, A., Hilton, N., & Gabuat, J. (2010). A study of knowing nurses as caring. *Holistic Nursing Practice*, *24*(3), 142–147.

Pross, E., Hilton, N., Boykin, A., & Thomas, C. (2011). The "dance of caring persons." *Nursing Management*, *42*(10), 25–30.

Purnell, M. J. (2006). Development of a model of nursing education grounded in caring and application to online nursing education. *International Journal for Human Caring*, *10*(3), 8–16.

Roach, M. S. (1987). *Caring, the human mode of being*. Ottawa, Ontario, Canada: CHA.

Roach, M. S. (2002). *Caring, the human mode of being* (2nd revised ed.). Ottawa, Ontario, Canada: CHA.

Schoenhofer, S. O. (2001). Infusing the nursing curriculum with literature on caring: An idea whose time has come. *International Journal for Human Caring*, *5*(2), 7–14.

Schoenhofer, S. O. (2002a). Choosing personhood: Intentionality and the theory of nursing as caring. *Holistic Nursing Practice*, *16*(4), 36–40.

Schoenhofer, S. O. (2002b). Philosophical underpinnings of an emergent methodology for nursing as caring inquiry. *Nursing Science Quarterly*, *15*(4), 275–280.

Schoenhofer, S. O., Bingham, V., & Hutchins, G. (1998). Giving of oneself on another's behalf: The phenomenology of everyday caring. *International Journal for Human Caring*, *2*(2), 23–29.

Schoenhofer, S. O., & Boykin, A., (1998a). Discovering the value of nursing in high-technology environments: Outcomes revisited. *Holistic Nursing Practice*, *12*(4), 31–39.

Schoenhofer, S. O., & Boykin, A. (1998b). The value of caring experienced in nursing. *International Journal for Human Caring*, *2*(4), 9–15.

Schoenhofer, S. O., & Boykin, A. (1993). Nursing as caring: An emerging general theory of nursing. In M. E. Parker (Ed.), *Patterns of nursing theories in practice* (pp. 83–92). New York: National League for Nursing.

Thomas, J., Finch, L. P., Green, A., & Schoenhofer, S. O. (2004). The caring relationships created by nurse practitioners and the ones nursed: Implications for practice. *Topics in Advanced Nursing Practice, ejournal* 4(4).

Touhy, T. (2001). Nurturing hope and spirituality in the nursing home. *Holistic Nursing Practice*, *15*(4), 45–56.

Touhy, T. A. (2004). Dementia, personhood, and nursing: Learning from a nursing situation. *Nursing Science Quarterly*, *17*(1), 43–49.

Touhy, T., & Boykin, A. (2008). Caring as the central domain in nursing education. *International Journal for Human Caring*, *12*(2), 8–15.

BIBLIOGRAPHY

Primary Sources

Books

Boykin, A. (Ed.). (1994). *Living a caring-based program*. New York: National League for Nursing.

Boykin, A. (Ed.). (1995). *Power, politics and public policy: A matter of caring*. New York: National League for Nursing.

Boykin, A., & Schoenhofer, S. O. (1993). *Nursing as caring: A model for transforming practice*. New York: National League for Nursing.

Boykin, A., & Schoenhofer, S. O. (2001). *Nursing as caring: A model for transforming practice* [Re-release of original 1993 volume, with epilogue added]. Sudbury, (MA): Jones & Bartlett.

Gaut, D. A., & Boykin, A. (Eds.). (1994). *Caring as healing: Renewal through hope*. New York: National League for Nursing.

Book Chapters

Beckerman, A., Boykin A., Folden S., & Winland-Brown, J. (1994). The experience of being a student in a caring-based program. In A. Boykin (Ed.), *Living a caring-based program* (pp. 79–92). New York: National League for Nursing.

Boykin A. (1990). Creating a caring environment: Moral obligations in the role of dean. In M. Leininger & J. Watson (Eds.), *The caring imperative in education* (pp. 247–254). New York: National League for Nursing.

Boykin, A. (1994). Creating a caring environment for nursing education. In A. Boykin (Ed.), *Living a caring-based program* (pp. 11–25). New York, National League for Nursing.

Boykin, A. (1998). Nursing as caring through the reflective lens. In C. Johns & D. Freshwater (Eds.), *Transforming nursing through reflective practice* (pp. 43–50). Oxford, England: Blackwell Science.

Boykin, A., & Parker, M. (1997). Illuminating spirituality in the classroom. In S. Roach (Ed.), *Caring from the heart.* Mahwah, (NJ): Paulist Press.

Boykin, A., & Schoenhofer, S. O. (2000). Nursing as caring: An overview of a general theory of nursing. In M. E. Parker (Ed.), *Nursing theories and nursing practice.* Philadelphia: F. A. Davis.

Boykin, A., & Schoenhofer, S. (2006). Anne Boykin and Savina O. Schoenhofer's nursing as caring theory. In M. E. Parker (Ed.), *Nursing theories and nursing practice* (pp. 334–348). Philadelphia: F. A. Davis.

Dunphy, L. H., & Winland-Brown, J. (2001). *Primary care: The art and science of advanced practice nursing*. Philadelphia: F. A. Davis.

Parker, M. E., & Schoenhofer, S. O. (2007). Foundations for nursing education: Nursing as a discipline. In B. A. Moyer & R. Whittman-Price (Eds.), *Nursing education: Foundations for practice and excellence* (pp. 4–11). Philadelphia: F. A. Davis.

Schoenhofer, S. O. (2001). A framework for caring in a technologically dependent nursing practice environment. In R. C. Locsin (Ed.), *Advancing technology, caring and nursing* (pp. 3–11). Westport, (CT): Auburn House.

Schoenhofer, S. O. (2001). Outcomes of nurse caring in high technology practice environments. In R. C. Locsin (Ed.), *Advancing technology, caring, and nursing* (pp. 79–87). Westport, (CT): Auburn House.

Schoenhofer, S. O., & Boykin, A. (1993). Nursing as caring: An emerging general theory of nursing. In M. E. Parker (Ed.), *Patterns of nursing theories in practice* (pp. 83–92). New York: National League for Nursing.

Schoenhofer, S. O., & Boykin, A. (2001). Caring and the advanced practice nurse. In L. Dunphy & J. Winland-Brown (Eds.), *Primary care: The art and science of advanced practice nursing.* Philadelphia: F. A. Davis.

Schoenhofer, S. O., & Coffman, S. (1993). Valuing, prizing and growing in a caring based program. In A. Boykin (Ed.), *Living a caring based program* (pp. 127–165). New York: National League for Nursing.

Touhy, T. A., Strews, W., & Brown, C. (2005). Expressions of caring as lived by nursing home staff, residents, and families. *International Journal for Human Caring*, *9*(3), 31–37.

Journal Articles

Boykin, A., Bulfin, S., Baldwin, J., & Southern, R. (2004). Transforming care in the emergency department. *Topics in Emergency Medicine*, *26*(4), 331–336.

Boykin, A., Bulfin, S., Schoenhofer, S. O., Baldwin, J., & McCarthy, D. (2005). Living caring in practice: The transformative power of the theory of nursing as caring. *International Journal for Human Caring*, *9*(3), 15–19.

Boykin, A., & Dunphy, L. (2002). Reflective essay: Justice-making: Nursing's call. Florence Nightingale. *Policy*, Politics and Nursing Practice, *3*(1), 14–19.

Boykin, A., Parker, M., & Schoenhofer, S. (1994). Aesthetic knowing grounded in an explicit conception of nursing. *Nursing Science Quarterly*, *7*(4), 158–161.

Boykin, A., & Schoenhofer, S. O. (1990). Caring in nursing: Analysis of extant theory. *Nursing Science Quarterly*, *3*(4), 149–155.

Boykin, A., & Schoenhofer, S. O. (1991). Story as link between nursing practice, ontology, and epistemology. *Image: The Journal of Nursing Scholarship*, *23*(4), 245–248.

Boykin, A., & Schoenhofer, S. O. (1997). Reframing

outcomes: Enhancing personhood. *Advanced Practice Nursing Quarterly*, *1*(3), 60–65.

Boykin, A., & Schoenhofer, S. O. (2000). Is there really time to care? *Nursing Forum*, *35*(4), 36–38.

Boykin, A., & Schoenhofer, S. O. (2001). The role of nursing leadership in creating caring environments in health care delivery systems. *Nursing Administration Quarterly*, *25*(3), 1–7.

Boykin, A., Schoenhofer, S. O., Smith, N., St. Jean, J., & Aleman, D. (2003). Transforming practice using a caring-based nursing model. *Nursing Administration Quarterly*, *27*, 223–230.

Boykin, A., & Winland-Brown, J. (1995). The dark side of caring: Challenges of caregiving. *Journal of Gerontological Nursing*, *21*(5), 13–18.

Dyess, S., Boykin, A., & Rigg, C. (2010). Integrating caring theory with nursing practice and education: Connecting with what matters. *Journal of Nursing Administration*, *40*(11), 498–503.

Eggenberger, T., & Keller, K. (2008). Grounding nursing simulation in caring: An innovative approach. *International Journal for Human Caring*, *12*(2), 42–49.

Eggenberger, T., Keller, K., & Locsin, R. C. (2010). Valuing caring behaviors within simulated emergent nursing situations. *International Journal for Human Caring*, *14*(2), 23–29.

Finch, L. P., Thomas, J. D., Schoenhofer, S. O. (2006). Research as praxis: A mode of inquiry into caring in nursing. *International Journal for Human Caring*, *10*(1), 28–31.

Pross, E., Boykin, A., Hilton, N., & Gabuat, J. (2010). A study of knowing nurses as caring. *Holistic Nursing Practice*, *24*(3), 142–147.

Pross, E., Hilton, N., Boykin, A., & Thomas, C. (2011). The "dance of caring persons". *Nursing Management*, *42*(10), 25–30.

Schoenhofer, S. O. (1989). Love, beauty, and truth: Fundamental nursing values. *Journal of Nursing Education*, *28*(8), 382–384.

Schoenhofer, S. O. (1994). Transforming visions for nursing in the timeworld of Einstein's dreams. *Advances in Nursing Science*, *16*(4), 1–8.

Schoenhofer, S. O. (1995). Rethinking primary care: Connections to nursing. *Advances in Nursing Science*, *17*(4), 12–21.

Schoenhofer, S. O. (2001). Infusing the nursing curriculum with literature on caring: An idea whose time has come. *International Journal for Human Caring*, *5*(2), 7–14.

Schoenhofer, S. O. (2002). Philosophical underpinnings of an emergent methodology for nursing as caring inquiry. *Nursing Science Quarterly*, *15*(4), 275–280.

Schoenhofer, S. O. (2002). Choosing personhood: Intentionality and the theory of nursing as caring. *Holistic Nursing Practice*, *16*(4), 36–40.

Schoenhofer, S., Bingham, V., & Hutchins, G. (1998). Giving of oneself on another's behalf: The phenomenology of everyday caring. *International Journal for Human Caring*, *2*(2), 23–29.

Schoenhofer, S. O., & Boykin, A. (1998). The value of caring experienced in nursing. *International Journal for Human Caring*, *2*(4), 9–15.

Schoenhofer, S. O., & Boykin, A. (1998). Discovering the value of nursing in high-technology environments: Outcomes revisited. *Holistic Nursing Practice*, *12*(4), 31–39.

Schoenhofer, S. O., Dollar, C. B., & Roberson, S. (2007). Advanced practice nursing in disasters: Toward a model grounded in the theory of nursing as caring. *International Journal for Human Caring*, *11*(3), 63.

Thomas, J. D., Finch, L. P., & Schoenhofer, S. O. (2004). The caring relationships created by nurse practitioners and the ones nursed: Implications for practice. *Topics in Advanced Practice Nursing*, *4*(4), 6.

Touhy, T., & Boykin, A. (2008). Caring as the central domain in nursing education. *International Journal for Human Caring*, *12*(2), 8–15.

Secondary Sources

Books

Locsin, R. C. (Ed.). (2001). *Advancing technology*, caring, and nursing. Westport, (CT): Greenwood.

Locsin, R. C. (2005). *Technological competency as caring in nursing: A model for practice*. Indianapolis: Sigma Theta Tau International.

Book Chapters

George, J. (2002). Nursing as caring. Anne Boykin and Savina Schoenhofer. In J. George (Ed.), *Nursing theories*. Upper Saddle River, (NJ): Prentice-Hall.

Linden, D. (2000). The lived experience of nursing as caring. In M. E. Parker (Ed.), *Nursing theories and nursing practice* (pp. 403–407). Philadelphia: F. A. Davis.

Locsin, R. C. (1995). Technology and caring in nursing. In A. Boykin (Ed.), *Power, politics, and public policy: A matter of caring* (pp. 24–36). New York: National League for Nursing.

Locsin, R., & Campling, A. (2005). Techno sapiens and post humans: Nursing, caring, and technology. In R. Locsin (Ed.), *Technological competency as caring in nursing: A model for practice* (pp. 142–155). Indianapolis: Center Nursing Press, Sigma Theta Tau International.

Journal Articles

Barry, C. D. (2001). Creating a quilt: An aesthetic expression of caring for nursing students. *International Journal for Human Caring*, *6*(1), 25–29.

Blum, C. A., Hickman, C., Parcells, D. A., & Locsin, R. C. (2010). Teaching caring to RN-BSN students using simulation technology. *International Association for Human Caring*, *14*(2), 41–50.

Bulfin, S., & Mitchell, G. J. (2005). Nursing as caring theory: Living theory in practice. *Nursing Science Quarterly*, *18*(4), 313–319.

Carter, M. A. (1994). [Book review: *Nursing as caring: A model for transforming practice. Nursing Science Quarterly*, *7*, 183–184.

Dunphy, L. H., & Winland-Brown, J. (2001). *Primary care: The art and science of advanced practice nursing*. Philadelphia: F. A. Davis.

Eggenberger, T., & Keller, K. (2008). Grounding nursing simulation in caring: An innovative approach. *International Journal for Human Caring*, *12*(2), 42–49.

Eggenberger, T., Keller, K., & Locsin, R. C. (2010). Valuing caring behaviors within simulated emergent nursing situations. *International Journal for Human Caring*, *14*(2), 23–29.

Kiser-Larson, N. (2000). The concepts of caring and story viewed from three nursing paradigms. *International Journal for Human Caring*, *4*(2), 26–32.

Kongsuwan, W., & Locsin, R. C. (2011). Thai nurses' experiences of caring for persons with life sustaining technologies: A phenomenological study. *Intensive & Critical Care Nursing*, *27*(2), 102–110.

Locsin, R. C. (2000). Technological competency as caring: Perceptions of professional nurses. *The Silliman Journal, 40 & 41,* 100–104.

Locsin, R. C. (2002). Aesthetic expressions of the lived world of people waiting to know: Ebola at Mbarara, Uganda. *Nursing Science Quarterly*, *15*(2), 123–130.

Locsin, R. C., & Purnell, M. J. (2007). Rapture and suffering with technology in nursing. *International Journal for Human Caring*, *11*(1), 38–43.

McCance, T. V., McKenna, H. P., & Boore, J. R. P. (1999). Caring: Theoretical perspectives of relevance to nursing. *Journal of Advanced Nursing*, *30*, 1388–1395.

Purnell, M. J. (2006). Development of a model of nursing education grounded in caring and application to online nursing education. *International Journal for Human Caring*, *10*(3), 8–16.

Purnell, M. J., & Mead, L. J. (2007). When nurses mourn: Layered suffering. *International Journal for Human Caring*, *11*(2), 47–52.

Smith, M. C. (1994). [Book review:*Nursing as caring: A model for transforming practice.. Nursing Science Quarterly*, *7*, 184–185.

Smith, M. C. (1999). Caring and the science of unitary human beings. *Advances in Nursing Science*, *21*(4), 14–28.

Touhy, T. A. (2001). Touching the spirit of elders in nursing homes: Ordinary yet extraordinary care. *International Journal for Human Caring*, *6*(1), 12–17.

Touhy, T. A. (2004). Dementia, personhood, and nursing: Learning from a nursing situation. *Nursing Science Quarterly*, *17*(1), 43–49.

Touhy, T. A., Strews, W., & Brown, C. (2005). Expressions of caring as lived by nursing home staff, residents, and families. *International Journal for Human Caring*, *9*(3), 31–37.

20장

에펫트 멜레이즈
Afaf Ibrahim Meleis

1942-현재

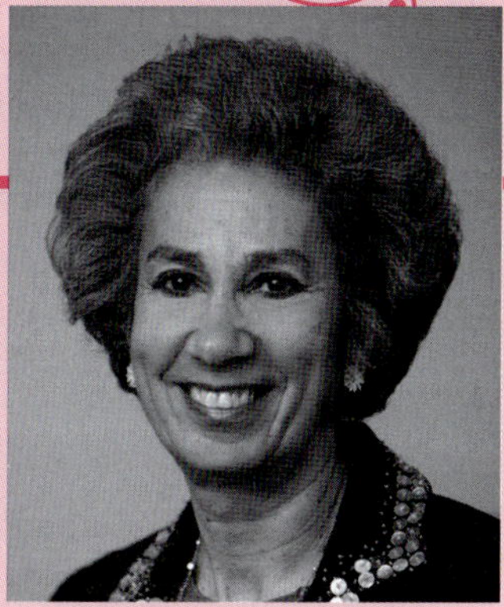

전환이론

Transitions Theory

Eun-Ok Im

"지식은 보편적이지만, 지식개발 요소는 개인 또는 집단의 건강과 안녕에 관한 학문으로부터 도출된 질문의 본질을 반영해야 한다고 확신한다" (Meleis, 2007, ix).

이론가 소개

Afaf Ibraham Meleis는 이집트의 알렉산드리아에서 태어났으며, 태어났을 때부터 간호는 삶의 한 부분이었다고 말했다(2009.12.29. 개인적인 대화). Meleis의 어머니는 중동의 나이팅게일이라 불리는데, 이집트 시라쿠스대학(Syracuse university)에서 간호학사(BSN), 이집트 대학(Egyptian university)에서 보건석사(MPH)와 박사학위(PhD)를 받은 최초의 간호사였다. Meleis는 어머니의 간호전문직에 대한 헌신과 열정을 존경하였고 자신에게도 간호의 피가 흐른다고 생각했다. 어머니의 영향으로 Meleis는 간호에 관심을 갖고 사랑하였으며 간호학의 발전 가능성을 굳게 믿고 자랐다. 그러나 Meleis가 간호의 길을 선택했을 당시 부모님은 간호사가 목소리를 내고 양질의 간호를 하기 위해서 고군분투해야 함을 알기에 딸의 선택을 반대했었다. 하지만 결국에는 Meleis의 결정을 받아들였고, Meleis의 든든한 지원자로 딸이 간호에 헌신할 것이라고 믿었다.

Meleis는 이집트의 알렉산드리아 대학에서 간호학사를 취득하고 대학원 공부를 위해 미국으로 갔다(Meleis, 개인적 대화 중, 2007.12.29.). Meleis는 1964년에 로스앤젤레스주립대학(UCLA)에서 간호학 석사, 1966년 사회학 석사, 1968년 의료 사회심리학 박사학위를 받았다.

박사학위 취득 후, Meleis는 로스앤젤레스 주립대학에서 1966년부터 1968년까지 강사 및 행정직원으로 근무하였고 1968년에서 1971년까지 조교수로 학생들을 가르쳤다. 1971년에는 샌프란시스코 주립대학으로 옮겨 34년간 근무하면서 전환이론을 발전시켰고, 2002년에는 펜실베니아 간호대학의 Margret Bond Simon 학장으로 임명되었다.

Meleis는 저명한 사회학자인 동시에 여성 건강, 이민자의 보건, 국제 보건, 이론개발 등의 주제에 덕망 있고 유명한 이론가이자 연구자이며 또한 강연자이다. 현재 국제 여성문제 자문위원회의 위원이기도 한 Meleis는 세계 각국에서 명예박사 및 석좌교수, 명예교수로 임명되었을 뿐만 아니라 수많은 칭호와 상을 받았다. 1990년에는 이집트 대통령(Hosni Mubarak)으로부터 학문적 업적을 우수하게 평가 받아 최우수 메달(Medal of Excellence)을, 2000년에는 메사추세스대학에서 총장메달(Chancellor's Medal)을, 2001년에는 여성문제에 대한 국제적 활동을 통해 여성 진보에 기여한 것을 인정 받아 샌프란시스코 주립대학의 총장상(Chancellor Award for the Advancement of Women)을 수여 받았다. 2004년에는 여성역사의 달을 기념하는 자리에서 펜실베니아 여성위원회상을, 뉴욕에 위치한 아랍아메리카 가족지지센터로부터 복지분야의 특별공로상을 수상했다. 2006년에는 여성을 위한 Meleis의 노고에 대해 펜실베니아대학 전문여성회로부터 상(Robert E. Davies Award)을 수여 받았다. 2007년 스웨덴 링코핑대학으로부터 의학명예박사학위를, 필라델피아의 유엔 연합으로부터 세계시민상을, 미네소타대학으로부터 상(Sage Award)을, 펜실베니아 대학에서 다양성 증진을 위한 헌신과 공동체 리더십에 대한 상(Dr. Gloria Twine Chisum Award for Distinguished Faculty)을 수여 받음으로 4개의 공로상을 휩쓸었다. 2008년 세계보건단체에서의 뛰어난 업적으로 상(Commission on Graduates of Foreign Nursing Schools(CGFNS) International Distinguished Leadership Award)을 수상했다. 2009년에는 펜실베니아 남동부의 걸스카우트로부터 상(Take the Lead Award)을 수여 받았고, 2010년에는 간호과학의 발전에 대한 업적으로 로스앤젤레스 주립대학 간호대학의 명예의 전당에 올랐다.

Meleis는 국제 보건, 이민자 건강, 여성 건강 및 간호학문의 이론적 발전에 관한 연구에 주력했다. 그녀는 사회과학, 간호 및 의학 저널에 170편이 넘는 글을 기재하고, 45권의 책을 썼으며, 수많은 논문과 단행본의 저자이다. 수상 저서인 '*Theoretical Nursing: Development and Progress*(1985, 1991, 1997, 2007, 2011)'는 전 세계적으로 널리 알려졌으며, '*Women's Health and the World's Cities*(Meleis, Birch, & Wachter, 2011)' 저서에서는 도시 여성의 건강 문제에 대한 그녀의 식견을 저술하였다.

전환이론 개발은 1960년대 중반, Meleis의 박사과정에서 시작되었으며 계속해서 후학과 동료들과 함께 발전시키고 있다. '*Theoretical Nursing: Development and Progress* (Meleis, 2007)'에서 그녀는 간호 실무와 연구 관심사로부터의 이론 개발에 대한 견해를 기술하였다. Meleis는 석·박 논문에서 임신계획 및 부모 역할의 습득 현상을 연구하였다. 자녀를 계획하는 과정에서 배우자와의 의사소통과 상호작용에 초점을 두었지만(Meleis, 1975) 당시에는 전환이 고려되지 않았기에 자신의 생각이 불완전했었다고 밝힌바 있다.

이후, 그녀는 건강한 전환을 이루지 못하는 사람들의 건강한 전환을 촉진시키기 위한 중재 개발에 주력하여 연구하였다. 상징적 상호작용은 상호작용과 반응을 형성하는 상징적 세계를 개념화하는데 기여하였으며, 그녀의 이론적 사고의 변화는 1970~80년대 출간된 저서에서 언급되었듯이 그녀를 역할 이론가의 길로 이끌게 되었다.

Meleis의 전환에 관한 초기 저서들은 *역할 부전(role insufficiency)*과 관련된 부적절한 전환 혹은 비효율적 전환들을 규명하였는데, '역할 부전'을 자신 또는 가까운 타인에게 받아들여질 수 있는 역할이나 정서, 목적 인지, 수행 등에 있어 어려움이 있는 것으로 정의했다(Meleis, 2007). Meleis는 새로운 역할과 정체성, 무리 없는 전환 진행과정, 그리고 그 과정과 관련된 행동 및 정서, 신호, 상징 등을 건강한 전환의 목표로 삼았다. Meleis는 건강과 질병 관련 현상을 이해하는 것에서 멈추지 않고 간호 치료(nursing therapeutics)를 통해서 간호 지식을 축적해야 한다고 주장하였다. 최종적으로 Meleis는 간호 치료로 '역할 보충(role supplementation)' 이론을 개발하였다(Meleis, 1975; Meleis & Swedesen, 1978; Jones, Zhang, & Meleis, 1978).

Meleis는 1970년도에 출간한 저서에서 '역할 보충'은 신중한 과정으로 역할을 하고 있는 사람 혹은 의미 있는 타인에 의해 역할 부전이나 잠재적 역할 부전이 규명될 수 있으므로, 역할 보충은 역할 명료화, 역할 수용을 포함해야 하며 예방적 또는 치료적 간호 중재로 사용될 수 있다고 주장하였다.

이러한 Meleis의 이론적 생각의 변화와 함께 간호 치료로써 역할 보충은 그녀의 연구 프로젝트가 되었다. 주된 연구질문은 역할 보충과 관계된 요소, 과정, 전략들을 심도 있게 규명하기 위한 것으로 환자들이 건강한 전환을 할 수 있도록 도움으로써 차이를 만들어 낼 수 있는 것들이었다. Meleis가 '건강'을 숙달(mastery)로 정의하고 증상의 감소, 인식된 안녕, 새로운 역할의 수행능력과 같은 결과 변수들을 통해 검증하고자 하였다.

Meleis의 역할 보충 이론은 부모로써 새로운 역할에 대한 그녀의 연구(Meleis & Swendsen, 1978)에서뿐만 아니라 심근경색을 경험한 환자(Dracup, Meleis, Baker, & Edlefsenm 1985), 노인(Kaas & Rousseau, 1983), 부모를 부양하는 사람(Brackley, 1992), 알츠하이머 환자들을 돌보는 사람(Kelly & Lakin, 1988),

성공적으로 어머니가 되지 못하고 역할 부전을 지속적으로 경험하는 여성들(Gaffney, 1992)에 대한 연구에서 사용되었다. 역할 보충 이론을 사용한 연구에서 Meleis는 전환의 본질 및 사람들의 전환에 대한 경험에 의문을 갖도록 하였고, 이 시기에 그녀는 이주민들의 건강문제로 연구 관심이 옮겨갔다. 이런 변화는 Meleis가 '전환'을 고유한 개념으로 여기고 탐구하도록 하였다. 뉴질랜드 마세이대학에 있는 Norma Chick의 샌프란시스코 주립대학 방문을 통해 Meleis의 '전환' 개념이 개발되었고(Chick & Meleis, 1986) 간호 개념의 하나로 전환에 대한 연구가 처음으로 발표되었다.

이후 간호학에서의 전환 개념 발전을 위해 Meleis는 샌프란시스코 주립대학의 박사학생 Karen Schumacher와 함께 간호학 문헌에서 '*전환*'이 개념 혹은 개념 틀로 얼마나 사용되고 있는지 광범위한 문헌고찰을 시작하였다. 그들은 약 310개의 문헌 고찰을 통해 '*전환 틀*'을 개발했으며(Schumacher & Meleis, 1994) 이후에 중범위 전환이론으로 발전시켰다. '*전환 틀*'은 발표 이후 많은 연구에서 사용되었으며 연구자들이 규명하고자 했던 현상은 다음과 같다.

- 이민의 전환 기술 (Meleis, Lipson, & Dallafar, 1998)
- 류마티스 관절염 여성들의 경험 (Shaul, 1997)
- 심장수술에서의 회복 (Shih, Meleis, Yu et al., 1997)
- 항암치료를 받는 환자를 돌보는 가족의 역할 (Shumacher, 1995)
- 스웨덴 환자의 조기 기억상실 (Robinson, Ekman, Meleis, et al., 1997)
- 노화 전환 (Schumacher, Jones, & Meleis, 1999)
- 아프리카계 미국 여성의 엄마되기 전환 (Sawyer, 1997)

전환을 개념 틀로 사용한 연구자들에 의해 중범위 전환이론이 개발되었으며, 전환의 공통점과 차이점을 규명하면서 연구결과를 전환 경험 및 반응과 연관하여 분석하였다. 연구결과는 광범위한 문헌고찰, 대화, 그룹미팅을 통해 비교 · 대조되면서 통합되었고 2000년에 결과물이 출판 되었으며(Meleis, Sawyer, Im, et al., 2000), 현재 간호 연구에서 널리 사용되고 있다. 그림 20-1은 중범위 전환이론이다.

전환이론 초기에 Meleis(1997)는 상황적용이론을 개발하였고 이론의 추상화 단계에서 특수성 정도, 맥락적 범위, 간호연구와 실무와의 연관성 등을 포함시켰다. 예로 Im과 Meleis(1999b)는 Schumacher와 Meleis(1994)의 전환 틀을 사용한 연구결과를 바탕으로 저소득 한국 이민 여성의 갱년기 전환에 대한 상황적용이론을 개발하였다. Schumacher, Jones와 Meleis(1999)는 노화에 따른 전환에 대한 상황 적용이론을, Im(2006)은 백인 암환자들

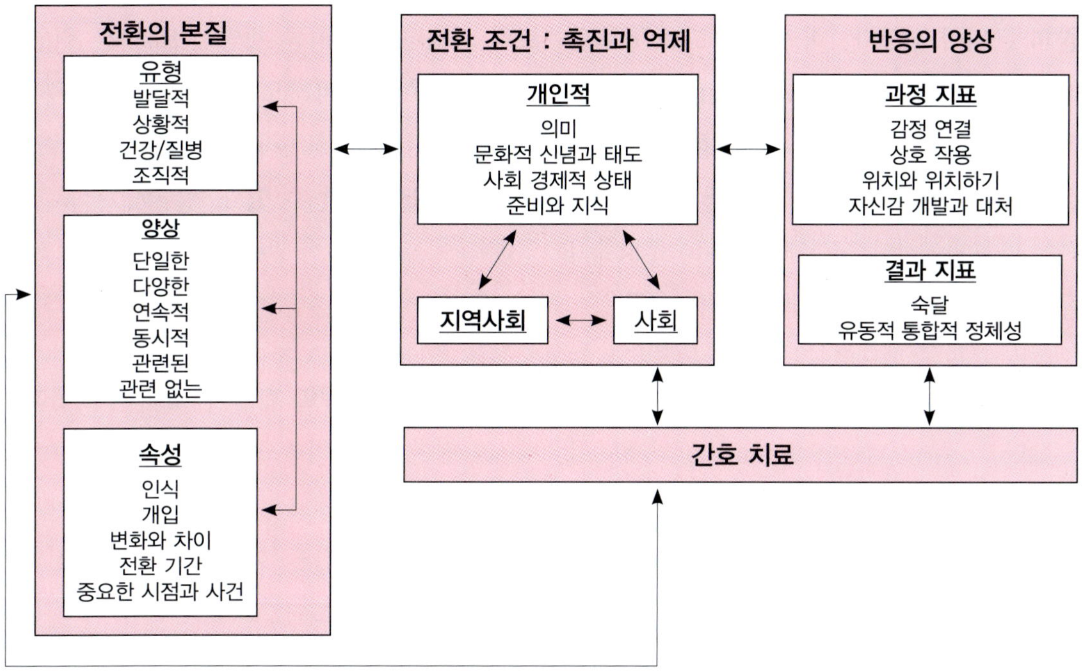

그림 20-1 중범위 전환이론

출처:Meleis AI, Sawyer LM, Im EO, Hilfinger Messias DK, Schumacher K. Experiencing transitions: an emerging middle-range theory. Adv Nurs Sci. 2000;23(1):12-28.

의 통증경험에 대한 상황적용이론을 개발했다. 이러한 상황적용이론들은 중범위 이론에서 도출되었다. 2010년 Meleis는 문헌에 있는 전환이론과 관련된 모든 연구 결과를 집대성하여 '*Transitions Theory: Middle-Range and Situation-Specific Theories in Nursing Research and Practice*' 책을 출판했다. 2011년 Im은 전환이론과 관련된 문헌들을 분석하여 간호에서 전환이론과 관련된 이론적 저서에 근거한 간호 이론 발전을 발표하였다.

이론의 배경

전환이론의 이론적 근원은 다양하다. 첫째, Meleis의 교육적 배경은 전환이론 개발을 주도했으며 간호학, 사회학, 상징적 상호주의 및 역할 이론을 바탕으로 하고 있다. 둘째, Meleis의 병원 및 지역사회에서의 연구 프로젝트, 교육 프로그램 및 임상 경험은 간호이론 개발에 근원이 되었다(Im, 2005). 셋째, Walker & Avant(1995, 2005)가 제안한 간호 현상에 대한 현존 지식을 종합하는 체계적이고 광범위한 문헌고찰은 전환이론 개발에 근원이 되었다. 넷째, 전환이론의 이론적 틀과 중범위 전환이론을 사용한 연구자간의 협력은 이론 개발의 근원이 되었다. 마지막으로 Meleis의 멘토링 과정은 전환이론 개발에 또 다른 원천인데, Meleis의 멘토 Schumacher는 통합적 문헌고찰을 이끌면서 첫 번째 전환이론을 제시하였다(Schumacher & Meleis, 1994). 또한, 전환이론의 최신 버전(Meleis, Sawyer, Im, Schumacher, Messias, 2000)은 지속적 이론 작업과정과 학생 멘토링 과정에서의 산물이라 할 수 있다.

주요개념과 정의

최신 전환이론-중범위 전환이론(Meleis, Sawyer, Im 등, 2000)의 주요 개념과 정의는 다음과 같다. 일부 개념은 Schumacher와 Meleis(1994)의 전환 틀을 기반으로 하여 구체적으로 정의하였다.

중범위 전환이론의 주요 개념은 (1) 전환 유형과 양상; (2) 전환 경험의 속성; (3) 전환 조건(촉진요인&억제요인); (4) 반응의 양상(과정지표&결과지표); (5) 간호 치료를 포함한다.

전환 유형과 양상 Types and Patterns of Transitions

전환 유형에는 발달적, 건강과 질병, 상황적, 조직적 유형이 있다. 발달적 전환은 출생, 청소년, 폐경, 노화, 죽음을 포함한다. *건강과 질병 전환은 회복 과정, 병원 퇴원, 만성질환 진단*을 포함한다(Meleis & Trangenstein, 1994). 조직적 전환이라함은 변화하는 환경 조건에서 대상자뿐만 아니라 대상자의 삶에 영향을 미치는 환경적 조건들이 관련이 있다는 것이다(Schumacher & Meleis, 1994).

전환 양상은 다양성과 복잡성을 포함한다(Meleis, Sawyer, Im, et al., 2000). 많은 사람들은 단일한 전환보다 다양한 전환을 동시에 경험하는데, 이는 일상 생활의 맥락에서 쉽게 구별될 수 없는 전환 경험이다. 분리되거나 상호배타적일 수 없는 최소한 두 종류의 전환을 동시에 경험하는 대상자들에 대한 연구 결과는 전환이론 개발의 기반이 되었다. 따라서 Meleis, Sawyer, Im 등(2000)은 전환이 연속적 혹은 동시에 발생하는지, 서로 다른 전환 간에 겹치는 정도는 어느 정도인지, 개인에게 전환을 유발하는 독립된 사건간에 연관된 본질은 무엇인지를 고려할 것을 제안하였다.

전환 경험의 속성 Properties of Transition Experiences

전환 경험의 속성은 5개의 하위개념으로 구성된다. (1) 인식; (2) 개입;(3) 변화와 차

주요개념과 정의

이; (4) 전환 기간; (5) 중요한 시점과 사건이다. Meleis, Sawyer, Im 등(2000)은 전환 경험의 다섯 속성은 기본적으로 분리되지 않으며 복잡한 과정으로 상호 관련되어 있다고 주장하였다.

인식(Awareness)은 "전환 경험의 인지, 앎, 인식"으로 정의된다. 인식의 정도는 "과정과 반응에 대해 알고 있는 것" 그리고 "유사한 전환 경험중인 개인의 인식과 기대하는 반응을 구성하는 것" 과의 일치성 정도를 말한다(Meleis, Sawyer, Im, et al., 2000). 초기에는 전환을 경험하고 있는 개인은 자신의 변화를 깨닫고 있다고 주장하면서 개인이 변화를 느끼지 못한다면 전환이 발현되지 않았음을 의미한다(Chick, Meleis, 1986)고 했으나 후에, 인식의 부족이 반드시 전환이 발현되지 않았음을 의미하지는 않는다고 주장하였다(Meleis, Sawyer, Im, et al., 2000).

개입(Engagement)은 "고유한 전환 과정에 개인이 개입된 정도" 이다. 인식의 정도는 개입 정도에 영향을 주는 것으로 인식 없는 개입은 없다고 하였다. 변화의 인식을 가진 개인의 개입 정도는 인식이 없는 개인과는 다르다고 하였다(Meleis 등, 2000).

변화와 차이(Changes and Differences)는 개인이 경험하는 정체성, 역할, 관계, 능력, 행동 변화는 외적 과정뿐만 아니라 내적 과정에서 방향성 또는 움직임을 가져올 것으로 여겨진다(Schumacher & Meleis, 1994). Meleis 등(2000)은 모든 변화가 전환과 관련 있지는 않으나, 모든 전환은 변화와 관련이 있다고 하였다. 전환을 완전히 이해하려면 변화의 의미와 영향, 변화의 범위(특성, 시간적 특징, 지각된 중요성, 지각된 강도, 심각성, 개인-가족-사회적 규범 혹은 기대 등)를 밝히고 설명하는 것이 필수적이라고 하였다.

차이 또한 전환의 속성으로 Meleis 등(2000)은 차이에 직면하는 것은 불만족스럽거나 이상한 기대, 다르다고 느끼고 깨닫는 것, 세상과 타인들을 다른 시각으로 보는 것 등으로 설명될 수 있으며 간호사는 "대상자의 변화와 차이에 대한 안위의 정도와 이를 다루는 숙련도"를 알 필요가 있다고 하였다.

전환 기간(Transition Time Span)은 전환의 속성으로 모든 전환들은 시간에 따라 진행되는 특징이 있다고 하였다(Meleis, Sawyer, Im et al., 2000). Bridges(1980,1991)에 따르면 중범위 전환이론에서 전환 기간이란 "전환이 예상될 때 첫 신호가 있으며 불안정하고 혼돈된 디스트레스 시기를 거쳐 분명한 마지막 지점이 있는 기간"이라고 하였다. 그러나 Meleis, Sawyer, Im 등(2000)은 몇몇의 전환 경험의 기간을 결정하는 것은 문제가 될 수 있으며 불가능하기도 하며 심지어 해로울 수도 있음을 분명히 언급하였다.

주요개념과 정의

*중요한 시점과 사건(Critical Points and Events)*은 전환의 마지막 속성으로 "출생, 사망, 폐경, 또는 질병의 진단과 같은 표시"로 정의된다. Meleis 등(2000)은 대부분의 전환에 중요한 시점과 사건이 있지만 반대로 특별한 표시가 되는 사건이 명백히 드러나지 않는 전환도 있음을 인정했다. 일반적으로 중요한 시점과 사건은 변화나 차이에 대한 인식의 강화, 적극적인 전환 과정의 개입과 관련이 있다. 또한, 전환이론에서 중요한 시점의 마지막은 새로운 일정, 새로운 역량, 새로운 생활습관 및 자가 간호행위와 균형을 맞춰 가는 감각으로 구별되며, 불확실한 기간들은 변동, 연속적인 변화, 현존하는 방해물 등으로 특징 지을 수 있다고 하였다.

전환 조건(촉진요인 & 억제요인) Transition Conditions

전환 조건은 "사람으로 하여 전환으로 이행하는 방법에 영향을 주거나 건강한 전환 달성을 촉진하거나 방해하는 일련의 주위 환경"을 의미하며(Schumacher & Meleis, 1994), 건강한 전환 과정과 결과를 촉진하거나 억제하는 개인적, 지역사회적, 사회적 요소들을 포함한다.

개인적 조건은 의미, 문화적 신념과 태도, 사회경제적 상태, 준비, 지식 등을 포함한다. Meleis, Sawyer, Im 등(2000)은 전환을 촉진시키는 사건에 대한 의미와 전환 과정과 관련된 의미가 건강한 전환을 달성하도록 돕거나 방해할 것이라 생각했다. 전환 경험과 관련된 스티그마와 같은 문화적 신념과 태도(예. 중국인의 암에 대한 낙인)는 전환 경험에 영향을 줄 것이다. 사회경제적 상태도 전환 경험에 영향을 줄 수 있다. 준비 또는 준비의 부족은 사람들의 전환 경험을 촉진시키거나 억제할 수 있다. 지역사회적 조건(예. 지역사회 자원)이나 사회적 조건(예. 이민국에서 이민자들의 소외)은 전환의 촉진 혹은 억제요인이 될 수 있다. 개인적 전환 조건과 비교하면 지역사회적, 사회적 조건의 하위개념은 아직 발전되지 않았다.

반응의 양상(과정지표 & 결과지표) Patterns of Response or Process and Outcome Indicators

Schumacher와 Meleis(1994)가 제시한 틀에 의하면 건강한 전환의 지표는 중범위 전환이론에서 제시한 반응의 양상으로 대체되는데, 반응의 양상은 과정지표와 결과지표로

주요개념과 정의

개념화된다. 이러한 과정지표와 결과지표는 건강한 반응의 특징으로, 과정지표는 대상자를 건강한 상태나 취약한 상태 및 위험한 상태로 이끌 수 있으므로 간호사는 초기에 신속하게 사정과 중재를 통해 대상자의 바람직한 결과를 도출하도록 하여야 한다. 결과지표는 건강한 전환 발생 유무를 확인할 때 쓰이나 Meleis, Sawyer, Im 등(2000)은 전환의 초기 상태에 있는 사람에게는 결과지표가 자신의 삶에서 일어나는 무관한 사건들과 연관될 수도 있으므로 해석에 주의가 필요하다고 하였다. Meleis 등(2000)에 의해 제시된 과정지표에는 "연관되어 있다는 느낌, 상호작용하는 느낌, 제 자리에 위치하는 것, 자신감과 대처기전을 개발하는 것" 등이 있다. "연관되어 있음을 느끼고 연결된 상태로 있고자 하는 요구"는 건강한 전환의 과정지표이다. 만약 이민자들이 자신의 가족과 친구와의 관계에 새로운 관계를 더한다면 건강한 전환을 경험하게 되는 것이다. 상호작용을 통해 전환과 관련된 의미나 전환으로 나타난 행동이 밝혀져 분석되고 이해된다면 건강한 전환이 이루어 질 수 있다. 대부분의 전환에서 중요한 것으로는 시간, 공간, 관계 속에서 위치하는 것인데, 이는 건강한 전환으로 이행되는 가능성을 결정한다. 건강한 전환의 또 다른 중요한 과정지표는 전환을 경험하는 대상자의 자신감 증강 정도이다. Meleis, Sawyer, Im 등(2000)이 제시한 결과지표에는 숙달과 유동적이고도 통합적인 정체성 등이 있다. "건강한 전환의 완성"은 새로운 상황과 환경에서 전환을 경험하는 대상자의 기술과 행동의 숙달에 의해 결정되며, 정체성의 재형성은 건강한 전환의 완성을 대표한다고 하였다.

간호 치료 Nursing Therapeutics

Schumacher와 Meleis(1994)는 간호 치료를 "전환 과정 중 치료적 중재에 광범위하게 적용될 수 있는 세 가지 방법"이라 개념화 하였다. 첫째, 간호 치료로 준비도 사정을 제안하였다. 준비도 사정은 대상자에 대한 완전한 이해를 기반으로 한 학제간의 노력이다. 즉, 대상자 준비도의 개인적 수요를 파악하기 위해, 의료진이 전환 경험의 다양한 양상을 알아내기 위해서, 전환 조건들 각각에 대한 사정을 필요로 한다. 둘째, 전환을 준비하는 것은 간호 치료로 제안되는데, 전환 준비에는 전환에 대비하기 위해 최상의 상태를 준비하는 중요한 방법으로 교육이 포함된다. 셋째, 역할 보충이 간호 치료로 제한된다. Meleis(1975)에 의해 제시된 역할 보충은 몇몇의 연구자들이 연구하였으나(Brackley,

주요개념과 정의

1992; Dracup, Meleis, Clark, Clyburn, Shields, & Swendsen, 1978), 중범위 전환이론에서 간호 치료 개념에 대하여 더 나은 발전은 이루어지지 않았다.

경험적 증거의 이용

Schumacher와 Meleis(1994)가 제시한 전환 개념 틀의 발전은 전환과 관련된 300편 이상의 논문에 대한 체계적이고 광범위한 문헌고찰을 통해 개념화되고 이론으로 만들어졌다. 앞에서 언급했듯이, 전환 개념 틀은 다수의 연구에서 증명되었고, 그 연구들은 이민자의 전환(Meleis, Lipson, & Dallafar, 1998), 류마티스 관절염이 있는 여성의 경험(Shaul, 1997), 심장수술에서의 회복(Shih, Meleis, Yu, et al., 1998), 항암화학요법을 받은 환자가족의 돌봄 제공 역할의 발달(Schumacher, 1995), 저소득 한국 이민자 여성의 폐경기의 전환(Im, 1997; Im & Meleis, 2000,2001; Im, Melis & Lee, 1999), 스웨덴 환자의 조기 기억상실(Robinson, Ekman, Meleis, et al,. 1997), 노화에 따른 전환(Schumacher, Jones, & Meleis, 1999), 아프리카계 미국인 여성의 어머니 됨으로의 전환(Sawyer, 1997), 성인 내과 · 외과 환자의 퇴원에 대한 준비성의 인식(Weiss, Piacentine, Lokken, et al,. 2007)을 기술하기 위한 것이었다.

중범위 전환이론의 발전은 개념화와 이론 생성을 위한 다섯 연구의 경험적 근거에 기반한다(Sawyer, 1997; Im, 1997; Messias, Gilliss, Sparacino, et al., 1995; Messias, 1997; Schumacher, 1994). 이 연구들은 문화적으로 다양한 집단에서 전환을 경험하는 사람들을 대상으로 시행되었으며, 아프리카계 미국 여성, 중년의 한국 이주민 여성, 선천적 심장기형으로 진단받은 아이들의 부모, 미국으로 이민 온 브라질 여성, 항암화학요법을 받는 환자를 돌보는 가족구성원 등이 포함되었다. 이 다섯 연구에서 얻는 경험적 발견은 중범위 전환이론의 개념에 기반이 되었고 개념들과 개념간의 관계는 협력적인 대화와 지속적인 연구결과 비교와 분석과정을 통해 개발되었다. 예로 개인적 조건중의 하나인 '의미'는 2개의 연구 결과에 기반하여 제시되었다(Im, 1997; Sawyer, 1997). Meleis, Sawyer, Im 등(2000)에 따르면 중년의 한국 이민 여성은 Im의 연구에서 폐경에 대해 이중적인 감정을 가졌으나 폐경 자체는 특별한 의미를 가지지 않았다. Im은 대부분의 대상자가 특별한 건강/질병 문제와 염려를 자신의 폐경 전환과 연관시키지 않음을 발견했다. 오히려 여성들은 자신의 폐경은 어떠한 건강 문제에 대한 염려 없이 겪어냈으며 "특별한 의미가 없는 것"이 여성들의 전환을 촉진시켰다고 하였다. 반면에 Sawyer의 연구에서는 아프리카계 미국인 여성들이 어머니로서의 역할에 강렬한 기쁨을 갖고 있었고 어머니 됨을 책임지는, 보호하는, 지지하는, 필요한 등의 용어로 표현하며 의미를 부여했다. Meleis, Sawyer, Im 등(2000)은 2개의 연구 모두에서 중립과 긍정적 의미가 폐경 및 엄마 됨을 촉진시켰을 것이라는 근거로 의미를 개인적 전환조건으로 가정한 것이다. 중범위 전환이론은 상황적용이론을 개발하기 위한 연구(Im, 2006; Im, 2010; Im & Meleis, 1999b; Schumacher, Jones, & Meleis, 1999)와 친지들의 요양원으로의 이동 경험에 대한 연구에서 이론을 검증하기 위해 사용된 바 있다(Davies, 2005).

주요 가정

역할 보충에 관한 Meleis의 이전 연구를 바탕으로 전환 틀(Schumacher & Meleis, 1994)과 중범위 전환이론(Meleis, Sawyer, Im 등, 2000)은 다음과 같은 가정을 한다.

간호

- 간호사는 전환을 경험하는 대상자와 가족을 간호하는 주된 돌봄 제공자이다.
- 전환은 변화이기도 하고 변화의 결과이기도 하다.

인간

- 전환은 모든 개인에게 나타나는 기본적인 삶의 양상에서의 변화와 과정이다.
- 전환은 정체성, 역할, 관계, 능력과 행동 양상의 변화를 야기한다.
- 대상자의 일상, 환경, 상호작용은 전환 경험의 과정, 의미, 조건, 본질에 의해 형성된다.

건강

- 전환은 복잡하고 다차원적으로 다양하고 복장한 양상을 보인다.
- 모든 전환은 시간의 흐름에 따라 나타나는 특징이 있다.
- 변화와 차이는 상호 교환할 수 없고 전환과 동의어도 아니다.

환경

- 취약성은 전환 경험, 상호작용, 환경적 조건과 관련이 있는데, 개인이 잠재적 손상에 노출되어 회복에 문제를 일으켜서 회복이 지연되거나 건강에 해로운 대처를 하는 것과 같은 경험 등을 말한다.

이론적 주장

전환이론의 이론적 주장은 Meleis의 초기 업적에서 추론된다. 역할 보충에 대한 업적, Schumacher와 Meleis(1994)의 전환 개념 틀, Meleis, Sawyer, Im 등(2000)이 제시한 중범위 전환이론이 포함된다. 다음은 이론적 주장이다.

- 발달적, 건강과 질병, 조직적 전환은 간호 실무의 핵심이다.
- 전환의 양상은 (a) 대상자가 경험하는 전환이 단일한지 다양한지; (b) 다양한 전환이 연속적인지 동시적인지; (c) 전환간의 중복되는 정도; (d) 대상자에 의해 전환되는 서로 다른 사건 사이에서 관계의 본질을 포함한다.
- 전환 경험의 속성은 복잡한 과정에서 상호 관련된 구성요소들이다.
- 인식의 정도는 개입의 정도에 영향을 미치며, 개입은 인식 없이 발생하지 않는다.
- 건강과 질병상황에서 인간의 인식과 의미는 전환이 발생하는 조건에 영향을 주기도 하고 받기도 한다.
- 건강한 전환은 과정지표와 결과지표에 의해 특징지어 진다.
- 성공적인 전환 협상은 간호사와 대상자 사이의 효과적인 관계 발전에 달려있으며(간호치료), 다분히 상호적인 과정으로 간호사와 대상자 모두에게 영향을 미친다.

논리적 형식

전환이론은 기존의 문헌과 연구 결과를 통해 귀납적으로 개발되었다. 초기에는 간호의 주요개념으로 개발되었고 후에는 중범위 이론으로 개발되었다. 전환이론은 다른 유형의 전환 경험과 이미 알려진 전환 경험을 통합하려는 목적으로 전환을 경험하는 사람들에 대한 간호 치료와 함께 발전되었다. 전환이론은 이전의 전환 연구결과를 명확하게 이해하기 위해 심도 있는 연구 개념을 제시하게 하기 위한 개념 틀을 제공한다.

간호학계의 수용

최근 몇 십 년간, 전환은 간호 현상의 주요 개념으로 떠올랐고 전환이론은 전 세계적으로 널리 사용되고 있다. 전환이론은 스웨덴, 타이완, 대한민국, 포르투갈, 스페인, 싱가포르에서 번역되어 널리 쓰이고 있다.

실무

전환이론은 전환을 경험하는 사람의 전환 맥락을 고려하면서 전환 경험에 대한 포괄적인 관점을 제공한다. 이론의 포괄성, 적용가능성, 건강과의 관련성으로 인해 전환이론은 이민뿐만 아니라 질병, 회복, 출생 및 죽음, 상실 등 간호사가 관심을 갖거나 염려하는 많은 인간 현상에 적용되었다. 전환이론은 질병 회복과정, 병원 퇴원 과정, 만성 질환의 진단과 같은 건강/질병 전환을 설명하는데 유용하다(Meleis & Trangenstein, 1994). 실재 연구에서 전환이론은 노인, 정신 질환자, 산모, 돌봄을 제공하는 가족구성원, 폐경기 여성, 알츠하이머 환자, 이민 여성, 만성질환 환자를 포함한 다양한 집단의 사람을 돌보는 간호실무에 적용될 수 있음을 보여주었다(Aroian & Prater, 1988; Brackley, 1992; Im, 1997; Kaas & Rousseau, 1983; Schumacher, Dodd, & Paul, 1993; Shaul, 1997). 전환이론은 전환의 특성과 유형, 전환 조건, 전환에 대한 반응 양상으로 과정지표와 결과지표를 제공함으로써 다양한 양상의 전환을 경험하는 사람에 대한 간호 실무의 방향을 제시할 수 있다. 또한 전환이론은 전환을 경험하는 대상자와 가족의 특별한 경험에 적절한 전환을 촉진할 수 있는 간호 치료의 개발을 초래할 수 있다.

교육

전환이론은 전 세계적으로 대학원 및 학부 교육에서 널리 이용되고 있으며(Meleis, 개인적 대화 중, 2007.12.29.), 간호 교육과정으로 통합하려는 국제적 관심 또한 증가하고 있다(Meleis, 개인적 대화 중, 2008년 1월). 전환이론은 15년 전부터 교육과정에 사용했던 코네티컷 대학, 클레이턴주 대학(www.clayton.edu)을 포함해 많은 대학에서 교육과정 개념 틀로 사용되고 있다. Meleis는 샌프란시스코 주립대학에서 대학원생들의 요구에 의하여 전환과 건강이라는 선택교과목을 가르쳤다. 2007년 펜실베니아 대학에는 Mary Naylor가 감독하는 전환과 건강(Transitions and Heath) 센터가 전환이론을 지지하기 위해 5백만 달러(60억원)의 기부금으로 건립되었다.

연구

국제적으로 많은 연구에서 전환이론이 이론적 기반으로 사용되었다. Meleis의 연구 프로그램은 기본적으로 전환이론에 기반을 두며 다른 연구자들은 자신의 연구를 통해 전환이론의 경험적 정밀성을 검증하였다(Davies, 2005; Weiss, Piacentine, Lokken, et al., 2007). 앞에서 언급했듯이 전환이론은 상황적용이론을 위한 부모이론으로도 사용된다(Im & Meleis, 1999a; Im, 2006;Schumacher, Jones, & Meleis, 1999). 텍사스대학의 Shelllye Vardaman을 포함한 많은 박사학생들이 자신의 박사논문에 전환이론을 사용하였다.

미래의 발전

전환이론은 Meleis의 이론 개발에 대한 철학적 입장을 반영하는, 순환적이면서 역동적으로 진화하는 개념 틀로써 더 발전되고 검증되고 정제될 수 있다. 전환이론은 다양한 집단의 사람들 사이에서 이루어지는 다양한 유형의 전환에서 발생하는 주요 개념과 관계를 설명하기 위해 계속해서 정련되고 검증되고 있다. 전환이론을 사용한 다수의 연구에서 충분한 경험적 근거가 확인되었으므로 추후 연구에서는 전환이론을 기반으로 한 간호 중재의 효과를 검증하는 연구를 목표로 해야 할 것이다. 이러한 중재 효과 검증 연구를 통해서 전환이론은 임상에서 간호 실무로써의 힘을 가질 수 있다. 또한 Meleis(2007)가 기대한바 대로, 전환이론에 근거한 상황적용이론이 계속해서 개발되고 있다.

비평

명확성

전환이론의 개념적 정의는 명확하며 전환의 복잡성에 대한 포괄적 이해를 가능하게 한다. 주요 개념들 간의 관계는 명료하게 간단한 도식으로 요약된다(Figure 20-1참고). 변수들은 독립적이며, 변수들 간의 상호작용 효과들은 화살표로 명확하게 도식화되었다.

간결성

전환이론은 간단하고 명쾌하게 이해할 수 있다. 주요 개념들은 논리적으로 연관되며 개념 간의 관계는 이론적 주장에서 명료하게 나타난다.

일반성

전환이론은 중범위 이론으로 거대 이론에 비해 더 제한된 영역과 낮은 추상성으로 특수한 현상이나 개념을 설명함으로써 이론을 간호 실무에 적용할 수 있게 한다. 전환이론은 전환을 경험하는 사람들에게 일반화할 수 있다. 다양한 유형의 전환이 고려될 때, 전환이론은 전환을 경험하는 어떠한 집단에도 적용될 수 있다. 전환이론을 도출하는데 사용된 이론들은 다른 성별, 다양한 인종을 대상으로 하였으므로 특정한 대상자를 위한 이론들에 비해 전환이론이 더 쉽게 일반화 될 수 있었다.

접근성

전환이론은 Meleis와 다른 연구자들에 의해 다양한 유형의 전환, 다양한 집단의 사람들의 전환 경험을 설명하기 위한 개념 틀로 검증되고 지지되었다. 전환이론은 계속적으로 연구프로그램을 통해 진화하고 있으며, 경험적 조사연구는 전환이론을 더욱 발전시킬 것이다. 전환이론에서 도출된 상황적용이론의 개발은 경험적 세계와의 거리를 좁혀갈 것이다.

중요성

다양한 유형의 전환을 경험하는 사람들에게 초점을 둔 전환이론은 건강관련 학문에서 이해되기 쉬우며 발전 가능성을 보여준다. 건강관련 학문은 언제나 한 개 혹은 여러 개의 전환 유형을 다루는데, 다양한 집단의 의료서비스 대상자들을 위해, 문화를 고려한 능숙한 의료서비스에 대한 필요성이 증가함에 따라 전환 이론은 최근 의료서비스에서 더 적절한 이론이다. 의료서비스 대상자의 다양성에 대한 고려와 다양한 집단 사이에서의 연구들이 전환이론의 중요성을 보여준다.

요약

현재 의료체계는 변화, 다양성, 복잡성으로 특징지어진다. 다양한 집단의 다양한 전환을 경험하는 대상자로부터 시작된 전환이론은 간호실무, 간호교육, 최근 의료체계를 안내하기에 적절하다. Meleis의 이론적 행보는 1960년 이후로 현재까지 진행 중이다. 전환이론에 기반을 둔 수많은 연구들과 Meleis가 멘토링한 많은 동료연구자들을 통해 중범위 전환이론은 계속 발전하고 있다. Meleis의 예지력 있는 세계적 리더십은 간호실무, 간호교육, 간호연구에 중대한 영향을 미치고 있다.

사례연구

김수(49세/여성)는 6년 전에 자녀 교육을 위해 한국에서 미국으로 이민을 왔으며 LA에 산다. 한국에서 수와 남편은 상위권 대학을 다녔고 남편은 경영학 석사학위가 있지만, 미국에서 구직할 만큼 영어 구사능력이 유창하지는 않다. 그래서 부부는 한국에서 준비해 온 자금으로 한국 식료품 가게를 운영하며 한국인이 많이 사는 LA에 정착하였다. 두 부부에게는 딸 미나와 아들 유준이가 있는데, 딸은 25세로 지역상가의 관리자로 일하고 시내 원룸에서 혼자 거주한다. 아들은 21세 대학생으로 학교 기숙사에 살고 있다. 두 자녀는 한국에서 태어나 부모님과 함께 6년 전에 미국으로 왔으며, 당시 고등학생과 중학생이었던 아이들은 힘든 시간을 보냈지만 지금은 이 곳 환경에 적응하였다. 가족은 주일 예배를 가며 교회에서의 많은 활동에 참여한다.

두 부부는 지난 6년간 매년 건강검진은 받을 수 없을 만큼 바쁘게 살아왔다. 1년 전쯤, 수는 심한 소화불량, 오심, 구토와 상복부 통증을 느꼈으나 처방전 없이 구입 가능한 약을 복용하며 통증을 참아왔다. 1달 전, 수의 증상은 더 심해져 동네 의원을 방문했고 그곳에서 큰 병원으로 전원되어 각종 검사를 받고 위암을 진단받았다. 현재는 위암 수술 후 항암치료 중이다.

나는 항암치료를 위해 입원중인 수를 돌보는 간호사이다. 내가 수를 돌볼 때마다, 수는 매우 정중하고 겸손하며 말은 거의 없다. 증상이나 통증에 대해서 어떠한 불편감도 호소하지 않지만 수의 얼굴 표정과 이마의 식은땀을 볼 때면 나는 수가 심한 통증을 느끼고 있다고 여겨진다. 수는 의료진과 적절한 의사소통을 할 만큼 영어를 구사할 수 없으며, 수를 방문하는 사람은 남편과 두 아이뿐이란 걸 알게 되었다. 수가 혼자 찬송가를 들으며 기도하는 모습과 조용히 울고 있는 모습을 몇 번 본 적이 있다. 수의 항암치료는 2주 후면 끝나는데, 남은 입원기간 동안 통증관리전략으로 쉽게 조절할 수 있는 통증과 증상으로 수가 고통 받지 않도록 수를 돌보고자 한다. 자, 지금 몇 가지 계획을 세워보자.

1. 수가 경험한 전환을 사정하세요. 전환의 유형과 양상은 무엇인가? 어떠한 전환 속성이 나타나는가?
2. 수의 경험에 영향을 주는 전환 조건(개인적, 지역사회, 사회적)은 무엇인가? 수에게 암, 암 통증, 항암치료와 동반하는 증상들과 관련된 문화적 의미는 무엇인가? 암과 암 환자에 대한 수의 문화적 태도는 무엇인가? 수의 전환에서 촉진요인 또는 억제요인은 무엇인가?
3. 수가 보여주는 반응의 양상은 무엇인가? 건강한 전환의 지표와 해로운 전환의 지표는 무엇인가?
4. 수를 사정하고 간호하는데 전환이론이 어떻게 반영되었는가?
5. 내가 수의 담당간호사라면, 수를 위한 첫 번째 간호활동(혹은 수와의 상호작용)은 무엇을 하겠는가? 수를 위한 간호 계획을 세워보자.

비판적 사고 활동

1. 현재 당신의 개인적인 전환을 생각해 보세요. 전환이론에서 정의된 전환의 특성을 규명하세요. 현재 당신의 전환 경험에서 당신이 경험하는 다른 전환들을 인식하게 하나요?

2. 당신이 경험하는 특정한 전환으로 인한 변화를 분석하세요. 변화의 인식 정도가 당신의 전환 경험에 영향을 주는지 생각하세요. 전환을 얼마나 오랫동안 경험하고 있는지, 전환의 표시가 되는 중요한 시점과 사건은 무엇인가요?

3. 당신이 경험하는 전환에 영향을 주는 개인적, 지역사회적, 사회적 조건을 분석하세요. 문화적 신념과 태도, 사회경제적 상태, 전환에 접근하는 당신의 준비도 정도에 대한 목록을 만드세요.

4. 당신의 전환 반응을 생각하고 반응의 양상을 살펴보세요. 서로 다른 연령과 다른 인종의 친구나 가족 5명에게 당신의 전환에 대한 반응을 묘사하도록 하세요. 당신의 생각과 비교하세요.

5. 1번 항목의 개인적 전환의 결과를 생각하세요. 무엇이 전환의 결과를 성공적으로 촉진시켰나요? 무엇이 성공적 전환 결과를 방해하였나요?

POINTS FOR FURTHER STUDY

- Meleis, A. I. (2011). *Theoretical Nursing: Development and Progress* (5th ed.). Philadelphia: Lippincott.
- To respond to researchers' increasing interest in Transitions Theory, a website was established at the University of Pennsylvania at: http://www.nursing.upenn.edu/dean/transitions/

REFERENCES

Aroian, K., & Prater, M., (1988). Transitions entry groups: easing new patients' adjustment to psychiatric hospitalization. *Hospital and Community Psychiatry*, *39*, 312–313.

Brackley, M. H. (1992). A role supplementation group pilot study: a nursing therapy for potential parental caregivers. *Clinical Nurse Specialist*, *6*(1), 14–19.

Bridges, W. (1980). *Transitions*. Reading, (MA): Addison-Wesley.

Bridges, W. (1991). Managing transition: Making the most of change. Menlo Park, (CA): Addison Wesley.

Chick, N., & Meleis, A. I. (1986). Transitions: a nursing concern. In: Chin P. L. (Ed.), *Nursing Research Methodology: Issues and Implantation.* Gainsburg, MD: Aspen.

Davies, S. (2005). Meleis's theory of nursing transitions and relatives' experiences of nursing home entry. *Journal of Advanced Nursing*, *52*(6), 658–671.

Dracup, K., & Meleis, A. I. (1982). Compliance: an interactionist approach. *Nursing Research*, *31*, 31–36.

Dracup, K., Meleis, A. T., Baker, K., & Edlefsen, P. (1985). Family-focused cardiac rehabilitation: a role supplementation program for cardiac patients and spouses. *Nursing Clinics of North America*, *19*(1), 113–124.

Dracup, K., Meleis, A. I., Clark, S., Clyburn, A., Shields, L., & Staley, M. (1985). Group counseling in cardiac rehabilitation: effect on patient compliance. *Patient Education and Counseling*, *6*(4), 169–177.

Gaffney, K. F. (1992). Nurse practice-model for maternal role sufficiency. *Advances in Nursing Sciences*, *15*(2), 76–84.

Im, E. O. (1997). *Negligence and ignorance of menopause within gender multiple transition context: Low income Korean immigrant women*. Unpublished doctoral dissertation, University of California, San Francisco.

Im, E. O. (2005). Development of situation-specific theories: An integrative approach. *Advances in Nursing Science*, *28*(2), 137–151.

Im, E. O. (2006). A situation-specific theory of Caucasian cancer patients' pain experience. *Advances in Nursing Science*, *29*(3), 232–244.

Im, E. O. (2010). A situation-specific theory of Asian immigrant women's menopausal symptom experience in the United States. *Advances in Nursing Science*, *33*(2), 143–157.

Im, E. O. (2011). Transitions theory: A trajectory of theoretical development in nursing. *Nursing Outlook*, *59*(5), 278–285.

Im, E. O., & Meleis, A. I. (1999a). Situation-specific theories: Philosophical roots, properties, and approach. *Advances in Nursing Science*, *22*(2), 11–24.

Im, E., & Meleis, A. I. (1999b). A situation-specific theory of Korean immigrant women's menopausal transition. *Journal of Nursing Scholarship*, *31*(4), 333–338.

Im, E., & Meleis, A. I. (2000). Meanings of menopause: low-income Korean immigrant women. *Western Journal of Nursing Research*, *22*(1), 84–102.

Im, E., & Meleis, A. I. (2001). Women's work and symptoms during midlife: Korean immigrant women. *Women and Health, 33*(1/2), 83–103.

Im, E., Meleis, A. I., & Lee, K. (1999). Symptom experience of low-income Korean immigrant women during menopausal transition. *Women and Health*,

29(2), 53–67.

Jones, P. S., Zhang, X. E., & Meleis, A. I. (1978). Transforming vulnerability. *Western Journal of Nursing Research*, *25*(7), 835–853.

Kaas, M. J., & Rousseau, G. K. (1983). Geriatric sexual conformity: assessment and intervention. *Clinical Gerontologist*, *2*(1), 31–44.

Kelley, L. S., Lakin, J. A. (1988). Role supplementation as a nursing intervention for Alzheimer's disease: a case study. *Public Health Nursing*, *5*(3), 146–152.

Meleis, A. I. (1975). Role insufficiency and role supplementation: A conceptual framework. *Nursing Research*, *24*, 264–271.

Meleis, A. I. (1985). *Theoretical Nursing: Development and Progress* (1st Ed). Philadelphia: Lippincott.

Meleis, A. I. (1991). *Theoretical Nursing: Development and Progress* (2nd Ed). Philadelphia: Lippincott.

Meleis, A. I. (1997). *Theoretical Nursing: Development and Progress* (3rd Ed). Philadelphia: Lippincott.

Meleis, A. I. (2007). *Theoretical Nursing: Development and Progress* (4th Ed). Philadelphia: Lippincott.

Meleis, A. I. (2011). *Theoretical Nursing: Development and Progress* (5th Ed). Philadelphia: Lippincott.

Meleis, A. I. (2010). *Transitions theory: middle-range and situation-specific theories in nursing research and practice*. New York: Springer.

Meleis, A. I., Birch, E. L., & Wachter, S. M. (Eds.) (2011). *Women's health and the world's cities*. Philadelphia: University of Pennsylvania Press.

Meleis, A. I., Lipson, J., & Dallafar, A. (1998). The reluctant immigrant: immigration experiences among Middle Eastern groups in Northern California. In Baxter, D. & Krulfeld, R. (Eds.), *Selected papers on refugees and immigrants,* Vol. 5 (pp. 214–230). American Anthropological Association, Arlington, (VA).

Meleis, A. I., Sawyer, L. M., Im, E.O, Hilfinger Messias D.K., & Schumacher, K. (2000). Experiencing transitions: an emerging middle range theory. *Advances in Nursing Science*, *23*(1), 12–28.

Meleis, A. I., & Swendsen, L. (1978). Role supplementation: an empirical test of a nursing intervention. *Nursing Research*, *27*, 11–18.

Meleis, A. I., & Trangenstein, P. A. (1994). Facilitating transitions: re-definition of the nursing mission. *Nursing Outlook*, *42*, 255–259.

Messias, D. K. H. (1997). *Narratives of transnational migration, work, and health: the lived experiences of Brazilian women in the United States.*Unpublished doctoral dissertation, University of California, San Francisco.

Messias, D. K. H., Gilliss, C. L., Sparacino, P. S. A., Tong, E. M., & Foote, D. (1995). Stories of transition: Parents recall the diagnosis of congenital heart defects. *Family Systems Medicine, 3*(3/4), 367–377.

Robinson, P. R., Ekman, S. L., Meleis, A. I., Wahlund, L. O., & Winbald, B. (1997). Suffering in silence: the experience of early memory loss. *Health Care in Later Life*, *2*(2), 107–120.

Sawyer, L. (1997). *Effects of racism on the transition to motherhood for African-American women.*Unpublished doctoral dissertation, University of California, San Francisco.

Schumacher, K. L. (1994). *Shifting patterns of self-care and caregiving during chemotherapy*. Unpublished doctoral dissertation, University of California, San Francisco.

Schumacher, K. L. (1995). Family caregiver role acquisition: role-making through situated interaction. *Scholarly Inquiry for Nursing Practice*, *9*, 211–271.

Schumacher, K. L., Dodd, M. J., & Paul, S. M. (1993). The stress process in family caregivers of persons receiving chemotherapy. *Research in Nursing & Health,16,* 395–404.

Schumacher, K. L., Jones, P. S., & Meleis, A. I. (1999). Helping elderly persons in transition: a framework for research and practice. In L. Swanson & T. Tripp Reimer (Eds.), *Advances in Gerontological nursing: Life transitions in the older adult* (vol 3, pp. 1–26). New York: Springer.

Schumacher, K. L., & Meleis, A. I. (1994). Transitions: a central concept in nursing. *Image: Journal of Nursing Scholarship*, *26*(2), 119–127.

Shaul, M. P. (1997). Transition in chronic illness: rheumatoid arthritis in women. *Rehabilitation Nursing*, *22*, 199–205.

Shih, F. J., Meleis, A. I., Yu, P. J., Hu, W. Y., Lou, M. F., & Huang, G. S. (1998). Taiwanese patients' concerns and coping strategies: transitions to cardiac surgery. *Heart and Lung, 27*(2): 82–98.

Walker, L. O., & Avant, K. C. (1995). *Strategies for*

theory construction in nursing (3rd ed.). Norwalk, (CT): Appleton & Lange.

Walker, L. O., & Avant, K. C. (2005). *Strategies for theory construction in nursing* (4th ed.). Norwalk, (CT): Appleton & Lange.

Weiss, M. E., Piacentine, L. B., Lokken, L., Ancona, J., Archer, J., Gresser, S., et al. (2007). Perceived readiness for hospital discharge in adult medical-surgical patients. *Clinical Nurse Specialist*, *21*(1), 31–42.

BIBLIOGRAPHY

Primary Sources

Books

Meleis, A. I. (2007). *Theoretical Nursing: Development and Progress* (4th Ed). Philadelphia: Lippincott.

Book Chapters

Brooten, D., & Naylor, M. D. (1999). Transitional Environments. In A. S. Hinshaw, S. L. Feetham, & J. Shaver (Eds), *Handbook of clinical nursing research* (pp. 641–654). Thousand Oaks (CA): Sage.

Chick, N., & Meleis, A. I. (1986). Transitions: a nursing concern. In P. L. Chinn (Ed.), *Nursing research methodology* (pp. 237–257). Boulder, (CO): Aspen.

Lipson, J. G., & Meleis, A. I. (1999). Research with immigrants and refugees. In A. S. Hinshaw, S. L. Feetham, & J. Shaver (Eds), Handbook of clinical nursing research (pp. 87–106). Thousand Oaks (CA): Sage.

Meleis, A. I. (1997). *On transitions and knowledge development. Nursing Beyond Art and Science* (Annotated Ed.). Japan: Japan Academy of Nursing Science.

Meleis, A. I. (1998). Research on role supplementation. In J. J. Fitzpatrick (Ed), *Encyclopedia of nursing research.* New Jersey: Springer.

Meleis, A. I., Lipson, J., & Dallafar, A. (1998). The reluctant immigrant: immigration experiences among Middle Eastern groups in Northern California. In D., Baxter & Krulfeld, R. (Eds.), *Selected papers on refugees and immigrants,* vol. V (pp. 214–230). American Anthropological Association, Arlington, VA.

Meleis, A. I., Lipson, J. G., Muecke, M., & Smith, G. (1998). *Immigrant women and their health: an olive paper.*Indianapolis: Sigma Theta Tau International.

Meleis, A. I., & Schumacher, K. L. (1998). Transitions and health. In J. J. Fitzpatrick (Ed.), *Encyclopedia of nursing research* (pp. 570–571). New Jersey: Springer.

Meleis, A. I., & Swendsen, L. (1977). *Does nursing intervention make a difference? A test of the ROSP. Communicating Nursing Research: Nursing Research Priorities: Choice or Chance* (vol. 8, 308–324). Boulder, (CO): Western Interstate Commission for Higher Education.

Meleis, A. I., Swendsen, L., & Jones, D. (1980). Preventive role supplementation: a grounded conceptual framework. In M.H. Miller & B. Flynn (Eds.), *Current perspectives in nursing: Social issues and trends* (vol. 2, pp. 3–14). St. Louis: Mosby.

Schumacher, K. L., Jones, P. S., & Meleis, A. I. (1998). The elderly in transition: need and issues of care. In L. Swanson & T. Tripp Reimer, *Advances in gerontological nursing.* New York: Springer.

Schumacher, K. L., Jones, P.S., & Meleis, A. I. (1999). Helping elderly persons in transition: a framework for research and practice. In L. Swanson & T. Tripp Reimer (Eds.), *Advances in Gerontological nursing: Life transitions in the older adult* (vol 3, pp. 1–26). New York: Springer.

Dissertations

Almendarez, B. L. (2007). *Mexican American elders and nursing home transition.*Unpublished doctoral dissertation, University of Texas Health Science Center at San Antonio, TX.

Batty, M. L. E. (1999). *Pattern identification and expanding consciousness during the transition of "low-risk" pregnancy. A study embodying Newman's health as expanding consciousness.* Unpublished doctoral dissertation, University of New Brunswick, Canada.

Fowles, E. R. (1994). *The relationship between prenatal maternal attachment, postpartum depressive symptoms, and maternal role attainment.* Loyola University of Chicago, Chicago, IL.

Im, E. O. (1997). *Negligence and ignorance of menopause within gender multiple transition context: Low income Korean immigrant women.* Unpublished doctoral dissertation, University of California, San Francisco.

Kelly, C. (1997). *Restructuring public health nursing: experiences in Northern California.* Unpublished doctoral dissertation, University of California, San Francisco.

Lenz, B. K. (2002). *Correlates of tobacco use and nonuse among college students at a large university: Application of a transition framework.* Unpublished doctoral dissertation, University of Minnesota.

McMillan, E. S. (2002). *Education to practice questionnaire: A content analysis.* Unpublished doctoral dissertation, Wilmington College Division of Nursing, Delaware.

Missal, B. E. (2003). *The Gulf Arb woman's transition to motherhood.* Unpublished doctoral dissertation, University of Minnesota.

O'Brien-Barry, P. (2003). *The contribution of sex-role orientation and role commitment to interrole conflict in working first-time mothers at 6 to 9 months postpartum.* Unpublished doctoral dissertation, New York University.

Sawyer, L. (1997). *Effects of racism on the transition to motherhood for African-American women.* Unpublished doctoral dissertation, University of California, San Francisco.

Vardaman, S. (2011). *Lived experiences of transitions in international nursing students.* Unpublished doctoral dissertation, University of Texas, Tyler.

Journal Articles

Aroian, K., Prater, M. (1988). Transitions entry groups: easing new patients' adjustment to psychiatric hospitalization. *Hospital and Community Psychiatry, 39*, 312–313.

Brackley, M. H. (1992). A role supplementation group pilot study: a nursing therapy for potential parental caregivers. *Clinical Nurse Specialist, 6*(1), 14–19.

Brown, M. A., & Olshansky, E. F. (1997). From limbo to legitimacy: A theoretical model of the transition to the primary care nurse practitioner role. *Nursing Research, 46*(1), 46–51.

Clingerman, E. (2007). A situation-specific theory of migration transition for migrant farm worker women. *Research and Theory for Nursing Practice, 21*(4), 220–235.

Davidson, P. M., Dracup, K., Phillips, J., Padilla, G., & Daly, J. (2007). Maintaining hope in transition. A theoretical framework to guide interventions for people with heart failure. *Journal of Cardiovascular Nursing, 22*(1), 58–64.

Davies, S. (2005). Meleis's theory of nursing transitions and relatives' experiences of nursing home entry. *Journal of Advanced Nursing, 52*(6), 658–671.

Dracup, K., & Meleis, A. I. (1982). Compliance: an interactionist approach. *Nursing Research, 31*, 31–36.

Dracup, K., Meleis, A., Baker, K., & Edlefsen, P. (1985). Family-focused cardiac rehabilitation: a role supplementation program for cardiac patients and spouses. *Nursing Clinics of North America, 19*(1), 113–124.

Dracup, K., Meleis, A. I., Clark, S., Clyburn, A., Shields, L., & Staley, M. (1985). Group counseling in cardiac rehabilitation: effect on patient compliance. *Patient Education and Counseling, 6*(4), 169–177.

Duchscher, J. B. (2008). A process of becoming: The stages of new nursing graduate professional role transition. *Journal of Continuing Education in Nursing, 39*(10), 441–450.

Elmberger, E., Bolund, C., & Lutzen, K. (2000). Transforming the exhausting to energizing process of being a good parent in the face of cancer. *Health Care for Women International, 21*(6), 485–499.

Gaffney, K. F. (1992). Nurse practice-model for maternal role sufficiency. *Advances in Nursing Sciences, 15*(2), 76–84.

Im, E. O. (2006). A situation-specific theory of Caucasian cancer patients' pain experience. *Advances in Nursing Science, 29*(3), 232–244.

Im, E. O. (2008). The situation-specific theory of pain experience for Asian American cancer patients. *Advances in Nursing Science, 31*(4), 319–331.

Im, E. O., & Meleis, A. I. (1999). A situation-specific

theory of Korean immigrant women's menopausal transition. *Journal of Nursing Scholarship*, *31*(4), 333–338.

Im, E. O., Meleis, A. I., & Lee, K. (1999). Symptom experience of low-income Korean immigrant women during menopausal transition. *Women and Health*, *29*(2), 53–67.

Im, E. O., & Meleis, A. I. (2000). Meanings of menopause: low-income Korean immigrant women. *Western Journal of Nursing Research*, *22*(1), 84–102.

Im, E. O., & Meleis, A. I. (2001). Women's work and symptoms during midlife: Korean immigrant women. *Women and Health, 33*(1/2), 83–103.

Kaas, M. J., Rousseau, G. K. (1983). Geriatric sexual conformity: assessment and intervention. *Clinical Gerontologist*, *2*(1), 31–44.

Kelley, L. S., Lakin, J. A. (1988). Role supplementation as a nursing intervention for Alzheimer's disease: a case study. *Public Health Nursing*, *5*(3), 146–152.

McCain, G. C., & Deatrick, J. A. (1994). The experience of high-risk pregnancy. *Journal of Obstetric, Gynecologic, and Neonatal Nursing, 23*(5), 421–427.

Meleis, A. I. (1975). Role/insufficiency and role supplementation: a conceptual framework. *Nursing Research*, *24*, 264–271.

Meleis, A. I. (1987). Role transition and health. *Kango Kenkyo: The Japanese Journal of Nursing Research*, *20*(1), 81, 69–89.

Meleis, A. I. (1991). Between two cultures: identity, roles, and health. *Health Care For Women International*, *12*, 365–378.

Meleis, A. I. (1997). Immigrant transitions and health care: an action plan. *Nursing Outlook*, *45*(1), 42.

Meleis, A. I., & Rogers, S. (1987). Women in transition: being vs. becoming or being and becoming. *Health Care for Women International*, *8*, 199–217.

Meleis, A. I., Sawyer L., Im, E. O., Hilfinger Messias, D. K., & Schumacher, K. (2000). Experiencing transitions: an emerging middle range theory. *Advances in Nursing Science*, *23*(1), 12–28.

Meleis, A. I., & Swendsen, L. (1978). Role supplementation: an empirical test of a nursing intervention. *Nursing Research*, *27*, 11–18.

Meleis, A. I., & Trangenstein, P. A. (1994). Facilitating transitions: redefinition of a nursing mission. *Nursing Outlook*, *42*(6), 255–259.

Meleis, A. I., Birch, E. L., & Wachter, S. M. (Eds) (2011). *Women's health and the world's cities*. Philadelphia: University of Pennsylvania Press.

Messias, D. K. H. (2002). Transnational health resources, practices, and perspectives: Brazilian immigrant women's narratives. *Journal of Immigrant Health*, *4*(4), 183–200.

Messias, D. K. H., Gilliss, C. L., Sparacino, P. S. A., Tong, E. M., and Foote, D. (1995). Stories of transition: Parents recall the diagnosis of congenital heart defect. *Family Systems Medicine, 13*(3,4), 367–277.

Robinson, P. R., Ekman, S. L., Meleis, A. I., Wahlund, L. O., & Winbald, B. (1997). Suffering in silence: the experience of early memory loss. *Health Care in Later Life*, *2*(2), 107–120.

Schumacher, K. L. (1995). Family caregiver role acquisition: role-making through situated interaction. *Scholarly Inquiry for Nursing Practice*, *9*, 211–271.

Schumacher, K. L. (1996). Reconceptualizing family caregiving: family-based illness care during chemotherapy. *Research in Nursing & Health*, *19*, 261–272.

Schumacher, K. L., Dodd, M. J., & Paul, S. M. (1993). The stress process in family caregivers of persons receiving chemotherapy. *Research in Nursing & Health*, *16*, 395–404.

Schumacher, K. L., & Meleis, A. I. (1994). Transitions: a central concept in nursing. *Image: Journal of Nursing Scholarship*, *26*(2), 119–127.

Schumacher, K. L., Stewart, B. J., & Archbold, P. G. (1998). Conceptualizing and measurement of doing family caregiving well. *Image: Journal of Nursing Scholarship, 30*(1): 63–69.

Shaul, M. P. (1997). Transition in chronic illness: rheumatoid arthritis in women. *Rehabilitation Nursing*, *22*, 199–205.

Shih, F., & Huang, L. H. (1996). Patients' needs and their coping strategies transition to cardiac surgery. *Kaohsiung Journal of Medical Sciences*, *12*(2), 114–127.

Shih, F. J., Meleis, A. I., Yu, P. J., Hu, W. Y., Lou, M. F., & Huang, G. S. (1998). Taiwanese patients' concerns and coping strategies: transitions to cardiac surgery. *Heart and Lung, 27*(2): 82–98.

Swendsen, L., Meleis, A. I., & Jones, D. (1978). Role supplementation for new parents: a role mastery plan. *American Journal of Maternal Child Nursing*, *3*, 84–91.

Watson, N., & Pulliam, L. (2000). Transgenerational health promotion. *Holistic Nursing Practice*, *14*(4), 1–11.

Weiss, M. E., Piacentine, L. B., Lokken, L., Ancona, J., Archer, J., Gresser, S., et al. (2007). Perceived readiness for hospital discharge in adult medical-surgical patients. *Clinical Nurse Specialist*, *21*(1), 31–42.

Weiss, M. E., & Lokken, L. (2009). Predictors and outcomes of postpartum mothers' perceptions of readiness for discharge after birth. *Journal of Obstetric, Gynecologic, and Neonatal Nursing*, *38*(4), 406–417.

Wilkins, K. L., & Woodgate, R. L. (2006). Transition: A conceptual analysis in the context of siblings of children with cancer. *Journal of Pediatric Nursing*, *21*(4), 256–265.

Wilson, S. A. (1997). The transition to nursing home life: A comparison of planned and unplanned admissions. *Journal of Advanced Nursing*, *26*, 864–871.

Secondary Sources

Books

Meleis, A. I. (2001). (Ed.). *Women's work, health and quality of life*. Binghamton: Haworth Press.

Meleis, A. I., Isenberg, M., Koerner, J. E., Lacey, B., & Stern, P. (1995). *Diversity, marginalization, and culturally competent health care: Issues in knowledge development*. Washington: American Academy of Nursing.

Meleis, A. I., Lipson, J. G., Muecke, M., & Smith, G. (1998). *Immigrant women and their health: an olive paper*. Indianapolis, (IN): Sigma Theta Tau International.

St. Hill, P., Lipson, J., & Meleis, A. I. (2002). (Eds.). *Caring for women cross-culturally: a portable guide*, Philadelphia: F.A. Davis.

Book Chapters

Meleis, A. I., Lipson, J., & Dallafar, A. The reluctant immigrant: immigration experiences among Middle Eastern groups in Northern California. In D. Baxter, & Krulfeld, R. (Eds.), *Selected papers on refugees and immigrants*, vol. V, (pp. 214–230). Arlington, (VA): American Anthropological Association.

Journal Articles

Barnes, D., Eribes, C., Juarbe, T., Nelson, M., Proctor, S., Sawyer, L., et al. (1995). Primary health care and primary care: A confusion of philosophies. *Nursing Outlook*, *43*, 7–16.

Bernal, P., & Meleis, A. I. (1995). Being a mother and a "por dia" domestic worker: Companionship and deprivation. *Western Journal of Nursing Research*, *17*(4), 365–382.

Bernal, P., & Meleis, A. I. (1995). Self care actions of Colombian por día domestic workers: On prevention and care. *Women and Health*, *22*(4), 77–95.

Budman, C. L., Lipson, J. G. & Meleis, A. I. (1992). The cultural consultant in mental health care: The case of an Arab adolescent. *American Journal of Orthopsychiatry*, *62*(3), 359–370.

Davidson, P., Meleis, A. I., Daly, J., & Douglas, M. (2003). Globalization as we enter the 21st century: Reflections and directions for nursing education, science, research and clinical practice. *Contemporary Nurse*, *15*(3), 162–174.

Davis, L. H., Dumas, R., Ferketich, S., Flaherty, M. J., Isenberg, M., Koerner, J. E., et al. (1992). Culturally competent health care. *Nursing Outlook*, *40*(6), 277–283.

Douglas, M. K., Meleis, A. I., Eribes, C., & Kim, S. (1996). The work of auxiliary nurses in Mexico: Stressors, satisfiers and coping strategies, *Journal of International Nursing Studies*, *33*(5), 495–505.

Douglas, M. K., Meleis, A. I., & Paul, S. M. (1997). Auxiliary nurses in Mexico: Impact of multiple roles on their health. *Health Care for Women International*, *18*(44), 355–368.

Dracup, K., Cronenwett, L., Meleis, A. I., & Benner, P. E. (2005). Reflections on the Doctorate of Nursing practice. *Nursing Outlook*, *53*(4), 177–182.

Dracup, K., Cronenwett, L., Meleis, A. I., & Benner, P. E. (2005). Reply to letter to the editor on reflections on the Doctorate of Nursing practice. *Nursing Outlook*, *53*(6), 269.

Facione, N. C., Dodd, M., Holzemer, W., & Meleis, A. I. (1997). Help seeking for self discovered breast symptoms: Implications for early detection. *Cancer Practice*, *5*(4), 220–227.

Hall, J. M., Stevens, P. E. & Meleis, A. I. (1992). Developing the construct of role integration: A narrative analysis of women clerical workers' daily lives. *Research in Nursing & Health*, *15*(6), 447–457.

Hall, J. M., Stevens, P. E., & Meleis, A. I. (1992). Experiences of women clerical workers in patient care areas. *Journal of Nursing Administration*, *22*(5), 11–17.

Hall, J. M., Stevens, P. E., & Meleis, A. I. (1994). Marginalization: A guiding concept for valuing diversity in nursing knowledge development. *Advances in Nursing Science*, *16*(4), 23–41.

Hattar-Pollara, M., & Meleis, A. I. (1995). Stress of immigration and the daily lived experience of Jordanian immigrant women. *Western Journal of Nursing Research*, *17*(5), 521–539.

Hattar-Pollara, M., & Meleis, A. I. (1995). Parenting adolescents: The experiences of Jordanian immigrant women in California. *Health Care for Women International*, *16*(3), 195–211.

Hattar-Pollara, M., Meleis, A. I. & Nagib, H. (2000). A study of the spousal role of Egyptian women in clerical jobs. *Health Care for Women International*, *21*(4), 305–317.

Hattar-Pollara, M., Meleis, A. I., & Nagib, H. (2003). Multiple role stress and patterns of coping of Egyptian Women in Clerical Jobs. *Transcultural Nursing*, *14*(2), 125–133.

Im, E., Meleis, A. I. & Lee, K. A. (1999). Cultural competence of measurement scales of menopausal symptoms: use in research among Korean women. *International Journal of Nursing Studies*, *36*, 455–463.

Im, E., Meleis, A. I., & Park, Y. S. (1999). A feminist critique of the research on menopausal experience of Korean women. *Research In Nursing and Health*, *22*, 410–420.

Im, E., & Meleis, A. I. (2001). An international imperative for gender-sensitive theories in women's health. *Journal of Nursing Scholarship*, *33*(4), 309–314.

Jones, P., & Meleis, A. I. (2002). Caregiving between two cultures: an integrative experience. *Journal of Transcultural Nursing*, *13*(3), 202–209.

Jones, P. S., Jaceldo, K. B., Lee, J. R., Zhang, X. E., & Meleis, A. I. (2001). Role integration and perceived health in Asian American women caregivers. *Research in Nursing and Health*, *24*, 133–144.

Jones, P. S., & Meleis, A. I. (1993). Health is empowerment. *Advances in Nursing Science*, *15*(3), 1–14.

Jones, P. S., Zhang, X. E., & Meleis, A. I. (1978). Transforming vulnerability. *Western Journal of Nursing Research*, *25*(7), 835–853.

Laffrey, S. C., Meleis, A. I., Lipson, J. G., Solomon, M., & Omidian, P. A. (1989). Assessing Arab-American health care needs. *Social Science and Medicine*, *29*(7), 877–883.

Lane, S. D., & Meleis, A. I. (1991). Roles, work, health perceptions, and health resources of women: A study in an Egyptian delta hamlet. *Social Science and Medicine*, *33*(10), 1197–1208.

May, K. M., & Meleis, A. I. (1987). International nursing: guidelines for core content. *Nurse Educator*, *12*(5), 36–40.

Meleis, A. I. (1992). Community participation and involvement: Theoretical and empirical issues. *Health Services Management Research*, *5*(10), 5–16.

Meleis, A. I. (1992). Directions for nursing theory development in the 21st century. *Nursing Science Quarterly*, *5*(3), 112–117.

Meleis, A. I. (1992). On the way to scholarship: From master's to doctorate. *Journal of Professional Nursing*, *8*(6), 328–334.

Meleis, A. I. (1992). Nursing: A caring science with a distinct domain. *Sairaanhoitaja,*(6), 8–12.

Meleis, A. I. (1996). Culturally competent scholarship: Substance and rigor. *Advances in Nursing Science*, *19*(2), 1–16.

Meleis, A. I. (2001). Small steps and giant hopes: violence on women is more than wife battering. *Health Care for Women International*, *23*, 313–315 (Editorial).

Meleis, A. I. (2001). Women's work, health and quality of life: It is time we redefine women's work. *Women and Health, 33*(1/2), xv-xviii.

Meleis, A. I. (2002). Whither international research? *Journal of Nursing Scholarship,* First Quarter 4–5 (Editorial).

Meleis, A. I. (2003). Brain Drain or Empowerment. *Journal of Nursing Scholarship*, *35*(2), 105. (Guest

Editorial).

Meleis, A. I. (2005). Shortage of nurses means a shortage of nurse scientists. (Editorial). *Journal of Advanced Nursing*, *49*(2), 111.

Meleis, A. I. (2005). Safe womanhood is not safe motherhood: policy implications. *Health Care for Women International*, *26*(2), 464–471.

Meleis, A. I. (2005). Arabs. In J. Lipson, & S. Dibble, (Eds.). Culture and clinical care: a practical guide. *San Francisco: University of California San Francisco Nursing Press.*(pp. 42–57).

Meleis, A. I. (2006). Human capital in health care: a resource crisis of a caring crisis? *Global Health Link 139,* 6–7, 21–22.

Meleis, A. I., Arruda, E. N., Lane, S., & Bernal, P. (1994). Veiled, voluminous and devalued: Narrative stories about low-income women from Brazil, Egypt & Colombia. *Advances in Nursing Science*, *17*(2), 1–15.

Meleis, A. I. & Bernal, P. (1994). Domestic workers in Colombia as spouses: Security and servitude. *Holistic Nursing*, *8*(4), 33–43.

Meleis, A. I. & Bernal, P. (1995). The paradoxical world of muchacha de por dia ín Colombia. *Human Organization*, *54*, 393–400.

Meleis, A. I., Douglas, M., Eribes, C., Shih, F., & Messias, D. (1996). Employed Mexican women as mothers and partners: Valued, empowered and overloaded. *Journal of Advanced Nursing*, *23*, 82–90.

Meleis, A. I., & Dracup, K. (2005). The case against the DNP: history, timing, substance, and marginalization. *Online Journal of Issues in Nursing*, *10*(3), Manuscript 2: Retrieved from: www.nursingworld.org/ojin/topic28/tpc28_2.htm.

Meleis, A. I., & Fishman, J. (2001). Rethinking the work in health: gendered and cultural expectations. *Health Care for Women International*, *22*, 195–197 (Editorial).

Meleis, A. I., Hall, J. M., & Stevens, P. E. (1994). Scholarly caring in doctoral nursing education: Promoting diversity and collaborative mentorship. *Image: Journal of Nursing Scholarship*, *26*(3), 177–180.

Meleis, A. I., & Im, E. (1999). Transcending marginalization in knowledge development. *Nursing Inquiry*, *6*(2), 94–102.

Meleis, A. I., & Im, E. O. (2002). Grandmothers and women's health: From fragmentation to coherence. *Health Care for Women International*, *23*(2), 207–224.

Meleis, A. I., & Lindgren, T. (2001). Show me a woman who does not work! *Journal of Nursing*. Third Quarter, 209–210.

Meleis, A. I., & Lipson, J. (2003). Cross-cultural health and strategies to lead development of nursing practice. In J. Daly, S. Speedy, & D. Jackson (Eds.), *Nursing Leadership* (pp. 69–88). Philadelphia: Churchill Livingstone.

Meleis, A. I., Lipson J. G., & Paul, S. M. (1992). Ethnicity and health among five Middle Eastern immigrant groups. *Nursing Research*, *41*(2), 98–103.

Meleis, A. I., Messias, D. K. H., & Arruda, E. N. (1995). Women's work environment and health: Clerical workers in Brazil. *Research in Nursing and Health*, *19*, 53–62.

Meleis, A. I., & Stevens, P. E. (1992). Women in clerical jobs: Spousal role satisfaction stress and coping. *Women & Health*, *18*(1), 23–40.

Messias, D. K. H., Hall, J. M., Meleis, A. I. (1996). Voices of impoverished Brazilian women: Health implications of roles and resources. *Women and Health*, *24*(1), 1–20.

Messias, D. K. H., Im, E., Page, A., Regev, H., Spiers, J., & Meleis, A. I. (1997). Defining and redefining work: Implications for women's health. *Gender and Society*, *11*(3), 296–323.

Meleis, A. I., Kulig, J., Arruda, E. N., & Beckman, A. (1990). Maternal role of women in clerical jobs in southern Brazil: Stress and satisfaction. *Health Care for Women International*, *11*(4), 369–382.

Meleis, A. I., Mahidal, V. T., Lin, J. Y., Minami, H., & Neves, E. P. (1987). International collaboration in research: Forces and constraints—by leaders from Thailand, People's Republic of China, Japan, and Brazil. *Western Journal of Nursing Research*, *9*(3), 390–399.

Messias, D. H., Regev, H., Im, E., Spiers, J., Van, P., & Meleis, A. I. (1997). Expanding the visibility of women's work: Policy implications. *Nursing Outlook*, *45*, 258–264.

Nelson, M., Proctor, S., Regev, H., Barnes, D., Sawyer, L., Messias, D., Yoder, L., & Meleis, A. I. (1996). The Cairo action plan: A challenge to nursing. *Im-*

age: Journal of Nursing Scholarship, *28*(1), 75–80.

Neves Arruda, E. N., Larson P. J., & Meleis A. I. (1992). Comfort: Immigrant Hispanic patients' views. *Cancer Nursing*, *15*(6), 387–394.

Sawyer, L., Regev, H., Proctor, S., Nelson, M., Messias, D., Barnes, D., Meleis, A. I. (1995). Matching vs. cultural competence in research: a methodological note. *Research in Nursing and Health*, *18*, 531–541.

Siantz, M. L. & Meleis, A. I. (2007). Integrating cultural competence into nursing education and practice: 21st century action steps. *Journal of Transcultural Nursing*, *18*(1), 86–90.

Stevens, P. E., Hall, J. M., & Meleis, A. I. (1992). Examining vulnerability of women clerical workers from five ethnic racial groups. *Western Journal of Nursing Research*, *14*(6), 754–774.

Stevens, P. E., Hall, J. M., & Meleis, A. I. (1992). Narratives as a basis for culturally relevant holistic care: Ethnicity and everyday experiences of women clerical workers. *Holistic Nursing Practice*, *6*(3), 49–58.

Van, P., & Meleis, A. I. (2003). Coping with grief after involuntary pregnancy loss: perspectives of African-American women. *Journal of Obstetric*, Gynecologic, & Neonatal Nursing, *32*(1), 28–39.

21 장

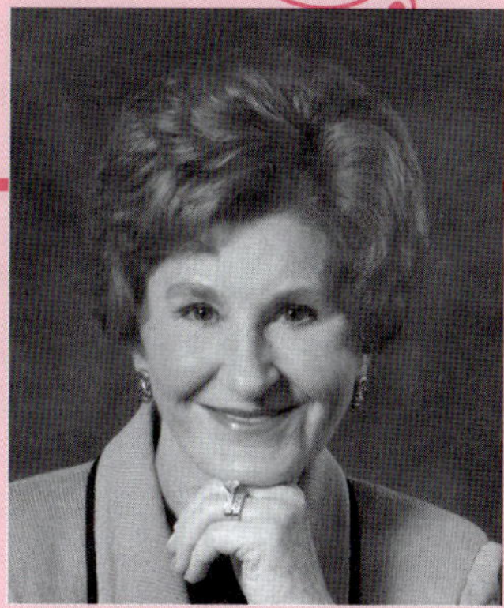

놀라 펜더
Nola J. Pender
1941-현재

건강증진 모델

Health Promotion Model

Teresa J. Sakraida

"연구를 통해 검증된 중범위이론은 근거기반실무를 위한 근거를 제공하며, 연구를 실무로 전환하는 것을 쉽게 해준다"(Pender, 2008, 4월 인터뷰).

이론가 소개

펜더Pender는 7살 때 병원에 입원한 숙모를 돌보는 간호사를 보면서 최초로 전문직 간호와 만나게 되었다. "간호사가 아픈 숙모를 간호하는 것을 본 후 간호에 대한 나의 열정이 자라기 시작하였다"(2004. 5. 6 인터뷰). 이러한 경험과 이후의 교육을 바탕으로 사람들이 스스로 그들을 돌볼 수 있도록 돕는 것이 간호의 목적이라는 신념을 갖게 되었고, 연구, 교육, 발표, 저서 등을 통해 건강증진을 위한 간호 지식을 발달시켰다.

펜더는 1941년 8월 16일 Michigan의 Lansing에서 태어났다. 무남독녀였으며, 부모는 여성교육을 옹호하는 사람들이었다. 가족들의 격려로 간호사가 되기 위하여 Illinois주 Oak

Previous author: Lucy Anne Tillett. The author wishes to express appreciation to Nola J. Pender for reviewing the chapter.

Park의 West Suburban Hospital 간호학교에서 공부하였다. 이 학교는 독실한 기독교 재단으로 Wheaton College와 자매학교였다. 1962년 간호사 자격증을(diploma) 받고 미시간병원 내과-외과 병동, 소아과병동에서 근무하였다. 1964년에 미시간주립대학에서 학사학위를 받았다. 부학장인(assistant to the dean) Helen Penhale의 영향을 받아 계속 공부할 계획을 세웠다. 1960년대 흔히 그랬듯이 펜더는 대학원에서 간호학이 아닌 다른 학문을 전공하였다(2004. 5. 6 인터뷰).

1965년에 인간성장발달로 같은 대학에서 석사학위를 받았다. 인간성장발달 석사학위로 특정 생애주기에 국한하지 않는 전연령대의 건강에 대하여 관심을 갖게 되었으며, 주로 아동과 청소년을 위한 연구를 계획하였다. 1969년에는 심리학과 교육학으로 Northwestern University에서 박사학위를 받았다. 학위논문은 "아동의 단기기억과정의 입력encoding에서의 발달적 변화에 대한 탐구"였다. 펜더는 박사과정 지도교수인 James Hall 박사가 "나에게 인간이 어떻게 생각하고, 인간의 사고가 어떻게 동기화하는가를 생각하게 해주었다"고 감사함을 표현하였다. 몇 년 후 Rush 대학에서 지역사회간호학 석사과정을 마쳤다(2004. 5. 6 인터뷰).

박사학위 취득 후에 펜더는 간호의 목적은 개인의 최적의 건강 상태라고 정의하였다. Northern Illinois대학에서의 Beverly McElmurry박사와의 대화, Halpert Dunn의 High-Level Wellness(1961)를 읽고 간호와 건강에 대한 개념을 확장하였다. 경제학교수인 Albert Pender와 결혼하여 건강관리의 경제학에 대해서 함께 글을 썼다. 아들과 딸을 출산하면서 인간의 최적의 건강에 대하여 더 배우고 싶다는 생각을 하게 되었다.

1975년 Pender는 A Conceptual Model for Preventive Health Behavior를 발표하였으며, 이것은 인간이 간호 맥락 속에서 자신의 건강에 관하여 어떻게 결정을 내리는지에 관한 연구의 기초가 되었다. 이 논문은 질병예방을 위한 개인의 행동과 의사결정에 영향을 주는 요인들을 규명하였다. 펜더의 최초 Health Promotion Model(HPM)이 1982에 출판된 *Health Promotion in Nursing Practice*의 초판에 있다. 지속적인 연구를 통해 1987년에 2판, 1996년에 3판이 출판되었다. Carolyn I. Murdaugh, Mary Ann Parsons와 공동으로 2002년 4판, 2006년 5판이 출판되었다.

1988년 Dekalb의 Northern Illinois University에서 Susan Walker, Karen Sechrist, Marilyn Frank Stromborg와 함께 국립보건원 National Institutes of Health 지원으로 HPM의 타당성을 검증하는 6년간의 연구를 수행하였다(Pender, Walker, Sechrist, & Stromborg, 1988). 연구팀은 성인(직장인), 노인, 심장재활 환자, 보행이 가능한 암환자를 대상으로 건강증진 행위에 대해 연구하여 Health Promoting Lifestyle Profile (HPLP) 도구를 개발하였다(Pender,

Murdaugh, & Parsons, 2002). 이 연구로 HPM이 지지되었고(2000.7.19 인터뷰), 40편 이상의 많은 연구들이 지속적으로 건강증진 생활양식, 운동, 식습관, 청각보호구 사용, 간접흡연에의 노출방지 등과 같이 건강증진 모델의 예측가능성을 연구하였다(Pender. 1996: Pender et al., 2002).

펜더는 미국 간호연구 발전에 지도자 역할을 해왔다. 국립보건원 간호연구센터의 지원으로 수행한 연구가 1981년 이론 형성에 매우 도움이 되었다. Sigma Theta Tau International, Midwest Nursing Research Society 회장(1985~1987년)과 임원(2009년 이후), 미국간호협회의 Cabinet on Nursing Research 의장으로 간호학자로서의 활동을 활발히 하였다. 1981년 FAAN(Fellow of the American Academy of Nursing)이 되었고 1991~1993년 미국간호학회American Academy of Nursing의 회장을 역임하였다(이력서. 2000). 1998년 4년 임기의 미국예방서비스 태스크포스(US Preventive Service Task Force)에서 질병예방서비스를 위한 연령별, 위험군별 권고사항을 작성하는 독립적 패널로 임명되었다(http://nursing.umich.edu/faculty-staff/nola-j-pender).

간호교육의 리더로 서 펜더는 많은 학생을 지도하였고 멘토링하였다. 40년 이상 교육자로써 학사, 석사, 박사 학생과 박사후과정생을 교육하고 지도하였다. 1988년 미시간대학교 간호대학에서 우수교육자에게 수여하는 Mae Edna Doyle Award를 받았다. 시카고 로욜라대학교 간호대학의 최고의 교수 distinguished professor 이었다.

많은 상과 영예의 수상자로서 펜더는 많은 대학에서 뛰어난 학자로 활동하였다. 1992년 Widener University에서 명예박사학위를 받았고, 1988 Midwest Nursing Research Society에서 Distinguished Research Award를, 1997 간호와 건강심리학에의 뛰어난 공헌으로 American Psychological Association Award를 수상하였다. *Health Promotion in Nursing Practice*는 널리 이용되는 교재로서 지역사회간호에의 기여를 인정받아 2000년 미국간호협회 올해의 책으로 선정되었다(http://nursing.umich.edu/faculty-staff/nola-j-pender).

1990~2001년 미시간대학교 간호대학 부학장을 역임하며 외부에서 교수 연구기금 확충, 간호대학의 우수한 신설 연구센터 지원, 다학제간 연구 촉진, 연구를 과학기반실무로 전환, 건강정책수립 등 간호연구를 이용하여 많은 일을 하였다(http://nursing.umich.edu/faculty-staff/nola-j-pender). 1991년 미시간대학에 아동과 청소년 건강행위 연구센터가 세워졌다. 이 센터는 개인의 건강증진 행위가 청년기에 어떻게 형성되는가를 이해하여 인간의 건강증진행위를 연구하고 그 행위에 영향을 미치기 위하여 다학제간 대규모 연구팀을 결성한 펜더의 노력으로 설립되었다(2000.5.24. 인터뷰). 펜더의 연구 초점은 다음 두 가지이다. (1) 자기효능self efficacy이 사춘기소녀들의 육체적 활동변화에 대한 정서적 반응과(활동과 관련된 정서) 행동exertion에 어떻게 영향을 미치는가를 이해 (2) 사춘기소녀들의 신체적 활동을 증가시키는 중재로써 양방향의 컴퓨터 프로그램을 개발하는 것. 'The Design of a Computer Based Physical

Activity Counseling Intervention for Adoles-cent Girls' 연구는 Lorraine Robbins 주도하에 수행되었다(Robbins, Gretebeck, Kazanis, & Pender, 2006).

펜더는 운동, 행동변화, 이완훈련에 관한 수많은 논문을 발표하였고, 많은 책과 잡지의 편집장, 편집자로 일해 왔으며, 건강증진에 관한 상담가와 학자로 알려져 있다. 많은 나라의(한국, 일본, 멕시코, 태국, 도미니카 공화국, 자메이카, 영국, 뉴질랜드, 칠레) 간호학자들에게 조언을 해주었다(이려서, 2000; Pender, et al., 2006). 책은 한국어, 일본어로 번역되었다(Pender, 1997a; 1997b). 펜더는 최근 미시간대학교 간호대학의 명예교수로서 연구센터와 젊은 학자들에게 상담가로서의 지도력을 함양하게 하면서 간호에 영향을 미치고 있다(http://nursing.umich.edu/faculty-staff/nola-j-pender). 국내외적으로 유명한 지도자로서 많은 세미나와 컨퍼런스에서 강연을 하고 있다. 펜더는 *American J. of Health Promotion* 편집자인 O'Donell과 함께 건강증진연구기금을 위한 법률제정을 주장하였다(2004.5.6. 인터뷰).

펜더의 장래 계획은 지속적으로 순회강연과 상담을 하러 다니는 것이다. 시카고 로욜라 대학에서 간호이론, 과학적 글쓰기 등의 과목에서 대학원 교육에 참여하였다(2008.2.7. 인터뷰). e-mail을 통해 연구를 시작하는 학자들에게 적극적이고 지속적으로 지도하고 있다(2004.5.6 인터뷰).

이론의 배경

간호, 인간발달, 실험심리학experimental psychology, 교육학의 경력으로 총체적인 간호관점holistic nursing, 사회심리학, 학습이론을 건강행위모델의 기초로 이용하게 되었다. HPM은(그림 21-1) 몇 가지 개념을 통합한다. HPM의 중심은 Albert Bandura의 사회학습이론(Social Learning Theory, 1977)으로 이 이론은 행동 변화에 있어 인지과정의 중요성을 가정하고 있다. 사회학습이론은 최근 사회인지이론이라고 하며 다음과 같은 자기신념: 자기귀능self attribution, 자기평가self evaluation, 자기효능self efficacy을 포함한다. 자기효능은 HPM의 중심개념이다(Pender, 1996, Pender et al., 2002). 또한 Feather의 기대-가치이론expectancy-value model of human motivation(1982)도 역시 HPM에 있어서 중요하며 이 이론은 행위가 합리적이고 경제적임을 제안하는 이론이다.

HPM은 Becker(1974)의 건강신념 모델과 구조적으로 유사하다. 그러나 HPM은 질병예방행동에 대한 설명으로 그치지 않는다. HPM은 두려움이나 위협을 건강행위의 동기에 포함하지 않는다는 점에서 건강신념 모델과 다르다. 이런 이유로 HPM은 건강을 강화시키기 위한 행위까지 확장되고 전 생애에 걸쳐서 적용될 수 있다(Pender, 1996; Pender et al, 2002).

주요개념과 정의

주요 개념과 정의는 수정된 HPM(그림 21-2)에 제시되었다(Pender et al, 2006).

1. 개인의 특성과 경험 : 건강행위에 지속적으로 영향을 미치는 요인

이전의 관련된 행동 Prior Related Behavior

과거의 동일하거나 유사한 행동의 빈도, 건강증진행위 수행 가능성에 직·간접적으로 영향을 준다.

개인적 요인 Personal Factors

생물학적, 심리적, 사회문화적 요인으로 범주화된다. 이 요인들은 주어진 행위의 예측요인이고 고려되어진 목표 행위의 특성에 따라 달라진다.

개인의 생물학적 요인 Personal Biological Factors

나이, 성별, 체질량지수, 사춘기, 폐경기, 유산소능력, 근력, 기민성, 균형 등 다양한 요소를 포함한다.

개인의 심리적 요인 Personal Psychological Factors

자기존중감, 자기동기화, 개인적 역량, 지각된 건강상태, 건강의 정의 등 다양한 변수를 포함한다.

개인의 사회문화적 요인 Personal Sociocultural Factors

인종, 민족, 문화동화, 교육, 사회 경제적 상태 등 다양한 변수를 포함한다.

2. 행위에 대한 인지와 정서 : 이는 동기화에 중요하며 간호행위를 통해 수정될 수 있는 변수이다.

주요개념과 정의

지각된 행위 유익성 Perceived Benefits Of Action

건강 행위를 통해 얻게 되리라 예상되는 긍정적인 결과를 말한다.

지각된 행위 장애성 Perceived Barriers To Action

행위를 할 때 예상되거나 상상할 수 있는 혹은 실제적인 장애와 비용을 말한다.

지각된 자기효능감 Perceived Self-Efficacy

건강증진 행위를 조직하고 실행하기 위한 개인적 능력에 대한 판단을 말한다. 행동에 대한 장애성 지각에 영향을 주기 때문에 자기효능감이 높으면 행위수행 장애성을 낮게 인지하게 된다.

행동관련 감정 Activity-Related Affect

행위 전, 행위를 하는 동안, 행위 후 갖게 되는 긍정적이거나 부정적인 주관적인 느낌을 말한다. 이것은 지각된 자기효능감에 영향을 미쳐 긍정적인 느낌이 강할수록 자기효능감이 증가한다.

대인관계 영향요인 Interpersonal Influences

타인의 행위, 신념, 태도에 대한 인지이다. 이것은 규범(중요한 타인의 격려), 사회적지지(제도적, 정서적 격려), 모델링(그 행위를 수행하는 사람들을 관찰하면서 습득하는 대리학습)을 포함한다. 가장 주요한 대인관계영향은 가족, 동료, 간호제공자의 영향이다.

상황적 영향요인 Situational Influences

행동을 촉진하거나 방해할 수 있는 상황이나 맥락에 대한 개인적인 인지와 지각을 말한다. 이에는 건강증진행위를 수행하려고 하는 환경에 대하여 가능한 선택들, 요구의 특성들, 미학적 특성에 대한 지각을 포함한다. 상황적 영향 요인은 건강행위에 직접, 간접적으로 영향을 미친다.

주요개념과 정의

3. 행위나 행위 결과에 바로 선행되는 변수: 피할 수 없는 긴박한 다른 요구(조절이 어려움)나 선호도(조절이 쉬움)에 따라 행위시작은 영향을 받는다(2000.7.19. 대화).

행위계획 수립 Commitment to a Plan of Action

건강행위를 수행하기 위하여 전략을 계획하고, 명확히 하는 것을 말한다.

긴박한 다른 요구와 선호도 Immediate Competing Demands and Preferences

긴박한 다른 요구는 개인이 통제하기 어려운 것으로서 직장의 업무, 가족을 돌보아야 하는 책임감과 같은 요구가 당장 있으면 이를 뿌리치고 건강증진행위를 수행하기는 어렵다. 선호도에 관련된 것은 개인이 비교적 통제하기 쉬운 행위로서 예로 간식으로 아이스크림과 사과를 골라야 할때 스스로 통제하여 사과를 고를 수 있다.

건강증진행위 Health Promoting Behavior

건강증진행위는 최종 종속변수로, 최적의 안녕상태나 개인적인 성취, 생산적인 삶과 같은 긍정적인 건강 결과를 획득할 수 있는 행위이다. 예를 들면 바람직한 식이, 규칙적인 운동, 스트레스 관리, 적절한 휴식, 영적성장, 긍정적인 관계형성 등이 건강증진행위에 속한다.

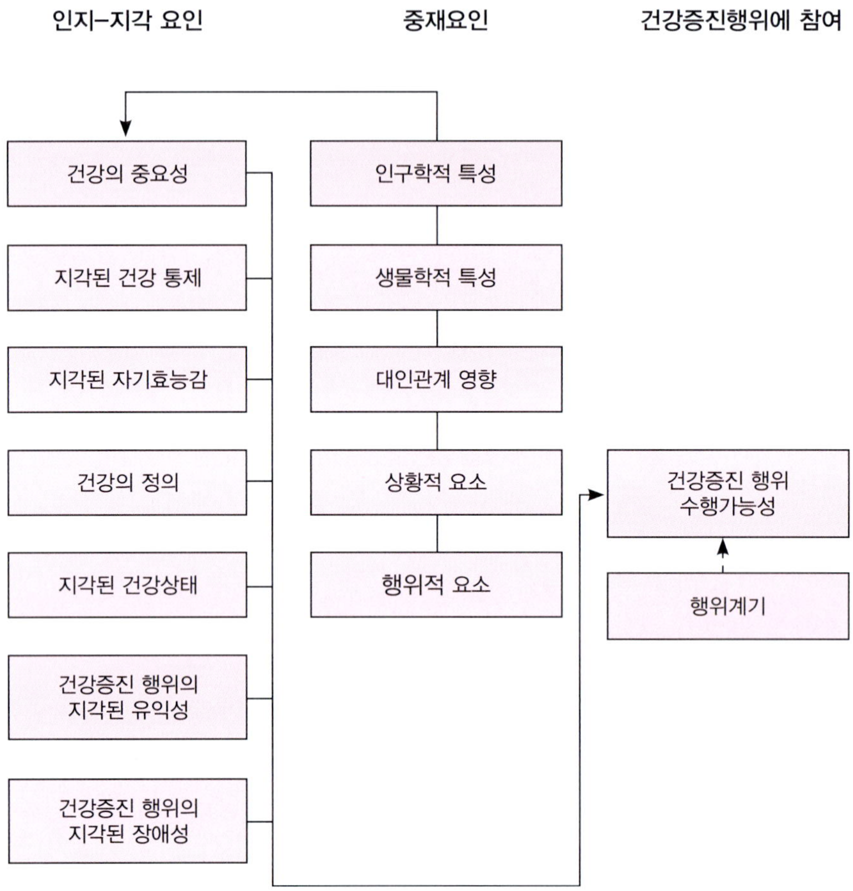

그림 21-1. 건강증진 모델

출처:Pender, N.J.[1987] *Health promotion in nursing practice*[2nd ed., p. 58]. New York:Appleton & Lange. Copyright Pearson Education, Upper Saddle River, NJ.

경험적 증거의 이용

그림 21-1의 HPM은 건강증진 생활양식, 운동, 청력보호구 착용과 같은 특정한 행위를 예측하기 위한 연구의 개념틀로 이용되었다(Pender, 1987). 펜더와 동료들은 National Institute of Nursing Research(NINR)의 지원으로 HPM을 평가하고자 다음의 네 집단을 대상으로 연구를 진행하였다.

1) 직장인

2) 지역사회거주 노인

3) 보행가능한 암환자

4) 심장재활 환자

연구를 통해 HPM의 타당성을 검증하였다(2000.5.24 인터뷰). 초기연구의 결과를 요약하여 1996년의 *Health Promotion in Nursing Practice*에 실었다(Pender, 1996). HPM을 검증하는 추가적인 연구는 2006년의 5판에 실렸다(Pender, Muldaugh, & Parsons, 2006). 5판은 다양한 대상자, 취약계층 대상자에게 모델을 적용하였으며 근거기반 실무를 강조하였다.

연구결과 HPM의 수정이 필요하였다. HPM을 정련화하는 과정에서 몇 부분을 변경하였다. 첫 번째로 건강의 중요성, 지각된 건강통제, 행동의 계기를 삭제하였다. 두 번째로 건강의 정의, 지각된 건강상태, 인구학적, 생물학적 특성은 개인적 영향요인으로 위치를 변경하였다(Pender, 1996; Pender, Muldaugh, & Parsons, 2002). 세번째로 수정된 HPM에는 개인의 건강증진 행위에 영향을 주는 세 개의 새로운 변수를 추가하였다(Pender, 1996).

1. 행동관련 감정
2. 행위계획 수립
3. 긴박한 다른 요구와 선호도

수정된 HPM은 건강증진행위를 결정하는 10개의 항목에 초점을 맞추고 있다. 수정모델은 건강증진행위에 타당한 개념들을 규명하였고 검증가능한 가설을 도출하였다. HPM은 도구 개발을 위한 파라다임을 제공하였다. Health Promoting Lifestyle Profiles(HPLP), Excercise Benefits-Barriers Scale(EBBS)이 그 예이다. 이 두 도구는 모델을 검증하고 발전시키는 데 이용된다.

HPLP의 목적은 건강증진 생활양식을 측정하는 것이다(Pender, 1996). HPLP-Ⅱ는 연구용으로 HPLP를 개정한 도구로써, 52문항이고 Likert 스타일의 4점 척도로서 6개의 하부 척도(건강책임, 신체활동, 영양, 대인관계, 영적성장, 스트레스 관리)로 이루어졌다. 각각의 하부 척도와 전체 척도의 평균으로 건강 증진 생활양식을 나타낼 수 있다(Walker, Sechrist, & Pender, 1987). 이 도구는 개인의 건강증진 생활양식 사정 도구로서 임상에서 환자에게 교육을 수행할 때 유용하게 이용할 수 있다. HPM은 인지 지각 요인을 건강증진행위의 주요 결정인자로 규명하였다. EBBS는 운동에 대한 지각된 유익성과 장애성을 측정하는 도구이다(Sechrist, Walker, & Pender, 1987). 43문항, 4점 척도, Likert 스타일로 29문항은 유익성을 측정하고, 14문항은 장애성을 측정하며, 두 부분으로 분리하여도 되고 전체로 보아도 된다. 43문항의 총점이 높을수록 장애성에 비하여 운동에 대한 유익성을 좀 더 긍정적으로 지각하는 것을 나타낸다(Sechrist, et al, 1987). EBBS는 임상적으로 운동 지각을 평가하는 유용한 도구이다. EBBS는 Health Promotion Research Program, Social Science Research Institute, Northern Illinois University, Dekalb, IL 60115에서 구입할 수 있으며, HPLP-II는 Dr. Susan Noble Walker (Ed,

D, RN), College of Nursing, University of Nebraska Medical Center. http://www.unm,c.edu/nursing/Health_Promoting_Lifestyle_Profile_II.htm에서 구입할 수 있다.

주요 가정

가정에서는 행동과학적인 관점을 반영하고 환경을 변화시킴으로써 건강증진행위를 관리하는 환자의 적극적인 역할을 강조한다. *Health Promotion in Nursing Practice* 3판(1996)에 있는 인간, 환경, 건강에 관한 주요한 가정은 다음과 같다.

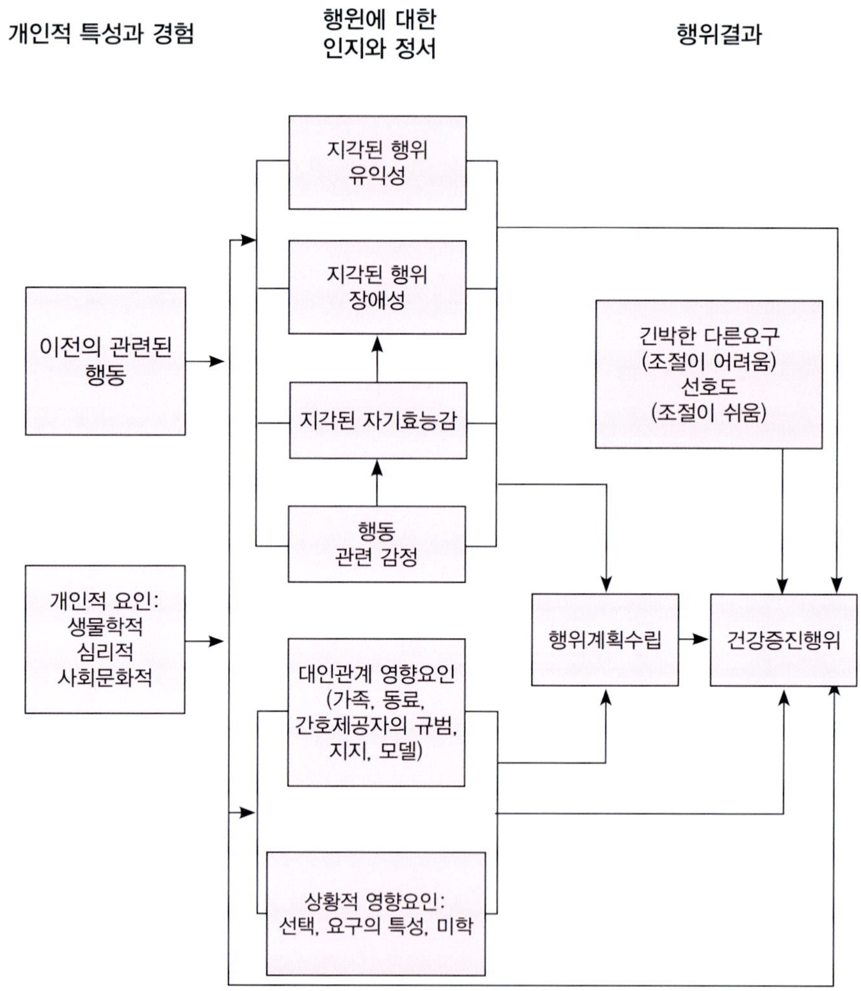

그림 21-2. 수정된 건강증진 모델

출처:Pender, N.J., Murdaugh, C. L., & parsons, M.A.[2002]. Health promotion in nursing practice[4th ed., p.60]. Upper Saddle River, NJ:Prentice-Hall. Copyright Pearson Education Upper Saddle River, NJ.

1. 인간은 그들의 독특한 건강 잠재성을 표현할 수 있는 삶의 조건을 추구하고자 한다.
2. 인간은 자신의 능력에 대한 사정을 포함하여 자의식을 가지고 자신을 돌아볼 수 있는 능력이 있다.
3. 인간은 긍정적인 방향으로 성장하고자 하고 변화와 균형 간에 수용 가능한 균형을 유지하고자 노력한다.
4. 인간은 그들 자신의 행위를 적극적으로 조절하고자 한다.
5. 인간은 신체 · 정신 · 사회적 복합체로써 환경과의 상호작용을 통하여 시간이 흐름에 따라 인간 스스로도 변화하고 환경도 변화시킨다.
6. 건강전문가는 대인관계 측면의 환경이 되어 대상자의 전생애에 걸쳐 영향을 미친다.
7. 인간-환경의 상호작용 패턴에 대한 자기주도적 인식은 행동변화에 필수적이다(pp. 54-55).

이론적 주장

HPM은 인간이 건강을 추구하면서 환경과 상호작용하는 여러 측면의 특성을 나타내고자 하였다. HPM은 접근중심 혹은 능력중심의 모델이다. 건강증진은 안녕상태의 증진에 대한 욕구에 의해서 동기화되고 개인의 잠재력을 실현시킨다(Pender, 1996). 1982년 *Health Promotion in Nursing Practice 초판*에서 복잡한 신체 · 심리 · 사회적 과정은 인간이 건강증진 행위를 하도록 동기화한다고 주장하였다. 2002년 4판에는 14가지의 이론적 주장을 제시하였다(Pender et al., 2002).

1. 이전의 행동과 물려받거나 습득된 특성은 건강증진행위에 대한 신념, 감정, 수행에 영향을 미친다.
2. 인간은 자신에게 가치가 있는 이익을 얻을 수 있다고 기대하는 행동을 하려고 한다.
3. 지각된 장애성은 행동을 수행하지 못하게 하고, 행동을 변화시킬 수 없게 한다.
4. 행위에 대한 지각된 자기효능감이나 능력은 행동계획과 실제 행위수행을 증가시킨다.
5. 자기효능감이 증가하면 특정 건강행위에 대한 지각된 장애를 감소시킬 수 있다.
6. 행위에 대한 긍정적인 감정은 자기효능감을 증가시킨다.
7. 긍정적인 감정이나 정서가 행위와 관련될 때 계획과 행위의 확률이 증가한다.

8. 인간은 자신에게 중요한 타인이 행위의 모델이 되거나 행위를 기대할 때, 또한 행위를 하도록 도와주고 지지해줄 때 더욱 건강증진행위를 수행하게 된다.
9. 가족, 동료, 돌봄 제공자는 건강증진행위의 계획과 수행을 증가 또는 감소시킬 수 있는 대인관계 영향요인의 중요한 원천이다.
10. 외적환경의 상황적 영향요인은 건강증진행위에 대한 참여나 몰입을 증가 또는 감소시킬 수 있다.
11. 특정 행동 계획에 더 많이 몰입할수록 건강증진 행위는 더 오랜 시간 지속된다.
12. 행동계획을 세울 때 개인이 통제하기 힘든 다른 요구에 즉각적인 관심이 필요해 질 때 건강증진행위를 하지 않게 된다.
13. 행동계획의 수립 시 다른 행위가 훨씬 더 매력적이거나 훨씬 더 좋아하는 것일 때는 결과적으로 바람직한 행위를 하지 않게 된다.
14. 인간은 인지, 정서, 대인간 환경, 물리적 환경이 건강행위에 도움이 되도록 변화시킬 수 있다.

논리적 형식

HPM은 연구를 수행하여 건강행위에 대한 지식을 형성한 귀납적인 방법을 이용하였다. HPM은 개념모델로 서 이 모델로부터 중범위이론이 개발되었다. 중범위이론은 일반적으로 이런 접근방식을 이용하였다. HPM은 더 많은 이론검증을 위한 연구, 질문을 생성하기 위하여 건강증진행위에 관한 지식을 통합한 개념모델이다. 이 모델은 이전의 연구 결과를 어떻게 더 명확하고 적합하게 볼 것인가, 개념들이 미래의 연구를 위해 어떻게 조작될 수 있는가를 제공하기 위한 틀을 제공한다.

간호학계의 수용

실무

간호학의 전문분야로서 건강증진분야는 현저하게 성장해왔고, 현재 임상실무에는 건강증진교육이 포함된다. HPM은 전 생애에 걸쳐 적용될 수 있고 다양한 상황에서 적용될 수 있기 때문에 간호전문가에게 매우 적합하다(Pender, 1996; Pender et al., 2002). 모델은 환경적 맥락을 고려하여 지역사회 파트너십 형성에 적용되었고 글로벌 건강증진까지 확대되었다(Pender, Murdaugh, & Parsons, 2010).

건강 행위에 대한 임상적 관심은 철학적으로 변화되어 생명을 구하는 것에서 삶의 질을 강조하는 것으로 변경되었다. 게다가 개인이 건강증진과 질병예방을 실천하지 않을 때 경제적, 인간적, 환경적 부담이 사회에 발생한다. HPM은 대상자들이 개인의 건강을 획득하기 위해 어떻게 동기화될 수 있는가를 이해하는 수단을 제공함으로써, 건강정책과 의료개혁에서 간호해결책으로 기여한다. 미래의 실증적 연구결과는 건강관리체계에서 돌봄제공자와 간호계획자에게 중요할 것이다.

교육

HPM은 대학원과정에서 널리 이용되고 있고 미국에서는 학부과정에서의 이용이 증가되고 있다(2000.5.24 인터뷰). 과거 임상에서는 임상적 교육이 우선적으로 시행되었으므로 건강증진이 질병관리 뒤에 가려져 있었다(Pender, Baraukas, Hayman, Rice, & Anderson, 1992). HPM은 교육과정 중 건강사정, 지역사회간호학, 안녕에 초점을 둔 과목에 중요하다(2000.5.24 인터뷰). 많은 나라에서 HPM을 간호교육과정에 통합하기 위한 노력이 증가하고 있다(2004.5.6. 인터뷰; Pender, Murdaugh, & Parsons, 2002).

연구

HPM은 연구를 위한 도구이다. 펜더와 많은 연구자들이 이 모델을 준거틀frames of reference로 이용하여 모델 검증 연구를 수행하였다. 이 모델에서 나온 HPLP는 종종 건강증진행위에 대한 조작적인 정의로서 사용된다. HPLP, 청소년 생활양식도구를 통해 생애주기별로 HPM이 적용가능함을 보여주었다(Hendricks, Murdaugh, & Pender, 2006). 건강행위변화에 영향을 미치는 개인적인 요인들에 대한 사정의 중요성이 강조되면서 이 모델은 지속적으로 이용되고 있다. 추후 연구로는 환경적 맥락을 조사하고 글로벌 건강증진 전략의 적용을 확장시키는 것이 요구된다.

미래의 발전

이 모델은 건강행위변화에 영향을 미치는 요인들간의 관계를 설명하기 위하여 계속적으로 검증되고 정련화되고 있다. 이 모델의 변수에 대한 실증적 지지가 충분해지면서 현재는 몇몇 건강 행위에 대하여 모델을 기반으로 간호중재를 검증하는 연구가 수행되고 있다. Lusk와 동료들은(Lusk, Hong, Ronis, Eakin, Kerr, & Early, 1999; Lusk, Kwee, Ronis, & Eakin, 1999) 건설 노동자의 청력보호구 사용의 예측인자인 자기효능감, 장애성, 대인관계 영향요인, 상황적 영향요인을 이용하여 보호구이용을 증가시키는 양방향 비디오 프로그램을 개발하였다. 이 연구는 많은 지역에서 수행하였고 교육받은 군에서 교육을 받지 않은 군에 비하여 보호구 사용이 20% 증가되어 통계적으로 유의한 결과를 보고하였다. 이 모델을 이용하여 더 많은 중재연구를 수행하면 간호과학의 성장이 한 걸음 더 나아갈 수 있을 것이다.

비평

명확성

개념 정의가 명확하게 되어있어 건강행위의 복합적인 현상을 이해하기 쉽다. 요인간의 관계가 그림으로 명확하게 나타나있다(그림 21-2).

간결성

HPM은 이해하기 쉽다. 요인들이 논리적으로 연결되어 있으며 요인간의 관계는 이론적 주장에서 명확하게 제시되었다. 직·간접적인 영향요인들, 요인간의 관계가 간단한 그림으로 명확하게 그려져 있다. 요인들은 독립적으로 보이면서도 행위에 대한 상호작용 효과도 나타나 있다.

일반성

이 모델은 중범위이론에 속한다. 성인에게는 널리 일반화할 수 있다. 남녀노소, 건강하거나 아픈 사람 모두를 대상으로 이 모델을 적용한 연구가 가능하며 다양한 상황에서도 가능하다. 10~16세를 대상으로 모델검증연구가 수행되었다(Robbins, Gretebeck, Kazanis, & Pender,

2006). 다양한 대상자에게 모델을 검증할 때는 문화적 고려가 도움이 된다.

접근성

펜더와 다른 학자들에 의한 모델검증을 통하여 이 모델은 건강증진을 설명하기 위한 개념틀로 지지되어 왔다. HPLP는 건강증진행위를 사정하는 도구이다(Pender, Murdaugh, & Parsons, 2006). 이 모델은 계획적인 연구 프로그램에 의해 지속적으로 발전되고 있다. 지속적인 연구, 특히 중재연구를 통하여 이 모델은 계속 다듬어질 것이다. 지역사회 맥락내의 개인을 위한 근거기반, 효과적인 건강증진 전략에 대한 연구가 계속 연구의 중심이 될 것이다(Pender, Murdaugh, & Parsons, 2006).

중요성

펜더는 20세기는 질병예방이 목표였고, 21세기는 건강증진이 목표라고 하였다. 이 모델은 건강증진에서 환경의 역할을 고려하여 간호사와 대상자 사이의 상호작용을 나타낸다(Pender, Murdaugh, & Parsons, 2010). 펜더는 간호의 역할은 모든 연령대의 사람이 정치적, 사회적, 개인적 환경하에서 건강증진 서비스를 받을 수 있게 하는 것임을 명확히 하였다. 모델은 미래의 기회에 대한 사고를 풍부하게 하고 건강예방, 건강증진을 달성하기 위한 수단으로써 전자의료기록 등의 기술 이용에 영향을 미칠 것이다(Pender, Murdaugh, & Parsons, 2010).

요약

간호 전문직은 개인이 성공적으로 건강을 관리하도록 하는 데에 더 큰 책임을 지게 되며, 이는 근거 기반 실무를 발달시킴으로서 가능하다. HPM은 연구를 통하여 발전되었으며 더 나은 건강 실무(health practice)를 위한 방향을 제시해준다. 앞으로 다양한 대상자에게 연구가 수행되어야 하며 펜더의 비전을 가진 리더십은 건강증진 교육, 연구, 정책적 측면에 지속적으로 영향을 미칠 것이다.

사례연구

토마스는 26세로 대학원생이고 쿠바 이민후손으로 체중문제를 상담하러 대학의 보건소를 방문하였다. 그는 외모가 더 활기차게, 영업사원처럼 보이기를 원하고 있었다. 벨트 위로 배가 불룩 나온 모습을 싫어하였다. 신체검진 시 5.11피트(약 155.75cm), 260파운드(약 117.93kg), 혈압은 132/90mmHg이었고, 어머니는 당뇨병을 앓고 있었으며 고혈압 가족력이 있었다. 아버지는 64세로 1년 전 심장발작(heart attack)이 있었다. 심전도는 정상이었고 흡연을 하지 않았으며 석사학위논문을 쓰느라 스트레스가 많다고 하였다. 혈액 검사를 했고 다음 주에 오기로 하였다. 당신은 우선 다음의 몇 가지 계획을 세웠다. 이 사례연구분석으로 토마스와의 활동에서 HBM 이용을 설명할 수 있다.

1. 질병예방과 건강증진 계획 시 어떤 자원을 이용할 것인가?
   - Agency for Healthcare Research & Quality의 임상 예방 서비스 가이드에 예방을 위한 최근의 권고 사항 목록이 있음.
   - 80여 가지 상태에 따른 스크리닝 검사, 카운슬링, 예방접종, 처방. 성별, 위험요인별, 연령별 정기검사는 홈페이지(http://www.ahrq.gov/clinic/prevnew.htm)에 있음. 파일을 다운로드 받을 수 있음.
   - http://www.ahrg.gov/clinic/prevnew/cps3dix.htm에서 검사와 치료 부분 찾아보기.
   - Healthy People 2020-질병 예방을 위한 종합적인 방법(http://www.healthypeople.gov)
   - 미국 Department of Health and Human Services 홈페이지(http://www.hhs.gov)에 안전, 안녕 등에 관한 많은 정보가 있음. 예방부분 찾아보기.

2. 토마스가 체중조절을 위한 준비가 되어 있음을 나타내고 제안하는 정서, 행동의 단서는 어떤 것들인가?
   - 토마스는 스스로 보건소를 찾았기 때문에 자기 지시적이다(self-direction).
   - 토마스는 외모가 더 활기차고 영업사원처럼 보이고 싶다고 말하였다.
   - 토마스는 벨트 위로 배가 불룩 나온 것을 참을 수 없다고 말하였다.
   - 스트레스가 많다고 하였다.

3. 토마스와 함께 행위를 변화시키기 위한 계획수립 시 대인관계상 촉진 요인과 잠재적 장애요인은 무엇인가?

■ 촉진 요인: 자기 지시. 가족력으로 동기화됨. 변화에 대한 욕망.

■ 잠재적 장애 요인: 대학원생이므로 경제상태의 제한이 있음. 스트레스가 높음. 운동할 시간이 없고 대응기전으로 무엇인가를 자꾸 먹으려고 함(추가사정으로 잠재적 장애 요인을 확인해야 함).

4. 다음 방문 시 행위변화계획을 위한 대안목록을 작성하라. 일반적으로 식이, 운동, 스트레스 관리에 대하여 얘기를 나눈다.

■ 행동계획수립 시 체중감소의 장기, 단기 목표를 설정한다.

■ 그가 즐겨먹는 음식물 종류를 살펴보고 식습관을 사정한다.

■ 운동을 증가시키는 방법과 어떤 운동을 하려고 했는가에 대하여 이야기 나누고, 일정표를 만든다.

■ 대학 내 트레이너에게 보낸다.

■ 스트레스 관리에 대하여 이야기를 나눈다.

■ 추후 관리: 매주 체중체크, 보상-강화 시작.

비판적 사고

1. 당신이 개인적으로 할 수는 있으나 하고 있지 않은 건강증진행위를 한 가지 선택하시오. HPM에 나타난 요인을, 지금 그 행위를 하지 못하게 하는 요인과 경쟁적인 다른 대안들을 규명하시오.

2. 지금 하고 있는 건강증진행위를 할 수 있게 하는 요인을 분석하시오. 각 요인들을 모델에서 적절한 위치에 놓으시오.

3. 당신의 건강에 관한 철학에 입각하여 안녕에 대한 표현을 준비하시오. '병이 없다는 것'이 건강에 대한 다른 긍정적이고 적극적인 표현들보다 우세한가?

4. 건강증진행위가 생애주기에 걸쳐 각 단계에서 중요하다고 기대해보시오. 당신은 어떤 건강증진 주제를 포함하고 있는가?

POINTS FOR FURTHER STUDY

- *Nola J. Pender, Faculty-Staff profile, University of Michigan School of Nursing.* Retrieved from http://nursing.umich.edu/faculty-staff/nola-j-pender
- Pender, N. J. (2008). Portraits of Excellence: The Nurse Theorists, Vol. 2. Athens, Ohio: Fitne, Inc.
- Pender, N. J. (1986, Oct.). *Enhancing wellness through nursing research* (Videotape). Recorded at the Nursing Conference, October 16–17, Memphis, TN. Available through University of Tennessee, Memphis, School of Nursing.
- Pender, N. J. (1989, May). *Expressing health through beliefs and actions* (Videotape). Recorded live at Discovery Inter-national, Inc.'s Nurse Theorist Conference, May 11–12, Pittsburgh. Available through Meetings Internationale, Louisville, KY..

REFERENCES

Bandura, A. (1977). Self-efficacy: Toward a unifying theory of behavioral change. *Psychology Review*, *84*(2), 191–215.

Becker, M. H. (1974). *The health belief model and personal behavior*. Thorofare, (NJ): Charles B. Slack.

Dunn, H. L. (1961). *High-level wellness*. Arlington, (VA): Beatty.

Feather, N. T. (1982). *Expectations and actions: Expectancy-value models in psychology*. Hillsdale, (NJ): Lawrence Erlbaum Associates.

Hendricks, C., Murdaugh, C., & Pender, N. (2006). The adolescent lifestyle profile: Development and psychometric characteristics. *Journal of National Black Nurses Association*, *17*(1), 1–5.

Lusk, S. L., Hong, O. S., Ronis, S. L., Eakin, B. L., Kerr, M. J., & Early, M. R. (1999). Effectiveness of an intervention to increase construction worker's use of hearing protection. *Human Factors*, *41*(3), 487–494.

Lusk, S. L., Kwee, M. J., Ronis, D. L., & Eakin, B. L. (1999). Applying the health promotion model to development of a worksite intervention. *American Journal of Health Promotion*, *13*(4), 219–226.

Pender, N. J. (1970). *A developmental study of conceptual, semantic differential, and acoustical dimensions as encoding categories in short-term memory* (Doctoral dissertation, Northwestern University). *Dissertation Abstracts International, A*, *30*(10), 4283.

Pender, N. J. (1975). A conceptual model for preventive health behavior. *Nursing Outlook*, *23*(6), 385–390.

Pender, N. J. (1982). *Health promotion in nursing practice*. New York: Appleton-Century-Crofts.

Pender, N. J. (1987). *Health promotion in nursing practice* (2nd ed.). New York: Appleton & Lange.

Pender, N. J. (1996). *Health promotion in nursing practice* (3rd ed.). Stamford, (CT): Appleton & Lange.

Pender, N. J. (1997a). *Health promotion in nursing practice* (3rd ed.). Stamford, (CT): Appleton & Lange. [Japanese translation].

Pender, N. J. (1997b). *Health promotion in nursing practice* (3rd ed.). Stamford, (CT): Appleton & Lange. [Korean translation].

Pender, N. J. *Faculty-Staff profile, University of Michigan School of Nursing*. Retrieved from http://nursing.umich.edu/faculty-staff/nola-j-pender.

Pender, N. J., Baraukas, V. H., Hayman, L., Rice, V. H., & Anderson, E. T. (1992). Health promotion and disease prevention: Toward excellence in nursing practice and education. *Nursing Outlook*, *40*(3), 106–120.

Pender, N. J., Murdaugh, C. L., & Parsons, M. A. (2002). *Health promotion in nursing practice* (4th ed.). Upper Saddle River, (NJ): Prentice-Hall.

Pender, N. J., Murdaugh, C. L., & Parsons, M. A. (2006). *Health promotion in nursing practice* (5th ed.). Upper Saddle River, (NJ): Pearson/Prentice-Hall.

Pender, N. J., Murdaugh, C. L., & Parsons, M. A. (2010). *Health promotion in nursing practice* (6th ed.). Upper Saddle River, (NJ): Pearson.

Pender, N. J., Walker, S. N., Sechrist, K. R., & Stromborg, M. F. (1988). Development and testing of the health promotion model. *Cardiovascular Nursing, 24*(6), 41–43.

Robbins, L. B., Gretebeck, K. A., Kazanis, A. S., & Pender, N. J. (2006). Girls on the Move program to increase physical activity participation. *Nursing Research 55*(3), 206–216.

Sechrist, K. R., Walker, S. N., & Pender, N. J. (1987). Development and psychometric evaluation of the exercise/barriers scale. *Research in Nursing and Health, 10*, 357–365.

Walker, S. N., Sechrist, K. R., & Pender, N. J. (1987). The health-promoting lifestyle profile: Development and psychometric characteristics. *Nursing Research, 36(*2), 76–80.

BIBLIOGRAPHY

Primary Sources

Books

Pender, N. J. (1982). *Health promotion in nursing practice*. New York: Appleton-Century-Crofts.

Pender, N. J. (1987). *Health promotion in nursing practice* (2nd ed.). New York: Appleton & Lange.

Pender, N. J. (1996). *Health promotion in nursing practice* (3rd ed.). Stamford, (CT): Appleton & Lange.

Pender, N. J., Murdaugh, C. L., & Parsons, M. A. (2002). *Health promotion in nursing practice* (4th ed.). Upper Saddle River, (NJ): Prentice Hall.

Pender, N. J., Murdaugh, C. L., & Parsons, M. A. (2006). *Health promotion in nursing practice* (5th ed.). Upper Saddle River, (NJ): Pearson/Prentice Hall.

Pender, N. J., Murdaugh, C. L., & Parsons, M. A. (2010). *Health promotion in nursing practice* (6th ed.). Upper Saddle River, (NJ): Pearson.

Book Chapters

Pender, N. J. (1984). Health promotion and illness prevention. In H. Werley & J. Fitzpatrick (Eds.), *Annual review of nursing research* (pp. 83–105). New York: Springer.

Pender, N. J. (1985). Self modification. In G. Bulechek & J. McCloskey (Eds.), *Interventions: Treatments for nursing diagnosis* (pp. 80–91). Philadelphia: Saunders.

Pender, N. J. (1986). Health promotion: Implementing strategies. In B. Logan & C. Dawkins (Eds.), *Family-centered nursing in the community* (pp. 295–334). Menlo Park, (CA): Addison-Wesley.

Pender, N. J. (1987). Health and health promotion: The conceptual dilemmas. In M. E. Duffy & N. J. Pender (Eds.), *Conceptual issues in health promotion: Report of proceedings of a wingspread conference* (pp. 7–23). Indianapolis: Sigma Theta Tau International.

Pender, N. J. (1989). Languaging a health perspective for NANDA taxonomy on research and theory. In R. M. Carroll-Johnson (Ed.), *Classification of nursing diagnoses* (pp. 31–36). Philadelphia: Lippincott.

Pender, N. J. (1989). The pursuit of happiness, stress, and health. In S. Wald (Ed.), *Community health nursing: Issues and topics* (pp. 145–175). Englewood Cliffs, (NJ): Prentice-Hall.

Pender, N. J. (1998). Motivation for physical activity among children and adolescents. In J. Fitzpatrick & J. S. Stevenson (Eds.), *Annual review of nursing research* (Vol. 16, pp. 139–172). New York: Springer.

Pender, N. J. (2004). Health promotion interventions for culturally diverse populations: Can we meet the challenge? In W. Kunaviktikul (Ed.), *Improving life through health promotion: Nurses making a difference* (pp. 11–26). Chaing Mai, Thailand, Chotana Press.

Pender, N. J. (2005). A Global Agenda for health promotion. In W. Kunaviktikul (Ed.), *Toward success in health promotion* (pp. 11–23). Chaing Mai, Thailand, Chotana Press.

Pender, N. J., & Pender, A. R. (1989). Attitudes, subjective norms, and intentions to engage in health behaviors. In C. A. Tanner (Ed.), *Using nursing research* (NLN Pub. No. 15–2232, pp. 466–472). New York: National League for Nursing.

Pender, N. J., & Sallis, J. (1995). Exercise counseling by health professionals. In R. Dishman (Ed.), *Exercise adherence* (2nd ed.). Champaign, (IL): Human Kinetics.

Pender, N. J., Sallis, J., Long, B. J., Calfas K. J. (1994). Health care provider counseling to promote physical activity. In R. K. Dishman (Ed.). *Advances in exercise adherence* (pp. 213–235). Champaign, (IL): Human Kinetics.

Pender, N. J., & Stein, K. F. (2002). Social support, the self system and adolescent health and health behaviors. In L. L. Hayman, M. M. Mahon, & J. R. Turner (Eds.), *Health behavior in childhood and adolescence* (pp.37–66). New York: Springer.

Dissertation

Pender, N. J. (1970). *A developmental study of conceptual, semantic differential, and acoustical dimensions as encoding categories in short-term memory* (Doctoral dissertation, Northwestern University). *Dissertation Abstracts International, A, 30*(10), 4283.

International Journal Articles

Adeyemi, A. A., Jarad, F., Pender, N., & Higham, S. M. (2007). Assessing the efficacy of denture cleaners with quantitative light-induced fluorescence (qlf). *European Journal of Prosthodontics & Restorative Dentistry, 15*(4), 165–170.

Garcia, A. W., Broda, M. A., Frenn, M., Coviak, C., Pender, N. J., & Ronis, D. L. (1997). Gender and developmental differences in exercise beliefs among youth and prediction of their exercise behavior [Japanese translation]. *The Japanese Journal of Nursing Research*, *30*(3), 51–61.

Garcia, A. W., George, T. R., Coviak, C. & Pender, N. J. (1997). Development of the child/adolescent activity log: A comprehensive and feasible measure of leisure-time physical activity. *International Journal of Behavioral Medicine*, *4*(4), 323–338.

Shin, Y., Jang, H., & Pender, N. J. (2001). Psychometric evaluation of the Exercise Self-Efficacy Scale among Korean adults with chronic diseases. *Research in Nursing & Health*, *24*(1), 68–76.

Shin, Y. H., Hur, H. K., Pender, N. J., Jang, H. J., & Kim, M. (2006). Exercise self-efficacy, exercise benefits and barriers, and commitment to a plan for exercise among Korean women with osteoporosis and osteoarthritis. *International Journal of Nursing Studies 43*(1), 3–10.

Shin, Y., Pender, N. J., & Yun, S. (2003). Using methodological triangulation for cultural verification of commitment to a plan for exercise scale among Korean adults with chronic diseases. *Research in Nursing & Health*, *26*(4), 312–321.

Shin, Y., Yun, S., Pender, N. J., & Jang, H. (2005). Test of the health promotion model as a causal model of commitment to a plan for exercise among Korean adults with chronic disease. *Research in Nursing & Health*, *28*(2), 117–125.

Waring, D. T., Pender, N., & Counihan, D. (2005). Mandibular arch changes following nonextraction treatment.[see comment]. *Australian Orthodontic Journal*, *21*(2), 111–116.

Wu, T. Y., & Pender, N. (2005). A panel study of physical activity in Taiwanese youth: Testing the revised health-promotion model. *Family & Community Health*, *28*(2), 113–124.

Wu, T. Y., Pender, N., & Noureddine, S. (2003). Gender differences in the psychosocial and cognitive correlates of physical activity among Taiwanese adolescents: A structural equation modeling approach. *International Journal of Behavioral Medicine*, *10*(2), 93–105.

Journal Articles

Berg, A. O., Allan, J. D., Frame, P. S., Homer, C. J., Johnson, M. S., Klein, J. D., et al. Research. (2002). Newborn hearing screening: recommendations and rationale. *American Journal of Nursing*, *102*(11), 83–89.

Berg, A. O., Allan, J. D., Frame, P. S., Homer, C. J., Lieu, T. A., Mulrow, C. D., et al; U S Preventive Services Task Force. (2002). Screening for chlamydia infection: recommendations and rationale. U.S. Preventive Services Task Force. *American Journal of Nursing*, *102*(10), 87–92; discussion 93.

Brimmer, P. F., Skoner, M., Pender, N. J., Williams, C. A., Fleming, J. W., & Werley, H. H. (1983). Nurses with doctoral degrees: Education and employment characteristics. *Research in Nursing and Health*, *6*, 157–165.

Eden, K. B., Orleans, C. T., Mulrow, C. D., Pender, N. J., & Teutsch, S. M. (2002). Does counseling by clinicians improve physical activity? A summary of the evidence for the U. S. Preventive Services Task Force, *Annals of Internal Medicine*, *137*(3), E208–E215.

Educating APHs for implementing the guidelines for adolescents in bright futures: Guidelines of health supervision of infants, children, and adolescents. *Nursing Outlook*, *45*(6), 252–257.

Frank-Stromborg, M., Pender, N. J., Walker, S. N., & Sechrist, K. R. (1990). Determinants of health-promoting lifestyle in ambulatory cancer patients. *Social Science and Medicine*, *31*(10), 1159–1168.

Garcia, A. W., Broda, M. A. N., Frenn, M., Coviak, C., Pender, N. J., & Ronis, D. L. (1995). Gender and developmental differences in exercise beliefs among youth and prediction of their exercise behavior. *Journal of School Health*, *65*(6), 213–219.

Garcia, A. W., Broda, M. A. N., Frenn, M., Coviak, C., Pender, N. J., & Ronis, D. L. (1997). Gender differences: Exercise beliefs among youth. *Reflections*, *23*(1), 21–22.

Garcia, A. W., Pender, N. J., Antonakos, C. L., Ronis, D. L. (1998). Changes in physical activity beliefs and behaviors of boys and girls across the transition to junior high school. *Journal of Adolescent Health*, *5*, 394–402.

Hendricks, C., Murdaugh, C., & Pender, N. (2006). The adolescent lifestyle profile: Development and psychometric characteristics. *Journal of National Black Nurses Association*, *17*(2), 1–5.

Pender, N. J. (1967). The debate as a teaching and learning tool. *Nursing Outlook, 15*(12)*,* 42–43.

Pender, N. J. (1971). Students who choose nursing: Are they success oriented? *Nursing Forum*, *16*(1), 64–71.

Pender, N. J. (1974). Patient identification of health information received during hospitalization. *Nursing Research*, *23*(3), 262–267.

Pender, N. J. (1975). A conceptual model for preventive health behavior. *Nursing Outlook*, *23*(6), 385–390.

Pender, N. J. (1984). Physiologic responses of clients with essential hypertension to progressive muscle relaxation training. *Research in Nursing and Health*, *7*, 197–203.

Pender, N. J. (1985). Effects of progressive muscle relaxation training on anxiety and health locus of control among hypertensive adults. *Research in Nursing and Health*, *8*, 67–72.

Pender, N. J. (1987). Interview: James Michael McGinnis, MD, MPP. *Family and Community Health*, *10*(2), 59–65.

Pender, N. J. (1988). Research agenda: Identifying research ideas and priorities. *American Journal of Health Promotion*, *2*(4), 42–51.

Pender, N. J. (1988). Research agenda: The influences of health policy on an evolving research agenda. *American Journal of Health Promotion*, *2*(3), 51–54.

Pender, N. J. (1989). Health promotion in the workplace: Suggested directions for research. *American Journal of Health Promotion*, *3*(3), 38–43.

Pender, N. J. (1990). Expressing health through lifestyle patterns. *Nursing Science Quarterly*, *3*(3), 115–122.

Pender, N. J. (1990). Research agenda: A revised research agenda model. *American Journal of Health Promotion*, *4*(3), 220–222.

Pender, N. J. (1992). Making a difference in health policy. *Nursing Outlook*, *40*(3), 104–105.

Pender, N. J. (1992). Reforming health care: Future direction. *Nursing Outlook*, *40*(1), 8–9.

Pender, N. J. (1992). The NIH strategic plan: How will it affect the future of nursing science and practice? *Nursing Outlook*, *40*(2), 55–56.

Pender, N. J. (1993). Creating change through partnerships. *Nursing Outlook*, *41*(1), 8–9.

Pender, N. J. (1993). Health care reform: One view of the future. *Nursing Outlook*, *41*(2), 56–57.

Pender, N. J. (1993). Reaching out. *Nursing Outlook*, *41*(3), 103–104.

Pender, N. J., Barkaukas, V. H., Hayman, L., Rice, V. H., & Anderson, E. T. (1992). Health promotion and disease prevention: Toward excellence in nursing practice and education. *Nursing Outlook*, *40*(3), 106–112, 120.

Pender, N. J., Bar-Or, O., Wilk, B., & Mitchell, S. (2002). Self-efficacy and perceived exertion of girls during exercise. *Nursing Research*, *51*(2), 86–91.

Pender, N. J., & Pender, A. R. (1980). Illness prevention and health promotion services provided by nurse practitioners: Predicting potential consumers. *American Journal of Public Health,*70(8), 798–803.

Pender, N. J., & Pender, A. R. (1986). Attitudes, subjective norms, and intentions to engage in health behaviors. *Nursing Research*, *35*(1), 15–18.

Pender, N. J., Sechrist, K. R., Stromborg, M., & Walker, S. N. (1987). Collaboration in developing a research program grant. *Image: The Journal of Nursing Scholarship*, *19*(2), 75–77.

Pender, N. J., Smith, L. C., & Vernof, J. A. (1987). Building better workers. *American Association of Occupational Health Nurses Journal*, *35*(9), 386–390.

Pender, N. J., Walker, S. N., Frank-Stromborg, M., & Sechrist, K. R. (1990). Predicting health-promoting lifestyles in the workplace. *Nursing Research*, *39*(6), 326–332.

Pender, N. J., Walker, S. N., Sechrist, K. R., & Frank-Stromborg, M. (1988). Development and testing of the health promotion model. *Cardiovascular Nursing*, *24*(6), 41–43.

Pignone, M. P., Ammerman, A., Fernandez, L., Orleans, C. T., Pender, N., Woolf, S., et al. (2003). Counseling to promote a healthy diet in adults: A summary of the evidence for the U.S. Preventive Services Task Force. *American Journal of Preventive Medicine*, *24*(1), 75–92.

Porter, C. P., Pender, N. J., Hayman, L. L., Armstrong, M. L., Riesch, S. K., & Lewis, M. A. (1997). Educating APNs for implementing the guidelines for adolescents in bright futures: Guidelines of health supervision of infants, children, and adolescents. *Nursing Outlook*, *45*(6), 252–257.

Robbins, L. B., Gretebeck, K. A., Kazanis, A. S., & Pender, N. J. (2006). Girls on the Move program to increase physical activity participation. *Nursing Research 55*(3), 206–216.

Robbins, L. B., Pender, N. J., Conn, V. S., Frenn, M. D., Neuberger, G. B., Nies, M. A., et al. (2001). Physical activity research in nursing. *Journal of Nursing Scholarship*, *33*(4), 315–321.

Robbins, L. B., Pender, N. J., & Kazanis, A. S. (2003). Barriers to physical activity perceived by adolescent girls. *Journal of Midwifery & Women's Health*, *48*(3), 206–212.

Robbins, L. B., Pender, N. J., Ronis, D. L., Kazanis, A. S., & Pis, M. B. (2004). Physical activity, self-efficacy, and perceived exertion among adolescents. *Research in Nursing & Health*, *27*(6), 435–446.

Robbins, L. B., Pis, M. B., Pender, N. J., & Kazanis, A. S. (2004). Physical activity self-definition among adolescents. *Research & Theory for Nursing Practice*, *18*(4), 317–330.

Robbins, L. B., Pis, M. B., Pender, N. J., & Kazanis, A. S. (2004). Exercise self-efficacy, enjoyment, and feeling states among adolescents. *Western Journal of Nursing Research*, *26*(7), 699–715; discussion 716–621.

Sechrist, K. R., Walker, S. N., & Pender, N. J. (1987). Development and psychometric evaluation of the exercise benefits/barriers scale. *Research in Nursing and Health*, *10*, 357–365.

Walker, S. N., Kerr, M. J., Pender, N. J., & Sechrist, K. R. (1990). A Spanish language version of the health promoting lifestyle profile. *Nursing Research*, *39*(5), 268–273.

Walker, S. N., Sechrist, K. R., & Pender, N. J. (1987). The health-promoting lifestyle profile: Development and psychometric characteristics. *Nursing Research*, *36*(2), 76–81.

Walker, S. N., Volkan, K., Sechrist, K. R., & Pender, N. J. (1988). Health-promoting life styles of older adults: Comparisons with young and middle-aged adults, correlates and patterns. *Advances in Nursing Science*, *11*(1), 76–90.

Whitehead, D., Shin, Y., Yun, S., Pender, N. J., & Jang, H. (2005). Letter to the editor. "Test of the Health Promotion Model as a causal model of commitment to a plan for exercise among Korean adults with chronic disease" (Shin, Pender, & Yun, 2003; published in April 2005 issue. *Research in Nursing & Health 28*(4), 357–361.

Whitlock, E. P., Orleans, C. T., Pender, N., & Allan, J. (2002). Evaluating primary care behavioral counseling interventions: An evidence-based approach. *American Journal of Preventive Medicine*, *22*(4), 267–284.

Wu, T. Y., & Pender, N. (2002). Determinants of physical activity among Taiwanese adolescents: An application of the health promotional model. *Research in Nursing & Health*, *25*(1), 25–36.

Wu, T. Y., Pender, N., & Yang, K. P. (2002). Promoting physical activity among Taiwanese and American adolescents. *Journal of Nursing Research, 10*(1), 57–64.

Wu, T. Y., Ronis, D. L., Pender, N., & Jwo, J. (2002). Development of questionnaires to measure physical activity cognitions among Taiwanese adolescents. *Preventive Medicine, 35*(1), 54–64.

Secondary Sources

Dissertations and Theses

Al-Obeisat, S. M. (1999). Prenatal care utilization among Jordanian women (health care utilization, health promotion model). *Dissertation Abstracts International, 60–04B,* 1525.

Anderson, J. K. (2008). *Predictors of health promoting behaviors and health-related quality of life in post myocardial infarction adults*. (Doctoral Dissertation). Retrieved fromProQuest Dissertations & Theses A&I database. (UMI No. 304324280).

Anthony, J. S. (1999). *Mental health correlates of self-advocacy in health care decision-making among elderly African-Americans* (Doctoral dissertation, George Mason University). *Dissertation Abstracts International, 59–12B,* 6259.

Bagwell, M. M. (1988). *Wellness in two developmental phases of employed adults*.Unpublished doctoral dissertation, Texas Woman's University, Houston.

Baker, O. G. (2003). Relationship of parental tobacco use, peer influence, self-esteem, and tobacco use among Yemeni American adolescents: Mid-range theory testing. *Dissertation Abstracts International, 64–03B,* 1175. (University Microfilms No. AAT3086416)

Barnett, F. C. (1989). *The relationship of selected cognitive-perceptual factors to health-promoting behaviors of adolescents*.Unpublished doctoral dissertation, University of Texas, Austin.

Beunting, J. A. (1990). *Psychosocial variables and gender as factors in wellness promotion*. Unpublished doctoral dissertation, State University of New York at Buffalo.

Bilderback, L. K. (1990). Health-promoting behaviors and perceived health status of rural families: A descriptive-correlational study. *Masters Abstracts International, 29–01,* 0089.

Bolio, S. M. (1999). Reported health-promoting behaviors of incarcerated males (prisoner health, family support). *Dissertation Abstracts International, 60–02B,* 0575.

Bond-Kinkade, M. A. (1999). The relationship of locus of control and participation in health-promoting behaviors among kidney transplant recipients. *Masters Abstracts International, 37–06,* 1815.

Bruna, A. C. (1998). Health promoting behaviors of rural Kansas women throughout the lifespan. *Masters Abstracts International, 37–01,* 234.

Burrill, E. B. (1998). Health conception, family health work and health promoting lifestyle practices in Latin American Mennonite families. *Masters Abstracts International, 37–01,* 239.

Butler, M. R. (1995). *Self-esteem and health-promoting lifestyle as predictors of health-risk behavior among older adolescents*. Unpublished doctoral dissertation, Texas Woman's University, Houston.

Carroll, S. A. (1995). The relationship of choice of infant feeding method and influencing factors among Hispanic mothers of the Permian basin. *Masters Abstracts International, 34–03,* 1147.

Carter, L. M. (1990). *Functional wellness among older adults: The interface of motivation, lifestyle, and capability*. Unpublished doctoral dissertation, Texas Woman's University, Houston.

Chandrasekhar, R. (1999). Cues to action which influence engagement in health-promoting behaviors among nursing students. *Masters Abstracts International, 37–02,* 0587.

Chen, C. (1995). *Physical exercise and sense of well-being among Chinese elderly in Taiwan*. Unpublished doctoral dissertation, University of Texas, Austin.

Chhim, D. (2011). *Comparison of health-promoting lifestyles of family nurse practitioner students and non-nursing students* (Master's Thesis). Retrieved from ProQuest Dissertations & Theses A&I database, UMI No. 866326866.

Costanzo, C. (2005). *Physical activity counseling intervention for women age 50–75 within the community. University of Nebraska Medical Center,* In ProQuest Digital Dissertations [database on-line]. Retrieved from http://www.proquest.com/ (publication number AAT: 3165167).

Cunningham, G. D. (1989). Health promoting self care behaviors in an older adult community. *Dissertation Abstracts International, 50–11B,* 4968.

Douchand Brown, S. E. (2009). *Health promotion behaviors among African American women*. (Doctoral dissertation). Retrieved from ProQuest Dissertations & Theses A&I database, UMI No. 304929507.

Dunham, K. L. (1992). Health promoting lifestyles of nursing faculty. *Masters Abstracts International, 31–02,* 0760.

Easom, L. R. (2003). Determinants of participation in health promotion activities in rural elderly caregivers. *Dissertation Abstracts International, 64–02B,* 636, University Microfilms No. AAT3081342.

Edmonds, J. C. (2006). *The relationship of weight, body image, self-efficacy, and stress to health-promoting behaviors: A study of college educated African American women*. The Catholic University of America, Washington, D. C. Retrieved from ProQuest Digital Dissertations database at: http://www.proquest.com/ (publication number AAT 3214670).

Espelin, J. M. (2010). *Substance abuse education for undergraduate nursing students: A target approach to program evaluations*. (Doctoral Nursing Practice Thesis). Retrieved from ProQuest Dissertations & Theses A&I database, UMI No. 759116956.

Elliott, J. L. (2010). *Improving the discharge process of antenatal admissions during pregnancy*. (Master's Thesis). Retrieved from ProQuest Dissertations & Theses A&I database, UMI No. 860597183.

Ellis, J. R. (1990). *Health status, health behavior, multidimensional health locus-of-control and factors in the development of personal control in individuals with rheumatoid arthritis*. Unpublished doctoral dissertation, University of Texas, Austin.

Fast, A. (2009). *Diabetes prevention in primary school-age children* (Master's Thesis). Retrieved from ProQuest Dissertations & Theses A&I database, UMI No. 305168357.

Fehir, J. S. (1988). Motivation, and selected demographics as determinants of health-promoting lifestyle behavior in men 35 to 64 years old: A nursing investigation. *Dissertation Abstracts International, 50–05B,* 1851.

Felarca, C. U. (2012). *A burning problem: Skin protection practices among college nursing students and non-nursing college students* (Master's Thesis). Retrieved from ProQuest Dissertations & Theses A&I database, UMI No. 1011321588.

Furr, S. B. (2009). *The school nurse's perception of health promotion behavior*. (Master's Thesis). Retrieved from ProQuest Dissertations & Theses A&I database, UMI No. 1467914.

Gabry, H. (2005). *Understanding the relationship between health behavior during pregnancy and health locus of control among Arab and non-Arab women to reduce high risk pregnancy.* George Mason University, Washington, D.C. Retrieved from ProQuest Digital Dissertations at: http://www.proquest.com/ (publication number AAT 3167540).

Gasalberti, D. (1999). Early detection of breast cancer by self-examination: The influence of perceived barriers and health conception (cancer detection). *Dissertation Abstracts International, 60–01B,* 0129.

Gautam, B. (2011). *Factors predicting exercise behavior of graduate students*. (Doctoral dissertation). Retrieved from ProQuest Dissertations & Theses A&I database. UMI No. 3497803.

Gava, M. Z. (1996). *The AIDS crisis: Examining factors that influence use of condoms by young adult Zimbabwean males*. Unpublished doctoral dissertation, University of Michigan, Ann Arbor.

Gerard, M. S. (1993). *Factors related to long-term physical activity following coronary artery bypass graft surgery*. Unpublished doctoral dissertation, Rush University College of Nursing, Chicago.

Gillis, A. J. (1993). *The relationship of definition of health, perceived health status, self-efficacy, parental health-promoting lifestyle, and selected demographics to health-promoting lifestyle in adolescent females*. Unpublished doctoral dissertation, University of Texas, Austin.

Grabowski, B. J. (1997). Determinants of health promotion behavior in active duty Air Force personnel. *Masters Abstracts International, 36–01,* 0156.

Hagerstrom, G. (2010). *Personal factors, perceptions, influences and their relationship with adherence behaviors in patients with diabetes*. (Doctoral dissertation). Retrieved from ProQuest Dissertations & Theses A&I database, UMI No. 3442416.

Harms, J. M. (1995). Health-promoting behaviors in exercising and nonexercising seniors: A comparison. *Masters Abstracts International, 34–02,* 0719.

Harrison, R. L. (1993). *The relationship among hope, perceived health status, and health-promoting lifestyle among HIV seropositive men.* Unpublished doctoral dissertation, New York University.

Hatmaker, D. D. (1993). *The effects of individual factors and health promotion during pregnancy on maternal-child health.* Unpublished doctoral dissertation, Medical College of Georgia, Augusta.

Haus, C. S. (2003). Medication management strategies used by community-dwelling older adults living alone. *Dissertation Abstracts International, 64–07B,* 3188. (University Microfilms No. AAT3097641)

Hemstron, M. M. (1993). *Relationships and differences in definition of health, perceived personal competence, perceived health status and health-promoting lifestyle profile in three elderly cohorts.* Unpublished doctoral dissertation, Rush University College of Nursing, Chicago.

Hubbard, A. B. (2002). The impact of curriculum design on health promoting behaviors at a community college in south Florida. *Dissertation Abstracts International, 63–06,* 2112.

Hubbard, D. (1987). The patterns of family interaction that promote positive child health behaviors. *Masters Abstracts International, 26–04,* 0419.

Hudak, J. W. (1988). A comparative study of the health beliefs and health-promoting behaviors of normal weight and overweight male Army personnel. *Dissertation Abstracts International, 50–06B,* 2337.

Hung, S.-L. (2009). *The relationship of lifestyle behavior and occupational characteristics to selected health problems among truck drivers in Taiwan.* (Doctoral dissertation). Retrieved from ProQuest Dissertations & Theses A&I database, UMI No. 3383206.

Jadalla, A. A. (2007). *Acculturation, health, and health behaviors of adult Arab Americans.* Loma Linda University, California. Retrieved from ProQuest Digital Dissertations at: http://www.proquest.com/ (publication number AAT 3282707).

Jones, C. J. (1991). *Relationship of participation in health promotion behaviors to health-related hardiness and other selected factors in older adults.* Unpublished doctoral dissertation, Texas Woman's University, Houston.

Kalampakorn, S. (2000). Stages of construction workers' use of hearing protection. *Dissertation Abstracts International, 61–07B,* 3508.

Keegan, J. P. (2011). *Predictive ability of Pender's Health Promotion Model for physical activity and exercise participation for people with spinal cord injury: A hierarchical regression analysis.* (Doctoral dissertation). Retrieved from ProQuest Dissertations & Theses A&I database, UMI No. 3488940.

Kerr, M. J. (1994). Factors related to Mexican-American workers use of hearing protection (noise). *Dissertation Abstracts International, 50–08B,* 3238.

Kohlbry, P. W. (2006). *Exercise self-efficacy, stages of exercise change, health promotion behaviors, and physical activity in postmenopausal Hispanic women.* Unpublished Ph.D., University of Illinois at San Diego, California. Retrieved from *ProQuest Digital Dissertations* at: http://www.proquest.com/ (publication number AAT 3218201).

Kurtz, A. C. (1996). *Correlates of health-promoting lifestyles among women with rheumatoid arthritis.* Unpublished doctoral dissertation, Columbia University Teachers College, New York.

Lee, N. (1987). Health knowledge and health-promoting behavior in Chinese students. *Masters Abstracts International, 27–01,* 0086.

Lewallen, L. P. (1995). *Barriers to prenatal care in low-income women.* Unpublished doctoral dissertation, University of North Carolina at Chapel Hill.

Long, J. J. (2012). *Comparison of health-promoting lifestyles in adult patients with and without primary care provider continuity* (Master's Thesis). Retrieved from ProQuest Dissertations & Theses A&I database, UMI No. 1511365.

Luther, C. H. (2003). Living the coming of osteoporosis: Health promotion behaviors of women at risk for osteoporosis in Mississippi. *Dissertation Abstracts International, 64–08B,* 3746, University Microfilms No. AAT3101544.

Martinelli, A. M. (1996*). A study of health locus of control, self-efficacy, health promotion behaviors, and environmental factors related to the self-report of the avoidance of environmental smoke in young adults.* Unpublished doctoral dissertation, Catholic University of America, Washington, D. C.

McCullagh, M. C. (1999). Factors affecting hearing protector use among farmers. *Dissertation Abstracts International, 61–02B,*780.

McKeon, F. M. (1997). Health-promoting behaviors: Predictors of early vs. late initiation to prenatal care. *Masters Abstracts International, 35–05,* 1390.

McMemamin, C. A. (2002). Parental perception concerning the use of peak flow meters in the child with asthma. *Masters Abstracts International, 41–05,* 1420.

Medcalf, P. L. (1988). Value placed on health and number of health promoting behaviors of adults. *Masters Abstracts International, 27–04,* 0492.

Merren, V. A. (1991). Determinants of health promotion in the elderly. *Masters Abstracts International, 29–04,* 0648.

Mitchell, M. L. (1993). *Effects of a self-efficacy intervention on adherence to antihypertensive regimens.* Unpublished doctoral dissertation, University of Rochester.

Moore, E. J. (1992). *The relationship among self-efficacy, health knowledge, self-rated health status, and selected demographics as determinants of health promoting behavior of older adults.* Unpublished doctoral dissertation, University of Akron.

Nodine, P. M. (2011). *The contribution of physical activity to sleep parameters in pregnancy within the context of prepregnant body mass index.* (Doctoral dissertation). Retrieved from ProQuest Dissertations & Theses A&I database, UMI No. 3467224.

Oh, H. (1993). Health promoting behaviors and quality of life of Korean women with arthritis. *Dissertation Abstracts International, 54–08B,* 4083.

Parker, T. J. (2008). *Factors influencing early detection of breast cancer in African American women* (Master's Thesis). Retrieved from ProQuest Dissertations & Theses A&I database, UMI No. 1467917.

Phillips, P. S. (1993). Health promoting behaviors of adults attending a worksite health fair. *Masters Abstracts International, 32–05,* 1375.

Pichayapinyo, P. (2005). *The relationship of perceived benefits, perceived barriers, social support, and sense of mastery on adequacy of prenatal care for first-time Thai mothers.* The Catholic University of America, Washington, D.C. Retrieved from *ProQuest Digital Dissertations* at: http://www.proquest.com/ (publication number AAT 3169867).

Polsingchan, S. (2010). *Health-Promoting Behaviors in Thai persons with Chronic Renal Failure.* (Doctoral dissertation). Retrieved from ProQuest Dissertations & Theses A&I database, UMI No. 3446004.

Rothschild, S. L. (1996). *Mental health representations of attachment: Implications for health-promoting behavior and perceived stress.* Unpublished doctoral dissertation, Ohio State University, Columbus.

Rummel, C. B. (1991). *The relationship of health value and hardiness to health-promoting behavior in nurses.* Unpublished doctoral dissertation, New York University.

Sakraida, T. J. (2002). Divorce transition, coping responses, and health promoting behavior of midlife women. *Dissertation Abstracts International, 62–12B,* 5646, University Microfilms No. AAT3037817.

Sallee, A. M. (1996). The relationship of health locus of control and participation in health-promoting behaviors among older hypertensive persons. *Masters Abstracts International, 34–18,* 2349.

Sapp, C. J. (2003). Adolescents with asthma: Effects of personal characteristics and health-promoting lifestyle behaviors on health-related quality of life. *Dissertation Abstracts International, 64–05B,* 2131, University Microfilms No. AAT3092071.

Smith Hendricks, C. K. (1992). *Perceptual determinants of early adolescent health promoting behaviors in one Alabama black belt country.* Unpublished doctoral dissertation, Boston College.

Spencer, S. A. (2007). *Effects of physiological and cognitive perceptual factors on health promotion practices in Army reservists.* Unpublished Ph.D., University of Illinois, Chicago. Retrieved from *ProQuest Digital Dissertations* at: http://www.proquest.com/ (publication number AAT 3267048).

Stone, S. A. (1990). The relationship between self-esteem and health promoting behaviors in working women. *Masters Abstracts International, 30–04,* 1326.

Stutts, W. C. (1997). *Use of the health promotion model to predict physical activity in adults.* Unpublished doctoral dissertation, University of North Carolina, Chapel Hill.

Suwonnaroop, N. (1999). Health-promoting behaviors in older adults: The effect of social support, perceived health status, and personal factors. *Dissertation Abstracts International, 60–08B,* 3854.

Tapler, D. A. (1996). *The relationship between health value, self-efficacy, health barriers, and health behavior practices in mothers.* Unpublished doctoral dissertation, Texas Woman's University, Houston.

Tashiro, J. (1996). Health promoting lifestyle behaviors of college women in Japan: An exploratory study. *Dissertation Abstracts International, 57–04B,* 2486.

Thompson, E. M. (1995). *A descriptive study of women who successfully quit smoking*. Unpublished doctoral dissertation, Georgia State University, Atlanta.

Turner, S. J. (1989). Health protective behavior and the elderly: Hemoccult testing for early colorectal cancer detection. *Masters Abstracts International, 28–02,* 0277.

Vines, W. R. (1991). *Psychological stress reaction, coping strategies, and health promotion lifestyles among hospital nurses*. Unpublished doctoral dissertation, University of Alabama at Birmingham.

Warner, K. D. (2000). Health-related lifestyle behaviors of twins: Interpersonal and situational influences. *Dissertation Abstracts International, 61–03B,* 1331.

Warren, M. T. (1993). *The relationships of self-motivation and perceived personal competence to engaging in a health-promoting lifestyle for men in cardiac rehabilitation programs*. Unpublished doctoral dissertation, New York University.

White, D. A. (1994). The relationship of intrinsic motivation and health beliefs on positive health behavior in pregnant adolescents. *Masters Abstracts International, 34–02,* 0730.

White, D. E. (2005). *Women's expectations and experiences of role performance following coronary artery bypass surgery*. Unpublished Ph.D., Georgia State University. Retrieved from *ProQuestDigital Dissertations* at: http://www.proquest.com/ (publication number AAT 3194604).

White, J. L. (1996). *Outcomes of an individualized health promotion program for homebound older community residents*. Unpublished doctoral dissertation, Texas Woman's University, Houston.

Willis, J. L. (2001). The effect of multiple roles in the health promotion activities of college women. *Masters Abstracts International, 39–05,* 1382.

Wilson, A. H. (1991). Health promoting behaviors among married and unmarried mothers. *Dissertation Abstracts International, 52–06B,* 2999.

Wisnewski, C. A. (1996). *A study of the health-promoting behavioral effects of an exercise educational intervention in adult diabetics*. Unpublished doctoral dissertation, Texas Woman's University, Houston.

Yang, K. (2005). *Physical activities among Korean midlife immigrant women in the United States. Unpublished Ph.D., The University of Texas, Austin.* Retrieved from *ProQuestDigital Dissertations* at: http://www.proquest.com/ (publication number AAT 3184818).

Yue, S. P. (1998). Assessing the needs of the post-cardiac event population in a rural southeastern New Mexico community. *Masters Abstracts International, 36–06,* 1594.

Yuhos, J. L. (1997). Health patterns of nurses who smoke. *Masters Abstracts International, 36–01,* 0166.

Journal Articles

Agazio, J. G., Ephraim, P. M., Flaherty, N. B., & Gurney, C. A. (2002). *Health promotion in active-duty military women with children*. 35(1), 65–82.

Callaghan, D. (2005). Healthy behaviors, self-efficacy, self-care, and basic conditioning factors in older adults. *Journal of Community Health Nursing, 22*(3), 169–178.

Callaghan, D. M. (2005). The influence of spiritual growth on adolescents' initiative and responsibility for self-care. *Pediatric Nursing, 31*(2), 91–95.

Callaghan, D. (2006). Basic conditioning factors' influences on adolescents' healthy behaviors, self-efficacy, and self-care. *Issues in Comprehensive Pediatric Nursing, 29*(4), 191–204.

Callaghan, D. (2006). The influence of basic conditioning factors on healthy behaviors, self-efficacy, and self-care in adults. *Journal of Holistic Nursing, 24*(3), 178–185.

Calvert, W. J., & Bucholz, K. K. (2008). Adolescent risky behaviors and alcohol use. *Western Journal of Nursing Research, 30*(1), 147–148.

Campbell, J., & Kreidler, M. (1994). Older adults' perceptions about wellness. *Journal of Holistic Nursing, 12*(4), 437–447.

Campbell, M., & Torrance, C. (2005). Coronary angioplasty: Impact on risk factors and patients' understanding of the severity of their condition. *Australian Journal of Advanced Nursing, 22*(4), 26–31.

Chen, C., Kuo, S., Chou, Y., & Chen, H. (2007). Postpartum Taiwanese women: Their postpartum depression, social support and health-promoting lifestyle profiles. *Journal of Clinical Nursing, 16*(8), 1550–1560.

Chen, M., James, K., Hsu, L., Chang, S., Huang, L., & Wang, E. K. (2005). Health-related behavior and adolescent mothers. *Public Health Nursing, 22*(4), 280–288.

Conway, A. E., McClune, A. J., & Nosel, P. (2007). Down on the farm: Preventing farm accidents in children. *Pediatric Nursing, 33*(1), 45–48.

Costanzo, C., Walker, S. N., Yates, B. C., McCabe, B., & Berg, K. (2006). Physical activity counseling for older women. *Western Journal of Nursing Research 28*(7), 786–810.

Daggett, L. M., & Rigdon, K. L. (2006). A computer-assisted instructional program for teaching portion size versus serving size. *Journal of Community Health Nursing, 23*(1), 29–35.

Esperat, C., Feng, D., Zhang, Y., & Owen, D. (2007). Health behaviors of low-income pregnant minority women. *Western Journal of Nursing Research, 29*(3), 284–300.

Evio, B. D. (2005). The relationship between selected determinants of health behavior and lifestyle profile of older adults. *Philippine Journal of Nursing, 75*(1), 23–31.

Guarnero, P. A. (2006). Health promotion behaviors among a group of 18–29 year old gay and bisexual men. *Communicating Nursing Research, 39*, 298.

Guarnero, P. A. (2007). Staying healthy: How are young gay and bisexual men doing? *Communicating Nursing Research, 40*, 429.

Gusain, S. (2008). Nursing and self-motivation for elderly. *Nursing Journal of India, 99*(1), 5–7.

Hageman, P. A., Walker, S. N., & Pullen, C. H. (2005). Tailored versus standard internet-delivered interventions to promote physical activity in older women. *Journal of Geriatric Physical Therapy, 28*(1).

Hensley, R. D., Jones, A. K., Williams, A. G., Willsher, L. B., & Cain, P. P. (2005). One-year clinical outcomes for Louisiana residents diagnosed with type 2 diabetes and hypertension. *Journal of the American Academy of Nurse Practitioners, 17*(9), 363–369.

Huang, T., & Dai, F. (2007). Weight retention predictors for Taiwanese women at six-month postpartum. *Journal of Nursing Research 15*(1), 11–20.

Hui, W. H. (2002). The health-promoting lifestyles of undergraduate nurses in Hong Kong. *Journal of Professional Nursing, 18*(2), 101–111.

Hulstein, P., & Berg, J. A. (2007). Premenstrual symptoms and academic stress in rural college women. *Communicating Nursing Research 40,* 540.

Johnson, R. L. (2005). Gender differences in health-promoting lifestyles of African Americans. *Public Health Nursing 22*(2), 130–137.

Johnson, R. L., & Nies, M. A. (2005). A qualitative perspective of barriers to health-promoting behaviors of African Americans. *ABNF Journal 16*(2), 39–41.

Kaewthummanukul, T., Brown, K. C., Weaver, M. T., & Thomas, R. R. (2006). Predictors of exercise participation in female hospital nurses. *Journal of Advanced Nursing 54*(6), 663–675.

Kahawong, W., Phancharoenworakul, K., Khampalikit, S., Taboonpong, S., & Chittchang, U. (2005). Nutritional health-promoting behavior among women with hyperlipidemia. *Thai Journal of Nursing Research 9*(2), 91–102.

Kerr, M. J., Lusk, S. L., & Ronis, D. L. (2002). Explaining Mexican American worker's hearing protection use with the health promotion model. *Nursing Research, 51*(2), 100–109.

Kerr, M. J., Savik, K., Monsen, K. A., & Lusk, S. L. (2007). Effectiveness of computer-based tailoring versus targeting to promote use of hearing protection. *Canadian Journal of Nursing Research 39*(1), 80–97.

Lohse, J. L. (2003). A bicycle safety education program for parents of young children. *Journal of School Nursing, 19*(2), 100–110.

Lucas, J. A., Orshan, S. A., & Cook, F. (2000). Determinants of health-promoting behavior among women ages 65 and above living in the community. *Scholarly Inquiry for Nursing Practice, 14*(1), 77–100.

Maes, C., & Louis, M. (2007). Advanced nurse practitioners and sexual history taking practices among older adults. *Communicating Nursing Research, 40*, 464.

McCullagh, M., Lusk, S. L., & Ronis, D. L. (2002). Factors influencing use of hearing protection among farmers: A test of the Pender health promotion model. *Nursing Research, 51*(1), 33–39.

McDonald, P. E., Brennan, P. F., & Wykle, M. L. (2005). Perceived health status and health-promoting behaviors of African-American and white informal caregivers of impaired elders. *Journal of National Black Nurses' Association, 16*(1), 8–17.

McMurry, T. B. (2006). A comparison of pharmacological tobacco cessation relapse rates. *Journal of Community Health Nursing 23*(1), 15–28.

Mendias, E. P., & Paar, D. P. (2007). Perceptions of health and self-care learning needs of outpatients with HIV/AIDS. *Journal of Community Health Nursing 24*(1), 49–64.

Milne, J. L., & Moore, K. N. (2006). Factors impacting self-care for urinary incontinence. *Urologic Nursing 26*(1), 41–51.

Montgomery, K. S. (2002). Health promotion with adolescents: Examining theoretical perspectives to guide research. *Research & Theory for Nursing Practice*, *16*(2), 119–134.

Morowatisharifabad, M. A., & Shirazi, K. K. (2007). Determinants of oral health behaviors among preuniversity (12th-grade) students in Yazd (Iran): an application of the health promotion model. *Family & Community Health 30*(4), 342–350.

Nies, M. A., & Motyka, C. L. (2006). Factors contributing to women's ability to maintain a walking program. *Journal of Holistic Nursing 24*(1), 7–14.

Olson, A. F., & Berg, J. A. (2006). Theoretical foundations of promoting perimenopausal bone health. *Communicating Nursing Research 39*, 279.

Phuphaibul, R., Leucha, Y., Putwattana, P., Nuntawan, C., Tapsart, C., Tachudhong, A., et al. (2005). Health promoting behaviors of Thai adolescents, family health related lifestyles and parent modeling. *Thai Journal of Nursing Research 9*(1), 28–37.

Piazza, J., Conrad, K., & Wilbur, J. (2001). Exercise behavior among female occupational health nurses. Influence of self efficacy, perceived health control, and age. *AAOHN Journal*, *49*(2), 79–86.

Pichayapinyo, P., O'Brien, M. E., Duffy, J. R., & Agazio, J. (2007). The relationship of perceived benefits, perceived barriers, social support, and sense of mastery on adequacy of prenatal care for first-time Thai mothers. *Thai Journal of Nursing Research 11*(2), 106–117.

Ronis, D. L., Hong, O., & Lusk, S. L. (2006). Comparison of the original and revised structures of the health promotion model in predicting construction workers' use of hearing protection. *Research in Nursing & Health 29*(1), 3–17.

Rothman, N. L., Lourie, R. J., Brian, D., & Foley, M. (2005). Temple Health Connection: a successful collaborative model of community-based primary health care. *Journal of Cultural Diversity 12*(4), 145–151.

Schlickau, J. M., & Wilson, M. E. (2005). Breastfeeding as health-promoting behaviour for Hispanic women: literature review. *Journal of Advanced Nursing 52*(2), 200–210.

Shin, K. R., Kang, Y., Park, H. J., Cho, M. O., & Heitkemper, M. (2008). Testing and developing the health promotion model in low-income, Korean elderly women. *Nursing Science Quarterly 21*(2), 173–178.

Sisk, R. J. (2000). Caregiver burden and health promotion. *International Journal of Nursing Studies*, *37*(1), 37–43.

Smith, A. B., & Bashore, L. (2006). The effect of clinic-based health promotion education on perceived health status and health promotion behaviors of adolescent and young adult cancer survivors. *Journal of Pediatric Oncology Nursing*, *23*(6), 326–334.

Smith, S. A., & Michel, Y. (2006). A pilot study on the effects of aquatic exercises on discomforts of pregnancy. *Journal of Obstetric, Gynecologic, and Neonatal Nursing 35*(3), 315–323.

Srof, B. J., & Velsor-Friedrich, B. (2006). Health promotion in adolescents: a review of Pender's Health Promotion Model. *Nursing Science Quarterly 19*(4), 366–373.

Victor, J. F., de Oliveira Lopes, M. V., & Ximenes, L. B. (2005). Analysis of diagram the health promotion model of Nola J. Pender [Portuguese]. *ACTA Paulista de Enfermagem 18*(3), 235–240.

Walker, S. N., Pullen, C. H., Hertzog, M., Boeckner, L., & Hageman, P. A. (2006). Determinants of older rural women's activity and eating. *Western Journal of Nursing Research 28*(4), 449–474.

Wang, H. H. (2001). A comparison of two models of health-promoting lifestyle in rural elderly Taiwanese women. *Public Health Nursing*, *18*(3), 204–211.

Wang, W., Wang, C., Tung, Y., & Peng, J. (2007). Factors influencing adolescent second-hand smoke avoidance behavior from the perspective of Pender's health promotion model [Chinese]. *Journal of Evidence-Based Nursing 3*(4), 280–288.

Wilson, M. (2005). Health-promoting behaviors of sheltered homeless women. *Family & Community Health 28*(1), 51–63.

Yang, K., Laffrey, S. C., Stuifbergen, A., Im, E., May, K., & Kouzekanani, K. (2007). Leisure-time physical activity among midlife Korean immigrant women in the US. *Journal of Immigrant and Minority Health 9*(4), 291–298.

22장

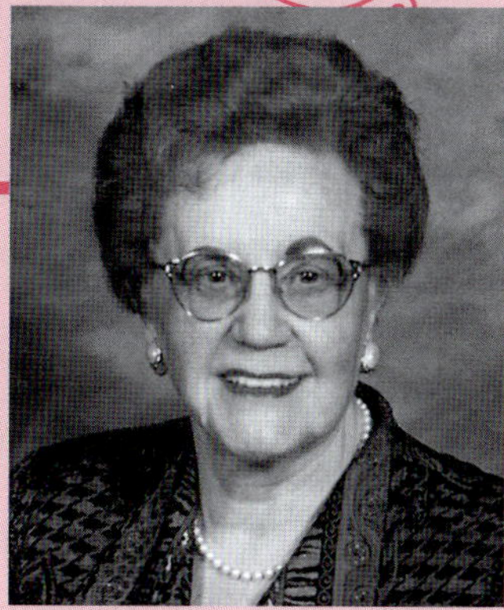

매들라인 라이닝거
Madeline M. Leininger
1925-2012

다양성과 보편성의 문화돌봄이론
Culture Care Theory of Diversity and Universality

Marilyn McFarland

"돌봄은 간호의 본질이며, 분명하고, 우세하고, 중요하고 통합적인 활동에 초점을 두고 있다"
(Madeleine Leininger, 2002e, p. 192).

이론가 소개

라이닝거Leininger는 횡문화 간호의 창시자이며 횡문화 간호와 인간 돌봄이론의 선두 주자이다. 라이닝거는 간호학 석사학위를 이수하고 문화와 사회인류학 박사학위를 가지고 있는 최초의 간호사이다. 미국 네브래스카 Sutton에서 태어났고, 콜로라도 덴버에 위치한 St. Anthony 간호학교를 졸업한 후 간호사로서의 생활을 시작하였으며, U.S. Army Nurse Corps에서 일하기도 하였다. 1950년, 캔자스의 Atchison에 있는 Benedictine College에서 생물학 학사 학위를 취득하였으며, 철학과 인문과학을 부전공으로 공부하였다. 졸업 후, 강사, 일반 간호사, 그리고 내·외과 병동의 수간호사로 일했으며, 오마하의 St.

Photo credit:Kathleen Leininger, Austin, TX

Joseph병원에 있는 동안 새로운 정신과 병동을 열기도 하였다. 이 기간 동안, 라이닝거는 Creighton 대학에서 간호학을 심도있게 공부하였다(Leininger, 1995c, 1996b).

1954년에 라이닝거는 Washington D.C의 Catholic 대학 정신간호학 분야에서 석사 학위를 취득하였다. 그리고 Ohio주, Cincinnati 대학의 Health College에서 일하게 되었는데, 여기서 세계 최초로 소아정신 간호학의 석사과정 임상 전문가 프로그램을 시작하였다. 또한 라이닝거는 Cincinnati 대학의 정신간호학 석사과정과 함께 대학병원에서 치료적 정신간호센터를 개설하고 이끌어갔다. 이 기간 동안 *Basic Psychiatric Concepts in Nursing* 정신간호학 교재를 Hofling과 함께 저술하였는데 이 책은 1960년 11개의 언어로 출판되었다(Hofling & Leininger, 1960).

라이닝거는 Cincinnati에서 일하는 동안, 직원들이 어린이의 행동에 영향을 미치는 문화적 요인에 대한 이해가 부족하다는 것을 알게 되었다. 다양한 문화적 배경을 가진 어린이들에게서 돌봄과 정신치료 사이에 차이가 있음을 관찰하였다. 라이닝거는 자신과 간호사들의 간호진단과 활동이 이런 어린이들을 올바르게 도와주지 못하고 있다는 사실에 더욱 관심을 가지게 되었다. 라이닝거는 자기 자신과 직원들에게 어린이들의 문화적 차이와 치료적 성과에 대하여 여러 질문들을 던졌는데 직원들이 환자의 치료와 진단에서 문화적 요인에 대한 관심이 별로 없음을 알게 되었다. Margaret Mead가 Cincinnati 대학의 심리학과에 교환교수로 오게 되자, 라이닝거는 Mead와 함께 간호학과 인류학 사이의 잠재적인 상호관계에 대해 논의하게 되었다. 비록 Mead로부터 격려를 받지는 않았지만, 라이닝거는 Seattle의 워싱턴대학에서 자신의 관심사인 문화, 사회, 심리학적 인류학 분야에서 박사학위 과정을 공부하기로 결심하였다.

박사과정 학생으로서 라이닝거는 많은 문화에 관심을 가졌다. 라이닝거는 인류학을 좋아했고 이 분야가 모든 간호사들에게 관심 있는 분야일 것이라고 믿었다. 라이닝거는 뉴기니의 Eastern Highlands에 사는 Gadsup 민족에 관심을 갖고 거의 2년 동안 혼자 토착민들과 생활하면서 두 마을에서 민족지와 민족 간호 연구를 수행하였다(Leininger, 1995c, 1996b). 라이닝거는 문화의 독특한 특징뿐만이 아니라 건강 돌봄 및 웰빙 실무와 연관된 많은 분명한 문화적 차이를 관찰할 수 있었다. 심층 연구와 함께 Gadsup 사람들과의 직접 경험을 통해서, 라이닝거는 민족간호와 다양성과 보편성의 문화돌봄이론(Culture Care Theory)을 발전시켰다(Leininger, 1978, 1981, 1991b, 1995c). 라이닝거의 연구와 이론은 간호 학생들로 하여금 인간 돌봄, 건강, 질병에 있어서의 문화적 차이를 이해하는데 많은 도움을 준다. 라이닝거는 교수와 학생들이 대학원 교육과 실무를 수행할 수 있도록 격려하는 중요한 간호계의 리더가 되었다. 인간돌봄에 초점을 맞춘 횡문화 간호 분야의 발전에 대한 라이닝거의 열정은 50년이 넘는 세월동안 라이닝거를 지탱해온 힘이라 볼 수 있다.

라이닝거(1970, 1978)는 횡문화 간호개념, 이론, 원리와 실무를 공식화하는 간호학과 인류학 간의 지식과 이론적 연구의 공통분야를 확인하였다. *Nursing and Anthropology: Two Worlds to Blend*(1970)이라는 책은 횡문화 간호, 문화돌봄이론, 그리고 문화적 기반의 건강돌봄 분야에 대한 토대를 세웠다. 그 다음 저서인 *횡문화 간호: 개념, 이론, 실무*(1978)에서 라이닝거는 횡문화 간호의 주요 개념, 이론적 사고 및 실무를 확인하였으며, 이 책은 횡문화 간호에 대한 첫 번째 출판이기도 하였다. 라이닝거는 전 세계에 존재하는 다양한 문화를 연구하기 위하여 문화 돌봄이론을 확립하고 전파하였으며, 이를 활용을 하였다. 라이닝거는 이론을 최적화하고 내부자나 문화에 대한 대상자적 접근emic view of cultures을 발견하기 위하여 민족간호 질적연구 방법을 발전시켰다(Leininger, 1991b, 1995c). 민속간호 연구방법은 복잡한 돌봄과 문화적 현상을 검증하고자하는 간호사들을 위해 처음으로 개발된 간호연구 방법론이었다. 지난 50년 동안, 박사학위를 소지한 50명에 가까운 간호사들 외에도 많은 학사 및 석사학위 소지자들이 횡문화 간호에 관심을 갖고 라이닝거의 문화돌봄이론을 사용해왔다(Leininger, 1990a, 1991b; Leininger & McFarland, 2002a; Leininger & Watson, 1990).

횡문화 간호의 첫 번째 과정은 1966년, 라이닝거가 간호학 및 인류학 교수로 재직하고 있던 콜로라도 대학에서 처음 생겨났다(미국에서 간호학 교수가 다른 학문 분야의 교수로 최초 공동 임명). 라이닝거는 또한 지도자로서 미국 최초의 간호과학자 프로그램(Ph.D.)을 준비하고 창설하였다. 1969년, 라이닝거는 미국 Seattle에 위치한 워싱턴대학교에서 학장이자 간호학과 교수, 인류학과 강사로 임명되었다. 그 곳에서 라이닝거는 횡문화 간호의 석·박사 프로그램을 지원하기 위하여 최초의 학문적 성격의 간호학과academic nursing department를 설립하였다. 라이닝거는 몇 개의 횡문화 간호과정을 개설하였으며, 처음 횡문화 간호의 박사과정을 이수하는 간호사들을 가이드하였다. 또한 1968년에는 미국 인류학 협회American Anthropological Association와 함께 간호와 인류학 위원회Nursing and Anthropology committee를 창립하였다.

1974년, 라이닝거는 Salt Lake City에 위치한 Utah대학교의 간호대학 학장과 교수로 임명되었으며 인류학과 겸임 교수가 되었다. 그곳에서 라이닝거는 처음으로 횡문화 간호의 석·박사 프로그램을 시작하였고, 이러한 프로그램들은 횡문화 간호에 특히 초점을 맞춘 세계 최초의 실질적인 과정이었다.

1981년 라이닝거는 Detroit의 Wayne 주립대학에서 간호대학의 교수겸 인류학의 겸임 교수로, 횡문화 간호 과정 장으로 1995년까지 일하였다. 또한 이 학교에서 5년 동안 건강 연구 센터 소장으로 일하였다. Wayne 주립대학에 재직하는 동안, 라이닝거는 학사, 석사, 박사, 그리고 박사 후 과정의 간호학생과 비간호학생들을 위하여 또 다시 횡문화 간호, 돌봄, 질적 연구 방법 분야의 여러 과정과 세미나를 개발하였다. 라이닝거는 횡문화 간호의 현장 연구에 관해 많은 학생들과 간호사들을 가르치고 상담하였다. 초기 1960년대에 질적 연구 방법을 사용한 최초의 간호 지도자 중 1인인 라이닝거는, 미국 이외에도 세계 곳곳의 여러 대학들에서 이러한 방법론을 교육시켜왔다. 라이닝거는 14가지의 문화를 연구하였으며, 라이닝거의 문화 돌봄이론을 사용하는 연구 프로젝트와 기관에서 지속적으로 자문을 해주고 있다.

라이닝거의 학문적 약력에는 미국, 캐나다, 유럽을 비롯한 여러국가에서 600회에 가까운 컨퍼런스. 기조연설, 워크숍, 자문 서비스 등이 있다. 교육과 서비스 조직에서도 지속적으로 횡문화 간호, 인간 돌봄, 민족 간호학 연구, 문화 돌봄이론, 그리고 국제 보건 의료의 미래에 대한 자문을 하였다.

라이닝거의 관심 영역은 횡문화 간호의 중점적 관심사로서의 돌봄은 물론, 비교 교육과 행정 간호이론, 정치, 간호와 보건의료의 윤리적 딜레마, 질적 연구방법, 그리고 간호와 보건의료의 미래, 간호 리더십 등을 들 수 있다. 라이닝거의 문화돌봄이론은 이제 세계적으로 이용되고 있으며, 지금도 다양한 문화로부터 자료의 발견이라는 측면에서 발전하고 있다. 1974년에는 National Transcultural Nursing Society를 창설하였으며, 그 때부터 활발하게 조직을 이끌어가고 있다. 또한 1978년에는 National Research Care Conference를 만들어 인간 돌봄 현상연구에 초점을 맞춘 간호사들에게 도움을 주었다(Leininger, 1981, 1984a, 1988a, 1990a, 1991b; Leininger & Watson, 1990). 1989년에는 *Journal of Transcultural Nursing*을 창설하여 1995년까지 편집 발행인으로 일하였다.

라이닝거는 간호학 교과과정과 임상 실무에 대한 연구결과를 바탕으로, 횡문화 간호와 문화-특수 돌봄 개념을 통합하는 것이 간호의 모든 면에 있어서 새롭고 미래 지향적인 방향이라고 보고 간호교육자와 실무자를 설득하고자 노력하였다(Leininger, 1991b, 1995c ; Leininger & McFarland, 2002a, Leininger & Watson, 1990). 라이닝거는 두 가지 분야에서 여전히 활동적으로 일하는 간호사로서, 미국뿐 아니라 세계적인 횡문화 컨퍼런스와 관련 모임에서 간호학과 인류학 두 가지 분야에 지속적으로 공헌하고 있다. 라이닝거는 Omaha, Nebraska에서 여전히 활동적으로 일하고 있으며 라이닝거의 목표는 횡문화 간호 기관을 세워서 횡문화 간호와 건강 현상에 대한 연구를 지휘하고 촉진하는 것이다.

라이닝거는 본 장 참고문헌에 나오는 30권이 넘는 저술 작업과 편집을 하였으며, 이 책들에는 방법론과 함께 자신의 이론에 대한 충분한 설명이 포함되어 있다. 라이닝거는 횡문화 간호, 인간 돌봄과 건강 현상, 간호의 미래, 그리고 200편이 넘는 논문과 45개의 저술에 참여하였다. 그리고 간호와 인류학에 관련된 주제들에 초점을 맞춘 많은 양의 필름, 비디오, 그리고 연구 보고서를 펴냈다. 라이닝거는 8개의 편집 위원회와 위탁 출판 작업 등에 기여를 하고 있으며, 횡문화 간호학자 집단과 웹사이트(www.madeline-leininger.com)에 관여하고 있다. 간호학계에서 가장 창의적이고, 생산적이며, 혁신적이고 미래지향적인 학자로서 새롭고 가치 있는 연구기반의 횡문화 간호의 내용과 아이디어를 제공해서 학문과 전문직으로서의 간호학을 발전시키고 있다.

라이닝거는 그동안 그의 업적에 대해 많은 수상과 우등을 기록하였다. 라이닝거는 *Who's Who of American Women, Who's Who in Health Care, Who's Who in Community Leaders, Who's Who of Women in Education, International Who's Who in Community Service, Who's Who in International Women* 등에 그의 이름이 기재되어 있으며 National Register of Prominent Americans and International Notables, International Women, and the National Register of prominent Community Leaders에서도 그의 이름을 볼 수 있다. Kansas Atchison의 Benedictine대학에서 L.H.D를, 핀란드 Kuopio대학에서 박사학위를, 그리고 인디애나폴리스 Indiana대학교에서 D.S 학위를 수여 받았다. 1976년과 1995년에는 라이닝거는 American Association of Colleges of Nursing에서 전일제 첫 협회장으로서 그녀의 중요한 공헌을 인정받았다. 1995년에는 Russell Sage Outstanding Leadership상을 수상하였다. 그리고 American Academy of Nursing, American Anthropology Society, and Society for Applied Anthropology의 특별회원이기도 하다. 또한 Sigma Theta Tau International, Delta Kappa Gamma, Scandinavian College of Caring Science in Stockholm, Sweden 등에서 활동을 하고 있다. 라이닝거는 세계 각국에서 방문교수로서도 활동하였고, Wayne 주립대학에 재직 중 Board of Regents' Distinguished Faculty Award, Distinguished Research Award, the President's Excellence in Teaching, and the Outstanding Graduate Faculty Mentor Award를 수여받았다. 1996년, Michigan Madonna 대학에서는 라이닝거의 저서모음을 라이닝거에게 헌정하였고 간호학과 사회과학, 그리고 인문과학에 지대한 영향을 주었던 라이닝거를 기려 라이닝거 특별 도서관을 만들었다.

이론의 배경

라이닝거의 이론은 간호학과 인류학의 학문분야에서 유래하였다(Leininger, 1991b, 1995c; Leininger & McFarland 2002b, 2005). 라이닝거는 *횡문화적 간호*를 세계 다양한 문화와 그 하위문화들의 돌봄가치, 표현, 그리고 건강-질병 신념과 행위 유형을 존중하면서 비교연구에 초점을 맞춘 간호의 주요 영역으로 규정한 바 있다.

이론의 목적은 세계관, 사회구조, 그리고 기타 인용된 차원과 관련된 건강 돌봄 다양성과 보편성을 찾고, 비슷하거나 서로 다른 문화를 가진 사람들이 각각의 문화에 적합한 방법으로 웰빙 또는 건강의 회복 유지 및 죽음을 맞이할 수 있도록 문화적으로 일치하는 돌봄 제공을 받는 방법을 찾는 것이었다(Leininger, 1985b, 1988b, 1988c, 1988d; as cited in 1991b). 이 이론의 목표는 사람들에게 도움이 되고, 적합하며, 대상자, 가족, 또는 문화 단체에 도움을 줄 수 있도록 문화적으로 일치되는 돌봄을 제공하고 발전시키기 위함이다(Leininger, 1991b).

횡문화적 간호는 문화적으로 일치하고 책임 있는 돌봄을 행하기 위해서 문화돌봄 간호 지식을 이용하는 것이라는 인식의 단계를 넘어섰다(Leininger, 1991b, 1995c). 라이닝거는 조만간, 개인, 가족, 단체, 그리고 기관에게 환자간호를 안내할 수 있도록 문화에 기초하며 문화적으로 정의되고, 독특한 새로운 종류의 간호실무가 출현할 것이라고 예견하였다. 문화와 돌봄 지식이 인간을 개념화하고 이해하는데 있어서 가장 전인적인 수단이므로 간호교육과 실무의 중심이며 필수적인 것이라고 주장하였다(Leininger, 1991b, 1995c; Leininger & McFarland, 2002a, 2006). 라이닝거는 인간이 다문화적 세상에 살고 있기 때문에, 횡문화적 간호는 중요하고, 타당하며 공식적인 연구 분야 중 하나가 되었다고 하였다(Leininger, 1984a, 1988a, 1995c; Leininger & McFarland, 2002a, 2006). 간호 활동은 결정을 안내하는 횡문화적 간호 지식과 능력이 필수적이 될 것이라 예상하였다(Leininger, 1991b, 1995c, 1996a, 1996b; Leininger & McFarland, 2002a, 2006).

라이닝거(2002a)는 *횡문화적 간호*와 *범문화적 간호* 사이의 차이를 다음과 같이 구분하였다. 전자는 횡문화적 간호에 대한 지식과 실무를 개발하기 위하여 전념해온 간호사를 가리키며, 범문화적 간호는 횡문화 간호이론과 연구기반 실무를 발전시키는데 기여하지 않는 응용 또는 인류학적 개념을 활용하는 간호사를 의미한다(Leininger, 1995c; Leininger & McFarland, 2002a). 또한 국제적 간호와 횡문화적 간호는 다음과 같이 다르다고 정의하였다. 국제적 간호는 두 문화 간 간호사의 기능에 초점을 맞추고 있으며, 횡문화적 간호는 비교에 의한 이론적 및 실제적인 근거를 가진 여러 문화들에 초점을 맞추고 있다(Leininger, 1995c, Leininger & McFarland, 2002a).

라이닝거는 횡문화 간호를 수행할 일반 간호사를 횡문화 전문간호사에 의해 양성된 횡문화 간호 개념, 원칙, 실무를 응용할 수 있는 학사수준에서 준비된 간호사라고 설명하였다(Leininger, 1989a, 1989b, 1991c, 1995c; Leininger & McFarland, 2002a). 대학원 프로그램을 통해 준비된 횡문화적 전문간호사는 횡문화적 지식과 실무에서 심도 있는 준비와 멘토십을 받는다. 이 전문가는 학사 후 교육을 통하여 필요한 지식과 기술을 취득하게 된다. "이 전문가는 정선된 문화에 대한 깊이 있는 공부를 통해(가치, 신념, 그리고 생활방식), 지식과 횡문화적 간호의 시각에서 돌봄, 건강, 그리고 환경요인에 대한 이론적 기반이 갖춰져 있다"(Leininger, 1984b, p. 252). 횡문화적 전문간호사는 선택된 문화에 대해 존중하면서 전문 분야의 실무자, 교사, 연구자, 그리고 상담가로 일한다. 또한 라이닝거(1995c, 2001)가 모든 간호 교육과 실무의 초점이 될 것이라 말했던 횡문화적 간호 분야의 지식을 개발하고 발전시키기 위해 간호이론을 존중하며 이를 사용한다 (1995c, 2001). 라이닝거 (1996b)는 기존의 간호이론과는 다른 새로운 이론을 가지고 있으며 이를 발전시킨다. 그는 이론이란 지식의 발견이나 알려져 있지 않은 현상을 설명하기 위한 체계적이고 창의적인 방법을 의미하며, 간호이론은 효과적이고 만족스러우면서도 문화와 일치하는 간호를 제공하기 위해 개인이나 가족, 집단의 돌봄 행위와 가치, 표현, 신념, 활동이나 문화적 생활방식에 기반을 둔 창의적 발견을 고려해야 한다고 하였다. 만약 간호실무가 인간의 요구에 대한 문화적 측면을 간과한다면, 간호실무에서 효과적인 성과를 얻기 어려우며 간호 서비스에 대한 만족도가 저하될 것이며 치유와 웰빙을 해치게 될 것이다(Leininger, 1991b, 1995a, 1995c; Leininger & McFarland, 2002a, 2006).

라이닝거(1991b)는 다른 문화를 가진 사람들이 남들로부터 원하는 종류의 돌봄을 받기 위하여 전문가들에게 알리고 안내하기 쉽다는 믿음에 근거해서, 문화 돌봄 다양성과 보편성 이론을 개발하였다. *문화*는 인간의 결정과 행동에 영향을 미치는 패턴화되고 가치 있는 생활방식이라고 할 수 있다. 그러므로 이론은 간호사들이 문화적으로 일치하는 전문적 돌봄 활동과 의사결정을 하는 기반으로서 자신의 내부자적emic 견해와 지식, 그리고 적절한 외부자적(전문적)etic 지식과 함께 실무를 활용하여 대상자의 세계를 발견하고 기록하는 방향으로 나아간다(Leininger, 1991b, 1995c). 문화 돌봄은 사회구조적 요인, 세계관, 문화적 역사와 가치, 환경적 측면(Leininger, 1981), 언어표현, 그리고 민속(일반적인)과 전문적 유형을 포함해서 시간의 경과에 따른 인간생활과 존재의 전인적 영적 측면을 고려하기 때문에 가장 폭넓은 간호이론이다. 이것들은 대상자들의 건강과 웰빙을 이끌고 치료적인 간호실무로 안내할 수 있는 간호의 진수로서 근거이론적 돌봄 지식 발견을 위한 기본적인 기반들이다.

문화 돌봄이론은 내부자 관점과 외부자 관점 지식으로부터 유도되어 귀납적이거나, 연역적일 수도 있다(1991b). 이론은 중범위이론도 거대이론도 아니지만 특별한 관심 범위를 가지고 광범위하게 보아야만 한다(1991b, 1995c; Leininger & McFarland, 2002a, 2005). 라이닝거에 의하면 (2002c), 문화 돌봄 다양성과 보편성 이론은 여러가지 독특한 특징들을 가지고 있다. 이 이론은 명백하게 전체론적이고 포괄적인 문화 돌봄에 초점을 둔 유일한 이론이며, 문화에서 보편적으로 발견되는 다양한 전체론적 요인을 포함하고 있기 때문에 서구-비서구 문화에서 동시에 쓰일 수 있는 이론이기도 하다. 이 이론은 세계관, 사회구조요인, 언어, 일반적이고 전문적인 돌봄, 민족역사학, 그리고 환경적 측면과 같은 인간 돌봄에 영향을 주는 포괄적 요인들을 찾는데 목적을 둔 이론이다. 그리고 이 이론은 사람들에게 웰빙과 건강, 만족스러운 생활방식을 지원하며 문화적으로 일치하는 돌봄 결정에 도달하기 위하여, 세 가지 이론적 실무 양식을 가지고 문화와 다양한 문화의 돌봄에 초점을 두었다. 이 이론은 궁극적으로 돌봄을 발견하기 위해 만들어졌고, -돌봄과 건강과 관련하여 무엇이 다양한 것이고 무엇이 보편적 인지- 특정 돌봄 구성과 횡문화 간호 돌봄 실무 간의 다른 점, 반대되는 점 등을 비교하는데 그 초점을 맞추고 있다. 민속 간호 방법ethnonursing method을 가진 이론은 정보 제공자의 심층적 대상자적 자료를 이끌어 낼 수 있으며, 이것이 문화 건강 돌봄 사정에 이용될 수 있다. 이 이론은 문화적으로 일치하며 안전하고 책임감 있는 돌봄에 도달할 수 있는 간호학과 보건의료 분야에 새로운 지식체를 생성할 수 있다.

주요개념과 정의

라이닝거는 이 이론과 관련하여 용어를 개발해냈다. 주요 용어가 이곳에 정의되어 있으며, 이를 통해 독자들은 라이닝거의 전체 이론을 공부할 수 있다(Leininger, 1991b, 1995c;Leininger & McFarland, 2002a, 2006).

인간 돌보기와 돌봄 Human Care & Caring

*인간 돌보기*human care와 *돌봄*caring의 개념은 자신이나 타인의 건강증진, 인간의 상태나 생활방식 개선, 장애 및 죽음에 직면할 수 있도록 명백하거나 예상되는 욕구를 가진 자신이나 타인을 돕고, 지지하고, 가능하게 하며 촉진하는 표현과 함께 추상적이고 명백한 현상을 의미한다.

문화 Culture

*문화*는 한 세대가 다음 세대에게 가르치고, 공유하며, 전수하는 개인, 그룹 또는 기관들의 패턴화된 생활방식, 가치, 신념, 규범, 상징, 그리고 실무를 의미한다.

문화적 돌봄 Culture Care

문화적 돌봄이란 대상자가 가진 건강이나 웰빙, 장애 및 죽음에 직면, 또는 기타 상황에 대한 명백하거나 기대되는 욕구에 초점을 맞추어 자신이나 타인을 도와주고 지지

주요개념과 정의

하며, 가능하게 하거나 촉진적인 종합적이고 문화적으로 구성된 돌봄 활동을 말한다.

문화적 돌봄의 다양성 Culture Care Diversity

문화적 돌봄의 다양성은 문화와 인간 사이의 돌봄에 대한 신념, 의미, 패턴 가치, 상징, 그리고 생활방식에 있어서의 문화적 다양성이나 차이를 말한다.

문화적 돌봄의 보편성 Culture Care Universality

문화적 돌봄의 보편성은 돌봄을 보편적인 인간애로 보며 문화적인 공통점이나 유사성을 가진 의미("진실"), 패턴, 가치, 상징, 그리고 생활방식을 말한다.

세계관 World View

세계관이란 개인이나 그룹이 삶과 세계의 가치, 자세, 심상, 또는 견해처럼 그들과 관련된 세상을 보고 이해하는 방법을 말한다.

문화적 및 사회적 구조의 차원 Cultural and Social Structure Dimensions

문화적 및 사회적 구조의 차원은 종교(또는 영성), 혈연(사회적), 정치적 특성(법적), 경제, 교육, 기술, 문화적 가치, 철학, 역사, 그리고 언어를 포함하는 문화(또는 하위 문화)의 구조화된 특징의 역동적이고 총체적이며 상호작용적인 패턴을 말한다.

환경적 맥락 Environmental Context

환경적 맥락은 부분적인 환경이나 상황을 참고하여 인간의 표현과 결정을 안내하기 위해서 해석적인 수단을 제공해주며 관련 경험을 포함하는 환경적(물리적, 지정학적, 사회문화적) 상황이나 사건 전체를 말한다.

민족사 Ethnohistory

민족사란 시간의 경과에 따라 임명된 사람들에 문화에 대하여 알려지고, 증언되며 문서화된 사실이나 사건, 또는 발달의 귀결을 의미한다.

주요개념과 정의

내부자 관점 Emic

내부자 관점은 현상에 대한 국소적, 토착적, 또는 내부자적 견해와 가치를 말한다.

외부자 관점 Etic

외부자 관점이란 현상에 대한 외부자적 또는 좀 더 보편적인 견해를 말한다.

건강 Health

건강은 일상 속에서 기능할 수 있도록 개개인이나 그룹에 의해 문화적으로 구성되고, 정의되며, 가치 있고 실천이 되는 웰빙 상태나 회복 가능한 상태를 의미한다.

횡문화 간호 Transcultural Nursing

횡문화 간호는 문화적으로 일치되고 유익한 방법으로 개개인이나 그룹들의 건강(또는 웰빙)을 유지 및 회복하고 장애, 죽음, 또는 다른 인간 상태를 다루는 것을 돕기 위하여 전인적 문화돌봄 현상과 능력에 초점을 맞춘 인간적이고 과학적인 과학과 실무의 공식적인 영역을 의미한다.

문화 돌봄 보존 또는 유지 Culture Care Preservation or Maintenance

문화돌봄 보존 또는 유지란 특정한 문화를 가진 사람들의 의미있는 가치와 생활방식을 유지하거나 보존하고, 질병으로부터 회복시키며 장애나 죽음을 처리할 수 있도록 특정한 문화를 가진 사람들을 돕는, 지지적, 지원적, 촉진적, 또는 전문적 활동과 결정을 가능하게 하는 것을 말한다.

문화 돌봄 조정 또는 협상 Culture Care Accommodation or Negotiation

문화적 돌봄 조정 또는 협상은 지정된 문화(또는 하위문화)를 가진 사람들에게 의미 있고 도움이 되며 일치된 건강 결과를 얻을 수 있도록, 다른 사람들과의 협상이나 순응을 돕는 지지적, 지원적, 촉진적, 또는 전문적 활동과 결정을 가능하게 하는 것을 말한다.

주요개념과 정의

문화 돌봄 재패턴화 또는 재구조화 Culture Care Repatterning or Restructuring

문화 돌봄 재패턴화나 재구조화는 대상자들의 삶의 방식을 재질서화, 변화 또는 수정하여 보다 색다르고 도움이 되는 건강결과를 얻을 수 있도록 돕는 지지적, 지원적, 촉진적, 또는 전문적 활동과 결정을 가능하게 하는 것을 말한다.

문화적으로 적합한 간호 돌봄 Culturally Competent Nursing Care

개인과 그룹에게 도움이 되고 의미있는 건강과 웰빙을 위하여 일반적인 생활방식과 욕구를 맞추고 질병과 장애, 죽음에 직면할 수 있도록 민감하고, 창의적이며, 의미있는 방법들로 이루어진 문화적으로 적합한 돌봄과 건강지식을 확실히 사용하는 것을 의미한다.

경험적 증거의 이용

60년이 넘는 기간동안, 라이닝거는 돌봄이 간호의 핵심으로서 차별적이고 우수하며 독특하고 복잡해서(1970, 1981, 1988a, 1991b; Leininger & McFarland, 2002a, 2006) 정의가 어려운, 사회적 구조와 기타 문화의 다른 측면과 관계가 있는 것이라고 하였다(1991b; Leininger & McFarland, 2006). 또한 돌봄은 형식이나 표현, 그리고 패턴이 다양하며 일부는 보편적이라고 말하였다(Leininger, 1991b; Leininger & McFarland, 2002a, 2006). 라이닝거(1985a, 1990b)는 돌봄을 연구하기에 있어 질적 민속학적 방법론, 그 중에서도 민속간호학을 특히 선호하였다. 이러한 분야는 사람들의 인간-진실, 시각, 신념, 그리고 패턴화된 생활방식을 발견하는데 직접적으로 관련이 된다. 1960년대에 라이닝거는 횡문화 간호 현상을 특별하고 체계적으로 연구하기 위하여 민속간호학적 방법론을 발전시켰다. 이 방법은 돌봄, 건강, 그리고 환경적 요인 같은 실제적 또는 잠재적 간호현상에 대한 그들의 논리적 대상자적 인간-중심 언어, 경험, 신념, 그리고 가치 체계를 통하여, 선정된 문화(또는 문화적 표본)에 의해 객관적 또는 주관적으로 알려진 대로 돌봄 신념, 가치, 그리고 실무분류에 초점이 맞춰져 있다(Leininger, 1991b, 1995c; Leininger & MaFarland, 2002a, 2006). 비록 간호학이 *돌보기care*나 *돌봄caring*과 같은 단어를 한 세기가 넘는 기간 동안 써왔지만, 그 정의와 활용은 대상자나 간호사의 문화에 대한 특정 의미가 없는 모호하고 진부한 표현이었다(Leininger, 1981, 1984a). "실제로, 돌봄에 대한 개념은 간호학 안팎의 모든 인간 관련 지식과 연구 분야에서 가장 적게 이해되고 연구된 개념이다."(Leininger, 1978, p. 33).

자료는 인간으로부터 직접적으로 나오며 연구자적(외부인적 견해) 신념이나 연구자의 실무로부터는 유도되지 않기 때문에, 횡문화적 돌봄이론과 대상자적(내부자적 견해) 신념에 근거한 민속 간호 방법론으로 인해 인간은 인간-기반 돌봄의 발견에 한층 다가서게 된다. 이 이론의 중요한 목적은 연구되어온 문화들의 일반적이고 전문적인 돌봄에 대하여 무엇이 다르고 무엇이 공통적인지를 현장 자료를 통해서 체계적인 기록, 앎, 예측, 그리고 설명을 하는 것이다(Leininger, 1991b).

라이닝거(1984a, 1988a)는 상세하고 문화적 근거를 둔 돌봄 지식과 실무에서 간호학이 기여한 부분을 다른 학문 분야와는 구별해야한다고 주장하였다. 돌봄이론을 연구하는 이유는 먼저 돌봄의 구조가 인간의 성장, 발달, 그리고 인간 종의 기원에서부터 지금까지의 생존에 있어서 중요한 요인이기 때문이다(Leininger, 1981, 1984a). 두 번째 이유는 문화적으로 일치하는 간호를 제공하기 위하여 문화적 지식과 각기 다른 문화에서 돌봄 제공자 및 돌봄 수혜자의 역할을 명확히 하고 완전한 이해를 하기 위해서이다(Leininger, 1991b, 1995c, 2002a, 2002b, 2002c). 세 번째, 돌봄 지식이 대상자의 회복과 웰빙을 증진시키고 죽음에 직면하며 시간의 경과로 이어지는 인간의 문화 생존을 확실하게 하는데 있어서 필요하고 핵심적 역할을 할 수가 있다(Leininger, 1981, 1984a, 1991b). 네 번째, 간호 전문직은 넓고 다양한 문화적 측면으로부터 간호 지식으로서의 돌봄, 건강, 질병, 웰빙의 표현과 뜻을 발견하기 위해서 체계적으로 돌봄을 연구할 필요가 있다(Leininger, 1991b, 1995c, 2002a, 2002b, 2002c). 라이닝거(1991b, 1995c, 2002a, 2002b, 2002c)는 돌봄이란 매우 정의하기 어려운 현상이며 종종 문화적 생활방식과 가치에 파묻혀 있는 것임을 알았다. 그러나 이 지식은, 대상자의 건강을 유지하고 질병의 예방과 회복을 돕고 죽음에 직면할 수 있도록 간호사들이 문화적으로 일치하는 돌봄과 특수 치료적 방식을 제공하기 위해서 간호실무에 도움을 주는 견고한 바탕이 된다(Leininger, 1994). 이 이론의 중심 주제는, 만약 돌봄의 의미가 완전하게 파악된다면, 개개인, 가족, 그룹들의 웰빙이나 건강 돌봄이 예측될 수 있을 것이고 문화적으로 일치된 돌봄을 제공할 수 있다는 것이다(Leininger, 1991b). 라이닝거(1991b)는 돌봄을 간호학의 가장 강력한 구조 중의 하나이며 중심이 되는 현상이라고 보았다. 하지만 그러한 돌봄 구조와 패턴은 완전하게 기록이 되어 있고, 이해되어야 하며, 문화적 기반의 돌봄이 횡문화 간호 치료의 주요한 안내가 되고 간호실무의 설명 및 예측하는데 쓰인다는 것을 보장하기 위해 사용되어야 한다(Leninger, 1991b).

현재까지, 라이닝거는 여러 문화를 깊이 있게 연구하였고 질적 연구방법론을 이용하여 많은 문화를 연구하였다. 라이닝거는 각기 다른 의미와 문화적 경험, 용도를 가지고 있는 비슷하거나 다른 문화권 사람들의 다양한 문화를 통하여 돌봄 구조를 광범위하게 해석하였다(Leininger, 1991b, 1995c; Leininger & McFarland, 2002a, 2006). 다양하거나 비슷한 문화 간 횡문화 돌봄 실무의 발전 과정에서 횡문화적 간호사들에 의해 밝혀지고 있다. 라이닝거(1991b)는 조만간 돌봄과 건강의 다양하고 보편적인 특징 모두가 간호학적 지식과 실무의 핵심으로서 기록될 것이라고 단언하고 있다.

라이닝거는 간호사들이 돌봄 이용과 의미를 해명하는데 힘써서, 문화-중심적 돌봄을 계획하고 효과적으로 수행하며, 돌봄에 대해 전반적, 혹은 공통된 특징을 정의하기 위해 문화적 돌봄, 가치, 신념, 그리고 생활방식이 정확하고 믿을만한 근거를 제공할 수 있어야 한다고 믿는다. 간호사들이 문화적 측면을 가지고 일할 때에 세계관, 사회구조, 그리고 문화적 신념(신념과 전문적인)을 건강, 안녕, 질병, 또는 돌봄으로부터 분리할 수 없다고 단언하면서, 이 요인들이 서로 가깝게 연계되어있음을 그 이유로 들었다. 종교, 정치, 문화, 경제, 혈족 관계 같은 사회구조적 요인은 돌봄에 중요한 영향력을 가지고 있으며 질병패턴과 웰빙에도 영향을 준다. 라이닝거는 문화로부터 특수한(민속적, 지역적, 토착적)돌봄을 발견하는 것과 이를 전문적 돌봄과 비교하는 것의 중요성을 강조하였다(Leininger, 1991b). 라이닝거는 간호사들이 지속적으로 다른 문화의 대상자들에 대한 돌봄의 질을 큰 폭으로 낮춤으로 인해 생긴 문화적 맹목성, 충격, 부과, 그리고 자기민족 중심주의를 찾아냈다(Leininger, 1991a, 1994, 1995c; Leininger & McFarland, 2002a, 2005). 문화에 근거하지 않고 이를 고려하지 않은 간호 진단과 의학적 진단은 비판적이고 때로 나쁜 결과로 이어질 수 있는 문화적인 문제를 일으키기도 한다(Leininger, 1990c). 문화적으로 일치하는 돌봄이란 대상자들이 좋은 돌봄을 받고 만족할 수 있도록 하는 것이다; 이것은 질 높은 건강돌봄을 위해 강력한 치유력이다. 질 높은 돌봄은 대상자들이 간호 서비스를 받기 위해 방문했을 때 가장 많이 추구하는 것이며, 이것은 간호사들이 문화적으로 유래된 돌봄을 알고 사용할 때 대상자들이 깨달을 수 있다.

주요 가정

라이닝거의 문화 다양성과 보편성의 문화 돌봄이론을 뒷받침하는 주요 가정은 라이닝거의 이론에 관한 정의적 작업으로부터 나왔다(Leininger, 1991b; Leininger & McFarland, 2002a, 2006).

간호

1. 돌봄이란 간호의 본질이며, 뚜렷하고 우월하며, 중심적이고 통합된 핵심이다.
2. 문화적 기반의 돌보기(돌봄)란 웰빙, 건강, 성장과 생존, 장애 및 죽음의 직면에 있어 필수적이다.
3. 문화적 기반 돌보기는 간호 돌봄 현상을 알고, 설명하고, 해석 및 예측하며, 간호진단과 활동을 안내하는 가장 포괄적이고 총체적holisitc인 도구이다.
4. 횡문화적 간호는 개인, 그룹, 지역사회, 사회, 그리고 기관에 기여하는 중추적 목적을 가진 인간적이고 과학적인 돌봄의 학문분야 및 전문직이다.
5. 돌봄 없이 치유는 있을 수 없으나 치유 없이도 돌봄은 존재하므로 문화적 기반의 돌봄은 치유와 회복에 필수적이다.
6. 문화 돌봄 개념, 의미, 표현, 패턴, 과정, 그리고 돌봄의 구조적 형식은 다양성(차이)과 일부 보편성(공통성)을 가지고 횡문화적으로 바뀌었다.

인간

7. 모든 인간 문화는 횡문화적 · 개별적으로 구분되는 특수한(문외한적, 민속적, 토착적)돌봄 지식과 실무 및 전문적 돌봄 지식과 실무가 있다.
8. 문화 돌봄 가치, 신념, 그리고 실무는 세계관, 언어, 철학, 종교(그리고 영성), 혈연, 사회적, 정치적, 법적, 교육적, 경제적, 기술적, 민속 역사학적, 그리고 문화의 환경적 맥락에 영향을 받고 그 안에 포함되어있는 경향이 있다.

건강

9. 이익을 가져다 주며, 건강하고, 만족스러운 문화는 개인, 가족, 그룹, 공동체의 환경적 맥락 안에서 건강과 웰빙에 영향을 미친다.
10. 문화적으로 일치가 되며 이익을 가져다 주는 돌봄 간호는 돌봄 가치, 표현이나 패턴이 뚜렷하게 적절하고 안전하며 의미 있는 돌봄을 위해 사용되고 알려졌을 때에만 나타난다.
11. 문화 돌봄의 차이와 유사성은 인간문화 세계의 전문적이고 대상자-중심적인 돌봄 사이에 존재한다.

환경

12. 문화적 갈등, 문화적 과징금 실천, 문화 스트레스, 문화적인 아픔이 있다는 것은 문화적으로 적합하고, 책임감있고, 안전하고 민감한 돌봄을 제공하기 위해 문화적 돌봄에 관한 지식이 부족하다는 것을 반영한다.
13. 민속간호 질적 연구방법은 대상자 중심적, 연구자 중심적, 복잡성, 그리고 다양한 문화돌봄 자료를 정확하게 발견하고 해석하는데 중요한 도구를 제공한다((Leininger, 1991b, pp. 44-45).

돌봄의 다양성은 인류의 변이성과 선택된 고유한 특징을 나타내는데 반해 돌봄의 보편성은 인류의 공통된 본성과 인간성을 드러낸다.

이론적 주장

집단이 *신봉*하는 주의는 누군가 가지고 있는 자세이거나 이론가들이 이론과 함께 사용하는 주어진 것이다. 이 이론의 발전에 있어 다음의 4가지 주요 주의가 문화 돌봄이론과 함께 개념화되고 공식화 되었다(Leininger, 2002c, 2006):

1. 공유된 공통성과 일부 보편적 속성이 있기는 하지만, 문화 돌봄의 표현, 의미, 패턴, 그리고 실행은 다양하다.
2. 세계관은 건강, 웰빙, 질병, 회복, 그리고 사람들이 장애와 죽음에 직면하는 방법을 예견하고자 했던 문화 돌봄 패턴에 결정적인 영향을 끼쳤던 다양한 사회 구조적 요인(즉, 종교, 경제, 문화적 가치, 민족역사, 환경적 맥락, 언어, 본질적 그리고 전문적 돌봄)으로 이루어져 있다.
3. 다른 환경적 맥락에서의 본질적, 대상자 중심적(민속), 그리고 전문적 연구자적 돌봄은 건강과 질병에 지대한 영향을 줄 수 있다.
4. 앞서 언급했던 영향에 대한 분석으로부터, 문화적으로 일치하는 돌봄, 안전, 그리고 의미 있는 건강 돌봄을 줄 수 있는 방법들을 제공하기 위하여 3가지 횡문화적 돌봄에 대한 주요 결정과 활동이 예견될 수 있다. 세 가지 문화적 기반 활동과 결정 모드는 다음과 같다.: (1) 문화적 돌봄의 보존이나 유지 (2) 문화적 돌봄의 조정이나 협상 (3) 문화적 돌봄의 재패턴화 또는 재구성 문화 돌봄에 근거한 결정과 활동 모드는 일치, 안전, 그리고 의미 있는 돌봄에 도달하기 위한 주요 요인으로 예상된다.

라이닝거는 사람들에게 의미있고 만족스런 돌봄을 제공하기 위해서 기록될 필요가 있으며, 문화적 기반의 돌봄에서 강력한 영향요인으로 예측된다고 주장하였다. 이 요인들은 또한 건강, 웰빙, 질병, 그리고 죽음과 관련된 요인들에 영향을 미치는 정보 제공자로부터 직접적으로 발견될 필요가 있다. 이러한 모드는 문화적 돌봄의 보존이나 유지, 문화적 돌봄의 조정과 협상, 그리고 문화적 돌봄의 재패턴 또는 재구조화로 진술되었다. 연구자는 개개인, 가족, 그룹에 대한 문화적 기반의 돌봄을 연구하는 동안 사회구조, 본질적 그리고 전문적 실무, 영향요인들로부터의 결과에 의존한다. 이 요소들은 동적이고 참여적인 간호사-대상자 관계에 의해 연구되고, 평가되며, 반응을 나타낸다(Leininger, 1991a, 1991b, 2002b, Leininger & McFarland, 2002a).

논리적 형식

라이닝거의 이론(1995c)은 인류학과 간호학으로부터 유래되었으나, 횡문화적 간호로 재조직되기까지는 인간 돌봄적 시각이 필요하였다. 라이닝거는 민속간호연구방법론을 개발하였고 사람들의 대상자적 관점이나 지역적인 지식, 경험을 공부하고 다음으로 연구자적 관점(외부자)과 실무를 비교해야함을 강조하였다. 라이닝거의 책 *Qualitative Research Methods in Nursing*(Leininger, 1985a)과 기타 문헌들(Leininger, 1990b, 1995c, 2002c)은 간호학의 질적 방법론에 대한 질적 지식을 제공한다.

라이닝거는 다양한 환경적 맥락의 문화적 행위를 공부하는데 있어 총체적holisitc 접근을 제공하는 민속 간호, 민속지, 인생사, 사진, 그리고 현상학적 방법론을 사용하는데 익숙해져있다. 이러한 질적 방법론으로 인해, 연구자는 사람들의 세계를 이해하기 위한 일상생활 활동으로 다가갈 수 있다. 간호 연구자는 관찰, 참여 또는 방법론의 주요 도전으로 돌봄을 해석하는 다른 방법을 통한 정보제공자로부터 귀납적으로 기술적이고 해석적인 근거로 증명된 자료를 얻는다. 질적 접근은 간호사들의 일을 안내하기 위하여 문화돌봄에 대한 기본적이고 실질적인 근거기반 자료-중심 지식을 개발하는데 중요하다. 가설 검정, 실험적 양적 방법론 같은 연구 방법들도 횡문화적 돌봄을 공부하는데 쓰일 수 있지만, 선택은 연구자의 목적, 연구의 목표, 연구되는 현상에 달려있다. 라이닝거는 질적 방법론이 의미와 정확한 문화적 지식을 구축하는데 중요하다고 주장하였다.

라이닝거는 1970년대에 이론의 핵심적인 요소를 묘사한 해돋이 돌봄 수행자Sunrise Care Enabler(그림 22-1)를 개발하였다. 라이닝거는 해돋이 모델Sunrise model을 현재의 상태로 수정하였으며, 진화된 모델은 이론의 다양한 요소나 구성요소를 연구하고 문화적으로 일치하는 임상사정을 하기 위해서 좀 더 정의적이고 가치가 있게 만들었다. 독자들에게 그동안 라이닝거의 발전된 이론의 창의적인 업적을 소개하기 위해 선택된 정보만이 제공되었다. 해돋이 Enabler는 해돋이(돌봄)를 상징한다(Leininger, 1991b, 1995c; Leininger & McFarland, 2002a, 2006). 윗부분의 반원은 언어, 민속사, 그리고 환경적 맥락을 통해 돌봄과 건강에 영향을 주는 사회구조와 세계관 요인을 나타낸다. 이러한 요인들은 또한 모델의 중간 부분인 민속적, 전문적, 간호시스템에도 영향을 준다. 두 반쪽이 만나 완전한 태양을 이루며, 이것은 간호사들이 인간돌봄과 건강을 다루기 위해 고려해야 할 우주를 상징한다(Leininger, 1991b, 1995c; Leininger & McFarland, 2002a, 2006). 라이닝거에 의하면, 간호는 민속(민간)과 전문적 체계 사이에서 가교로서의 역할을 한다. 3가지 종류의 간호돌봄과 결정, 활동은 이론에서 예견되었으며 그것은 문화적 돌봄의 보존 또는 유지, 문화 돌봄의 조정 또는 협상, 문화적 돌봄의 재패턴화와 재구조화 등이다(Leininger, 1991b, 1995c; Leininger & McFarland, 2002a, 2006).

해돋이 Enabler 모델에서 인간은 라이닝거 이론의 기본적인 주장으로서 그들의 문화적 배경과 사회 구조, 세계관, 역사, 그리고 환경적 맥락으로부터 분리되지 않는 것으로 설명하고 있다(Leininger, 1991b, 1995c; Leininger & McFarland, 2002a, 2006). 성별, 인종, 그리고 지위는 사회구조 내에 반영되어서 연구되었다. 생물학적, 감성적 그리고 기타 다른 차원들은 총체적 견해로 연구되며 잘리거나 분리되지 않는다. 이 모델으로부터의 이론 생성은 소규모 다양한 수준(작은 스케일의 특정 개인들)에서 발생되거나, 그룹, 가족, 지역사회, 또는 큰 스케일의 현상(몇 개의 문화들)을 연구하기 위해 생겨날 수도 있다. 라이닝거는 또한 4단계의 질적 자료 분석을 이용하여 현상연구를 촉진하기 위해서 몇 개의 Enablers를 개발하였다. 가장 중요한 것은, 질적 기준은 자료를 분석하기 위해 쓰였다는 것이며, 신빙성, 맥락적 의미, 포화, 재패턴화, 그리고 이전성 등이다(Leininger, 1995c, 2002c).

라이닝거는 간호연구자가 민속간호 방법론을 사용하도록 돕기 위하여 4가지 다른 Enablers를 개발했다. "Enabler는 일반적으로 양적 연구에 쓰이는 도구, 척도, 측정도구, 기타 다른 비인칭 객관적 차이 같은 기계적 장치와는 확연히 다르다. 이러한 도구들은 문화정보제공자에게 주로 자연적이지 못하고 좌절을 주는 것으로 보인다"(Leininger, 2002c, p. 89).

1. 참여관찰반향reflection Enabler은 연구자가 연구를 진행하는 동안 정보 제공자와 익숙해지고 자연적인 맥락에 진입하고 유지가 되도록 촉진하기 위해 사용된다. 연구자의 역할은 점차 관찰자 및 경청자의 입장에서 벗어나, 정보제공자와 함께 참여자 및 반영자로서의 역할로 옮겨가고 있다. 승락서와 함께 서서히 정중하게 옮겨감으로써, 연구자는 환경 및 사람들 사이에서 자연스럽게 일어나는 일들을 방해하지 않고 관찰

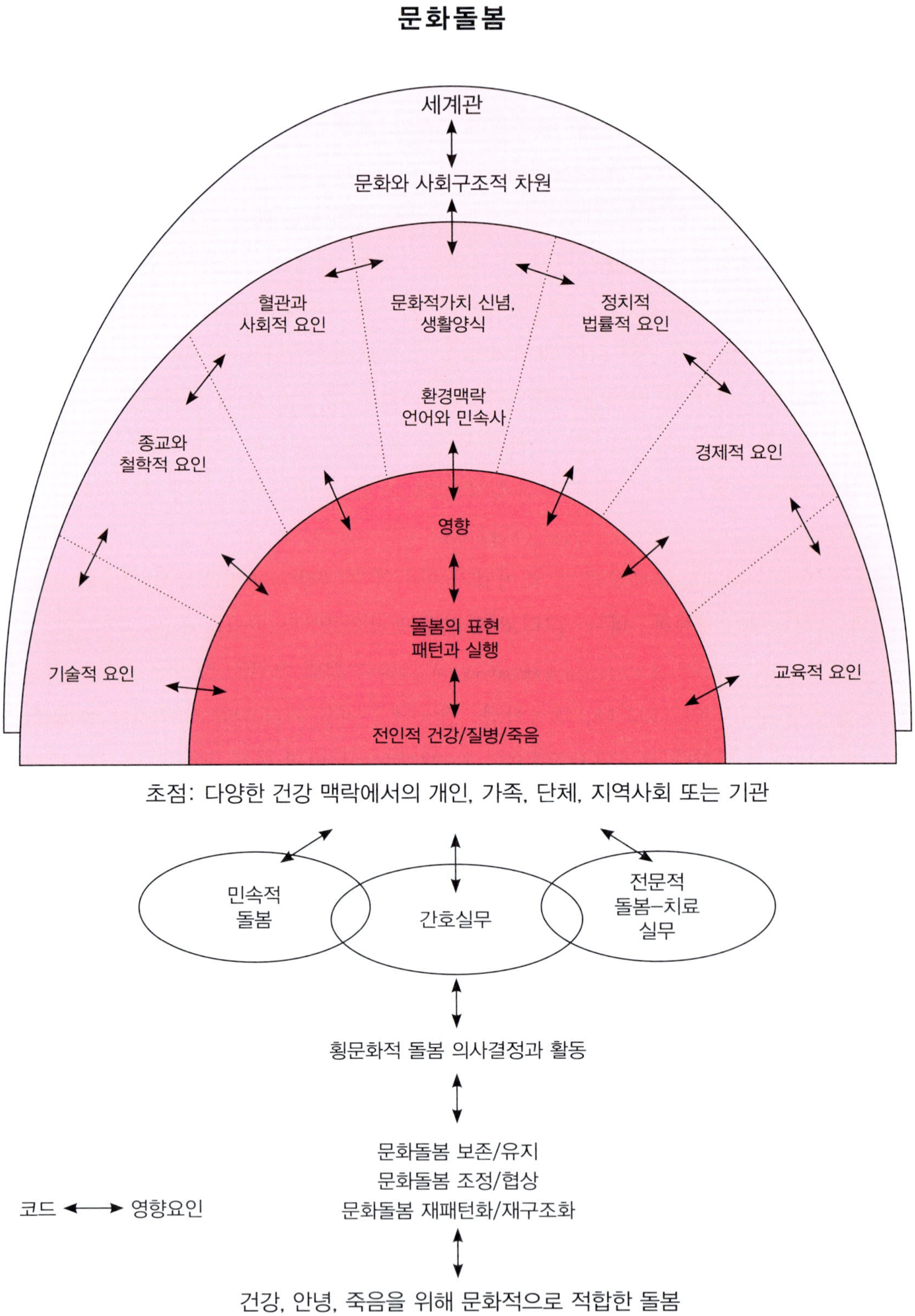

그림 22-1. 라이닝거의 해돋이 돌봄 수행자.

할 수 있게 되었다.

2. 이방인에서 신뢰받는 친구 Enabler로, 간호 연구자는 자신과 사람들 그리고 연구될 문화에 대해 더욱 많이 배울 수 있게 되었다. 이 안내의 목적은 연구자가 못 믿을 이방인에서 신뢰받는 친구로 옮겨감으로써 신뢰받는 친구가 되는 것이며, 서로 다른 태도, 행위, 그리고 기대가 규명될 수 있다. 이 과정은 연구자가 정보 제공자로부터 정직하고, 믿을 만하고, 심층 자료를 발견할 수 있도록 신뢰받기 위해서 필수적이다.
3. '탐구 Enabler'의 차원은 연구자의 관심과 초점 영역을 확실하게 설립하기 위해 각 연구를 하는 간호 연구자들에 의해 사용된다. 탐색의 차원은 연구의 초점, 목적, 목표 등과 관계된 의문이나 아이디어를 언급하는 "문화 돌봄과 건강 현상에 대해 직접적이고 특별하게 초점을 둔 간결하게 만들어진 언명"이다(Leininger, 2002c, p. 92).
4. 문화변용 건강 사정 Enabler는 방법론과 함께 사용되는 또 다른 중요한 안내이다. 이것은 그들의 가치, 신념, 그리고 일반적인 생활방식에 있어 그들이 더욱 전통적 방식에 젖어있는지, 그렇지 않으면 비-전통적인 사고에 젖어 있는지 정보 제공자의 문화변용 정도를 사정하기 위해 문화를 연구할 때 필수적이다(Leininger, 2002c, p. 92). 이 Enabler는 문화적 사정과 민속간호학 연구 및 학습에 모두 사용된다.

간호학계의 수용

실무

라이닝거는 간호실무와 교육의 횡문화적 간호와 문화적 요인을 인정하고 가치화하기 위하여 간호사의 느림과 관계된 여러 요소들을 정의하였다(Leininger, 1991b; Leininger & McFarland, 2006). 첫째, 이론은 어떠한 간호사들도 횡문화적 개념이나 모델, 이론을 이해하기 위한 인류학이나 문화적 지식이 준비되어 있지 않았던 1950년대에 개념화가 되었다. 초기에는, 대부분의 간호사들이 인류학의 본질에 대해서도, 인간 돌봄과 건강행위에 인류학적 지식이 어떻게 기여할 수 있으며, 그것이 간호현상이나 문제를 이해하기 위한 배경 지식이 될 수 있는지에 대해 아무런 지식이 없었다. 둘째, 비록 사람들이 오랫동안 내려온 고유의 문화적 욕구가 있다 해도, 많은 대상자들은 그들의 문화적 욕구를 채우기 위해 건강한 사람을 밀어내기를 좋아하지 않으며, 따라서 그들의 문화적 · 사회적 욕구가 인정되거나 이루어지기를 요구하지 않는다(Leininger, 1970, 1978, 1995c; Leininger & McFarland, 2002a). 셋째, 출판이 된 횡문화적 간호 잡지는 편집자들이 횡문화적 간호와 문화적 지식의 관련성이나 간호에 있어서의 중요성을 잘 몰랐으며, 가치 있게 생각하지 않고 이해가 부족해서 거절되었다. 넷째, 돌봄의 개념은 1970년대 후반, 라이닝거가 간호사들에게 인간 돌봄에 대한 연구, 인류학적 배경 지식, 횡문화적 간호, 연구, 실무에 대한 석사자격 획득의 중요성을 활성화시키기까지 간호사들에게는 제한된 관심분야였다. 다섯째, 라이닝거는 간호학이 너무 민속 중심적이며 의학적 관심과 방향을 따라가는 데에 지나치게 치중해있다고 강력히 주장하였다. 여섯째, 많은 간호 연구자들이 측정 가능한 결과를 얻을 때 질적 자료 결과보다 양적 연구 방법론에 너무 의존해왔기 때문에 간호학은 차별성 있는 지식체의 개발에 가치 있는 진행이 너무 느리다고 보았다. 최근에 간호학에 질적 연구 방법론을 받아들이고 사용하기 시작한 것은 간호학 및 횡문화적 간호와 관련하여 새로운 통찰력과 지식을 제공하게 될 것이다(Leininger, 1991b, 1995c; Leininger & McFarland, 2002a). 세계적으로 간호사에 의한 횡문화적 간호지식, 연구, 실무의 사용에 대한 관심은 점차 커지고 있다.

이제 간호사들은 횡문화적 간호, 인간 돌봄, 그리고 질적 방법론의 중요성을 깨닫게 되었다. 라이닝거(Personal Communication, April 2002)는 다음과 같이 말하였다:

> "우리가 인간 돌봄, 건강, 그리고 질병 행위에 초점을 맞춰 횡문화적 간호지식을 이용하고 가치를 둠에 따라 우리는 새로운 간호의 국면에 들어서고 있습니다. 많은 문화적으로 다양한 그룹의 이주와 함께 소비자의 문화적 아이덴티티 증가, 그리고 문화적 기반과 함께 간호사들은 문화적으로 민감하고 능력 있는 실무에 대한 요구를 깨닫고 있습니다. 이제 세계 대부분의 나라와 공동체들은 다문화적이므로, 건강 관련 일을 하는 사람들은 다양하고 비슷한 문화를 가진 대상자들을 이해하며 그에 대응할 수 있어야 합니다. 이민자와 낯선 문화로부터 온 사람들은 간호사들이 가치와 신념, 생활방식, 그리고 욕구를 존중하고 그에 응답하기를 바랍니다. 더 이상 간호사들이 단문화적 간호만을 수행할 수 없습니다."

세계가 더욱 문화적으로 다양해져감에 따라, 간호사들은 문화적으로 능력 있는 돌봄을 제공할 수 있도록 준비되어야 한다. 어떤 간호사들은 횡문화적 간호에 대한 준비 없이 다른 지역으로 옮겨가거나 시골에서 도시로 옮겨갈 때 문화적 충격, 대립, 부조화를 경험하고 있다. 문화적 대립이 심해질수록, 가족들은 간호와 의료 서비스에 덜 만족하게 될 것이다(Leininger, 1991b). 다른 나라를 여행하거나 세계적으로 직장을 찾는 간호사들은 문화적 스트레스를 경험한다; 그러므로 횡문화적 간호 교육은 세계 모든 간호사들에게 필수적인 것이 되었다. 횡문화 간호에 의한 횡문화적 간호의 자격인증은 안전하지 않고 문화적으로 준비가 덜된 간호실무로부터 대중을 보호하는 주요 단계를 제공한다(Leininger, 1991a, 2001). 그에 따라 많은 간호사들이 그들 자신과 대상자를 보호하기 위하여 횡문화적 자격 인증을 찾고 있다. *The Journal of Transcultural Nursing* 또한 실무에서의 횡문화 간호사를 안내하기 위해 100가지가 넘는 세계 문화에 대한 연구와 이론적 시각을 제공한다.

교육

간호 교육의 교과과정에서 문화와 비교 돌봄의 포함은 라이닝거가 간호학과 인류학 교수로 재직하던 Colorado대학에서 1966년에 시작되었다. 간호학에 있어 문화 돌봄의 중요성에 대한 자각은 1960년대 후반에 나타나기 시작했지만, 횡문화적 간호 과정을 적절하게 가르칠 준비가 되어있는 간호 교육자의 수는 매우 적었다. University of Utah에서 1977년 횡문화적 간호에 대한 세계 최초 석사 및 박사 프로그램이 인정되고 시행이 된 이래로, 보다 많은 간호사들이 횡문화적 간호에 대한 준비가 되어 있다. 최근에는 건강 돌봄 비용, 서로 다른 문화, 그리고 인간 권리에 대한 대중의 지각이 증가됨에 따라 질-기반의 돌봄을 방어하거나 제공하고 부적절한 돌봄과 관련된 법적 소송을 방지하는 전인적, 영적, 그리고 횡문화적 인간 돌봄에 대한 요구가 커졌다. 이론적 통찰력에 기반을 둔 문화에 민감한 돌봄에 대한 라이닝거의 요구는 다양하고 보편적인 측면에 대한 돌봄을 발견하는데 중요하다(Leininger, 1995c, 1996a, 1996b, Leininger & McFarland, 2002b). 학부과정과 대학원 프로그램에서 횡문화적 간호를 배워야 할 중요한 요구가 간호사들에게 남아있으며 횡문화적 간호를 미국 내, 또는 전 세계의 간호대학에서 가르치고 연구를 안내할 준비가 되어있는 잘 준비된 교수요원에 대한 요구도 있다(Leininger, 1995c, 1996b; Tom-Orne, 2002).

많은 간호교육 과정에서 횡문화적 간호와 인간 돌봄을 강조하고 있다. 돌봄에 중점을 두었던 초기 프로그램 중 하나는 1970년대 핵심적인 주제로서 학부간호교육 프로그램을 개발했던 캘리포니아 San Luis Obispo에 있는 Cuesta 대학이었다. 과정의 제목은 돌봄의 개념 Ⅰ & Ⅱ, 가족 돌봄, 그리고 전문적 자기 돌봄(Leininger, 1984a)을 포함하고 있었다. 1980년대 후반, 미국 내 4가지 석사와 박사 프로그램에서는 횡문화적 간호 코스, 연구 경험, 현장 연구 경험이 제공되었다(Leininger, 1995c). 라이닝거는 미국 내 뿐만 아니라 세계적으로 인간 돌봄과 횡문화적 간호에 대한 과정, 강의, 그리고 워크숍 요청을 지속적으로 받고 있다. 횡문화적 간호사에 대한 수요는 가능한 교수요원, 비용, 그리고 다른 자원을 따라가지 못하고 있다. 그래서 1996년, 라이닝거는, 많은 간호사와 문화에 대한 세계적인 수요를 맞추기 위하여 간호대학에 횡문화적 프로그램을 만들어줄 것을 요청하였다(Leininger, 1995a, 1995b,

1996b). 이러한 간호프로그램은 실무에서 급하게 필요하며 횡문화적 간호사의 자격을 위한 준비가 된다. 또한 간호 프로그램은 연구와 국제적인 자문이나 상담에도 필요하다. 지금도, 여전히 횡문화 간호의 교육과 실무를 공부하기에는 연구 기금이 부족한 실정이다. 비록 횡문화 간호사에 대한 사회적 요구가 명백하지만, 교육적 준비는 여전히 세계의 많은 간호사들에게 취약하며 제한된 분야이다.

연구

오늘날 세계적으로 많은 간호사들이 라이닝거의 문화 돌봄이론을 사용한다. 그것은 간호학에서 문화 돌봄에 특별히 초점을 두고 이론을 검증하기 위한 특별한 연구방법(민속간호학)을 가진 이론이다(Leininger,1991b, 1995c; Leininger & McFarland, 2002a, 2005). 1995년까지 거의 100가지에 이르는 문화 및 하위문화들이 연구되었고 더 많은 것들이 현재 진행 중에 있다(Leininger, 1991b, 1995c, 1996a; Leininger & McFarland, 2002a, 2006). 생의학과 기술적 연구 기금이 우선순위를 차지하고 있기 때문에, 횡문화적 간호를 지원하는 기금은 대부분의 사회에서 충분하지 않으며 제한되어 있다. 횡문화적 간호 연구에 관심을 가지고 있는 횡문화적 간호사와 다른 간호사들은 펀드가 없거나 제한된 여건에서도 불구하고 그들의 연구를 계속하고 있다. 이러한 간호사들은 컨퍼런스와 제도적인 프로그램에서 횡문화적 간호와 관련된 그들의 연구를 공유하는 리더이다. 그들은 많은 조직에서 횡문화적 간호의 문을 여는데 수단적인 역할을 해왔다. 횡문화 간호사들은 *Journal of Transcultural Nursing*에 보고된 바와같이 다른 간호사들로 하여금 연구에 매진하고 간호학에서 새로운 지식을 발견할 수 있도록 자극해왔다.

1980년대 후반에 시작되어 McFarland(1995, 2002)에 의해 2년간 이끌어진 민속 간호 연구에서는 미국 내 대규모 중서부 도시에 거주하는 Anglo-American과 African-American 노인 그룹을 비교하였다. 또 다른 내부자적 emic과 외부자적 etic 문화 돌봄 탐구였으며 여러 가지 중요한 결과와 함께 노인들을 돌볼 때의 3가지 활동과 이론의 결정방식 사용의 중요성을 밝혀냈다. 문화적 일치 돌봄 결과는 다음과 같다 :

- Anglo-American과 African-American 노인들은 자신들의 전통적이거나 민속적인 돌봄 패턴에 대해 문화적 돌봄의 보존과 유지를 기대한다.
- 자기 돌봄에 관심을 갖기보다는 다른 사람들을 위해 일하는 것이 양쪽 문화의 주요 돌봄 유지 가치였으며 돋보이는 결과이었다.
- 방어적 돌봄이 Anglo-American 노인들보다 African-American에게 더욱 중요하였으나, 간호 직원은 두 그룹이 주변 도시의 내부 이웃 산책을 원할 때에도 함께 가는

등, 두 그룹의 노인들 모두에게 방어적 돌봄과 문화 돌봄 수행을 제공하였다.

- African-American 간호사들은 그들의 emic care와 전통적인 돌봄 가치와 실무를 연결했을 때 문화적 적응을 제공하였다.

문화 돌봄 유지-보존과 문화 돌봄 적응-협상은 간호사들이 두 문화의 노인들에게 문화적으로 일치되며 안전한 생활방식 돌봄 실무를 제공하는 새로운 방법이다. 이 연구의 결과를 바탕으로, 전문적인 노인 돌봄을 안내하기 위한 여러 제도적 문화 돌봄 정책이 개발되었다.

McFarland와 Eipperle(2008)는 돌봄의 3가지 양식, Enablers와 민속간호방법을 사용하여 "교육 준비, 일차 의료 상황(맥락)에 따른 실무와 상급 간호실무에 집중된 연구 노력의 결과를 위한 기초적인 근거"로서 이론을 제안하여 상급간호실무에 문화 돌봄이론의 적용을 설명하였다. 저자는 간호실무자가 행한 직접적이고 분명한 접근을 통해서 문화적으로 적합하거나 민감한 돌봄의 통합을 강조하였다. "간호실무자는 역할 모델, 정책 결정, 절차 수행 및 수행평가, 상급 간호실무 과정의 사용을 통해 상황적 업무, 임상적 방법과 일차 의료 실무에로의 접근에 민감하고 유능하게 문화적 간호를 통합 할 수 있어야 한다"(McFarland & Eipperle, 2008). 임상적 활동과 결정을 위한 근거로서 교육-연구-실무의 연속체를 사용하는 것과 일차 의료 실무 양식에 내부자적emic과 외부자적etic 돌봄의 접근을 통합하기 위한 개념 및 방법이 제시되고 있다.

미래의 발전

라이닝거는 이론과 이론 및 민속간호의 적용을 계속해서 발전시키고 있다. 이론가들은 서구 문화와 비서구 문화에서 다르게 나타나는 아버지 보호 관리의Father Protective Care 개념을 더 설명하고 있다. 라이닝거(2011)는 서구와 비서구 문화에서 "미묘한, 숨겨진, 모호한, 다양한 표현과 *아버지 보호 관리*"(p. 1)의 예에 연구의 초점을 두고 있다. 맥패랜드는 협동간호Collaborative Care의 구조를 제시하였는데, 라이닝거 박사가 비디오테이프를 통해서 참여하였던 국제 횡문화간호 협회 제 37차 연례 컨퍼런스, 기조 연설인 "*문화 간호 이론 및 횡문화 간호의 미래 조망*"에서 이를 보여 주었다. *협동간호*의 구조는 자신과 타인의 건강과 안녕을 얻고 보유하기 위해 함께 일하고픈 욕망을 드러내는 사람들에 의해 그 가치, 의미 및 표현을 참조한다.

민속간호학 연구방법은 "교육, 행정, 물리/작업/언어 치료, 사회사업, 약학, 의학 및 연구결과의 의미가 사람을 돌보는 것이나 건강에 영향을 주는 학문을 포함한 다른 학문에서 제공하는 간호를 설명하는 연구에 유용할 수 있다"(McFarland, Mixer, Webhe-Alamah, & Burk, 2012). 그 방법은 메타 민속간호학 연구 방법으로서 후향적 메타합성 연구에 사용하기 위해 수정되었다. MeFarland, WebheAlamah, Wilson과 Vossos(2012)는 그들의 연구 결과의 개요를 제시하면서 문화간호이론에 기반을 둔 24 편의 박사 학위 논문의 후향적 분석을 실시하였다. 그런데 그 연구 결과는 "해석적이며 설명적이고, 원 학위논문의 주제와 패턴으로부터 더 개념화된 것"으로 밝혀졌으며, "간호실무와 관련된 문화간호이론 추천에 근거한 새로운 이론정립... 이는 학문과 실무 뿐만 아니라 문화간호 지식과 근거기반 최상의 실무의 인식론과 존재론적 기반에 상당한 기여를 할 것으로 예상"을 수반하였다.

라이닝거는 세계의 모든 전문적인 간호사들이 횡문화적 간호를 할 수 있도록 준비되어야 하며, 횡문화 간호 능력을 보여주어야 할 것이라고 예견하였다(Leininger, 1981, 1995c; Leininger & McFarland, 2002a, 2006); McFarland & Eipperle, 2008). 21세기에 간호사들이 교육과 실무를 수행하는 데 적절하도록 횡문화적 간호는 필수불가결한 부분이 되어야만 한다(Mixer, 2011). 현재는 세계적으로 준비된 횡문화 간호사에 대한 수요가 간호사, 교수요원, 그리고 임상전문가 수를 초과하고 있다. 새로운 횡문화적 지식체를 지속적으로 개발하고 간호교육과 실무를 전환시키기 위해서 보다 많은 횡문화 간호이론가, 연구자, 그리고 간호 학자에 대한 요구가 급속도로 증가되고 있다. 2020년까지는, 모든 간호사들이 세계의 다양한 문화에 대한 기본적인 지식과 두세 가지 이상의 문화에 대한 심층적 지식을 가질 필요가 있게 될 것이다(Leininger, 1995c, 1996a). 라이닝거는 이미 횡문화적 간호 연구가 간호 교육과 실무의 발전을 위해서 장래성이 높은 다른 방식으로 이끌어가기 시작했다고 믿는다(Leininger & McFarlnad, 2002a, 2006). 의학, 약학, 그리고 사회사업을 포함한 모든 보건의료 분과 학문은 가까운 미래에 점차 횡문화적 건강지식과 실무를 그들의 연구 프로그램과 통합하게 될 것이다. 이러한 경향은 횡문화적 건강 돌봄의 능력 있는 교수요원에 대한 수요를 증가시킬 것이다. 라이닝거(1995c)는 횡문화 연구소의 발전이 다른 분야와 함께 일할 수 있도록 준비된 횡문화 간호사들에 대한 많은 수요를 충당하기 위해 필수적인 것이 되리라고 믿었다.

횡문화적 간호의 현재와 미래의 이론과 연구는 문화적으로 다양한 인간의 욕구를 충족시키는데 핵심이 된다. 문화 돌봄이론은 세계적으로 그 중요성이 커지고 있다. 보편적이고 다양한 문화 지식은 둘 다 횡문화 간호 지식의 실체를 설립하고 간호학을 횡문화 전문직과 학문으로 만드는데 매우 중요해질 것이다. 라이닝거의 이론은 전체론적, 상대적, 그리고 선진적이며, 특수하고, 아직은 추상적이며, 돌봄 지식을 다루기 때문에 이미 세계적인 관심을 얻어 사용되고 있다.

비평

명확성

해돋이 Enabler(그림 22-1)와 다른 Enabler는 다양한 인간과 유사한 문화적 욕구를 연구하고 평가하는 안내로써 자리잡고 있다고 앞서 언급하였다.

간결성

횡문화적 간호이론은 광범위하고, 전체론적이며, 인간 그룹. 주민, 인종에 대한 포괄적 시각을 갖는다. 광범위하거나 일반적인 개념이 특수 문화에서의 연구를 위해 잘 조직화되고 정의되어 있다. 라이닝거의 문화 돌봄이론은 간호 연구자들의 이론에 대한 개념화와 연구 접근을 돕고 실무를 이끌기 위해서 전 세계적으로 관계가 있다. 그러므로, 사회 구조, 환경, 그리고 언어와 관련된 여러 개념과 구조는 문화적 기반의 지식이나 인간세계에 근거한 지식을 발견하고 획득하는데 매우 중요하다. 이 이론은 개념의 복합적인 상호관계와 함께 주요개념과 관계의 다양성, 특히 사회 구조적 요인을 보여준다. 이것은 기본적인 인류학적 지식 뿐 아니라 정확하고 학술적인 방식으로 쓰일 수 있도록 많은 횡문화 간호 지식을 필요로 한다. 라이닝거는 일단, 이론이 충분히 개념화되면 학부와 대학원 간호학생들이 그 이론에 대한 이용과 함께 그 일에서 이론이 얼마나 실질적이며 관계가 있고 유용할 것인가를 발견하는 일에 관심이 있다는 것을 발견하였다. 해돋이 Enabler(그림 22-1)의 사용은 학생들의 마음속에 사고하는 방법으로 각인이 된다.

일반성

횡문화적 간호이론은 광범위하고 포괄적이며 범위가 세계적인 질적으로 유래된 이론이기 때문에 일반화의 범주를 제시하였다. 횡문화적 간호이론은 간호 돌봄을 다문화적 그리고 세계관적 견해로부터 언급한다. 이것은 문화-특수 간호 돌봄의 표현이라는 목표를 가지고 개인이나 그룹 모두에게 유용하고 적절하다. 광범위하거나 일반적인 개념은 특정 문화에 대한 연구를 위해 잘 조직화되고 정의되어 있다. 연구는 과거에는 많은 부분 알려지지 않왔던 매우 많은 양의 전문적 지식에까지 이루어졌다. 문화, 돌봄, 그리고 건강의 많은 측면들은 현재 정의되고 있으며, 이는 그러한 요인들이 간호학에 영향력을 가지고 있기 때문이다. 문화-특수 자료와 보편적인 돌봄 지식을 비교하기 위해서는 더욱 많은 연구가 필요하다. 앞으로 돌봄 구조를 타당화하기 위해서 더 많은 세계의 문화 그룹이 연구되고 비교될 필요가 있다. 이 이론은 모든 문화에 대한 연구 및 여러 문화들 간 비교 연구의 가이드로서 가장 도움이 될 만한 것이다. 이론으로부터 얻은 결과는 현재 여러 보건의료 지역사회 환경에서 간호교육과 서비스를 변환하기 위해 세계적으로 쓰이고 있다. 이것은 전통적인 지역사회 간호학의 시각에 대한 색다른 접근으로 발전시키는데 특히 그 가치가 있다.

접근성

횡문화적 간호이론은 연구 가능해야 하며, 질적 연구는 다양한 문화의 돌봄과 건강에 대해 잘 알려지지 않은 현상을 발견하는 기본적인 패러다임이 되어 왔다. 이러한 질적 접근은 연구의 목적을 측정할 수 있게 하는 전통적인 양적 연구 방법론과는 다르다. 하지만, 민속 간호학 연구 방법론은 본질과 성과에 있어 매우 엄격하고 언어적으로 정확하다. 135개의 돌봄 구조들이 규명되어 왔으며, 다른 풍부한 횡문화 간호 지식과 함께 더 많은 내용이 매일 밝혀지고 있다. 중요한 특징은 민속방법론의 사용이나 내부자 관점 또는 인간의 시각으로부터 유도된 근거 자료의 정확성이 높은 신뢰성, 신빙성, 그리고 경험적 자료의 축적으로 이끌어진다는데 있다. 현재 진행이 되고 있거나 앞으로의 연구는 특정 문화와 보편적 특징에 맞출 수 있도록 추가적인 돌봄과 건강 결과 그리고 민속 간호실무와 교육을 위한 의미 등으로 이끌게 될 것이다. 정보제공자와 그들의 맥락에서 심층 연구로부터 얻은 신뢰성과 신빙성에 대한 질적 기준은 명확하고 분명하게 되고 있다. 명백하게, 지난 십 년 간 자리매김해 온 횡문화적 간호 지식체는 간호학과 많은 건강 돌봄 시스템에 큰 영향을 끼쳐왔다(Leininger, 1995c; Leininger & McFarlnad, 2002a, 2006).

중요성

횡문화적 간호이론은 간호학에서 중요한 결과물들을 내었다. 문화-특수 돌봄의 표현은 간호학에 있어서 필요하고 본질적인 새로운 목표가 되었다. 이것은 횡문화적 간호이론을 간호지식의 확립과 이용 측면에서 중심의 위치에 놓이게 하였다. 이 이론은 간호실무, 교육, 연구에 매우 유용하고 적용가능하며 필수적이다. 간호의 일차적인 관점 및 간호 지식과 실무의 기반으로서 돌봄의 개념은 간호 지식과 실무를 발전시키기 위해 오랫동안 충분히 준비가 되어 왔으며 필수적이다. 라이닝거(1991a)는, 비록 간호학이 항상 돌봄의 개념에 대해 주장을 하고 있지만, 돌봄에 대한 엄밀한 연구는 지난 30년 동안 제한되어 있었다고 주장하였다. 이 이론은 다문화적 세계에 맞는 실무를 가이드하여 견고하고 방어 가능한 학문과 전문직을 만들어가는 도구가 될 수 있다.

요약

이 단원에서는 다양성과 보편성의 문화 돌봄이론의 본질, 중요성, 그리고 주요 특징을 옹호하는 Madeline Leininger 박사를 소개하고 있다. 민속간호연구 방법론과 Enabler는 이론과 방법 사이의 적합도를 보여주기 위해 제시되었다. 민속 간호학 연구를 시작하기 전에 이론과 방법론에 대한 지식이 필요하다. 이론과 방법론에 대한 충분한 이해를 통하여 (Enablers와 함께) 신뢰할 만하고 의미 있는 연구결과에 이를 수 있다. 완전한 이해를 통하여, 연구가 의미있고 흥미로우며 보상을 주게 되며, 연구자는 이론과 방법론의 활용에 있어 신뢰와 능력을 개발할 수 있다.

간호학의 우수한 이론으로서, 문화 돌봄은 세계적으로 높은 가치를 인정받고 있다. 다른 학문분야에서는 이론과 방법론을 매우 유익하며 가치가 있음을 발견하였다. 이론과 방법을 사용하는 간호사들은 간호와 보건의료를 알고 실무를 하기 위해 문화적 기반의 방식을 아는 것이 얼마나 가치있고 중요한가를 자주 이야기 한다. 실무 간호사는 이제 다른 나라들의 다양하고 유사한 문화 및 하위문화를 가진 대상자들을 돌볼 때 사용할 수 있는 전인적이고 문화적 기반의 연구결과를 가지고 있다. 연구자가 이론과 방법을 이해하고 멘토 안내자가 있다면 이 이론은 사용하기에 어렵지 않다. 이론과 방법을 새롭게 사용하는 사람들은 이론과 방법을 사용하여 얻어진 횡문화적 연구를 공부하는 것 외에 경험자, 전문가 멘토로부터도 도움을 얻을 수 있다. 가장 중요한 것은, 간호사들이 이 이론과 방법만을 간호학에서 사용하는 것이 이치에 맞는 것이라고 종종 표현을 한다. 간호사들은 간호학에 이 이론과 방법이 당연하며 돌봄과 건강, 그리고 웰빙에 대해 신선하고 새로운 통찰력을 얻도록 돕는다고 주장한다. 의심할 필요 없이, 이것은 현재와 미래의 이론이며 날로 성장하고 점차 다문화적인 미래의 세계에서는 그 사용이 더욱 늘어날 것이다. 연구와 이론은 간호실무와 교육, 연구, 그리고 세계적인 임상 자문에 적용하기 위한 간호전문직과 횡문화적 지식체를 발전시키는 새로운 경로를 제공한다.

사례연구

아랍 출신의 영어를 잘 못하는 이슬람교도인 미국노인이 휴식 시 좌측 발의 통증 증가로 인해 입원을 하였다. 그의 발은 차갑고 창백했으며 혈관 수술을 받은 과거력을 가지고 있다. 그는 type Ⅱ 당뇨, 고혈압, 그리고 만성폐쇄성 호흡기 질환을 포함한 여러 가지 만성적 건강문제를 가지고 있었다. 또한 그는 과거에 심근경색증과 뇌졸중의 병력이 있었다. 병원에 있는 동안, 그는 복부 통증이 증가 담낭 절제술을 받았다. 이 노인은 부인과 9명의 자식들, 그리고 여러 손자들을 포함하여 대가족이 있었다. 그의 부인은 노인이 병원에 있는 동안 모든 가족 구성원들이 매일 그를 방문해야 한다고 주장하였다. 가족들은 그들이 환자와 기도하는 동안 환자의 얼굴이 Mecca(동쪽을 향해)를 향해 있기를 원했다. 그들은 코란이 녹음된 구절을 가져와 할아버지의 머리맡에 틀어놓았다. 아픈 친척들을 보러 온 다른 환자의 가족들은 아랍 가족들이 대기실 전체를 차지하고 있어 다른 사람들이 앉을 자리가 없다고 간호사에게 항의하였다.

간호사로서, 이 노인 환자와 그 가족을 포함하여 중환자 간호단위의 다른 환자와 가족들에게 문화적 일치 돌봄을 제공하기 위하여 다양성과 보편성의 문화 돌봄이론의 3가지 모드를 어떻게 사용할 것인가?

비판적 사고

1. 라이닝거의 다양성과 보편성의 문화 돌봄이론을 사용하여 *Journal of Transcultural Nursing*에 발표된 4개의 연구를 선택하시오. 선택된 각각의 연구들은 다른 문화들, 다른 연구현장, 그리고 학생의 문화와 다른 문화를 나타내야 한다.
   a. 각 연구를 검토하고 각 연구들에서 탐색, 목적, 가정, 정의, 방법론, 연구 설계, 자료 분석, 간호결정, 결론 등에 대한 이론과 영역과의 관계의 개요를 서술하시오.
   b. 연구로부터 얻은 결과가 탐색의 영역, 이론의 방침, 그리고 추론 결과 등과 관련하여 이론을 확인하고 연구들로부터 얻은 근거를 확인하시오.
2. 간호지식을 발견하고 문화적으로 일치하는 돌봄을 제공하기 위하여 21세기의 문화 돌봄에 대한 다양성과 보편성의 유용성에 대해 여러분에게 3분 정도 프리센테이션의 기회를 줄 것으로 생각하시오. 의학과 간호학 교과과정의 건강 돌봄, 문화적 다양성 요인, 그리고 변화에 대한 구매자들의 최신 경향을 고려하시오. 다음은 고려해 볼만한 경향과

변화의 예이다 :

a. 점차적으로 다양한 세계의 횡문화적 간호 지식의 중요성
b. 정보와 경험의 공유를 제공하고, 다양하거나 유사한(공통의) 문화의 만성적, 말기적, 또는 생명을 위협하는 질병이나 치료양식을 경험하는 대상자, 가족, 그리고 그룹을 지지하는 일반 지지그룹의 성장
c. 학부와 대학원의 간호교육 교과과정에서 인간의 일생을 넘어서 문화적 가치, 신념, 건강실무, 연구 지식의 이용
d. 치료사medicine men(미국 원주민 치료자, 치유자, 남서부의 약초상)와, 만성 질환 치료에 효과적이라고 입증된 동의학과 같은 대체의학 또는 전통적인 돌봄을 간호학 교과과정에 포함시키는 일.
e. 21세기 간호학의 새로운 미래의 방향으로서의 문화적 돌봄 연구 지식의 활용
f. 횡문화적 지식 기반을 필요로 하는 건강유지, 대체의학, 허브, 비타민, 미네랄, 그리고 기타 처방전 없이 구매 가능한 약과 조제약에 대해 출판된 서적, 오디오 테이프, 비디오 테이프의 증가
g. 의료비용의 변동, HMO의 강요적 이용, 의료보험의 부족, 자기진단, 치료, 그리고 돌봄에 대한 신뢰의 증가, 그리고 AIDS 진단, 당 관리, 콜레스테롤 스크리닝, 배란과 임신검사, 대변 잠혈 검사 등에 대한 진단 키트 사용 가능성 증가
h. 문화갈등, 스트레스, 통증, 그리고 문화적 부과 실무와 관련된 문제점들

3. 건강센터나 공중보건 부서에서 다양한 문화를 가진 사람들과 함께한 인터뷰 경험을 정리하시오. 다음 사항을 확인하시오.

a. 라이닝거의 이론과 해돋이 Enabler를 이용해서 대상자에 의해 제시된 문화를 규명하시오.
b. 건강관련 부서나 센터에 있는 직원(의사, 간호사, 사회사업가, 그리고 성직자)의 문화적 믹스는 무엇인가? 직원의 문화적 배경은 고객의 그것과 어떻게 다른가?
c. 간호 직원과의 컨퍼런스를 정리하고 그들의 문화 기반 태도, 가치, 그리고 신념을 확인하시오. 또한 센터나 부서를 사용하는 대상자에게 반영되는 문화-기반 태도, 가치, 그리고 신념을 조사하시오. 직원과 대상자의 가치, 태도, 그리고 신념을 비교하고 대조하시오. 문화적 유사성과 차이점은 무엇인가?
d. 묘사된 문화와 언어를 확인하기 위해 대기실과 검사실, 강의실에 있는 인쇄매체(시각적 보조기구, 공예품, 미술품)를 조사하시오.
e. 이러한 활동들로 얻어진 데이터를 바탕으로, 센터나 부서를 이용하는 대상자에게

문화적으로 민감하고 일치하는 돌봄을 제공하기 위하여 다양성과 보편성의 문화 돌봄이론이 어떻게 사용될 수 있겠는가?

4. 다양성과 보편성의 문화 돌봄이론을 효과적으로 사용하는데 필요한 필수지식, 경험, 태도와 기술의 유형을 확인하시오.

POINTS FOR FURTHER STUDY

- Leininger, M. M. (2006). Envisioning the future of the culture care theory and the ethnonursing method. In M. M. Leininger and M. R. McFarland (Eds.), *Culture care diversity and universality: A worldwide theory of nursing* (2nd ed., pp. 389–394). Sudbury, (MA): Jones & Bartlett.
- Leininger, M., & McFarland, M. R. (2006). *Transcultural nursing: The theory of culture care.* DVD set of three.
- Morgan, M. G. (2010). Leininger's theory of culture care diversity and universality in nursing practice. In M. R. Alligood (Ed.), *Nursing theory: Utilization and application* (4th ed., pp. 411–428). Maryland Heights, (MO): Mosby-Elsevier.
- Leininger, M. (1998). Transcultural Nursing Society website at: www.tcns.org.
- Leininger, M. (2005). *Major contributions of qualitative and quantitative criteria to evaluate research.* PowerPoint Presentation. Available at: www.madeleine-leininger.com.
- Leininger, M. M. (2007). *The evolution of transcultural nursing with breakthroughs to discipline status.* Unpublished manuscript. Available at: www.madeleine-leininger.com.
- Leininger, M. M. (2008). *TCN certification: A global mandate.* Unpublished manuscript. Available at: www.madeleine-leininger.com.
- Leininger, M. M. (2011). Leininger's reflection on her ongoing father protective care research. *Online Journal of Cultural Competence in Nursing and Healthcare, 1*(2), 1–13.
- McFarland, M. R., & Eipperle, M. K. (2008). Culture care theory: A proposed theory guide for nurse practitioners in primary care settings. *Contemporary Nursing Journal, 28*(2), 48–63.
- McFarland, M. R., Mixer, S. J., Webhe-Alamah, H., Burk, R. (2012). Ethnonursing: A qualitative research method for all disciplines. *Online International Journal of Qualitative Methods, 11*(3).University of Alberta, Canada.
- McFarland, M., Wehbe-Alamah, H., Wilson, M., & Vossos, H. (2011). Synopsis of findings discovered within a descriptive meta-synthesis of doctoral dissertations guided by the Culture Care Theory with use of the ethnonursing research method. *Online Journal of Cultural Competence in Nursing and Healthcare, 1*(3), 24–39.
- Miller, J. E., Leininger, M., Leuning, C., Paquiao, D., Andrews, M., Ludwig-Beymer, P., Papadopoulos, I. (2008). *Transcultural nursing society position statement on human rights*. Unpublished manuscript. Available at: www.madeleine-leininger.com.

REFERENCES

Hofling, C. K., & Leininger, M. (1960). *Basic psychiatric concepts in nursing*. Philadelphia: Lippincott.

Leininger, M. (1970). *Nursing and anthropology: Two worlds to blend*. New York: Wiley.

Leininger, M. (Ed.). (1978). *Transcultural nursing: Concepts*, theories, and practice. New York: Wiley.

Leininger, M. (Ed.). (1981). *Caring: An essential human need*. Thorofare, (NJ): Slack.

Leininger, M. (Ed.). (1984a). *Care: The essence of nursing and health*. Thorofare, (NJ): Slack.

Leininger, M. (1984b). *Reference sources for transcultural health and nursing for teaching, curriculum, and clinical-field practice*. Thorofare, (NJ): Slack.

Leininger, M. (Ed.). (1985a). *Qualitative research methods in nursing*. New York: Grune & Stratton.

Leininger, M. (1985b). Transcultural care diversity and universality: A theory of nursing. *Nursing and Health Care*, *6*(4), 202–212.

Leininger, M. (1988a). *Care: Discovery and uses in clinical and community nursing*. Detroit: Wayne State University.

Leininger, M. (Ed.). (1988b). *Care: The essence of nursing and health*. Detroit: Wayne State University.

Leininger, M. (Ed.). (1988c). *Caring: An essential human need*. Detroit: Wayne State University.

Leininger, M. (Ed.). (1988d). Leininger's theory of nursing: Cultural diversity and universality. *Nursing Science Quarterly*, *2*(4), 11–20.

Leininger, M. (1989a). Transcultural nurse specialists and generalists: New practitioners in nursing. *Journal of Transcultural Nursing*, *1*(1), 4–16.

Leininger, M. (1989b). Transcultural nurse specialists and generalists: Imperative in today's world. *Nursing and Health Care*, *10*(5), 250–256.

Leininger, M. (1990a). *Ethical and moral dimensions of care: Chapters from conference on the ethics and morality of caring*. Detroit: Wayne State University.

Leininger, M. (1990b). Ethnomethods: The philosophic and epistemic bases to explicate transcultural nursing knowledge. *Journal of Transcultural Nursing*, *1*(2), 40–51.

Leininger, M. (1990c). Issues, questions, and concerns related to the nursing diagnosis cultural movement from transcultural nursing perspective. *Journal of Transcultural Nursing*, *2*(1), 23–32.

Leininger, M. (1991a). Becoming aware of types of health practitioners and cultural imposition. *Journal of Transcultural Nursing*, *2*(2), 32–49.

Leininger, M. (1991b). *Culture care diversity and universality: A theory of nursing*. New York: National League for Nursing.

Leininger, M. (1991c). The transcultural nurse specialist: Imperative in today's world. *Perspective in Family and Community Health*, *17*, 137–144.

Leininger, M. (1994). Quality of life from a transcultural nursing perspective. *Nursing Science Quarterly*, *7*(1), 22–28.

Leininger, M. (1995a). Culture care theory, research, and practice. *Nursing Science Quarterly*, *9*(20), 71–78.

Leininger, M. (1995b). Editorial: Teaching transcultural nursing to transform nursing for the 21st century. *Journal of Transcultural Nursing*, *6*(2), 2–3.

Leininger, M. (1995c). *Transcultural nursing: Concepts, theories, and practice* (2nd ed.). Columbus, OH: McGraw-Hill.

Leininger, M. (1996a). Major directions for transcultural nursing: A journey into the 21st century. *Journal of Transcultural Nursing*, *7*(2), 37–40.

Leininger, M. (1996b). Future directions for transcultural nursing in the 21st century. *International Nursing Review*, *44*(1), 19–23.

Leininger, M. (2001). Founder's focus: Certification of transcultural nurses for quality and safe consumer care. *Journal of Transcultural Nursing*, *12*(3), 242.

Leininger, M. (2002a). Transcultural nursing and globalization of health care: Importance, focus, and historical aspects. In M. Leininger & M. R. McFarland (Eds.), *Transcultural nursing: Concepts, theories, research, & practice* (3rd ed., pp. 3–43). New York: McGraw-Hill.

Leininger, M. (2002b). Essential transcultural nursing

concepts, principles, examples, and policy statements. In M. Leininger & M. R. McFarland (Eds.), *Transcultural nursing: Concepts, theories, research, & practice* (3rd ed., pp. 45–69). New York: McGraw-Hill.

Leininger, M. (2002c). Part I. The theory of culture care and the ethnonursing research method. In M. Leininger & M. R. McFarland (Eds.), *Transcultural nursing: Concepts, theories, research, & practice* (3rd ed., pp. 71–98). New York: McGraw-Hill.

Leininger, M. (2002d). The future of transcultural nursing: A global perspective. In M. Leininger & M. R. McFarland (Eds.), *Transcultural nursing: Concepts, theories, research, & practice* (3rd ed., pp. 577–595). New York: McGraw-Hill.

Leininger, M. (2002e). Culture care theory: A major contribution to advance transcultural nursing knowledge and practice. *Journal of Transcultural Nursing*, *13*(3), 189–192.

Leininger, M. M. (2011). Leininger's reflection on her ongoing father protective care research. *Online Journal of Cultural Competence in Nursing and Healthcare*, *1*(2), 1–13.

Leininger, M. M., & Gaut, D. A. (1991). *Caring: The compassionate healer*. New York: National League for Nursing.

Leininger, M., & McFarland, M. R. (2002a). *Transcultural nursing: Concepts, theories, research, & practice* (3rd ed.). New York: McGraw-Hill.

Leininger, M., & McFarland, M. R. (2002b). Transcultural nursing: Curricular concepts, principles, and teaching and learning activities for the 21st century. In M. Leininger & M. R. McFarland (Eds.), *Transcultural nursing: Concepts, theories, research, & practice* (3rd ed., pp. 527–561). New York: McGraw-Hill.

Leininger, M. M., & McFarland, M. R. (Eds.). (2006). *Culture care diversity and universality: A worldwide theory of nursing* (2nd ed.). Sudbury, (MA): Jones & Bartlett.

Leininger, M., & Watson, J. (Eds.). (1990). *The caring imperative in education*. New York: National League for Nursing.

McFarland, M. R. (1995). *Cultural care of Anglo and African American elderly residents within the environmental context of a long term care institution.* Detroit: Wayne State University.

McFarland, M. R. (2002). Part II: Selected research findings from the culture care theory. In M. Leininger & M. R. McFarland (Eds.), *Transcultural nursing: Concepts, theories, research, & practice* (3rd ed., pp. 99–116). New York: McGraw-Hill.

McFarland, M. R. (2011, October). *The Culture Care Theory and a Look to the Future for Transcultural Nursing*. Keynote address presented at the 37th Annual Conference of the International Society of Transcultural Nursing, Las Vegas, NV.

McFarland, M. R., & Eipperle, M. K. (2008). Culture care theory: A proposed theory guide for nurse practitioners in primary care settings. *Contemporary Nursing Journal, (28)*2, 48–63.

McFarland, M. R., Mixer, S. J., Webhe-Alamah, H., Burk, R. (2012). Ethnonursing: A qualitative research method for all disciplines. *Online International Journal of Qualitative Methods, 11*(3). University of Alberta, Canada.

McFarland, M., Wehbe-Alamah, H., Wilson, M., & Vossos, H. (2011). Synopsis of findings discovered within a descriptive meta-synthesis of doctoral dissertations guided by the Culture Care Theory with use of the ethnonursing research method. *Online Journal of Cultural Competence in Nursing and Healthcare*, *1*(3), 24–39.

Mixer, S. J. (2011). Use of the culture care theory to discover nursing faculty care expressions, patterns, and practices related to teaching culture care. *Online Journal of Cultural Competence in Nursing and Healthcare*, *1*(1), 3–14.

Tom-Orne, L. (2002). Transcultural nursing and health care among Native American peoples. In M. M. Leininger & M. R. McFarland (Eds.), *Transcultural nursing: Concepts, theories, research, & practice* (3rd ed., pp. 429–440). New York: McGraw-Hill.

BIBLIOGRAPHY

Selected Primary Sources

Books

Leininger, M. (1970). *Nursing and anthropology: Two worlds to blend.* New York: Wiley.

Leininger, M. (1973). *Contemporary issues in mental health nursing.* Boston: Little, Brown.

Leininger, M. (1978a). *Transcultural nursing: Concepts, theories, and practice.* New York: Wiley.

Leininger, M. (Ed.). (1978b). *Transcultural nursing care of the elderly.* Salt Lake City, (UT): University of Utah College of Nursing.

Leininger, M. (Ed.). (1979a). *Transcultural nursing care of the adolescent and middle age adult.* Salt Lake City, UT: University of Utah College of Nursing.

Leininger, M. (Ed.). (1979b). *Transcultural nursing: Proceedings from four transcultural nursing conferences.*New York: Masson.

Leininger, M. (Ed.). (1981). *Caring: An essential and human need.* Thorofare, (NJ): Slack.

Leininger, M. (Ed.). (1984a). *Caring: The essence of nursing and health.* Thorofare, (NJ): Slack.

Leininger, M. (Ed.). (1984b). *Reference sources for transcultural health and nursing for teaching, curriculum, and clinical-field practice.* Thorofare, (NJ): Slack.

Leininger, M. (Ed.). (1985). *Qualitative research methods in nursing.* New York: Grune & Stratton.

Leininger, M. (Ed.). (1988). *Care: Discovery and uses in clinical and community nursing.* Detroit: Wayne State University.

Leininger, M. (1990). *Ethical and moral dimensions of care: Chapters from conference on the ethics and morality of caring.* Detroit: Wayne State University.

Leininger, M. (1991). *Culture care universality and diversity: A theory of nursing.* New York: National League for Nursing Press.

Leininger, M. (1995). *Transcultural Nursing: Concepts, theories, and practice* (2nd ed.). Columbus, (OH): McGraw-Hill.

Leininger, M. M., & Gaut, D. A. (1991). *Caring: The compassionate healer.* New York: National League for Nursing.

Leininger, M., & McFarland, M. R. (2002). *Transcultural nursing: Concepts, theories, research, & practice* (3rd ed.). New York: McGraw-Hill.

Leininger M., & McFarland, M. R. (2006). *Culture care diversity and universality: A worldwide nursing theory* (2nd ed.). Sudbury, (MA): Jones & Bartlett.

Leininger, M., & Watson, J. (Eds.). (1990). *The caring imperative in education.* New York: National League for Nursing.

Selected Book Chapters

Leininger, M. (1988). Culture care and nursing administration. In B. Henry, C. Arndt, M. DiVincenti, & A. Marriner Tomey (Eds.), *Dimensions of nursing administration.* Boston: Blackwell.

Leininger, M. (1990). Introduction: Care: The imperative of nursing education and service. In M. Leininger & J. Watson (Eds.), *The caring imperative in education.* New York: National League for Nursing.

Leininger, M. (1992). Reflections on Nightingale with a focus on human care theory and leadership. In E. Nightingale & B. S. Barnum (Eds.), *Nightingale: Notes on nursing: What it is, and what it is not.* Philadelphia: Lippincott.

Leininger, M. (1992). Theory of culture care and uses in clinical and community contexts. In M. Parker (Ed.), *Theories on nursing* (pp. 345–372). New York: National League for Nursing.

Leininger, M. (1992). Transcultural mental health nursing assessment of children and adolescents. In P. West & C. Sieloff Evans (Eds.), *Psychiatric and mental health nursing with children and adolescents* (pp. 53–58). Gaithersburg, (MD): Aspen.

Leininger, M. (1993). Culture care theory: The comparative global theory to advance human care nursing knowledge and practice. In D. Gaut (Ed.), *A global agenda for caring* (pp. 3–18). New York: National League for Nursing.

Leininger, M. (1993). Evaluation criteria and critique of qualitative research studies. In J. Morse (Ed.), *Qualitative nursing research: A contemporary dialogue*(pp. 393–414). Newbury Park, (CA): Sage.

Leininger, M. (2002a). Essential transcultural nursing concepts, principles, examples, and policy statements. In M. Leininger & M. R. McFarland (Eds.), *Transcultural nursing: Concepts, theories, research, & practice* (3rd ed., pp. 45–69). New York: McGraw-Hill.

Leininger, M. (2002b). Part I. The theory of culture care and the ethnonursing research method. In M. Leininger & M. R. McFarland (Eds.), *Transcultural nursing: Concepts, theories, research, & practice* (3rd ed., pp. 71–98). New York: McGraw-Hill.

Leininger, M. (2002c). The future of transcultural nursing: A global perspective. In M. Leininger & M. R. McFarland (Eds.), *Transcultural nursing: Concepts, theories, research, & practice* (3rd ed., pp. 577–595). New Yark: McGraw-Hill.

Leininger, M. (2002d). Transcultural nursing and globalization of health care: Importance, focus, and historical aspects. In M. Leininger & M. R. McFarland (Eds.), *Transcultural nursing: Concepts, theories, research, & practice* (3rd ed., pp. 3–43). New York: McGraw-Hill.

Leininger, M. M. (2006a).Culture Care Diversity and Universality Theory and Evolution of the Ethnonursing Method. In M. M. Leininger and M. R. McFarland (Eds.), *Culture care diversity and universality: A worldwide theory of nursing* (2nd ed., pp. 1–41). Sudbury, (MA): Jones & Bartlett.

Leininger, M. M. (2006b). Culture care of the Southern Sudanese of Africa. In M. M. Leininger and M. R. McFarland (Eds.), *Culture care diversity and universality: A worldwide theory of nursing* (2nd ed., pp. 255–279). Sudbury, (MA): Jones & Bartlett.

Leininger, M.M. (2006c). Ethnonursing method and enablers. In M. M. Leininger and M. R. McFarland (Eds.), *Culture care diversity and universality: A worldwide theory of nursing* (2nd ed., pp. 43–81). Sudbury, (MA): Jones & Bartlett.

Selected Book Prefaces and Forewords

Leininger, M. M. (2003). Foreword. In M. R. Andrews & J. S. Boyle, *Transcultural concepts in nursing care* (4th ed.). Philadelphia: Lippincott.

Leininger, M. M. (2008). Foreword. *Contemporary Nursing Journal 28*(2), iii-v.

Selected Journal Articles

Leininger, M. M. (1984). Qualitative research methods—to document and discover nursing knowledge. *Western Journal of Nursing Research*, *6*(2), 151–152.

Leininger, M. M. (1987). Importance and uses of ethnomethods: Ethnography and ethnonursing research. *Recent Advances in Nursing*, *17*, 12–36.

Leininger, M. M. (1988a). Leininger's theory of nursing: Cultural care diversity and universality. *Nursing Science Quarterly*, *1*(4), 152–160.

Leininger, M. (1988b). Leininger's theory of nursing: Cultural care diversity and universality. *Nursing Science Quarterly*, *1*(4), 152–160.

Leininger, M. M. (1989a). The *Journal of Transcultural Nursing* has become a reality. *Journal of Transcultural Nursing*, *1*(1), 1–2.

Leininger, M. M. (1989b). The transcultural nurse specialist: Imperative in today's world. *Nursing and Health Care*, *10*(5), 250–256.

Leininger, M. M. (1989c). Transcultural nurse specialists and generalists: New practitioners in nursing. *Journal of Transcultural Nursing*, *1*(1), 4–16.

Leininger, M. M., (1989d). Transcultural nursing: Quo vadis (where goeth the field)? *Journal of Transcultural Nursing*, *1*(1), 33–45.

Leininger, M. M. (1990a). A new and changing decade ahead: Are nurses prepared? *Journal of Transcultural Nursing*, *1*(2), 1.

Leininger, M. M. (1990b). Ethnomethods: The philosophic and epistemic bases to explicate transcultural nursing knowledge. *Journal of Transcultural Nursing*, *1*(2), 40–51.

Leininger, M. M. (1990c). Issues, questions, and concerns related to the nursing diagnosis cultural movement from a transcultural nursing perspective. *Journal of Transcultural Nursing*, *2*(1), 23–32.

Leininger, M. M. (1990d). Leininger clarifies transcultural nursing (Letter to the Editor). *International Nursing Review*, *36*(6), 356.

Leininger, M. M. (1990e). The significance of cultural concepts in nursing. 1966. *Journal of Transcultural Nursing*, *2*(1), 52–59.

Leininger, M. M. (1991a). Transcultural nursing goals and challenges for 1991 and beyond. *Journal of*

Transcultural Nursing, *2*(2), 1–2.

Leininger, M. (1991b). Becoming aware of the types of health practitioners and cultural imposition. *Journal of Transcultural Nursing*, *2*(2), 32–39.

Leininger, M. M. (1991c). Second reflection: Comparative care as central to transcultural nursing. *Journal of Transcultural Nursing*, *3*(1), 2.

Leininger, M. M. (1991d). Transcultural care principles, human rights, and ethical considerations. *Journal of Transcultural Nursing*, *3*(1), 21–23.

Leininger, M. (1992). Transcultural nursing care values, beliefs, and practices of American (USA) gypsies. *Journal of Transcultural Nursing*, *4*(1), 17–28.

Leininger, M. (1994a). Nursing's agenda of health reform: Regressive or advanced—Discipline status. *Nursing Science Quarterly*, *7*(2), 93–94.

Leininger, M. (1994b). Reflections: Culturally congruent care: Visible and invisible. *Journal of Transcultural Nursing*, *6*(1), 23–25.

Leininger, M. (1995a). Culture care theory, research, and practice. *Nursing Science Quarterly*, *9*(2), 71–78.

Leininger, M. (1995b). Founder's focus: Nursing theories and cultures: Fit or misfit. *Journal of Transcultural Nursing*, *7*(1), 41–42.

Leininger, M. (1996a). Culture care theory, research and practice. *Nursing Science Quarterly*, *9*(2), 71–78.

Leininger, M. (1996b). Founder's focus: Transcultural nurses and consumers tell their stories. *Journal of Transcultural Nursing*, *7*(2), 32–36.

Leininger, M. (1997). Overview of the theory of culture care with the ethnonursing research method. *Journal of Transcultural Nursing*, *8*(2), 32–52.

Leininger, M. (1999). Transcultural nursing: An imperative for nursing practice. *Imprint*, *46*(5), 50–52.

Leininger, M. (2002). Culture care theory: A major contribution to advance transcultural nursing and practices. *Journal of Transcultural Nursing*, *13*(3), 189–192.

Leininger, M. (2007). Theoretical questions and concerns: Response from the theory of Culture Care Diversity and Universality perspective. *Nursing Science Quarterly*, *20*(1), 9–13.

Leininger, M. (2011). Leininger's reflection on the ongoing father protective care research. *Online Journal of Cultural Competence in Nursing and Healthcare*, *1*(2), 1–13.

Leininger, M., & Cummings, S. H. (1996). Nursing's new paradigm is transcultural nursing: An interview with Madeleine Leininger. *Advanced Nursing Practice Quarterly*, *2*(2), 62–70.

Selected Secondary Sources

Books

Andrews, M. M., & Boyle, J. S. (2007). *Transcultural concepts in nursing care* (5th ed.). Philadelphia: Lippincott.

Fawcett, J. (2005). Leininger's theory of culture care diversity and universality. In *Analysis and evaluation of contemporary nursing knowledge: Nursing models and theories* (pp. 511–547). Philadelphia: F.A. Davis.

Meleis. A. I. (1997). *Theoretical nursing: Development and Progress* (3rd ed., pp. 245–274). Philadelphia: Lippincott.

Book Chapters

Ray, M. D., & McFarland, M. R. (invited 2012). *Qualitative nursing methods: Ethnonursing*, in D. E. Polit & C. T Beck (Eds.), *Essentials of nursing research* (8th ed.). Oxon, UK: Taylor & Francis.

Selected Journal Articles

Aga, F., Kylmä, J., & Nikkonen, M. (2009). The conceptions of care among family caregivers of persons living with HIV/AIDS in Addis Ababa, Ethiopia. *Journal of Transcultural Nursing*, *20*(1), 37–50.

Andrews, M. M. (2008). Global leadership in transcultural practice, education, and research. *Contemporary Nursing Journal*, *28*(2), 13–16.

Berry, A. (1999). Mexican American women's expressions of the meaning of culturally congruent prenatal care. *Journal of Transcultural Nursing*, *10*(3), 203–212.

Bialoskurski, M., Cox, C. L., & Hayes, J. A. (1999). The nature of attachment in a neonatal intensive care unit. *Journal of Perinatal and Neonatal Nursing*, *10*(3), 66–77.

Brooke, D., & Omeri, A. (1999). Beliefs about childhood immunization among Lebanese Muslim immigrants in Australia. *Journal of Transcultural Nursing*, *10*(3), 229–236.

Clarke, P. N., McFarland, M. R., Andrews, M. A., & Leininger, M. M. (2009). Caring: Some reflections on the impact of the culture care theory by McFarland and Andrews and a conversation with Leininger. *Nursing Science Quarterly,* 22(3), 233–239.

Davis, R. (2010). Voices of native Hawaiian *Kupuna* (Elders) living with chronic illness: "Knowing who I am." *Journal of Transcultural Nursing,* 21(3) 237–245.

Gunn, J., & Davis, S. (2011) .Beliefs, meanings, and practices of healing with botanicals recalled by elder African American women in the Mississippi Delta. *Online Journal of Cultural Competence in Nursing and Healthcare*, *1*(1), 37–49.

Higgins, B. (2000). Puerto Rican cultural beliefs: Influence on infant feeding practices in western New York. *Journal of Transcultural Nursing*, *11*(1), 19–30.

Hubbert, A. (2008). A partnership of a Catholic-based health system, nursing, and American Indian traditional medicine practitioners. *Contemporary Nursing Journal*, *28*(2), 64–72.

Leuning, C. L., Swiggum, P. D., Wiegert, H. M. B., & McCullough-Zander, K. (2002). Proposed standards for transcultural nursing. *Journal of Transcultural Nursing*, *13*(1), 40–46.

Mareno, N. (2012). Cultural competency in delivering family weight management programs: A summary of lessons learned. *Online Journal of Cultural Competence in Nursing and Healthcare*, *2*(1), 10–17.

McFarland, M. R. (1997). Use of the culture care theory with Anglo- and African Americans in a long-term care setting. *Nursing Science Quarterly*, *10*(4), 186–192.

McFarland, M. R. (October 2010). Theoretical basis for transcultural care: Theory of culture care diversity and universality (Madeleine Leininger). In D. F. Pacquiao and M. K. Douglas (Eds.), *Core Curriculum for transcultural nursing and health care.* Thousand Oaks, CA: Dual printing as supplement to *Journal of Transcultural Nursing*, *21*(1), 92S- 101S.

McFarland, M. R. (2010). Research methodologies for investigating cultural phenomena and evaluating interventions: Ethnonursing: A research method designed to facilitate discovery of data focused on Leininger's theory of culture care diversity and universality (Leininger, 2002a, p. 85). In D. F. Pacquiao and G. McNeal (Eds.), *Core Curriculum for Transcultural Nursing and Health Care.* Thousand Oaks, (CA): Sage. Dual printing as supplement to *Journal of Transcultural Nursing*, *21*(1), 378S-380S.

McFarland, M. R., & Eipperle, M. K. (2008). Culture care theory: A proposed theory guide for nurse practitioners in primary care settings. *Contemporary Nursing Journal*, *28*(2), 48–63.

McFarland, M. R., Mixer, S. J., Webhe-Alamah, H., Burk, R. (2012). Ethnonursing: A qualitative research method for all disciplines. *Online International Journal of Qualitative Methods, 11*(3). University of Alberta, Canada.

McFarland, M., Wehbe-Alamah, H., Wilson, M., & Vossos, H. (2011). Synopsis of findings discovered within a descriptive meta-synthesis of doctoral dissertations guided by the Culture Care Theory with use of the ethnonursing research method. *Online Journal of Cultural Competence in Nursing and Healthcare*, *1*(3), 24–39.

Mixer, S. J. (2011). Use of the culture care theory to discover nursing faculty care expressions, patterns, and practices related to teaching culture care. *Online Journal of Cultural Competence in Nursing and Healthcare*, *1*(1), 3–14.

Mixer, S., & McFarland, M. R. (2010). Cross cultural communication: Use of Leininger's action modes in conflict resolution. In D. F. Pacquiao and G. McNeal (Eds.), *Core Curriculum for Transcultural Nursing and Health Care.* Thousand Oaks, (CA): Sage. Dual printing as supplement to *Journal of Transcultural Nursing*, *21*(1), 147S-150S.

Morris, E. (2012). Respect, protection, faith and love: Major care constructs identified within the subculture of selected urban African American adolescent gang members. *Journal of Transcultural Nursing*, *23*(3), 262–269.

Omeri, A. (1997). Culture care of Iranian immigrants in New South Wales, Australia: Sharing transcultural nursing knowledge. *Journal of Transcultural Nursing*, *8*(2), 5–16.

Pacquiano, D. A., Archeval, L., & Shelley, E. E. (1999). Transcultural nursing study of emic and etic care in the home. *Journal of Transcultural Nursing*, *10*(2), 112–119.

Ray, M. A. (1999). Transcultural caring in primary health care. *National Academies of Practice Forum, 1*(3), 177–182.

Rosenbaum, J. N. (1997). Leininger's theory of culture care diversity and universality: Transcultural critique. *Journal of Multicultural Nursing & Health, 3*(3), 24–30.

Schumacher, G. (2010). Culture care meanings, beliefs, and practices in rural Dominican Republic. *Journal of Transcultural Nursing, 21*(2), 93–103.

Swanson, C.R. (2012). The case for studying cultural competence from the perspective of the Hispanic immigrant patient: A state of the science. *Online Journal of Cultural Competence in Nursing and Healthcare, 2*(1), 1–9.

Webbe-Alamah, H. (2008). Bridging the gap between generic and professional care practices for Muslim patients through the use of Leininger's culture care modes. *Contemporary Nursing Journal, 28*(2), 83–97.

Wehbe-Alamah, H. (2011). The use of culture care theory with Syrian Muslims in the Mid-western United States. *Online Journal of Cultural Competence in Nursing and Health-care, 1*(3), 1–12.

Wehbe-Alamah, H., & McFarland, M. R. (2010). Cultural health assessment: Leininger's assessment guides. In D. F. Pacquiao and G. McNeal (Eds.), *Core curriculum for transcultural nursing and health care.* Thousand Oaks, (CA): Sage. Dual printing as supplement to *Journal of Transcultural Nursing, 21*(1), 317S-322S.

Wehbe-Alamah, H., McFarland, M. R., Macklin, J., & Riggs, N. (2011). The lived experiences of African American women receiving care from nurse practitioners in a nurse-managed clinic in an urban context. *Online Journal of Cultural Competence in Nursing and Healthcare, 1*(1), 15–26.

Zoucha, R., Mayle, K., & Colizza, D. (2011). The bridging of transcultural response in health care and service learning courses in a community based baccalaureate nursing curriculum: A natural connection. *Online Journal of Cultural Competence in Nursing and Healthcare, 1*(4), 1–10.

Selected Projects Using Leininger's Theory

Wehbe-Alamah, H., McFarland, M. R., Farmer, M., Call, C., & Jones, M. (2010). CultureCopia©: Developing a Computer-based electronic transcultural simulation game based on Leininger's culture care theory. Department of Nursing & Department Computer Science, Engineering, and Physics, University of Michigan, Flint.

Selected Dissertations Using Leininger's Theory (*mentored by Leininger)

*Berry, A. (1995). *Culture care statements, meanings, and expressions of Mexican American women within Leininger's culture care theory.* (Unpublished doctoral dissertation). Wayne State University.

Bowles, M. E. (2009).*Culture care beliefs, meanings, and practices related to health and well-being of South Sudanese "lost boy and lost girl" refugees.* (Doctoral dissertation.) Duquesne University. PA. UMI 3374252. Retrieved from ProQuest.

*Cameron, C. (1990). *An ethnonursing study of health status of elderly Anglo Canadian wives providing extended care giving to their disabled husbands.* (Unpublished doctoral dissertation). Wayne State University.

*Curtis, M. (1997). *Cultural care by private practice APRNs in community contexts.* (Unpublished doctoral dissertation). Wayne State University.

deRuyter, L. (2008). *Cultural care education and experiences of African American students in predominantly Euro American associate degree nursing programs.* (Unpublished doctoral dissertation). Duquesne University.

*Ehrmin, J. (1998). *Culture care meanings and statements, and experiences of care of African American women residing in an inner city transitional home for substance abuse.* (Unpublished doctoral dissertation). Wayne State University.

Farrell, L. S. (2001). *Culture care: Meanings and expressions of caring and non-caring of the Potawatami who have experienced family violence.* (Unpublished doctoral dissertation). Wayne State University.

*Finn, J. (1993). *Professional nurse and generic caregiving of childbearing women conceptualized with Leininger's theory of culture care theory.* (Unpublished doctoral dissertation). Wayne State University.

Fox-Hill, E. J. (1999). *The experiences of persons with AIDS living-dying in a nursing home.* (Doctoral dissertation). University of Tennessee Health Science

Center, Memphis. UMI 99345492. Retrieved from ProQuest.

*Gates, M. (1988). *Care and meanings, experiences and orientations of persons dying in hospitals and hospital settings.* (Unpublished doctoral dissertation). Wayne State University.

*Gelazis, R. (1994). *Lithuanian care: Meanings and experiences with humor using Leininger's culture care theory*. (Unpublished doctoral dissertation). Wayne State University.

*George, T. (1998). *Meanings and statements and experiences of care of chronically mentally ill in a day treatment center using Leininger's culture care theory*. (Unpublished doctoral dissertation). Wayne State University.

Higgins, B. (1995). *Puerto Rican cultural beliefs: Influence on infant feeding practices in Western New York*. (Doctoral dissertation). University of Colorado Health Sciences Center. UMI 9604699. Retrieved from ProQuest.

Hiscup, V. (2011). *Cultural expressions, meanings, beliefs, and practices of Mexican American women during the post-partum period: An ethnonursing study.* (Doctoral dissertation.) Duquesne University. UMI 3449963. Retrieved from ProQuest.

*Horton, G. (1998). *Culture care by private practice APRN in a community context*. (Unpublished doctoral dissertation). Wayne State University.

Johnson, C. (2005). *Understanding the culture care practices of rural immigrant Mexican women*. (Doctoral dissertation.) Duquesne University. UMI 3175853. Retrieved from ProQuest.

*Lamp, J. (1998). *Generic and professional care meanings and practices of Finnish women in birth within Leininger's theory of culture care diversity and universality*. (Unpublished doctoral dissertation). Wayne State University.

*Luna, L. (1989). *Care and cultural context of Lebanese Muslims in an urban US community within Leininger's culture care theory*. (Unpublished doctoral dissertation). Wayne State University.

*MacNeil, J. (1994). *Cultural care: Meanings, patterns, and expressions for Baganda women as AIDS caregivers within Leininger's theory.* (Unpublished doctoral dissertation). Wayne State University.

*McFarland, M. R. (1995). *Cultural care of Anglo and African American elderly residents within the environmental context of a long term care institution*. (Unpublished doctoral dissertation). Wayne State University.

*Miller, J. E. (1996). *Politics and care: A study of Czech Americans within Leininger's theory of culture care diversity and universality*. (Unpublished doctoral dissertation). Wayne State University.

Mixer, S. (2008). *Faculty care expressions, patterns, and practices related to teaching culture care*. (Unpublished doctoral dissertation). University of Northern Colorado School of Nursing, Greeley, CO.

*Morgan, M. (1994). *African American neonatal care in northern and southern contexts using Leininger's culture care theory*. (Unpublished doctoral dissertation). Wayne State University, Detroit, MI.

*Morris, E. (2004). *Culture care values, meanings, and experiences of African American adolescent gang members.* (Unpublished doctoral dissertation). Wayne State University.

Moss, J. A. (2010). *Discovering the healthcare beliefs and practices of rural Metizo Ecuadorians: An ethnonursing study*. (Doctoral dissertation). Rush University College of Nursing. UMI 3408062. Retrieved from ProQuest.

*Omeri, A. S. (1996). *Transcultural nursing care values, beliefs, and practices of Iranian immigrants in New South Wales, Australia.* (Unpublished doctoral dissertation). University of Sydney.

Prince, L. (2005). *Culture care and resilience in minority women residing in a transitional home recovering from prostitution*. (Doctoral dissertation). Loyola University of Chicago, IL. UMI 3174259. Retrieved from ProQuest.

*Rosenbaum, J. (1990). *Cultural care, culture health and grief phenomena related to older Greek Canadian widows with Leininger's theory of culture care.* (Unpublished doctoral dissertation). Wayne State University.

Schumacher, G. C. (2006). *Culture care meanings, beliefs, and practices of rural Dominicans in a rural village of the Dominican Republic: An ethnonursing study conceptualized within the culture care theory.* (Unpublished doctoral dissertation). Duquesne University.

Spangler, Z. (1991). *Nursing care values and practices of Philippine American and Anglo American nurses*. (Unpublished doctoral dissertation). Wayne State

University.

*Stitzlein, D . (1999). *The phenomenon of moral care/caring conceptualized within Leininger's theory of culture care diversity and universality*. (Unpublished doctoral dissertation). Wayne State University.

*Thompson, T. (1990). *A qualitative investigation of rehabilitation nursing care in an inpatient rehabilitation unit using Leininger's theory*. (Unpublished doctoral dissertation). Wayne State University.

*Villarruel, A. (1993). *Mexican American cultural meanings, expressions: Self care and dependent care actions associated with experiences of pain*. (Unpublished doctoral dissertation). Wayne State University.

Vlassas, F. R. (1997). *Too familiar for words: An analysis of "invisible" nursing work*. (Doctoral dissertation). Loyola University. UMI 9726404. Retrieved from ProQuest.

Webhe-Alamah, H. (2005). *Culture care of Syrian American immigrants living in Midwestern United States*. (Unpublished doctoral dissertation). Duquesne University, Pittsburgh, PA.

Welch, A. (1987). *Concepts of health, illness, caring, aging, and problems of adjustment among elderly Filipinas residing in Hampton Roads, Virginia*. (Unpublished doctoral dissertation). University of Utah.

*Wenger, A. F. (1988). *The phenomenon of care of old order Amish: A high context culture*. (Unpublished doctoral dissertation). Wayne State University.

Wekselman, K. (1999). *The culture of natural childbirth. (Doctoral dissertation). University of Cincinnati*. UMI 9936027. Retrieved from ProQuest.

Witt, D. E. (2006). *Growing old on the farm: An ethnonursing examination of aging and health within the agrarian rural subculture*. (Doctoral dissertation). Duquesne University. UMI 3238548. Retrieved from ProQuest.

Zajac, L. K. (2010). *The culture care meaning of comfort for ethnically diverse pre licensure baccalaureate nursing students in the educational setting*. (Doctoral dissertation). University of Northern Colorado. UMI 3439986. Retrieved from ProQuest.

23장

마가렛 뉴만
Margaret A. Newman

1933~현재

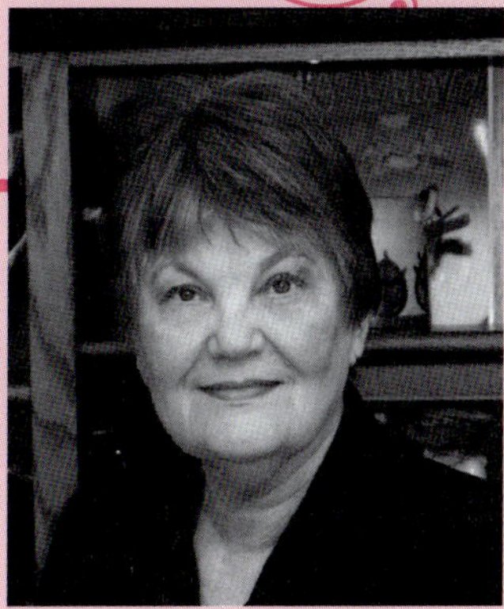

의식확장으로서의 건강

Health as expanding consciousness

Janet Witucki Brown and Martha Raile Alligood

"우리는 건강의 새로운 비젼을 포용해야 한다. 돌봄은 질병의 범주를 포괄하고 초월하는 건강의 개념과 연결되어야 한다. 의식확장으로서의 건강이론은 이러한 관점을 제공한다"(Newman, 2008, p. 2).

이론가 소개

마가렛 뉴만Margaret Newman은 1933년 10월 10일 테네시 주 멤피스에서 출생하였다. 뉴만은 1954년 텍사스 와코에 있는 Baylor 대학에서 가정경제학과 영어를 전공으로 학사학위를 받았고, 1962년 멤피스의 테네시대학에서 간호학 전공으로 두 번째 학사학위를 받았다(M Newman, curriculum vitae, 1996).

뉴만은 샌프란시스코의 캘리포니아 주립대학 UCSF에서 내외과 간호학과 교육을 전공으로 석사학위를 취득하였고, 1971년 뉴욕대학에서 간호과학과 재활간호학으로 박사학위를

Courtesy New York University, 2009

이전 저자: Snehlata Desai, M. Jan Keffer, DeAnn M. Hensley, Kimberly A. Kilgore-Keever, Jill Vass Langfitt, and LaPhyllis Peterson. The authors wish to thank Margaret A. Newman for her contributions to the chapter.

취득하였다.

뉴만은 테네시대학, 뉴욕대학, 펜실베니아 주립대학에서 교수직을 시작한 후, 1996년에 은퇴할 때까지 미네소타대학에서 교수를 역임하였고, 동 대학에서 명예교수로 활동하고 있다. 또한 테네시대학의 임상연구센터의 간호부장, 뉴욕대학 간호학과 박사과정의 부책임자, 펜실베니아 대학의 간호연구와 대학원의 주임교수를 역임하였다.

뉴만은 수많은 명예를 얻었는데, 1976년 AAN에 인정되었고, 1975년과 2002년에 테네시대학의 자랑스런 동문상을, 1984년에는 뉴욕대학 간호학과로부터 탁월한 동문상을 수상하였다. 1988년에는 미시시피 간호대학의 명예의 전당에 헌정되었고, 1976년과 1977년에는 라틴-아메리칸 펠로우 교수로, 1979년에는 *ANA Scholar* 가 되었다. 1983년 캔사스 위치타에서 열린 제 7차 인간 기능에 관한 국제 대회International Conference on Human Functioning에서 우수 교수상을 수상하였고, 1996년 미네소타 대학으로부터는 E. Louis Grant Award for Nursing Excellence 를 수상하였다. 또한 Who's Who in Women, Who's Who in America, Who's Who in American Nursing에 등재되었다. 또한 뉴만은 Helene Fuld Health Trust가 지원한 비디오테이프 시리즈의 1990년 1권에 탁월한 간호이론가의 한사람으로 포함되었다(M Newman, curriculum vitae, 2000; personal communication 2004). 뉴만은 1991년 Westminster 대학에서, 1992년 New York University 간호대학에서 탁월한 학자상, 1993년에는 Sigma Theta Tau Founders Elizabeth McWilliams Miller Award 우수 논문상을, 1994년 St. Xavier 간호대학으로부터 간호학자 상을 수상하였다.(M Newman, curriculum vitae, 2000)

1978년 뉴욕에서 열린 간호이론 학회에서 처음으로 건강이론에 대한 자신의 생각을 발표하였다. 당시 뉴만은 움직임, 시간, 의식과의 관계 연구에 몰두하고 있었고, 의식확장으로서의 건강이론을 확대해 가고 있었다.

1985년 뉴만은 연구원으로 순회하면서 뉴질랜드에서 여러 차례 워크숍을 개최하였고, 핀란드의 Tempere 대학에서 열린 의식이론에 관한 학술대회에서 의식의 간호 연관성을 보여주었다(M Newman personal correspondence 1988).

뉴만은 의식확장으로서의 건강이론과 관계되는 토픽의 책과 논문을 여러 편 발표하였다. 뉴만은 *Theory Development in Nursing*(1979), *Health as Expanding Consciousness*(1986, 1994), *A Developing Discipline: Selected Works of Margaret Newman*(1995a), *Transforming Presence: The Difference That Nursing Makes*(2008) 등을 출간하였다. 2011년, Nursing Science Quarterly. 24권 3호에서는 뉴만의 업적을 기리는 특별호를 간행하였다.

1986년 뉴만은 미네아폴리스 세인트폴의 세 지역에서 실무의 사례 분석 연구를 수행하였는데, 주요 논의는 병원간호실무의 변화의 필요성에 대한 결론이었다(Newman & Autio, 1986). 1986년에서 1997년까지, 뉴만은 의식확장으로서의 건강이론과 관련하여 심장질환자와 암환자의 순차적인 패턴을 조사하였다(Newman, 1995c; Newman,& Moch, 1991). 그 밖에 다른 여러 논문들이 간호이론과 실무 및 연구의 통합에 대한 그녀의 열정을 반영하고 있는데, 간호철학의 동향, 간호실무의 이론적 모델의 분석, 간호연구에 대한 발전적인 견해가 포함되어 있다(Newman,1992,1997b, 2003). 1989년과 1990년, 뉴만은 Carondelet St Mary's Community Hospital와 Arizona Tucson health center에서 수행된 간호실무 전문직 모델의 구조와 이론을 탐구하는 프로젝트의 책임연구자로 활동했다(Newman, 1990c; Newman, Lamb, & Michaels, 1991).

뉴만은 연구와 교육 외에, 40여개 주를 비롯하여 일본, 호주, 브라질, 캐나다, 핀란드, 독일, 뉴질랜드, 영국 등 여러 국가에서 자신의 건강 이론과 관련하여 자문을 하였다(M Newman, curriculum vitae 1992). 뉴만은 *Nursing Research*, *Western Journal of Nursing Research*, *Nursing & Health Care*, *Advanced in Nursing Science*, *Nursing Science Quarterly* 등을 포함하여 여러 학술지의 편집위원, *Advanced in Nursing Science*의 자문위원으로 활동하였다(M Newman, personal correspondence, 2004).

이론의 배경

의식확장으로서의 건강 이론은 Rogers(1970)의 인간 고유성 이론science of unitary human being에서 유래된 것이다. 전체성, 패턴, 일방향성 등과 관련된 Rogers의 가정은 뉴만 이론의 토대가 된다(Newman, personal correspondence, 2004). 헤겔의 정반합(Acton, 1967)의 과정은 뉴만이 건강과 질병의 융합을 건강의 새로운 개념으로 창조하는 데 도움이 되었다. 또한, Bentov(1977)가 삶을 의식확장 과정으로 설명한 것은 뉴만이 의식확장 과정을 건강에 대한 새로운 개념으로 주장하도록 촉진하였다(Newman, personal correspondence, 2004).

Bohm(1980)의 내재 질서 이론은 질병은 건강 패턴 표현의 하나라는 뉴만의 주장을 지지한다. 뉴만(1994)은 "모든 것에 존재하며, 서로 연결되어 있는 것으로서, 질병을 포함하는 다양한 형태로 그 자신 자체를 표현하는 보이지 않는 잠재적인 패턴"을 이해하기 시작했다고 하였다(p.xxvi). Young(1976)의 인간진화 이론은 뉴만 이론의 패턴 인식의 역할을 정확히 나타낸다. 뉴만은 Young의 생각이 자신의 새로운 이론, 운동, 공간, 시간, 의식 등의 기본적 개념을 역동적 삶과 건강으로 통합하는 노력의 추진력이 되었다고 하였다(Newman, 1994).

뉴만에게 있어서 Moss(1981)가 제시한 의식의 높은 수준으로서 사랑의 경험은 건강의 본질과 관련된 뉴만의 직관을 정교화하고 확신을 제공하는 매우 중요한 의미를 지닌다(Newman, 1994). 뉴만은 또한, 환자가 낮은 수준에서 높은 수준의 질서로 일진일퇴 요동하며 진전할 때 간호사가 함께해야하는 적합한 타이밍을 Priogogine(1976)의 분산 구조이론을 통하여 설명하였다(Newman, personal correspondence, 2004). Newman,1997a)은 이런 이론들이 자신의 이론에 끼친 기여를 인정했지만, "이 이론으로 인해, 좀 더 풍부하게 되었지만, 기초가 된 것은 아니다" 라고 하였다(p. 23).

주요 개념과 정의

건강 Health

건강은 인간의 "총체적 패턴"이며, 질병은 총체적 패턴의 의미 있는 표현의 하나로서, 이는 삶이란 지속적인 의식의 확장 과정이라는 전제에 근거하고 있다(Newman,1986). 건강은 인간과 환경의 진화하는 패턴으로 생각할 수 있으며, 대안을 인식하고 다양한 방식으로 반응할 수 있는 능력이 증가되는 것이라고 볼 수 있다(Newman, 1986). 건강은 "좀 더 포괄적인 의식상태로 변환하는 과정" 이다(Newman, 2008, p. 16).

헤겔의 변증법을 사용하여, 뉴만은 어떻게 질병의 개념이 그것의 반대인 비질병 혹은 질병이 없는 상태와 융합되어 건강의 새로운 개념을 창조하는 지를 설명하였다. 건강에 대한 전통적인 패러다임이 선형적이고, "인과적, 예측가능, 이분법적, 합리적, 통제적" 인데 비하여, 새로운 건강의 개념은 상대적이고 "패턴화되고, 불시에 발현하며, 예측 불가능하고 통합적이며 직관적이고 혁신적"이라고 설명하였다(Newman,1994). 뉴만에게는 건강과 진화하는 의식의 패턴은 동일한 것이다. 새로운 건강 패러다임의 핵심은 패턴의 인식이다. 뉴만은 삶의 과정을 의식의 높은 수준으로 향하는 진전으로 생각한다(Newman,1994).

패턴 Pattern

패턴은 전체를 묘사하며 모든 관계에 대한 의미를 단번에 이해하게 설명하는 정보이다(M Newman, personal correspondence, 2004). 그것은 존재하는 모든 것의 기본 속성으로 개념화 할 수 있으며, 뉴만은 이것을 다양함 속에서 통일성을 제공하는 것이라고 보았다(Newman 1986).

주요 개념과 정의

패턴은 사람을 특정한 한 사람의 개인으로 규명하게 하는 것이다. 인간의 기본적인 패턴을 표명하는 하나의 예는 인간의 되어감, 유전적 패턴, 목소리 패턴, 동작패턴 등을 지시하는 정보가 포함된 유전적 패턴일 것이다(Newman, 1986). 패턴의 특성에는 동작, 다양성, 리듬이 포함된다. 패턴은 에너지 교환과 변환에 밀접하게 관여되는 것으로 개념화된다(Newman, 1994). 뉴만에 의하면(Newman 1987b) "인간의 삶에서 그것을 표명하는 것은 무엇이든 기본적인 내재적 패턴을 외재화하는 것이며....... 우리가 건강이라고 부르는 현상은 진화하는 패턴의 표현이다"(p. 37).

의식확장으로서의 건강에서 뉴만은(1986, 1994) 패턴을 인간을 총체적으로 이해하기 위하여 사용되는 주요 개념으로 개발하였다. 뉴만은 건강돌봄 영역에서의 패러다임 전환을 강조하였다. 그것은 질병 증상의 치료로부터 패턴을 찾아내고 그러한 패턴의 의미를탐구하는 것으로의 전환이다. 뉴만은(Newman, 1994)은 인간-환경 상호작용 패턴이 건강을 구성한다고 하였다. 뉴만(Newman 2008)에 의하면 개인의 삶의 패턴은 "개인에게 의미를 주는 질서-무질서의 변환, 즉 정점peak으로부터 바닥troughs"으로 이동한다(p. 6). 질병과 같은 사건은 전반적인 큰 진행과정의 일부분이다. 인간은 그러한 사건과 상호작용하면서, 그것이 얼마나 파괴적인 것이든, 그것의 에너지를 통해 인간은 자신의 에너지를 확대시키고 힘을 강화시킨다. 총체적 패턴을 파악하기 위해서는 이러한 관점에서 바라 볼 수 있어야 한다.(Newman, 1986).

의식 Consciousness

의식은 시스템의 정보적인 능력과 환경과 상호작용하는 시스템의 능력으로 정의할 수 있다(Newman, 1994). 뉴만은 의식에 대한 자신의 정의를 이해하는 것은 자신의 이론을 이해하는데 필수적이라고 하였다. 의식은 인지적 정서적 인식뿐 아니라 "생리 화학적 유지와 성장과정, 면역체계를 포함하는 생명체계 전체의 상호연결성을 포함한다" (Newman., 1990a, p. 38). 1978년 뉴만은 건강이론의 주요개념과 전체의 변화하는 패턴의 설명으로서 세 가지 상호 연결된 개념(시간, 움직임, 공간)을 확인하였다. 삶의 과정은 높은 수준의 의식으로 향하는 진전이다. 뉴만은 의식의 확장을 삶, 그리고 건강에 대한 모든 것으로 생각하였고, 시간에 대한 감지는 변화하고 있는 의식 수준의 지표라고 보았다 (Newman, 1979).

주요 개념과 정의

이 때 운동과 휴식이 하나로 융합된다."라는 Bentov(1977)는 정의를 통합하였다(p. 67). 절대의식의 단계는 사랑과 동등한데, 이 지점에서는 사랑과 증오, 고통과 환희, 질병과 비질병처럼 모든 상반된 것이 화합하고 모든 경험은 조건 없이 동등하게 수용된다.

Reed(1996)는 초월이란 높은 수준의 의식으로 진전하는 과정임을 제시하며, 시간, 공간, 물리적 상황으로 제한된 자신에게 집중하는 것을 넘어 진전할 때 진화적 발달단계가 된다는 뉴만의 이론에 동의하였다.

움직임-공간-시간 Movement-Space-Time

뉴만은 이론의 분리된 개념으로 연구하는 것이 아니라, 불시에 출현하는 의식의 차원으로서 동작-공간-시간을 함께 탐구하는 것이 중요하다는 것을 강조하였다(M Newman, telephone interview, 2004).

경험적 증거의 이용

의식확장으로서의 건강이론의 근거는 뉴만의 어린시절 가정환경의 경험에서 비롯되었다. 뉴만의 어머니는 근위축성 측색경화증으로 투병하며 의존적인 삶을 살아야만 했고, 이는 대학을 갓 졸업한 새내기 뉴만에게 간호에 대한 관심을 불러일으키게 하였다. 그러한 경험으로부터 "질병은 개인적 삶의 경험을 반영한다는 것, 필요한 것은 질병이 개인에게 주는 의미에 대하여 그 패턴을 인식하고 수용하는 것이다."라는 생각을 발전시키게 되었다(Newman, 1986, p. 3).

뉴만의 모든 연구를(Newman, 1986) 통틀어서 사용된 용어를 살펴보면, 간호nursing, 성장하는 양심의 느낌growing conscience-like feeling, 두려움fear, 힘power, 삶과 건강의 의미meaning of life and health, 사후 세계의 믿음belief of life after death, 건강의 의례rituals of health, 사랑love 등이다. 이러한 용어들은 병으로 혼란스러워진 삶의 경험을 논리적으로 이해하려 했던 뉴만의 노력을 엿볼 수 있게 한다. 그러한 삶의 경험은 자신의 간호이론을 개발하는 성숙의 계기가 되었다. 뉴만은, 자신의 철학적 기틀 안에서, 개인의 전체적 패턴화의 인식으로서 질병-질병이 아닌 것-건강을 합성하는 이론을 개발하기 시작하였다.

이론의 근거를 바탕으로 연구가 수행되었다(Newman, 1987. b). 뉴만은 간호연구가 이론 개발의 관점에서 의미를 갖기 위하여, 다음의 3가지 구성요소를 가져야 한다고 주장하였다. (1) 이론 검증의 목표, (2) 검증의 근거가 되는 이론적 기틀의 명료화, (3) 결과를 조명하는 이론적 근거의 재검토(Newman, 1979). 뉴만은, 건강이 인간의 개인적인 프로세스라면, 연구는 개인적 의미와 패턴의 변동성과 유사성의 탐구에 초점을 두어야 한다고 믿었다.

주요 가정

뉴만의 주요가정의 근거는(M Newman, personal communication, 2000) 전체성, 패턴, 일 방향성에 초점을 둔 Rogers의 1970년 간호 모델에 근거한 건강에 대한 정의로 시작되며, 그로부터 다음의 가정을 개발하였다(Newman, 2008).

1. 건강은 이전까지는 질병 혹은 의학 용어에서 병리...등으로 기술되었던 상태를 포함한다.
2. 이러한 "병리적인"상태는 개인의 총제적인 패턴의 표명이라고 할 수 있다.
3. 궁극적으로 병리로서 자신을 표명하는 개인의 패턴은 일차적인 것이며, 구조적 기능적 변화가 있기 전부터 존재했던 것이다.
4. 병리를 제거하는 것으로는 개인의 패턴을 변화시키지 못한다.
5. "아프게" 되는 것이 개인의 패턴을 표명하는 유일한 방법이라면 그것은 그 사람에게는 건강이라고 할 수 있다.

이러한 가정들로부터, 뉴만은 건강은 의식의 확장 이라는 명제를 정립하였다(Newman, personal communication, 2008).

인간 본성에 대한 뉴만의 암묵적 가정은 고유성, 개방체계, 개방 체계로서의 우주와의 계속적인 상호연결성, 진화하는 전체성의 패턴과 지속적인 관련성을 포함한다(M Newman, personal communication, 2000). 의식의 전개는 간호사가 수행하는 행위와는 상관없이 발생하는 과정이다. 그러나 간호사는 환자에게 어떤 일이 진행되고 있는지, 어떤 방식으로 과정이 촉진되는지에 대해 계속 관심을 가짐으로써 환자를 도울 수 있다(Newman 1994).

뉴만은 "인간의 건강경험을 돌보는 것"을 간호학의 핵심으로 명시하였고(M Newman, personal corres-pondence, 2004; M. Newman, Sime & Corcoran-Perry, 1991, p. 3), 이를 간호의 메타패러다임으로 구체화

하였다. 뉴만은 간호, 인간, 건강, 환경의 개념이 이러한 핵심에 내재되어 있다고 하였다(M Newman, personal communication, 2004). 뉴만의 이론은 간호학의 고유하고 변환적인 패러다임으로부터 유래되었기 때문에, 이러한 개념들을 분리된 것으로 보지 않는다. 따라서 그녀는 개념들을 개별적으로 분리해서 논의하지 않고, 이 개념들을 간호와 건강의 차원에서 정교화하였다. 다음 문단에서는, 뉴만의 연구를 바탕으로 하는 함축적인 정의를 사용하여 간호의 네가지 개념에 대한 논의를 전개한다.

간호

뉴만은 간호의 초점으로 관계성의 중요성을 강조하는데, 관계에는 간호사 - 대상자 관계 뿐 만아니라 대상자의 삶에서 이루어지는 관계들을 포함한다(Newman, 2008). 간호사와 대상자가 변증법적 관계를 맺는 동안, 대상자는 관계의 패턴이 진화해가는 과정에서 확인되는 의미를 통해 그들의 삶의 의미를 알 수 있게 된다(Newman, 2008). "이러한 과정에 대한 강조의 방점은 패턴 인식을 통한 앎/돌봄에 있다."(Newman, 2008, p. 10). 이러한 패턴에 대한 통찰은 대상자에게 행동 가능성의 예증을 제공하는데, 그 때 변환의 길이 열린다(Newman, 1999a).

간호사는 삶의 중요한 시점에 있는 대상자와 관계를 형성하고, 진정으로 그들과 연결됨으로써 그들의 패턴 인식을 촉진한다. 간호사-대상자 관계는 "대상자가 자신의 조직화된 예측가능한 상태가 무너졌다는 것을 직면할 때, 간호사와 대상자는 율동적으로 함께 나가고 또한, 서로 떨어져 나가는 것."으로 특징지을 수 있다(Newman,1999, p. 228). 간호사는 대상자와 함께 무질서하고 예측불가능해진 상태를 넘어서서 한층 높은 수준의 조직화된 상태에 도달함으로서, 계속해서 대상자와 깊이 연결될 수 있다(Newman,1999). 간호사는 대상자의 삶에서 중요한 선택 지점에서 함께 나가고, 그들의 의식확장 과정에 참여한다. 그들의 관계는 하나의 율동성이며, 시간성이다. 이때 간호사는 욕구가 관계를 향하게 하거나 상황을 수정하도록 내버려둔다. 간호사는 조정하거나 통제하려는 욕구를 포기할 때, 대상자와의 율동적인 파트너십으로 진입할 수 있는 능력을 갖게 된다(Newman, 1999). 뉴만은 간호사와 대상자가 인지, 통찰, 변혁의 과정으로 통해 함께 나가고 또한 서로 떨어져 나가는 간호사-대상자의 상호작용을 그림으로 도식화하였다(그림 23-1). 간호사는 의식확장 과정의 파트너로 생각되며, 이러한 대화의 과정을 통해 간호사는 변환되고 그들의 삶은 풍부해진다(Newman, 2008). 촉진자로서 간호사는 개인, 가족, 지역사회가 관계의 패턴에 초점을 두도록 도울 수 있다(M Newman, communication, 2004). 따라서 간호과정은 패턴 인식의 하나로 볼 수 있다.

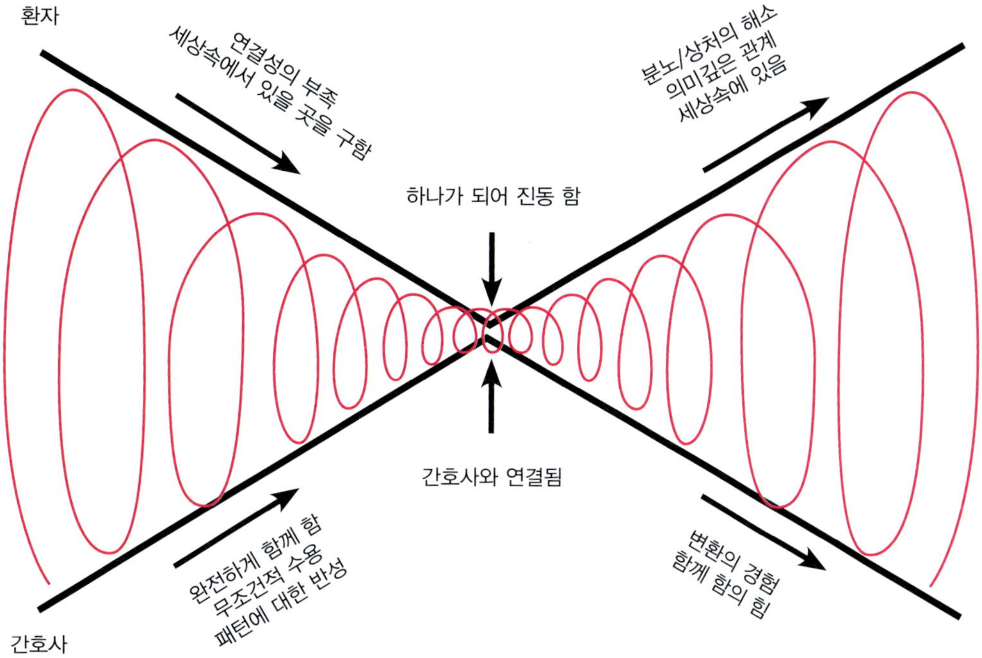

그림 23-1 인식, 통찰, 변환과정에서 간호사와 환자는 함께 모여 연결되고, 또 헤어져 각자의 방향으로 나감

(출처:Newman, M. A. [2008]. Transforming presence: The difference that nursing makes. Philadelphia: F.A. Davis.)

뉴만의 초기 제안(Newman, 1995 b)은 NANDA 건강사정 틀은 고유한 인간-환경 상호작용 패턴에 기초하고 있기 때문에 대상자의 패턴 인식을 촉진시킨다는 것이었다(Roy, Rogers, Fitzpatrick et. al., 1982). 이 때, 패턴은 간호사가 "개인의 매우 독특한 전체성 패턴을 묘사하는 인간-환경 행동"을 총체적으로 관찰하도록 안내한다(Newman, 1995b, p. 261). 뉴만(2008)은 대상자 개인의 스토리와 관계를 맺는 패턴에서 그들 자신에게 가장 의미 있는 것이 무엇인지에 집중할 것을 강조해왔다.

이 이론에서는, 간호사 대상자의 상호작용에서 간호사의 역할은 "돌봄, 패턴 인식에 함께 함"이다(Newman, 2008, p. 16). 간호사는 대상자의 스토리와 새로운 정보로 인해 변화가 발생한 사건의 순서를 통해 패턴을 인식한다. 뉴만(2008)에 의하면, 간호사가 대상자의 이야기를 포괄적으로 이해하는 것이 중요하다. 적극적 경청을 통하여, 간호사는 부분을 통해 전체에 도달할 수 있으며, 패턴으로부터 전체를 직관할 수 있다. 상이점은 통합된 전체의 일부분으로 볼 수 있다. 간호사는 패턴 인식, 행동 가능성의 개방 과정을 공유함으로써 대상자의 통찰을 촉진시킬 수 있다(Newman, 1987b).

인간

뉴만의 모든 연구를 통틀어서 볼 때, 대상자라는 용어는 사람, 인간, 개인과 상호교환적으로 사용되고 있다. 대상자는 변환적 과정의 참여자로 본다.

인간은 그들의 개인적 의식패턴에 의해 한사람의 독특한 인간으로 구별되며(Newman, 1986), "인간은 의식 확장의 전체적 패턴 안에서 의식의 중심"으로 정의할 수 있다(Newman, 1986, p.31). 또한 인간에 대한 정의는 가족과 지역사회를 포함하는 것으로 확대되어 있다(Newman, 1994).

환경

환경은 명백하게 정의되어 있지는 않지만, 개인의 의식을 초월하는 더 큰 전체the larger whole로 기술되었다. 개인의 의식 패턴은 가족의 의식 패턴 안에서 그리고 지역사회의 상호작용 패턴 안에서 개인이 상호작용하는 것이다(Newman, 1986). 주요 가정은 "의식은 모든 물체에 존재하며, 우주 안에서 공동 확장한다."는 것이다(Newman, 1986, p.33). 대상자와 환경은 하나의 통합된 진화 패턴으로 볼 수 있다(Newman, 2008).

뉴만은 인간과 환경의 상호작용을 인간이 유일한 자신의 형상을 창조하는 핵심적 과정으로 규명하였다. 인간-환경의 패턴은 자기에 대한 더 높은 수준의 의식으로 진화한다. 우주환경에 있는 모든 물체는, 각기 수준은 다르지만, 의식을 소유한다는 것을 가정한다.

뉴만의 견해에 대한 해석은 건강은 인간과 환경의 상호작용이라는 것을 명백히 보여준다. 인간-에너지장에서 질병은 인간-환경 상호작용의 독특한 발현이라고 볼 수 있다.

건강

건강은 뉴만 의식확장 이론의 주요개념이다. 질병과 질병이 아닌 것nondisease의 융합은 건강으로 간주되는 합성체synthesis를 창조한다(Newman, 1978, 1979, 1991, 1992). 질병과 비질병은 각각의 더 큰 전체를 반영하는 것이다. 그러므로 새로운 개념 "전체성의 패턴"이 형성된다(Newman, 1986. p.12). 뉴만(1999). 은 "건강은 전체성의 패턴이며, 전체성 자체"라고 건강에 대한 자신의 견해를 좀 더 정교화 하였다(p.228). 좀 더 설명하자면, 이러한 전체성은 습득되거나 상실되는 것이 아니다. 이러한 관점에서는 아프게 되는 것은 전체성을 상실하는 것이 아니며, 전체성이 다른 형태를 취하게 되는 것이다. 뉴만(2008)은 패턴 인식은 건강을 나타내는 에센스라고 하였다. "질병과 비질병을 포괄하는 건강의 표현은 근본적인 인간-환경 패턴을 표재화하는 것이다"(Newman,1994, p. 11). 그러므로 건강과 진화하는 의식의 패턴은 동일한 것이며, 구체적으로 말하면, 건강은 "좀 더 포괄적인 의식으로 가는 변환 과정 A transformative process to more inclusive consciousness" 이라고 볼 수 있다(Newman,2008, p. 16).

이론적 주장

초기의 개념과 명제

초기의 저술에는 움직임movement, 공간space, 시간time, 의식consciousness 등의 개념에 큰 중점을 두고 있다. 간호에서의 이론 개발Theory Development in Nursing(Newman,1979)에서 움직임, 공간, 시간, 의식의 관계를 정교화 하였다. 그 중 한 명제는 시간과 공간은 상호보완적인 관계가 있다는 것이다(Newman 1979, 1983). 이러한 관계에 대한 예는 대우주적, 소우주적, 인간적(일상 생활)차원에서 각각 제시될 수 있다. 인간적 차원에서 매우 동적인 사람은 확장된 공간과 구획화된 시간 속에서 생활한다. 시간과 공간 사이에는 역의 상관관계가 있다. 즉, 신체적, 또는 사회적으로 부동성의 상태에 있어야 하는 경우와 같이 개인의 삶의 공간이 감소하면 시간은 증가한다(Newman, 1979).

움직임이란 "그것에 의해서 시간과 공간이 하나의 현실이 되는 수단"이라고 할 수 있다(Newman 1983, p. 165). 인간은 지속적으로 움직임의 상태에 있으며 항상 변화하고 있다. 이것은(세포의 수준에서) 내적으로 그리고 외적으로(신체 운동과 환경과의 상호작용을 통해) 일어나고 있다. 이러한 시간과 공간을 통한 움직임은 인간에게 독특한 현실 지각을 제공하는 것이다. 움직임은 변화를 가져오고 인간이 세상을 경험하도록 해준다(Newman 1979).

또한 움직임은 "의식의 반영"이라고 할 수 있다(Newman, 1983, p. 165). 움직임은 현실을 경험하는 수단이며, 또한 개인의 현실 경험에 대한 생각과 느낌을 표현하는 수단이다. 인간은 언어, 자세, 몸의 움직임을 통해 자신에 대한 인식을 표현한다(Newman, 1979). 인간의 내적 조직화의 지표와 그의 세계 지각은 개인의 동작 패턴과 리듬에서 발견된다. 동작 패턴은 언어가 전달하는 것을 초월하여 부가적인 의사소통을 제공한다(Newman, 1979).

시간의 개념은 움직임의 기능으로 생각된다(Newman, 1979). 이러한 주장은 발걸음의 속도로 경험되는 시간의 경험에 대한 뉴만의 선행 연구(Newman, 1972)에 의해 지지된다. 뉴만의 연구는 사람이 걸음을 느리게 걸을수록 더 적은 양의 주관적 시간을 경험하게 된다는 것을 보여준다. 그러나 시계 시간과 비교할 때, 시간은 "날아가는" 듯하다. 사람이 빠르게 움직일 때는 주관적으로는 "마감시간 안에 해치우기"하는 듯 바쁘지만, 시계를 체크해보면 시간은 늘어지게 느리다는 것을 발견하게 된다(Newman, 1971, 1979).

또한, 시간은 의식의 측정으로 개념화할 수 있다. 이는 주관적 시간과 객관적 시간의 비율로 의식을 측정한 Bentov(1977)가 처음으로 제안한 것이다. 뉴만은 이러한 의식의 측정을 자신의 연구 자료에 축적되어 있는 주관적 객관적 자료에 적용하였다. 뉴만도 의식 지표는 나이에 따라 증가한다는 것을 발견하였다. 뉴만의 연구 중 몇 편은 "나이에 따라 의식이 증가한다"는결과를 지지한다(Newman, 1982, p. 293). 뉴만은 이러한 증거를 삶의 과정은 의식 확장을 향해 진화한다는 뉴만의 주장을 지지하는 자료로 인용하였다. 그렇지만, 우울증과 같은 특별한 기분일 때는 감소된 시간 감각을 수반하게 된다고 주장하였다(Newman, & Gaudiano, 1984).

움직임, 공간-시간, 의식 패턴의 합성

이론이 진화해감에 따라, 뉴만은 움직임, 공간, 시간, 의식의 패턴을 합성하는 이론을 발전시켰다(M Newman personal communication, 2004, 2008). 시간은 단순히 객관적이거나 주관적으로 개념화된 것이 아니며, 홀로그래피의 감각의 견지에서도 그러하다(M Newman, personal communication, 2000). 뉴만(1994)에 의하면, "매 순간은 외재적 질서를 가지며, 우리의 삶의 매 순간은 모든 순간의 다른 모든 것을 포함한다"(p. 62). 뉴만(1986)은 다음의 사례에서 공간-시간의 중심성의 예시를 보여주고 있다.

> V 여사는 남편으로부터 떠나서, 독립할 수 있도록 교육 프로그램이 있는 곳으로 가려는 시도를 여러 번 반복하였다. 그녀는 자신만의 공간이 전혀 없다고 느꼈으며 남편에게서 거리(공간)를 두고 싶어 하였다. 그녀는 여가(자신)를 즐길 시간이 전혀 없었으며, 끊임없이 다른 사람들의 요구를 맞추어주느라고 바빴고 과로하였다. 그녀는 남편의 요구와 비평에 순종적이었다.(p. 56)

공간, 시간, 움직임은 후에 움직임-공간-시간의 횡단은 의식의 중심으로서의 인간을 나타낸다는 뉴만(1986)의 주장으로 연결된다. 이것은 사람에 따라, 장소와 시간에 따라 다양하다. 뉴만(1986)은 간호사의 중요한 임무 중의 하나가 서로의 연관관계속에서 움직임-공간-시간의 개념을 알 수 있도록 하는 것, 그리고 이러한 모든 것을 한꺼번에 고려할 수 있는 것, 즉, 진화하는 의식의 패턴을 인식하는 것이라고 강조하였다.

의식 확장으로서의 건강(Newman, 1986, 1994)에서, 뉴만의 이론은 Young의 의식의 스펙트럼에 대한 연구(Young 1976)를 포함시켰다. 뉴만은 self, 혹은 우주가 같은 본성을 가지는 존재라는 것을 Young의 중심 주제로 보았다. 이러한 핵심적 본성은 구체적으로 정의될 수 있는 것이 아니라, 삶의 궤적의 시작이나 끝에서 모두 제약 없는 선택과 완전한 자유로 특징지을 수 있는 것이다(Newman,1986).

뉴만은 의식 확장으로서의 건강 모델과 Young의 인간 진화 개념간의 추론결과를 제시하였다(그림 23-2). 뉴만은 인간이 의식의 상태로서 존재하게 되는 것이며, 시간의 제약을 받으며, 공간 내에서 정체성을 발견하고, 움직임을 통하여 사물이 작용하는 방식의 "법칙" 즉, 궁극적으로 그들이 시간과 공간을 초월하여 절대적인 의식의 상태에 이르기 위하여 선택하는 법칙을 배운다고 설명하였다(Newman, 1986).

또한, 움직임-공간-시간에서의 제약은 신체적 물리적인 자기를 넘어서 뻗어나가는 자각을 강요하는 효과를 갖는다고 뉴만은 설명하였다. 자연적인 움직임에 변화가 왔을 때, 공간과 시간에도 변화가 온다. 사람들은 움직임이 제약을 받을 때,(그것이 사회적이든, 신체적인 것이든)자기를 초월하여 움직이는 것, 그럼으로써 움직임을 인간의식의 진화과정에서 중요한 선택 지점으로 만드는 것이 필요하다(Newman, 1994). 뉴만은 자각은 "내면의, 자기발생적인 재형성, 즉, Young이 언급한, 프로세스의 전환점"과 일치한다고 하였다(Newman, 1994, p. 46).

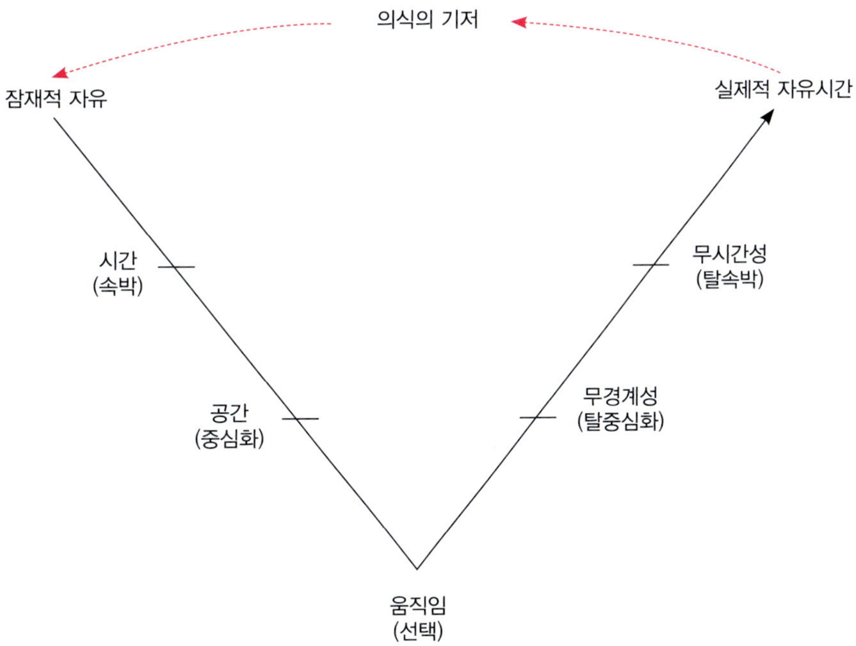

그림 23-2. 의식확장에 대한 뉴만의 이론과 Young의 인간 진화 단계 이론간의 평행 관계

출처:Newman, M. A. [1990]. Newman's theory of health as praxis. Nursing Science Quarterly, 3[1]. 37-41.

사람들이 무 시간성의 단계로 진전해 나감에 따라, 시간으로부터의 자유가 증가한다. 궁극적인 마지막 단계는 절대 의식의 상태인데, 뉴만은 이를 사랑과 동일한 것이라고 하였다(Newman, 1994).

간호사-대상자의 경험적 과정에 대한 강조

뉴만의 명제적 진술을 검증하는 초기 연구는 움직임-공간-시간-의식의 기계론적 관점에서 이루어졌고, 이론의 기본적 가정을 존중하는 데 실패하였다는 것을 인정하고, 연구의 초점을 환자가 의식 확장 패턴을 펼쳐나가는 과정에 함께 하는 참여자로서 간호연구자의 진정한 관여로 전환시켰다(Newman, 2008). 고유성 변환적 패러다임은 간호사와 대상자간 상호작용의 상호성, 대상자의 개인적 상황에 따른 패턴의 전체성과 고유성, 높은 의식수준으로 진전하는 삶의 과정의 움직임을 연구에 보여줄 것을 요구한다. 뉴만(2008)은 "간호실무의 본질은 돌봄, 즉, 변환적 과정에 함께 하는- 간호사 대상자 관계의 패턴 인식이다." 라고 하였다.(p. 52)

이러한 연구의 프로토콜은 1994년 처음 시작되었고, 최근의 실무 연구에도 적용할 수 있도록 지침의 변화는 계속되고 있다. Litchfield(1999) 이러한 과정을 자신의 입원한 자녀를 가진 가족에 대한 연구에서 "실무지혜practice wisdom" 라고 설명하였고, Endo(1998)는 난소암환자에 대한 연구에서 과정의 단계를 분석하였다. 이러한 실무연구의 자료들은 참여자의 통찰에 함께하는 간호사의 창조적인 동참의 중요성을 지지하고 대상자의 인간관계의 연결성과 질에서 의식 확장의 증거를 잘 보여주고 있다(M Newman, personal correspondence, 2004, 2008). 이러한 실무연구가 여러 인구 집단과 세팅에서 다양하게 변형되어 활용되고 있다(Newman, 2008, Picard & Jones, 2007).

논리적 형식

뉴만은 연역적 · 귀납적 논리를 모두 사용하였다. 귀납적 논리는 특정한 사례의 관찰에 기초를 두고. 그러한 사례들을 하나의 전체로 형성하는 것이다. 뉴만의 이론은 시간 지각과 발걸음 속도에 대한 뉴만의 초기 연구로부터 유래되었다. 시간과 움직임은 공간과 의식과 함께, 뉴만의 초기 개념 틀에서 중심적 요소로 사용되었다. 이러한 개념은 "삶의 진행과정에서 경험되는 현상과, 그것에 따른 건강"(Newman, 1979, p. 59)에 대한 설명을 돕는다. 뉴만(Newman, 1979a)은 선형적 표현과 시간, 공간, 움직임 개념의 검증으로부터 의식확장의 표현로서의 상호작용 패턴을 정교화 하는 것으로 이론이 진화되었다고 기술하였다. 의식확장으로서의 건강 이론의 진화는 연구와 연결하여 진화하는 과정으로서, 몇 단계를 거쳐 발전되었다(Newman, 1979a, 1997b). 이러한 단계에는 움직임, 시간, 공간 개념 간의 관계를 검증하는 것, 순차적인 인간-환경 패턴을 규명하는 것, 대상자의 진보하는 통찰력과 수반되는 잠재적 행동에 대한 대화, 혹은 간호사-대상자 관계의 중심성을 인식하는 것이다. 이러한 과정은 고유한 의식의 진화 과정에서의 차원들로 출현된 움직임-공간-시간의 본래 개념으로서 실제로는 순환적인 과정이다(Newman, 1997a).

간호학계의 수용

실무

뉴만은 의식확장으로서의 건강이론은 "도움을 주려는 의도를 가지고 간호사와 대상자 간에 이루어지는 상호적 관계"로 정의되는 실천이라고 믿는다(Newman, 2008, p. 21). 나아가서 이러한 과정은 "하나의 지점에서 다른 지점으로 변환하는데 초점을 두며, 선행 이론의 안내를 통합" 해나가는 과정이다(Newman, 2008, p. 21). 이론을 바탕으로 하는 연구와 실무는 함께 엮어 짜여 있다.

뉴만의 관점에서 보면, 전문직 간호사의 책임은 대상자의 실천 가능성과 의사결정 능력을 촉진시키고 의미있는 패턴을 규명하기 위하여 대상자와 일차적인 관계를 형성하는 것이다.(Newman, 2008). 다른 간호사, 동료, 의료진 등과의 의사소통과 협동은 필수적이다(Newman, 1989). 직접적이고 완전하게 환자와의 관계에 집중하는 일차 간호 제공자로서 간호사는 전문직 간호사에 대한 그녀의 관점과 잘 연결되는데, 이를 뉴만은 간호 임상가-사례관리자(nurse clinician-case manager)라고 하였으며(Newman, Lamb & Michaels, 1991), 이는 통합적 모델의 필수적인 조건이다.

의식 확장으로서의 건강이론과 연관짓고, 간호를 더 큰 고유한 장field에 역동적으로 포함되어 있는 고유한 인간장field으로서 바라보는 견해로 변화한 급진적인 간호철학의 전환을 인정하면서, 뉴만은 간호의 목표를 "사람들을 건강하게 하거나 질병을 예방하는 것이 아니고, 의식이 높은 수준을 향해 진화되어 감에 따라, 그들 내면에 존재하는 힘을 이용하도록 도와주는 것이다."라고 하였다.(p. 67) 즉, 간호의 임무는 다른 사람의 패턴을 변화시키는 것이 아니고, 전체성을 나타내는 정보로 패턴을 인식하는 것이며, 펼쳐 보여준 대로의 그것과 관계를 맺는 것이다(Newman, 1994).

뉴만의 관점에서 간호는 "인간의 건강 경험을 돌보는 것"에 대한 탐구이다(Newman, Lamb & Michaels, 1991, p. 3). 이러한 틀 안에서 간호의 역할은 대상자가 자신의 패턴을 인식하도록 돕는 것이며, 그것은 변환을 향한 길을 여는 행동가능성을 조명하는 결과를 가져온다.

이 이론은 다양한 인구집단을 대상으로 하는 실무에 사용되었다. Kalb(1990)는 임신 합병증으로 입원한 임신 여성의 건강관리에 뉴만의 건강 이론을 적용하였고, Smith(1995)는 농촌의 아프리칸 아메리칸 여성을 대상으로 연구를 하였다. Yamashita(1995, 1999)는 일본과 카나다 가족의 돌봄 제공자를 대상으로 연구하였고, Rosa(2000)는 만성적 피부 상처를 가지고 살아가는 사람을 대상으로 연구하였다. 류마티스 관절염 환자의 패턴에 초점을 둔 연구가 서너 편 있다(Brauer,2001; Neill,2002; Schmidt, Brauer, & Peden-McAlpine, 2003). 건강의 의미있는 부분으로서 암을 가진 환자의 패턴에 초점을 둔 연구들이 진행되었고(Baron,2005;Bruce-Barrett, 1998; Endo, 1998; Endo, Nitta, Inayoshi, et al.,2000; Gross, 1995; Karian, Jankowski, & Beal, 1998; Kiser-Larson, 2002; Moch, 1990; Newman, 1995c; Roux, Bush, & Dingley, 2001; Utley, 1999), 그 밖에, 관상동맥 질환자의 패턴(Newman & Moch, 1991), 만성 폐쇄성 폐질환자의 패턴(Jonsdottir,1998; Novelesky-Roseenthal, 1996), C형 간염환자의 삶의 패턴(Thomas,2002), HIV/AIDS의 의식확장 패턴(Lamendola & Newman, 1994), 등 패턴에 초점을 둔 여러 연구들이 진행되었다.

Litchfield(1993)는 잦은 질병으로 입원하는 유아기 아동의 가족을 대상으로 간호사-대상자 관계의 패턴화가 어떻게 이루어지는지 기술하였고, 이러한 결과를 가족 건강을 위하여 활용하는 방안을 제시하였다. Magan, Gibson, Mozek(1990)은 정신질환자를 보살피기 위해, 몇 가지 이론 중의 하나로 뉴만의 이론을 적용하였다. Weingourt(1998)은 노인요양원의 입소자 간호에 뉴만의 이론을 사용하였고, Capasso(2005)는 간호사 - 대상자 상호작용에서 이 이론을 활용한 결과, 대상자의 신체적 정서적 치유가 증진되었다고 보고하였다.

그밖에도 다양한 대상자들의 패턴 인식에 관한 연구가 있는데, 다발성 경화증 환자(Gulick & Bugg, 1992; Neill, 2005)와 치매 환자를 돌보는 배우자(Brown & Alligood, 2004; Brown, Chen, Mitchell, et al, 2007; Schmitt, 1991)의 패턴 인식, 살인죄로 투옥된 청소년의 패턴(Pharris, 2002), 카리비안 흑인 여성의 삶의 경험(Peter-Lewis, 2006) 등 연구들이 있다. 또한, 성공적으로 체중을 감소하고 유지하고 있는 여성의 삶의 패턴(Berry , 2002), 성적 학대 희생자의 상처와 치유 패턴(Smith,1997), 성인자녀의 노인 죽음의 의미(Weed, 2004), 갑작스런 자녀의 죽음을 경험한 가족들의 삶의 경험(Picard, 2002), 특수한 건강 돌봄 요구를 가진 어린 자녀를 둔 가족들의 의식확장으로서의 건강 촉진(Falkenstern, 2003), 화상환자의 적응 개념화를 위한 의식확장으로서의 건강(Casper, 1999) 등의 연구가 있다.

실무praxis 로서 뉴만의 연구는 삶의 과정을 겪어내는 체험을 기술하는데 활용되었는데, 여기에는 청소년기를 통과하는 체험(Shanahan,1993), 중년기 여성의 의식확장 패턴(Picards, 2000), 폐경기를 지나는 여성의 과도기 경험(Musker, 2005), 고위험 임신 여성의 패턴 인식(Schoreder, 1993)과 저위험 임신 여성의 패턴 인식(Batty, 1999), 의학적으로 취약한 어린이 가족의 패턴(Tommet,2003), 등이 있다. 마지막으로, 의식 확장으로서의 건강 이론은 Walls(1999)의 연구에서 건강 서비스 종사자의 임파워먼트 근거를 분석하는 틀로서 사용되었다.

Quinn(1992)은 치료적 접촉을 함께 나눈 의식이라고 재개념화하였다. Lamb과 Stempel(1994)은 간호사의 역할을 내부에 정통한 전문가insider-expert라고 하였다. Newman, Lamb, Michael(1994)은 성모 병원의 사례관리자의 역할은 전문직 간호의 통합단계를 보여주는 것으로 고유성-변환적 패러다임에 맞는 철학적/이론적 기반에서 나온 것이라고 기술하였다. 더 나아가, 뉴만의 이론은 보건교사와 인슐린 의존형 청소년에게도 유용한 것으로 제안되었다(Schlotzhauer & Farnham, 1997).

Gustafson(1990)은 성직 간호사의 실무에서도 뉴만의 패턴 인식의 표현으로서의 건강 이론이 지지된다는 것을 발견하였다. 좀 더 최근에, Endo와 그의 동료들(2005)은 간호실무 수행에 대한 실행 연구action research를 수행하였는데, 간호사들은 환자들과 함께 하는 그들의 업무에서 패턴 인식의 변환적 힘의 결과로 한층 심화된 삶의 의미를 경험한다는 것을 발견하였다. Flannagan(2005)은 이 이론에 의해 수술전 업무를 하는 간호사는 변화하는 환자의 체험에서 간호사가 함께함의 효과를 인식한다는 것을 발견하였다. Ruka(2005)는 치매환자의 패턴 인식을 활용한 너싱홈 실무 모델을 개발하였다. Pierre-Louis와 그의 동료들(2011)은 의식확장으로서의 건강이라는 관점 아래 아프리칸 아메리칸 여성 당뇨 환자의 패턴을, MacLeod(2005)는 돌봄 제공 배우자의 경험을 연구하였다. Ness(2009)는 소말리아 여성의 수술 중 통증 표현을 연구하였다. Dyess(2011)는 의식확장으로서의 건강이라는 맥락에서 믿음의 개념에 초점을 두었고, Haney와 Tufts(2012)는 의학적으로 취약한 아동 부모의 복지를 위하여 전자 통신을 활용한 가정간호서비스 연구에 의식확장으로서의 건강개념을 사용하였다.

교육

뉴만(1986)은 전체성 의식의 진화 패러다임에서는, 이상적으로 간호사의 새로운 역할이 요구된다고 하였다고 하였다. 뉴만은 "간호사는 특정한 시간과 공간에 제약되지 않은 지속적인 파트너십으로 자유롭게 환자와 관계를 맺어야 한다."(Newman, 1986, p. 89)고하며, 간호교육은 개념, 실체, 과정, 방법으로서 패턴의 주위를 순환해야 한다고 주장하였다. 이런 방식의 교육은 건강 돌봄 분야의 지속적인 발달을 위해 간호가 중요한 자원이 되도록 한다. 뉴만(1986)은 간호는 건강의료산업의 핵심을 가로지르는 지점에 있다, 즉 "간호는 시스템 내에서 새롭고 높은 질서의 율동으로 시스템을 변환시킬 수 있는 위치에 있다." 고 주장하였다(p. 90). 뉴만(2008)은 "변환적 학습에 주목하는 것은 학문도야의 우선순위를 설정하는데 도움이 될 것이다." 라고 제안하였다(p. 73). 학생과 교사가 직접적으로 직관적 깨달음에 관여될 때, 그들은 변환적 방식으로 서로에게 공명하게 된다(Endo, Takaki, Abe, et al, 2007). 그런데, 대상자와의 관계에 대한 간호사의 견해에 패러다임 전환이 일어날 때, 간호사의 전통적인 역할 내에 이 이론을 적용한 사례들이 명백하게 눈에 띈다(M Newman personal communication, 2008).

뉴만 이론의 간호교육과 관련된 실용적 적절성을 살펴보면, 이론과 관련된 연구 방법을 가르친다는 것은 또한 이론에 부합되는 실무 방법을 가르치는 것이며, 이는 학생들이 패턴 인식을 통해 변환을 경험하게 되는 것을 의미한다(Newman, 2008). 뉴만은 이론, 실무, 연구를 간호학문의 독립된 영역으로 생각하기 보다는 하나의 프로세스로 보았다. 의식 확장으로서의 건강 이론을 가르치기 위해서는 건강에 대한 이분법적 견해를 질병까지도 건강의 표현으로 받아들이는 새롭고 통합된 견해로 바꾸는 사고의 전환이 필요하다. 그뿐만 아니라 환자의 선택을 존중하고, 전문직으로서 통제하려 하지 않는 것을 배우는 것은 뉴만 이론에 부합되는 실무의 통합적인 부분이다. 뉴만의 이론을 활용하려는 학생과 간호사는 간호사 - 대상자의 상호작용을 통해 패턴을 인식하기 위하여 학습하는 과정에 변환되는 자신을 만나게 된다. 개인적인 경험은 교육과 실무의 핵심일 뿐 아니라, 연구에서도 마찬가지이다.

뉴만(1994)은 간호사는 간호사-대상자의 상호작용 패턴으로서 자신의 관계 패턴을 감지할 필요가 있다고 하였다. 나아가, 간호사-대상자 관계에서 "우리"에 초점을 두는 대상자와의 인간관계 과정을 알아야 할 필요가 있다고 강조하였다(Newman, 1997b).

뉴만의 이론은 치유망healing web이라고 불리는 모델에 콘텐츠를 제공하는 간호교육에 활용되어 왔다. 이 모델은 South Dakoda의 학사와 전문대학의 공립, 사립 교육프로그램에 간호교육과 서비스를 통합하기 위하여 고안되었다(Bunkers, Bendro, Holmes, et al., 1992). Jacono와 Jacono(1996)는 간호학 교수가 모든 경험은 개인의 창의성(의식)을 확대하는 잠재성이 있다는 것을 인식하고 이론을 적용한다면 학생의 창의성이 강화될 수 있다고 제안하였다. 또한, Picard와 Mariolis(2002)도 정신간호학의 교육에 의식 확장으로서의 건강이론의 적용을 제시하였다. Endo와 그의 동료들(2007)은 학생관계의 변환을 가져온 패턴 인식 프로젝트에서 교수들이 학생에게 점점 더 깊게 관여 하게 되어가는 과정을 기술하였다. Clark와 Jones(2011)도 간호교육과 실무에서 의식확장이론을 논의하고 있다.

연구

초기에 뉴만의 건강 이론은 간호실무에 유용하게 활용되었는데, 그것은 간호 직업과 운동 범위, 관절운동 범위, 보행이동과 같은 간호중재에 내재되어 있는 움직임, 시간의 개념을 포함하고 있기 때문이었다(Newman, 1997a). 이론을 접목한 초기 연구는 공간, 시간, 움직임의 초기 개념을 조작하는 것이었다. 뉴만 뿐만 아니라, 여러 연구자들이 공간, 시간, 움직임에 관한 연구를 수행하였다. Newman과 Gaudiano(1984)는 노인의 우울증 발병과 주관적 시간의 감소에 대하여 연구하였고, Mentzer와 Schorr(1986)는 시설에 입소한 노인의 연구에서 의식의 지표로서 뉴만의 시간 간격 모델model of duration of time을 사용하였다. Engle(1986)은 움직임, 시간, 건강 사정의 관계를 설명하였다. Schorr과 Schroeder(1989)는 의식 확장 개념을 지지하는 시간과 움직임에 연관된 의식의 차이를 탐구하였다. 이들은 다른 연구(Schorr & Schroeder, 1991)에서, 혼합된 결과를 가진 의식의 표현의 형태로서 A형 행동과 시간 지향성, 그리고 죽음에 대한 불안을 탐구하였다. 1980년대에는 Marchione은 의식확장으로서의 건강을 활용하여, 가족 구성원이 장애를 갖게 되는 사건의 의미, 핵가족에 가족 구성원이 추가되는 경험을 사례연구를 통해 탐구하였다. 구성원이 추가된다는 것은 가족에게 혼란스러운 사건이었으며, 시간, 공간, 움직임과 의식에 있어서 방해를 받게 되는 일이었다. 가족의 사례 분석은 뉴만의 패턴에 대한 연구가 가족의 상호작용을 이해하는데 유용하다는 것을 보여준다(Marchione, 1986). 또한 Marchione(1986)과 Pharris(2005)는 지역사회 실무에도 이론이 잘 적용된다고 주장하였다.

이론이 발전되어 감에 따라, 실무 연구praxis research는 실무에 잘 결합되었으며, 대상자의 패턴 인식을 돕게 되었다(Newman, 1990a). Schorr, Farnham과 Ervin(1991)은 건강이론을 이론적 기틀로 하여 여성노인 60명의 건강 패턴을 조사하였다. 만성 통증에서의 음악과 패턴 변화에 대한 Schorr(1993)의 연구도 뉴만의 의식 확장으로서의 건강이론을 지지하였다. Fryback(1991)의 학위논문은 HIV와 AIDS 환자의 경우에도 신체적 건강증진과 영적인 영역에서 건강을 기술하고 있었고 뉴만의 이론과 일치함을 보여주었다.

뉴만은 자신의 연구는 단순히 참여하는 대상자를 돕는 것이 아니라, 자신과 동료 연구자가 간호연구자로서의 자신을 좀 더 잘 이해하도록 하고 이미 사용된 방법의 한계를 잘 알 수 있도록 돕는다는 것을 알게 되었다. 뉴만(1994)은 연구는 연구 대상자가 파트너로서 공동 연구자가 되는 참여적 탐구에 중심을 두어야 한다고 주장하였다. 이러한 *탐구의 방법은 협동적인 탐구, 상호작용적인, 통합적인 참여*라고 부른다. 뉴만(1989, 1990a)은 시간에 따라 전개되고 진화하는 패턴의 기술 방법을 개발하였다. 그녀는 대상자의 패턴을 구축하기 위해 상이한 시간 틀에 따라 인터뷰하는 방법을 사용하였다(Newman 1987b). Newman(1990a)은 건강

이론의 검증을 위한 방법을 개발하는 동안 "참여자 개인의 패턴에 대한 우리(연구자)의 지각을 그들과 함께 공유하는 것은 참여자에게 의미 있는 일이였고, 그들의 삶에 대한 새로운 통찰을 자극하는 계기였다"고 진술하였다(p. 37). 1994년, 뉴만은 연구 프로토콜을 제시하였고, 그것을 *해석학적 변증법hermeneutic dialectic*이라고 명명하였다. 이 방법은 패턴 통합성을 방해받지 않고, 인간-환경 패턴이 그것 자체를 드러내도록 허용한다(Newman, personal communication, 2000). 1970년대 뉴만 이론의 탄생에서 현재까지, 수많은 간호 실무자와 과학자들이 그들의 간호 실무에 개념을 결합시키고 연구를 통해 이론을 정교화 하는데, 뉴만의 이론을 활용해 왔다. 뉴만은 학문의 기반으로서 간호이론이 하나로 수렴되는 것을 지지한다(Newman, 2003). 그녀는 로저스의 관점으로부터 발현되고, 돌봄이론의 융합되고, 변환적 과정이 표명된 것으로서 의식의 확장을 건강이라고 생각한다(Newman, 2005). 미래 연구자들은 의식확장으로서의 건강이론에 대한 Smith(2011)의 포괄적인 문헌 고찰에 큰 도움을 받을 수 있으리라 기대된다.

미래의 발전

앞서 논의한 연구들은 의식 확장 과정에서 패턴 인식의 중요성을 조명하는 의식 확장으로서의 건강이론을 지지한다. 이 이론은 병을 앓는 과정에 존재하는 건강 경험을 탐구하고 이해하기 위하여 널리 사용되고 있는데, 이는 병으로 붕괴된 상황이 촉매효과를 제공하고, 의식의 높은 차원으로 이동하도록 촉진할 수 있다는 기본 전제를 지지하는 것이다.

비평

명확성

이론의 정의, 기술, 개념차원에서 의미론적 명확성은 매우 분명하다.

간결성

의식 확장으로서의 건강이론의 심층적 의미는 복잡하다. 이론은 분리된 개념이 아니고 통합된 전체로서 이해해야 한다. 뉴만이 1994년 자신의 저서 의식확장으로서의 건강Health as Expanding Conciousness에서 설명한 것과 같이, 해석학적 변증법의 총체적인 접근 방법이 이 이론에 부합되며, 연구자가 이론을 실무 연구로 확대하려면, 이 이론에 대한 높은 수준의 이해를 필요로 한다(Newman, personal communication 1996).

일반성

뉴만 이론의 개념들은 모두 건강과 관련되어 있으므로 범위가 넓다. 이 이론은 여러 문화권에서 응용되었고, 여러 가지 광범위한 간호 상황에 널리 적용가능하다(M Newman, personal communication, 2004). 이 이론의 적용은 그 특성상 보편적이다. 이러한 이론의 광범위한 시야는 중범위이론 개발에 초점을 제공하고 있다.

접근성

이론 개발의 초기에는 이론의 여러 측면들이 전통적인 과학적 방식으로 검증되었다. 그러나 양적 연구 방법은 역동적이고 변화하는 이 이론의 본질을 포착하는데 적합하지 않다. 해석학적 변증법적 접근이 개발되어, 이 이론의 의미를 표현하고 적용하는데 광범위하게 활용되고 있다.

중요성

뉴만의 의식 확장으로서의 건강 이론의 초점은 모든 건강관련 분야에 발전적인 지침을 제공하였다. 건강 현상 탐구에 대한 뉴만의 독특한 견해는 간호사들이 뉴만의 이론을 실무에 적용함으로써 간호 실무를 탁월하게 발전시킬 수 있도록 한다. 이번 장에서 인용된 문헌의 양과 폭은 뉴만 이론이 시대를 뛰어 넘어 세계적으로 중요성을 가진 증거가 된다.

요약

뉴만은 귀납적, 연역적 방법을 모두 사용하는 합리적, 경험적 접근으로 시작했지만, 그것은 제한적이고 “이론의 바탕이 된 패러다임과 일치하지 않는다”는 것을 발견하였다(1997a, p. 23). 뉴만은 조금씩 실험적 통제를 버리기 시작했고, 연구는 객관적이고 통제성을 유지하면서 좀 더 상호작용적이고 통합적인 접근으로 진화하였다. 객관성과 통제의 연구 패러다임이 제대로 작동하지 못하여, 패러다임을 전환하였고, 뉴만의 이론적 패러다임에 따라 연구가 진행되도록 하였다. 그 때, 뉴만은 간호실무로서의 과정과 패턴의 핵심을 볼 수 있게 되었다. 뉴만은 단지 객관적 관찰이 아닌, 상호적 과정의 접근에 요구되는 의미로서 진화하는 패턴을 발견하였다. 패턴은 확장하는 의식이 관계의 질과 연결성에 관련되어 있다는 것을 보여주는 것이다. 간호 연구자가 참여자와 창조적으로 함께한다는 것은 참여자의 통찰력에 매우 중요한 영향을 준다. 뉴만(1986)은 인간은 각기 그것을 살아가는 가운데 이론을 경험한다고 결론을 맺었다. 뉴만은 자신의 방법을 해석학적 변증법이라고 명명하였다. 의식 확장으로서의 건강이론은 실무적 방법으로, 다양한 대상자와 가족의 상황, 여러 환경에서의 간호교육, 미국을 비롯한 여러 나라의 간호연구와 함께 간호실무에서 광범위하게 사용되었다. 뉴만은 계속하여 저술, 강연, 자문, 연구를 진행하고 있다.

사례연구

앨리스는 81세로 8년 전 남편과 사별한 후, 아팔라치아의 조그만 시골 마을 영세민 아파트에서 혼자 살고 있다. 가족으로는 30마일 떨어진 곳에 살고 있는 손녀가 유일하다. 앨리스는 평생 운전을 배우지 못했으며, 진료나 쇼핑 등에 필요한 교통편을 손녀딸에게 의존하고 있다. 앨리스의 한 달 수입은 824$이며, 관절염, 고혈압, 심장 질환 등의 치료에 몇 가지 값비싼 약이 필요한 실정이다. 무릎에 골관절염이 있으며 아파트에서 안전하게 걸어 다니기 위해서는 4점 지팡이가 필요하다. 방문간호사가 혈압을 측정하고 관절염 주사를 놓기 위해 매주 1회 방문한다. 방문간호사가 앨리스의 혈압을 측정해보니 혈압이 올라가 있었는데, 그것은 손녀딸의 자동차가 고장나서 고혈압 약을 타오지 못했기 때문이라고 하였다. 또한 식료품도 충분치 못했는데 역시 쇼핑을 나갈 수 없었기 때문이었다.

앨리스는 그 곳에 이사 온지 8년이 지났지만 서로 알고 지내는 이웃은 거의 없으며, 아직도 이방인의 느낌이지만, 구태여 그 내부로 들어가려 하지 않는다는 것을 인정하였다. 앨리스는 다른 사람에게 방해가 되는 것을 싫어하였고, 어쩔 수 없는 경우 외에는 그렇게 하지 않았다. 앨리스는 때때로 이미 세상을 떠난 자신의 지인들을 그리워하며 외로워하였다.

방문간호사는 현재 앨리스의 상황을 타인과의 상호작용과 의식을 증가시킬 가능성이 있는 하나의 선택 지점으로 인식하였다. 앨리스에게는 관계를 맺기 위한 새로운 방법이 요구되는 시점이었다. 간호사는 앨리스의 새로운 행동 잠재력 발견을 목적으로 패턴 인식을 돕기 위하여 뉴만의 방법을 적용하기로 하였다. 간호사는 앨리스와 상호작용과 대화를 통해 앨리스가 자신의 이야기와 관계를 맺도록 함으로써, 앨리스가 과거 자신의 관계 패턴을 인식하고 현재 상황이 그러한 패턴을 어떻게 변화시킬 수 있는지 인식하도록 돕는다. 앨리스는 자신과 남편이 지난 56년간 이웃도 별로 없는 산간 오두막에서 단지 두 자매와 외동딸과 함께 살아온 이야기를 한다. 그들은 가축을 기르고 넓은 밭을 가꾸었으며, 충분히 자급자족 할 수 있었고, 거의 마을에 내려갈 일이 없었다. 이들 가족은 모두 세상을 떠났고 현재 한명의 손녀딸이 있을 뿐이다. 손녀딸은 할아버지가 죽은 후 할머니(앨리스)에게 산골 오두막을 떠나 마을로 이사하도록 권하였다. 앨리스의 과거 패턴은 독립성과 가족에게 한정된 사회적 관계라는 것이 명백하다.

간호사는 자신이 인식한 것을 앨리스에게 이야기하여, 앨리스에게 패턴의 규명을 확인하도록 한다. 앨리스는 "앞으로 얼마나 더 내 자신을 스스로 관리할 수 있을지 모르겠어요"라고 한다. 간호사는 손녀 딸 이외에 앨리스가 아파트에 머무르는 동안 가능한 한 독립적인 생활을 유지하도록 도울 수 있는 자원을 탐색한다. 앨리스는 이웃에 사는 한 남자를 생각해냈다. 그는 가끔 들려서 식료품 가게에서 사다줄 것이 있는지 물어보곤 하였지만, 앨리스는 폐를 끼치고 싶지 않아 거절하곤 하였다. 좀 더 논의한 끝에 앨리스는 그에게 기본 식료품과 약을 가져다 달라고 부탁하기로 결심하였다. 그 대신 그에게 빵을 구어다 주어 신세를 갚기로 한다. "저는 빵 굽는 것을 좋아해요. 그런데 제 곁에는 빵을 구어도 먹어줄 사람이 별로 없답니다."라고 하며... 매주 방문을 계속하면서, 간호사와 앨리스는 지역 간호사가 운영하는 클리닉을 통하여 약값을 할인받을 수 있는 방안을 모색했다. 앨리스는 이웃 사람들을 알고 지내야겠다고 하였다. 간호사는 앨리스가 의사를 방문할 수 있도록 Senior Van을 연결해주었다. 차차 앨리스가 자신의 지지체계를 구축해감에 따라, 독립적인 생활의 유지를 위해 간호사에게 의존하지 않아도 된다는 것을 알게 되었다. 이제 앨리스와 간호사는 단순히 혈압을 측정하고 주사만 놓아주면 되었던 이전의 패턴으로 돌아갔다.

비판적 사고 활동

1. 의식확장으로서의 건강을 기반으로 하는 간호에 대한 간호과학자의 관점은 무엇입니까?
2. 이러한 관점은 어떻게 간호의 지식 발달을 이끌어 갑니까?
3. 뉴만의 건강, 건강 돌봄 실무, 간호 실무에 대한 견해에서 변화된 것은 무엇입니까?
4. 자신의 건강, 건강 돌봄 실무, 간호 실무에 대한 견해를 기술하고, 뉴만의 견해와 비교

하시오.

5. 당신이 과거에 돌보아 주었던 환자를 생각해 보시오. 그리고 의식확장 (패턴의 전체성. pattern of whole) 으로서의 건강이론이 당신이 환자와 함께 했던 것을 어떻게 변화시킬 수 있었는지 기술하시오.

POINTS FOR FURTHER STUDY

- http://www.healthasexpandingconsciousness.org
- Brown, J. W. (2010). Newman's theory of health and nursing practice. In M. R. Alligood (Ed.), *Nursing theory: Utilization & application* (4th ed., pp. 457–478). Maryland Heights, MO: Mosby-Elsevier.
- *Margaret Newman, nurse theorists: Portraits of excellence* (Videotape). (1990). Helene Fuld Health Trust. Oakland, (CA): Studio Three Production. Athens, OH: Fitne, Inc.
- Newman, M. A. (1997). *Margaret Newman: Health as expanding consciousness* (CD-ROM). Available through: Fitne, Inc, 5 Depot Street, Athens, OH 45701, (800) 691–8480.
- Newman, M. A. (2008). *Transforming presence: The difference that nursing makes.* Philadelphia: F.A. Davis.
- Smith, M.C. (2011). Integrative Review of Research Related to Margaret Newman's Theory of Health as Expanding Consciousness. *Nursing Science Quarterly, 24*(3), pp. 256–263.

REFERENCES

Acton, H. B. (1967). George Wilhelm Freidrich Hegel 1770–1831. In P. Edwards (Ed.), *The encyclopedia of philosophy* (Vols. 3 & 4). New York: Macmillan & Free Press.

Barron, A. (2005). Suffering, growth, and possibility: Health as expanding consciousness in end-of-life care. In C. Picard & D. Jones (Eds.), *Giving voice to what we know: Margaret Newman's theory of health as expanding consciousness in nursing practice, research, and education.* (pp. 43–50). Sudbury, (MA): Jones & Bartlett.

Batty, M. L. E. (1999). *Pattern identification and expanding consciousness during the transition of "low risk" pregnancy. A study embodying Newman's health as expanding consciousness*(Margaret Newman) (Master's thesis, University of New Brunswick, Canada, 1999). *Masters Abstracts International*, *39*, 826.

Bentov, I. (1977). *Stalking the wild pendulum.* New York: Dutton.

Berry, D. C. (2002). *Newman's theory of health as expanding consciousness in women maintaining weight loss* (Doctoral dissertation, Boston College, 2002). *Dissertation Abstracts International*, *63*, 2300.

Bohm, D. (1980). *Wholeness and the implicate order.* London: Routledge and Kegan Paul.

Brauer, D. J. (2001). Common patterns of person-environment interaction in persons with rheumatoid arthritis. *Western Journal of Nursing Research*, *23*, 414–430.

Brown, J. W., & Alligood, M. R. (2004). Realizing wrongness: Stories of older wife caregivers. *Journal of Applied Gerontology*, *23*(2), 104–119.

Brown, J.W., Chen, S. L. Mitchell, C., Province, A. (2007). Help-seeking by older husbands caring for wives with dementia. *Journal of Advanced Nursing*,

59(4), 352–360.

Bruce-Barrett, C. A. (1998). Patterns of health and healing: Peer support and prostate cancer (Master's thesis, D'Youville College, 1998). *Masters Abstracts International*, *37*, 0233.

Bunkers, S. S., Bendtro, M., Holmes, P. K., Howell, J., Johnson, S., Koerner, J., et al. (1992). The healing web: A transformative model for nursing. *Nursing and Health Care*, *13*, 68–73.

Capasso, V. A. (2005). The theory is the practice: An exemplar. In C. Picard & D. Jones (Eds.), *Giving voice to what we know: Margaret Newman's theory of health as expanding consciousness in nursing practice, research, and education.* (pp. 65–71). Sudbury, (MA): Jones & Bartlett.

Casper, S. A. (1999). *Psychological adaptation as a dimension of health as expanding consciousness: Effectiveness of burn survivors support groups* (Master's thesis, D'Youville College, 1999). *Masters Abstracts International*, *37*, 1433.

Clarke, P. N., & Jones, D. A. (2011). Expanding consciousness in nursing education and practice. *Nursing Science Quarterly*, *24*(3), 223–226.

Dyess, S. M. (2011). Faith: A concept analysis. *Journal of Advanced Nursing*, *12*, 2723–2731.

Endo, E. (1998). Pattern recognition as a nursing intervention with Japanese women with ovarian cancer. *Advances in Nursing Science*, *20*(4), 49–61.

Endo, E., Miyahara, T., Sizuli, S., Ohmasa, T. (2005). Partnering of researcher and practicing nurses for transformative nursing. *Nursing Science Quarterly*, *18*(2), 138–145.

Endo, E., Nitta, N., Inayoshi, M., Saito, R., Takemura, K., Minegishi, H., et al. (2000). Pattern recognition as a caring partnership in families with cancer. *Journal of Advanced Nursing*, *32*, 603–610.

Endo, E., Takaki, M., Abe, K., Terashima, K. & Nitta, N. (2007). *Creating a helping model with nursing students who want to quit smoking: Patterning in a nursing student-teacher partnership based on M. Newman's theory of health.* Paper presented at The Power of Caring: The Gateway to Healing, 29th Annual International Association for Human Caring Conference. St. Louis: (MO). May 16–19, 2007.

Engle, V. (1986). The relationship of movement and time to older adults' functional health. *Research in Nursing and Health*, *9*, 123–129.

Falkenstern, S. K. (2003). *Nursing facilitation of health as expanding consciousness in families who have a child with special health care needs.* Unpublished doctoral dissertation, Pennsylvania State University, University Park, PA.

Flanagan, J. M. (2005). Creating a healing environment for staff and patients in a pre-surgery clinic. In C. Picard & D. Jones (Eds.), *Giving voice to what we know: Margaret Newman's theory of health as expanding consciousness in nursing practice, research, and education.* Sudbury, (MA): Jones & Bartlett.

Fryback, P. B. (1991). Perceptions of health by persons with a terminal disease: Implications for nursing. *Dissertation Abstracts International*, *52*, 1951.

Gross, S. W. (1995). *The impact of a nursing intervention of relaxation with guided imagery on breast cancer patients' stress and health as expanding consciousness* (Doctoral dissertation, University of Texas at Austin, 1995). *Dissertation Abstracts International*, *56*,5416.

Gulick, E. E., & Bugg, A. (1992). Holistic health patterning in multiple sclerosis. *Research in Nursing and Health*, *15*, 175–185.

Gustafson, W. (1990). Application of Newman's theory of health: Pattern recognition as nursing practice. In M. Parker (Ed.), *Nursing theories in practice* (pp. 141–161). New York: National League for Nursing.

Haney, T. & Tufts, K.A. (2012). A pilot study using electronic communication in home healthcare: Implications on parental well-being and satisfaction caring for medically fragile children. *Home Healthcare Nurse*, *30*(4), 216–224.

Jacono, B. J., & Jacono, J. J. (1996). The benefits of Newman and Parse in helping nurse teachers determine methods to enhance student creativity. *Nurse Education Today*, *16*, 356–362.

Jonsdottir, H. (1998). Life patterns of people with chronic obstructive pulmonary disease: Isolation and being closed in. *Nursing Science Quarterly*, *11*(4), 160–166.

Kalb, K. A. (1990). The gift: Applying Newman's theory of health in nursing practice. In M. Parker (Ed.), *Nursing theories in practice* (pp. 163–186). New York: National League for Nursing.

Karian, V. E., Jankowski, S. M., & Beal, J. A. (1998). Exploring the lived experience of childhood cancer survivors. *Journal of Pediatric Oncology*, *15*, 153–162.

Kiser-Larson, N. (2002). Life pattern of native women experiencing breast cancer. *International Journal for Human Caring*, *6*(2), 61–68.

Lamb, G. S., & Stempel, J. E. (1994). Nurse case management from the client's view: Growing as insider-expert. *Nursing Outlook*, *42*, 7–13.

Lamendola, F. P., & Newman, M. A. (1994). The paradox of HIV/AIDS as expanding consciousness. *Advances in Nursing Science*, *16*(3), 13–21.

Litchfield, M. (1999). Practice wisdom. *Advances in Nursing Science*, *22*(2), 62–73.

MacLeod, C. E. (2011). Understanding experiences of spousal caregivers with Health as Expanding Consciousness. *Nursing Science Quarterly*, *24*(3), 245–255.

Magan, S. J., Gibbon, E. J., & Mrozek, R. (1990). Nursing theory application: A practice model. *Issues in Mental Health Nursing*, *11*, 297–312.

Marchione, J. M. (1986). Pattern as methodology for assessing family health: Newman's theory of health. In P. Winstead-Fry (Ed.), *Case studies in nursing theory.*New York: National League for Nursing.

Mentzer, C., & Schorr, J. A. (1986). Perceived situational control and perceived duration of time: Expressions of life patterns. *Advances in Nursing Science*, *9*(1), 13–20.

Moch, S. D. (1990). Health within the experience of breast cancer. *Journal of Advanced Nursing*, *15*, 1426–1435.

Moss, R. (1981). *The I that is we*. Millbrae, (CA): Celestial Arts.

Musker, K. M. (2005). *Life patterns of women transitioning through menopause*. PhD dissertation. Loyola University.

Neill, J. (2002). Transcendence and transformation in the life patterns of women living with rheumatoid arthritis. *Advances in Nursing Science*, *24*(4), 27–47.

Neill, J. (2005). Recognizing pattern in the lives of women with multiple sclerosis. In C. Picard & D. Jones (Eds.), *Giving voice to what we know* (pp. 153–165). Sudbury, (MA): Jones & Bartlett.

Ness, S. M. (2009). Pain expression in the perioperative period: Insights from a focus group of Somali women. *Pain Management Nursing,10*(2), 65–75.

Newman, M. A. (1972). Time estimation in relation to gait tempo. *Perceptual and Motor Skills*, *34*, 359–366.

Newman, M. A. (1979). *Theory development in nursing*. Philadelphia: F. A. Davis.

Newman, M. A. (1982). Time as an index of expanding consciousness with age. *Nursing Research*, *31*, 290–293.

Newman, M. A. (1983). Newman's health theory. In I. W. Clements & F. B. Roberts (Eds.), *Family health: A theoretical approach to nursing care.* New York: Wiley.

Newman, M. A. (1986). *Health as expanding consciousness*. St. Louis: Mosby.

Newman, M. A. (1987a). Aging as increasing complexity. *Journal of Gerontological Nursing*, *13*(9), 16–18.

Newman, M. A. (1987b). Patterning. In M. Duffy & N. J. Pender (Eds.), *Conceptual issues in health promotion.* A report of proceedings of a wingspread conference, Racine, WI, April 13–15, 1987. Indianapolis: Sigma Theta Tau.

Newman, M. A. (1989). The spirit of nursing. *Holistic Nursing Practice*, *3*(3), 1–6.

Newman, M. A. (1990a). Newman's theory of health as praxis. *Nursing Science Quarterly, 3*(1), 37–41.

Newman, M. A. (1990b). Shifting to higher consciousness. In M. Parker (Ed.), *Nursing theories in practice*(pp. 129–139). New York: National League for Nursing.

Newman, M. A. (1991). Health conceptualizations. In J. J. Fitzpatrick, R. L. Taunton, & A. K. Jacox (Eds.), *Annual review of nursing research* (Vol. 9). New York: Springer.

Newman, M. A. (1992). Nightingale's vision of nursing theory and health. In Nightingale, F., *Notes on nursing: What it is, and what it is not* (commemorative edition, pp. 44–47). Philadelphia: Lippincott.

Newman, M. A. (1994). *Health as expanding consciousness* (2nd ed.). Sudbury MA: Jones & Bartlett (NLN Press).

Newman, M. A. (1995a). *A developing discipline: Selected works of Margaret Newman*. New York:

National League for Nursing Press.

Newman, M. A. (1995b). Dialogue: Margaret Newman and the rhetoric of nursing theory. *Image: The Journal of Nursing Scholarship*, *27*, 261.

Newman, M. A. (1995c). Recognizing a pattern of expanding consciousness in persons with cancer. In M. A. Newman (Ed.), *A developing discipline: Selected works of Margaret Newman* (pp. 159–171). New York: National League for Nursing Press.

Newman, M. A. (1997a). Evolution of the theory of health as expanding consciousness. *Nursing Science Quarterly*, *10*(1), 22–25.

Newman, M. A. (1997b). Experiencing the whole. *Advances in Nursing Science, 20,* 34–39.

Newman, M. A. (1999). The rhythm of relating in a paradigm of wholeness. *Image: The Journal of Nursing Scholarship*, *31*, 227–230.

Newman, M. A. (2003). A world of no boundaries.Advances in Nursing Science, 26(4), 240–245.

Newman, M. A. (2005). Foreword. In C. Picard & D. Jones (Eds.), *Giving voice to what we know: Margaret Newman's theory of health as expanding consciousness* (pp. xii-xv). Sudbury, MA: Jones & Bartlett.

Newman, M. A. (2008). *Transforming presence: The difference that nursing makes*. Philadelphia: F. A. Davis.

Newman, M. A., & Autio, S. (1986). *Nursing in a prospective payment system health care environment.* Minneapolis: University of Minnesota.

Newman, M. A., & Gaudiano, J. K. (1984). Depression as an explanation for decreased subjective time in the elderly. *Nursing Research*, *33*, 137–139.

Newman, M. A., Lamb, G. S., & Michaels, C. (1991). Nurse case management: The coming together of theory and practice. *Nursing and Health Care*, *12*, 404–408.

Newman, M. A., & Moch, S. D. (1991). Life patterns of persons with coronary heart disease. *Nursing Science Quarterly, 4*(4), 161–167.

Newman, M. A., Sime, M. A., & Corcoran-Perry, S. A. (1991). The focus of the discipline of nursing. *Advances in Nursing Science, 14,* 1–6.

Noveletsky-Rosenthal, H. T. (1996). Pattern recognition in older adults living with chronic illness (Doctoral dissertation, Boston College). *Dissertation Abstracts International*, *57*, 6180.

Peters-Lewis, A. (2006). *How the strong survive: Health as expanding consciousness and the life experiences of Black Caribbean women*. Doctoral Dissertation. Boston College.

Pharris, M. D. (2002). Coming to know ourselves as community through a nursing partnership with adolescents convicted of murder. *Advances in Nursing Science, 24*(3), 21–42.

Pharris, M. D. (2005). Engaging with communities in a pattern recognition process. In C. Picard & D. Jones (Eds.), *Giving voice to what we know: Margaret Newman's theory of health as expanding consciousness in nursing practice, research, and education.* (pp. 83–93). Sudbury, MA: Jones & Bartlett.

Picard, C. A. (2000). Pattern of expanding consciousness in mid-life women: Creative movement and the narrative as modes of expression. *Nursing Science Quarterly, 13*(2), 150–157.

Picard, C. (2002). Family reflections on living through sudden death of a child. *Nursing Science Quarterly, 15*(3), 242–250.

Picard, C., & Jones, D. (Eds.) (2007). *Giving voice to what we know: Margaret Newman's theory of health as expanding consciousness in nursing practice, research, and education.* Sudbury, (MA): Jones & Bartlett.

Picard, C., & Mariolis, T. (2002). Teaching-learning process. Praxis as a mirroring process: Teaching psychiatric nursing grounded in Newman's health as expanding consciousness. *Nursing Science Quarterly, 15*(2),118–122.

Picard, C., & Mariolis, T. (2005). Praxis as a mirroring process: Teaching psychiatric nursing grounded in Newman's health as expanding consciousness. In C. Picard & D. Jones (Eds.), *Giving voice to what we know: Margaret Newman's theory of health as expanding consciousness in nursing practice, research, and education.* (pp. 169–177). Sudbury, (MA): Jones & Bartlett.

Pierre-Louis, B., Akoh, V., White, P., and Pharris, M.D. (2011). Patterns in the lives of African-American women with diabetes. *Nursing Science Quarterly*, *24*(3), 227–236.

Prigogine, I. (1976). Order through fluctuation: Self-organization and social system. In E. Jantsch & C.

H. Waddington (Eds.), *Evolution and consciousness* (pp. 93–133). Reading, (MA): Addison-Wesley.

Quinn, J. F. (1992). Holding sacred space: The nurse as healing environment. *Holistic Nursing Practice*, *6*(4), 26–36.

Reed, P. G. (1996). Transcendence: Formulating nursing perspectives. *Nursing Science Quarterly*, *9*(1), 2–4.

Rogers, M. E. (1970). Nursing, a science of unitary man. In J. P. Riehl & C. Roy (Eds.), *Conceptual models for nursing practice.* New York: Appleton-Century-Crofts.

Rosa, K. C. (2006). A process model of healing and personal transformation in persons with chronic skin wounds. *Nursing Science Quarterly*, *19*(4), 359–358.

Roux, G., Bush, H. A., & Dingley, C. E. (2001). Inner strength in women with breast cancer. *Journal of Theory Construction and Testing*, *5*(1), 19–27.

Roy, C., Rogers, M. C., Fitzpatrick, J. J., Newman, M., & Orem, D. E. (1982). Nursing diagnosis and nursing theory. In M. J. King & D. A. Moritz (Eds.), *Classification of nursing diagnosis* (pp. 215–231). New York: McGraw-Hill.

Ruka, S. (2005). Creating balance: Rhythms and patterns in people with dementia living in a nursing home. In C. Picard & D. Jones (Eds.), *Giving voice to what we know: Margaret Newman's theory of health as expanding consciousness in nursing practice, research, and education.* Sudbury, (MA): Jones & Bartlett.

Schlotzhauer, M., & Farnham, R. (1997). Newman's theory and insulin dependent diabetes mellitus in adolescence. *Journal of School Nursing*, *13*(3), 20–23.

Schmidt, B. J., Brauer, D. J., & Peden-McAlpine, C. (2003). Experiencing health in the context of rheumatoid arthritis. *Nursing Science Quarterly*, *16*(2), 155–162.

Schmitt, N. (1991). *Caregiving couples: The experience of giving and receiving social support*. Unpublished doctoral dissertation, University of Minnesota, Rochester.

Schorr, J. A. (1993). Music and pattern change in chronic pain. *Advances in Nursing Science, 15*(4), 27–36.

Schorr, J. A., Farnham, R. C., & Ervin, S. M. (1991). Health patterns in aging women as expanding consciousness.*Advances in Nursing Science, 13*(4), 52–63.

Schorr, J. A., & Schroeder, C. A. (1989). Consciousness as a dissipative structure: An extension of the Newman model. *Nursing Science Quarterly, 2*(4), 183–193.

Schorr, J. A., & Schroeder, C. A. (1991). Movement and time: Exertion and perceived duration. *Nursing Science Quarterly*, *4*(3), 104–112.

Schroeder, C. A. (1993). Perceived duration of time and bedrest in high risk pregnancy: An exploration of the Newman model. *Dissertation Abstracts International*, *54*, 1984.

Shanahan, S. M. (1993). The lived experience of life-passing in middle adolescent females. *Masters Abstracts International*, *32*, 1376.

Smith, C. A. (1995). The lived experience of staying healthy in rural African American families. *Nursing Science Quarterly*, *8*(1), 17–21.

Smith, M.C. (2011). Integrative review of research related to Margaret Newman's Theory of Health as Expanding Consciousness. *Nursing Science Quarterly*, *24*(3), 256–263.

Smith, S. K. (1997). Women's experiences of victimizing socialization. Part I: Responses related to abuse and home and family environment. *Issues in Mental Health Nursing*, *18*, 395–416.

Thomas, J. A. (2002). What are the life patterns of people with hepatitis C? (Doctoral dissertation, University of Nevada, Reno). *Dissertation Abstracts International*, *41*, 194.

Tommet, P. A. (2003). Nurse-parent dialogue: Illuminating the evolving pattern of families of children who are medically fragile. *Nursing Science Quarterly*, *16*(3), 239–246.

Utley, R. (1999). The evolving meaning of cancer for long-term survivors of breast cancer. *Oncology Nursing Forum*, *26*, 1519–1523.

Walls, P. W. (1999). Community participation in primary health care: A qualitative study of empowerment of health care workers (Doctoral dissertation, Loyola University). *Dissertation Abstracts International*, *60*, 2065.

Weed, L. D. (2004). *The meaning of the death of an*

adult child to an elder: A phenomenological investigation. Unpublished doctoral dissertation, University of Tennessee, Knoxville.

Weingourt, R. (1998). Using Margaret A. Newman's theory of health with elderly nursing home residents. *Perspectives in Psychiatric Care*, *34*(3), 25–30.

Yamashita, M. (1995). *Family coping with mental illness: An application of Newman's research as praxis*. Paper presented at the Midwest Nursing Research Society 19th Annual Conference, Kansas City, MO.

Yamashita, M. (1999). Newman's theory of health applied to family caregiving in Canada. *Nursing Science Quarterly*, *12*(1), 73–79.

Young, A. M. (1976). *The reflexive universe: Evolution of consciousness*. San Francisco: Robert Briggs.

BIBLIOGRAPHY

Barron, A. (2005). Suffering, growth, and possibility: Health as expanding consciousness in end-of-life care. In C. Picard & D. Jones (Eds.), *Giving voice to what we know: Margaret Newman's theory of health as expanding consciousness in nursing practice, research, and education.* (pp. 43–50). Sudbury, (MA): Jones & Bartlett.

Batty, M. L. E. (1999). Pattern identification and expanding consciousness during the transition of "low risk" pregnancy. A study embodying Newman's health as expanding consciousness (Margaret Newman) (Master's thesis, University of New Brunswick, Canada, 1999). *Masters Abstracts International*, *39*, 826.

Berry, D. C. (2002). Newman's theory of health as expanding consciousness in women maintaining weight loss (Doctoral dissertation, Boston College, 2002). *Dissertation Abstracts International*, *63*, 2300.

Brauer, D. J. (2001). Common patterns of person-environment interaction in persons with rheumatoid arthritis. *Western Journal of Nursing Research*, *23*, 414–430.

Brown, J.W. (2011). Health as expanding consciousness: A nursing perspective for Grounded Theory research. *Nursing Science Quarterly, 24(*3), 197–201.

Brown, J. W., & Alligood, M. R. (2004). Realizing wrongness: Stories of older wife caregivers. *Journal of Applied Gerontology*, *23*(2), 104–119.

Brown, J.W., Chen, S.L., Mitchell, C., Province, A. (2007). Help-seeking by older husbands caring for wives with dementia. *Journal of Advanced Nursing*, *59*(4), 352–360.

Bunkers, S. S., Bendtro, M., Holmes, P. K., Howell, J., Johnson, S., Koerner, J., et al. (1992). The healing web: A transformative model for nursing. *Nursing and Health Care*, *13*, 68–73.

Capasso, V. A. (2005). The theory is the practice: An exemplar. In C. Picard & D. Jones (Eds.), *Giving voice to what we know: Margaret Newman's theory of health as expanding consciousness in nursing practice, research, and education.*(pp. 65–71). Sudbury, (MA): Jones & Bartlett.

Casper, S. A. (1999). Psychological adaptation as a dimension of health as expanding consciousness: Effectiveness of burn survivors support groups (Master's thesis, D'Youville College, 1999). *Masters Abstracts International*, *37*, 1433.

Cowling, W. R. III, Newman, M., Watson, J., & Smith, M. (2007). The power of wholeness, consciousness, and caring: a dialogue on nursing science, art, and healing. (Abstract) *International Journal for Human Caring*, *11*(3), 52.

Endo, E. (1998). Pattern recognition as a nursing intervention with Japanese women with ovarian cancer. *Advances in Nursing Science, 20*(4), 49–61.

Endo, E., Miyahara, T., Sizuli, S., Ohmasa, T. (2005). Caring partnering between nurse educator and practicing nurses. *Nursing Science Quarterly*, *32*(3), 603–610.

Endo, E., Nitta, N., Inayoshi, M., Saito, R., Takemura, K., Minegishi, H., et al. (2000). Pattern recognition as a caring partnership in families with cancer. *Journal of Advanced Nursing*, *32*, 603–610.

Endo, E., Takaki, M., Abe, K., Terashima, K., & Nitta, N. (2007). *Creating a helping model with nursing students who want to quit smoking: Patterning in a nursing student-teacher partnership based on M. Newman's theory of health.* Paper presented at The Power of Caring: The Gateway to Healing, 29th Annual International Association for Human Caring Conference, St. Louis, May 16–19, 2007.

Falkenstern, S. K. (2003). *Nursing facilitation of health as expanding consciousness in families who have a child with special health care needs*. Unpublished doctoral dissertation, Pennsylvania State University, University Park, PA.

Flanagan, J. M. (2005). Creating a healing environment for staff and patients in a pre-surgery clinic. In C. Picard & D. Jones (Eds.), *Giving voice to what we know: Margaret Newman's theory of health as expanding consciousness in nursing practice, research, and education.* Sudbury, (MA): Jones & Bartlett.

Gulick, E. E., & Bugg, A. (1992). Holistic health patterning in multiple sclerosis. *Research in Nursing and Health*, *15*, 175–185.

Jacono, B. J., & Jacono, J. J. (1996). The benefits of Newman and Parse in helping nurse teachers determine methods to enhance student creativity. *Nurse Education Today*, *16*, 356–362.

Jonsdottir, H. (1998). Life patterns of people with chronic obstructive pulmonary disease: Isolation and being closed in. *Nursing Science Quarterly, 11*(4), 160–166.

Karian, V. E., Jankowski, S. M., & Beal, J. A. (1998). Exploring the lived experience of childhood cancer survivors. *Journal of Pediatric Oncology*, *15*,153–162.

Kiser-Larson, N. (2002). Life pattern of native women experiencing breast cancer. *International Journal for Human Caring*, *6*(2), 61–68.

Lamb, G. S., & Stempel, J. E. (1994). Nurse case management from the client's view: Growing as insider-expert. *Nursing Outlook*, *42*, 7–13.

Lamendola, F. P., & Newman, M. A. (1994). The paradox of HIV/AIDS as expanding consciousness. *Advances in Nursing Science*, *16*(3), 13–21.

Litchfield, M. (1999). Practice wisdom. *Advances in Nursing Science*, *22*(2), 62–73.

Magan, S. J., Gibbon, E. J., & Mrozek, R. (1990). Nursing theory application: A practice model. *Issues in Mental Health Nursing*, *11*, 297–312.

Marchione, J. M. (1986). Pattern as methodology for assessing family health: Newman's theory of health. In P. Winstead-Fry (Ed.), *Case studies in nursing theory.* New York: National League for Nursing.

Mentzer, C., & Schorr, J. A. (1986). Perceived situational control and perceived duration of time: Expressions of life patterns. *Advances in Nursing Science*, *9*(1), 13–20.

Moch, S. D. (1990). Health within the experience of breast cancer. *Journal of Advanced Nursing*, *15*, 1426–1435.

Moch, S. D. (1998). Health-within-illness: Concept development through research and practice. *Journal of Advanced Nursing*, *28*, 305–310.

Moss, R. (1981). *The I that is we*. Millbrae, (CA): Celestial Arts.

Musker, K. M. (2005). *Life patterns of women transitioning through menopause*. PhD dissertation. Loyola University.

Neill, J. (2002). Transcendence and transformation in the life patterns of women living with rheumatoid arthritis.*Advances in Nursing Science, 24*(4), 27–47.

Neill, J. (2005). Recognizing pattern in the lives of women with multiple sclerosis. In C. Picard & D. Jones (Eds.), *Giving voice to what we know* (pp. 153–165). Sudbury, (MA): Jones & Bartlett.

Newman, M. A. (1971). *An investigation of the relationship between gait tempo and time perception.* Unpublished doctoral dissertation, New York University.

Newman, M. A. (1972). Time estimation in relation to gait tempo. *Perceptual and Motor Skills*, *34*, 359–366.

Newman, M. A. (1979). *Theory development in nursing*. Philadelphia: F. A. Davis.

Newman, M. A. (1982). Time as an index of expanding consciousness with age. *Nursing Research*, *31*, 290–293.

Newman, M. A. (1983). Newman's health theory. In I. W. Clements & F. B. Roberts (Eds.), *Family health: A theoretical approach to nursing care.* New York: Wiley.

Newman, M. A. (1986). *Health as expanding con-*

sciousness. St. Louis: Mosby.

Newman, M. A. (1987a). Aging as increasing complexity. *Journal of Gerontological Nursing*, *13*(9), 16–18.

Newman, M. A. (1987b). Patterning. In M. Duffy & N. J. Pender (Eds.), *Conceptual issues in health promotion.* A report of proceedings of a wingspread conference, Racine, WI, April 13–15, 1987. Indianapolis: Sigma Theta Tau.

Newman, M. A. (1989). The spirit of nursing. *Holistic Nursing Practice*, *3*(3), 1–6.

Newman, M. A. (1990a). Newman's theory of health as praxis. *Nursing Science Quarterly, 3*(1)*,* 37–41.

Newman, M. A. (1990c). Shifting to higher consciousness. In M. Parker (Ed.), *Nursing theories in practice* (pp. 129–139). New York: National League for Nursing.

Newman, M. A. (1991). Health conceptualizations. In J. J. Fitzpatrick, R. L. Taunton, & A. K. Jacox (Eds.), *Annual review of nursing research* (Vol. 9). New York: Springer.

Newman, M. A. (1992). Nightingale's vision of nursing theory and health. In Nightingale, F., *Notes on nursing: What it is, and what it is not* (commemorative edition, pp. 44–47). Philadelphia: Lippincott.

Newman, M. A. (1994). *Health as expanding consciousness* (2nd ed.). New York: National League for Nursing.

Newman, M. A. (1994). Theory for nursing practice. *Nursing Science Quarterly, 7*(4)*,* 153–157.

Newman, M. A. (1995). Dialogue: Margaret Newman and the rhetoric of nursing theory. *Image: The Journal of Nursing Scholarship*, *27*, 261.

Newman, M. A. (1995). Recognizing a pattern of expanding consciousness in persons with cancer. In M. A. Newman (Ed.), *A developing discipline: Selected works of Margaret Newman* (pp. 159–171). New York: National League for Nursing.

Newman, M. A. (1997). Evolution of the theory of health as expanding consciousness. *Nursing Science Quarterly*, *10*(1), 22–25.

Newman, M. A. (1997). Experiencing the whole. *Advances in Nursing Science*, *20*, 34–39.

Newman, M. A. (1999). Letters to the editor: A commentary on Newman's theory of health as expanding consciousness. *Advances in Nursing Science*, *21*(3), viii-ix.

Newman, M. A. (1999). The rhythm of relating in a paradigm of wholeness. *Image: The Journal of Nursing Scholarship*, *31*, 227–230.

Newman, M. A. (2002). Caring in the human health experience. *International Journal for Human Caring*, *6*(2), 8–12.

Newman, M. A. (2003). A world of no boundaries. *Advances in Nursing Science*, *26*(4), 240–245.

Newman, M. A. (2005). Foreword. In C. Picard & D. Jones (Eds.), *Giving voice to what we know: Margaret Newman's theory of health as expanding consciousness* (pp. xii-xv). Sudbury, MA: Jones & Bartlett.

Newman, M. A. (2008). *Transforming presence: The difference that nursing makes*. Philadelphia: F. A. Davis.

Newman, M. A., & Autio, S. (1986). *Nursing in a prospective payment system health care environment.* Minneapolis: University of Minnesota.

Newman, M. A., & Gaudiano, J. K. (1984). Depression as an explanation for decreased subjective time in the elderly. *Nursing Research*, *33*,137–139.

Newman, M. A., Lamb, G. S., & Michaels, C. (1991). Nurse case management: The coming together of theory and practice. *Nursing and Health Care*, *12*, 404–408.

Newman, M. A., & Moch, S. D. (1991). Life patterns of persons with coronary heart disease. *Nursing Science Quarterly, 4*(4)*,* 161–167.

Newman, M. A., Sime, M. A., & Corcoran-Perry, S. A. (1991). The focus of the discipline of nursing. *Advances in Nursing Science*, *14*, 1–6.

Peters-Lewis, A. (2006). How the strong survive: Health as expanding consciousness and the life experiences of Black Caribbean women. Doctoral Dissertation. Boston College.

Pharris, M. D. (2001). Margaret A. Newman, Health as Expanding Consciousness. In M. Parker (Ed.). *Nursing Theories and Nursing Practice.* Philadelphia: F. A. Davis.

Pharris, M. D. (2002). Coming to know ourselves as community through a nursing partnership with adolescents convicted of murder. *Advances in Nursing Science*, *24*(3), 21–42.

Pharris, M. D. (2005). Engaging with communities in a pattern recognition process. In C. Picard & D. Jones (Eds.), *Giving voice to what we know: Margaret Newman's theory of health as expanding consciousness in nursing practice, research, and education.* (pp. 83–93). Sudbury, (MA): Jones & Bartlett.

Picard, C. (2002). Family reflections on living through sudden death of a child. *Nursing Science Quarterly, 15*(3), 242–250.

Picard, C. A. (2000). Pattern of expanding consciousness in mid-life women: Creative movement and the narrative as modes of expression. *Nursing Science Quarterly*, *13*(2), 150–158.

Picard, C., & Jones, D. (Eds.) (2007). *Giving voice to what we know: Margaret Newman's theory of health as expanding consciousness in nursing practice, research, and education.* Sudbury, (MA): Jones & Bartlett.

Picard, C., & Mariolis, T. (2002). Teaching-learning process. Praxis as a mirroring process: Teaching psychiatric nursing grounded in Newman's health as expanding consciousness. *Nursing Science Quarterly*, *15*(2), 118–122.

Picard, C., & Mariolis, T. (2005). Praxis as a mirroring process: Teaching psychiatric nursing grounded in Newman's health as expanding consciousness. In C. Picard & D. Jones (Eds.), *Giving voice to what we know: Margaret Newman's theory of health as expanding consciousness in nursing practice, research, and education.* (pp. 169–177). Sudbury, (MA): Jones & Bartlett.

Quinn, J. F. (1992). Holding sacred space: The nurse as healing environment. *Holistic Nursing Practice*, *6*(4), 26–36.

Reed, P. G. (1996). Transcendence: Formulating nursing perspectives. *Nursing Science Quarterly, 9*(1), 2–4.

Rosa, K. C. (2006). A process model of healing and personal transformation in persons with chronic skin wounds. *Nursing Science Quarterly*, *19*(4), 359–358.

Roux, G., Bush, H. A., & Dingley, C. E. (2001). Inner strength in women with breast cancer. *Journal of Theory Construction and Testing*, *5*(1), 19–27.

Roy, C., Rogers, M. C., Fitzpatrick, J. J., Newman, M., & Orem, D. E. (1982). Nursing diagnosis and nursing theory. In M. J. King & D. A. Moritz (Eds.), *Classification of nursing diagnosis* (pp. 215–231). New York: McGraw-Hill.

Ruka, S. (2005). Creating balance: Rhythms and patterns in people with dementia living in a nursing home. In C. Picard & D. Jones (Eds.), *Giving voice to what we know: Margaret Newman's theory of health as expanding consciousness in nursing practice, research, and education.* Sudbury, (MA): Jones & Bartlett.

Schlotzhauer, M., & Farnham, R. (1997). Newman's theory and insulin dependent diabetes mellitus in adolescence. *Journal of School Nursing*, *13*(3), 20–23.

Schmidt, B. J., Brauer, D. J., & Peden-McAlpine, C. (2003). Experiencing health in the context of rheumatoid arthritis. *Nursing Science Quarterly*, *16*(2), 155–162.

Schorr, J. A. (1993). Music and pattern change in chronic pain. *Advances in Nursing Science, 15*(4), 27–36.

Schorr, J. A., Farnham, R. C., & Ervin, S. M. (1991). Health patterns in aging women as expanding consciousness. *Advances in Nursing Science*, *13*(4), 52–63.

Schorr, J. A., & Schroeder, C. A. (1989). Consciousness as a dissipative structure: An extension of the Newman model. *Nursing Science Quarterly*, *2*(4), 183–193.

Schorr, J. A., & Schroeder, C. A. (1991). Movement and time: Exertion and perceived duration. *Nursing Science Quarterly*, *4*(3), 104–112.

Smith, C. A. (1995). The lived experience of staying healthy in rural African American families. *Nursing Science Quarterly*, *8*(1), 17–21.

Smith, S. K. (1997). Women's experiences of victimizing socialization. Part I: Responses related to abuse and home and family environment. *Issues in Mental Health Nursing*, *18*, 395–416.

Tommet, P. A. (2003). Nurse-parent dialogue: Illuminating the evolving pattern of families of children who are medically fragile. *Nursing Science Quarterly*, *16*(3), 239–246.

Utley, R. (1999). The evolving meaning of cancer for long-term survivors of breast cancer. *Oncology Nursing Forum*, *26*, 1519–1523.

Weingourt, R. (1998). Using Margaret A. Newman's

theory of health with elderly nursing home residents. *Perspectives in Psychiatric Care, 34*(3), 25–30.

Yamashita, M. (1999). Newman's theory of health applied to family caregiving in Canada. *Nursing Science Quarterly, 12*(1), 73–79.

Additional Suggested Readings

Alligood, M. R. (2011). Nursing theory–guided research. *Nursing Science Quarterly, 24*(3),195–196.

Brown, J. W. (2010). Newman's theory of health in nursing practice. In M. R. Alligood (Ed.), *Nursing theory: Utilization & application* (4th ed., pp.457–478). Maryland Heights, (MO): Mosby-Elsevier.

Dean, P. J. (2002). Aesthetic expression. A poem dedicated to the nursing theories of Martha Rogers and Margaret Newman. *International Journal for Human Caring, 6*, 70.

Ford-Gilboe, M. V. (1994). A comparison of two nursing models: Allen's developmental health model and Newman's theory of health as expanding consciousness. *Nursing Science Quarterly, 7*(3), 113–118.

Jonsdottir, H., Litchfield, M., & Pharris, M. D. (2003). Partnership in practice. *Research and Theory for Nursing Practice, 17*, 51–63.

Marchione, J. (1993). *Margaret Newman: Health as expanding consciousness*. Newbury Park, (CA): Sage.

Neill, J. (2002). From practice to caring praxis through Newman's theory of health as expanding consciousness: A personal journey. *International Journal for Human Caring, 6*(2), 48–54.

Nelson, M. L., Howell, J. K., Larson, J. C., & Karpiuk, K. L. (2001). Student outcomes of the healing web: Evaluation of a transformative model for nursing education. *Journal of Nursing Education, 40*, 404–413.

Newman, M. A. (1981). The meaning of health. In G. E. Laskar (Ed.), Applied systems research and cybernetics: Vol. 4. Systems research in health care, biocybernetics and ecology (pp. 1739–1743). New York: Pergamon.

Newman, M. A. (1987). Nursing's emerging paradigm: The diagnosis of pattern. In A. M. McLane (Ed.), Classification of nursing diagnoses. Proceedings of the seventh conference, North American nursing diagnosis association (pp. 53–60). St. Louis: Mosby.

Newman, M. A. (1993). Prevailing paradigms in nursing. *Nursing Outlook, 40*(1), 10–14.

Newman, M. A. (1996). Prevailing paradigms in nursing. In J. W. Kenney (Ed.), Philosophical and theoretical perspectives for advanced nursing practice (pp. 302–307). Sudbury, (MA): Jones & Bartlett.

Newman, M. A. (1996). Theory of the nurse-client partnership. In E. Cohen (Ed.), Nurse case management in the 21st century (pp. 119–123). St. Louis: Mosby.

Newman, M. A. (1997). A dialogue with Martha Rogers and David Bohm about the science of unitary human beings. In M. Madrid (Ed.), *Patterns of Rogerian knowing* (pp. 3–10). New York: National League for Nursing.

Newman, M. A. (2003). The immediate applicability of nursing praxis. *Quality Nursing: The Japanese Journal of Nursing Education and Nursing Research, 9*(5), 4–6.

Yamashita, M. (1997). Family caregiving: Application of Newman's and Peplau's theories. *Journal of Psychiatric and Mental Health Nursing, 4*, 401–405.

Yamashita, M. (1998). Family coping with mental illness: A comparative study. *Journal of Psychiatric and Mental Health Nursing, 5*, 515–523.

Yamashita, M. (1998). Newman's theory of health as expanding consciousness: Research on family caregiving in mental illness in Japan. *Nursing Science Quarterly, 11*(3), 110–115.

24장

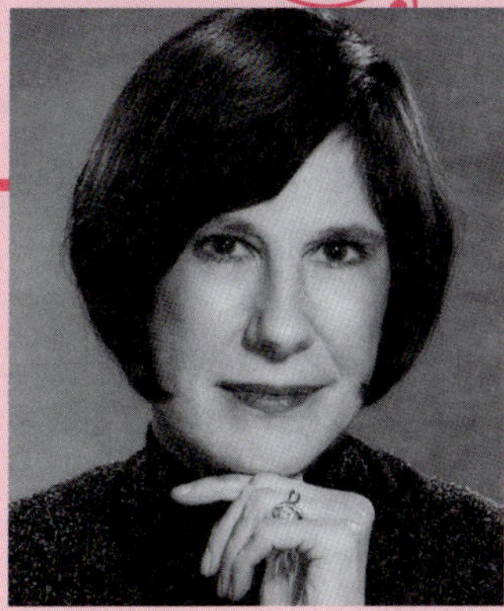

로즈마리 파시
Rosemarie Rizzo Parse

인간되어감

Humanbecoming

Debra A. Bournes & Gail, J. Mitchell

"인간되어감의 가정과 원리는 인간이 되는 것에 대한 세심한 생각과 깊은 관심을 구체화하고 있으며, 인간의 자유와 존엄성에 대한 충분한 인식을 보여준다" (Parse, 2007b, p. 310).

이론가 소개

파시Parse는 Pittsburgh의 Duquesne University를 졸업하였고 University of Pittsburgh에서 석사, 박사 학위를 받았다. 피츠버그대학 교수, 뒤켄대학 간호대학장을 역임하고(1977-1982), 뉴욕시립헌터대학(Hunter College of the City University of New York)의 교수와 간호연구센터소장을 역임하였다(1983-1993). 또한 Loyola University Chicago의 교수이며 Niehoff Chair 이었고(1993-2006), 현재는 명예교수이다(2006-현재). 2007년 1월 뉴욕대학교 간호대학 컨설턴트와 방문교수였고 현재는 비상근교수로 있다. 간호학술지인 *Nursing Science Quarterly*의 창립자이며 편집장이고, Discovery International사 회장이다. 인간되어감연구소*Institute of*

Photo copyright 1998 by Jonas, Pittsburgh, PA.

The authors wish to thank Dr. Rosemarie Rizzo Parse for reviewing this chapter

Human Becoming 설립자로 인간되어감 학파(Human Becoming School of Thought)의 존재론, 인식론, 방법론을 교육하고 있다(Parse, 1981, 1998, 2005, 2007b, 2010, 2011b, 2012b).

파시는 미국간호학회 *Fellow in the American Academy of Nursing*(FAAN)이며, 간호이론-가이드 실무 전문패널을 시작하였고 의장으로 활동하였다. *Nursing Science Quarterly* 편집장으로 이 잡지는 간호연구와 이론발전을 위한 중요한 문제를 나누고 토론하는 간호학자들에게 잘 알려지고 인용횟수가 높은 잡지이다. 이와 같은 업적으로 파시는 많은 상을 수상하였다. 두 번의 큰 상을 수상하였는데 하나는 중서부 간호연구회로부터, 다른 하나는 아시아 아메리카 태평양군도 간호협회로부터 받았다.

헨더슨주립대학교 간호대학에 자신의 이름으로 된 파시장학금Scholarship을 기부하였고 책은 시그마학회에서 가장 많이 이용된 책best pick으로 두 번 선정되었으며, 로저리안학회에서 M. E. Rogers Golden Slinky Award를 받았다. 2008년 뉴욕타임즈 올해의 간호교육자상, 2012년 포르투칼 리스본 대학교에서 메달을 받았다. 파시는 간호지식개발, 연구, 교육, 실무에서 지속적인 리더십을 발휘하여 간호과학과 전문직에 훌륭한 기여를 하였다.

인간존엄성의 윤리를 인간존엄성의 인간되어감 주장tenet보다 더 중요하게 여겼고(Parse, 2010), 교수-학습 모델(Parse, 2004), 멘토링 모델(Parse, 2008b), 이끎-따라감 모델(Parse, 2008a, 2011a), 지역사회 모델(Parse, 2003, 2012b), 가족 모델(Parse, 2009a)을 개발하였으며 이 모델들은 세계적으로 이용되었다. 책을 아홉권 저술하였다(1974, 1981, 1985, 1987, 1995, 1998, 1999a, 2001b, 2003). 150편 이상의 논문과 편집자주를, 300회 이상의 국내, 국제 논문발표를, 5대륙의 35개국에서 웍샵을 실시하였다. 책이 여러 언어로 번역되었고, 간호교육프로그램과 간호현장에서 연구, 실무, 리더십, 교육, 질관리 등에 대하여 상담하였다. 간호이론, 인간되어감, 질적연구, 삶의 질에 관한 많은 국제 컨퍼런스를 개최하였다.

파시는 40명 이상의 박사학위논문 심사위원장을, 300명이상의 학생에게 창의적 연구개념을 지도하였고 교수와 학생에게 질적, 양적연구 논문, 연구비수혜, 논문작성 등에 대하여 멘토링 하였다. 기본과학과 응용과학 연구방법론을 개발하여(Parse, 2001b, 2005, 2011b) 건강과 삶의 질에 관한 산경험 질적연구를(예로 희망, 웃음, 기쁨-슬픔, 존경받음, 실망, 매우 피로함, 알츠하이머 환자의 삶의 질) 수행하였다. 대학원에서 이론과 연구에 대하여 교육하였다(로욜라 대학교, 신시내티 대학교, 데이톤대학교, 남가주 대학교 등).

파시는 간호학문 발전에 대한 강력한 비젼을 가지고 있으며, 신중한 결정을 하는 섬세하고 용기있는 리더이고 인간되어감 학파로 세계적으로 잘 알려져 있다. 인간되어감 학파는 환자, 가족, 지역사회 시각으로 삶의 질과 인간존엄성을 강조하는 간호관점이다. 영감을 불어넣어주는 멘토로 새로 시작하는 많은 간호학자들이 꿈을 추구하도록 도와주는, 부지런하고 사랑을 담아서 기꺼이 존경하는 마음으로 부드럽게 권고해주는 그런 멘토이다. 학생과 동료들이 그녀와 함께 일하고 멘토링을 받는 것을 영광으로 생각한다(Bounes, 2007; Cody, 2012).

이론의 배경

인간되어감 학파는 지난 20세기에 Dilthey 등이 신봉한 인간과학에 근거하고 있다(Cody & Mitchell, 2002; Mitchell & Cody, 1992; Parse, 1981, 1987, 1996, 1998, 2007b, 2010, 2012b). 이것은 Martha E. Rogers의 일원적 인간이론unitary human being에 관한 원리와 가정과 일치하고, 실존적 현상학의 주요 주의와 개념과도 일치한다. 그렇지만 이것은 새로운 산물로서 색다른 개념 체계를 가진다(Parse, 1998, p. 4). 이론을 개발할 당시에 파시는 피츠버그 뒤켄대학에 있었으며, 그때(1960-70년대) 뒤켄대학은 미국의 실존적 현상학 운동의 중심지였다. Van Kaam, Giorgi와 같은 학자와의 대화를 통해 파시는 인간의 경험, 상황적 자유situated freedom, 인생에의 참여participation in life등을 주로 생각하였다.

로저스(1970, 1992)의 일원적 인간과학과 Heidegger, Sartre, Merleau-Ponty 등에 의한 실존적 현상학의 기본 주의를 통합하여 파시는 간호가 인간과학human science이라고 하였다. 인간은 부분들로 나누어질 수 없으며 그대로 이해되어야 한다. 인간은 부분과는 다르고 부분의 합 이상인 생명체이다. 파시는 전통적 의학 관점에 근거한 간호학에 대한 생각을 거부하고, 간호학은 인간의 경험에 관심을 갖는 독특한 기초과학basic science이라고 하였다. 실무와 연구의 근간이 되는 독특한 지식이 간호사에게 필요하며, 인간-우주-건강 과정에 대한 이러한 지식은 간호사에게 필수적이다(Parse, 1981, 1987, 1993, 2007b, 2010, 2012b).

파시는 이론을 개발하면서 특히 로저스의 나선성 원리, 통합성 원리, 공명성 원리와 에너지장, 개방성, 패턴, 범차원성에 대한 가정에 많은 영향을 받았다(Parse, 1981; Rogers, 1970, 1992). 이런 사고들이 파시의 주장에 녹아 있는데, 인간은 개방 체계로 우주와 무한하게 관계하고, 나누어질 수 없고, 예측할 수 없으며, 끊임없이 변화하고, 패턴으로 인식되는 존재라고 하였다(Parse, 1981, 1998, 2007b, 2012b).

실존적 현상학에서 의도성, 인간의 주관성, 공동구성, 공동존재, 상황적 자유들을 인용하였다(Parse, 1981, 1998). 파시는 접두어 'co'를 많이 사용하고 있으며 이는 인간의 참여하는 특성을 나타내고 있다. 'co'는 '더불어 함께together with'를 뜻하며 인간은 결코 우주와 분리될 수 없음을 나타낸다. 우주와의 관계는 인간이 타인과 아이디어, 프로젝트, 선조, 역사, 문화 측면에서 모두 연결되어 있음을 나타낸다(Parse, 1981, 1998, 2007b, 2012b).

인간은 의도성intentionality을 가진 존재이다. 이것은 인간이 경험을 구성하는 우주, 사람, 사건, 아이디어와 개방적이고, 의미 있는 위치에 있음을 나타낸다. 인간은 의도적으로 참여하는데 참여할 때는 무작위로 하는 것이 아니고 알거나 또는 알지 못한 채로 자신이 선택을 하는 것이다. 인간되어감being human은 의도적이며 존재하는 것이고, 세상에 개방적이며 세상을 아는 것이다. 의도성은 목적에 관한 것으로 사람이 사건이나 사람에 대해 사고하고 행동하는 방법과 방향을 선택하는 것이다. 인간은 어떤 태도를 취할 것인가, 어떤 행동을 할 것인가를 무제한으로 선택한다(Parse, 1981, 1998, 2007b, 2012b).

인간 주관성human subjectivity을 기본 주장으로 하기 때문에 인간이란 물건thing도 아니고 객체object도 아니며, 나누어질 수도 없고 예측할 수도 없으며 끊임없이 변화하는 존재이다(Parse, 1998, 2007b). 또한 비존재로 존재하는being with nonbeing 신비이다. 인간은 보이는-보이지 않는 것으로 현재에 나타나는 되어감으로 동시성에서 살고 있다(Parse, 201b). 파시는 우주에서 인간의 현존은 개인적이며 인간은 그들이 누구인가? 에 대한 되어감으로써의 의미를 부여한다고 가정한다. 인간은 자신의 가치 우선순위에 따라 의미와 사건을 선택하므로 나누어지지않는 무한한 방법으로 세상과 공동 참여한다(Parse, 1981, 1998, 2007b, 2012b). 모든 사람은 세상이나 타인과 분리될 수 없고 우주와 독특한unique 관계를 형성한다. 인간은 우주와 개인적인 관계를 유지하는데 이 관계는 개방적이고 새로운 가능성과 새로운 방향을 갖는다. 개인적 관계는 인간되어감becoming이고, 되어감이란 복잡하고 여러 층으로 이루어지고 명백하거나 암시적인 의미로 가득 차있다(Parse, 1981, 1998, 2007b, 2012b).

공동구성coconstitution은 어떤 상황에서 모든 순간순간은 공동창조된다는 것을 의미한다(Parse, 1981, 1998, 2007b, 2012b). 인간은 매일 매일의 삶을 구성하는 특별한 요소를 보고 평가한 대로 의미를 선택하고 부여한다. 생활사건과 일은 기대하고 있는 방법으로, 또 기대하지 않았던 방법으로 일어나고, 인간은 개인의 의미와 중요성을 공동구성한다. 의미를 찾고 부여하는 것이 매일 매일의 구성 요소들이며, 그러므로 공동구성은 인간이 세계와 현재를 살아갈 때 기회와 제한을 동시에 가지며, 또한 자신에게 의미 있는 것, 진행되는 것을 선택할 때도 기회와 제한을 동시에 갖게 된다. 공동구성은 인간이 같은 상황에서 다른 의미를 찾아내는 방법과 관련이 있다. 인간은 자신이 상황을 해석한대로 그에 따라 변화한다. 자신의 고유한 실재實在(reality)를 형성하는 과정에서 다양한 사고 방법, 행동 방법이 패턴을 형성한다.

공동실존coexistence은 인간은 되어감의 어느 차원에서나 혼자가 아니라는 의미이다(Parse, 1998, p.17). 인간은 늘 사물, 아이디어, 언어, 사건, 전통이 있는 세계 속에 존재하고 타인, 동시대인은 물론 조상, 후손과도 함께 존재한다. 인간은 지역사회이다(Parse, 2003). 실제로 파시는 다른 사람들이 없이는 자신이 존재한다는 것을 알지 못한다고 가정한다(Parse, 1998, p. 17). 인간은 다른 사람과 어떻게 관계를 맺는가? 목표와 꿈이 어떤 것인가? 등을 생각하면서 자신에 대하여 생각하게 된다. 자유와 연관하여 파시는 인간의 변화와 가능성을 변함없이 존중하였다.

마지막으로 상황적 자유situated freedom는 인간이 시간과 역사, 문화와 언어, 신체적, 잠재적인 맥락에서 드러난다는 것을 의미한다. 인간의 자유는 인간이 속한 상황을 선택할 때 생각하기 전에 깊게 또는 생각한 후에 선택함을 의미한다(Parse, 1998, p. 17). 인간은 항상 선택을 하게 된다. 자신의 삶에 중요한 것을 결정하며, 어떤 상황, 일, 사람에게 관심을 가질 것인지를 결정한다. 매일 매일의 삶에서 사람들은 자신의 가치우선순위에 따라 선택하고 행동하는데, 가치우선순위는 변화된다. 가끔 신념에 따라 행동하는 것이 목표성취만큼이나 중요하며, 개인적 통합은 상황적 자유와 밀접한 관계가 있다.

2007, 2012년에 출판된 책에서 파시는 중요한 개념을 정련화 하였다. 2007년에 human becoming을 humanbecoming으로, human-universe를 humanuniverse로 두 개의 단어를 띄지 않고 붙였다. 이러한 변화는 공동창조의 나눌 수 없음을 더 구체화한 것이다(Parse, 2007b). 파시의 위의 두 새로운 개념은 인간이 되어감이나 우주와 나누어지지 않는다는 것을 나타낸 것이고 이것은 환원불가함을 나타낸다.

또한 네 개의 가정(postulate)을 인간되어감의 모든 원리에 녹아들게 하였다(Parse, 2007b). 네 개의 가정은 무제한성illimitability, 역설paradox, 자유freedom, 신비mystery 이다. 이것은 파시 학파에 내재된 사고를 더욱 구체화하였다. 무제한성은 나눌 수 없고, 예측할 수 없고, 끊임없이 변화하는 인간속성을 나타낸다. 무제한성은 무한하고, 동시에 기억되고, 순간순간 전진하는 앎이다(Parse, 2007b, p. 308). 나누어지지 않고 무한한 앎이란 살아있는 인간에게만 가능한 앎이다. 역설은 인간되어감과 연관되고 파시는 이것을 모든 원리에 녹아들게 하였으며, 인간우주 공동창조에서 역설의 중요성을 강조하였다. 역설은 극복해야하는 체념이나 딜레마와 반대가 아니고 오히려 이것은 리듬이고 패턴선호를 나타내는 것이다(Parse, 2007b, p. 309). 매일매일의 삶에서 개인이 선택하도록 하는 것이고(Parse, 2008e, p. 46), 인간은 어떻게 역설적인 선택을 할 것인가, 또한 어느 부분에서 주의를 집중해야하는가를 지속적으로 선택한다.

예로 모든 인간은 확실-불확실, 기쁨-슬픔 등의 역설적 리듬을 가지고 살아가며 때때로 확실 또는 기쁨을 중심으로 역설적 리듬쪽으로 나아간다. 그러나 실제 상황에서는 불확실-슬픔이 내재된 삶이라고 인식하면서도 말이다. 또한 자유는 파시의 초기 사고에서는 초석cornerstone 이었으나 최근에는 새롭게 조명되고 있다. 자유freedom는 맥락적으로 이해되는 자유liberation 이다(Parse, 2007b) 사람들은 상황에 따라 존재방법을 선택할 자유를 가진다.

마지막으로 신비는 네 번째 가정으로 상상할 수 있는 것을 초월하여 특별한 것으로 만들고, 깊이를 헤아릴 수 없고 알려지지 않은 더욱 특수한 방법으로 나타나는 것이다. 이것은 늘 나누어지지 않고, 예측할 수 없으며, 끊임없이 변화하는 인간우주와 동반된다(Parse, 2007b). 파시는 인간되어감 관점으로 인간경험의 동시성(all-at-onceness)의 의미를 구체화 한 새 개념을 소개하였다(Parse, 2012). 그녀의 인간되어감에 대한 신념체계(존재론)로 인간은 존귀한 존재이고, 틈이 없는 되어감의 교향악이며, 현재를 살아가는 존재임을 구체화하였다.

현재에 볼 수 있는-볼 수 없는 되어감이란, 경험을 생각하고 기억하면서 그에 대한 의미가 변화하는 순간이다(Parse, 2012b, p. 44). 현재에 볼 수 있는-볼 수 없는 되어감이란 사람이 무한하고 무제한적인 앎을 가지고 자신의 삶을 만들고, 살아갈 때 매순간 공동창조되는 역사와 경험의 우주이며 꿈과 희망이다. 인간경험은 바다 수면의 파도와 같이 순간순간의 표면을 이룬다. 인간경험에서 보여지는 것은 확실하게 알 수 있고 표현할 수 있는 순간에 일어나는 것이다. 바다의 수면 위로 부풀어 오르는 파도와 같다. 이것은 그 순간에는 특정 형태로 보여지지만 바다에서 일어나고 있는 일에 따라 늘 변화되고 공동창조되고 있다. 바다 아래 볼 수 없는 곳에서는 볼 수 없는 되어감을 통해 볼 수 있는 파도를 공동창조하고 있다. 최근에 파시는 세 원리를 아래와 같이 제시하였다(Parse, 2007b, 2012b).

주요 개념과 정의

세 가지 원리가 인간되어감 이론을 구성하며 이것은 주요 주제에서 도출되었다(Parse, 1981, 1998, 2007b, 2012b). 각각의 원리는 세 가지 개념을 포함하고 인간되어감 이론을 깊이 이해하기 위하여 철저한 탐색이 필요하다.

세 가지 원리는 다음과 같다(Parse, 2012b).

1. 의미를 구조화하는 것은structuring 가치화와 이미지화를 언어로 표현하는 것이다.
2. 율동적인 패턴 구성은configuring 노출-은폐, 가능-제한, 연결-분리이다.
3. 여러 가능성을 가지고 함께 초월하는 것은cotranscending 변화를 시작하고 강화하는 것이다.

원리 1. 의미의 구조화 Structuring Meaning

의미를 구조화하는 것은 가치화와 이미지화를 언어로 표현하는 것이다(Parse, 2012b, p. 45). 이것은 인간이 실재reality에 대한 의미를 구조화하고 선택하며 이러한 선택은 명백한 암묵적인 앎으로 나타난다고 가정한다. 가끔 의문이 생기며 대답이 주어질 수 없기

주요 개념과 정의

도 하다. 왜냐 하면 사람들이 왜 이 방법으로 생각하고 느끼는지 또는 왜 다른 방법으로 생각하고 느끼는지를 모르기 때문이다. 제1원리는 인간이 실재를 다른 사람들과 무한하게 공동창조하며, 인간은 말을 하거나 침묵하면서, 또한 이리 저리 움직이거나 가만히 있으면서 자신을 보여 주고 표현한다는 것을 가정한다. 인간이 자신의 현실을 언어로 표현할 때는 가치 우선순위와 의미들을 언어로 표현한다(제1원리). 제1원리에는 세 개의 개념인 이미지화, 가치화, 언어화가 포함된다.

이미지화 Imaging

역설: 명백-암묵적explcit-tacit, 사려깊음-사려부족reflective-prereflective

이미지화는 제1원리의 첫 번째 개념이다. 이미지화의 역설은 명백한-암묵적인, 사려깊음-사려부족이다(Parse, 1998, 2007b, 2012b). 이미지화는 현실에 대한 개인의 관점view이다. 개인의 지식을 명백하게 또는 암묵적으로 형성하는 것이다(Parse, 1981, 1998, 2007b, 2012b). 어떤 지식은 사려깊고 의도적인 과정이고 반면에 다른 지식은 사려가 부족하다. 인간은 선천적으로 호기심이 많아 답을 찾고 그 답을 보여주고 싶어 한다. 사람들이 현실에서 의미를 찾을 때 질문에 대한 답이 나타난다. 이미지화는 의미, 가능성, 결과에 대한 개인의 해석이다. 간호사가 타인의 이미지화를 완벽하게 알 수는 없지만, 사람들이 이미지화를 형성하고, 탐색하고, 통합하고, 거부하고, 해석하려고 애쓰는 것을 알아주고 존중하고 지켜볼 수는 있다.

가치화 Valuing

역설: 확신-확신못함confirming-not confirming

가치화는 제1원리의 두 번째 개념이다. 가치화의 역설은 확신-확신못함이다(Parse, 1998, 2007b, 2012b). 이 개념은 인간이 개인적 관점과 세계관에 따라 어떻게 자신의 신념을 확신하거나 확신하지 못하는 가에 대한 것이다(Parse, 1981, 1998, 2007b, 2012b). 인간은 계속적으로 신념을 확신하면서 또한 확신하지 못하면서 생각하고 행동하고 느낀 것을 선택하게 된다. 이때 우선적으로 선택하게 되는 것이 있는가 하면, 그 가치우선순위가 달라져서 변경을 하기도 한다. 인간들은 가끔 선택에 대해 예측하기도 하며 일단 선택을 하게 되면 자신의 사고와 삶의 방향을 바꾸게 된다. 가치는 개인과 가족의 삶에서 무엇이 중요한가를 나타낸다. 파시는 가치우선순위에 따라 사는 것이 인간이 건강과 인간되어감을 어떻게 표현하는가를 나타낸다고 하였다. 간호사는 무엇이 가장 중요한지를 물어보아 그 사람의 관점을 알 수 있다.

주요 개념과 정의

언어화 Languaging

역설: 말하기-침묵speaking-being silent, 움직임-가만히 있기moving-being still

언어화는 제1원리의 세 번째 개념이다. 언어화의 역설은 말하기-침묵, 움직임-가만히 있기 이다(Parse, 1998, 2007b, 2012b). 언어화는 인간이 이미지화한 현실과 가치관을 어떻게 상징하고 표현하는가 하는 개념이다. 언어화가 다른 사람들에게 보여질 때 가까운 사람들이 공유한 유사한 패턴으로 표현된다. 즉, 가족이나 친한 친구들은 말하고 움직이고 침묵하는 등의 유사한 패턴을 보인다(Parse, 1981, 1998, 2007b, 2012b). 사람들은 말할 때, 침묵할 때, 움직이지 않을 때도 서로를 드러낸다. 간호사는 사람들의 언어화를 보고 있으면서도 그 의미를 알 수 없다. 언어화를 이해하기 위하여 간호사는 사람들에게 그들의 말, 행동, 제스처가 무엇을 의미하는지 물어보아야만 한다. 인간은 자신의 언어화를 알지 못할 수도 있다. 의미를 명확히 나타내려면 시간이 걸릴 수도 있고, 그 일의 의미와 중요성이 훤히 드러나야 알게 된다.

제2원리. 율동적 패턴 구성 Configuring Rhythmical Patterns

인간되어감의 제2원리는 율동적인 패턴을 구성하는 것은 노출-은폐, 가능-제한, 연결-분리이다(Parse, 2012b, p.45). 이 원리는 인간이 매일 매일의 삶에서 패턴을 창조하고 있으며 이 패턴은 개인의 의미와 가치를 나타낸다. 인간이 창조하는 관계의 패턴에서 선택에 대한 자유와 구속이 있다. 모든 패턴은 사람, 아이디어, 선호도 등과 같이 관여되는 것, 관여되지 않는 것이 복잡하게 포함된다. 제2원리는 세 가지 개념을 포함하고 있으며, 노출-은폐, 가능-제한, 연결-분리이다.

노출-은폐 Revealing-Concealing

역설: 드러냄-숨김disclosing-not disclosing

노출-은폐는 제2원리의 첫 번째 개념이다. 노출-은폐의 역설은 드러냄-숨김이다(Parse, 2007b, 2012b). 노출-은폐는 인간이 현재에 보여지는-보여지지 않는 되어감을 드러내면서 동시에 숨기기도 하는 방법이다(Parse, 1981, 1998, 2007b, 2012b). 자신과 타인에 대하여 더 많이 알고 더 많이 말하고 싶어 한다. 가끔 사람은 자신이 말하고 싶은 것을 알고, 그들에게 보여지는 되어감이 무엇인지에 대하여 매우 명료하게 메시지를 전달한다. 그러나 어떤 때는 자신이 전달한 메시지로 인해 현재 보여지는 되어감에서 보여지지 않는 되어감으로 바뀌게 될 때 놀라기도 한다. 실제와 경험의 일부는 은폐되어 있다. 인간은

주요 개념과 정의

각기 다른 상황, 각기 다른 사람들에게 다르게 노출-은폐를 한다. 또한 노출-은폐 패턴은 공동창조되는데, 순간을 공동창조하고자 하는 의도와 밀접한 관계가 있다. 타인과 어떻게 지낼 것인가를 선택할 때 간호사는 간호사-대상자 과정에서 발생하는 것을 함께 창조한다.

가능-제한 Enabling-Limiting

역설: 잠재성-제한성potentiating-restricting

가능-제한은 제2원리의 두 번째 개념으로 잠재성-제한성이라는 역설과 관련이 있다(Parse, 2007b, 2012b).

가능-제한은 매일의 삶에서 잠재성과 기회, 또한 제한성과 장애와 연관이 있다. 모든 선택은 비록 성급하게 내린 선택일지라도 잠재성과 제한성을 동시에 내포한다. 주어진 선택의 모든 결과를 아는 것은 불가능하므로 사람들은 모호한 상태에서 선택을 하게 된다. 모든 선택은 기회와 제한 둘 다 가능하다. 환자와 가족이 다음과 같이 말할 때 이것은 확실해진다. “이것은 우리 가족에게 일어난 최악입니다. 하지만 여러 방면에서는 도움이 되기도 했어요.” 가능-제한은 가능성을 생각하며 선택하는 것이고 이 선택의 결과를 가지고 사는 것이다. 간호사는 대상자가 어려운 선택을 할 때 선택할 수 있는 종류는 무엇인지, 앞으로의 결과는 어떤지를 잘 심사숙고함으로써 도움을 줄 수 있다.

연결-분리 Connecting-Separating

역설: 가까움-멈attending-distancing

연결-분리는 제2원리의 세 번째 개념으로 이와 연관된 역설은 가까움-멂이다(Parse, 2007b, 2012b). 이 개념은 인간이 사람이나 사건과 연결되고-분리되는 패턴을 창조하는 것에 관한 것이다. 패턴은 가치우선순위를 드러낸다. 연결-분리는 함께함-혼자communion-aloneness의 역설에 관한 것으로, 인간은 어떤 사람들과 함께하기 위해서 다른 사람들과는 분리됨을 나타낸다. 이것은 가까움-멈의 역설이고, 또한 두 사람이 매우 가깝지만 여전히 둘 사이를 분리하는 무엇이 남아있음을 설명한다. 가끔 인간들은 분리되어 있으면서도 연결되어 있다. 이것은 그 사람이 옆에 함께 있지는 않지만 매우 친밀하게 지낼 수 있다는 것이고, 특히 다른 사람을 매우 그리워할 때 이런 경우를 이해할 수 있다(Bournes, 2000; Cody, 1995b; Pikington, 1993). 간호사는 중요한 대인 관계와 중요한 일을 물어봄으로써 연결-분리 패턴을 알 수 있다.

주요 개념과 정의

제3원리. 가능성을 가지고 공동초월함 Cotranscending with Possibility

인간되어감의 제3원리는 "여러 가능성을 가지고 함께 초월하는 것은 변화를 시작하고 강화하는 것이다(Parse, 2012b, p. 45). 이 원리의 의미는 인간이 어떻게 있는가, 어떤 태도나 접근법을 취할 것인가, 누구와 관계를 맺을 것인가, 내가 알고자 하는 관심사는 무엇인가에 대하여 끊임없이 선택하고 실행할 때 삶이 지속적으로 변화되고 드러남을 의미한다. 이러한 선택은 현재의 보여지는-보여질 수 없는 되어감의 과정에서 인간이 나아가고 변화하는 방법을 나타낸다. 이 원리에도 세 개의 개념-강화성, 독창성, 변형성-이 있다.

강화성 Powering

역설: 밀고-당김pushing-resisting, 단언함-단언하지 못함affirming-not affirming, 존재-비존재being-nonbeing

강화성은 제3원리의 첫 번째 개념으로 밀고-당김, 단언함-단언하지 못함, 존재-비존재라는 역설과 관계가 있다(Parse, 1998, 2007b, 2012b). 어려움과 위험에도 불구하고 갈등, 삶, 의지는 계속된다는 것을 의미한다. 파시는 강화성을 밀고-당기는 것으로, 늘 일어나는 현상이고, 비존재nonbeing의 가능성에 비추어 우리의 존재being를 확인하는 것이라고 묘사하였다(Parse, 1991, 1998, 2012b). 인간은 끊임없이 존재와 비존재와 관련되어 있다. 비존재는 상실, 죽음의 위험, 거부 등에 관한 것이다. 강화성은 추진력이고 활동하도록 미는 것이고, 소중한 것을 확인하고 지키면서, 비존재가 위협하고 사라짐을 동시에 경험하면서, 목적 있는 삶을 사는 것이다. 강화성의 추진력에는 항상 저항이 따른다. 왜냐하면 인간은 타인과 함께 살아가는데 그 사람은 다른 방향으로 강화된 사람이기 때문이다. 갈등이 있으면 의미와 가치를 명확하게 할 기회가 주어지게 되며 간호사는 대상자가 문제점, 갈등, 선택을 알고자 할 때 대상자 옆에 있어줌으로써 가능하다. 대상자가 찾을 때 대상자 옆에 함께 있어줌으로써being present 이런 과정을 강화시켜 줄 수 있다(Parse, 1991, 1998, 2007b, 2012b).

주요 개념과 정의

독창성 Originating

역설: 확실-불확실certainty-uncertainty, 일치-불일치conforming-not conforming

독창성은 제3원리의 두 번째 개념이고 이것은 인간의 독특함에 관한 개념으로 일치-불일치, 확실-불확실의 두 가지 역설을 포함한다(Parse, 1998, 2007b, 2012b). 인간은 타인과 비슷해지려고 노력하면서도 또한 독특하려고도 노력한다. 독창성과 관련된 선택은 확실-불확실의 실체로 나타난다. 다른 것을 선택하거나 같은 것을 선택할 때, 어떤 일이 일어날 것인지에 대하여 모든 것을 알 수는 없다. 어떤 사람들은 타인과 너무 같아서 큰 위험에 빠지기도 하고, 다른 사람들은 타인과 너무 달라서 큰 위험에 빠지기도 한다. 각자는 자신의 세계관과 가치에 의해 독창성을 정의하고 독특하게 살아간다. 독창성과 새로움을 창조하는 것은 일관성, 일치성과 공존하는 패턴이다(Parse, 1991, 1998, 2007b, 2012b). 인간은 매일의 삶에서 가능성에 매달리는 것과 마찬가지로 독창성의 독특한 패턴을 만들어가고 있다. 간호사는 대상자가 건강 패턴을 변화시키기 위하여 선택을 할 때 독창성을 볼 수 있다.

변형성 Transforming

역설: 익숙함-낯섬familiar-unfamiliar

제3원리의 세 번째 개념은 변형성으로서 익숙함-낯섬의 역설을 설명한다(Parse, 1998, 2007b, 2012b). 강화성은 인간이 현재에 보여지는 되어감과 보여지지 않는 되어감으로 살아갈 때 그들이 갖게 된 관점을 변화시키거나changing 바꾸는shifting 것이다. 인간은 늘 익숙하지 않은 것을 익숙한 것에 통합시키려고 노력한다. 새로운 것을 발견하면 새로운 시각으로 친숙한 상황을 조명해 보고 자신의 이해, 삶의 패턴, 세계관을 바꿀 수 있다. 인간이 새로운 정보와 통찰력을 보여줄 때, 소중한 꿈과 희망을 변화시키는 방법을 찾아갈 때 인간의 변형성은 끊임없이 변화되며 공동창조된다(Parse, 1991, 1998, 2007b, 2012b). 대상자들이 꿈, 희망, 바람직한 방향을 명확히 하려고 노력할 때 간호사는 대상자와 함께 함으로써 도움을 줄 수 있다.

경험적 증거의 이용

인간되어감 이론에 의한 연구는 이론적 기초의 이해, 이론의 원리와 개념 속에 내포된 지식을 강화시켜 줄 것이다(Doucet & Bournes, 2007; Parse, 1998, 2007b, 2012b). 파시이론을 검증하기 위하여 연구가 이용되지는 않았다. 간호사는 다음을 가정한다 - 인간은 삶의 독특한 의미를 가진다. 상황적 자유를 가진다. 나누어질 수 없다. 예측가능하지 않으며 끊임없이 변화한다. 타인과 우주와 역설적 패턴으로 관계하고 있다- 이러한 신념을 검증하는 것은 인간이 영적 존재이고 복합적인 체계로 구성되어 있다는 가정을 검증하는 것과 비교할 수 있다. 이러한 진술문들은 실제의 특성에 대한 경험, 관찰, 신념에 기초한 추상적 신념이다. 기본적이고 존재론적인 진술문에 가치가 내포되어 있어 간호사는 이러한 신념을 갖게 되거나 아니면 갖지 않을 수도 있다. 인간은 나누어질 수 없고 예측가능하지 않으며 끊임없이 변화하면서 의미를 선택할 자유를 갖는다는 아이디어는 믿을 수도 있고 믿지 않을 수도 있는 가정assumption이다. 인간에 관한 가정은 이론적이지만 사실적이지는 않다. 학생 한명 또는 간호사 한명은 인간에 관한 하나의 주장을 믿게 된다. 그렇기 때문에 다양한 관점이 필요하며, 간호학은 관심현상인 인간-우주-건강 과정에 대한 여러 다른 관점과 다른 이론을 수용한다(Parse, 1991, 1996b, 2008c, 2008d, 2009b). 파시(1993)는 Hall에 동의하면서 인간되어감 이론을 검증하는 문제에 대하여 다음과 같이 주장하고 있다.

> *인간되어감 이론은 그 자체 검증이 필요하지 않다. 왜냐하면 이것은 예측이론이 아니기 때문이며 인간-우주 과정의 인과관점에 기초하고 있지 않기 때문이다. 연구목적은 이론을 검증하는 것이 아니고 인간의 경험을 더 잘 이해하기 위하여 실제현상의 본질을 밝히는 것이다. 사람들의 이론과 연관시켜 묘사하게 되면 인간의 경험을 더 잘 이해하게 되고, 또한 잘 이해하게 되면 인간의 본질을 더 명확하게 나타낼 수 있다(p. 12).*

그러므로 파시이론 연구는 인간의 경험에 대한 이해를 증진시키며 인간에 관한 새로운 지식을 확장시킨다(Doucet & Bournes, 2007; Parse, 2012b). 인간되어감에 대한 지식은 간호학의 기초지식에 기여한다. 학문의 지식체는 간호사가 실무현장에서 이용하는 실무지식이나 기술지식과는 다르다. 학문지식은 이론적이고 간호사의 관심현상을 규명하고 있다. 파시이론에서 이 현상은 인간되어감이다(Parse, 1998, 2007b, 2012b). 파시(1998)에 따르면 학문적인 연구는 이론을 보강할 수 있는 새로운 지식을 발견하는 공식적인 탐구이다. 이론의 발전으로 생겨나는 새로운 지식은 다양한 사고방식의 차이를 명확히 하려는 시도를 요구한다.

인간되어감에 의한 연구는 매일 매일의 보여지는-보여지지 않는 삶에서의 보편적인 경험을 탐색하는 연구이며, 보편적 경험은 희망, 기쁨, 슬픔, 비탄, 공포, 확신 등이다. 인간되어감에 의한 연구에서 연구대상자가 자신의 경험을 표현한 것은 현재emerging now의 시각으로 기억하는(과거)-예상되는(미래) 현상을 기술한 것이다. 그것이 그 순간의 경험에 대해 보여지는 되어감becoming visible 의 측면의 살아있는 경험이다(Parse, 2012b, p.49). 인간되어감에 의한 연구는 인간 삶의 보편적 경험을 탐색하는 것을 의미한다. 인간은 순간에 살고 있으며 언제나 보여지는 되어감의 측면에서(현재의 시각으로) 기억하고 바라게 된다. 또한 보편적 경험은 시간이 흐르면서 감소될 수 없는데 그 이유는 경험이 나누어질 수 없고 무한한 지식과 공동창조되기 때문이다(Parse, 2007b, p.308). 파시방법론으로 연구하는 간호연구자는 대상자들에게 특별하고 보편적인 경험에 대하여 말하게 한다. 예를 들어 대상자는 슬픔에 대한 경험을 말한다(Cody, 1995a, 200; Pilkington, 1993). 연구자는 실재는 기억한 것, 상상한 것, 바라는 것 모두를 포함하고 있고 이것은 현재에 보여지는 대로 표현된다는 것을 알고 있다. 또한 연구자는 인간이 자신의 경험을 알고 자신이 살고 있는 대로 경험을 설명할 수 있다고 가정한다. 연구에서 경험을 공유한다는 것을 파시(2008a)는 '순간의 진실truth for the moment' 이라고 하였다(p.46). 순간의 진실은 자신의 실재에 대한 기술이며 현상에 대한 표현인데, 이것은 그 순간에 일어난 것, 알려진 것의 관점으로 본 것이다. 이런 관점으로 보면 진실은 환히 드러난(펼쳐진) 증거이고, 끊임없이 변화하는 삶에 대한 증거이며, 새로운 통찰력에 의해 의미가 변화된 것으로 그 순간순간의 진실이다. 이와 같이 연구의 증거는 그 순간을 위한 진실이다.

1987년 파시는 인간되어감 이론에 부합하는 연구방법을 개발하였다. 그 다음에 인간되어감 해석학적 방법(human becoming hermeneutic method)을(Cody, 1995c; Parse, 1998, 2001b, 2005, 2007a, 2011b), 세 번째는 응용과학방법인 qualitative descriptive preproject-process-postproject(Parse, 1998, 2001b, 2005, 2011b)를 개발하였다. 이 방법은 *The Human Becoming School of Thought: A Perspective for Nurses and Other Health Professionals*(Parse, 1998)와 *Qualitative Inquiry: The Path of Sciencing*(Parse, 2001b)에 자세히 나와 있다. 인간되어감 모드에 대하여 더욱 자세한 부분이나 최근 개정된 부분도 문헌에서 살펴볼 수 있다(Doucet & Bournes, 2007; Parse, 2005, 2011b). 파시의 연구방법은 인간의 경험을 기록하고 이것을 체계적으로 탐색하며 대상자와 공유한 경험을 규명하는 것이다. 대상자와 공유한 핵심 개념과 아이디어가 연구현상의 구조를 형성하고 있으며, Parse(2011b)는 이 구조를 "현재emerging now에 대한 기술이며 현재는 경험에 대해 기억하는 것-예상되는 것을 모두 포함한다"고 하였다(p.13). 주요개념에 새로운 지식이 들어 있고 새로운 지식이 도출되면 이론이 보강되고 이해가 증진된다. 이론적 개념에 관한 새 지식은 인간되어감 이론에 대한 이해를 증가시킨다. 다시 말해 보강된 지식으로 학문 내에서, 또한 다학제 간에 사고와 대화가 발전한다.

사금의 수선광panning for gold이란 은유가 파시방법을 이해하는 데 도움이 된다. 사금의 수선광이 흙을 모으는 것 같이 연구자는 대상자의 진술을 모은다. 파시 방법의 추출-종합 과정은 사금수선 과정의 모으기, 변화시키기, 소용돌이치기, 찾기, 분리하기에 해당된다. 연구자는 핵심 아이디어로부터 특수한 문맥을 분리해낸다. 문맥과 흙이 핵심 아이디어와 덩어리로부터 분리되어 결국은 주변의 문맥이나 흙에서 분리되는 것처럼, 모으고 발전시키는 작업을 계속하다보면 특수한 문맥을 분리하게 된다. 사금 수선 작업이 등이 휠만큼 고된 작업인 것처럼 파시연구방법도 힘든 작업이다. 사금수선 작업이나 파시연구 작업에는 둘 다 무엇이 발견될 것인가 하는 흥분과 기대가 있다. 파시의 추출-종합 과정은 대상자의 경험에 관한 모든 묘사에 나타나 있는 핵심 아이디어를 분리한다. 핵심 아이디어는 금덩어리같이 따로 떼어낼 수는 있지만 아직도 여전히 의미 있는 형태로 정련화 되지는 못하였다. 금덩어리는 동전이나 보석으로 만들어진다. 핵심 아이디어는 인간되어감, 간호학의 용어로 만들어져서 간호사가 새롭게 발견된 아이디어를 볼 수 있어야 하며, 의미 있는 아이디어로 볼 수 있어야 한다. 모든 연구가 이론도출theory driven 연구이기 때문에 연구결과는 학문의 지식을 발전시키기 위한 준거 틀을 안내할 수 있는 해석이 필요하다.

주요 가정

파시(1998)는 로저스, 하이데거, 폰티, 사르트르 등으로부터 원리, 주장, 개념을 종합하여 인간과 되어감에 관한 가정을 도출하였으며, 인간과학에 기초한 간호의 관점을 지지하였다. 각각의 가정assumption은 로저스 이론과 실존적 현상학에서 가져온 세 개의 명제와 postulates 개념을 종합하여 독특하게 표현하였다(p. 19). 파시는 새로운 간호과학을 위한 견고한 기초를 세우기 위하여 다른 이론가의 이론을 이용하였다. 따라서 인간되어감의 가정은 인간과 되어감(보여지는-보여지지 않는 되어감, 건강)에 관한 신념이다(Parse, 2012a). 파시는 우주에 관한 가정을 구체화 하지 않았다. 왜냐하면 우주는 무한하고 인간과 분리되기 보다는 인간과 공동창조하고 있기 때문이다. 이러한 인간과 되어감에 대한 수정된 가정은 2012년 개정판에 명백하게 나타나 있다.

인간과 되어감에 관한 아홉개의 가정을 종합하여 다음과 같이 네 개의 인간되어감 가정을 제시하였다.

1. 인간되어감은 의미를 구조화하고 자유롭게 상황을 선택한다.
2. 인간되어감은 율동적인 인간우주 패턴을 구성한다.
3. 인간되어감은 새로운 가능성을 가지고 무한하게 함께 초월하는 것이다.
4. 인간되어감은 틈이 없는 교향악을 공동창조하는 것이다.(Parse, 2012b, p. 45)

파시(1998)는 인간되어감 학파의 가정에서 세 개의 주제인 (1) 의미 (2) 율동성 (3) 초월을 도출하였다. 세 주제에 무한성illimitability, 역설paradox, 자유freedom, 신비mystery 가정이 투영되어 있다(Parse, 2007b). 의미(meaning)는 인간이 말하고, 행동하고, 때로는 가만히 있으면서 타인과 주고받는 메시지에서 나온다(Parse, 2008, 2012b). 의미는 중요성을 나타내고 사람이 선택한다. 관계없는 사람은 타인을 위해 중요성이나 의미를 결정할 수 없다. 간호사는 가족이 생각지 못했던 질병이나 건강변화에 대하여 듣는 것이 그들에게 어떤 의미가 있는지, 가족의 관점으로 보는 그 의미를 배울 때 까지는 알 수 없다. 가끔 사람들은 의미가 알려지고 가능성이 밝혀질 때 까지는 중요성을 알지 못한다. 사람들이 자신의 시각, 관심, 희망, 꿈을 표현할 때 개인적 의미를 타인과 공유하게 된다. 의미는 인생의 목적과 마찬가지로 매일매일의 순간과 관련이 있다(Parse, 1998).

율동성(rhythmicity)은 패턴과 가능성에 관한 것이다(Parse, 1981, 1998). 인간은 반복되지 않는 패턴으로 살아가고 있으며, 이 패턴은 타인, 아이디어, 사물, 상황과 관련있고 그들의 우선순위를 나타내며, 새로운 경험과 아이디어가 현재 보여지는-보여지지 않는 되어감으로 통합하면서 끊임없이 변화된다. 인간은 독특한 패턴으로 인식되며, 이 패턴은 일관성이 있으면서도 변화하는 특징이 있다. 인간은 새로운 우선순위, 아이디어, 꿈을 통합할 때 패턴이 변화되지만 일관된 패턴을 보여준다.

초월cotranscendence은 인간되어감 학파의 세 번째 주요 주제이다. 초월은 인간되어감의 변화, 가능성, 무한한 가능성에 관한 것이다. 가능성은 인간우주에서 발생한다. 마치 되어감의 개인적 방법을 결정하는 선택이 인간우주에서 발생하는 것과 같다(Parse, 1998 p. 30). 이것을 믿거나 다른 것을 믿는 것, 한 방향으로 가거나 다른 방향으로 가는 것, 그냥 있거나 가는 것, 싸우거나 친해지는 것, 확실하거나 불확실한 것, 희망을 갖거나 절망하는 것, 이 모든 선택은 매일 매일의 삶에서 일어난다. 이와 같은 선택을 고려하고 결정하는 것이 가능성을 가지고 공동초월 하는 것이다.

간호

파시는 간호를 기초과학이라고 하였다. 학문으로서의 간호가 독특한 기초지식을 가지고 있고, 간호전문직이 의학과는 매우 달라서 사람들이 의학적 진단이 아니라 정말로 간호(nursing care)를 찾게 되는 것이 많은 간호사의 희망이다(Parse, 2000, p. 3). 파시는 간호는 기초과학이고 간호사는 다른 학문과는 다른 이론이 필요하다는 신념을 30년 이상 발전시켰다. 파시는 간호는 인간에 대한 독특한 서비스라고 믿고 있다. 이것은 간호사에게 다른 학문에서 가져온 지식이 유용하지 않다는 의미가 아니라, 간호사가 실무와 연구 활동에서 간호이론에 대한 지식을 이용하고 그 지식을 가치 있게 만든다는 것을 의미한다. 파시(1992)는 다음과 같은 믿음을 명확하게 나타내었다. “간호는 과학이며 예술을 수행하는 실무이다”(p. 35). 간호는 학습된 학문이고 간호이론은 실무와 연구를 안내한다. 이러한 신념은 로저스의 신념에서 나왔다(1970).

파시이론에 의한 간호실무는 인간되어감에 대한 존재론에서 직접 도출한 방법론에 의해 안내된다. 실무차원과 실무과정은 의미(설명), 동시에 발생하는 리듬(함께 지냄), 초월(높은 곳으로 나아감)을 설명하는 것이다. 실무 방법론은 *Human Becoming School of Thought; A Respective for Nurses and other Health Professionals*(Parse, 1998)에 자세히 나와 있다. 인간되어감 실무는 다음에 나와 있다(Bournes & Naef, 2006; Bunkers, 2011, 2012b; Hayden, 2010; Jonas-Simpson, 2010; Oaks & Drummond, 2009; Peterson-Lund, 2011; Smith, 2010; Tanaka, Katsuno, & Takahashi, 2012).

파시는 간호실무는 인간되어감의 예술을 하는 것이라고 다음과 같이 묘사하였다.

> *간호사는 개인과 가족이 처한 상황에 대한 그들의 의미를 알아내고, 희망과 꿈을 갖고 현재의 순간에서 앞으로 나아가게 할 때 참 현존true presence이 된다. 개인과 가족의 경험의 의미에 집중하도록 간호사가 옆에 있어만 주고(“there with” the presence).... 이 이론에 의한 실무를 수행하면 차이가 나타난다(p. 12).*

간호는 과학이고 간호수행은 되어감의 과정에서 타인(개인, 그룹, 지역사회)과의 관계에서 이루어진다. 파시는(1989) 간호 수행에 대한 신념을 다음과 같이 나타내었다.

- 간호의 개념들과 이론을 알고 이용하라.
- 타인에게 도움이 되어라.
- 존재 자체로써 타인을 가치 있게 생각하라.
- 관점의 차이를 존중하라.
- 당신의 믿음으로 당신의 행동을 설명하라.

- 새롭고 검증되지 않은 것으로 이동하라.
- 타인과 관계를 맺어라.
- 자신에게 대하여 프라이드를 가져라.
- 당신이 행하는 것을 좋아하라.
- 삶의 어려움 속에서 기쁨의 순간을 알아내라.
- 신비로움에 감사하고 새로운 발견에 마음을 열어라.
- 당신의 분야에서 유능해져라.
- 휴식하고 새로이 시작하라(p. 111).

인간, 환경, 건강을 인간우주, 인간되어감, 건강으로 봄

파시(1998, 2007b, 2012b)는 인간, 우주, 건강은 분리될 수 없고 나누어질 수 없는 개념으로 보았다. 분리될 수 없음을 강조하기 위하여 인간우주와 인간되어감을 두단어를 붙여서 하나의 단어로 표현하였다(Parse, 2007b). 건강은 인간되어감이다. 인간이 삶속에서 현재의 보여지는-보여지지 않는 되어감으로, 의미를 구조화하고 율동적 패턴을 공동창조하며, 가능성을 가지고 공동초월하면서 살아기는 것이다(Parse, 2012a). 건강은 개인적 몰입commitment으로, 개인의 되어감의 방법은 개인에 의하여 공동창조되고 자신의 가치우선순위를 구체화하는 것이다(Parse, 1990, p1 36). 건강은 흘러가는 과정이고 개인적인 창조이며 개인적 책임감이다. 개인의 건강은 창조적 이미지화, 자기 확신, 역설이 동시에 나타남 등을 통해 변화될 수 있다(Parse, 1990, p1 38).

인간은 타인을 통해 세상에 왔으며 타인과 함께함-혼자의 패턴communion-aloneness pattern을 공동창조하면서 인생을 살아간다. 이것은 인간이 변화되는데 타인, 아이디어, 사물, 사건과 관계하면서 변화됨을 의미한다. 사람, 아이디어, 문화, 역사, 의미, 희망과의 관계패턴을 공동창조할 때 인간은 알려지고 이해를 받는다. 인간과 인간의 삶을 이해하기 위하여 모든 인간은 조상, 동시대인, 아직 존재하지 않는 사람과 상호 관련되어 있다는 전제로부터 시작되어야한다. 부모는 아이를 임신하기 전부터 아이와의 관계를 상상하고 아이가 사망한 후까지 아주 오랫동안 자녀와 관계를 갖는다(Jonas-Simpson, 2010). 많은 사람들은 이미 세상에 없는 부모나 다른 사랑하는 사람들과도 관계를 맺는다. 이것은 인간우주와 인간되어감의 분리될 수 없음, 신비, 복잡성을 보여주는 예이다.

원리 1. 다차원적으로 의미를 구조화하는 것은 가치화와 이미지를 언어로 표현함으로써 현실을 공동으로 창조하는 것이다.

원리 2. 관계에 대한 율동적인 패턴을 공동창조하는 것은 연결되고-분리되면서 역설적으로 노출-은폐, 가능-제한의 삶을 살아가는 것이다.

원리 3. 여러 가능성을 가지고 함께 초월하는 것은 변화과정에서 나타나는 독특한 방법을 강화시켜 주는 것이다.

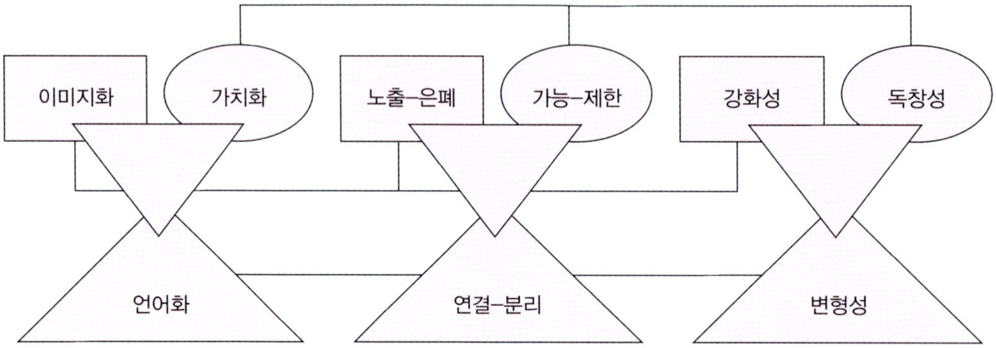

- 사각형 안에 있는 개념간의 관계 : 강화성은 이미지화를 노출-은폐하는 방법이다.
- 원 안에 있는 개념간의 관계 : 독창성은 가치화를 가능-제한함으로써 나타난다.
- 삼각형 안에 있는 개념간의 관계 : 변형성은 연결-분리된 것을 언어화로 나타낸다.

그림 24-1. 인간되어감 이론의 원리, 개념, 이론적 구조의 관계.
출처:Parse, R.R.[1981]. Man-living-health:A theory of nursing [p. 69]. New York: John Wiley & Sons.

이론적 주장

파시(1981, 1998, 2012b)의 원리는 인간되어감 이론의 주장이다. 각 원리는 다음의 인간되어감의 9가지 개념과 상호관련이 있다. (1) 언어화 (2) 가치화 (3) 이미지화 (4) 노출-은폐 (5) 가능-제한 (6) 연결-분리 (7) 강화성 (8) 독창성 (9) 변형성(그림 24-1). 연구 프로젝트를 통해 이론적 개념 간의 관계를 더 구체적으로 나타내었다. 예로 Naef와 Bournes(2009)는 폐를 이식받기 위해 장기제공자를 기다린 경험에 대한 연구로 다음과 같은 이론적 구조를 발표하였다. 현상에 대한 이해를 증진시키는데 이론적 구조를 이용할 수 있으며, 대상자가 묘사한 자세한 내용을 이론적 구조를 이용하여 인간되어감의 개념과 연결시킬 수 있다. 인간되어감 연구가 많이 수행되었다(Doucet and Bournes, 2007 and other recent publications; Baumann, 2008, 2012b; Bournes & Milton, 2009; Bunkers, 2010b, 2012a; Condon, 2010a, 2010c; Doucet, 2012a, 2012b; Florczak, 2010, 2012; Maillard-Struby, 2012; Morrow, 2010; Parse, 2005, 2008e, 2009c, 2011b, 2012b; Peterson-Lund, 2012; Smith, 2012).

논리적 형식

인간되어감 이론 생성에 귀납-연역적 과정inductive-deductive process이 중심이 되었다. 파시의 개인적 경험인 독서와 간호실무로부터 이론이 시작되었다. 그리고 로저스의 일원적인간 이론과 실존적 현상학으로부터 인간되어감의 주요 요소를 형성하였다. 직관과 방법론적으로 가정, 명제, 원리, 개념, 원리, 실무방법론, 연구방법론을 도출하였다. 그림 24-1은 원리, 개념, 이론적 구조가 어떻게 연결되는가를 단순하게 또한 복합적으로 보여준다. 추상적이고 복잡하기 때문에 더 발전하고 지지될 수 있는 가능성이 엿보인다.

간호학계의 수용

실무

인간되어감에 관한 다음의 문헌은 간호학에서 이 이론이 광범위하게 수용되고 있음을 나타낸다(Bournes & Ferguson-Paré, 2007; Bournes & Flint, 2003: Bournes & Naef, 2006; Bunkers, 2010a, 2010c, 2011, 2012b; Hayden, 2010; Hegge, 2012; Jasovsky Morrow, Clementi, et al., 2010; Mitchell, Peterson-Lund, 2011; Smith, 2010; Tanaka, Katsuno, & Takahashi, 2012; and others).

영향력 있는 간호학자 그룹이 실무, 연구, 교육에서 인간되어감을 발전시키고 있다. 이 이론은 간호사와 환자에게 인간되어감 실무를 다르게 경험하게 한다. 이론은 노인, 어린이, 가족, 임상, 지역사회 간호사에게 실무를 안내한다. 지역사회 건강행동모델이 개발되었고, 지역사회와 기관으로부터 연구비를 지원받고 있다(Crane, Josephson & Letcher, 1999). 이론은 간호사 면허시험에서 간호사중재자를 위한 결정모델 개발에 이론적 가이드를 제공하였다(Benedict, Bunkers, Damgaard, et al., 2000; Damgaard & Bunkers, 1998, 2012).

인간되어감 이론은 간호학이 발전하고 있는 학문이고 독특한 인간과학이라고 함으로써 토론과 학문적 대화를 이끌어내고 있다. 이것은 어떤 상황에 맞으며, 어떤 상황에 맞지 않느냐 하는 문제가 아니다. 이 이론은 오페라 극장, 교회, 쉼터, 병원, 장기요양원, 지역사회 등 간호사가 대상자와 가족과 관계하는 모든 상황에서 일하면서 간호사가 경험하는 것들이다.

교육

인간되어감 학파, 철학적 가정, 이론적 신념은 실무, 연구, 교육의 결과가 다른 이론에 의해 수행되었을 때와 어떤 차이가 있는가에 대한 많은 학문적 대화를 유도하였다. 간호사들이 *Nursing Science Quarterly*나 다른 학술지에서 간호실무에서의 이론적 역할, 의학적 모델의 한계점과 기여도, 간호진단의 윤리적 측면, 간호사-인간관계, 온정주의와 건강간호, 상급 간호실무지식, 간호의 패러다임 문제, 근거기반간호의 한계점, 인간과학의 가능성과 정책, 자유와 선택, 지역사회중심 간호, 진리의 특성, 리더십과 간호이론, 잘못된 간호의 범위에 관하여 진보된 대화와 토론을 하고 있다.

파시는 2004년 인간되어감 교수-학습 모델teaching-learning model을 개발하였고 이것은 교육현장(Baumann, 2012a; Bunkers, 2009; Condon, 2009, 2012a, 2012b; Condon & Hegge, 2011; Delis, 2012; Letcher & Yancey, 2004; Milton, 2012b; Ursel & Aquino-Rusell, 2010)과 실무현장에서(Bournes & Naef, 2006) 다양하게 이용되었다. 교육자는 교수-학습의 새로운 이해와 과정에 기여하였고 파시이론은 도제교육teleapprenticeship의 장 · 단점을 설명하는 모델로 이용되었다(Norris, 2002). 인간되어감 학파는 많은 간호대학에서 학부, 대학원 과정의 교육과정에 포함되었다.

Man-Living-Health: A Theory of Nursing(Parse,1981)에서 인간되어감 이론의 가정, 원리, 개념, 이론구조를 통합하는 석사 교육과정의 예를 제시하였다. 또한 과정에 대한 기술, 연속적인 과정을 포함하여 이 과정기반 교육과정process-based curriculum에 관하여 자세히 제시하였다. 교육과정은 1998년 책에 보완되었으며 철학, 목표, 개념틀, 주제, 프로그램 지표, 내용, 평가과정을 기술하고 교육과정의 예를 제시하였다.

석사 교육과정은 Oliver Nazarene U. In Kankakee Illinois에서 개발되었다(Milton, 2003a). 많은 간호대학에서 인간되어감 이론을 가르치고 있다. 석사과정에서 인간되어감 이론, 실무와 연구에의 이용을 소개하고 있다. 파시 아이디어와 인간되어감 이론이 학부과정에도 점점 더 많이 개설되어 학생들이 다양한 관점으로, 간호를 과학이자 예술이라고 배울 수 있는 기회가 점점 더 증가하고 있다. 예로 California Baptist University in Riverside에서 학부교육과정으로 이용되었고(Milton, 2012 인터뷰) 또한 York University, 토론토의 Humber College에서 학부와 대학원 과정에서 인간되어감 이론을 교육하였다.

연구

인간되어감 이론은 여러 나라에서 다양한 경험 즉, 사랑받는 느낌, 매우 피곤한 느낌, 격려받음, 기다림, 보호받는 느낌, 슬픔, 사랑하는 사람 돌봄, 변화를 원함, 이해받는 느낌, 경청하기, 시간보내기, 삶의 질, 건강, 우물쭈물하는 존재lingering presence, 희망, 만족에 대한 경험연구를 안내하였다(Doucet & Bournes, 2007). 파시와 인간되어감 해석학적 방법은 보편적 경험에 관한 새로운 지식 생성을 지지하였다(Cody, 1995b, 1995c ; Parse, 2001a, 2001b, 2005, 2007a, 2011b, 2012b). 인간이 새로운 가능성을 이미지화하는 동안 희망을 어떻게 경험하는가, 인간이 상실을 슬퍼하는 고뇌 속에서도 일시적으로 그 고뇌를 중지시키는 순간을 어떻게 만들어내는가에 대한 이해 증진에 도움을 주었다. 연구결과는 이론과 잘 맞고, 어떤 특수한 연구 이상으로 사고를 유도하였다.

슬픔과 상실에 관한 몇 편의 연구에서 사망한 사람과 또 자기만 남게 됨을 슬퍼하는 사람과의 '관여-비관여'(engaging-disengaging) 리듬을 묘사하였다(Cody, 1995a; Florczak, 2008; Pilkington, 1993, 2008). 유산한 부인은 아기들과 관계를 가지며, 자녀를 잃은 고통이 매우 심하여 자신들을 잃어버린 아기의 현실로부터 멀리 떨어지게 하였다. 혼자 있을 때 고통은 참을 수 없었고, 다른 사람과 같이 있을 때는 고통이 경감되기도 하였지만 오히려 고통이 더 심해지기도 하였다(Pilkington, 1993; MccDonald & Jonas-Simpson, 2009). 부인들이 잃어버린 아기, 친한 사람들, 고통, 휴식에 관한 '관여-비관여' 리듬을 묘사하였다. 이론적 개념인 연결-분리와 우물쭈물하는 존재에 리듬을 연결하는 것은 간호사가 슬픔과 상실을 경험하는 사람들을 생각하고 그들과 함께 할 수 있음을 의미한다. 가족이 죽음에 임박한 사람과 가까이함과 거리두기를 어떻게 표현하는가? 다 큰 자녀를 잃어버린 부모는 자녀와 어떻게 '관여-비관여' 하는가? 상실과 슬픔에 대한 연구는 간호실무를 위한 지식으로 연결-분리 개념의 이해를 더욱 증진시킬 것이다.

2004년 미첼은 인간되어감에 의한 인간되어감 연구틀을 개발하였고, 연구방법을 계속 보완하였다(Parse, 2011b). 파시는 언어-예술language-art이라 이름을 바꾸고 연구자가 예술적 표현을 수집하고 창조하는 과정을 추가하였다. 이것은 연구자가 연구과정을 통해 어떻게 변모시키는가를 보여준다(Parse, 2005). 예술적 표현은 연구자가 연구현상에 대해 무엇을 배워야 하는가에 대한 이해를 증진시킨다. 예로 '존경받은 경험' 연구에서 10명의 성인대상자들은 존경받음을 '개인적 가치의 인식', '자신감을 느낌', '믿어줌', '고마워함', '기쁨을 경험함'이라고 표현하였다(Parse, 2006, p54). 각 사례에서 대상자는 존경받은 경험을 '잠재적으로는 외면을 당할 수 있는 상황일지라도 가치있는 협력을 통해 자신감이 충만해지는 것'이라고 표현하였다(Parse, 2006). 연구과정에서 겉으로 드러난 존경받은 경험 현상에 대해 파시는 자신의 지식을 동원하여 이 연구의 예술적 표현으로 다음의 시를 제시하였다.

참나무는 서 있네
언덕위에 고귀하게
그 때가
벚꽃이 피는 때일지라도

Basho (1644-1694/1962)

파시는 위의 예술적 표현을 다음과 같이 해석하였다(Parse, 2006). 참나무는 고귀하게 서있고, 벚꽃이 피는 시기에는 자신이 외면당할 수 있다는 것을 알고 있으면서도. 이런 시기라도 참나무를 알아주는 사람이 있으면 그건 기쁨이다. 참나무와 벚꽃은 각자가 독특해서, 또한 둘이 함께 하면서 독특함을 나타내므로 서로 존중받게 된다(Parse, 2006, p. 55). 파시는 연구방법론에 은유추출metaphorical emerging을 소개하였으며 많은 방법론연구를 통해 다음과 같이 주장하였다(Parse, 2011b).

> *대상자의 우주경험에 대한 언어적 표현은 은유로 가득하다. 그 은유는 경험의 의미를 독창적으로 표현한다. 은유는 구로 나타나고 그 대상과 아이디어의 속성에 대해 그 의미를 한번 꼬아서 나타내므로 매우 놀랍다. 우주경험에 대한 대화에서 대상자가 표현하는 은유를 추출하고 인간되어감의 존재론적 관점에서 독창적으로 개념화하므로써 경험에 대한 지식을 확장시킬 수 있다(p. 13).*

파시는 2006년 연구를 이용하여 파시연구방법론에 은유추출을 설명하였다(Parse, 2011b). 그 연구에서 존경받은 느낌에 대한 대상자의 표현으로부터 다음과 같이 은유를 추출하였다(Parse, 2006). '존경받고 있음을 느끼는 것은 모든 것이 실린더에서 활활 타오르고 있는 것과 같은 느낌이다.' '그 과정 후에 30분 동안은 매우 황홀했었다'. 이러한 은유에서 배울 수 있는 것을 파시는 다음과 같이 나타내었다(Parse, 2011b).

> *이 은유는 존경받고 있는 느낌에 대한 의미를 더욱 잘 설명해준다. 중심개념인 외면당할 수 있는 상황에서도 확신에 차다, 기쁨이 가득차다, 가치있는 협력 등과 연결시켜 보고, 그리고 인간되어감의 존재론과 연결시켜 보면 더욱 잘 설명해준다. 실린더에서 불이 활활 타고 있는 것은 가득찬 확신이 부력의 힘으로 위로 솟아올라 밀고-당길 수 있는 동력이다. 존경받고 있다는 확신이 가득참은 무한한 이미지화로 나타난다. 이것은 제한이 있는 가운데 기회가 주어지는 친숙한-*

친숙하지 않은 새로운 선호를 공동창조하는 이미지화이다. 은유에서 황홀한 감정은 관심이 증가되어 기쁨으로 충만된 것이다. 그러나 외면당할 수 있는 가능성이 존재하고, 기억하고 있는 가운데. 관심-외면의 역설로 살아가는 것은 존경이 표출되어 가치 있는 협력을 통해 연결-분리됨을 나타낸다. 은유 '모든 것이 실린더에서 활활 타오르고 있는 것'은 인간의 동참을 확신하면서 확고하고 강력한 부력으로 존경받는 느낌을 환하게 밝히는 것이다. 존경받은 경험은 한꺼번에 인간의 신비를 형성하고 현재의 언어화를 공동창조함을 보여준다(p. 14)

비평

명확성

인간되어감은 추상적이고 복잡한 이론이다. 이것은 이론이지 모델은 아니다. 왜냐하면 개념과 관계가 원리에 표현되어 있는데 이것도 추상적으로 표현되었다.

독자는 문제점을 명확히 하고 다양한 관점을 분명히 하도록 도움이 되는 비평을 생각할 수 있다. 궁극적으로 이론의 의미와 유용성은 간호사들의 선택과, 역사학자들이 지식의 발전이 실무, 연구, 윤리, 정책에 어떻게 위치하는가를 평가함으로써 이루어진다.

이 이론은 전통적인 간호와 건강간호의 기초를 이루고 있다. 그런 기초가 한계가 될 수도 있고, 그런 활동의 물결이 기회와 진보된 사고를 확장시킬 수 있다. 이것은 간호사가 환자의 삶의 질을 증진시키는데 도움이 되는 방법을 탐색할 것을 요구하고 있다.

간결성

인간되어감의 주요 개념은 추상적이고 철학적 용어로 정의되었다. 추상적 언어는 간호사에게 편안함과 불편함을 주는 근원이다(Mitchell & Bournes, 2000; Mitchell, Bournes, & Hollett, 2006). 언어로 인한 불편함은 추상적 개념으로 인한 것이라기보다는 인간과 우주와의 관계에 대한 친숙하지 않은 신념과 가정 때문이다. 또한 인간우주에 관한 인과관계나 예측관계를 구체화시키지 않은 비지시적 진술문 때문에 불편함이 초래된다.

인간되어감 개념은 경험의 수준에서 생각할 때 사람과 공명을 이룬다. 예를 들어 경험에서 가치화는 사람들이 자신의 삶에 중요한 것을 선택하고 행동하는 방법을 강조한다. 인간은 가끔 마음속의 것을 드러내 보이기도 하고, 때로는 비밀을 지키기도 한다는 노출-은폐 아이디어는 친숙하다. Pickrell, Lee, Schumacher와 Twigg(1998)는 이 이론을 처음 접하는 독자는 개념이 너무 단순하여 이론 속에 내재되어 있는 복합성을 알아차리지 못하는 경우가 있으나 이것은 실수라고 말한다. 파시의 원리는 인간되어감에 대한 현실적이고 복잡한 그림을 나타내었고 그 그림은 무한성, 신비, 자유, 인간우주의 역설을 이해할 수 있는 의미있는 기틀을 제공하고 있다.

일반성

인간되어감 학파는 다양한 현장-급성기 간호, 장기간호, 지역사회-에서의 간호사와 다른 의료인을 안내하는 이론적 가이드로 선택된다. 이론은 개인, 가족, 그룹을 간호하는 간호사에게 도움이 된다. 이론은 실무현장에서 평가되어 왔으며 환자는 차이에 대하여 언급하였다(Jonas, 1995a; Mitchell, Bernardo, & Bournes, 1997; Northrup & Cody, 1998; Williamson, 2000). 인간되어감은 지도자들로 하여금 조직 문화에서 유익한 변화를 유도하게 하고, 그들이 간호표준(Mitchell & Bournes, 1998)과 최선의 실무지침(Nelligan, et al, 2002; Registered Nurses Association of Ontario, 2002), 간호조정자의 결정 도구(Benedict, et al, 2011) 및 신규간호사의 멘토링 프로그램(Bournes & Plummer, 2011; Bournes, Plummer, Hollett, et al, 2011), 간호사의 리더십과 연구 프로그램(Bournes, 2013)을 개발하는 데 도움이 된다. 인간되어감 이론은 전문인들이 실무와 연구에서 대상자와의 관계에서 살펴보아야 할 것을 변화시킨다. 이 이론은 전문인들의 사고, 행동, 태도, 접근을 변화시킨다(see Humanbecoming/80-20: An Innovative Professional Development Program for Nurses at: http//www.nursingchannel.org/programs.html). 실제로 인간되어감 이론은 전문인의 의도와 목적을 변화시키며 이러한 학습이 연구, 교육, 리더십과 관련이 있는 모든 전문직 활동을 위한 접근법과 실무에 중요하게 기여하고 있다.

접근성

접근성은 다음과 같은 질문으로 평가된다.

- 증거가 이론을 지지하는가?
- 간호사가 실무에서 대상자와 함께 할 때 인간되어감 이론의 원리와 개념이 의미가 있는가?
- 인간되어감 이론은 실무 간호사에게 도움이 되고, 또한 대상자의 관점을 변화시키는 데 도움이 되는가?

- 이론이 행정가와 연구자에게 도움이 되는가?
- 연구 결과는 이론적 기초를 강화시키고 지식을 확장하고 있는가?

이런 질문들에 대한 답은 명확하고 열정적으로 "예"이다. 실무와 연구를 통해 가치 있게 살고 싶어 하는 간호사에게 의미 있는 기초를 제공하여 도움을 주기 때문에 이 이론은 유용하다.

이 이론을 배우는 간호사는 다음과 같은 질문을 받는다.

- 인간되어감 이론이 인간에 대해 말하려는 것은 무엇인가?
- 이론이 제시하고 있는 아이디어를 믿고 있는가?
- 인간되어감 이론에 대한 기초적인 신념이 편안한가?

증거를 찾고 이론이 현실에 부합하도록 하려면 어렵지만 이론연구를 하여야 한다. 이 이론에 대해 좀 더 배우고자 한다면 인간우주와 건강에 대한 기본적인 가치와 가정이 매력적일 필요가 있다. 이러한 가치는 다음과 같다. 인간은 자신들의 인생과 건강 상황에 대하여 독특한 관점을 갖고 있다. 인간은 개인적 수준에서 의미 있는 것에 대하여 말한다. 인간은 가치우선순위에 의하여 살아가고 자신들에게 중요한 것을 추구한다, 인간은 스스로 선택한다. 인간은 역설적 사고와 감정에 관하여 말한다. 인간은 한편으로는 이렇게 생각하지만 다른 한편으로는 다르게 생각한다. 마지막으로 간호사는 묻는다. 인간은 자신들의 희망과 꿈을 향해 나아가는데 도움이 되는 선택을 하는가? 인간되어감 이론은 이러한 의문점에 대하여 알려준다.

중요성

파시는 간호를 인간과학이라고 하였다. 인간과학 신념은 서비스와 지식이 새롭고 중요한 방법으로 발전하게 하였다. 인간되어감 연구방법론과 실무방법론은 돌봄과 전문직의 목적을 변화시킨다. 다음의 예를 살펴보라.

1. 캐나다 두 지역의 간호사가 24개월동안 인간되어감 간호human becoming guided care를 평가하였다. 이 간호사들은 만족감과 전문직 간호사로서의 업무 목적이 증가하였다(Bournes & Ferguson-Pare, 2007; Mitchell, Bournes, & Hollett, 2006).
2. 인간되어감 연구자, 실무자, 작가, 배우, 소비자는 팀이 되어 알츠하이머를 앓고

있는 환자의 연구기반드라마인 'I'm Still Here'를 만들었다. University of Waterloo의 Murray 알츠하이머 연구와 교육 프로그램을 DVD 드라마 버전과 인간되어감 이론, 연구, 자기-반영 실무로 이루어진 교육가이드로 만들었다(Mitchell, Jonas-Simpson, & Ivonoffski, 2006). 전세계 수많은 의료전문가와 가족이 DVD와 교육가이드를 구매하였다(홈페이지 http://www,marep.uwaterloo.ca/products/still.html). Mitchell, Dupis, Jonas-Simpson은 '*I'm Still Here*'를 공연하였고 캐나다의 사회과학-인문과학 연구회에서 지원받아 종단연구를 수행하였다. 이 연구는 예술적 공연을 통한 지식변환(translation)을 조사하였다.

3. Jonas-Simpson이 '아가를 잃은 엄마들의 상실에 대한 연구'에서 인간되어감을 이용하였다. 연구결과물은 뉴욕 상호작용 전시회에서 발표되었는데 이 전시회는 Ann Bayly가 이야기, 시, 사진, 연구에서 영감을 얻은 사진들을 자신들의 이야기를 나눈 전문가와 엄마를 위해 전시하였다. 가장 최근에는 두 개의 비디오를 공동창조하였다. 하나는 '사랑을 참아내기'로, 이는 엄마와 가족이 아이를 잃고 어떻게 살고 있는가에 대한 상실 변형하기(tranforming loss) 이다. 다른 하나는 '왜 아기가 죽었는가? 상실, 사랑과 함께 다른 자녀를 카우고 있는 엄마되기'로 이것은 생존아이에 집중한 것이다. 두 비디오는 http://bookstore.yorku.ca에서 볼 수 있다.

4. 인간되어감 멘토링 모델(Parse, 2008b)을 이용하여 Bournes & Plummer(2011)는 중환자실 유경험 간호사와 대학졸업 신규간호사의 멘토링 프로그램의 효과를 조사하였다. 이 연구는 다음과 같은 주요 문제를 알아보고자 설계되었다. (1) 중환자실 간호사를 선발하고 계속 근무하게 함 (2) 대학부속병원에서 간호사 멘토링 능력을 향상시킴 (3) 간호사를 위한 멘토링 프로그램을 평가함 (4) 인간되어감 80/20 모델의 효용성과 일반화에 관한 지식을 확장시킴(Bournes & Ferguson-Pare, 2007). 중환자실 유경험 간호사 11명과 신규간호사 13명이 대상자였다. 그들의 시간 중 80 %는 직접환자간호에, 20 %는 전문직 발전을 위해 사용하였다. 전문직 발전에는 인간되어감에 의한 간호실무, 멘토링에 관한 지식, 그리고 멘토-멘티 둘이 함께 일함에 관한 지식을 강조하였다. 유경험 간호사는 각기 다른 인간되어감 멘토개발 웍샵에 참여하였다. 연구결과 중환자실 간호사의 만족이 전반적으로 증가하였다. 초과근무, 근무 순환변경이 연구대상자에서 대조군에 비해 감소하는 경향을 보였다. 멘토그룹 대상자는 멘토십 경험의 중요성을 기술하는 방법을 바꾸었다. 멘토대상자들은 이론을 배울 때 가끔 좌절감을 느꼈지만 그들의 멘티나 후배와 함께 하면서 새로워지고 만족스러운 기회를 갖게 됨에 감사하였다. 그들은 연구 참여기간동안 간호의 중요성을 새로운 방법으로 바라볼 수 있었고, 이를 '존경받은 느낌', '지지받은 느낌', '도전 받음' 등으로 표현하였다. 또한

그들은 연구에 참여하기전 기대했던 것 보다 더 깊고 밀접한 관계가 형성되었다고 표현하였다. 그들은 서로서로 존경과 관심을, 경청과 판단하지 않음의 중요성을 이야기하였다. 그들은 또한 자신의 역할에 더욱 만족하였는데 이는 인간되어감이 동료나 환자, 가족과의 관계를 어떻게 안내하는지를 이해하고 자신들이 간호사 역할에서 새로움을 느끼면서 젊은 간호사에게 배우는 것도 만족하였다. 멘티 대상자 역시 멘토링 경험 중요성을 기술하는 방법을 변경하였다. 그들은 멘토링에서 일과 기술에 대한 지도와 충고에 감사하였다. 역시 멘토십은 앞으로 자신들의 경력을 이미지화하는데 도움이 되었다. 다른 사람의 '의견을 존중하고', '판단은 덜하고', '더 이해하고', '이야기를 더욱 주의깊에 들어주고', '새친구를 얻었다'고 표현하였다. '사람과 간호에 대해 새로운 통찰력을 갖게 되었고', '감정이 조금 둥그렇게 되었고', '자신을 이해하고', '자신들의 목적이 좀 더 명확해졌다'. 그들은 큰 그림을 보게됨을 감사하였다. 다양한 간호역할을 더 잘 이해하고 연구대상자가 얘기했던 다양한 실무상황을 더 잘 이해하게 되었음에 감사하였다.

5. 인간되어감 이끔-따라감leading-following 모델, 교수-학습 모델은 스위스의 제네바, 암환자 가족 센터와 의료기관에서 이용되었다. 인간되어감 이론은 건강과 삶의 질 측면에서 도움을 찾고 있는 대상자들과, 존경하는 파트너십을 창조하려는 실무자를 위해 꼭 맞는 지침이다. Phillips(1987)는 파시의 업적으로 기초지식과 간호실무가 변화할 것이라고 하였다. 실제로 인간되어감 이론은 다양한 현장에서 실무를 변화시키고 있으며 그 변화는 긍정적으로 평가받고 있다(Jonas, 1995a; Legault & Ferguson-Pare, 1999). 인간되어감 이론은 건강, 삶의 질에 대한 개인의 의미, 정보와 간호에 대한 소망, 요구, 관심, 선호에 주목한다. 간호의 미래는 삶의 경험과 건강에 관한 전문가로써, 대상자를 진심으로 존경할 수 있도록 이론과 실무를 발전시키는데 있다. 캐나다의 가장 큰 교육병원 5곳에서 간호사에게 인간되어감 이론에 의한 실무표준을 수립하도록 지원하였다. 대학 건강 네트웍(가장 큰 교육 병원과 토론토 대학의 연합)에서는 간호사에게 그들의 시간의 20 %를 인간되어감에 의한 교수-학습 세션에 참여하도록 지원하였다. 외과병동 간호사들이 인간되어감 환자중심 간호human becoming patient-centered care를 이용하였을 때의 변화를 평가하는 2년간의 사전연구를 수행하였다(Bournes & Ferguson-Pare, 2007).

요약

인간되어감 이론 작업은 계속 발전할 것이다. 1998년 중요한 발전이 이루어졌는데 이론의 주장을 넘어 인간되어감에 관한 사고를 인간되어감 학파로Human Becoming School of Thought 확장하였고, 2003년 *Community: A Human Becoming Perspecive* 책에서 지역사회의 변화에 관한 새로운 개념을 제시하였다.

나아가 2012년 논문 "새로운 인간되어감 개념화와 인간되어감 지역사회 모델: 과학의 확장과 예술을 사는 것"에서 지역사회 모델을 명백하게 제시하였다. 파시는 인간되어감 교수-학습 모델(2004), 멘토링 모델(2008b), 이끔-따라감 모델(2008a, 2011a), 가족 모델(20091)을 개발하였고 연구, 리더십, 실무, 교육에서 이 모델을 이용하였다(Bournes, 2013; Condon, 2010b, 2011; Maillard-struby, 2012; Florczak, Falkenstern, & Baumann, 2011; Milton, 2010a, 2010b, 2011, 2012a; Morrow, 2012a).

계속적인 연구로 이론 개념간의 새로운 관계의 이해와 설명을 확장해 갈 것이다. 간호대학에서 인간되어감 학파를 소개하고 가르침으로서 더 많은 간호사가 이론을 실무에 적용하려고 노력할 것이다. 이론교육에 수업, 조용한 명상을 위한 경건한 마음, 창조적 통합이 요구된다. 실무, 연구, 리더십에서 이 이론을 더 많이 이용하기 위한 학문적 대화를 통해 간호학은 더욱 발전할 것이다.

인간되어감 이론이 미래를 위한 이론으로써 지속될 것이다. 타인과의 관계와 학문의 기초지식에 대한 질문을 통해 인간되어감 이론은 변화와 발전가능성을 제공하게 된다. 간호행정가들은 간호사들이 전문직에서 무엇을 원하는지, 전문인과 어떤 일을 함께 하기를 원하는지를 계속적으로 명확하게 한다. 기계론적 접근mechanistic approach으로는 건강과 질병, 희망과 희망 없음, 기쁨과 슬픔, 삶과 죽음 속에서 살고 있는 인간의 관계가 중요함을 계속 놓치게 될 것이다. 인간되어감 이론은 간호사를 위한 인간되어감 접근humanbecoming approach이다.

사례연구

Brown 여사는 48세 부인이고 유방암 진단을 받았다. 세 번째 항암화학요법 치료를 위해 종양병동에 방금 도착하였다. 어떻게 지냈느냐고 물었을 때 브라운 부인은 얼마나 피곤한지, 딸한테 비밀로 하기 위해 얼마나 어려움(부담)을 느꼈는지에 대하여 이야기하기 시작하였다. 브라운 부인은 딸의 반응이 두려워서 딸에게 자신의 진단을 말하지 않았다. 요즘은 물건에 대한 집착을 없앴고 항암화학요법과 기대할 수 있는 것에 관해서만 관심을 갖고 있다. 왜냐하면 부작용이 점점 더 심해지기 때문이다. 다음과 같은 비판적 사고 활동에서 브라운 부인을 생각하시오.

비판적 사고

1. 파시(1987)의 실무방법론-전개하여 의미를 조명하고 함께 있으며 율동을 동시화하고 더 위로beyond 이동하여 초월하는-을 생각하시오. 간호사는 인간과 참된 현존true presence으로 살고있다. 이것은 브라운 부인의 현실을 지켜보는 것에 집중하고 준비하는 것을 의미한다. 브라운 부인을 말하게 하기 위해 간호사는 초기의 상황에 관하여 더 많이 말하게 할 수 있다. 브라운 부인이 잠시 말을 멈추면 부인 자신이 어떻게 느끼고 있는가를 스스로 알 수 있게, 도움이 되는 질문을 간호사가 할 수 있다. "부담이 얼마나 되세요?", "무슨 의미세요?"와 같이. "딸이 알게 되면 어떤 일이 일어날 거라고 생각하세요?" 파시에 따르면 예견되는 일에 대해 생각하고 그림을 그리는 것은 예측 결과 중 최선의 것을 연습하고 명확히 할 기회이다. 이런 방법으로 인간은 어떻게 최선을 다해 앞으로 나가며, 상황을 어떻게 변화시킬 것인가를 결정하는데 도움을 받는다. 실무차원dimensions과 실무과정은 한꺼번에 진행되며 이것은 간호사가 타인의 노출된 의미, 리듬, 앞으로 나아가는 방법들을 존중할 때 진행된다.

2. 인간되어감 이론에서 요구되는 판단을 표현하시오. 간호사는 브라운 부인이 자신의 상황에서 가능성과 선택을 고려할 때 부인이 말한 것을 요약하고 비교하고 판단하고 명명하는 것을 자제한다. 인간되어감 이론에서 요구하는 간호사의 무조건적 호의는 매우 쉽지 않은 도전이다. 충고하고 가르치기는 매우 쉽다. 그러나 간호사-인간 과정의 결과는 간호사의 말과 행동에 따라 매우 달라지며, 또한 브라운 부인이 자신의 상황을 다르게 볼 수 있는 기회도 간호사의 말과 행동에 따라 달라진다. 브라운 부인에게 어떻게 말할 것인가?

3. 인간되어감 이론에 의한 실무를 수행하는 간호사의 경험은 어떠해야 하는가? 간호사는 브라운 부인이 앞으로 진행할 최선의 방법을 알고 있다고 믿는다. 간호사는 타인의 삶의 질을 위한 방법을 알 수 없다. 브라운 부인은 자신의 삶을 더 이상 감당할 수 없으며, 자신의 비밀을 지키기가 부담이 된다고 말한다. 이러한 어려움 속에서 자신이 맞서 싸워 나아가는 방법을 선택하게 된다. 엄마는 딸을 잘 알고 자신이 얼마나 걱정이 많은

지 역시 알고 있다. 간호사가 참된 현존으로 이론에서 안내한 질문을 하여 브라운 부인이 자신의 가치우선순위에 비추어 그 순간 어떨 것임을 설명하도록 돕게 된다. 간호사도 역시 브라운 부인의 가치우선순위가 순간순간 변할 수도 있고 다른 행동을 하게 할 수도 있음을 안다. 간호사는 지식과 경험 측면에서는 전문가이며, 대상자가 준비가 되었을 때 정보를 찾을 것이라고 믿고 있다.

4. 브라운 부인은 매우 피곤하다고 말하였다. 간호사는 이것을 좀 더 탐색할 수 있다. "피곤함이 어떻게 나타나는가?", "브라운 부인이 도움이 될 수 있는 것을 찾고 있는가?" "그것에 관하여 무엇을 알고 싶어 하는가?" 이러한 사항들을 알게 될 때까지 간호사는 도움이 되는 제안을 찾게 된다. 인간되어감으로 간호사는 대상자가 들으려고 준비가 되었을 때 정보를 제공한다. 간호사는 대화나 경청을 통해 대상자가 찾고 있는 정보나 제안을 제공하는 것이 가장 멋지고 의미 있는 교육 방법이라고 믿고 있다.

5. 간호사가 인간되어감 이론을 실무에 적용할 때 인본주의humanity의 유익성을 세 가지 설명하시오.

인간되어감 실무는 대상자들이 건강전문인들에게 무엇을 원하는지 말하도록 하는 것이다. 수많은 논문과 책에서 인간은 자기가 말하는 것을 잘 경청하고, 존중받고, 자신의 간호에 참여하고, 자신이 원하고 필요로 할 때 제공받기를 원한다. 인간은 유능한 전문인을 원하지만 간호사-인간 과정에서 대상자의 현실에 대한 존중이 기초가 되지 않으면 전문인의 지식과 숙련성은 중요하지 않다. 인간은 판단을 당하거나 명명되기를 원하지 않는다. 인간은 신뢰받고 이해받고 존중받기를 원한다. 인간되어감 이론은 대상자가 원하는 방법으로 간호사가 실무를 하도록 안내한다. 인간되어감 과정에 의해 안내된 간호사는 더욱 빈틈없고, 더 많이 대상자의 관심에 맞추어 행동하려 하고, 대상자와 가족이 간호에 더 많이 참여하게 한다(Mitchell & Bournes, 1998; Parse, 2011c).

POINTS FOR FURTHER STUDY

- Parse, R. R. (2004). A human becoming teaching-learning model. *Nursing Science Quarterly, 17,* 33–35.
- Parse, R. R. (2007a). Hope in "Rita Hayworth and Shawshank Redemption": A human becoming hermeneutic study. *Nursing Science Quarterly, 20,* 148–154.
- Parse, R. R. (2007b). The humanbecoming school of thought in 2050. *Nursing Science Quarterly*, 20, 308–311.
- Parse, R. R. (2008a). The humanbecoming leading-following model. *Nursing Science Quarterly, 21,*

369–375.

- Parse, R. R. (2008b). The humanbecoming mentoring model. *Nursing Science Quarterly, 21,* 195–198.
- Parse, R. R. (2008e). Truth for the moment: Personal testimony as evidence. *Nursing Science Quarterly, 21,* 45–48.
- Parse, R. R. (2009a). The humanbecoming family model. *Nursing Science Quarterly, 22,* 305–309.
- Parse, R. R. (2010). Human dignity: A humanbecoming ethical phenomenon. *Nursing Science Quarterly, 23,* 257–262.
- Parse, R. R. (2011a). Humanbecoming leading-following: The meaning of holding up the mirror. *Nursing Science Quarterly, 24,* 169–171.
- Parse, R. R. (2011b). The humanbecoming modes of inquiry: Refinements. *Nursing Science Quarterly, 24,* 11–15.
- Parse, R. R. (2011c). What people want from professional nurses. *Nursing Science Quarterly, 24,* 93.
- Parse, R. R. (2012b). New humanbecoming conceptualizations and the humanbecoming community model: Expansions with sciencing and living the art. *Nursing Science Quarterly, 25,* 44–52.
- *Parse interview. Nurse Theorists: Portraits of Excellence,* distributed by Fitne, Inc. (5 Depot Street, Athens, OH 45701).
- www.discoveryinternationalonline.com
- www.humanbecoming.org
- www.nursingchannel.org/programs.html\

REFERENCES

Basho. (1962). *Haiku harvest.* White Plains, (NY): Peter Pauper Press. (Original work published 1644–1694).

Baumann, S. L. (2008). Wisdom, compassion, and courage in the Wizard of Oz: A humanbecoming hermeneutic study. *Nursing Science Quarterly*, *21*, 322–329.

Baumann, S. L. (2012a). Educating international students. *Nursing Science Quarterly*, *25*, 97–98.

Baumann, S. L. (2012b). A humanbecoming program of research. *Nursing Science Quarterly*, *25*, 17–19.

Benedict, L. L., Bunkers, S. S., Damgaard, G. A., Duffy, C. E., Hohman, M. L., & Vander Woude, D. L. (2000). The South Dakota board of nursing theory–based regulatory decisioning model. *Nursing Science Quarterly*, *13*, 167–171.

Bournes, D. (2000a). A commitment to honoring people's choices. *Nursing Science Quarterly*, *13*, 18–23.

Bournes, D. A. (2002b). Research evaluating human becoming in practice. *Nursing Science Quarterly*, *15*, 190–195.

Bournes, D. A. (2007). Rosemarie Rizzo Parse over the years. *Nursing Science Quarterly*, *20*, 305.

Bournes, D. A. (2013). Cultivating a spirit of inquiry using the humanbecoming leading-following model: The nursing research challenge. *Nursing Science Quarterly*, *26*(1).

Bournes, D. A., & Ferguson-Paré, M. (2007). Human becoming and 80/20: An innovative professional development model for nurses. *Nursing Science Quarterly*, *20*, 237–253.

Bournes, D. A., Ferguson-Paré, M., Plummer, C., & Kyle, C. (2009, February). Innovations in nurse retention and professional development: The 80/20 humanbecoming patient-centered care model in Regina, Saskatchewan. Paper presented at the 2009 National Nursing Leadership Conference, Toronto, Ontario.

Bournes, D. A., & Flint, F. (2003). Mis-takes: Mistakes in the nurse-person process. *Nursing Science Quarterly*, *16*, 127–130.

Bournes, D. A., & Milton, C. L. (2009). Nurses' experiences of feeling respected–not respected. *Nursing Science Quarterly*, *22*, 47–56.

Bournes, D. A., & Naef, R. (2006). Human becoming practice around the globe: Exploring the art of living true presence. *Nursing Science Quarterly*, *19*,

109–115.

Bournes, D. A., & Plummer, C. (2011). *Critical care mentoring study: Testing a program to enhance recruitment and retention of nurses*.Final report submitted to the Ontario Ministry of Health and Long-Term Care (Grant no. 06505). Toronto, Ontario.

Bournes, D. A., Plummer, C., Hollett, J., & Sherman, D. (2011, March). *Critical care mentoring study: Testing a program to enhance recruitment and retention of nurses*. Abstract submitted for paper presentation at the Nursing Leadership Network of Ontario Conference, "Setting the Bar for a High Performing Healthcare System." Toronto, Ontario.

Bunkers, S. S. (2009). Fostering the creative spirit in teaching-learning. *Nursing Science Quarterly*, *21*, 323–325.

Bunkers, S. S. (2010a). A focus on human flourishing. *Nursing Science Quarterly*, *23*, 290–295.

Bunkers, S. S. (2010b). The lived experience of feeling sad. *Nursing Science Quarterly*, *23*, 231–239.

Bunkers, S. S. (2010c). The power and possibility in listening. *Nursing Science Quarterly*, *23*, 22–27.

Bunkers, S. S. (2011). What is not yet: Cultivating the imagination. *Nursing Science Quarterly*, *24*, 324–328.

Bunkers, S. S. (2012a). The lived experience of feeling disappointed: A Parse research method study. *Nursing Science Quarterly*, *25*, 53–61.

Bunkers, S. S. (2012b). Presence: The eye of the needle. *Nursing Science Quarterly*, *25*, 10–14.

Cody, W. K. (1995a). The lived experience of grieving for families living with AIDS: Family-centered research using Parse's method. In R. R. Parse (Ed.), *Illuminations: The humanbecoming theory in practice and research* (pp. 197–242). New York: National League for Nursing.

Cody, W. K. (1995b). The meaning of grieving for families living with AIDS. *Nursing Science Quarterly*, *8*, 104–114.

Cody, W. K. (1995c). Of life immense in passion, pulse, and power: Dialoguing with Whitman and Parse. A hermeneutic study. In R. R. Parse (Ed.), *Illuminations: The humanbecoming theory in practice and research* (pp. 269–308). New York: National League for Nursing.

Cody, W. K. (2000). The lived experience of grieving for persons living with HIV who have used injection drugs. *Journal of the Association of Nurses in AIDS Care*, *11*, 82–92.

Cody, W. K. (2012). A brave and startling truth: Parse's humanbecoming school of thought in the context of the contemporary nursing discipline. *Nursing Science Quarterly*, *25*, 7–9.

Cody, W. K., & Mitchell, G. J. (2002). Nursing knowledge and human science revisited: Practical and political considerations. *Nursing Science Quarterly*, *15*, 4–13.

Condon, B. B. (2009). Artistic expression in teaching-learning. *Nursing Science Quarterly*, *21*, 326–331.

Condon, B. B. (2010a). The lived experience of feeling misunderstood. *Nursing Science Quarterly*, *23*, 138–147.

Condon, B. B. (2010b). A story of family. *Nursing Science Quarterly*, *23*, 210–214.

Condon, B. B. (2010c). Understanding-misunderstanding: A philosophical and theoretical exploration. *Nursing Science Quarterly*, *23*, 306–314.

Condon, B. B. (2011). Hidden treasures in co-shaping community environment. *Nursing Science Quarterly*, *24*, 112–117.

Condon, B. B. (2012a). Celebrating now in teaching-learning. *Nursing Science Quarterly*, *25*, 28–33.

Condon, B. B. (2012b). Thinking unleashed. *Nursing Science Quarterly*, *25*, 225–230.

Condon, B. B., & Hegge, M. (2011). Human dignity: A cornerstone of doctoral education in nursing. *Nursing Science Quarterly*, *24*, 209–214.

Crane, J., Josephson, D., & Letcher, D. (1999, Nov.). *The human becoming health action model in community*. Paper presented at The Seventh Annual International Colloquium on Human Becoming. Loyola University, Chicago.

Damgaard, G., & Bunkers, S. S. (1998). Nursing science-guided practice and education: A state board of nursing perspective. *Nursing Science Quarterly*, *11*, 142–144.

Damgaard, G., & Bunkers, S. S. (2012). Revisited: The South Dakota Board of Nursing theory-based regulatory decisioning model. *Nursing Science Quarterly*, *25*, 211–216.

Delis, P. C. (2012). Illumination of Parse's theory of

humanbecoming: Modern literature as situation study. *Nursing Science Quarterly*, *25*, 144–146.

Doucet, T. J. (2012a). Feeling strong: A Parse research method study. *Nursing Science Quarterly*, *25*, 62–71.

Doucet, T. J. (2012b). A humanbecoming program of research: Having faith. *Nursing Science Quarterly*, *25*, 20–24.

Doucet, T., & Bournes, D. A. (2007). Review of research related to Parse's theory of human becoming. *Nursing Science Quarterly*, *20*, 16–32.

Doucet, T. J., & Maillard-Struby, F. (2009). The humanbecoming leading-following model in practice. *Nursing Science Quarterly*, *22*, 333–338.

Florczak, K. L. (2008). The persistent yet everchanging nature of grieving a loss. *Nursing Science Quarterly*, *21*, 7–11.

Florczak, K. L. (2010). Gathering information on spirituality: From whose perspective? *Nursing Science Quarterly*, *23*, 201–205.

Florczak, K. L. (2012). Stories and programs of research: Revelations about humanbecoming. *Nursing Science Quarterly*, *25*, 15–16.

Florczak, K., Falkenstern, S. K., & Baumann, S. L. (2010). A glimmer into the understanding of family. *Nursing Science Quarterly*, *23*, 105–112.

Hayden, S. J. (2010). Disaster care through a human becoming lens. *Nursing Science Quarterly*, *23*, 125–128.

Hegge, M. J. (2012). Humanbecoming and practice: Fairness-unfairness. *Nursing Science Quarterly*, *25*, 141–143.

Jasovsky, D. A., Morrow, M. R., Clementi, P. S., & Hindle, P. A. (2010). Theories in action and how nursing practice changed. *Nursing Science Quarterly*, *23*, 29–38.

Jonas, C. M. (1995). Evaluation of the human becoming theory in family practice. In R. R. Parse (Ed.), *Illuminations: The human becoming theory in practice and research* (pp. 347–366). New York: National League for Nursing.

Jonas-Simpson, C. (2010). Awakening to space consciousness and timeless transcendent presence. *Nursing Science Quarterly*, *23*, 195–200.

Kim, H. K., Lee, O. J., & Baumann, S. L. (2011). Nursing practice with families without a country. *Nursing Science Quarterly*, *24*, 273–278.

King, S. (1982). Rita Hayworth and Shawshank redemption. In S. King, *Different seasons* (pp. 3 101). New York: Viking.

Legault, F., & Ferguson-Paré, M. (1999). Advancing nursing practice: An evaluation study of Parse's theory of human becoming. *Canadian Journal of Nursing Leadership*, *12*(1), 30–35.

Letcher, D. C., & Yancey, N. R. (2004). Witnessing change with aspiring nurses: A human becoming teaching-learning process in nursing education. *Nursing Science Quarterly*, *17*, 36–41.

MacDonald, C. A., & Jonas-Simpson, C. M. (2009). Living with changing expectations for women with high risk pregnancies. *Nursing Science Quarterly*, *21*,74–82.

Maillard-Struby, F. (2012). Feeling unsure: A lived experience of humanbecoming. *Nursing Science Quarterly*, *25*, 72–81.

Milton, C. L. (2003a). A graduate curriculum guided by human becoming: Journeying with the possible. *Nursing Science Quarterly*, *16*, 214–218.

Milton, C. L. (2010a). Doing the right thing with families during critical life events. *Nursing Science Quarterly*, *23*, 113–116.

Milton, C. L. (2010b). Failing to do the right thing: Nurse practice and the family experience. *Nursing Science Quarterly*, *23*, 206–208.

Milton, C. L. (2011). Reading between the lines: A leading-following phenomenon. *Nursing Science Quarterly*, *24*, 321–323.

Milton, C. L. (2012a). Acting faithfully in community. *Nursing Science Quarterly*, *25*, 25–27.

Milton, C. L. (2012b). Teaching-learning in community: The metaphor of nurse as guest. *Nursing Science Quarterly*, *25*, 137–139.

Mitchell, G. J. (2004). An emerging framework for human becoming criticism. *Nursing Science Quarterly*, *17*, 103–109.

Mitchell, G. J., Bernardo, A., & Bournes, D. (1997). Nursing guided by Parse's theory: Patient views at Sunnybrook. *Nursing Science Quarterly*, *10*, 55–56.

Mitchell, G. J., & Bournes, D. A. (1998). *Finding the way: A video guide to patient focused care* (Videotape). Toronto, Ontario, Canada: Sunnybrook & Women's Health Science Centre.

Mitchell, G. J., & Bournes, D. A. (2000). Nurse as patient advocate? In search of straight thinking. *Nursing Science Quarterly*, *13*, 204–209.

Mitchell, G. J., Bournes, D. A., & Hollett, J. (2006). Human becoming-guided patient centered care: New perspectives transform nursing practice. *Nursing Science Quarterly*, *19*, 218–224.

Mitchell, G. J., & Cody, W. K. (1992). Nursing knowledge and human science: Ontological and epistemological considerations. *Nursing Science Quarterly*, *5*, 54–61.

Mitchell, G. J., Jonas-Simpson, C., & Ivonoffski, V. (2006). Research-based theatre: The making of *I'm Still Here*. Nursing Science Quarterly, *19*, 198–206.

Morrow, M. R. (2010). Feeling unsure: A Universal lived experience. *Nursing Science Quarterly*, *23*, 315–325.

Morrow, M. R. (2012a). Fairness and justice in leading-following: Opportunities to foster integrity in the first 100 days. *Nursing Science Quarterly*, *25*, 188–193.

Morrow, M. R. (2012b). Reviews of books written by Rosemarie Rizzo Parse. *Nursing Science Quarterly*, *25*, 114–118.

Naef, R., & Bournes, D. A. (2009). The lived experience of waiting: A Parse method study. *Nursing Science Quarterly*, *22*, 141–153.

Nelligan, P., Grinspun, D., Jonas-Simpson, C., McConnell, H., Peter, E., Pilkington, B. (2002). Client centered care: Making the ideal real. *Hospital Quarterly*, *5*(4), 70–76.

Norris, J. R. (2002). One-to-one teleapprenticeship as a means for nurses teaching and learning Parse's theory of human becoming. *Nursing Science Quarterly*, *15*, 143–149.

Northrup, D. T., & Cody, W. K. (1998). Evaluation of the human becoming theory in practice in an acute care psychiatric setting. *Nursing Science Quarterly*, *11*, 23–30.

Oaks, G., & Drummond, S. (2009). Envisioning human dignity to enhance practice while journeying with Rwandan women: Student nurses teaching-learning Parse's theory of humanbecoming. *Nursing Science Quarterly*, *22*, 229–232.

Parse, R. R. (1974). *Nursing fundamentals*. Flushing, (NY): Medical Examination.

Parse, R. R. (1981). Man-living-health: A theory of nursing. New York: Wiley.

Parse, R. R. (1987). *Nursing science: Major paradigms, theories, and critiques*. Philadelphia: Saunders.

Parse, R. R. (1989). Essentials for practicing the art of nursing. *Nursing Science Quarterly*, *2*, 111.

Parse, R. R. (1990). Health: A personal commitment. *Nursing Science Quarterly*, *3*, 136–140.

Parse, R. R. (1991). Growing the discipline of nursing. *Nursing Science Quarterly*, *4*,139.

Parse, R. R. (1992). Human becoming: Parse's theory of nursing. *Nursing Science Quarterly*, *5*, 35–42.

Parse, R. R. (1993). Scholarly dialogue: Theory guides research and practice. *Nursing Science Quarterly*, *6*, 12.

Parse, R. R. (Ed.). (1995). *Illuminations: The human becoming theory in practice and research*. New York: National League for Nursing.

Parse, R. R. (1996). The human becoming theory: Challenges in practice and research. *Nursing Science Quarterly*, *9*, 55–60.

Parse, R. R. (1998). *The human becoming school of thought: A perspective for nurses and other health professionals*. Thousand Oaks, (CA): Sage.

Parse, R. R. (1999a). *Hope: An international human becoming perspective*. Sudbury, (MA): Jones & Bartlett.

Parse, R. R. (1999b). Nursing: The discipline and the profession. *Nursing Science Quarterly*, *12*, 275.

Parse, R. R. (2000). Into the new millennium. *Nursing Science Quarterly*, *13*, 3.

Parse, R. R. (2001a). The lived experience of contentment: A study using the Parse research method. *Nursing Science Quarterly*, *14*, 330–338.

Parse, R. R. (2001b). *Qualitative inquiry: The path of sciencing*. Boston: Jones & Bartlett.

Parse, R. R. (2003). *Community: A human becoming perspective*. Sudbury, (MA): Jones & Bartlett.

Parse, R. R. (2004). A human becoming teaching-learning model. *Nursing Science Quarterly*, *17*, 33–35.

Parse, R. R. (2005). The human becoming modes of inquiry: Emerging sciencing. *Nursing Science Quarterly, 18*, 297–300.

Parse, R. R. (2006). Feeling respected: A Parse method study. *Nursing Science Quarterly, 19*, 51–56.

Parse, R. R. (2007a). Hope in "Rita Hayworth and Shawshank Redemption": A human becoming hermeneutic study. *Nursing Science Quarterly, 20*, 148–154.

Parse, R. R. (2007b). The humanbecoming school of thought in 2050. *Nursing Science Quarterly, 20*, 308–311.

Parse, R. R. (2008a). The humanbecoming leading-following model. *Nursing Science Quarterly, 21*, 369–375.

Parse, R. R. (2008b). The humanbecoming mentoring model. *Nursing Science Quarterly, 21*, 5.

Parse, R. R. (2008c). Is there a tipping point for congruence in nursing knowledge? *Nursing Science Quarterly, 21*, 193.

Parse, R. R. (2008d). Nursing knowledge development: Who's to say how? *Nursing Science Quarterly, 21*, 101.

Parse, R. R. (2008e). Truth for the moment: Personal testimony as evidence. *Nursing Science Quarterly, 21*, 45–48.

Parse, R. R. (2009a). The humanbecoming family model. *Nursing Science Quarterly, 22*, 305–309.

Parse, R. R. (2009b). Knowledge development and programs of research. *Nursing Science Quarterly, 22*, 5–6.

Parse, R. R. (2009c). Mixed methods or mixed meanings in research? *Nursing Science Quarterly, 22*, 101.

Parse, R. R. (2010). Human dignity: A humanbecoming ethical phenomenon. *Nursing Science Quarterly, 23*, 257–262.

Parse, R. R. (2011a). Humanbecoming leading-following: The meaning of holding up the mirror. *Nursing Science Quarterly, 24*, 169–171.

Parse, R. R. (2011b). The humanbecoming modes of inquiry: Refinements. *Nursing Science Quarterly, 24*, 11–15.

Parse, R. R. (2011c). What people want from professional nurses. *Nursing Science Quarterly, 24*, 93.

Parse, R. R. (2012a, June). *The humanbecoming school of thought.* Paper presented at the Institute of Humanbecoming, Pittsburgh, PA.

Parse, R. R. (2012b). New humanbecoming conceptualizations and the humanbecoming community model: Expansions with sciencing and living the art. *Nursing Science Quarterly, 25*, 44–52.

Parse, R. R., Coyne, B., & Smith, M. J. (1985). *Nursing research: Qualitative methods*. Bowie, MD: Brady.

Peterson-Lund, R. (2011). The beauty of the moment: Lakota and humanbecoming perspective of time. *Nursing Science Quarterly, 24*, 386–390.

Peterson-Lund, R. (2012). Living on the edge: Frontier voices. *Nursing Science Quarterly, 25*, 90–96.

Phillips, J. R. (1987). A critique of Parse's man-living-health theory. In R. R. Parse (Ed.), *Nursing science: Major paradigms, theories, and critiques* (pp. 181–204). Philadelphia: Saunders.

Pickrell, K. D., Lee, R. E., Schumacher, L. P., & Twigg, P. (1998). Rosemarie Rizzo Parse: Human becoming. In A. M. Tomey & M. R. Alligood (Eds.), *Nursing theorists and their work* (4th ed., pp. 463–481). St. Louis: Mosby.

Pilkington, F. B. (1993). The lived experience of grieving the loss of an important other. *Nursing Science Quarterly, 6*, 130–139.

Pilkington, F. B. (2008). Expanding nursing perspectives on loss and grieving. *Nursing Science Quarterly, 21*, 6–7.

Registered Nurses Association of Ontario. (2002). *Client centered care: Nursing best practice guideline*. Toronto, Ontario, Canada: Registered Nurses Association of Ontario.

Rogers, M. E. (1970). *An introduction to the theoretical basis of nursing*. Philadelphia: F. A. Davis.

Rogers, M. E. (1992). Nursing science and the space age. *Nursing Science Quarterly, 5*, 27–34.

Smith, S. M. (2010). Humanbecoming: Not just a way of being. *Nursing Science Quarterly, 23*, 216–219.

Smith, S. M. (2012). The lived experience of doing the right thing: A Parse method study. *Nursing Science Quarterly, 25*, 82–89.

Tanaka, J., Katsuno, T., & Takahashi, T. (2012). Using Parse's humanbecoming theory in Japan. *Nursing*

Science Quarterly, *25*, 99–102.

Ursel, K. L., & Aquino-Russell, C. E. (2010). Illuminating person-centered care with Parse's teaching-learning model. *Nursing Science Quarterly*, *23*, 118–123.

Wang, C. E. (1999). He-bung: Hope for persons living with leprosy in Taiwan. In R. R. Parse (Ed.), *Hope: An international human becoming perspective* (pp. 143–162). Sudbury, (MA): Jones & Bartlett.

Williamson, G. J. (2000). The test of a nursing theory: A personal view. *Nursing Science Quarterly*, *13*, 124–128.

BIBLIOGRAPHY

Primary Sources

Books

Parse, R. R. (1974). *Nursing fundamentals*. Flushing, (NY): Medical Examination.

Parse, R. R. (1981). *Man-living-health: A theory of nursing*. New York: Wiley.

Parse, R. R. (1987). *Nursing science: Major paradigms, theories, and critiques*. Philadelphia: Saunders.

Parse, R. R. (Ed.). (1995). *Illuminations: The human becoming theory in practice and research*. New York: National League for Nursing.

Parse, R. R. (1998). *The human becoming school of thought: A perspective for nurses and other health professionals*. Thousand Oaks, (CA): Sage.

Parse, R. R. (1999). *Hope: An international human becoming perspective*. Sudbury, (MA): Jones & Bartlett.

Parse, R. R. (2001). *Qualitative inquiry: The path of sciencing*. Boston: Jones & Bartlett.

Parse, R. R. (2003). *Community: A human becoming perspective*. Sudbury, (MA): Jones & Bartlett.

Parse, R. R., Coyne, A. B., & Smith, M. J. (1985). *Nursing research: Qualitative methods*. Bowie, (MD): Brady.

Journal Articles

Parse, R. R. (1967). Advantages and disadvantages of associate degree nursing programs. *Journal of Nursing Education*, *6*(15), 5–8.

Parse, R. R. (1988). Beginnings. *Nursing Science Quarterly*, *1*(1), 1–2.

Parse, R. R. (1988). Creating traditions: The art of putting it together. *Nursing Science Quarterly*, *1*(2), 45.

Parse, R. R. (1988). Scholarly dialogue: The fire of refinement. *Nursing Science Quarterly*, *1*(4), 141.

Parse, R. R. (1988). The mainstream of science: Framing the issue. *Nursing Science Quarterly*, *1*(3), 93.

Parse, R. R. (1989). Essentials for practicing the art of nursing. *Nursing Science Quarterly*, *2*(3), 111.

Parse, R. R. (1989). Making more out of less. *Nursing Science Quarterly*, *2*(4), 155.

Parse, R. R. (1989). Martha E. Rogers: A birthday celebration. *Nursing Science Quarterly*, *2*(2), 55.

Parse, R. R. (1989). Qualitative research: Publishing and funding. *Nursing Science Quarterly*, *2*(1), 1–2.

Parse, R. R. (1990). A time for reflection and projection. *Nursing Science Quarterly*, *3*(4), 143.

Parse, R. R. (1990). Health: A personal commitment. *Nursing Science Quarterly*, *3*(3), 136–140.

Parse, R. R. (1990). Nursing theory–based practice: A challenge for the 90s. *Nursing Science Quarterly*, *3*(2), 53.

Parse, R. R. (1990). Parse's research methodology with an illustration of the lived experience of hope. *Nursing Science Quarterly*, *3*(1), 9–17.

Parse, R. R. (1990). Promotion and prevention: Two distinct cosmologies. *Nursing Science Quarterly*, *3*(3), 101.

Parse, R. R. (1991). Electronic publishing: Beyond browsing. *Nursing Science Quarterly*, *4*(1), 1.

Parse, R. R. (1991). Growing the discipline of nursing. *Nursing Science Quarterly*, *4*(4), 139.

Parse, R. R. (1991). Mysteries of health and healing:

Two perspectives. *Nursing Science Quarterly*, *4*(3), 93.

Parse, R. R. (1991). Phenomenology and nursing. *Japanese Journal of Nursing*, *17*(2), 261–269.

Parse, R. R. (1991). The right soil, the right stuff. *Nursing Science Quarterly*, *4*(2), 47.

Parse, R. R. (1992). Human becoming: Parse's theory of nursing. *Nursing Science Quarterly*, *5*(1), 35–42.

Parse, R. R. (1992). Moving beyond the barrier reef. *Nursing Science Quarterly*, *5*(3), 97.

Parse, R. R. (1992). Nursing knowledge for the 21st century: An international commitment. *Nursing Science Quarterly*, *5*(1), 8–12.

Parse, R. R. (1992). The performing art of nursing. *Nursing Science Quarterly*, *5*(4), 147.

Parse, R. R. (1992). The unsung shapers of nursing science. *Nursing Science Quarterly*, *5*(2), 47.

Parse, R. R. (1993). Cartoons: Glimpsing paradoxical moments. *Nursing Science Quarterly*, *6*(1), 1.

Parse, R. R. (1993). Critical appraisal: Risking to challenge. *Nursing Science Quarterly*, *6*(4), 163.

Parse, R. R. (1993). Nursing and medicine: Two different disciplines. *Nursing Science Quarterly*, *6*(3), 109.

Parse, R. R. (1993). Plant now; reap later. *Nursing Science Quarterly*, *6*(2), 55.

Parse, R. R. (1993). Scholarly dialogue: Theory guides research and practice. *Nursing Science Quarterly*, *6*(1), 12.

Parse, R. R. (1993). The experience of laughter: A phenomenological study. *Nursing Science Quarterly*, *6*(1), 39–43.

Parse, R. R. (1994). Charley Potatoes or mashed potatoes? *Nursing Science Quarterly*, *7*(3), 97.

Parse, R. R. (1994). Laughing and health: A study using Parse's research method. *Nursing Science Quarterly*, *7*(2), 55–64.

Parse, R. R. (1994). Martha E. Rogers: Her voice will not be silenced. *Nursing Science Quarterly*, *7*(2), 47.

Parse, R. R. (1994). Quality of life: Sciencing and living the art of human becoming. *Nursing Science Quarterly*, *7*(1), 16–21.

Parse, R. R. (1994). Scholarship: Three essential processes. *Nursing Science Quarterly*, *7*(4), 143.

Parse, R. R. (1995). Again: What is nursing? *Nursing Science Quarterly*, *8*(4), 143.

Parse, R. R. (1995). Building the realm of nursing knowledge. *Nursing Science Quarterly*, *8*(2), 51.

Parse, R. R. (1995). Commentary: Parse's theory of human becoming: An alternative to nursing practice for pediatric oncology nurses. *Journal of Pediatric Oncology Nursing*, *12*(3), 128.

Parse, R. R. (1995). Nursing theories and frameworks: The essence of advanced practice nursing. *Nursing Science Quarterly*, *8*(1), 1.

Parse, R. R. (1995). Nursing theory based research and practice. A conference coming to Japan. Tokyo, Japan: Igacu Shoin. *Medical News Weekly.*

Parse, R. R. (1996). Building knowledge through qualitative research: The road less traveled. *Nursing Science Quarterly*, *9*(1), 10–16.

Parse, R. R. (1996). Critical thinking: What is it? *Nursing Science Quarterly*, *9*(3), 138.

Parse, R. R. (1996). Hear ye, hear ye: Novice and seasoned authors! *Nursing Science Quarterly*, *9*(1), 1.

Parse, R. R. (1996). Nursing theories: An original path. *Nursing Science Quarterly*, *9*(2), 85.

Parse, R. R. (1996). Quality of life for persons living with Alzheimer's disease: A human becoming perspective. *Nursing Science Quarterly*, *9*(3), 126–133.

Parse, R. R. (1996). Reality: A seamless symphony of becoming. *Nursing Science Quarterly*, *9*(4), 181–183.

Parse, R. R. (1996). The human becoming theory: Challenges in practice and research. *Nursing Science Quarterly*, *9*(1), 55–60.

Parse, R. R. (1997). Concept inventing: Unitary creations. *Nursing Science Quarterly*, *10*(2), 63–64.

Parse, R. R. (1997). Investing the legacy: Martha E. Rogers' voice will not be silenced. *Visions: The Journal of Rogerian Science*, *5*, 7–11.

Parse, R. R. (1997). Joy-sorrow: A study using the Parse research method. *Nursing Science Quarterly*, *10*(2), 80–87.

Parse, R. R. (1997). Leadership: The essentials. *Nursing Science Quarterly*, *10*(3), 109.

Parse, R. R. (1997). New beginnings in a quiet revolution. *Nursing Science Quarterly*, *10*(1), 1.

Parse, R. R. (1997). The human becoming theory: The was, is, and will be. *Nursing Science Quarterly*, *10*(1), 32–38.

Parse, R. R. (1997). Transforming research and practice with the human becoming theory. *Nursing Science Quarterly*, *10*(4), 171–174.

Parse, R. R. (1998). Moving on. *Nursing Science Quarterly*, *11*(4), 135.

Parse, R. R. (1998). The art of criticism. *Nursing Science Quarterly*, *11*(2), 43.

Parse, R. R. (1998). Will nursing exist tomorrow? A reprise. *Nursing Science Quarterly*, *11*(1), 1.

Parse, R. R. (1999). Authorship: Whose responsibility? *Nursing Science Quarterly*, *12*(2), 99.

Parse, R. R. (1999). Community: An alternative view. *Nursing Science Quarterly*, *12*(2), 119–124.

Parse, R. R. (1999). Expanding the vision: Tilling the field of nursing knowledge. *Nursing Science Quarterly*, *12*, 3.

Parse, R. R. (1999). Integrity and the advancement of nursing knowledge. *Nursing Science Quarterly*, *12*(3), 187.

Parse, R. R. (1999). Nursing science: The transformation of practice. *Journal of Advanced Nursing*, *30*(6), 1383–1387.

Parse, R. R. (1999). Nursing: The discipline and the profession. *Nursing Science Quarterly*, *12*(4), 275.

Parse, R. R. (1999). Witnessing as true presence. *Illuminations: Newsletter for the International Consortium of Parse Scholars*, *8*(3), 1.

Parse, R. R. (2000). Into the new millennium. *Nursing Science Quarterly*, *13*(1), 3.

Parse, R. R. (2000). Language: Words reflect and cocreate meaning. *Nursing Science Quarterly*, *13*(3), 187.

Parse, R. R. (2000). Obfuscating: The persistent practice of misnaming. *Nursing Science Quarterly*, *13*(2), 91–92.

Parse, R. R. (2000). Paradigms: A reprise. *Nursing Science Quarterly*, *13*(4), 275–276.

Parse, R. R. (2001). Contributions to the discipline. *Nursing Science Quarterly*, *14*(1), 5.

Parse, R. R. (2001). Nursing: Still in the shadow of medicine. *Nursing Science Quarterly*, *14*(3), 181.

Parse, R. R. (2001). The lived experience of contentment: A study using the Parse research method. *Nursing Science Quarterly*, *14*, 330–338.

Parse, R. R. (2001). The universe is flat. *Nursing Science Quarterly*, *14*(2), 93.

Parse, R. R. (2002). 15th anniversary celebration. *Nursing Science Quarterly*, *15*, 3.

Parse, R. R. (2002). Aha! Ah! Haha! Discovery, wonder, laughter. *Nursing Science Quarterly*, *15*, 273.

Parse, R. R. (2002). Mentoring moments. *Nursing Science Quarterly*, *15*, 97.

Parse, R. R. (2002). Transforming healthcare with a unitary view of human. *Nursing Science Quarterly*, *15*, 46–50.

Parse, R. R. (2002). Words, words, words: Meanings, meanings, meanings!*Nursing Science Quarterly*, *15*, 183.

Parse, R. R. (2003). A call for dignity in nursing. *Nursing Science Quarterly*, *16*, 193.

Parse, R. R. (2003). Research approaches: Likenesses and differences. *Nursing Science Quarterly*, *16*, 5.

Parse, R. R. (2003). Silos and schools of thought. *Nursing Science Quarterly*, *16*, 101.

Parse, R. R. (2003). The lived experience of feeling very tired: A study using the Parse research method. *Nursing Science Quarterly*, *16*, 319–325.

Parse, R. R. (2003). What constitutes nursing research? *Nursing Science Quarterly*, *16*, 287.

Parse, R. R. (2004). A human becoming teaching-learning model. *Nursing Science Quarterly*, *17*, 33–35.

Parse, R. R. (2004). New directions. *Nursing Science Quarterly*, *17*, 5.

Parse, R. R. (2004). Power in position. *Nursing Science Quarterly*, *17*, 101.

Parse, R. R. (2004). A human becoming teaching-learning model. *Nursing Science Quarterly*, *17*, 33–35.

Parse, R. R. (2004). Quality of life: A human becoming perspective. *Japanese Journal of Nursing Research*, *37*(5), 21–26.

Parse, R. R. (2004). Person-centered care. *Nursing Science Quarterly*, *17*, 193.

Parse, R. R. (2004). The many meanings of unitary: A plea for clarity. *Nursing Science Quarterly*, *17*, 293.

Parse, R. R. (2004). The ubiquitous nature of unitary: Major change in human becoming language. *Illuminations: Newsletter for the International Consortium of Parse Scholars*, *13*(1), 1.

Parse, R. R. (2004). Another look at vigilance. *Illuminations: Newsletter for the International Consortium of Parse Scholars*, *13*(2), 1.

Parse, R. R. (2005). A community of scholars. *Nursing Science Quarterly*, *18*, 119.

Parse, R. R. (2005). Attentive reverence. *Illuminations: Newsletter for the International Consortium of Parse Scholars*, *14*(2), 1.

Parse, R. R. (2005). Challenges for global nursing. *Nursing Science Quarterly*, *18*, 285.

Parse, R. R. (2005). Choosing a doctoral program in nursing: What to consider. *Nursing Science Quarterly*, *18*, 5.

Parse, R. R. (2005). Nursing and medicine: Continuing challenges. *Nursing Science Quarterly*, *18*, 5.

Parse, R. R. (2005). Parse's criteria for evaluation of theory with a comparison of Parse and Fawcett. *Nursing Science Quarterly*, *18*, 135–137.

Parse, R. R. (2005). Scientific standards: A renewed alert. *Nursing Science Quarterly*, *18*, 97.

Parse, R. R. (2005). Symbols and meanings in academia. *Nursing Science Quarterly*, *18*, 197.

Parse, R. R. (2005). The human becoming modes of inquiry: Emerging sciencing. *Nursing Science Quarterly*, *18*, 297–300.

Parse, R. R. (2005). The meaning of freely choosing. *Illuminations: Newsletter for the International Consortium of Parse Scholars*, *14*(1), 1–2.

Parse, R. R. (2006). Concept Inventing: Continuing Clarification. *Nursing Science Quarterly*, *19*, 289.

Parse, R. R. (2006). Feeling respected: A Parse method study. *Nursing Science Quarterly*, *19*, 51–57.

Parse, R. R. (2006). Nursing and medicine: Continuing challenges. *Nursing Science Quarterly*, *19*, 5.

Parse, R. R. (2006). Outcomes: Saying what you mean. *Nursing Science Quarterly*, *19*, 189.

Parse, R. R. (2006). Research findings evince benefits of nursing theory-guided practice. *Nursing Science Quarterly*, *19*, 87.

Parse, R. R. (2007). A human becoming perspective on quality of life. *Nursing Science Quarterly*, *20*, 217.

Parse, R. R. (2007). Building a research culture. *Nursing Science Quarterly*, *20*, 197.

Parse, R. R. (2007). Data-based articles and duplicate publication. *Nursing Science Quarterly*, *20*, 301.

Parse, R. R. (2007). Hope in "Rita Hayworth and Shawshank Redemption": A human becoming hermeneutic study. *Nursing Science Quarterly*, *20*, 148–154.

Parse, R. R. (2007). Nursing knowledge and health policy. *Nursing Science Quarterly*, *20*, 105.

Parse, R. R. (2007). The humanbecoming school of thought in 2050. *Nursing Science Quarterly*, *20*, 308.

Parse, R. R. (2007). Twenty years of commitment to nursing's uniqueness as a discipline. *Nursing Science Quarterly*, *20*, 5.

Parse, R. R. (2008). Is there a tipping point for congruence in nursing knowledge? *Nursing Science Quarterly*, *21*, 193.

Parse, R. R. (2008). Nursing knowledge development: Who's to say how? *Nursing Science Quarterly*, *21*, 101.

Parse, R. R. (2008). Proliferation of degrees in nursing: A call for clarity. *Nursing Science Quarterly*, *21*, 5.

Parse, R. R. (2008). The humanbecoming leading-following model. *Nursing Science Quarterly*, *21*, 369–375.

Parse, R. R. (2008). The humanbecoming mentoring model. *Nursing Science Quarterly*, *21*, 195–198.

Parse, R. R. (2008). Truth for the moment: Personal testimony as evidence. *Nursing Science Quarterly*, *21*, 45–48.

Parse, R. R. (2008). Time: The inevitable presence. *Nursing Science Quarterly*, *21*, 281–282.

Parse, R. R. (2009). Knowledge development and programs of research. *Nursing Science Quarterly*, *22*, 5–6.

Parse, R. R. (2009). Mixed methods or mixed meanings in research? *Nursing Science Quarterly*, *22*, 101.

Parse, R. R. (2009). Visionary leadership: Making a

difference in healthcare through research. *Nursing Science Quarterly*, *22*, 197–198.

Parse, R. R. (2009). What a difference a word makes. *Nursing Science Quarterly*, *22*, 301.

Parse, R. R. (2009). The humanbecoming family model. *Nursing Science Quarterly*, *22*, 305–309.

Parse, R. R. (2010). Imagine! *Nursing Science Quarterly*, *23*, 97.

Parse, R. R. (2010). Respect! *Nursing Science Quarterly*, *23*, 193.

Parse, R. R. (2010). Human dignity: A humanbecoming ethical phenomenon. *Nursing Science Quarterly*, *23*, 257–262.

Parse, R. R. (2010). Nursing education: Issues reminiscent of the last century. *Nursing Science Quarterly*, *23*, 273.

Parse, R. R. (2011). The humanbecoming modes of inquiry: Refinements. *Nursing Science Quarterly*, *24*, 11–15.

Parse, R. R. (2011). What people want from professional nurses. *Nursing Science Quarterly*, *24*, 93.

Parse, R. R. (2011). Humanbecoming leading-following: The meaning of holding up the mirror. *Nursing Science Quarterly*, *24*, 169–171.

Parse, R. R. (2012). The 25-year evolution of *Nursing Science Quarterly*: Keeping the dream alive. *Nursing Science Quarterly*, *25*, 5–6.

Parse, R. R. (2012). New humanbecoming conceptualizations and the humanbecoming community model: Expansions with sciencing and living the art. *Nursing Science Quarterly*, *25*, 44–52.

Parse, R. R. (2012). The things we make, make us. *Nursing Science Quarterly*, *25*, 125.

Parse, R. R. (2012). Impact factor—one-size-fits-all: What's wrong with this picture? *Nursing Science Quarterly*, *25*, 209–210.

Parse, R. R., Bournes, D. A., Barrett, E. A. M., Malinski, V. M., & Phillips, J. R. (1999). A better way: 10 things health professionals can do to move toward a more personal and meaningful system. *On Call: A Magazine for Nurses and Healthcare Professionals*, *2*(8), 14–17.

Secondary Sources

Allchin-Petardi, L. (1998). Weathering the storm: Persevering through a difficult time. *Nursing Science Quarterly*, *11*(4), 172–177.

Andrus, K. (1995). Parse's nursing theory and the practice of perioperative nursing. *Canadian Operating Room Nursing Journal*, *13*(3), 19–22.

Aquino-Russell, C. E. (2006). A phenomenological study: The lived experience of persons having a different sense of hearing. *Nursing Science Quarterly*, *19*, 339–348.

Aquino-Russell, K., Struby, F. V. M., & Reviczky, K. (2007). Living attentive presence and changing perspectives with a web-based nursing theory course. *Nursing Science Quarterly*, *20*, 128–134.

Arndt, M. J. (1995). Parse's theory of human becoming in practice with hospitalized adolescents. *Nursing Science Quarterly*, *8*(2), 86–90.

Baumann, S. (1994). No place of their own: An exploratory study. *Nursing Science Quarterly*, *7*(4), 162–169.

Baumann, S. (1995). Two views of children's art: Psychoanalysis and Parse's human becoming theory. *Nursing Science Quarterly*, *8*(2), 65–70.

Baumann, S. (1996). Feeling uncomfortable: Children in families with no place of their own. *Nursing Science Quarterly*, *9*(4), 152–159.

Baumann, S. (1996). Parse's research methodology and the nurse-researcher-child process. *Nursing Science Quarterly*, *9*(1), 27–32.

Baumann, S. (1997). Contrasting two approaches in a community-based nursing practice with older adults: The medical model and Parse's nursing theory. *Nursing Science Quarterly*, *10*(3), 124–130.

Baumann, S. L. (1997). Qualitative research with children as participants. *Nursing Science Quarterly*, *10*(2), 68–69.

Baumann, S. L. (1999). Art as a path of inquiry. *Nursing Science Quarterly*, *12*(2), 106–110.

Baumann, S. L. (2003). The lived experience of feeling very tired: A study of adolescent girls. *Nursing Science Quarterly*, *16*, 326–333.

Baumann, S., & Braddick, M. (1999). Out of their element: Fathers of children who are "not the same." *Journal of Pediatric Nursing*, *14*(6), 269–278.

Baumann, S. L., Dyches, T. T., & Braddick, M. (2005). Being a sibling. *Nursing Science Quarterly*, *18*,

51–58.

Baumann, S. L., & Englert, R. (2003). A comparison of three views of spirituality in oncology nursing. *Nursing Science Quarterly*, *16*, 52–59.

Baumann, S. L. & Söderhamn, O. (2005). Considering and enjoying tomorrow: Global aging through a human becoming lens. *Nursing Science Quarterly*, *18*, 353–358.

Benedict, L. L., Bunkers, S. S., Damgaard, G. A., Duffy, C. E., Hohman, M. L., & Vander Woude, D. L. (2000). The South Dakota board of nursing theory–based regulatory decisioning model. *Nursing Science Quarterly*, *13*(2), 167–171.

Bournes, D. A. (2000). A commitment to honoring people's choices. *Nursing Science Quarterly*, *13*(1), 18–23.

Bournes, D. A. (2000). Concept inventing: A process for creating a unitary definition of having courage. *Nursing Science Quarterly*, *13*(2), 143–149.

Bournes, D. A. (2002). Having courage: A lived experience of human becoming. *Nursing Science Quarterly*, *15*, 220–229.

Bournes, D. A. (2002). Research evaluating human becoming in practice. *Nursing Science Quarterly*, *15*, 190–195.

Bournes, D. A. (2006). Human becoming-guided practice. *Nursing Science Quarterly*, *19*, 329–330.

Bournes, D. A. (2007). Rosemarie Rizzo Parse over the years. *Nursing Science Quarterly*, *20*, 305.

Bournes, D. A., Bunkers, S. S., & Welch, A. J. (2004). Human becoming: Scope and challenges. *Nursing Science Quarterly*, *17*, 227–232.

Bournes, D. A., & Das Gupta, T. L. (1997). Professional practice leader: A transformational role that addresses human diversity. *Nursing Administration Quarterly*, *21*(4), 61–68.

Bournes, D. A., & Ferguson-Paré, M. (2005). Persevering through a difficult time during the SARS outbreak in Toronto. *Nursing Science Quarterly*, *18*, 324–333.

Bournes, D. A., & Ferguson-Paré, M. (2007). Human becoming and 80/20: An innovative professional development model for nurses. *Nursing Science Quarterly*, *20*, 237–253.

Bournes, D. A., & Flint, F. (2003). Mis-takes: Mistakes in the nurse-person process. *Nursing Science Quarterly*, *16*, 127–130.

Bournes, D. A., & Linscott, J. (1998). Patient-focused care: A process of discovery. *Theoria,*.(4), 3–5.

Bournes, D. A., & Mitchell, G. J. (2002). Waiting: The experience of persons in a critical care waiting room. *Research in Nursing & Health*, *25*, 58–67.

Bournes, D. A., & Naef, R. (2006). Human becoming practice around the globe: Exploring the art of living true presence. *Nursing Science Quarterly*, *19*, 109–115.

Bunkers, S. S. (1998). A nursing theory–guided model of health ministry: Human becoming in parish nursing. *Nursing Science Quarterly*, *11*(1), 7–8.

Bunkers, S. S. (1998). Considering tomorrow: Parse's theory-guided research. *Nursing Science Quarterly*, *11*(2), 56–63.

Bunkers, S. S. (1999). Emerging discoveries and possibilities in nursing. *Nursing Science Quarterly*, *12*(1), 26–29.

Bunkers, S. S. (1999). The teaching-learning process and the theory of human becoming. *Nursing Science Quarterly*, *12*(3), 227–232.

Bunkers, S. S. (2002). Lifelong learning: A human becoming perspective. *Nursing Science Quarterly*, *15*, 294–300.

Bunkers, S. S. (2003). Understanding the stranger. *Nursing Science Quarterly*, *16*, 305–309.

Bunkers, S. S. (2004). The lived experience of feeling cared for: A human becoming perspective. *Nursing Science Quarterly*, *17*, 63–71.

Bunkers, S. S. (2006). Reflections of the prairie as a creative teaching-learning process. *Nursing Science Quarterly*, *19*, 25–29.

Bunkers, S. S. (2007). The experience of feeling unsure for women at end of life. *Nursing Science Quarterly*, *20*, 56–63.

Bunkers, S. S., Michaels, C., & Ethridge, P. (1997). Advanced practice nursing in community: Nursing's opportunity. *Advanced Practice Nursing Quarterly*, *2*(4), 79–84.

Butler, M. J. (1988). Family transformation: Parse's theory in practice. *Nursing Science Quarterly*, *1*(2), 68–74.

Butler, M. J., & Snodgrass, F. G. (1991). Beyond

abuse: Parse's theory in practice. *Nursing Science Quarterly*, *4*(2), 76–82.

Carson, M. G., & Mitchell, G. J. (1998). The experience of living with persistent pain. *Journal of Advanced Nursing*, *28*(6), 1242–1248.

Chan, E. A. (2005). The influence of the human becoming theory on teaching-learning stories in Hangzhou, China. *Nursing Science Quarterly*, *18*, 306–312.

Cody, W. K. (1991). Grieving a personal loss. *Nursing Science Quarterly*, *4*, 61–68.

Cody, W. K. (1991). Multidimensionality: Its meaning and significance. *Nursing Science Quarterly*, *4*, 140–141.

Cody, W. K. (1993). Norms and nursing science: A question of values. *Nursing Science Quarterly*, *6*(3), 110–112.

Cody, W. K. (1994). Meaning and mystery in nursing science and art. *Nursing Science Quarterly*, *7*(2), 48–51.

Cody, W. K. (1994). Nursing theory–guided practice: What it is and what it is not. *Nursing Science Quarterly*, *7*(4), 144–145.

Cody, W. K. (1994). Radical health care reform: The person as case manager. *Nursing Science Quarterly*, *7*(4), 180–182.

Cody, W. K. (1995). All those paradigms: Many in the universe, two in nursing. *Nursing Science Quarterly*, *8*(4), 144–147.

Cody, W. K. (1995). The meaning of grieving for families living with AIDS. *Nursing Science Quarterly*, *8*(3), 104–114.

Cody, W. K. (1996). Drowning in eclecticism. *Nursing Science Quarterly*, *9*, 86–88.

Cody, W. K. (1996). Occult reductionism in the discourse of theory development. *Nursing Science Quarterly*, *9*(4), 140–142.

Cody, W. K. (1997). The many faces of change: Discomfort with the new. *Nursing Science Quarterly*, *10*(2), 65–67.

Cody, W. K. (1998). Critical theory and nursing science: Freedom in theory and practice. *Nursing Science Quarterly*, *11*(2), 44–46.

Cody, W. K. (1999). Affirming reflection. *Nursing Science Quarterly*, *12*(1), 4–6.

Cody, W. K. (1999). Middle-range theories: Do they foster the development of nursing science? *Nursing Science Quarterly*, *12*(1), 9–14.

Cody, W. K. (2000). Paradigm shift or paradigm drift? A meditation on commitment and transcendence. *Nursing Science Quarterly*, *13*(2), 93–102.

Cody, W. K. (2000). The challenge of unitary conceptualizations: An exemplar. *Nursing Science Quarterly*, *13*(1), 4.

Cody, W. K. (2003). Diversity and becoming: Implications of human existence as coexistence. *Nursing Science Quarterly*, *16*, 195–200.

Cody, W. K., & Mitchell, G. J. (1992). Parse's theory as a model for practice: The cutting edge. *Advances in Nursing Science*, *15*(2), 52–65.

Costello-Nickitas, D. M. (1994). Choosing life goals: A phenomenological study. *Nursing Science Quarterly*, *7*(2), 87–92.

Daly, J., & Jackson, D. (1999). On the use of nursing theory in nursing education, nursing practice, and nursing research in Australia. *Nursing Science Quarterly*, *12*(4), 342–345.

Daly, J., Mitchell, G. J., & Jonas-Simpson, C. M. (1996). Quality of life and the human becoming theory: Exploring discipline-specific contributions. *Nursing Science Quarterly*, *9*(4), 170–174.

Doucet, T., & Bournes, D. A. (2007). Review of research related to Parse's theory of human becoming. *Nursing Science Quarterly*, *20*, 16–32.

Fawcett, J. (2001). The nurse theorists: 21st-century updates—Rosemarie Rizzo Parse. *Nursing Science Quarterly*, *14*, 126–131.

Fisher, M. A., & Mitchell, G. J. (1998). Patients' views of quality of life: Transforming the knowledge base of nursing. *Clinical Nurse Specialist*, *12*(3), 99–105.

Florczak, K. L. (2006). The lived experience of sacrificing something important. *Nursing Science Quarterly*, *19*, 133–141.

Hamalis, P. (1999). Reaching out. *Nursing Science Quarterly*, *12*(4), 346.

Hansen-Ketchum, P. (2004). Parse's theory in practice. *Journal of Holistic Nursing*, *22*, 57–72.

Huch, M. H., & Bournes, D. A. (2003). Community dwellers' perspectives on the experience of feeling very tired. *Nursing Science Quarterly*, *16*, 334–339.

Huchings, D. (2002). Parallels in practice: Palliative nursing practice and Parse's theory of human becoming. *American Journal of Hospice and Palliative Care*, *19*, 408–414.

International Consortium of Parse Scholars. (1999). A nursing position on global healthcare: Our commitment to humankind. *Nursing Science Quarterly*, *12*(4), 347.

Jacono, B. J., & Jacono, J. J. (1996). The benefits of Newman and Parse in helping nurse teachers determine methods to enhance student creativity. *Nursing Education Today*, *16*, 356–362.

Janes, N. M., & Wells, D. L. (1997). Elderly patients' experiences with nurses guided by Parse's theory of human becoming. *Clinical Nursing Research*, *6*, 205–224.

Jonas, C. M. (1992). The meaning of being an elder in Nepal. *Nursing Science Quarterly*, *5*(4), 171–175.

Jonas-Simpson, C. M. (1996). The patient-focused care journey: Where patients and families guide the way. *Nursing Science Quarterly*, *9*(4), 145–146.

Jonas-Simpson, C. (1997). Living the art of the human becoming theory. *Nursing Science Quarterly*, *10*(4), 175–179.

Jonas-Simpson, C. M. (1997). The Parse research method through music. *Nursing Science Quarterly*, *10*(3), 112–114.

Jonas-Simpson, C. M. (2001). Feeling understood: A melody of human becoming. *Nursing Science Quarterly*, *14*, 222–230.

Jonas-Simpson, C. M. (2003). The experience of being listened to: A human becoming study with music. *Nursing Science Quarterly*, *16*, 232–238.

Jonas-Simpson, C. J. (2006). The possibility of changing meaning in light of space and place. *Nursing Science Quarterly*, *19*, 89–94.

Jonas-Simpson, C., & McMahon, E. (2005). The language of loss when a baby dies prior to birth: Cocreating human experience. *Nursing Science Quarterly*, *18*, 124–130.

Kagan, P. N. (2008). Feeling listened to: A lived experience of humanbecoming. *Nursing Science Quarterly*, *21*, 59–67.

Karnick, P. M. (2005). Human becoming theory with children. *Nursing Science Quarterly*, *18*, 221–226.

Karnick, P. M. (2007). Nursing practice: Imaging the possibles. *Nursing Science Quarterly*, *20*, 44–47.

Kelley, L. S. (1991). Struggling with going along when you do not believe. *Nursing Science Quarterly*, *4*(3), 123–129.

Kelley, L. S. (1995). Parse's theory in practice with a group in the community. *Nursing Science Quarterly*, *8*(3), 127–132.

Kelley, L. S. (1999). Evaluating change in quality of life from the perspective of the person: Advanced practice nursing and Parse's goal of nursing. *Holistic Nursing Practice*, *13*(4), 61–70.

Kruse, B. G. (1999). The lived experience of serenity: Using Parse's research method. *Nursing Science Quarterly*, *12*(2), 143–150.

Lee, O. J., & Pilkington, F. B. (1999). Practice with persons living their dying: A human becoming perspective. *Nursing Science Quarterly*, *12*(4), 324–328.

Legault, F., & Ferguson-Paré, M. (1999). Advancing nursing practice: An evaluation study of Parse's theory of human becoming. *Canadian Journal of Nursing Leadership*, *12*(1), 30–35.

Letcher, D. C., & Yancey, N. R. (2004). Witnessing change with aspiring nurses: A human becoming teaching-learning process in nursing education. *Nursing Science Quarterly*, *17*, 36–41.

Liehr, P. R. (1989). The core of true presence: A loving center. *Nursing Science Quarterly*, *2*(1), 7–8.

Markovic, M. (1997). From theory to perioperative practice with Parse. *Canadian Operating Room Nursing Journal*, *15*(1), 13–16.

Mattice, M. (1991). Parse's theory of nursing in practice: A manager's perspective. *Canadian Journal of Nursing Administration*, *4*(1), 11–13.

Mattice, M., & Mitchell, G. J. (1990). Caring for confused elders. *The Canadian Nurse*, *86*(11), 16–18.

Melnechenko, K. L. (2003). To make a difference: Nursing presence. *Nursing Forum*, *38*, 18–24.

Milton, C. L. (2000). Beneficence: Honoring the commitment. *Nursing Science Quarterly*, *13*(2), 111–115.

Milton, C. L. (2003). A graduate curriculum guided by human becoming: Journeying with the possible. *Nursing Science Quarterly*, *16*, 214–218.

Milton, C. L. (2003). The American Nurses Association Code of Ethics: A reflection on the ethics of respect and human dignity with nurse as expert. *Nursing Science Quarterly*, *16*, 301–304.

Milton, C. L., & Buseman, J. (2002). Co-creating anew in public health nursing. *Nursing Science Quarterly*, *15*, 113–116.

Mitchell, G. J. (1986). Utilizing Parse's theory of man-living-health in Mrs. M's neighborhood. *Perspectives*, *10*(4), 5–7.

Mitchell, G. J. (1988). Man-living-health: The theory in practice. *Nursing Science Quarterly*, *1*(3), 120–127.

Mitchell, G. J. (1990). Struggling in change: From the traditional approach to Parse's theory-based practice. *Nursing Science Quarterly*, *3*(4), 170–176.

Mitchell, G. J. (1990). The lived experience of taking life day-by-day in later life: Research guided by Parse's emergent method. *Nursing Science Quarterly*, *3*(1), 29–36.

Mitchell, G. J. (1991). Diagnosis: Clarifying or obscuring the nature of nursing. *Nursing Science Quarterly*, *4*(2), 52–53.

Mitchell, G. J. (1991). Human subjectivity: The co-creation of self. *Nursing Science Quarterly*, *4*(3), 144–145.

Mitchell, G. J. (1991). Nursing diagnosis: An ethical analysis. *Image: The Journal of Nursing Scholarship*, *23*(2), 99–103.

Mitchell, G. J. (1992). Parse's theory and the multi-disciplinary team: Clarifying scientific values. *Nursing Science Quarterly*, *5*(3), 104–106.

Mitchell, G. J. (1993). Living paradox in Parse's theory. *Nursing Science Quarterly*, *6*(1), 44–51.

Mitchell, G. J. (1993). The same-thing-yet-different phenomenon: A way of coming to know—Or not? *Nursing Science Quarterly*, *6*(2), 61–62.

Mitchell, G. J. (1993). Time and a waning moon: Seniors describe the meaning to later life. *The Canadian Journal of Nursing Research*, *25*(1), 51–66.

Mitchell, G. J. (1994). Discipline-specific inquiry: The hermeneutics of theory-guided nursing research. *Nursing Outlook*, *42*(5), 224–228.

Mitchell, G. J. (1994). The meaning of being a senior: A phenomenological study and interpretation with Parse's theory of nursing. *Nursing Science Quarterly*, *7*, 70–79.

Mitchell, G. J. (1996). Clarifying contributions of qualitative research findings. *Nursing Science Quarterly*, *9*(4), 143–144.

Mitchell, G. J. (1996). Pretending: A way to get through the day. *Nursing Science Quarterly,*.(2), 92–93.

Mitchell, G. J. (1997). Retrospective and prospective of practice applications: Views in the fog. *Nursing Science Quarterly*, *10*(1), 8–9.

Mitchell, G. J. (1997). Theory and practice in long term care: The acorn doesn't fall far from the tree. *Long Term Care*, *7*(4), 31–34.

Mitchell, G. J. (1998). Living with diabetes: How understanding expands theory for professional practice. *Canadian Journal of Diabetes Care*, *22*(1), 30–37.

Mitchell, G. J. (1998). Standards of nursing and the winds of change. *Nursing Science Quarterly*, *11*(3), 97–98.

Mitchell, G. J. (2003). Abstractions and particulars: Learning theory for practice. *Nursing Science Quarterly*, *16*, 310–314.

Mitchell, G. J. (2004). An emerging framework for human becoming criticism. *Nursing Science Quarterly*, *17*, 103–109.

Mitchell, G. J. (2006). Human becoming criticism—a critique of Florczak's study on the lived experience of sacrificing something important. *Nursing Science Quarterly*, *19*, 142–146.

Mitchell, G. J., Bernardo, A., & Bournes, D. (1997). Nursing guided by Parse's theory: Patient views at Sunnybrook. *Nursing Science Quarterly*, *10*(1), 55–56.

Mitchell, G. J., Bournes, D. A., & Hollett, J. (2006). Human becoming-guided patient centered care: New perspectives transform nursing practice. *Nursing Science Quarterly*, *19*, 218–224.

Mitchell, G. J., & Bunkers, S. S. (2003). Engaging the abyss: A mis-take of opportunity? *Nursing Science Quarterly*, *16*, 121–125.

Mitchell, G. J., & Cody, W. K. (1993). The role of theory in qualitative research. *Nursing Science Quarterly*, *6*(4), 170–178.

Mitchell, G. J., & Cody, W. K. (1999). Human becoming theory: A complement to medical science. *Nursing Science Quarterly*, *12*(4), 304–310.

Mitchell, G. J., & Cody, W. K. (1992). Nursing knowledge and human science: Ontological and epistemological considerations. *Nursing Science Quarterly*, *5*(2), 54–61.

Mitchell, G. J., & Cody, W. K. (2002). Ambiguous opportunity: Toiling for truth of nursing art and science. *Nursing Science Quarterly*, *15*, 71–79.

Mitchell, G. J., & Copplestone, C. (1990). Applying Parse's theory to perioperative nursing: A nontraditional approach. *AORN Journal*, *51*(3), 787–798.

Mitchell, G. J., & Halifax, N. D. (2005). Feeling respected–not respected: The embedded artist in Parse method research. *Nursing Science Quarterly, 18*(2), 105–112.

Mitchell, G. J., & Heidt, P. (1994). The lived experience of wanting to help another. *Nursing Science Quarterly*, *7*(3), 119–127.

Mitchell, G. J., Jonas-Simpson, C., & Ivonoffski, V. (2006). Research-based theatre: The making of*I'm Still Here! Nursing Science Quarterly*, *19*, 198–206.

Mitchell, G. J., & Lawton, C. (2000). Living with the consequences of personal choices for persons with diabetes: Implications for educators and practitioners. *Canadian Journal of Diabetes Care*, *24*(2), 23–31.

Mitchell, G. J., & Pilkington, F. B. (1990). Theoretical approaches in nursing practice: A comparison of Roy and Parse. *Nursing Science Quarterly*, *3*(2), 81–87.

Mitchell, G. J., & Pilkington, F. B. (1999). A dialogue on the comparability of research paradigms—And other theoretical things. *Nursing Science Quarterly*, *12*(4), 283–289.

Mitchell, G. J., & Pilkington, F. B. (2000). Comfort-discomfort with ambiguity: Flight and freedom in nursing practice. *Nursing Science Quarterly*, *13*(1), 31–36.

Mitchell, G. J., & Santopinto, M. D. A. (1988). An alternative to nursing diagnosis. *The Canadian Nurse*, *84*(10), 25–28.

Mitchell, G. J., & Santopinto, M. D. A. (1988). The expanded role nurse: A dissenting viewpoint. *Canadian Journal of Nursing Administration*, *4*(1), 8–14.

Mitchell, M. G. (2002). Patient-focused care on a complex continuing care dialysis unit: Rose's story. *CAANT Journal—Canadian Association of Nephrology Nurses & Technicians*, *12*, 48–49.

Nokes, K. M., & Carver, K. (1991). The meaning of living with AIDS: A study using Parse's theory of man-living-health. *Nursing Science Quarterly*, *4*(4), 175–179.

Norris, J. R. (2002). One-to-one teleapprenticeship as a means for nurses teaching and learning Parse's theory of human becoming. *Nursing Science Quarterly*, *15*, 143–149.

Northrup, D. T. (2002). Time passing: A Parse research method study. *Nursing Science Quarterly*, *15*, 318–326.

Northrup, D. T., & Cody, W. K. (1998). Evaluation of the human becoming theory in practice in an acute care psychiatric setting. *Nursing Science Quarterly*, *11*(1), 23–30.

Ortiz, M. R. (2003). Lingering presence: A study using the human becoming hermeneutic method. *Nursing Science Quarterly*, *16*, 146–154.

Paille, M., & Pilkington, F. B. (2002). The global context of nursing: A human becoming perspective. *Nursing Science Quarterly*, *15*, 165–170.

Pilkington, F. B. (1993). The lived experience of grieving the loss of an important other. *Nursing Science Quarterly*, *6*(3), 130–139.

Pilkington, F. B. (1999). An ethical framework for nursing practice: Parse's human becoming theory. *Nursing Science Quarterly*, *12*(1), 21–25.

Pilkington, F. B. (1999). A qualitative study of life after stroke. *Journal of Neuroscience Nursing*, *31*(6), 336–347.

Pilkington, F. B. (2000). A unitary view of persistence-change. *Nursing Science Quarterly*, *13*(1), 5–11.

Pilkington, F. B. (2004). Exploring ethical implications for acting faithfully in professional relationships. *Nursing Science Quarterly*, *17*, 27–32.

Pilkington, F. B. (2005). Grieving a loss: The experience for elders residing in an institution. *Nursing Science Quarterly*, *18*, 233–242.

Pilkington, F. B. (2005). Myth and symbol in nursing theories. *Nursing Science Quarterly*, *18*, 198–203.

Pilkington, F. B. (2005). The concept of intentionality in human science nursing theories. *Nursing Science*

Quarterly, *18*, 98–104.

Pilkington, F. B. (2006). Developing nursing knowledge on grieving: A human becoming perspective. *Nursing Science Quarterly*, *19*, 299–303.

Pilkington, F. B. (2006). On joy-sorrow: A paradoxical pattern of human becoming. *Nursing Science Quarterly*, *19*, 290–291.

Pilkington, F. B., Frederickson, K., & Velsasco-Whetsell, M. (2006). The glass menagerie as heuristic for explicating nursing theory. *Nursing Science Quarterly*, *19*, 190–196.

Pilkington, F. B., & Mitchell, G. J. (2004). Quality of life for women living with a gynecological cancer. *Nursing Science Quarterly*, *17*, 147–155.

Profile: Rosemarie Rizzo Parse. (1991). *The Japanese Journal of Nursing, 55*(8), 744.

Quiquero, A., Knights, D., & Meo, C. O. (1991). Theory as a guide to practice: Staff nurses choose Parse's theory. *Canadian Journal of Nursing Administration*, *4*(1), 14–16.

Ramey, S. L. & Bunkers, S. S. (2006). Teaching the abyss: Living the art-science of nursing. *Nursing Science Quarterly*, *19*, 311–315.

Rasmusson, D. L., Jonas, C. M., & Mitchell, G. J. (1991). The eye of the beholder: Applying Parse's theory with homeless individuals. *Clinical Nurse Specialist Journal*, *5*(3), 139–143.

Rendon, D. C., Sales, R., Leal, I., & Pique, J. (1995). The lived experience of aging in community-dwelling elders in Valencia, Spain: A phenomenological study. *Nursing Science Quarterly*, *8*(4), 152–157.

Ross, J. R. L. (1997). A paradigm shift: What a difference a day makes. *Perspectives*, *21*(4), 2–6.

Saltmarche, A., Kolodny, V., & Mitchell, G. J. (1998). An educational approach for patient-focused care: Shifting attitudes and practice. *Journal of Nursing Staff Development*, *14*(2), 81–86.

Santopinto, M. D. A. (1989). The relentless drive to be ever thinner: A study using the phenomenological method. *Nursing Science Quarterly*, *2*(1), 29–36.

Smith, M. C. (1990). Struggling through a difficult time for unemployed persons. *Nursing Science Quarterly* *3*(1), 18–28.

Smith, M. K. (2002). Human becoming and women living with violence: The art of practice. *Nursing Science Quarterly*, *15*, 302–307.

Spenceley, S. M. (1995). The CNS in multidisciplinary pulmonary rehabilitation: A nursing science perspective. *Clinical Nurse Specialist*, *9*, 192–198.

Stanley, G. D., & Meghani, S. H. (2001). Reflections on using Parse's theory of human becoming in a palliative care setting in Pakistan. *Canadian Nurse*, *97*, 23–25.

Thornburg, P. (2002). "Waiting" as experienced by women hospitalized during the antepartum period. American Journal of Maternal Child Nursing, 27, 245–248.

Walker, C. A. (1996). Coalescing the theories of two nurse visionaries: Parse and Watson. *Journal of Advanced Nursing*, *24*, 988–996.

Wang, C. E. (2000). Developing a concept of hope from a human science perspective. *Nursing Science Quarterly*, *13*, 248–251.

Wang, C. H. (1997). Quality of life and health for persons living with leprosy. *Nursing Science Quarterly*, *10*(3), 144–145.

Welch, A. J. (2007). The phenomenon of taking life day-by-day: Using Parse's research method. *Nursing Science Quarterly*, *20*, 265–272.

Williamson, G. J. (2000). The test of a nursing theory: A personal view. *Nursing Science Quarterly*, *13*(2), 124–128.

Wimpenny, P. (1993). The paradox of Parse's theory. *Senior Nurse*, *13*(5), 10–13.

Wondolowski, C., & Davis, D. K. (1988). The lived experience of aging in the oldest old: A phenomenological study. *The American Journal of Psychoanalysis*, *48*, 261–270.

Wondolowski, C., & Davis, D. K. (1991). The lived experience of health in the oldest old: A phenomenological study. *Nursing Science Quarterly*, *4*(3), 113–118.

Woude, D. V. (1998). Nursing theory-based regulatory decisioning model in South Dakota. *Issues*, *19*(3), 14.

Woude, D. V., Damgaard, G., Hegge, M. J., Soholt, D., & Bunkers, S. S. (2003). The unfolding: Scenario planning in nursing. *Nursing Science Quarterly*, *16*, 27–35.

Woude, D. V., & Letcher, D. C. (2005). Becoming a

living-learning organization. *Nursing Science Quarterly*, *18*, 24–30.

Yancey, N. R. (2005). The experience of the novice nurse: A human becoming perspective. *Nursing Science Quarterly*, *18*, 215–220.

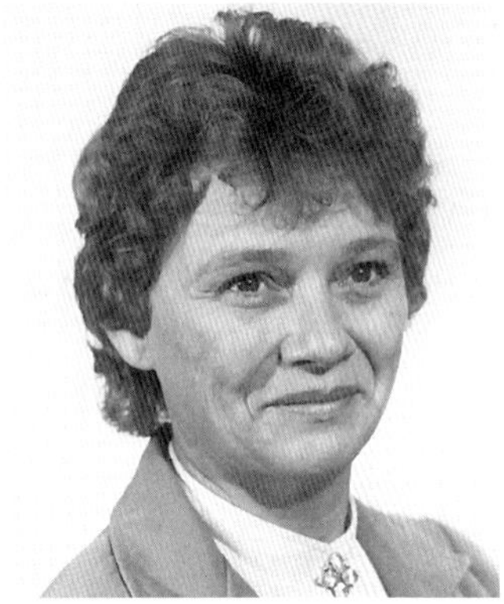

헬렌 에릭슨

Helen C. Erickson

1937-현재

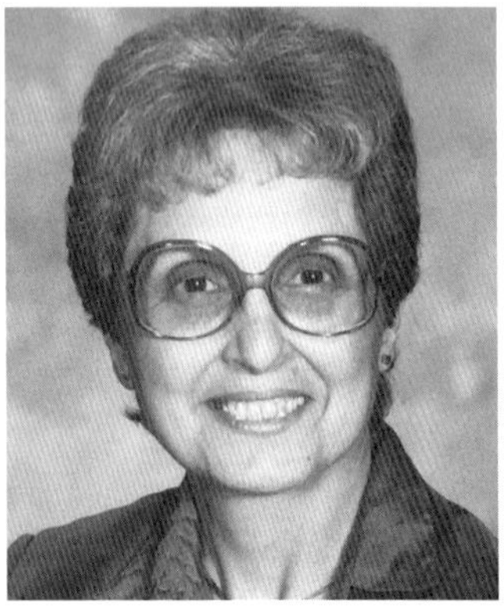

에블린 톰린

Evelyn M. Tomlin

1929-현재

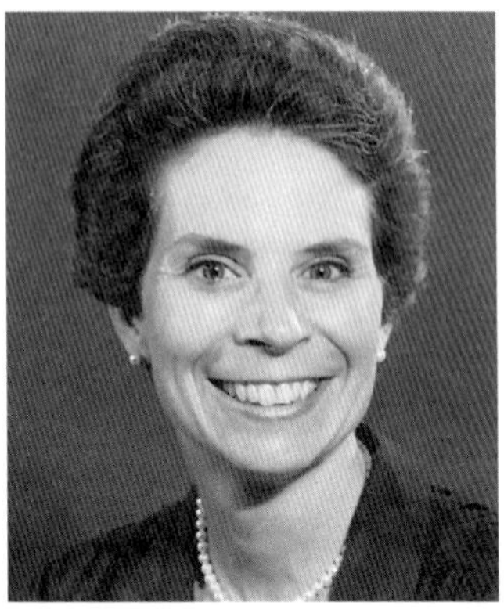

메리 스웨인

Marry Ann P. Swain

1941-현재

25장

모델링과 역할 모델링

Modeling and Role-Modeling

Margaret E. Erickson

"사람을 being과 becoming의 과정으로 바라보는 조건없이 수용하는 것이야 말로 모델링과 역할 모델링 파라다임의 기본이다. 이것은 전인적 성장을 촉진시키는 전제조건이다.... 인간이란 위엄의 욕구가 내재되어 있으며 타인으로부터 존경받으며 또한 연결된다는 존재라는 것을 조건없이 수용하는 것은 조건없는 사랑에 바탕을 둔다" (Erickson, 2006, p. 343).

이론가 소개

헬렌 에릭슨

에릭슨은 1957년 미시간 주 Saginaw의 Saginaw 종합병원에서 간호학교를 졸업한 후 미시간 대학교에서 1974년 학사학위, 1976년 내 · 외과 간호학으로 석사학위를, 1984년 교육심리학 박사 학위를 받았다.

이전 저자들:Margaret E. Erickson, Jane A. Caldwell-Gwin, Lisa A. Carr, Brenda Kay Harmon, Karen Hartman, Connie Rae Jalsberg, Judy McCormick과 Kathryn W. Noone.

저자들은 Helen C. Erickson, Evelyn M. Tomlin과 Mary Ann P. Swain에게 이장의 초판에 대한 비평에 감사함을 표하고 있다.

에릭슨의 전문직 경험은 텍사스 주 Midland 소재 Midland 지역병원의 응급실에서 수간호사로 2년간 근무하면서부터 시작되었다. 그 후 미시간 주 Mount Pleasant에 소재하고 있는 정신박약과 장애인을 위한 미시간 주 요양시설에서 야간 감독으로 일하였다. 에릭슨은 남편과 푸에르토리코로 이주하여 1960년에서 1964년까지 San German의 미국분교 대학에 있는 건강 서비스 과장을 역임하였다. 미국으로 돌아온 뒤에는 미시간 주 Ann Arbor 소재 St. Joseph 병원과 대학병원에서 임상 간호사로 근무하였다. 후에 에릭슨은 미시간 대학교의 아동 전문간호사Pediatric Nurse Practitioner 프로그램에서 정신 간호사 상담가로 근무하였고, 미시간 대학병원의 성인 간호 부서에 근무하였다.

에릭슨의 교육 경력은 미시간 대학교 간호대학에서 학사과정 프로그램의 조교로 시작하여, 후에 그 곳에서 학부과정의 학과장과 학장으로 근무하였다. 1978년에서 1986년까지 미시간 대학교 간호대학의 조교수로 재직하였고, 1986년에 미시간을 떠나 South Carolina 대학교 간호대학으로 옮겼다. 초기에 부교수와 학과 프로그램의 부학장을 역임한 뒤에 학사행정의 부학장을 역임하였다. 1988년에는 텍사스 주 Austin으로 옮겨서 텍사스 대학교에서 교수와 성인건강교실의 주임을 역임하였다. 또한 대학원 프로그램에서 학장의 특별보좌관으로 일하였다. 1997년 이래 Austin소재 텍사스 대학교의 명예교수로 재직 중이다. 에릭슨은 1976년부터 독자적인 간호실무를 계속 유지하고 있다.

에릭슨은 미국 간호사 협회, 미국 간호사 재단, Charter 클럽, 미국 전인 간호사 협회, 텍사스 간호사 협회, 시그마 테타 타우, 건강발전 연구소의 회원이다. 또한 1986년부터 1990년까지 모델링과 역할 모델링 발전학회의 회장을 역임하였다. 에릭슨은 1986년 제 1회 국내 모델링과 역할 모델링 심포지움의 의장이었고, 1988년, 1990년, 1992년, 1994년, 1996년, 1998년, 2000년, 2002년과 2004년, 각각 제 2, 3, 4, 5, 6, 7, 8, 9회 국내 컨퍼런스의 기획 위원회로 일하였다.

에릭슨은 *Who's Who Among University Students*에 등재되어 있고, Phi Kappa Phi의 회원이다. 1980년 시그마 테타 타우 Rho chapter로부터 간호계 우수상Award of Excellence in Nursing을 수여하였으며, 1982년에는 Amoco 재단으로부터 교육우수상Good Teaching Award을 받았고, 1982년에는 미시간 대학교의 honor society for women in leadership(ADARA)에 가입되었다. 1990년에는 텍사스 주 Austin 소재의 텍사스 대학교 간호대학에서 교수교육상Faculty Teaching Award을 받았다. 1993년에는 국제 시그마 테타 타우 간호학회로부터 설립자상founders award을 받았고, Epsilon Theta Chapter로부터 우수 교육상Excellence in Education Award을 수여하였다. 1995년에는 Austin의 텍사스 대학교 간호대학으로부터 대학원 교수교육상Graduate Faculty Teaching Award을 받았고 1996년에는 미국 간호학회의 정회원으로 가입되었다. 1997년에는 Austin의 텍사스 대학교에 에릭슨의 명예를 기리는 전인 건강 간호의 The Helen Erikson Endowed Lectureship이 만들어졌다. 2001년에는 캘리포니아의 Humboldt State 대학교로부터 탁월한 교수 인용Distinguished Faculty citation을 받았다.

에릭슨은 모델링과 역할 모델링에 대한 연구를 지속하여 국내와 국제적으로 모두 수 많은 세미나와 컨퍼런스에 참석하여 논문을 발표하고 있다. 에릭슨은 Brigham에 있는 미시간 대학교 메디컬 센터의 외과분야, Boston의 여성병원과 피츠버어그 대학 병원에서 임상 실무의 이론 적용에 대한 상담가로 일하고 있다. 또한 에릭슨의 이론을 교육과정과 실무에 적용하고 있는 여러 간호대학과 병원의 간호 인력들을 위한 상담을 하고 있다. 개념적 기초로 모델링과 역할 모델링을 처음으로 이용한 곳은 캘리포니아 주 Arcata에 소재한 Humbolt 대학교 간호대학이었다. 미네소타 주 St Paul에 있는 Metropolitan State 대학교도 RN과, 학사과정, 석사과정에 모델링과 역할 모델링 이론을 적용하고 있고, 미네소타 주 St. Paul의 St. Catherine 대학과 Lamar 대학의 간호학과에서도 준학사associate degree과정에 적용하고 있다(H. Erickson, personal correspondence, July, 1992).

에릭슨은 여러 국내, 국제 학회의 초청 연사로 활동 중이며, 에릭슨 재단의 후원으로 에릭슨이론을 최면에 적용한 여러 학회를 포함하여 수많은 워크샵, 그리고 국립연구소 후원에 의해 행동과학의 임상 적용을 위한 여러 학회에도 참여하고 있다. 또한 미국 전인간호사 협회의 후원으로 적극적인 활동을 하고 있으며, 치유자로서의 간호사라는 책에도 포함되어 있는 교육과정 인증을 위한 교육내용 전문가로 일하였다(H. Erickson, personal correspondence, July 1992). 텍사스 대학교를 은퇴한 후에도 전인 간호 증진을 포함한 적극적인 활동을 계속하고 있다. 2002년에서 2012년 미국전인 간호사 협회 이사회 활동을 통해 상담과 교육 프로그램을 제공하고, 모델링과 역할 모델링 발전학회에도 활발하게 참여하고 있다(H. Erickson, personal correspondence, June 10, 2000).

에블린 톰린

톰린은 캘리포니아 남부에서 간호교육을 시작하였다. 톰린은 Pasadena대학과 Los Angeles County 종합병원 간호학교를 다녔고, Southern California 대학에서 간호학 학사를 받았으며, 1976년 미시간 대학교에서 정신간호학 석사를 받았다.

톰린의 전문직 경험은 다양하였다. Los Angeles County 종합병원 간호학교에서 외과간호, 모성간호, 미숙아 및 영아간호의 임상강사로 시작하였다. 이후 아프가니스탄의 카블에서 해외 미국인과 유럽인지역에 거주하면서 양호교사와 실무 가족간호를 맡았고, 간호 조산사로 46건 이상의 가정 분만에도 참여하였다. 미국 대사관 병원에 의료서비스가 설립된 이후에는 빈민구호 간호사relief staff nurse로서의 역할도 하였다. 미국으로 돌아온 후에는 미시간 주 Ann Arbor의 방문간호사 협회Visiting Nurses Association, VNA에 취업하여 실습 나온 학생간호사를 위한 조정자와 임상 강사 역할을 수행하였다. 그리고 Ann Arbor의 St. Joseph Mercy 병원에서 5년 동안 관상질환자 병동의 간호사로 근무하였고, 호흡기계 중환자실 간호사와 응급실 수간호사로 일하였다. 이후 8년 동안 미시간 대학교 간호대학 학부과정의 조교수로서 기본 간호학을 가르치면서, 아동 전문간호사 프로그램의 건강 상담자 역할도 하였다.

톰린은 미국에서 미국 중환자실 간호사 협회가 인정한 첫 16명 간호사 중 한 사람으로, 미시간 주에 처음 사무실을 연 독자적인 간호실무가로서 1993년까지 독자적인 실무를 계속하였다.

톰린은 시그마 테타 타우 Rho Chapter, 캘리포니아 장학 연맹, 학문을 사랑하는 모임Philomathian society의 회원이었다. 톰린은 임상적용에 초점을 두어 모델링과 역할 모델링의 이론과 관점에 기초한 다양한 간호학 주제를 통합한 프로그램을 발표해왔다.

1985년 일리노이 주, Big Rock으로 이주한 후에는 그 곳에서 작은 공동체와 간호 모임을 가르치는데 열중하면서 Fox Valley에 있는 여성과 아동을 위한 공동체 쉼터에서 일하였다. 그 후에 일리노이 주, Geneva로 이주하여 현재까지 남편과 함께 살고 있다. 톰린은 간호실무에 이론적 기틀을 통합하는데 도움이 되도록 평간호사를 대상으로 연구하였다. 톰린은 이론과 패러다임의 요소들은 여러 실무현장에 쉽게 도입될 수 있어야 하고 간호사의 실무에 매우 가치 있고 유용해야 한다고 믿었다(E. Tomlin, telephone interview, 1992). 톰린은 모델링과 역할 모델링 발전을 위한 학회 뉴스레터의 첫 편집인이었다(E. Tomlin, curriculum citae, 1992).

톰린은 자신은 직업으로서의 간호에서는 은퇴한 기독교인이지만, 간호실무로부터 은퇴하지는 않았다고 밝혔다. 톰린은 치유기도 실무에 계속 관심을 쏟으면서, 항상 모델링과 역할 모델링 이론 그리고 유대교와 기독교 원리의 접합점에 관심을 갖는다고 말하고 있다. 일리노이 주, Aurora의 Waysides Cross Ministries에 자원봉사로 일하면서, 그곳에서 대부분 편모인 집 없는 여성을 가르치고 상담하고 있다. 톰린은 은퇴 후 몇 년이 지났지만, 일리노이주 Aurora에서 자원봉사자로서 편모들을 계속 도와주고 있다.

메리 스웨인

스웨인의 교육 배경은 심리학이다. 스웨인은 인디아나 주 Green castle에 있는 DePauw

대학으로부터 심리학 학사를 받았고, 석사와 박사학위는 미시간 대학교에서심리학으로 취득하였다.

스웨인은 DePauw 대학에서 조교로 심리학, 연구방법과 통계를 가르쳤고, 후에는 미시간 대학교에서 심리학과 간호연구의 강사와 교수로서 재직하였다. 1975년에는 간호학 박사 프로그램의 학과장으로 1년간 일하였다. 1977년부터 1982년까지 Nursing Research의 의장이었으며, 1983년에는 미시간 대학교 학사행정의 부총장Associate Vice President이 되었다(M. Swain, curriculum vitae, February 1988).

스웨인은 미국 심리학협회 회원이며, 미시간 간호사 협회 준회원이다. 스웨인은 심리학, 연구 및 간호연구 방법의 교과목을 개발하였고 당뇨병 환자의 건강증진과 고혈압 환자의 이행에 영향을 미치는 요인을 포함한 다양한 프로젝트에서 간호 연구자들과 협동하고 있다. 스웨인은 에릭슨을 도와 자원을 동원하고 스트레스에 적응하는 개인의 잠재력을 사정하는 모델을 출판하였는데 이것은 모델링과 역할 모델링 이론에 의미 있는 일이었다.

스웨인은 1981년 DePauw 대학에 있는 동안 Alpha Lambda Delata, Psi Chi, Mortar Board와 Phi beta award를 수여하였으며, 1983년에는 시그마 테타 타우 Rho Chapter에 공헌한 것이 인정되어 시그마 테타 타우의 명예회원이 되었다. 1993년에 남편과 함께 뉴욕 주 Appalachia로 이주하면서 거의 20년동안 Binghamton대학의 교무처장과 부총장직을 수행하였고, Decker 간호대학 박사과정 주임과 학생처장을 맡고 있다. 연구주제는 생애주기에 걸친 건강발달로서 생애 스트레스 요인과 건강한 발달과 질병 간 상호관련성에 초점을 두고 있다.

이론의 배경

모델링과 역할 모델링의 이론은 환원적 과정을 이용하여 개발되었다. 원래의 모델은 주로 저자의 임상적 경험과 인생 경험으로부터 귀납적으로 유도되었다. 그 후에 Maslow, Erickson, Piaget, Engel, Selye와 M. Erickson의 이론들을 통합하고 원래의 모델에 합성하여 간호학을 위한 전인적 이론과 관점을 세련되게 표현하였다. 에릭슨(1976)에 의하면 사람들은 심신 관계mind-body relation를 갖고 있고, 그들은 스트레스와 싸우는 능력을 예측하는 가시적인 잠재적 자원을 갖고 있다고 주장한다. 또한 에릭슨은 요구 상태와 발달과정, 요구의 만족과 애착 대상, 상실과 질병, 건강과 요구 만족 사이의 관계에 대해 설명하였다. 톰린과 스웨인은 에릭슨의 실무 모델을 입증하고 확인하였으며 이론의 확장을 도왔고, 현상, 개념 및 이론적 관계를 설명하였다.

마슬로우의 인간요구 이론을 사용한 저자들은 그들의 관찰내용을 명명하고 설명하였다 "모든 사람은 그들이 가능한 한 최고가 되기를 원한다; 충족되지 못한 기본적 요구는 전인적 성장을 방해하지만; 반면에 만족된 요구는 성장을 촉진시킨다"(Erickson, Tomlin, & Swain, 2002, p. 56; Erickson, M., 1996a, 1996b, 2006; Jensen, 1995). 저자들은 모델을 좀 더 통합하여 설명하였는데, 충족되지 못한 기본 요구는 요구결핍을 만들고, 이는 신체적, 정신적 스트레스나 질병을 초래하거나 악화시킬 수 있다고 하였다. 동시에, 요구의 만족은 사람들이 스트레스와 싸우기 위해 필요한 자원을 제공하는 자산을 만들며, 건강, 성장과 발달을 증진시킨다.

피아제의 인지발달이론은 사고의 발달을 이해하는 기틀이 되었다. 다른 한편으로는 전 생애에 걸친 에릭슨의 심리사회 발달 단계에 관한 이론을 통합하여 개인의 심리 사회적 진화를 이해하는 이론적 토대를 제공하였다. 각각의 8단계는 발달과업을 제시하고 있다. 개인이 각각의 과업을 해결하면서 얻게 되는 힘은 성격발달과 건강에 기여한다. 게다가 각 단계의 결과로서, 사람들은 자기 존중감을 발달시켜서 스스로를 미래 속으로 투사한다. "에릭슨 이론의 유용성은 사람의 문제를 미해결된 과제의 차원으로 보도록 하는 자유로움이다. 이러한 전망은 무엇인가 계속 발전하고 있다는 뜻을 내포하고 있으므로 개인의 희망적인 미래에 대한 기대를 제공한다"(Erickson et al, 2002, pp. 62-63).

원래의 모델에 대상 애착object attachment에 대한 Winnicott, Klein, Mahler와 Bowlby의 이론들을 통합시켜서 병합된 개체화Affiliated-individuation라는 개념을 발전시키고 설명하였다. 대상관계 이론object relation theory이 제시하는 내용이란 영아는 초기에 그들의 간호제공자와 긍정적인 접촉이 반복된 이후 애착을 형성한다는 것이다. 아기가 자라면서 좀 더 분리되고 혼자 활동하기 시작하면서 자율적 감각이 발달한다. 이 기간 동안 아기는 껴안고 있는 담요나 곰 인형과 같은 무생물 대상으로 애착을 전이시킨다. 아기는 이 중 자신이 좋아하는 야구장갑, 인형이나 애완동물에 애착을 보일 수 있으며, 나중에 성인이 되면 학벌, 전문적 역할이나 대인관계와 같은 좀 더 추상적인 것에 애착을 느낀다. 이와 같은 이들 개인에 대한 연구를 토대로 대상 애착과 요구 만족도 사이의 이론적 관계를 확인하였다. 이론가에 따르면, 대상이 개인의 기본 요구를 반복적으로 충족시킬 때, 대상에 대한 애착이나 연결성이 나타난다. 저자들은 이 같은 이론적 연관성과 연구결과들을 종합한 후 새로운 개념인, AI Affiliated-individuation를 확인하였다. 그들은 AI를 정의하기를 내재적 요구로서 중요한 타인과 연결된 것으로 동시에 그들로부터 분리되는 감각이다(Erickson, H., 2006, 2010; Erickson, Erickson, & Jensen, 2006; Erickson, Tomlin, & Swain, 1983; Erickson, M., 1996b). AI는 출생부터 죽음에 이르기까지 전 생애에 걸쳐 우연히 만나게 된다. AI와 대상애착은 연구를 통해서 요구 만족, 적응적 대처,

그리고 건강한 성장과 발달에 필수적임이 지지되고 있다.

더 나아가 저자들은 "대상 상실object loss은 기본 요구의 결핍을 가져온다"고 서술하고 있다(Erickson et al, 2002., p. 88). 상실은 실제적, 위협적, 또는 느낌일 수 있다; 그것은 발달과정의 정상적인 부분이거나 상황적일 수도 있다. 상실은 언제나 슬픔을 초래한다; 정상적으로 슬픔은 대략 1년이 지나면서 해결된다. 요구 충족을 위한 대상이 불충분하거나 부적절할 때 치명적 슬픔morbid grief이 발생된다. 치명적 슬픔은 개인이 최대의 잠재력을 갖고 성장하고 발달하는 능력을 방해한다(Erickson, Tomlin, & Swain, 2002; Erickson, M., 2006). 에릭슨, 톰린과 스웨인(1983)이 인용하였던 셀리에 이론과 엥겔 이론은 상실 및 상실에 대한 개인의 스트레스 반응에 관한 이론가의 신념에 부가적인 개념적 토대를 제공하였다. 셀리에의 이론은 스트레스에 대한 개인의 신체 생물학적 반응에 관련된 반면, 엥겔 이론은 스트레스 요인에 대한 심리사회적 반응을 제시한다.

주로 저자의 임상관찰과 인생경험을 통합하여 종합한 이 이론에서는 결과적으로, 적응적 잠재력 사정모델Adaptive Potential Assessment Model; APAM이 개발되었다. APAM은 개인이 스트레스 요인과 직면했을 때 적응과정보다 오히려 자원을 동원할 수 있는 개인의 능력에 초점을 맞추고 있다. 이 모델은 에릭슨(1976)이 처음 개발하였고, 나중에 에릭슨과 스웨인(1982)이 출판물을 통해 설명하였다.

에릭슨은 Milton H. Erickson이 임상 실무에 영향을 주었고, 이론 발달과정에도 영감과 방향을 제공하였다고 믿고 있다. 초기에 Milton H Erickwon은 에릭슨에게 "환자 세계 모델, 그것은 그들이 행함으로써 이해되며, 환자가 그려온 역할 모델은 그들을 위한 건강한 세계를 형성한다"고 주장하면서 모델링과 역할 모델링의 이론 구성을 설명하였다(H. Erickson, telephone interview, November 1984).

주요개념과 정의

모델링과 역할 모델링의 이론과 패러다임은 여러 개념들을 포함한다.

모델링 Modeling

모델링 활동은 간호사가 환자 세계의 이미지와 이해를 발전시키기 위해서 사용하는 과정이다-이미지와 이해는 환자의 틀 안에서 그리고 환자의 관점으로부터 발달하였다.

주요개념과 정의

모델링의 예술은 환자의 관점으로부터 상황의 이미지 거울을 개발하는 것이다. 모델링의 과학은 환자 모델에 관한 학문적 융합과 수집된 자료를 분석하는 것이다(Erickson, Tomlin, & Swain, 2002, p. 95).

모델링은 간호사가 환자를 수용하고 이해할 때 생긴다(Erickson, Tomlin, & Swain, 2002, p. 96).

역할 모델링 Role Modeling

역할모델링 예술은 간호사가 환자를 위해 유일한 중재를 계획하고 수행할 때 발생한다, 역할 모델링의 과학은 간호사가 간호실무를 위한 이론적 근거를 가지고 중재를 계획할 때 나타난다. 역할 모델링은 양육의 본질이다. 역할 모델링은 인간은 자신의 모델 속에서 자신의 속도로 성장과 발달을 서서히 촉진하고 있다는 인간의 무조건적인 수용을 요구하고 있다(Erickson, Tomlin, & Swain, 2002, p. 95).

역할 모델링 시작은 두 번째로 간호사가 간호과정의 분석 단계로부터 간호중재의 계획까지 가는 것이다(Erickson, Tomlin, & Swain, 2002, p. 95).

간호 Nursing

*간호*는 건강과 관련된 개인의 자기-간호 활동을 전인적으로 돕는 것이다. 이것은 상호적이고, 대인 관계적 과정인데, 그것은 대상자의 강점을 키워 자유롭게 해주고, 발달을 가능하게 하며, 개인의 상황과 환경에서 대처하기 위한 자원들을 전달해주는 경로가 된다. 목표는 지각된 최적의 건강과 만족 상태를 성취하는 것이다(Erickson, Tomlin, & Swain, 2002, p4 9).

양육 Nurturance

*양육*은 환자를 도와 전인 건강을 향해 나아가기 위한 목적을 갖고 인지적, 생리적, 정서적 과정들을 융합하고 통합한다. 양육이란 간호사가 환자 자신의 세계를 알고 이해하며, 환자의 관점으로부터 환자를 위하여 가치와 중요성을 인정하도록 추구하는 것을 의미한다(Erickson, Tomlin, & Swain, 2002, p. 48).

주요개념과 정의

무조건적 수용 Unconditional Acceptance

자신의 잠재력을 개발하도록 촉진되어야 한다면 조건 없이 유일하고, 가치 있고, 중요한 사람이라고 인정하는 것이 필수적이다. 간호사의 감정이입 사용은 간호사가 개인을 그대로 수용하고 존경한다는 것을 스스로 배우는데 도움이 된다. 수용은 이러한 적응적 균형을 위해 개인적 노력에 요구되는 자원의 동원을 용이하게 할 것이다(Erickson, Tomlin, & Swain, 2002, p. 49).

인간 Person

인간은 총체성, 인생의 성장과 발달을 갖고 있기 때문에, AI를 위한 요구를 갖고 있기 때문에 모두 같다. 그러나 그들은 타고난 재능, 적응과 자기-간호 지식을 갖고 있기 때문에 서로 다르다(Erickson, Tomlin, & Swain, 1983).

인간은 어떻게 유사한가 How People are Alike

총체성 Holism

인간은 여러 개의 상호적 하위 체계를 갖고 있는 총체적 인간이다. 모든 하위체계를 스며드는 것은 내재적 기초들이다. 이들은 유전적 구조와 영적 동기를 포함한다. 신체, 마음, 정서와 정신은 단위의 전체이고 그들은 함께 활동한다. 그들은 서로가 상호적으로 영향을 주고 조절한다. 여러 개의 하위체계가 지닌 상호작용과 내재적인 기초들은 총체성을 창조한다:총체성이란 전체는 부분의 합보다 크다는 것을 의미한다(Erickson, Tomlin, & Swain, 2002, pp. 44-45).

기본 요구 Basic Needs

모든 인간은 만족시킬 수 있는 기본 요구를 갖고 있는데, 그것은 개인의 기틀 내에만 있는 것이 아니다(Erickson, Tomlin, & Swain, 2002, p. 57).

기본 요구는 개인이 충족되었다고 느꼈을 때에만 충족된다(Erickson, Tomlin, & Swain, 2002, p. 57).

주요개념과 정의

생애 발달 Lifetime Development

생애 발달은 심리적 인지적 단계를 통해 다음과 같이 전개된다:

- 심리적 단계 :

  모든 단계는 발달과업이나 결정적 만남을 표현하는데, 그 결과로 전환점, 대안적인 기본 태도들 사이에서 결정의 순간을 초래한다(예를 들면, 신뢰vs.불신 또는 자율성vs.수치심과 의심). 성숙한 개인이 각 연령에 특정적인 위기나 과제를 협상하거나 해결할 때, 자신의 문화 속에서 성격과 건강한 인격에 기여하기 위해 견뎌내는 장점과 태도를 얻는다(Erickson, Tomlin, & Swain, 2002, p. 61).

- 인지적 단계 :

  무엇이 심리사회적 또는 정서적 발달 안에서 나타나는지 보다는 어떻게 사고가 발달하는지를 고려한다... 피아제는 인지적 학습이란 순차적 방식으로 발달하고 이 과정에서 여러 단계들을 확인하였다. 필수적인 4가지 단계에는 감각운동기, 전조작기, 구체적 조작기와 표면적 조작기가 있다(Erickson, Tomlin, & Swain, 2002, p. 63-64).

병합-개체화 Affiliated-Individuation

사람들은 병합된 개체화에 대한 본능적 요구를 갖고 있다. 그들은 지원 체계에서 의존할 수도 있고 동시에 이런 지원 체계로부터 독립성을 유지하기도 한다. 그들은 "나"와 "우리" 모두의 존재 상태에 대한 깊은 감각과 양쪽 모두에서 자유와 수용을 지각할 필요가 있다.(Erickson, Tomlin, & Swain, 2002, p. 47).

사람은 어떻게 다른가 How People are Different

내재된 재능 Inherent Endowment

사람들은 유전자 조합으로 태어나는데 어느 정도는 외모, 성장, 발달과 생활사건에 대한 반응을 예견할 것이다... 명확한 것은 유전적 구조와 타고난 특성들은 성장과 발달에 영향을 미친다. 그들은 개인이 어떻게 자신과 세계를 인지하는 지에 영향을 줄 것이다. 그들은 각자 자신의 방식에서 유일하므로 다른 사람들과 다른 자신만의 차별성을 만든다(Erickson, Tomlin, & Swain, 2002, pp. 74-75).

주요개념과 정의

적응 Adaptation

적응은 개인이 건강 지향적이고 성장 지향적인 방식으로 내·외적 스트레스 요인에 반응할 때 일어난다. 적응이란 내적, 외적인 대처 자원들을 움직이는 것을 포함한다. 적응이 나타날 때 위험에 처하게 될 하위체계는 없다(Erickson, Tomlin, & Swain, 2002).

자원을 움직이는 개인의 능력은 APAM(Adaptive Potential Assessment Model)으로 표현된다. APAM은 3가지의 다른 잠재적 대처 상태를 나타낸다: (1) 각성arousal, (2) 균형equilibrium(적응적이고 부적응적)과 (3) 허약impoverishment. 각 3단계는 자가-간호 자원을 동원하는 다른 잠재력을 나타낸다. "상태들 간의 움직임은 개인이 지속되는 스트레스 요인에 대처하는 능력과 새로운 스트레스 요인의 존재에 의해 영향을 받는다"(Erickson, Tomlin, & Swain, 2002, pp. 80-81),

간호사는 이 같은 모델을 이용하여 스트레스에 반응할 때 자가-간호 자원을 동원하는 개인의 잠재력 예측에 사용할 수 있다.

심신 관계 Mind-Body Relationships

우리는 모두 신체생리적, 심리사회적 존재로 우리의 잠재력을 개발하기를 원한다, 이것은 우리가 할 수 있는 최선이다.(Erickson, Tomlin, & Swain, 2002, p. 70).

자가 간호 Self-Care

자가 간호는 다음과 같이 지식, 자원과 활동의 사용을 포함한다 :

- 자가 간호 지식
  인간은 어느 정도 무엇이 자신을 아프게 하고 자신의 효율성을 약화시키며 성장을 방해하는 지를 안다. 또한 인간은 무엇이 자신을 잘 되도록 만들고, 자신의 효율성과 성취를 적절하게 해주는지(주어진 상황), 또는 자신의 성장을 증진시키는지 안다.(Erickson, Tomlin, & Swain, 2002, p. 48).

주요개념과 정의

- 자가 간호 자원

  자가 간호 자원은 "내적 자원뿐 아니라 부가적인 자원으로 자기-간호 활동을 통해 동원하여 적정 수준의 전인적 건강을 증진하는 것이다"(Erickson, Tomlin, & Swain, 2002, pp. 254-255).

- 자가 간호 활동

  자가 간호 활동은 "자가-간호 지식과 자가-간호 자원들을 개발하고 유용하는 것"이 다(Erickson, Tomlin, & Swain, 2002, p. 254).

경험적 증거의 이용

여러 연구에서 에릭슨, 톰린과 스웨인이 저술한 원저(1983)에서 제시하였고, 그 후 에릭슨(1990b)이 자세하게 열거한 철학적 전제와 이론적 연결에 대한 초기 증거들을 볼 수 있다. 적응가능성 사정모델: APAM(그림 25-1과 25-2)은 분류모델(Barnfather, 1987; Erickson, 1976; Kleinbeck, 1977)로서 평가되었고, 건강상태(Barnfather, 1990b)와 병원체류기간(Erickson & Swain, 1982)의 예측요인으로 그리고 이는 기본 요구상태와 연관된 것(Barnfather, 1993)으로 평가되어 왔다. 연구결과는 다양한 인구집단을 통해 제안된 3가지 상태의 모델, 자원을 동원할 수 있는 능력과 건강 간의 관계, 그리고 자원을 동원할 수 있는 능력과 요구상태간의 관계에 대한 초기 증거를 제공한다. 다른 두 연구에서는 스트레스원(생활사건으로 측정)과 사건에 대한 성향 간의 관계(Babocock & Mueller, 1980), 자원 상태와 새로운 정보를 취하고 사용하는 능력 간에 관계(Clementino & Lapinske, 1980)를 밝혀냈다. 최근에는 벤슨(2003,2006,2011)이 APAM을 소집단에 적용하여 연구하였다.

여러 연구에서 자가 간호 지식, 자원, 활동간의 관계에 대해 입증해 왔다(Acton, 1993; Baas, 1992; Irvin, 1993; Jensen, 1995; Miller, 1994). 에릭슨(1985)이 처음 연구한 자가 간호 지식 개념은 반복연구를 통해 지각된 조절(Cain & Perzynski, 1983), 지각된 자율성(Herz & Anschutz, 2002; Matsui & Capezuti, 2008), 삶의 질(Baas, Fontana, & Bhat, 1997) 과 유의한 연관성이 확인되었다. 자가 간호 지식, 자원, 그리고 행동간 관계를 탐색하기 위해 다차원 척도를 사용하였을 때 자기 지향성, 조화로움에 대한 요구(제휴), 자율성을 위한 요구(개별성)가 확인되었다. 저자는 건강 지향적 자가 간호 행동을 평가할 때 긍정적인 태도가 매우 중요한 요소라고 결론지었다(Rosenow, 1991). 심근경

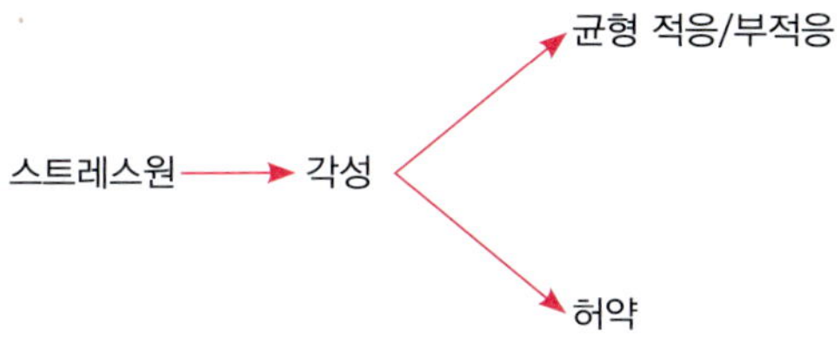

그림 25-1. 적응 가능성 사정(APA)

출처:Erickson, H. C., Tomlin, E. M., & Swain, M. A. P. [1983]. Modeling and role-modeling: A theory and paradigm for nursing. Englewood Cliffs, NJ: Prentice Hall.

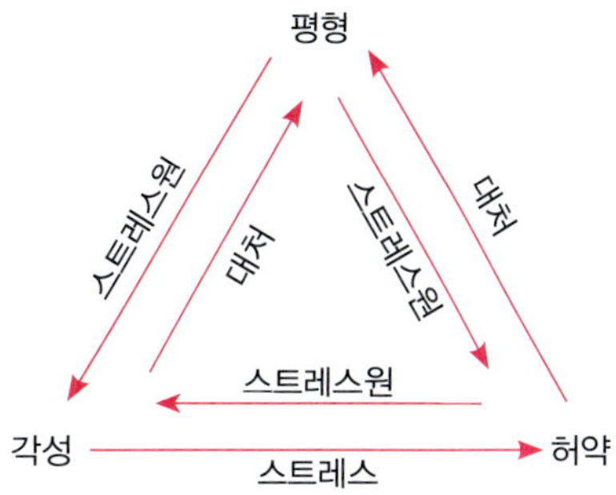

그림 25-2. 적응 가능성 사정 모델(APAM)의 역동적인 관계

출처:Erickson, H. C., Tomlin, E. M., & Swain, M. A. P. [1983]. Modeling and role-modeling:. A theory and paradigm for nursing. Englewood Cliffs, NJ: Prentice Hall.

색 후 환자의 경우 신체활동은 신체적 조건이 아니라 삶의 만족에 의해 영향을 받는 것으로 나타났다; 삶의 만족은 자가 간호 자원과 요구되는 자원에 대한 이용가능성이 높을 때 만족 정도가 큰 것으로 예측되었다(Baas, 1992). 더구나, 요구되는 자원은 이용가능한 자원의 억제 요인으로 작용하였다. 돌봄제공자의 예를 들면, 스트레스 수준과 자기가치감에 의해 예측되는 사회적 지지는 자기 가치감을 통해 희망에 간접적 효과를 나타냈다(Irvin, 1993). 반면에 영적 안녕상태에 있는 당뇨병 대상자가 보다 잘 대처할 수 있었다(Landis, 1991).

모델링과 역할모델링 이론을 지침으로 사용하였을 때, 다수의 대상자모델을 결정하기 위해 면담을 이용하였다. 다음 7개 주제가 제시되었다(Erickson, 1990a).

1. 개인에게 독특하게 나타나는 문제의 원인
2. 대상자에게 독특한 관련 요소
3. 미래에 대한 기대
4. 지각된 조절 유형
5. 병합
6. 병합 결핍
7. 돌봄제공자에 대한 신임

개별 모델은 독특한 것이며, 각각의 모델은 개별적 중재를 보증하였다. 자가 간호 지식에 대한 다른 질적 연구에서는 심장질환 후 환자들이 전자감시장치, 돌봄, 곁에 있어주는 것, 접촉, 그리고 목소리의 높낮이tone을 통해 편안함을 인지하고 있었고(Kennedy, 1991), 건강한 성인들은 일차 진료에서 Nurse Practioner에게 요구 만족을 추구하였으며(Boodley, 1990,

1986), 호스피스 대상자들은 간호사의 공감empathy으로 이득을 보았다(Raudonis, 1991). 또 다른 연구에서 85세 이상 노인의 건강관리와 경험(Belz,1999), 초등생이 지각하는 희망(Baldwin, 1996), 남아공의 어머니가 지각하는 아동건강 서비스(Jonker, 2012), 취업엄마의 웰빙의 의미와 경험(Webber, 1995, 1999), 류마티스 관절염 환자의 고통의 의미와 영향(Dildy, 1992), 지속되는 가족의 고통경험과 진화하는 영적 정체성의 관계(Clayton,2001), 요실금 노인의 삶의 질(Liang, 2008) 그리고 질병으로부터 치유될 때 인간과 환경의 관계(Bowman, 1998)에 초점을 두었다.

사례연구에서는 욕구, 애착과 발달적 욕구의 관련성(Kinney, 1990.1992; Kinney & Erickson, 1990), 대처(Jensen, 1995), 파벌적 장애에 도전하는 치료(Hagglund, 2009)를 다루었다.

또한 여러 연구에서 입원환자의 불신과 입원기간과의 관계(Finch, 1990), 노인이 지각한 자율성 규정, 자가 간호, 그리고 총체적 건강(Anschutz, 2000; Hertz & Anschutz, 2002), 노인센터 사용자에서 기각된 자율성과 자가간호 자원(Matsui & Capezuti, 2008), 노인이 지각한 지지, 조절, 그리고 안녕(Chen, 1996), 노인의 지각된 자율성과 관련된 인구학적 특성(Hwang & Lin, 2004), 알츠하이머병 환자의 상실, 극도의 슬픔, 그리고 증상발현시기(Erickson, Kinney et al., 1994; Irvin & Acton, 1996), 성인의 기본적인 만족요구와 건강증진 자가간호행위(Acton &Malathum, 2000) 와의 관계를 밝혀냈다.

다른 연구들은 역할 모델이 된 중재와 결과와의 관련성을 밝혔다(Erickson, Kinney,Becker, et al,, 1994; Hertz, 1991; Irvin, 1993; Jensen, 1995; Kennedy, 1991; Lamb, 2005; Sung & Yu, 2006). 요구 만족을 지각한 대학생은 학교에서 보다 성공적이었다; 자신이 지지받고 있다고 지각한 7명의 간호학생은 상급 교육에 대한 그들의 목표를 보다 잘 달성할 수 있었다(Smith, 1980); 지지받고 있다고 느끼는 노인들이 보다 높은 요구 만족을 표현하고 보다 잘 적응할 수 있었다(Keck, 1989); 자신이 지지받고 있고 요구 만족을 지각한 10대 어머니는 보다 긍정적인 모아애착을 나타냈다(Erickson, M, 2006; Erickson 1996a, 1996b); 강한 사회적 연계망을 갖고 있는 사람이 보다 좋은 건강상태를 나타냈다(Doornbos, 1983). 성범죄를 깨달은 사람에게 세계관을 재형성할 수 있도록 지지를 제공한 경우, 새로운 행동이 나타나고 그의 삶이 변화될 수 있었다(Scheela, 1991). 계약을 통해 자가 간호 계획에 참여할 수 있었던 심근경색증 후 환자와 가족들은 불안정도가 낮았고 지각된 조절과 지각된 지지도가 높은 것으로 나타났다(Holl, 1992).'모델링과 역할모델링이론'을 사용하여, 이론에 근거한 간호를 경험한 성인 치매환자의 돌봄 제공자는 그들의 요구가 충족되고, 보다 건강한 것으로 인식하였다(Hopkins, 1995). 그들은 또한 그 상황을 수용할 수 있고, 돌봄을 받는다는 경험을 초월할 수 있도록 도와주는 감정을 느낀다고 보고하였다(Hopkins, 1995). 요구로 측정된 자가 간호 자원은 유방암 여성이 지각한 지지와 대처(Keck, 1988); 만성폐쇄성폐질환자의 신체적 안녕(Leidy,1990; Kline, 1988); 그리고 입원한 심장질환자와 그 가족의 불안과 연관된다는 사실(Holl, 1992)이 밝혀졌다. 병합-개체화가 스트레스와 안녕 간의 완충요인인지 검증한 결과, 청소년에서는 중재효과를 보였으며, 어머니의 애착이 확인되었다(Acton, 1997; Acton,1993; Acton, Irvin, Jensen et al., 1997).

자가 간호 자원을 발달 가능성/잠재력을 측정하는 것으로 조작화한 다른 연구에서는 안면 손상이 된 청소년에서 정체성 해결은 손상이전의 발달가능성에 의해 예측될 수 있었다(Miller, 1986); Chen(1996)은 고혈압을 가진 노인의 경우, 자신의 건강에 대한 조절감(건강조절지향성) 상태는 자기 효능감과 자가 간호와 높은 상관성을 보였다. 추가로, 자신의 연구에서도 건강조절 지향성, 자기 효능감과 자가 간호는 안녕과의 관련성이 있음을 지지하였다. Herz, Rossetti와 Nelson(2006)은 독립적으로 살고있는 노인을 인터뷰 한 결과, 중요한 자가간호 행위를 능가하는 자가간호 활동의 카테고리를 파악할 수 있었다.

다른 연구에서는 신뢰가 청소년 대상자의 처방된 의료치료원칙에의 참여를 예측한다(Finch, 1987); 신생아의 가족에 있어서 지각된 지지와 적응은 발달잠재력과 연관된다(Darling-Fisher, 1987; Darling-Fisher & Leidy, 1988); 불신은 병원 체류기간을 예측하고 긍정적인 잠재력은 완충요인으로 작용한다(Finch, 1987). 건강한 성인의 친밀감 단계에서 긍정적인 잠재력은 건강한 행동을 예측한다(MacLean,1987, 1990, 1992). 발달잠재력은 희망을 예측하고, 신뢰-불신가능성은 일반화된 희망을 예측한다, 자율성-수치와 의심할 가능성은 노인의 구체적인 희망을 예측한다(Curl, 1992); 그리고 건강한 군인대상 연구에서 부정적인 잠재력은 속도와 참을 수 없는 행동과 연관된다(Kinney, 1992). 요구, 애착, 그리고 발달 잠재력간의 관계(Kinney, 1990, 1992; Kinney & Erickson, 1990), 요구-대처와의 관계(Jensen, 1995)를 확인하기 위해 사례연구 방법이 사용되어 왔고, 2개의 출판되지 않은 연구에서는 건강한 성인과 요구상태와의 관계를 확인하였다(Erickson, Kinney, Stone, & Acton, 1990).

연구들은 또한 노인의 지각된 자율성 규정과 삶의 만족도(Anschutz, 2000)와 병원에서 정보제공자의 자가 간호 지식(Erickson, 1985), 85세 이상 노인을 대상으로 한 자신의 건강관리 경험(Beltz, 1999), 초등학생의 희망에 대한 인식(Baldwin, 1996), 직장여성의 안녕의 경험적 의미와 삶의 경험(Weber, 1995), 심부전을 가진 성인의 발달적 성장(Baas, Beery, Fontana, & Wagoner, 1999), 대처자원과 기본 요구를 운용하는 개별적 능력(Timmerman & Acton, 2001; Cleary, & Crafti, 2007), 관상동맥질환자의 적대감, 자기 존중감, 자아개념, 그리고 사회·심리적 잠재력간의 관련성(Sofhauser, 1996,2003)에 사용되었다. 또한 영적 웰빙과 심부전(Beery, Baasm Fowler, & Allen, 2002), 치매가족 간호제공자의 영성(Action & Miller, 1996), 청소년의 몸, 마음 및 영적 자기임파워먼트 프로그램(Nash, 2007a), 유방암 여성의 영성(Kinney, Rodgers, Nash, & Bray, 2003)에 적용되었다. Bass(2004)는 심근경색 환자의 자가간호 자원과 웰빙 그리고 심장질환자의 웰빙(2011)을 연구하였으며, 심부전 관리의 심리사회적 차원(Bass & Conway, 2004), 심부전 또는 이식환자의 신체인식 탐구(Bass, Beery, Allen, et al., 2004), 심장내 장치에 대한 환자의 적응(Berry, Baas, & Henthron, 2007)이 보고되었다.

모델링과 역할모델링이론을 검증하기 위해 개발되어 온 도구에는 기본요구만족도 측정도구(Kline, 1988), 에릭슨의 사회 · 심리적 단계 측정도구(Darling-Fisher & Leidy, 1988), 노인의 자가 간호 행동의 선수조건을 측정하기 위해 고안된 인지된 자율성 규정 도구(Hertz, 1991, 1999; Hertz & Anschutz, 2002), 자가 간호자원 측정도구(Baas, 1992, 2011), 심장내 장치를 이식한 심질환자의 자가 보고를 측정하기 위한 적응도구(Beery, Bass, Mathews et al., 2005), 심근경색 후 환자의 부정(비탄 과정의 첫 번째 단계)을 측정하기 위해 고안된 Robinson의 자가 평가 측정도구(Robinson, 1992), 자가 간호 지식을 동기화 양식(결핍 또는 동기화 상태)과 자가 간호 자원으로 측정하기 위해 고안된 에릭슨의 어머니 유대-애착 도구(Erickson, 1996), 이론에 근거한 간호사정도구(Finch, 1990), 그리고 홉킨스의 APAM의 임상적 평가(Hopkins, 1995) 등이 있다.

주요 가정

간호

"간호사는 촉진자로 영향을 주는 사람이 아니다. 간호사-대상자 관계는 지각된 최적의 건강상태와 안녕상태를 성취하기 위해 대상자의 강점을 확인하고, 운용하고, 개발하는 것을 돕는 상호작용적, 대인관계 과정이다"(H. Erickson, 개별교신, 2004). 로저스(1996)는 이 개념을 촉진적-병합facilitative-affiliation로 정의하였다. 5가지 간호중재의 목표는 신뢰 형성, 대상자의 강점 확인과 증진, 긍정적 태도 증진, 지각된 조절력 촉진, 그리고 건강 지향적 상호목표 설정이다(Erickson, Tomlin, & Swain., 2002).

인간

이 이론에서는 환자와 대상자간 구별이 있다. 환자는 치료와 교육을 받는 사람이다; 대상자는 자신의 간호에 참여한다. "우리의 목적은 간호사가 대상자와 함께 일하는 것이다"(Erickson, Tomlin, & Swain, 2002, p. 21). "대상자는 의사결정팀의 합법적인 구성원으로 간주된다. 대상자는 항상 계획된 치료원칙에 대한 일부 조절능력을 갖고 있고, 자신의 간호에 대한 계획과 수행에 최대한 관여한다"(Erickson, Kinney, Stone, et al., 1990, p. 20; Erickson, Tomlin, & Swain, 2002, p. 253).

건강

"건강은 단지 질병과 허약이 없을 뿐 아니라 신체적, 정신적 그리고 사회적 안녕상태이다. 이는(총체적 인간의) 다양한 하위체계 속에서 역동적인 균형 상태를 함축한다"(Erickson, Tomlin, & Swain, 2002, p. 46).

환경

"환경은 이 이론에서 그 자체 속성이 규명되어 있지 않다. 이론가들은 환경을 사회의 하위체계에서 자신과 타인간의 문화적이고 개별적인 상호작용으로 본다. 생 · 물리적 스트레스원을 환경의 일부로 본다"(H. Erickson, 개별면담, 1988년 3월 30일).

이론적 주장

모델링과 역할모델링이론의 이론적 주장은 발달과제 성취와 기본요구 만족과의 연결; 기본요구만족, 사물 애착과 상실, 발달과제와의 연결; 대처자원을 운용할 능력과 요구 만족과의 연결에 기반을 두고 있다. 이론에 내포되어 있으나, 구체적으로 서술되지 않은 7가지 이론적 연결로 구성된 3가지 일반적인 이론적 주장은 다음과 같다.

1. "발달과제가 해결된 정도는 인간요구가 만족된 정도에 달려있다"(Erickson, Tomlin, & Swain, 2002, p. 87).
2. "사물애착에 의해 요구가 만족된 정도는 사물의 이용가능성과 그 사물이 위협이나 불안을 주는 것과 반대되는 편안감과 안전감을 주는 정도에 달려있다"(Erickson, Tomlin, & Swain, 1983, p. 90).
3. "자원을 운용할 수 있는 개인의 잠재력-APAM에 따른 개인의 대처상태는 개인의 요구만족 수준과 직접적으로 연관된다"(Erickson, Tomlin, & Swain, 2002, p. 91).

논리적 형식

모델링과 역할모델링이론은 환원적 사고를 이용하여 만들어졌다. 이론가들은 이론발달의 4단계를 거쳤다. 귀납에서 시작하여 연역으로, 귀납으로, 그리고 연역적 사고를 반복한다(H. Erickson, 개별 면담, 1988년 3월 30일). 이론적 자원은 임상관찰을 타당화 하는데 사용하였고, 임상 관찰은 이론적 근거 차원에서 검정되었다. 이들 자원은 그들의 관찰로 통합되었고, 에릭슨, 톰린과 스웨인이 다차원적 새로운 이론과 패러다임인 모델링과 역할모델링을 개발할 수 있게 하였다.

이론가들은 이 이론과 패러다임을 모델링과 역할모델링으로 명명하였다. 모델링과 역할모델링 이론은 Merton(1968)이 규명한 5가지 기능에 적합하다. Merton은 패러다임은 "기술과 분석을 위해 활용되는 중요 개념과 개념들 간 상호관계의 치밀한 배열을 제공한다"(p. 70)라고 말하였다:

간호학계의 수용

실무

모델링과 역할모델링: 간호를 위한 이론과 패러다임(Erickson, Tomlin, & Swain, 2002)이란 책이 출간되고, 여러 간호이론서적에 이 이론이 포함되었다. 또한 이론에 근거한 연구결과를 통해 실무 간호사에게 이 이론이 알려지고 있다. 이론의 적용가능성과 전인적 간호 실무를 안내할 수 있는 활용을 바탕으로 전국의 여러 병원에서 모델링과 역할모델링 이론이 사용되고 있다. 예를 들면, 미시간대학교 의료원 외과병동에서 일하는 간호사들은 모델링과 역할모델링이론에 근거한 평가도구를 사용하고 있다. 이 도구는 대상자의 요구자산, 결핍, 발달잠재력, 애착-상실 그리고 비통 상태, 그리고 치료적 중재 가능성(이 장의 부록을 참조하세요)을 확인하기 위한 정보를 수집하는 데 이용된다(Bowman, 1998; H. Erickson, 개별교신, 1988).

헬렌 에릭슨은 다양한 실무와 교육배경에서부터 이론에 이르기까지 간호사에게 알려진 자신의 이론에 대해 국내외적으로 널리 강의를 하며, 일대일 자문을 하였다. 성인건강, 사례관리, 지역사회, 중환자 간호, 소아, 청소년 및 가족건강, 노인학, 정신건강, 응급실, 그리고 호스피스 현장에서 일하는 간호사가 이 이론을 사용하고 있다. 이 이론의 장점은 어떤 환경이나 어떤 집단에서도 적용할 수 있다는 것이다. 에릭슨은 간호사는 간호를 독자적으로 수행할 수 있다는 관념을 받아들였던 1972년 전(대상자가 건강관리팀장이 되어야한다고 천명한)과 같이 지금도 혁신적인 아이디어는 빠르게 수용하는 것이라고 말하였다(H. Erickson, 개별 면담, 1984년 11월). 에릭슨에 따르면, 이론에 대한 부정적인 반응은 대상자를 위해 경청해야 한다는 생각을 수용할 수 없거나 총체성 개념을 심각하게 받아들이지 않는 사람한테서 나타난다(H. Erickson, 전화 면담, 1984년 11월).

보스턴에 있는 Brigham and Women's hospital은 과거 수년 동안 이 기관에서 그들의 전문 실무 모델을 위한 이론적 토대로서 모델링과 역할모델링 이론을 사용해 왔다. 간호사는 이 이론을 간호계획을 구성하고 사례 집담회를 수행하기 위한 틀로서 사용한다. 전 간호 부원장 Jenny James는 이 이론적 기틀을 사용할 때 나타나는 중요한 이득 중의 하나가 "언어의 일관성과 간호방법이 언급된 대로, 계획된 대로"라고 언급하였다(J. James, 개별면담, 1992년 7월 6일). 이론의 기본 원칙은 적은 지식으로 실무에 적용하기 쉽고, 이론 적용을 시작할 수 있다. Brigham and Women's hospital 간호사들은 미시간대학교 병원에서 개발한 평가도구를 임상에 적용하였다. 1992년에 보스턴에서 열린 모델링과 역할모델링에 대한 4차 전국학술대회에서 Brigham and Women's hospital에서 전문적 실무모델의 적용에 대한 정보가 일반간호사에게 발표되었다(J. James, 전화 면담, 1992년 7월 6일). 피츠버그대학교 의료원, 메디슨에 있는 위스칸신 대학의 어린이병원, 녹스빌 테네시 대학 메디털 선터, 택사스 샌 안토니오의 의료원, 살리나 지역병원 및 그 외 다른 병원 및 주립 기관에서 모델링-역할모델링 이론을 전문적 실무모델의 근간으로 채택하고 있다. 마지막으로 이 이론은 다양한 환경에 놓인 간호프로젝트와 간호를 수행하는데 이론적 기초를 제공하고 있다(Alligood, 2011; Haylock, 2008, 2010; Raudonis & Acton, 1997).

교육

모델링-역할모델링 이론은 미시간대학교 간호대학 2학년 교과과정에 도입되었고, 복학생에게 필수과목으로 지정되었다. 몇 학교의 교수진들은 이 이론을 교과과정에 활용하기 위해 에릭슨과 접촉하였다. 많은 학교의 특별과정에서 이 이론을 사용하고 있다. 캘리포니아주 알카타에 위치한 Humboldt 주립대학교 같은 경우는 이 모델을 교과과정의 개념적 틀로 선택하여 학생들은 이 프로그램을 통해 이론에 기초한 실무교육을 받았다. 이 모델을 교과과정의 토대로 한 다른 간호대학은 미네소타주 St. Paul에 위치한 Metropolitan 주립대학교와 St. Catherine's 대학교; 텍사스 오스틴에 있는 텍사스대학교 간호대학 석사과정 예비과정과 Brownsville의 텍사스대학교; 텍사스 Beaumont 소재 라마 다학교 간호학과 ; Buffalo 의 뉴욕대학교; Knoxville 의 테네시 대학교; 오하이오Columbus의 캐피털대학; 그리고 대만에 있는 Foo Yin 간호대학과 의공학대학이 있다.

연구

전 세계의 간호사는 계속하여 모델링-역할모델링 이론을 공부하고 연구하고 있다. 연구 활동을 통하여 자가 간호 지식개념과 지지와 조절의 중요성을 계속 지지되고 확인되고 있다. 초기 연구는 사회·심리적 요소가 신체적 건강문제와 상당히 연관되어 있다는 근거(Erickson, 1976)를 제공하였다. 1988년에 에릭슨, Lock과 스웨인이 수행한 추적연구(H. Erickson, 경력증명서, 1988년 2월)는 이 결과를 지지하였고, 후속 연구는 개념의 확장과 강화를 제공하고 있다. 주요개념에는 지각된 지지, 지각된 조절, 미래에 대한 희망, 그리고 일상생활에의 만족, 욕구만족, 지각된 자율성, 병합된 개체화, 자가간호 지식, 자가 간호 행동과 자가 간호 자원이다. 이론가들은 몇 가지 다른 연구 과제를 통해 이론을 검증하였다. 미시간대학교, 오스틴에 있는 텍사스대학교와 다른 대학교에서 수학하고 있는 여러 석박사과정 학생들은 이 이론에 근거한 다양한 연구문제를 찾아내고 있다. 캠벨Campbell, 핀치Finch, 올포트Allport, 에릭슨Erickson, 그리고 스웨인Swain(1985)은 미시간대학교 의료원에서 연구를 수행하면서, 병원체류기간이 발달단계와 관계가 있을 것이라는 가설을 세웠다. 그들은 환자의 사회·심리적 발달을 측정하기 위해 사정모델으로부터 재구성된 간호평가도구를 사용하였고, 발달 상태와 병원 체류기간, 입원하는 동안 확인된 건강문제 발생 건수와의 관련성을 연구하였다. 연구결과는 신뢰-불신의 균형이 병원체류기간에 상당한 설명력을 제공한다는 사실을 확인하였다. 사회·심리적 대처기술과 건강문제 발생 건수와는 유의한 상관성이 발견되지 않았다.

에릭슨은 미국 보건성, 간호연구부에서 연구비를 지원한 연구과제'알츠하이머 환자를 대상으로 한 모델링-역할모델링'연구의 책임연구자였다. 이 연구과제에는 10명의 공동연구자가 포함되었다. 연구결과는 자가 간호 지식, 적응 잠재력, 그리고 병합된 개체화 개념을 지지하였다(H. Erickson, 개별 교신, 1992년 7월 1일).

수많은 대학원생이 석사 및 박사학위 논문의 기초로 이 이론을 사용해 왔다. 추가로 이론의 주요 개념과 이론적 연결을 심화시키는 광범위한 연구결과들이 출간되고 있다(Erickson, 1990a). Hertz, Baas, Curl과 Robinson(1994)은 이 모델을 이론적 토대로 사용한 1982-1992년까지의 연구에 대한 총체적 고찰을 수행하였다. 경험적 증거는 이론의 타당성, 세련화, 그리고 수정을 위한 근간을 제공하고 있다. 연구는 모델링-역할모델링 이론을 확장시키기 위해 계속될 것이다.

미래의 발전

이론이 실무에서 적용되고, 탐색되고, 검증되고, 연구되어가면서, 더욱 발전할 수 있는 더 많은 잠재력이 있게 된다. 이 이론은 국내외적으로 계속 관심을 받고 있다. 이와 같이 관심이 증가된 이유 중 하나는 모델링과 역할모델링 진흥회 설립이다. 이 진흥회는 모델링-역할모델링 이론의 개발과 적용을 발전시킬 수 있는 사람들의 연계망을 만들고자 설립되었다. 이론과 연관된 지속적인 연구를 촉진하는 것이 이 회의 목적중 하나이다. 이 회는 1986년 1차 국내 심포지엄을 개최하였고, 그 후 2년마다 개최되어 왔다. 1988년 대회는 사우스캐롤라이나주 Hilton Head에서 열렸는데, 회원관리 위원장은 회원들이 12개 주로부터 참석했다고 발표하였다(H. Erickson, 개별 교신, 1988년). 1990년 오스틴에서 열렸던 컴퍼런스에 33개 이상의 주를 대표하는 회원들이 참석하였다(H. Erickson, 개별 교신, 1992년 7월 1일). 이러한 컴퍼런스는 모델링과 역할모델링 이론과 패러다임이 갖고 있는 지식을 널리 알리기 위해 연구자, 교육자, 그리고 실무자를 위한 포럼이다(H. Erickson, 개별 교신, 1988년).

4차 전국규모의 컴퍼런스는 1992년 10월 보스턴에서 전문가를 위해 개최되어 모델링과 역할모델링이론의 사용과 연구의 범위와 깊이에 대해 소개되었다. 발표에는 중환자실과 지역사회중심 실무에 기초한 연구, 다양한 형태의 교육현장에서 연구, 그리고 다양한 연령층에서 수행한 연구들이 있었다. 2010년에는 텍사스 San Antonio에서 학술대회가 열렸는데, 미국을 비롯하여 이집트, 카나다, 암아프리카, 중국과 영국의 간호사들이 참가하였다. 2년마다 열리는 학술대회는 간호사를 위해 간호실무, 이론, 연구, 교육 간의 상호관계를 논의할 수 있는 기회를 계속해서 제공한다. 10차 전국 학술대회는 2004년 5월 텍사스 Galveston, 2006년에는 오레곤 Portland에서 열렸다.

이론과 연관된 연구 자료의 대부분은 아직 출간되지 않았다. 에릭슨은 "이론의 모든 부분은 더욱 발전될 필요가 있다. 그 책에는 수천가지의 연구문제가 있다. 우리가 만든 어떤 진술이라도 이용하여 당신이 필요한 연구문제를 만들어라. 모델링과 역할모델링은 이제 시작한 것이다"라고 말하였다(H. Erickson, 개별면담, 1984년 11월).

비평

명확성

에릭슨, 톰린과 스웨인은 이론을 명확하게 표현하였다. 명확하게 정의된 개념과 더불어 이론의 정의는 표현적(지시적)이다. 그들은 그들 이론의 의미를 설명하기 위해 일상적인 언어를 사용하였고 많은 실례를 제공하였다. 정의와 가정은 일관성이 있고, 가정에서 주장에 이르기까지 논리적이다.

간결성

이 이론은 처음에는 간단하게 보인다. 그러나 자세히 내용을 살펴보면 복잡해진다. 이 이론은 생물학적 및 심리학 이론 그리고 이론가 자신의 몇 가지 가정에 기초하고 있다. 주요 개념, 가정, 그리고 주장에 대한 상호작용은 이론의 깊이를 더해주고 그 복잡성을 증가시킨다.

일반성

이 이론은 이 모델링과 역할모델링 이론은 전문적 간호실무현장의 모든 분야에 일반화할 수 있다. 발달과업, 기본요구만족, 사물애착과 상실, 적응잠재력을 다루는 주요 가정들은 모든 간호와 환자 상황에 일반화할 수 있을 만큼 넓다. 이론가들은 개념의 적용가능성에 대해 임상실무와 연구측면 많은 예제를 인용하고 있다. 비록 이론이 아동이나 혼수상태 계층에서는 적용가능성이 제한적이라고 반박되고 있지만, 실무자가 어느 정도 창조성을 만들어 낼 수는 있는 경우라면 이 이론의 적용이 가능하다고 믿고 있다.

접근성

접근가능성은 검증가능, 이론의 적용가능 여부를 가르키므로, 정의된 개념들의 범위가 관찰가능한 현실에 있는지를 말한다. 이 이론은 조작적으로 정의된 개념, 규명 가능한 하위 개념들, 그리고 표현적인 정의가 있다. 이 이론의 주요 개념들인, 모델링과 역할 모델링은 실체에 바탕을 두고 있으므로, 이 이론은 경험적이다. 이론에서 정의들은 확인된 개념들을 경험적으로 검증할 수 있게 한다. 이론가들은 자료를 수집, 분석, 합성하기 위한 윤곽과 대상자의 모델에 기초한 이론의 적용에 대한 지침을 제공한다. 이들 명백한 지침은 이런 도구를 활용하여 이론을 적용하고자 하는 어느 이론가에게나 이론의 경험적 정밀성을 증대시킨다.

중범위이론들이 파악되었고, 지지되었으며, 실증적으로 확인되었다. 비판적 분석과 검증에 의해 얻어진 자료는 이 이론을 계속해서 지지한다. 모델링과 역할모델링 이론은 새롭고 진행되는 연구 자료가 비평적 분석을 수행할 정도로 축적된다면, 이론의 경험적 정밀성을 더 많이 얻을 것이다. 이론가들은 그들의 이론이 미래 연구의 요구를 인식하고 간호사들이 이 이론을 실무에서 활용할 것을 격려한다.

중요성

간호전문직이 당면한 가장 많은 도전 중 하나는 독특하고 과학적인 지식체 개발이다. 이 과정에서 한 가지 덧붙이면 간호이론을 전문적 실무의 기초로서 활용하는 것이다. 이 모델링과 역할모델링 이론은 이러한 목표를 달성할 수 있도록 자극원이 될 수 있다. 이 이론이 비교적 새로운 데도 불구하고, 간호계에서 이 이론에 대한 인식은 증가하고 있다. 관심이 증가하면서, 이론적 진술을 지지하는 추가적인 연구가 계속 진행되어야 할 것이다. 많은 간호사들이 이 이론을 토대로 하는 연구에 참여하고 있다. 연구결과의 출간은 이론적 명제에 대한 신뢰감을 더욱 크게 부여하게 될 것이다.

친과 제이콥스(1983)는 이론은 도출될 수 있는 결과 측면에서 평가되어야 한다고 언급하였다. 도출할 수 있는 결과는 이론이 연구를 지도하고, 실무를 방향 지워주며, 새로운 사고를 만들어내고, 간호의 초점을 다른 전문직과 구별하여 결정될 수 있다. 이러한 기준에 입각하면, 이 이론은 근원적인 가치를 갖고 있는 것으로 보인다. 그리고 연구보고들은 이 이론이 넓고 확장된 범위를 갖고 있음을 지지한다.

친과 크래머(2011)는 이론의 중요성은 이론이 상대적으로 얼마나 간호실무, 교육과 행정의 목표를 강조하는가에 있다고 주장하고 있다. 모델링과 역할 모델링은 연구를 안내하고, 실무 방향을 제시하며 새로운 아이디어를 생성하므로 이 이론은 간호학문에서 내재적 가치와 중요도를 지니고 있다(Alligood, 2011)

요약

간호사는 대상자의 중요한, 사사로운 삶의 경험을 함께 공유하는 기회를 갖는다. 우리는 우리 대상자가 지각하고 있는 최상의 건강과 안녕상태로 치유되고 성취될 것을 촉진할 능력과 책임을 갖고 있다. 모델링과 역할모델링 이론은 간호사에게 실무에 기초한 이론적 기틀을 제공하여, 그들이 어느 곳에서나, 어떤 인구 층이든 그들의 목표를 달성할 수 있도록 도와주고 있다. 진행되고 있는 과학적 업적 뿐 아니라 수많은 연구 활동에서 나온 자료는 이 간호이론에 대한 경험적 지지를 제공한다. 이론이 성숙되어가면서, 이 이론의 이점과 가치의 범주는 명백해질 것이다.

사례연구

로버트는 75세 목장주인으로 만성폐쇄성폐질환력을 갖고 있으며, 현재 호흡 곤란, 협심증, 오심(생리적 요구에 충족되지 않은 상태)으로 입원하였다. 지난 6개월 동안 이번이 4번째 입원이다(그는 생활 스트레스에 적응을 하는데 어려움을 겪고 있다). 간호사는 조용하고 차분한 목소리로 자신이 로버트의 담당간호사라고 소개하였다(신뢰감, 안전과 안정감을 갖게 하고, 연계감을 촉진시키기 위해 고안된 중재). 간호사가 로버트에게 입원사유를 질문하였다(그가 1차 자료원이다). 로버트는 "내가 호흡을 할 수 없고, 가슴이 아파서요"라고 말하였다. 그의 상태가 안정된 후(생리적 요구가 충족되어서 간호사는 그의 다른 요구에 초점을 둘 수 있다), 간호사는 "당신은 지난 몇 달 동안 여러 번 입원을 하셨어요. 오늘은 왜 병원에 입원해 계신 건가요?"말하였다(간호사는 1차 자료원인 대상자로부터 정보를 수집하고, 대상자의 조절감을 촉진한다). 로버트는 "내 아내가 49세 나이로 몇 달 전에 죽었다: 아내가 나를 돌봐주었는데, 가슴이 무너지는 듯해요. 내가 더 살아야 할 의미가 없어요"라고 답변하였다(그는 충족되지 않은 요구를 갖고 있고, 나이들어감에 대한 발달단계에 따른 문제를 갖고 있으며, 또한 아내 상실에 대한 비탄 문제를 갖고 있다).

간호사정을 하는 동안에, 간호사는 로버트가 목장에서 혼자 살고 있고, 가장 가까운 이웃은 4마일 떨어져 살고 있으며, 아들은 다른 주에 살고 있고, 일상생활을 혼자 수행할 수 있지만, 운전을 더 이상 할 수 없어 주로 집에 있고, 아내 없이는 삶을 살아갈 수 없다고 느끼고 있음을 발견하였다. 간호사는 로버트에게 기분이 좋아지게 하는데 필요한 것이 무엇인지, 다음 몇 주 동안 그가 잘 이겨나가도록 돕는데 무엇이 필요한지 물었다(긍정적인 미래 지향성 증진). 그는 "내 친구와 병원이 좀 더 가까이 있으면 좋겠다, 나는 너무 외롭고 나 혼자 그곳에 가 있는 게 두렵다"라고 응답하였다(충족되지 않은 사랑과 소속감 그리고 안전과 안정감 요구).

그들은 긴 토의 후에 간호계획을 수행하는데 함께 의사 결정하였다.(간호사는 대상자의 조절력을 촉진하고, 그를 치유할 수 있게 하는 그가 알고 있는 강점과 자가 간호 지식을 확인해 준다; 그들은 함께 목표를 설정한다) 로버트는 자신을 방문하려고 계획 중인 아들에게 전화를 걸어 통화한다(이 행동은 그의 지각된 지지감과 병합-개체화(AI)를 촉진한다). 로버트의 목사를 불러서 비탄에 대한 상담을 제공하게 한다(지지는 지각되었고, 비탄 해결에 대한 조정 과정이 시작되었다. 대상자는 미래에 초점을 둔 존재로 조정되어졌다). 사회사업가가 방문하여, 로버트는 식사, 부대 서비스 및 그가 움직일 때 도움을 주는 도심의 노인전용 아파트로 이사하기로 결정하였다. 이는 로버트를 보다 안전하고 안정된 감각을 갖도록 도울 것이다. 왜냐하면 만일 그가 병원과 사람들을 필요로 할 때 병원과 다른 사람들이 그에게 보다 가깝게 있기 때문이다. 그가 친구를 언제 방문할지 선택할 수 있고, 또는 거주시설에서 제공하는 사회활동에 참여할 수 있기 때문에 로버트의 사랑과 소속감에 대한 요구는 충족되었다. 그는 또한 자신이 필요로 할 때 식사, 가사 도우미 등의 기본적인 생리적 요구의 도움을 받을 수 있다. 그가 새로운 집으로 이사한 후 간호사는 로버트에게 자신의 전화번호를 적어주어, 필요한 것이 있거나, 간단하게 확인이 필요할 때 전화할 수 있다고 하였다(지지, 사랑, 그리고 소속감 요구가 충족된다). 이러한 행동은 대상자의 신뢰와 제휴된 개인화를 촉진한다. 그의 조절은 유지되고, 그의 강점과 자가 간호 지식은 확실해진다(그는 지원이 필요한 때와 간호사와 연계되어야 할 때를 알고, 간호사에게 전화할 수 있다). 이사하는 과정에서 도움을 받을 수 있도록 그에게 조정력을 발휘하게 하였다. 마지막으로, 간호사는 규칙적인 전화걸기 계획표를 만들어(대상자의 스케줄에 근거하여) 그가 어떻게 지내는지를 점검하고, 어떤 걱정거리나 질문이 있는지를 알아낸다. 이런 행동은 신뢰, 그리고 그의 안전과 안정감, 사랑과 소속감 그리고 병합된 개체화 요구가 충족될 수 있도록 촉진한다.

비판적 사고

1. 대상자를 면담하고, 자료를 해석하는데 이 이론을 사용하시오. 이 해석에 근거하여 간호진단을 내리시오.
2. 인터뷰와 해석에 따라, 간호수행계획을 세우시오. 만일 간호가 제공되지 않는다면, 어떤 문제가 예측될 수 있는지 찾아보시오.
3. 간호목표가 대상자의 건강과 발달을 증진하는 것이라고 가정하시오. 제안된 간호계획에 근거하여 그 성과를 예측하시오. 만일 간호가 주어지지 않을 때 환자에게 나타나는 결과를 예측하시오.
4. 대상자의 1차, 2차, 3차 자원을 평가하시오. 이 세 가지 자원들 간의 일치성을 비교하시오.

POINTS FOR FURTHER STUDY

- http://www.mrmnursingtheory.org/
- Research and conceptual references are available on the website on mid-range theories, major constructs, and philosophical assumptions of the Modeling and Role-Modeling Theory.
- Erickson, H. (Ed.) (2006). *Modeling and Role-Modeling: A View from the Client's World.* Cedar Park, (TX): Unicorns Unlimited.
- Erickson, H. C., Tomlin, E. M., & Swain, M. A. (2002). *Modeling and role-modeling: A theory and paradigm for nursing.* Cedar Park, (TX): EST Co. (Original work published 1983, Englewood Cliffs, (NJ): Prentice-Hall.)

REFERENCES

Acton, G. (1993). *The relationships among stressors, stress, affiliated-individuation, burden, and well-being in caregivers of adults with dementia: A test of the theory and paradigm for nursing, modeling and role-modeling*. Unpublished doctoral dissertation, University of Texas, Austin.

Acton, G. (1997). The mediating effect of affiliated-individuation in caregivers of adults with dementia. *Journal of Holistic Nursing*, *15*(4), 336–357.

Acton, G., & Malathum, P. (2000). Basic need satisfaction and health-promoting self-care behaviors in adults, *Western Journal of Nursing Research*, *22*(7), 796–811.

Acton, G. J., Irvin, B. L., Jensen, B. A., Hopkins, B. A., & Miller, E. W. (1997). Explicating midrange theory through methodological diversity. *Advances in Nursing Science*, *19*(3), 78–85.

Acton, G. J., & Miller, E. W. (1996). Affiliated individuation in caregivers of adults with dementia. *Issues in Mental Health Nursing*, *17*, 245–260.

Anschutz, C. A. (2000). *Perceived enactment of autonomy and life satisfaction: An elderly perspective.* Unpublished master's thesis, Fort Hays State University, Hays, KS.

Alligood, M. R., (2011).Theory-based practice in a major medical centre. *Journal of Nursing Management*, *19*, 981–988.

Baas, L. S. (1992). The relationships among self-care knowledge, self-care resources, activity level and life satisfaction in persons three to six months after a myocardial infarction. *Dissertation Abstracts International*, *53*, 1780B.

Baas, L. S. (2004). Self-care resources and activity as predictors of quality of life in persons after myocardial infarction. *Dimensions of Critical Care Nursing*, *23*(3), 131–138.

Baas, L. S. (2011). Construct validity of the revised Self-care Resources Inventory. Available at: http://hdl.handle.net/10755/178037.

Baas, L. S., Beery, T. A., Allen, G. A., Wizer, M., & Wagoner, L. E. (2004). An exploratory study of body awareness in persons with heart failure or transplant. *Journal of Cardiovascular Nursing*, *19*(1), 32–40.

Baas, L. S., Beery, T. A., Fontana, J. A., & Wagoner, L. E. (1999). An exploratory study of developmental growth in adults with heart failure. *Journal of Holistic Nursing*, *17*(2), 117–138.

Baas, L. S., Conway, G. A.(2004). Psychosocial aspects of heart failure management. In S. Stewart, D. D. Moser, & D. Thompson (Eds.), *Caring for the heart failure patient: A textbook for the healthcare professional* (pp. 197–209). London: Martin Bunitz.

Baas, L. S., Fontana, J. A., & Bhat, G. (1997). Relationships between self-care resources and the quality of life of persons with heart failure: A comparison of treatment groups. *Progress in Cardiovascular Nursing*, *12*(1), 25–38.

Babcock, M., & Mueller, P. (1980). *Accidents and life stress*. Unpublished master's thesis, University of

Michigan, Ann Arbor, MI.

Baldwin, C. M. (1996). Perceptions of hope: Lived experiences of elementary school children in an urban setting. *Journal of Multicultural Nursing & Health, 2*(3), 41–45.

Barnfather, J. S. (1987). Mobilizing coping resources related to basic need status in healthy, young adults. *Dissertation Abstracts International,* 49/02-B, 0360.

Barnfather, J. S. (1990a). An overview of the ability to mobilize coping resources related to basic needs. In H. Erickson & C. Kinney (Eds.), *Modeling and role-modeling: Theory, practice and research* (Vol. 1). Austin, TX: Society for the Advancement of Modeling and Role-Modeling.

Barnfather, J. S. (1990b). Mobilizing coping resources related to basic need status. In H. Erickson & C. Kinney (Eds.), *Modeling and role-modeling: Theory, practice and research* (Vol. 1). Austin, TX: Society for the Advancement of Modeling and Role-Modeling.

Barnfather, J. (1993). Testing a theoretical proposition for modeling and role-modeling: A basic need and adaptive potential status. *Issues in Mental Health Nursing, 13*, 1–18.

Beery, T. A., Baas, L. S., Fowler, C., & Allen, G. (2002). Spirituality in persons with heart failure. *Journal of Holistic Nursing, 20*(10), 5–30.

Beery, T., Baas, L. S., & Henthorn R. (2007). Self reported adjustment to implanted cardiac devices. *Journal of Cardiovascular Nursing, 22*(6), 516–524.

Beery, T. A., Baas, L. S., Mathews, H., Burroughs, J., Henthorn R. (2005). Development of the Implanted Devices Adjustment Scale. *Dimensions of Critical Care Nursing, 24*(5), 242–248.

Beltz, S. (1999). *How persons 85 years and older, living in congregate housing, experience managing their health: Preservation of self.* Unpublished doctoral dissertation, University of Texas, Austin.

Benson, D. (2003). *Adaptive potential assessment model as applied to small groups*. Unpublished doctoral dissertation, University of LaVerne, LaVerne, CA.

Benson, D.(2006). Coping with stress. In H. Erickson (Ed), *Modeling and Role-Modeling: A view from the client's world* (pp. 240–274). Cedar Park, (TX): Unicorns Unlimited.

Benson, D. (2011). *A theoretical model for group adaptive expansion*. Available at: http://hdl.handle.net/10755/153865.

Boodley, C. A. (1990). The experience of having a healthy examination. In H. Erickson & C. Kinney (Eds.), *Modeling and role-modeling: Theory, practice and research* (Vol. 1). Austin, TX: Society for the Advancement of Modeling and Role-Modeling.

Boodley, C. A. (1986). *A nursing study of the experience of having a health examination. Unpublished* doctoral dissertation, University of Michigan, Ann Arbor, Michigan.

Bowman, S. S. (1998). *The human-environment relationship in self-care when healing from episodic illness*. Unpublished doctoral dissertation, University of Texas, Austin, TX.

Cain, E., & Perzynski, K. (1986). *Utilization of the self-care knowledge model with wife caregivers*. Unpublished master's thesis, University of Michigan, Ann Arbor, MI.

Campbell, J., Finch, D., Allport, C., Erickson, H. C., & Swain, M. A. (1985). A theoretical approach to nursing assessment. *Journal of Advanced Nursing, 10*, 111–115.

Chen, Y. (1996). *Relationships among health control orientation, self-efficacy, self-care, and subjective well-being in the elderly with hypertension.* Unpublished doctoral dissertation, University of Texas, Austin.

Chinn, P. L. & Kramer, M. K. (2011). *Integrated Knowledge Development in Nursing* (8th ed.). Maryland Heights, MO: Mosby-Elsevier.

Chinn, P. L., & Kramer M. K. (2004). *Integrated Knowledge Development in Nursing* (6th ed.). St. Louis: Mosby.

Clayton, D. (2001). *Journeys through chaos: Experiences of prolonged family suffering and evolving spiritual identity*. Unpublished doctoral dissertation, University of Texas, Austin.

Cleary, J. & Crafti, N. (2007). Basic need satisfaction, emotional eating, and dietary restraint as risk factors for recurrent overeating in a community sample. *E-Journal of Applied Psychology. Clinical and Social Issues, 3*(2).

Clementino, D., & Lapinske, M. (1980). *The effects of different preparatory messages on distress from a bronchoscopy*.Unpublished master's thesis, University of Michigan, Ann Arbor.

Curl, E. D. (1992). Hope in the elderly: Exploring the relationship between psychosocial developmental residual and hope. *Dissertation Abstracts International*, *47*, 992B.

Darling-Fisher, C. S. (1987). *The relationship between mothers' and fathers' Eriksonian psychosocial attributes, perceptions of family support, and adaptation to parenthood*. Unpublished doctoral dissertation, University of Michigan, Ann Arbor.

Darling-Fisher, C., & Leidy, N. (1988). Measuring Eriksonian development of the adult: The modified Erikson psychosocial stage inventory. *Psychological Reports*, *62*, 747–754.

Dildy, S. M. P. (1992). *A naturalistic study of the meaning and impact of suffering in people with rheumatoid arthritis*.Unpublished doctoral dissertation, University of Texas, Austin.

Doornbos, M. (1983). *The relationship of the social network to emotional health in the aged*. Unpublished master's thesis, University of Michigan, Ann Arbor.

Erickson, H. (1985). *Self-care knowledge: Relations among the concepts support, hope, control, satisfaction with life, and physical health*. In Sigma Theta Tau International Proceedings, Social support and health: New directions for theory development and research. Rochester, (NY): University of Rochester.

Erickson, H. (1990a). Modeling and role-modeling with psychophysiological problems. In J. K. Zeig & S. Gilligan (Eds.), *Brief therapy: Myths, methods, and metaphors*. New York: Brunner/Mazel.

Erickson, H. (1990b). Theory based nursing. In H. Erickson & C. Kinney (Eds.), *Modeling and role-modeling: Theory, practice and research* (Vol. 1). Austin, TX: Society for the Advancement of Modeling and Role-Modeling.

Erickson, H. (2006). *Modeling and role-modeling: A view from the client's world*. Cedar Park, TX: Unicorns Unlimited.

Erickson, H. (2010). *Exploring the interface between the philosophy and discipline of Holistic Nursing. Modeling and Role-modeling at work*. Cedar Park, TX: Unicorns Unlimited.

Erickson, H. C. (1976). *Identification of states of coping utilization physiological and psychological data*. Unpublished master's thesis, University of Michigan, Ann Arbor.

Erickson, H. C., Kinney, C., Becker, H., Acton, G., Irvin, B., Hopkins, R., et al. (1994). *Modeling and role-modeling with Alzheimer's patients* (National Institutes of Health funded grant). Unpublished manuscript, University of Texas, Austin.

Erickson, H. C., Kinney, C., Stone, D., & Acton, G. (1990). *Self-care activities, knowledge, and resources related to physical health*. Unpublished manuscript, University of Texas, Austin.

Erickson, H. C., & Swain, M. A. (1982). A model for assessing potential adaptation to stress. *Research in Nursing and Health*, *5*, 93–101.

Erickson, H. C., Tomlin, E. M., & Swain, M. A. P. (1983). *Modeling and role-modeling: A theory and paradigm for nursing*. Englewood Cliffs, (NJ): Prentice Hall.

Erickson, H., Tomlin, E., & Swain, M. (2002). *Modeling and role-modeling: A theory and paradigm for nursing*. Cedar Park, (TX): EST Co.

Erickson, M. (1996a). Factors that influence the mother-infant dyad relationships and infant well-being. *Issues in Mental Health Nursing*, *17*, 185–200.

Erickson, M. (1996b). *Relationships among support, needs satisfaction, and maternal attachment in the adolescent mother*. Unpublished doctoral dissertation, University of Texas, Austin.

Erickson, M. (2006). Attachment, Loss, and Reattachment. In Erickson, H. (Ed.), *Modeling and role-modeling: A view from the client's world*. Cedar Park, (TX): Unicorns Unlimited.

Erickson, M., Erickson, H, Jensen, B. (2006). Affiliated Individuation and Self-actualization: Need Satisfaction as a Pre-requisite. In Erickson, H. (Ed.), *Modeling and role-modeling: A view from the client's world*. Cedar Park, (TX): Unicorns Unlimited.

Finch, D. (1987). *Testing a theoretically based nursing assessment*. Unpublished doctoral dissertation, University of Michigan, Ann Arbor.

Finch, D. A. (1990). Testing a theoretically based nursing assessment. In H. Erickson & C. Kinney (Eds.), *Modeling and role-modeling: Theory, practice and research* (Vol. 1). Austin, (TX): Society for the Advancement of Modeling and Role-Modeling.

Hagglund, L. A. (2009). Challenges in the treatment of factitious disorder: A case study. *Archives of Psychiatric Nursing*, *23*(1), 58–64.

Haylock, P. (2008). *Giving Voice to the Vulnerable: Advocacy and Oncology Nursing*. Electronic Theses & Dissertations, URN: etd-12022008–171344, University of Texas Medical Branch at Galveston.

Haylock, P. J. (2010). Advanced cancer: a mind-body-spirit approach in life and living, *Seminars in Oncology Nursing*, *26*(3), 183–194.

Hertz, J. E. (1999). Testing two self-care measures in elderly home care clients. In S. H. Gueldner & L. W. Poon (Eds.), *Gerontological nursing issues for the 21st century* (pp. 195–205). Indianapolis: Center Nursing Press.

Hertz, J. E. G. (1991). The perceived enactment of autonomy scale: Measuring the potential for self-care action in the elderly. *Dissertation Abstracts International*, *52*, 1953B.

Hertz, J. E., & Anschutz, C. A. (2002). Relationships among perceived enactment of autonomy, self-care, and holistic health in community-dwelling older adults. *Journal of Holistic Nursing*, *20*(2), 166–186.

Hertz, J. E. & Anschutz, C. A. (2002). Relationships among perceived enactment of autonomy, self-care, and holistic health in community-dwelling older adults. *Journal of Holistic Nursing*, *20*(2), 166–186.

Hertz, J., Baas, L., Curl, E., & Robinson, K. (1994). *An integrative review of research for modeling and role-modeling theory: 1982–1992.* Unpublished manuscript, University of Illinois at Urbana-Champaign.

Hertz, J. E., Rossetti, J., Nelson, C. M. (2006). *Self-care activities reported by older adults living in senior apartments*.Unpublished manuscript, Northern Illinois University, DeKalb.

Holl, R. M. (1992). The effect of role-modeled visiting in comparison to restricted visiting on the well-being of clients who had open heart surgery and their significant family members in the critical care unit. *Dissertation Abstracts International*, *53*, 4030B.

Hopkins, B. A. (1995). *Adaptive potential of caregivers of adults with dementia. Paper* presented at the meeting of Sigma Theta Tau International, Detroit.

Hwang, H., & Lin, H. (2004). Perceived enactment of autonomy and related sociodemographic factors among non-institutionalized elders. *The Kaohsiung Journal of Medical Sciences*, *20*(4), 166–173.

Irvin, B. L. (1993). Social support, self-worth and hope as self-care resources for coping with caregiver stress. *Dissertation Abstracts International*, *54*(06), B2995.

Irvin, B. L., & Acton, G. (1996). Stress mediation in caregivers of cognitively impaired adults: Theoretical model testing. *Nursing Research*, *45*(3), 160–166.

Irvin, B. L., & Acton G. J. (1997). Stress, hope and well-being of women caring for family members with Alzheimer's disease. *Holistic Nursing Practices*, *11*(2), 69–79.

Jensen, B. (1995). *Caregiver responses to a theoretically based intervention program: Case study analysis*. Unpublished doctoral dissertation, University of Texas, Austin.

Jonker, L. (2012). *The experiences and perceptions of mothers utilizing child health services*. Thesis retrieved on 2/14/13 at Stellenbosch University, http://scholar.sun.ac.za .

Keck, V. E. (1989). Perceived social support, basic needs satisfaction, and coping strategies of the chronically ill. *Dissertation Abstracts International*, *50*, 3921B.

Kennedy, G. T. (1991). A nursing investigation of comfort and comforting care of the acutely ill patient. *Dissertation Abstracts International*, *52*, 6318B.

Kinney, C. (1992). *Psychosocial developmental correlates of coronary prone behavior in healthy adults.* Unpublished manuscript, University of Texas at Austin.

Kinney, C. K. (1990). Facilitating growth and development: A paradigm case for modeling and role-modeling. *Issues in Mental Health Nursing*, *11*, 375–395.

Kinney, C., & Erickson, H. (1990). Modeling the client's world: A way to holistic care. *Issues in Mental Health Nursing*, *11*, 93–108.

Kinney, C. K., Rodgers, D. R., Nash, K., & Bray, C. (2003). Holistic Healing for Women with Breast Cancer Through a Mind, Body, and Spirit Self-Empowerment Program. *Journal of Holistic Nursing*, *21*, 260–279.

Kleinbeck, S. (1977). *Coping states of stress*. Unpublished master's thesis, University of Michigan, Ann Arbor.

Kline, N. W. (1988). Psychophysiological processes of stress in people with a chronic physical illness. *Dissertation Abstracts International*, *49*, 2129B.

Lamb, P. B. (2005). *Application of the modeling role-modeling theory to mentoring in nursing*. Unpublished master's thesis, Montana State University—Bozeman.

Landis, B. J. (1991). Uncertainty, spiritual well-being, and psychosocial adjustment to chronic illness. *Dissertation Abstracts International*, *52*, 4124B.

Leidy, N. K. (1990). A structural model of stress, psychosocial resources, and symptomatic experience in chronic physical illness. *Nursing Research, 39*(4), 230–236.

Liang, C. V. (2008). *Urinary incontinence among rural elders residing in long-term care*. Assessment of Bladder Health Initiative Program, Doctoral dissertation, State University of New York at Binghamton, 3344237.

MacLean, T. T. (1987). Health behaviors, developmental residual and stressors. In H. Erickson & C. Kinney (Eds.), *Modeling and role-modeling: Theory, practice and research*(Vol 1, No 1; pp.147–155). Austin: The Society for the Advancement of Modeling and Role-Modeling.

MacLean, T. T. (1990). Erikson's development and stressors as factors in healthy lifestyle. *Dissertation Abstracts International*, *48*, 1710A.

MacLean, T. T. (1992). Influence of psychosocial development and life events on the health practices of adults. *Issues in Mental Health*, *13*, 403–414.

Matsui, M., & Capezuti, E. (2008). Perceived autonomy and self-care resources among senior center users, *Geriatric Nursing*, *29*(2), 141–147.

Merton, R. K. (1968). *Social theory and social structure*. New York: The Free Press.

Miller, E. W. (1994). *The meaning of encouragement and its connection to the inner-spirit as perceived by caregivers of the cognitively impaired*. Unpublished doctoral dissertation, University of Texas, Austin.

Miller, S. H. (1986). The relationship between psychosocial development and coping ability among disabled teenagers. *Dissertation Abstracts International*, *47*, 4113B.

Nash, K. (2007a). Implementation and evaluation of the Empower Youth program. *Journal of Holistic Nursing*, *25*(1), 26–36.

Nash, K. (2007b). Evaluation of the empower peer support and education program for middle school–aged adolescents. *Journal of Holistic Health*, *25*, 26–36.

Raudonis, B. (1991). *A nursing study of empathy from the hospice patient's perspective*. Unpublished doctoral dissertation, University of Texas, Austin.

Raudonis, B., & Acton, G. (1997). Theory based nursing practice. *Journal of Advanced Nursing*, *26*(1), 138–145.

Robinson, K. R. (1992). Developing a scale to measure responses of clients with actual or potential myocardial infarctions. *Dissertation Abstracts International*, *53*, 6226B.

Rogers, S. (1996). Facilitative affiliation: Nurse-client interactions that enhance healing. *Issues in Mental Health Nursing*, *17*, 171–184.

Rosenow, D. J. (1991). Multidimensional scaling analysis of self-care actions for reintegrating holistic health after a myocardial infarction: Implications for nursing. *Dissertation Abstracts International*, *53*, 1789B.

Scheela, R. (1991). *The remodeling process: A grounded study of adult male incest offenders' perceptions of the treatment process*. Unpublished doctoral dissertation, University of Texas, Austin.

Smith, K. (1980). *Relationship between social support and goal attainment*. Unpublished master's thesis, University of Michigan, Ann Arbor.

Sofhauser, C. (1996). The relations among hostility, self-esteem, self-concept, psychosocial residual in persons with coronary heart disease. *Dissertations Abstracts International* 5B/01-B.

Sofhauser, C. D. (2003). Psychosocial antecedents of hostility in persons with coronary heart disease. *Journal of Holistic Nursing*, *21*(3), 280–300.

Sung, P. H., & Yu, S. K. (2006). The nursing experience of applying MRM model to personality disorder. *Hu Li Za Zhi* *53*(4), 89–95.

Timmerman, G., & Acton, G. (2001). The relationship between basic need satisfaction and emotional eating. *Issues in Mental Health Nursing*, *22*(7), 691–701.

Weber, G. J. (1999). The experiential meaning of well-being for employed mothers. *Western Journal of Nursing Research*, *21*(6), 785–795.

Weber, G. J. T. (1995). Employed mothers with preschool-aged children: An exploration of their lived experiences and the nature of their well-being. *Dis-*

sertation Abstracts International, 56–06(B), 3131.

BIBLIOGRAPHY

Primary Sources

Books

Erickson, H. (1986). *Synthesizing clinical experiences: A step in theory development.* Ann Arbor, (MI): Biomedical Communications.

Erickson, H. (Ed.) (2006). *Modeling and Role-Modeling: A View From the Client's World.* Cedar Park, (TX): Unicorns Unlimited.

Erickson, H. C., Tomlin, E. M., & Swain, M. A. (2002). *Modeling and role-modeling: A theory and paradigm for nursing.* Cedar Park, (TX): EST Co. (Original work published in 1983, Englewood Cliffs, (NJ): Prentice-Hall.)

Erickson, H., & Kinney, C. (Eds.). (1990). *Modeling and role-modeling: Theory, practice and research*(Vol. 1). Austin, (TX): Society for the Advancement of Modeling and Role-Modeling.

Book Chapters

Baas, L.S., Conway, G.A.(2004). Psychosocial aspects of heart failure management. In S. Stewart, D.D. Moser, & D. Thompson (Eds.),*Caring for the heart failure patient: A textbook for the healthcare professional*(pp. 197–209). London: Martin Bunitz.

Erickson, H. (1977). Communication in nursing. In H. Erickson (Ed.), *Professional nursing matrix: A workbook* (pp. 1–150). Ann Arbor, (MI): Media Library, University of Michigan.

Erickson, H. (1985). Modeling and role-modeling: Ericksonian approaches with physiological problems. In J. Zeig & S. Langton (Eds.), *Ericksonian psychotherapy: The state of the art.*New York: Brunner/Mazel.

Erickson, H. (1990). Modeling and role-modeling with psychophysiological problems. In J. K. Zeig & S. Gilligan (Eds.), *Brief therapy: Myths, methods, and metaphors* (pp. 473–491). New York: Brunner/Mazel.

Erickson, H. (1990). Self-care knowledge: An exploratory study. In C. Kinney & H. Erickson (Eds.), *Modeling and role-modeling: Theory, practice and research* (Vol. 1, pp. 178–202). Austin, TX: Society for the Advancement of Modeling and Role-Modeling.

Erickson, H. (1990). Theory based nursing. In C. Kinney & H. Erickson (Eds.), *Modeling and role-modeling: Theory, practice and research* (Vol. 1, pp. 1–27). Austin, (TX): Society for the Advancement of Modeling and Role-Modeling.

Journal Articles

Barnfather, J., Swain, M. A., & Erickson, H. (1989). Construct validity of an aspect of the coping process: Potential adaptation to stress. *Issues in Mental Health Nursing, 10*, 23–40.

Barnfather, J., Swain, M. A., & Erickson, H. (1989). Evaluation of two assessment techniques. *Nursing Science Quarterly, 4*, 172–182.

Campbell, J., Finch, D., Allport, C., Erickson, H., & Swain, M. (1985). A theoretical approach to nursing assessment. *Journal of Advanced Nursing, 10*, 111–115.

Erickson, H. (1983). Coping with new systems. *Journal of Nursing Education, 22*(3), 132–135.

Erickson, H. (1991). Modeling y role-modeling con psychophysiological problemas. *Rapport: Hipnosis de Milton H. Erickson—Revista del Instituto Milton H. Erickson de Buenos Aires* (Argentina), *1*(1), 41–53.

Erickson, H., & Swain, M. A. (1982). A model for assessing potential adaptation to stress. *Research in Nursing and Health, 5*, 93–101.

Erickson, H., & Swain, M. A. (1990). Mobilizing self-care resources: A nursing intervention for hypertension. *Issues in Mental Health Nursing, 11*, 217–236.

Erickson, M. (1996). Factors that influence the mother infant dyad relationships and infant well-being. *Issues in Mental Health Nursing, 17*, 185–200.

Secondary Sources

Books

Bowlby, J. (1969). *Attachment*. New York: Basic Books.

Bowlby, J. (1973). *Separation*. New York: Basic Books.

Bowlby, J. (1980). *Loss*. New York: Basic Books.

Engel, G. S. (1962). *Psychological development in health and disease*. Philadelphia: Saunders.

Erikson, E. (1963). *Childhood and society*. New York: W. W. Norton.

Haley, J. (1973). *Uncommon therapy: The psychiatric techniques of Milton H. Erickson, M.D.* New York: W. W. Norton.

Mahler, M. S., & Furer, M. (1968). *On human symbiosis and the vicissitudes of individuation* (Vol. I). *Infantile psychosis.* New York: International Universities Press.

Maslow, A. H. (1968). *Toward a psychology of being* (2nd ed.). New York: D. Von Nostrand.

Maslow, A. H. (1970). *Motivation and personality* (2nd ed.). New York: Harper & Row.

Merton, R. K. (1968). *Social theory and social structure*. New York: The Free Press.

Piaget, J. (1952). *The origins of intelligence in children*. New York: International Universities Press.

Piaget, J., & Inhelder, B. (1969). *The psychology of the child.* New York: Basic Books.

Rossi, E. (1986). *The psychobiology of mind-body healing*. New York: W. W. Norton.

Selye, H. (1974). *Stress without distress*. Philadelphia: Lippincott.

Selye, H. (1976). *The stress of life* (2nd ed.). New York: McGraw-Hill.

Book Chapters

Baas, L. S., Conway, G. A.(2004). Psychosocial aspects of heart failure management. In S. Stewart, D. D. Moser, & D. Thompson (Eds), *Caring for the heart failure patient: A textbook for the healthcare professional* (pp. 197–209). London: Martin Bunitz.

Barnfather, J. (1990). An overview of the ability to mobilize coping resources related to basic needs. In H. Erickson & C. Kinney (Eds.), *Modeling and role-modeling: Theory, practice and research* (Vol. 1, pp. 156–169). Austin, (TX): Society for the Advancement of Modeling and Role-Modeling.

Bowlby, J. (1960). Child care and the growth of love. In M. Haimowitz & N. Haimowitz (Eds.), *Human development* (2nd ed., pp. 155–166). New York: Thomas Y. Crowell.

Erikson, E. (1960). Identity versus self-diffusion. In M. Haimowitz & N. Haimowitz (Eds.), *Human development* (2nd ed., pp. 766–770). New York: Thomas Y. Crowell.

Erikson, E. (1960). The case of Peter. In M. Haimowitz & N. Haimowitz, *Human development* (2nd ed., pp. 355–359). New York: Thomas Y. Crowell.

Hassan, A., & Hassan, B. M. (1987). Interpersonal development across the life span: Communion and its interaction with agency in psychosocial development. In L. A. Meachem (Ed.), *Contributions to human development* (Vol. 18, pp. 102–127). Basel: Werner Druck AG.

Klein, M. (1952). Some theoretical conclusions regarding the emotional life of the infant. In J. Riviere (Ed.), *Developments in psychoanalysis* (pp. 198–236). London: Hogarth Press.

Piaget, J. (1974). The pathway between subjects' recent life changes and their near-future illness reports: Representative results and methodological issues. In B. S. Dohrenwend & B. P. Dohrenwend (Eds.), *Stressful life events: Their nature and effects* (pp. 73–86). New York: Wiley.

Winnicott, D. W. (1965). The theory of the parent-infant relationship. In D. W. Winnicott (Ed.), *The maturational processes and the facilitating environment.* London: Hogarth Press.

Journal Articles

Acton, G., & Miller, E. (1996). Affiliated-individuation in caregivers of adults with dementia. *Issues in Mental Health Nursing*, *17*, 245–260.

Adamson, J., & Schmale, A. (1965). Object loss, giving up, and the onset of psychiatric disease. *Psychosomatic Medicine*, *27*(6), 557–576.

Baas, L. S., Fontana, J. A., & Bhat, G. (1997). Relationships between self-care resources and the quality of life of persons with heart failure: A comparison of treatment groups. *Progress in Cardiovascular*

Nursing, 12(1), 25–38.

Barnfather, J. (1993). Testing a theoretical proposition for modeling and role-modeling: A basic need and adaptive potential status. *Issues in Mental Health Nursing, 13*, 1–18.

Bartholomew, K. (1990). Avoidance of intimacy: An attachment perspective. *Journal of Social and Personal Relationships, 7*, 147–178.

Beery, T., & Baas, L. (1996). Medical devices and attachment: Holistic healing in the age of invasive technology. *Issues in Mental Health Nursing, 17*, 233–243.

Bowlby, J. (1958). The nature of the child's tie to his mother. *International Journal of Psychoanalysis, 39*, 89–97.

Bowlby, J. (1961). Childhood mourning and its explications for psychiatry. *American Journal of Psychiatry, 118*, 481–498.

Bowlby, J. (1961). Process of mourning. *International Journal of Psychoanalysis, 42*, 317–340.

Bowlby, J., Robertson, J., & Rosenbluth, D. (1952). A two-year-old goes to the hospital. *Psychoanalytic Study of the Child, 7*, 89–94.

Engel, G. (1968). A life setting conducive to illness: The giving-up–given-up complex. *Annals of Internal Medicine, 69*(2), 293–300.

Hertz, J. (1996). Conceptualization of perceived enactment of autonomy in the elderly. *Issues in Mental Health Nursing, 17*, 261–273.

Irvin, B., & Acton, G. (1996). Stress mediation in caregivers of cognitively impaired adults: Theoretical model testing. *Nursing Research, 45*(3), 160–166.

Irvin, B., & Acton, G. (1997). Stress, hope and well-being of women caring for family members with Alzheimer's disease. *Holistic Nursing Practice, 11*(2), 69–79.

Kinney, C. (1996). Transcending breast cancer: Reconstructing one's self. *Issues in Mental Health Nursing, 17*, 201–216.

Landis, B. J. (1996). Uncertainty, spiritual well-being, and psychosocial adjustment to chronic illness. *Issues in Mental Health Nursing, 17*, 217–231.

Leidy, N. (1994). Operationalizing Maslow's theory: Development and testing of the Basic Needs Satisfaction Inventory. *Issues in Mental Health Nursing, 15*, 277–295.

Leidy, N. K., & Traver, G. A. (1995). Psychophysiological factors contributing to functional performance in people with COPD: Are there gender differences? *Research in Nursing and Health, 18*(6), 535–546.

Mahler, M. S. (1967). On human symbiosis and the vicissitudes of individuation. *Journal of the American Psychoanalytic Association, 15*, 740–763.

Maslow, A. H. (1936). The need to know and the fear of knowing. *Journal of General Psychology, 68*, 111–125.

Miller, E. W. (1995). Encouraging Alzheimer's caregivers. *Journal of Christian Nursing, 12*(4), 7–12.

Robinson, K. R. (1994). Developing a scale to measure denial levels of clients with actual or potential myocardial infarctions. *Heart and Lung, 23*, 36–44.

Rogers, S. (1996). Facilitative affiliation: Nurse-client interactions that enhance healing. *Issues in Mental Health Nursing, 17*, 171–184.

Sappington, J., & Kelley, J. H. (1996). Modeling and role-modeling theory: A case study of holistic care. *Journal of Holistic Nursing, 14*(2), 130–141.

Walsh, K. K., Vanden Bosch, T. M., & Boehm, S. (1989). Modeling and role-modeling: Integrating nursing theory into practice. *Journal of Advanced Nursing, 14*, 755–761.

Theses

Kirk, L. (1996). *A descriptive study of level of hope in cancer patients*. Unpublished master's thesis, University of Texas, San Antonio.

Kleinbeck, S. (1977). *Coping states of stress*. Unpublished master's thesis, University of Michigan, Ann Arbor.

Dissertations

Acton, G. (1993). *Relationships among stressors, stress, affiliated-individuation, burden, and well-being in caregivers of adults with dementia: A test of the theory and paradigm for nursing, modeling and role-modeling*. Unpublished doctoral dissertation, University of Texas, Austin.

Baas, L. S. (1992). The relationships among self-care knowledge, self-care resources, activity level and life satisfaction in persons three to six months after a myocardial infarction. *Dissertation Abstracts In-*

ternational, *53*, 1780B.

Barnfather, J. S. (1987). Mobilizing coping resources related to basic need status in healthy, young adults. *Dissertation Abstracts International*, *49*, 360B.

Beltz, S. (1999). *How persons 85 years and older, living in congregate housing, experience managing their health: Preservation of self.* Unpublished doctoral dissertation, University of Texas, Austin.

Benson, D. (2003). *Adaptive potential assessment model as applied to small groups*. Unpublished doctoral dissertation, University of LaVerne, LaVerne, CA.

Chen, Y. (1996). *Relationships among health control orientation, self-efficacy, self-care, and subjective well-being in the elderly with hypertension*. Unpublished doctoral dissertation, University of Texas, Austin.

Curl, E. D. (1992). Hope in the elderly: Exploring the relationship between psychosocial developmental residual and hope. *Dissertation Abstracts International*, *47*, 992B.

Daniels, R. (1994). *Exploring the self-care variables that explain a wellness lifestyle in spinal cord injured wheelchair basketball athletes*. Unpublished doctoral dissertation, University of Texas, Austin.

Darling-Fisher, C. S. (1987). The relationship between mothers' and fathers' Eriksonian psychosocial attributes, perceptions of family support, and adaptation to parenthood. *Dissertation Abstracts International*, *48*, 1640B.

Erickson, M. (1996). *Relationships among support, needs satisfaction, and maternal attachment in the adolescent mother*. Unpublished doctoral dissertation, University of Texas, Austin.

Hertz, J. E. G. (1991). The perceived enactment of autonomy scale: Measuring the potential for self-care action in the elderly. *Dissertation Abstracts International*, *52*, 1953B.

Hopkins, B. (1994). *Assessment of adaptive potential*. Unpublished doctoral dissertation, University of Texas, Austin.

Irvin, B. L. (1993). Social support, self-worth and hope as self-care resources for coping with caregiver stress. *Dissertation Abstracts International*, *54*(06), B2995.

Jensen, B. (1995). *Caregiver responses to a theoretically based intervention program: Case study analysis*. Unpublished doctoral dissertation, University of Texas, Austin.

Kline, N. W. (1988). Psychophysiological processes of stress in people with a chronic physical illness. *Dissertation Abstracts International*, *49*, 2129B.

Landis, B. J. (1991). Uncertainty, spiritual well-being, and psychosocial adjustment to chronic illness. *Dissertation Abstracts International*, *52*, 4124B.

MacLean, T. T. (1987). Erikson's development and stressors as factors in healthy lifestyle. *Dissertation Abstracts International*, *48*, 1710A.

Miller, E. W. (1994). *The meaning of encouragement and its connection to the inner-spirit as perceived by caregivers of the cognitively impaired.* Unpublished doctoral dissertation, University of Texas, Austin.

Nash, K. (2003). *Evaluation of a holistic peer support and education program aimed at facilitating self-care resources in adolescents* (Unpublished doctoral dissertation). University of Texas, Galveston.

Raudonis, B. (1991). *A nursing study of empathy from the hospice patient's perspective*. Unpublished doctoral dissertation, University of Texas, Austin.

Raudonis, B., & Acton, G. (1997). Theory based nursing practice. *Journal of Advanced Nursing*, *26*(1), 138–145.

Robinson, K. R. (1992). Developing a scale to measure responses of client with actual or potential myocardial infarctions. *Dissertation Abstracts International*, *53*, 6226B.

Sofhauser, C. (1996). The relations among hostility, self-esteem, self-concept, psychosocial residual in persons with coronary heart disease. *Dissertation Abstracts International* 5B/01-B.

Weber, G. (1995). Employed mothers with pre-school-aged children: An exploration of their lived experiences and the nature of their well-being. *Dissertation Abstracts International* 56/06-B3/31.

부 록

모델링과 역할모델링에 기초한 사정도구*

Ⅰ. 상황 서술
- A. 상황의 개요
- B. 원인
  - 1. 긍정적인 스트레스원
  - 2. 스트레스원
  - 3. 부정적인 스트레스원
- C. 치료적 요구

Ⅱ. 기대
- A. 즉시
- B. 장기

Ⅲ. 잠재적 자원
- A. 외적
  - 1. 사회망
  - 2. 지지체계
  - 3. 건강관리 체계
- B. 내적
  - 1. 강점
  - 2. 적응 잠재력
    - a. 감정상태
    - b. 생리적 지표

Ⅳ. 목적과 삶의 과제
- A. 현재
- B. 미래

모델링과 역할모델링에 기초한 자료해석 도구+

Ⅰ. 자원동원능력에 대한 자료해석(APAM)

Ⅱ. 요구상태(요구 형태와 관련된 자산과 결핍), 애착물, 상실, 슬픔(정상 또는 깊은), 삶의 과제(발달적: 실제적인 그리고 연차적인)에 대한 자료 해석

모델링과 역할모델링에 기초한 자료 분석 도구++

Ⅰ. 1 단계
- A. 스트레스원과 요구상태 간 관계를 명확히 표현한다.
- B. 요구상태와 자원동원능력 간 관계를 명확히 표현한다.
- C. 요구상태와 애착 상실 간 관계를 명확히 표현한다.
- D. 상실과 슬픔 반응의 형태 간 관계를 명확히 표현한다.
- E. 요구 자산 형태와 결핍, 그리고 발달가능성 간 관계를 명확히 표현한다.
- F. 연차적인 발달과제와 발달가능성 간 관계를 명확히 표현한다.

Ⅱ. 2 단계
- A. 스트레스원, 잠재적 자원, 요구상태, 상실, 슬픔상태, 발달가능성, 연차적 발달과제, 그리고 잠재적 애착 간 관계를 명확히 표현한다.
- B. 요구상태, 잠재적 자원, 발달가능성, 그리고 개인적 목적 간 관계를 명확히 표현한다.

부 록

모델링과 역할모델링을 토대로 한 계획 도구[$]

Ⅰ. 중재의 목적
- A. 신뢰 형성
- B. 긍정적 태도 증진
- C. 대상자 조절 증진
- D. 강점 증진
- E. 건강 지향적 목표 설정

Ⅱ. 중재의 목표
- A. 간호사와 대상자간 신뢰 및 기능적 관계 형성
- B. 미래지향적이고 긍정적인 자기투사법 촉진
- C. 양가잠정 가능성 정도를 최소로 하면서 AI를 증진
- D. 역동적, 적응적, 총체적인 건강상태 증진
- E. 기본 요구를 만족하고 성장 요구에 만족할 수 있도록 대처기전을 촉진하고 배양
- F. 실제와 연차적인 발달단계가 일치되도록 촉진

* 비판적 사고를 유도하는 면담 시 질문과 생각들이 에릭슨, 톰린 그리고 스웨인(1983). Modeling and role-modeling:A theory and paradigm for nursing(pp. 116-168). Englewood Cliffs, NJ:Prentice-Hall에 의해 제시되었음. 면담 기술에 대한 제안은 에릭슨(1990). Self-care knowledge. In H.C. Erickson & C. Kinney(Eds.), Modeling and role-modeling:Theory, practice and research(Vol.1). Austin, TX:Society for the Advancement of Modeling and Role-Modeling에서 찾을 수 있음.

+ 자료 해석을 위한 비판적 사고 지침은 에릭슨 등(1983) Modeling and role-modeling:A theory and paradigm for nursing(pp. 148-166). Englewood Cliffs, NJ:Prentice-Hall;and Erickson, H.C.(1990). Theory based nursing. In H.C. Erickson & C.Kinney(Eds.), Modeling and role-modeling:Theory, practice and research(Vol.1). Austin, TX:Society for the Advancement of Modeling and Role-Modeling에 의해 제시되었다.

++ 자료 분석을 위한 비판적 사고 지침은 에릭슨 등(1983). Modeling and role-modeling:A theory and paradigm for nursing(pp. 148-166). Englewood Cliffs, NJ:Prentice-Hall;and Erickson, H.C.(1990). Theory based nursing. In H.C. Erickson & C.Kinney(Eds.), Modeling and role-modeling:Theory, practice and research(Vol.1). Austin, TX:Society for the Advancement of Modeling and Role-Modeling에 의해 제시되었다.

$ 비판적 사고 지침은 에릭슨 등(1983). Modeling and role-modeling:A theory and paradigm for nursing (pp. 169-220). Englewood Cliffs, NJ:Prentice-Hall;and Erickson, H.C.(1990). Theory based nursing. In H.C. Erickson & C.Kinney(Eds.), Modeling and role-modeling:Theory, practice and research(Vol.1). Austin, TX:Society for the Advancement of Modeling and Role-Modeling에 의해 제시되었다.

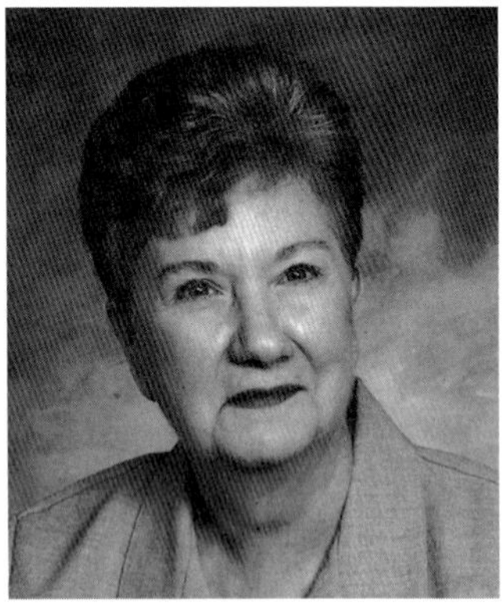

글래디스 허스티드
Gladys L. Husted

1941-현재

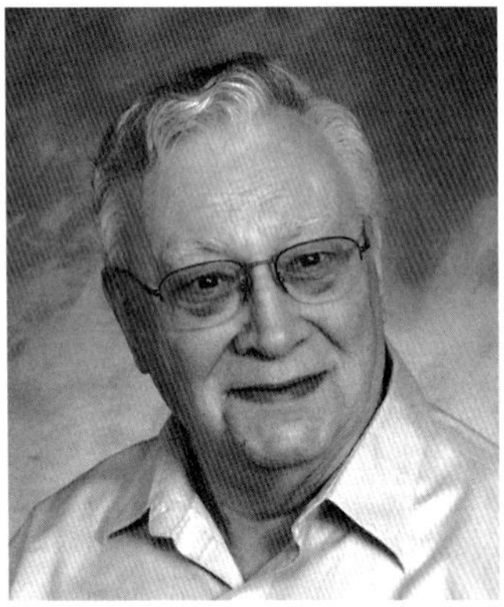

제임스 허스티드
James H. Husted

1931-현재

26장

조화론적 생윤리이론

Symphonological Bioethical Theory

Garrie Scotto

"조화론(그리스 어 'symphonia, 동의)은 동의 항목과 전제 조건에 근거한 윤리 체계이다"(Hustes & Husted).

이론가 소개

글래디스 허스티드Gladys Husted는 피츠버그에서 태어났다. 그 곳에서의 G. 허스티드의 삶, 실무, 교육 그리고 가르침은 간호전문직에 계속 영향을 미치고 있다. G. 히스티드는 1962년에 피츠버그대학교에서 간호학사학위를 받았고, 공중보건과 급성기 내외과 환자 간호병동에서 실무를 시작하였다. 간호사와 환자 간 상호작용을 관찰한 것이 윤리적 문제에 관심을 갖게 된 동기가 되었다.

G. 허스티드는 피츠버그에 있는 St. Margaret's 기념병원, Louise Suyden 간호학교에서 실무경력을 쌓으면서, 1968년 간호교육석사학위를 받았다. 교육에 대한 애정 때문에 박사과정에 입학하게 되었고, 피츠버그대학교 교육과정 및 감독학과에서 박사학위를 수여받았다.

현재 Duquesne 대학교 간호대학 교수로 재직하고 있고, 1998년에 간호대학의 저명한 교수상을 받았다. 간호대학은 또한 전체 교육과정에서 G. 허스티드의 교육자로서의 탁월성을 인정하여, 1990/1991년 탁월성 인정상을 수여하였고, 1994/1995년에는 탁월한 교수상을 수여하였다. 오하이오 의과대학은 2000년에 G. 허스티드를 저명한 강사로 지정하였다. G. 허스티드는 시그마데타타우, Phi Kappa Phi chapter와 미국간호연맹의 회원이다. G. 허스티드는 Western Pennsylvania 병원 간호부에서 윤리위원회를 발전시키기 위한 상담자로 활동하였고, 직무교육 및 행정교육을 비롯하여 새롭게 구성된 위원회의 자문을 담당하였다. G. 허스티드는 Allegheny General Medical Center에서 직무교육에 대한 자문과 전국간호윤리자문회에서 재향군인관련 부서의 자문을 담당하였다. 가장 최근에는 펜실베니아 주 정부 간호부서에서 요구하는 교육과정을 검토하기 위해 Heritage Valley 간호대학 주관으로 교육과정 자문위원직을 수행하였다. 또한 G. 허스티드는 2003년에 전국간호교육장 연맹에서 교육현장에서의 윤리를 발표하였다.

제임스 허스티드James Husted는 펜실베니아 Kingston에서 태어났고, 일생동안 철학에 관심을 가졌다. 독일에서 군대생활을 할 때, J. 허스티드는 특히 베네딕트 스피노자(Spinoza)의 업적에 관심을 가지면서 전직 윤리학 교수와의 대화를 통해, 윤리에 관심을 갖게 되었다.

J. 허스티드는 군 생활을 마친 후 판매직에 종사하였고, 그 이후 건강보험회사에서 직원을 고용하고 훈련하는 일을 하였다. J. 허스티드는 또한 보험 잡지에 많은 논문을 출간하였고 판매직에서 수많은 상을 수상하였다. 그러나 J. 허스티드는 계속적인 독서를 통해 자신의 철학적, 윤리적 사고를 발전시켰다. 1980년대 J. 허스티드는 high-IQ 학회, Mensa and Intertel과 함께 Mensa의 철학적 전문가로서, Intertel의 지회장으로 일하였다. 이들 이론가는 만나서 1974년에 결혼을 하였고, 이후 조화론symphonology 이론을 만들어내는 담론을 만들고 정련시켰다. 그들은 *Ethical Decision Making in Nursing*이란 저서의 공동저자이다. 이 책은 1991년, 1995a년, 2000년에 간호와 건강관리분야에서 유명한 책으로 선정되었다. 또한 2001년에는 간호사회상을 수상하였다. 1997-1998년에는 *Advanced Practice Nursing Quarterly*에 "A Practice Based Bioethic"라는 제목으로 정기적인 칼럼을 집필하였다. 책, 책의 장(저서 및 기고로서), 잡지에 논문을 게재하는 것 이외에, 학술대회와 워크숍에서 윤리적 이론을 발표해 왔다.

허스티드 부부는 피츠버그에 살고 있고 계속해서 이론을 발달시키면서, 교육, 저술활동, 그리고 학술대회와 워크숍에서 발표를 통해 그들의 업적을 널리 알리고 있다.

이론의 배경

저자들은 *조화론*symphonology을 "동의라는 용어와 전제를 기초로 하는 대인간 윤리체계"로 정의한다. 특히 의료인-환자 간 동의에 초점을 둔다. 이 동의는 참여한 당사자 간 관계의 본질에 기초한다. 윤리적 영역 안에서, 이는 각각의 헌신과 의무를 나타낸다. 이론이 간호사와 간호실무의 관찰로부터 발달되었지만, 이는 이후 의료인 모두에게 확대되었다. 이 이론의 발달은 언제, 어떤 행동이 의료인과 환자에게 적절한지 결정할 때 도움을 주는 실무중심 의사결정 모델의 구성을 유도하였다. 이론의 명명은 동의를 뜻하는 그리스어 *symphonia*에서 파생되었다.

윤리는 "활력 있고 기본적인 목적을 추구하도록 지시하는 행동을 동기화, 결정, 그리고 정당화하는 표준체계"이다. 윤리는 인간의 삶을 보존하고 증진하기 위해서, 현실세계 속에서 할 수 있는 것이 무엇인가, 해야 하는 것은 무엇인가에 대해 검증한다. 따라서 허스티드 부부는 윤리를 바람직한 삶의 과학이라고 서술하였다.

생윤리는 건강관리 영역에서 인간의 삶을 보존하고 증진하기 위해서 당연히 해야 하는 것을 환자와 의료인 간에 상호작용하는 윤리에 관심을 둔다. 지난 세기동안, 커져가는 지식기반과 기술성장이 기존의 건강관리실무를 변형시켰다. 이에 이전에 직면하지 않았던 위협적이면서도 혼돈스런 상황이 발생하였다. 치료방법과 종류가 많아지면서 환자들은 과거에는 살 수 없었던 상황에서 생존할 수 있게 되었다. 그러나 높은 생존율은 새로운 문제를 제기하게 되었다. 누가 치료를 받아야 하는가? 특정 상황에서 어떤 치료가 적절한지를 누가 결정해야 하는가? 이 때, 생윤리는 이전에 처방환경prescriptive environment에서만 존재하던 문제가 주요 문제로서 대두되었다. 건강문제에 대해 과학적 해결을 제공하는 것뿐 아니라 윤리적 관심을 고려하는 것은 필수적이다. 간호사의 개인적 경험과 관찰을 통해, 허스티드 부부는 이 문제를 적절히 해결하기 위해 건강관리체계의 생윤리적 딜레마와 실패에 대해 더욱 복합적인 본질을 인지하였다.

윤리적 간호를 전달하는 문제를 언급하면서 건강관리체계가 미비한 이유를 명확히 하기 위해, 허스티드 부부는 윤리적 행동을 안내하는 데 사용했던 전통적인 생각과 개념을 검증하였다. 여기에는 의무론, 공리주의, 감동주의, 그리고 사회적 상대주의가 있다. 의무론은 사람의 행동의 결과와는 무관한 의무에 입각한 윤리이다. 사람들은 결과에 상관없이 미리 설정된 표준에 따라 행동한다. 의료인 입장에서 이러한 유형은 분명히 부적절한 것이다. 왜냐하면 그들은 자신의 행동에 대한 결과에 대해 예측할 책임이 있고, 환자에게 유익한 것만 행하도록 되어있기 때문이다. 공리주의적 사고는 의료인에게 다수를 위한 최고의 선을 가져오도록 행동하게 한다. 이는 환자 개개인을 담당하는 의료인의 실무와는 일치하지 않는다. 감동주의emotivism는 자신들이 갖고 있는 감정에 따라 윤리행동을 하게 한다. 합리적 사고는 감정적 선택에서는 설 자리가 없어진다. 건강관리 영역에서는 이런 형태의 의사결정이 부적절하다. 사회적 상대주의는 개인에 대한 사회의 신념으로 구성된다. 세계적인 사회의 다양성을 고려할 때에 이러한 접근은 어리석은 것이다. 저자들은 이러한 전통적인 윤리적 사고방식의 부적절성 때문에 건강관리체계에서 생윤리적 문제를 성공적으로 다루지 못한 것으로 인식하였다.

전통적인 모델은 의료인에게 윤리적 행동을 안내하는 데 부적절한 것으로 입증되었기 때문에 허스티드 부부는 의료인이 적절한 윤리적 행동을 결정할 수 있는 방법을 생각하고 개발하였다. 이 이론은 논리적 사고에 기초하고, 총체적, 개별적 간호를 제공할 것을 강조하고 있다. 그들은 아리스토텔레스, 베네딕트 스피노자, 미카엘 폴라니의 업적에서 유도되었다. 이 철학자들은 개인으로서 인간의 합리적 사고와 가치를 부여하고 있다. 아리스토텔레스는 단순한 합리성보다는 현상 이해를 더 잘해야 한다는 것으로 인정받고 있는 플라톤의 제자로서 스승의 업적을 발전시켰다. 아리스토텔레스는 어떻게 원리가 각 상황에 적용될 수 있는지에 대해 사람들은 통찰력과 지각을 개발해야 한다고 믿었다(McKeon, 1941).

네덜란드 철학자 스피노자는 인간과 인간지식의 본질을 연구하였다. 스피노자는 개개인의 추론 과정과 결과는 비교할 만하지만, 직관적이고 식별적인 사고는 개인마다 독특한 것이라고 인식하였다. 스피노자는 실체에 대해 이해하기 위한 이성과 직관적 사고는 함께 해야 한다고 믿었다(Lloyd, 1996). 스피노자는 널리 사용되고 있는 철학적 개념을 찾아 그 개념을 새롭게 참신한 사고로 변화시킬 것을 언급하였다. 이는 특히 생윤리 표준에 대한 의미를 개혁하는 차원에서, 허스티드 부부의 조화론symphonology 발달에 있어서 핵심이다.

폴라니는 생생한 경험은 분리된, 관찰할 수 있는 부분보다 더 크다는 것, 즉 이해란 현상 전체에 대한 인식으로부터 나온다고 제안하였다. 함축된, 암묵적인 지식은 명백한 것을 이해하고 해석하는 데 필수적이다(Polanyi, 1964). 진실한 이해를 성취하기 위해 통찰력과 식별력을 갖추고 개인의 독특성과 이성과 합리성의 확장이란 두 개념은 조화론적symphonological 방법의 기초가 된다.

주요 개념과 정의

능력 Agency

*능력*은 대상자가 선택한 목표를 향해 행동을 시작할 수 있는 역량이다. 간호사와 환자와의 공유된 목표는 환자의 능력을 회복시키는 것이다(Husted & Husted, 2008).

맥락 Context

"맥락은 어떤 상황에서 관련된 사실을 서로 섞어 짜 놓은 것"이다(Husted & Husted, 2008, p.84). 여기에는 서로 관련된 세가지 요소가 있다: 상황적 맥락, 지식적 맥락, 대상자의 인식맥락. 상황적 맥락은 상황에 대한 이해를 제공하고 그 안에서 효과적으로 행동할 수 있는 능력을 촉진하는 상황의 모든 측면을 말한다. 지식적 맥락은 대상자의 상황관련 측면에서 기존의 지식과 현재의 인식이다. 대상자의 인식맥락은 위 두가지 맥락이 함께 만들어낸다. 이는 처한 상황안에서 이해하고 효과적으로 행동하는데 필요한 상황관련 요인(지식과 상황) 에 대해 대상자의 현재 인식이다(Husted & Husted, 2008).

환경-동의 Environment-Agreement

조화론symphonology에서 설정된 *환경*은 맥락속에서 동의에 의해 형성되었다. 동의는 상호작용이 일어나는 근거를 공유한 인식상태이다(Husted & Husted, 2008). 동의는 간호와 모든 다른 인간과의 상호작용이 일어나는 영역을 창조한다. 모든 동의의 목적은 이해에 의해 가능한 상호작용을 통해 얻어진 최종 가치에 두고 있다.

의료인-환자간 동의는 전문가와 환자의 요구가 만나면서 형성된다. 그들의 동의는 환자의 요구와 욕망에 중점을 둔 것이다. 전문가의 헌신은 대상자의 요구 측면에서 정의된다. 이런 동의가 없다면, 두 사람간의 상호작용에는 아무런 맥락이 없는 것이다; 그 관계는 모두에게 어렵게 될 것이다(Husted & Husted, 1999).

주요 개념과 정의

건강 Health

*건강*은 개인의 삶 속에 있는 모든 잠재성에 적용 가능한 개념이다. 건강은 신체 뿐 아니라 행복도 커지는 것을 의미한다. 행복은 개인이 자신이 선택한 삶의 계획을 향한 개인적 추구와 진전으로 실현된다(Husted & Husted, 2001). 건강은 개인이 기본적인 생윤리적 표준에서 경험하고, 표현하고, 참여할 때 명백해진다.

간호 Nursing

간호사는 대상자의 대리인(agent)으로 행동한다. 간호사는 만일 대상자(그)가 할 수 있다면 그가 자신을 위해 하려고 했던 것을 대상자를 위해서 행하는 것이다(Husted & Husted, 2008). 간호사의 윤리적 책임은 그들과의 상호작용을 통해 삶, 건강 그리고 안녕을 제공하는 대상자에게 이러한 특성을 격려하고 강화하는 것이다(Fedorka & Husted, 2004).

인간-환자 Person-Patient

인간은 독특한 성격구조를 갖추고 그가 선택한 중대한 목표를 추구할 권리를 가진 개인이다(Husted & Husted, 2001). 이러한 특징은 개인에게 독특한 것이며 타인과 공유한다(Husted & Husted, 2008). 중대한 목표는 생존과 삶의 향상과 연관되어 있다. 인간은 능력을 상실하거나 감소됨을 경험하여 생존이나 행복에 요구되는 행동을 취할 능력이 없어지게 될 때 환자로서의 역할을 받아들인다(Husted & Husted, 1998).

권리 Rights

합리적 존재 간의 암묵적인 동의의 산물이다. 이는 합리성의 힘에 의해, 타인에 의한 행동이나 행동의 산물이 아니고, 자의적 동의에 의해서만 나타나는 객관적으로 획득된 것이다(Husted & Husted, 2001). *Rights* 이란 용어는 합리적인 인간들 사이에서 불가침에 대한 비평적 동의를 대표하는 단수 용어이다(Husted & Husted, 1997b).

경험적 증거의 이용

두 이론가의 연구와 대화는 건강관리의 전반적인 변화경험과 개별적인 간호사-환자관계의 관찰과 함께 조화론symphonology을 개발하기 위한 자극이 되었다. G. 허스티드의 박사학위논문은 '윤리적 원리 교수법이 사례연구를 통해 실질적인 방법으로 학생이 이를 사용하는 능력에 미치는 효과'였다. J. 허스티드는 부인의 학위논문 선택에 많은 도움을 주었는데, 부인의 박사학위과정에서 자문가 역할을 하였다. 이후 G. 허스티드의 박사학위 업적에 대한 수많은 출간과 발표를 수행하였고, 1991년에 "*Ethical Decision Making in Nursing*"1판을 출간하였다.

이 책은 개념적 모델로써 그들의 업적을 발표하고 있다. 그들의 아이디어를 더욱 발전시키고, 대학원생의 반응을 통합하여 조화론적 이론symphonological theory을 개발하였다. 2판을 출간하기 전에, 허스티드 부부(1995a)는 계속해서 이론적 개념을 명확히 하면서 실무를 위한 모델을 개발하였다.

1990년 초반에 Duguesne 대학교에서는 생윤리 이론을 위한 교과목을 개발하였다. 저자들은 학생, 실무자, 그리고 다른 전문가들로부터 그들의 업적에 대한 비평과 예제를 계속해서 찾아갔다. "*Ethical Decision Making in Nursing and Healthcare: The Symphonological Approach*"(Husted & Husted, 2001) 3판에서는 기본개념과는 분리된 발전된 개념을 포함하여 명확해진 이론의 서술이 담겨있다. 추가로 이 모델 실무에서 이론의 비선형적 양상을 보다 잘 표현할 수 있도록 다시 그려졌다. 4판에서는 이론에서 총체적으로 개념과 명확성과 통합성을 더 많이 제공한다. 또한 본문은 간단한 개념에서부터 복잡한 개념을 보여주기 위해 재배치하였다.

이론이 대두되면서, 개인에게 강조한 요구가 분명해지고 중요해졌다. 최근에는 환자와 간호사를 지명할 때 *그/그녀* 또는 단순하게 복수형으로 간호사와 그의 환자로 인용되어 사용하는 것이 문헌에서 받아들여지는 현실이 되고 있다. 저자들은 이런 우스꽝스러운 무명의 용어는 독자로 하여금 특정 상황이라는 맥락에 있는 실제의 그 사람 입장에서 생각을 못하게 한다고 인식하였다. 그래서 그들은 특정 상황이나 예제에서 개인을 인용할 때 환자의 경우 그he로서 인용하고, 의료인의 경우 그녀she로 선택하였다. 이 장에서는 이런 연습이 계속될 것이다.

주요 가정

이론의 가정은 저자들의 실용적인 추론과 식별로부터 나오게 되었다. 이 모델은 간호사와 타 의료인에게 적절한 윤리적 행동을 결정하는 논리적 방법을 제공하기 위함이다(주요개념과 정의 box 참조). 대부분의 용어가 간호사와 타 의료인에게 익숙하지만, 일부는 인간 상호작용과 윤리적인 건강관리전달의 현실을 지지하기 위해 재정의 되어 왔다.

간호

조화론Symphonology은 간호사나 타 의료인이 환자의 대리인(agent)으로서 행동하는 것이다. 간호사는 자신의 교육과 경험을 이용하여 그녀의 환자를 위해 그가 자신을 위해 하려고 하는 것을 수행한다. 간호는 간호사와 환자 없이는 일어날 수 없다. "간호사는 상호작용 없이는 행동을 하지 않는다"(Husted & Husted, 2001, p. 37). 간호사의 윤리적 책임은 그들과 상호작용을 통해 삶, 건강 그리고 안녕을 제공하는 대상자에게 이런 특성을 격려하고 강화하는 것이다(Fedorka & Husted, 2001).

능력agency은 선택한 목표를 향해 행동을 시작할 수 있는 역량이다. 대리인으로서 간호사는 스스로 행동할 수 없는 환자를 위해 행동한다. 간호사와 환자 간에 공유한 목표는 환자의 능력을 회복시키는 것이다. 간호사는 이 목표를 향해 환자와 함께 그리고 환자를 위해 행동한다.

인간 또는 환자

저자들은 인간은 독특한 성격구조를 갖추고 그가 선택한 중대한 목표를 추구할 권리를 가진 개인이라고 정의한다(Husted & Husted, 2001). 중대한 목표는 생존과 삶의 향상과 연관되어 있다. 인간은 능력을 상실하거나 감소됨을 경험하여 생존이나 행복에 요구되는 행동을 취할 능력이 없어지게 될 때 환자로서의 역할을 받아들인다. 행동을 취할 수 없는 무능력은 신체적 또는 정신적 문제로부터 또는 지식이나 경험의 부족으로 올 수 있다(Husted & Husted, 1998).

건강

저자들은 건강을 직접적으로 언급하지 않는다. 이 이론은 가장 넓은, 가장 총체적인 감각으로 건강개념에 의해 유도되었다. 건강은 개인의 삶 속에 있는 모든 잠재성에 적용 가능한 개념이다. 건강은 신체뿐 아니라 행복도 커지는 것을 의미한다. 행복은 개인이 자신이 선택한 삶의 계획을 추구하여 나아갈 때 실현된다(Husted & Husted, 2001). 건강은 개인이 기본적인 생윤리적 표준에서 경험하고, 표현하고, 참여할 때 명백해진다.

환경-동의

조화론symphonology에서 설정된 환경은 동의로 구성된다. "동의는 상호작용이 일어나는 근거를 공유된 인지상태이다"(Husted & Husted, 2001, p. 61). 동의는 간호와 모든 다른 인간과의 상호작용이 일어나는 영역을 창조한다. 모든 동의의 목적은 이해에 의해 가능한 상호작용을 통해 얻어진 최종 가치에 두고 있다.

의료인-환자 간 동의는 전문가와 환자의 요구가 만나면서 형성된다. 그들의 동의는 환자의 요구와 욕망에 중점을 둔 것이다. 전문가의 헌신은 대상자의 요구 측면에서 정의된다. 이런 동의가 없다면, 두 사람간의 상호작용에는 아무런 맥락이 없는 것이다. 그 관계는 모두에게 어렵게 될 것이다(Husted & Husted, 1999).

조화론Symphonology은 전통적인 문화적 진부의 편집물이 아니다. 이는 전문적 실무의 윤리 영역에서 무엇이 실용적이고 정당할 수 있는지 결정하는 방법이다. 조화론Symphonology은 동의에서 무엇이 가능한지, 무엇이 추구가능한지는 맥락에 따른다고 인식한다.

"맥락은 어떤 상황에서 관련된 사실을 서로 섞어 짜놓은 것이다. -이는 가장 원하는 결과를 가져오도록 행동하는 데 필요한 사실과 사람이 이런 사실을 가장 효과적으로 다루기 위한 방법에 대한 지식을 의미한다". 여기에는 서로 관련된 세 가지 요소가 있다: 상황적 맥락과 지식적 맥락, 인식적 맥락. 상황적 맥락은 상황에 대한 이해를 제공하고 그 안에서 효과적으로 행동할 수 있는 능력을 촉진하는 상황과 관련된 모든 사실을 말한다. 지식적 맥락은 그 상황에 대해 대상자가 갖고있던 기존 지식이다. 인식적 맥락은 그 상황에 대한 대상자의 인식과 이 사실을 가장 효과적으로 처리하는 방법에 관한 그녀의 기존 지식 통합을 보여준다(Husted & Husted, 2008).

이론적 주장

조화론symphonology은 넓은 범주로 인해 거대이론으로 분류되었다. 거대이론은 특정 학문에 대한 세계관을 제시한다(Walker & Avant, 1995). 거대이론은 개념모델보다 광범위하며 실무와 연구를 안내할 모델로서 사용된다(Fawcett & Garity, 2009). 저자들은 다른 업적의 자연적인 진보로부터가 아니라, 윤리적 건강관리전달과 연관된 이론적 지침의 필요를 인식하면서 조화론symphonology을 개발하였다. 이 이론의 이해와 사용은 인간간의 합리적인 관계: 인간의 권리-를 서술하는 기본적인 윤리적 요소에 기초한다.

권리

허스티드 부부는 권리를 기본적인 윤리적 요소로 서술한다. 전통적으로 권리는 사람이 요청할 수 있는 항목이나 행동의 목록처럼, 사람이 받을 자격이 있는 선택목록이라고 보았다. 조화론symphonology에서 권리는 단수 개념으로 표현한다. 이는 함축적이고, 인류에 넓게 사용되는, 동의이다. 이는 사람이 타인에게 행동을 하도록 압박을 가해서는 안 되며, 또는 타인 행동의 산물을 강제로 뺏으면 안 되는 것이다. 권리는 합리적 존재 간에 비평적인 동의이고, 암묵적인 동의이다(Husted & Husted, 1997a). 이 동의는 인간을 합리적으로 만들고, 문명화된 사회구조를 발달시켰다. 암묵적 동의는 모든 인간의 상호작용에서 필수적인 조건이다. 이는 모든 다른 동의가 있을 때에 기본이 된다. 공식적인 정의는 다음과 같다. "합리적인 존재 간에 함축적인 동의의 산물: 이는 합리성의 힘에 의해, 타인에 의한 행동이나 행동의 산물이 아니고, 자의적 동의에 의해서만 나타나는, 객관적으로 획득된 것이다"(Husted & Husted, 2001, p. 4). 이런 조작은 인간 상호작용에서 명백하다.

허스티드 부부에 따르면, 조화론적 이론symphonology theory은 건강관리 제공 시 윤리적 행동을 지킬 수 있게 한다. 동의는 조화론symphonology의 기본이다. 동의는 인간권리에 대한 함축적인 이해에 기초할 때 일어날 수 있다. 합리적인 사람에게 존재하는 암묵에 대한 이해는 인간의 권리를 구성한다. 이러한 이해는 사람들 사이의 협상과 협동을 가능하게 한다.

윤리 표준

윤리 표준은 윤리적 행동의 기준이 되어왔다. 이 표준에는 의료인에게 익숙한 선행, 자율성 그리고 비밀보장성이라는 용어가 포함된다. 그러나 저자들은 조화론symphonology의 기본 개념에 상응하는 윤리 표준을 위한 새로운 의미를 부여하였다 즉, 독특한 개인으로서 인간과 진실된 이해를 성취하기 위해 이성과 합리성에 덧붙인 통찰력과 식별력의 사용이다.

전통적으로 생윤리 개념은 행동을 위한 구체적인 방향을 명령함에 따라 윤리적 행동을 안내하는데 사용되어 왔다. 예를 들면, 선행의 개념은 일반적으로 대상자에게 해를 주지 않는다는 것을 확인하는 것으로 알려져 왔다. 그러나 이런 방향을 고수하는것을 비현실적인 목표로 만들면서 언제, 어떻게 해가 일어날 지를 예측하는 것이 항상 가능하지 않다. 명령으로 보는 선행의 개념은 물리적 침해가 비윤리적이라는 것에 반해 자신을 방어하는 것을 의미할 수도 있다. 유사하게, 진실성 또는 진실을 말하기란 결과와 상관없이 진실을 말해야 하는 것을 뜻한다. 그러므로 결과와 상관없이 해로운 정보를 잠재적으로 보류하는 것은 비윤리적이다. 진실성에만 매달리는 것은 선행하는 노력을 방해할 수 있다. 분명한 사실은 구체적인 방향을 제시한 윤리 표준을 선택할 때, 맥락(주변상황)을 충분히 고려할 수 없게 만든다.

저자들은 이 윤리 표준을 구체적인 규정으로서가 아니라 개인에게 인지되어야 하는 또는 존중되어야 하는 인간의 특성과 성격 구조로서 재정의하였다(Husted & Husted, 1995b). 예를 들면, 조화론적 용어symphonologic term에서, 선행은 환자의 최고의 관심 속에 있는 행동에 대한 생각을 말한다. 그러나 이는 무엇이 선한 것인지 대상자의 평가로 시작한다. 이런 방식에서 보면, 윤리 표준은 의료인-환자 동의와 의사결정시 윤리 지침에 있어 전제조건이다. 참여자는 개개인이 인간 특성을 소유하고 있다는 함축적인 이해를 가지고 함께 일한다. 생윤리 표준의 서술과 명명은 실무가의 반응을 토대로 여러 번 변화되었다. 조화론적 이론Symphonological theory은 환자가 생윤리 표준에서 규정한 이익을 얻기 위한 권리를 갖고 있음을 표명한다. Box 26-1은 생윤리 표준의 정의와 예에 관한 것이다.

생윤리 표준이 구체적인 방향으로서 간주되어서는 안 되지만, 별개의 실체로 간주되어서도 안 된다. 각 표준은 개인의 독특한 성질 구조의 표본으로서 다른 것과 섞여있다(J. Husted, Personal Communication March 5, 2004). 앞서 언급한 것처럼, 이러한 표준에 대한 인식은 함축적인 환자-의료인 간 동의에서 전제조건이 된다. 개인들이 인정되고 존중될 때, 인간의 특성과 능력은 윤리적 상호작용의 기초를 형성한다. 이것들이 무시된다면 이런 상황적 맥락은 없어진다. 그렇게 되면 상호작용은 구체적인 방향에 기초하여 일어나거나 참여자의 일시적인 생각에 의해 일어난다.

Box 26-1 생윤리 표준 Bioethical Standards

자율성 Autonomy

자율성은 개인의 독특성이고, 개인의 단순 성질 구조이다. 모든 사람은 그/그녀의 독특하고 독립적인 목적에 따라 행동할 권리를 갖는다.

선행 Beneficence

선행은 원하는 이익과 필수적인 삶의 요구를 획득하기 위해 행동하는 능력이다. 개개인은 그/그녀가 필요하고 선호하는 이런 것들을 얻기 위해 행동할 수 있다.

성실성 Fidelity

성실성은 개인의 그/그녀 자신의 독특성에 대한 충실성이다. 개인은 그의 독특한 삶을 운영하고 유지하고 보존한다. 의료인에게 동의에 대한 성실성은 전문가적 역할에서 수용된 의무에 대한 헌신을 의미한다.

자유 Freedom

자유는 대리인 자신의 상황평가에 기초한 행동수행 능력과 권리이다. 모든 사람은 그/그녀의 행동과정을 선택할 수 있다.

객관성 Objectivity

객관성은 객관적 인지훈련을 성취하고 보존하기 위한 권리이다. 모든 사람은 자신의 바깥에 있는 우주에 대한 인식과 이해를 갖고 있다. 모든 사람은 자신이 선택한 것으로서 그 이해를 운영하고 유지하고 보존할 권리를 갖는다.

자기주장 Self-Assertion

자기주장은 자신의 시간과 노력을 조절하기 위한 권리와 능력이다. 개개인은 방해없이 선택한 행동과정을 추구할 권리를 갖는다.

확실성

환자가 그의 독특한 성질 구조와 의사소통할 수 없는, 예를 들면 영아나 혼수상태 환자, 건강관리 상황이 있다. 의료인은 또한 공용 언어가 잘 안 통하는 다른 문화권에서 온 사람과 상호작용한다. 이런 경우, 생윤리 표준은 개인의 독특한 성질 구조에 대한 지식을 습득할 수 없는 상황에서 확실성certainty의 자원을 제공한다.

만일 당신이 개인의 독특성에 대한 아무런 지식이 없다면, 그 때 당신은 인간 종의 구성원이며, 환자(he) 또한 다른 사람과 많은 것을 공유한다는 기초에 입각하여 행동한 것으로 정당화 된다(Fedorka & Husted, 2004, p. 58).

이런 공통성이 생윤리 표준이다. 사람들은 자신의 독특한 본성을 보유하기 위한 힘을 필요로 한다. 그 힘은 그 사람의 주위에서 객관적으로 인지되고, 시간과 노력을 조정하는 것이며, 이익을 추구하고, 해를 피하는 것이다. 다른 정보가 없을지라도, 간호사와 의료인은 대상자의 힘을 회복시키기 위해 그들이 할 수 있는 모든 것을 행한 것으로 정당화된다.

의사결정 모델

그림 26-1은 이론의 개념이 직접적인 의사결정과 상호작용하는 방법을 보여준다. 윤리적 결정의 요소는 다음과 같은 방법으로 상호작용한다.

- 인간은 독특한 성질구조를 가진 합리적인 존재이다. 개개인은 요구와 욕망에 따라 행동과정을, 방해 없이, 선택하고 추구할 권리를 갖는다.
- 개인 간 동의는 목표를 향하도록 방향성을 지닌 공유된 인식상태로 표현된다.
- 의료인-환자 동의는 환자의 삶을 보존하고 향상하기 위해 방향지워졌다.
- 맥락은 의료인-환자 동의안에서 어떤 행동이 윤리적인지 결정하는 기초이다. 맥락은 그들이 상황에 적용하려고 할 때 대상자 상황에 대한 사실과 의료인의 지식과 경험이 서로 함께 혼합된 것을 의미한다. 맥락의 특수성은 개개인에게 무엇이 윤리적으로 정당할 수 있는지 보여준다. 그러므로 일반적인 윤리적 원칙은 없다.
- 윤리적 결정은 맥락의 고려 없이 상황에 결정이나 원리를 적용하기보다는, 상황적 맥락에서 결정에 이르기까지 사유의 과정이다.
- 허스티드 부부는 다음 방법으로 의료인이 할 수 있는 이런 가정의 궁극적인 적용과 실무에 대해 서술하였다.

> 내 환자의 힘(자율성)은 그가 이런 이유에서(선행) 이런 상황에서(객관성) 자신의 목표를 향해(자유) 움직이는 것(자기주장)이다. 내 힘(자율성)은 찾아질 수 있는 모든 가능한 이익을 성취하기 위해 (객관적 인식에 의해) 가능성 안에서(선행) 그를 돕기 위해(그의 자유) 그와 행동해야 한다(상호작용적인 자기주장) (Husted & Husted, 2001, p.154).

상호작용 모델은 http://www.nursing.duq.edu/faculty/husted/index.html에서 찾을 수 있다.

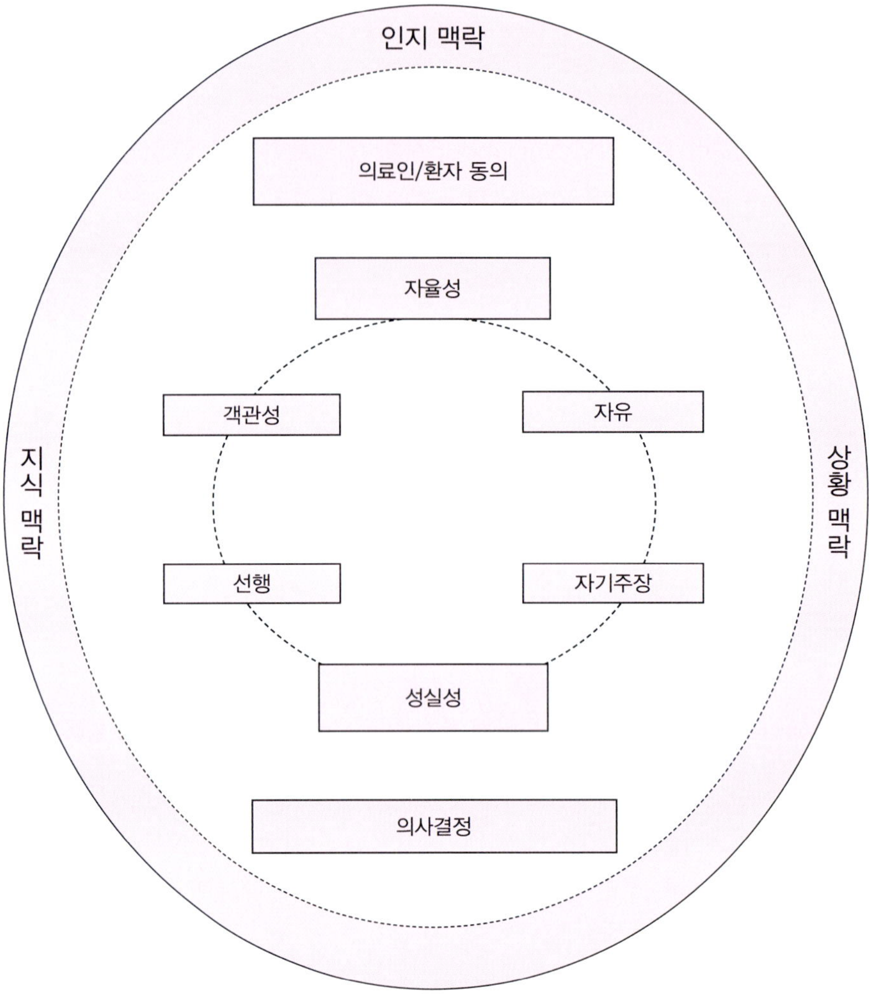

그림 26-1. 허스티드의 생윤리적 의사결정모델
(Husted, J. H., & Husted, G. L. [2008]. Ethical decision makeing in nursing and health care: The symphonological approach *[4th ed]*. New York: Springer.)

논리적 형식

연역법과 귀납법과 같은 귀추abductive 추론은 다음 패턴을 따른다.

- A는 자료수집이다(윤리적 행동을 식별하는 과정).
- B(진실이라면)는 A를 설명한다(조화론 symphonology).
- 다른 어떤 가정도 B뿐 아니라 A가 하는 것을 설명할 수 없다(전통적인 방법).
- 그러므로 B는 아마도 올바르다.

귀추 결론의 강점은 결론에 이르게 하기 위해서는 얼마나 강한 B가 혼자서 존재할 수 있는지, 얼마나 명확하게 B가 대안을 넘어설 수 있는지, 대안을 위한 탐색이 얼마나 종합적이었는지, B의 비용이 잘못되었는지, B의 이익은 올바른지, 그리고 얼마나 강한 요구인지에 달려있다(Josephson & Josephson, 1994).

귀추 방법은 조화론symphonology의 발달과 개혁을 가져왔음은 분명하다. 이 이론의 강점 역시 분명하다. 조화론symphonology 개념은 건강관리에서 뿐 아니라 매일의 삶에서도 명확하게 관찰될 수 있다. 개인의 특정상황의 맥락에 기초한 윤리적 행동은 서로 상반되거나, 상황에 대해 거의 관련이 없는 구체적인 지시의 강요를 훨씬 능가한다. 저자들의 지식, 과학 그리고 인간 조건에 대한 확장된 철학적 연구는 대안적 해답을 찾기 위한 종합적인 탐색으로 증명된다. 의료인의 실무중심의 윤리적 간호를 받으면서 나타나는 환자 측 이익은 측정불가능하다. 결론적으로, 건강관리에서 어떻게 윤리적 행동을 성취할 수 있는지에 대해 문제를 제기할 필요성이 대두되었다.

조화론Symphonology의 초기 발달에서부터 관찰과 전문간호사의 반응에 기초한 귀납적인 사유가 개념의 세련화와 개념간 관계의 명확성을 제공하여 왔다. 귀납적 방법을 사용한 연구가 이 이론을 검증하기 위해 진행되고 있다.

간호학계의 수용

실무

윤리적 의사결정을 위한 허스티드 부부의 조화론적symphonological 방법은 조화론symphonology 개념을 적용하기 위한 실무모델로써 개발되었다. 개인에 초점을 두고, 맥락을 향한 사유의 필요성을 강조하는 이 모델은 현존하는 그리고 대두되는 건강관리체계에서 중요하다. 이 모델은 간호사와 다른 학문 분야의 의료인이 윤리적인 간호를 전달하도록 보장해주는 철학적 기틀을 제공한다. 전통적인 모델과는 달리, 조화론적 모델symphonological model은 논리적으로 정당화할 수 있는 윤리적 의사결정을 제공한다. 미네소타주 로빈즈데일의 *The North Memorial Medical Center*는 간호윤리위원회의 추천으로 이 모델을 사용하고 있다.

간호에 있어서 돌봄에 대한 의무는 전문직의 핵심이다. Harman(1998)은 간호사가 생윤리적 표준이 돌봄과 잘 섞여져서 그들이 윤리적 정당성을 완전한 원형으로 제공하는 것을 인식할 때 돌봄이 나타난다고 주장하였다. Enns와 Gregory(2006)는 의료환경의 변화로 인해 간호가 돌봄의 본질과 실무를 잃고 있다고 건의하였다. 조화론symphonology은 다음과 같이 실무중심 간호 접근을 제시한다.

> 실무중심 접근은 환자의 상황에, 건강관리의 목적에, 그리고 간호사의 역할에 적절해야 하므로 그래서 이를 위해 도출되었다. 윤리적 체계가 추상적 원칙에 근거한 실무를 제한할수록 간호사와 환자는 서로 멀어져가게 된다(Husted & Husted, 1997b P.14).

대부분의 간호사는 프로토콜과 critical pathway로 규정된 체계 안에서 실무를 수행한다. 조화론적symphonological 접근을 사용하면, 간호실무는 윤리적으로 남게 되고, 처방적이지는 않다. 자신에 대한 결정을 더이상 스스로 할 수 없는 사람들을 위한 의사 결정을 할 때 이것은 특히 중요하다(Gropelli, 2005). 많은 경우 응급 환자는 의사 결정 과정에 참여할 수 없다. 조화론은 대상자에게 윤리적 결론과 최선의 유익을 유도하는 건강관리 행위를 보장하는 방법을 제공한다(Fedorka & Husted, 2004).

건강관리체계는 글로벌 사회에 반응하며 변화하고 있기 때문에, 문화적으로 민감한 간호요구 역시 증가하고 있다(Wehbe-Alamah, 2008; Zoucha & Broome, 2008; Chenowethm, Jeon, Goff, et al., 2006).

대상자의 돌봄의 방향을 선택할 때 문화적 요소가 유용할 수 있지만, 간호사는 대상자의 문화적 전통이나 신념에 대한 개인적 노력 정도를 고려해야 한다. 이런 방식으로, 간호사는 문화보다는 환자를 위한 간호를 제공한다. 허스티드 모델을 사용하면, 간호는 대상자가 처한 상황 맥락 안에서 방향을 갖게 된다. 잘못된 맥락, 문화적, 또는 기타 사항에 대한 부담은 배제된다.

Brown(2001b)은 조화론적 이론symphonology theory의 사용은 사전 의료지시서 차원에서 토론과 환자교육에 방향을 제시한다고 주장하였다. 생윤리 표준은 개인이 주어진 특수한 상황에서 어떤 형태의 치료를 원하는지 아닌지에 대한 토론을 안내하는 데 사용된다. Hardt(2004)는 윤리적 딜레마에 간호사의 개입을 제안하고 있다.

포괄적인 건강관리전달방법으로서 건강관리팀이 출현하여 많은 분과학문과 함께 환자의 요구를 충족시킨다. 중복되는 역할이나 전혀 다른 목표는 팀 구성원간 혼돈을 초래한다. 조화론적 이론symphonological theory은 환자중심이라는 초점 아래 모든 분과학문의 전문가 간에 협동을 유발하고 촉진시키는 공동의 장으로서 작용할 수 있다.

조화론은 모든 돌봄 분야에 적용할 수 있다. Khechane(2008)은 조화론에 따라 목회 돌봄 실무를 위한 모델을 개발하였다. 의사결정모델을 이용하여 목회 돌봄 전문가는 생윤리 표준을 사용하여 고통완화를 제공한다.

교육

조화론symphonology이 널리 알려지면서, 간호교육계에서 이 이론을 통합하는 것은 쉬운 일이다. 윤리는 간호와 분리된 주제로서 다루어지기보다 전문간호사를 위한 간호교육과정에서 자주 언급된다. 조화론symphonology의 광범위한 적용가능성을 바탕으로 이 이론은 간호교육과정을 위한 우수한 틀로 이용된다. 공부를 시작하는 학생들에게는 이론적 개념을 쉽게 이해하고 적용할 수 있도록 도와준다. 이 이론을 간호 상호작용으로 사용하면, 학생들을 학습중인 실무 초반기부터 윤리적인 실무를 하도록 이끌어준다. 맥락의 개념은 사정의 기초로서 사용될 수 있다. 생윤리 표준은 학생들을 개별 환자를 위한 적절할 접근법, 시간, 중재형태를 선택하도록 안내한다. 환자를 위한 총체적 접근과 주요관심으로 인해 조화론symphonology은 현재의 간호교육과정에 쉽게 통합될 수 있다.

Brown(2001a)은 간호교육자와 학생간의 윤리적 상호 작용의 중요성을 언급하였다. 이런 경우 동의는 보다 분명하다. 왜냐하면 양측 모두 노력과 책임을 보다 잘 인식하고 있기 때문이다. 양측 모두 생윤리 표준을 인식하는 것은 그들 사이의 윤리적 행동을 따르도록 작용한다. 무엇보다도 교육자와 학생은 교육자-학생-환자 동의가 학습과정에 있어서 중심이 됨을 상기하고 있다.

Steckler(1998)는 교육과정에 Brown의 조화론symphonology 적용에 대해 동의하면서, 계속교육에도 이 이론의 통합을 추천하였다. 허스티드 모델은 학습자에게 전문가적 가치와 윤리적 원칙을 확인하고 조직한 것뿐 아니라 나아가 교육자로 하여금 일관된 전문가적 윤리 방향을 개발하도록 돕고 있다. Cutilli(2009)는 환자와 가족 교육을 위해 조화론적 접근으로 사례 적용을 활용하였다.

행정

건강관리행정가는 몇 단계에서 의사결정을 한다. 그들은 다음과 같은 대 단위 지역사회와 지역사회, 직원 그리고 돌봄을 받는 환자안에 있는 기관의 재정적 생존성에 대한 책임이 있다. Hardt(2004)는 행정가가 윤리적으로 정당화할 수 있는 결과를 만들어 내기 위한 의사결정을 안내하기 위해 어떻게 조화론적symphonology 원칙을 사용할 수 있는지를 서술하였다.

지역사회와 기관 수준에서 문제에 대해서, 사람들은 기관에서 제공하는 필요한 서비스를 생각한다. 기관에서 요구된 서비스를 제공할 수 없는 경우에, 지역사회 내 자원이 기관에 의해 공유되고 지원되면, 필요한 서비스는 최소의 손실로 기관에서 이용가능하다. 직원수준에서 행정가는 인간상호간 관계 뿐 아니라 건강관리 전달체계에도 관심을 갖는다. 조화론symphonology은 의사결정을 안내하여 동일한 해결보다는 공평한 해결을 할 수 있게 한다. 예를 들면, 직원이 결근할 수밖에 없는 정황을 듣게 된다면, 고용주는 결근 사항에 대한 심한 제재를 취소할 수 있다. 이는 또한 직원의 행동에 관한 규정을 만드는 것에 적합할 수 있다. 윤리적 규정은 행동을 위해 구체적인 지시를 가진 처방된 규정보다는 상황을 검증하기 위한 지침을 제공한다. 개별 환자에 관해서는 행정가는 윤리적 문제가 대두될 때 역할모델로서 그리고 자문가로서 행동한다.

Hardt와 Hopey(2001)는 또한 managed care systems에서 일어나는 문제적 상황을 서술하였다. 확인된 난제에는 기관이 의료인에게는 적절한 것으로 생각되는 간호 제공을 거절하는 것과 환자와 가족에게는 부적절한 요구가 있다. 조화론symphonology의 원칙을 사용하여 의료인은 함축적이고 분명한 동의 안에서 맥락을 검증하고 적절한 윤리적 행동을 결정할 수 있다.

간호행정가와 관리자는 환자와 간호사 사이의 부적절한 상황을 중재하기 위해 조화론을 사용해야 한다(Bavier, 2007). 예를 들어, 환자가 특정 간호사에게 감사의 표시로 부적절한 선물을 주기를 원하는 경우가 있다.

연구

연구에서 조화론symphonology의 사용은 연구자-대상자 동의와 연관하여 유용하다.

의료인-환자관계는 어느 정도 함축적이긴 하나, 연구자와 대상자간 관계는 확실히 명백하다. Brown(2001c)은 생윤리 표준을 윤리적 정보제공동의서 프로토콜을 개발하는 데 사용할 것을 제안하였다. 특히 연구가 취약계층을 다룰 때 만일 생윤리 표준을 사용하여 개인을 위한 선(good)이 중심에 있게 된다면 대리인으로부터 동의받는 것이 더욱 수용적이고 쉽게 얻어질 것이다(good).

미래의 발전

조화론적 이론Symphonology theory의 초기 검증은 2단계로 시도되었다. 첫 번째 단계에서는, 건강관리 문제에서 윤리적 의사결정에 참여하는 간호사와 환자 및 보호자에 대한 인식과 만족도에 대해 질적 연구를 통해 검정하였다(Husted, 2001). 이 연구에서 나온 주제들은 간호사와 환자를 대상으로 그들의 감정을 측정하기 위한 시각상사도구를 개발하기 위해 사용되었다. 두 번째 단계에서는, 도구 검정을 위한 예비연구가 완료되었다. 간호사용 도구는 신뢰도가 0.74였고, 환자용 도구는 0.82였다(Husted, 2004).

Irwin(2004)은 병원 입원 중 건강관리와 치료에 대한 다양한 의사결정 상황에 참여한 30명을 대상으로 수행하였다. 이 연구는 다음을 결정하기 위한 의사결정 지지 중재를 포함하였다: (1) 조화론적 이론symphonological theory의 주요 개념이 건강관리 의사결정을 하는데 개인의 경험을 서술하는가 (2) 의사결정 틀의 적용이 간호사와 환자로 하여금 윤리적으로 정당화할 수 있는 의사결정을 내리게 하는가 이다. 연구 결과 환자들이 건강관리 의사결정에 대한 그들의 경험을 토의할 때 조화론symphonology의 모든 개념을 표현하였음을 확인하였다. 환자용 생윤리적 의사결정 선호도 척도(Bioethical Decision Making Preference Scale for Patient)에 대한 사전, 사후조사에 대한 통계적 검정에서는 중재 후 대상자가 의사결정에 참여한 것에 대해 보다 긍정적인 경험을 갖고($p = 0.02$), 보다 충분한 지식을 갖춘 것으로 느끼고($p = 0.013$), 덜 좌절스럽고($p = 0.014$), 보다 힘을 갖는 것($p = 0.009$)으로 인지하였다. 이런 결과는 조화론적 이론symphonology theory의 타당성을 지지한다. 이 이론은 의사결정에 참여한 경험을 서술하는 데 사용될 수 있고, 조화론symphonology은 의사결정과정에서 환자를 지지하기 위한 모델으로써 그 유용성을 갖는다.

일 대학원생은 시각상사척도를 이용하여 환자와 공개된 문제를 다룰 때 간호사가 어떻게 느끼는지를 연구하였다. 이 연구에서 신뢰도는 0.82로 나타났다(Bavier, 2003). 이론의 추가적 검증은 박사과정생이 진행하고 있다. 박사과정생은 상급학년인 간호학생을 대상으로 조화론에 기초한 교육 중재가 윤리적 의사결정 수행에 미치는 효과를 확인하고자 연구를 수행하였고 자료를 분석중에 있다. 또한 학생들이 어떻게 조화론과 다른 이론들의 적용을 이해하는지에 대해 비교하기 위함이다(Mraz, 2012).

비평

명확성

Ethical Decision Making in Nursing(Husted & husted, 1995a)에서 저자들은 조화론symphonology에 대두된 개념과 개념간 관계를 발표하였다. 이 책은 신규간호사가 읽기 어렵다. 왜냐하면, 전문간호사를 위한 깊이 있는 개념이 기본 개념과 함께 소개되었기 때문이다. 3판 *Ethical Decision Making in Nursing and Healthcare: The Symphonological Approach*에는 이론의 이해를 위한 기본 개념과 이론의 사용으로 시작하고, 보다 진보된 개념은 뒷부

분으로 이동되었다(Husted & husted, 2001). 이런 개선된 조직과 함께, 3판은 또한 모든 개념, 특히 생윤리적 표준에 있어서, 증가된 명확성을 보여주고 있다. 4판은 표와 그림을 통해 명황성을 높였고 사용자 편의의 교사지침서를 포함한다.

이 이론은 독자에게 전통적인 사고방식에 도전하고, 익숙한 새로운 개념의 이해를 발전시킬 것을 요구한다. 이야기와 예제는 대안과 익숙한 용어에 대한 확장된 의미의 중요성을 인식하고 이해할 기회를 제공한다. 저술의 대화형식은 설득적이고 복잡한 주제에 대해 편안한 분위기를 조성한다.

간결성

저자들은 윤리적 행동과 의사결정에 대한 전통적 생각들의 진실과 효율성에 대해 도전을 한다. 이는 독자가 마음을 열고자하는 노력을 하게끔 하는 단순한 문제이다. 일단 독자가 도전을 받아들이면 이론의 단순성은 분명해진다. 개념의 수는 적고, 관계적 진술은 정의로부터 논리적으로 이어진다. 이 모델은 명확하게 윤리적 사유과정의 요소들과 이런 요소들이 상호작용하는 방식을 보여준다.

일반성

조화론symphonology은 모든 수준의 간호실무와 건강관리 영역에 적용가능하다. 이런 원칙은 간호사와 환자, 연구자와 대상자, 관리자와 직원, 그리고 교육자와 학생 사이에 적용될 수 있다. 모든 의료인은 이 방법을 이용하여 실무에서 적절한 윤리적 행동을 결정할 수 있다. 이 이론은 또한 본질적으로 윤리적인 건강관리 정책을 수립하는 과정에 적용될 수 있다. 진실로 이 원리는 참여한 당사자 간에 동의라는 본질에 따라 매일의 삶에도 적용할 수 있다.

접근성

조화론symphonology은 실제에 기초한 이론이다. 간호실무 의사결정 연구에서 이론을 지지하기 위한 근거가 쌓여가고 있고, 이 이론의 실무에의 유용성에 대한 실제는 분명하다. 간호사와 다른 의료인은 이 개념들을 쉽게 이해할 수 있고, 모든 상황에 이를 적용할 수 있다. 조화론적 모델symphonological model을 사용한 결과는 환자중심의, 윤리적으로 정당화할 수 있는 의사결정이다.

중요성

건강관리에서 윤리적 행동을 규명할 수 있는 것은 환자, 의료인, 그리고 건강관리산업 그 자체에게 매우 중요하다. 간호 실무의 윤리적 딜레마를 이해하는 것은 간호 교육, 연구 및 실무를 위한 중요한 과제이다. 간호사나 다른 의료인이 행동을 취하기 이전에(그 행동이 과거에 얼마나 효과적이었는지를 불문하고), 그 행동은 손쉽게 특정 환자에 맞게 윤리적으로 정당화되어야 한다. 행동을 안내하도록 구체적인 지시에 의존하는 것은 방향성을 제공하지만, 우연히 환자를 돕는 것이다. 그러므로 실무중심 윤리이론의 추구는 간호실무와 건강관리에 필수적이다.

요약

허스티드 부부는 전통적인 의사결정방법이 변화하는 건강관리체계에서 대두되는 생윤리적 문제를 해결하는 데 부적절함을 인식하였다. 그들은 합리적인 사고에 통찰력과 이해를 종합하여 윤리이론과 의사결정모델을 개발하였다. 이 이론은 인간권리, 모든 인간 상호작용의 기초를 형성하는 합리적인 사람들 간에 필수적인 암묵적 동의라는 단순 개념에 기반을 두고 있다. 이러한 기반에 따라 의료인과 환자는 환자의 목표를 성취하기 위해 행동할 것에 대한 동의를 하게 된다. 이런 동의에 대한 전제조건은 개개인의 독특한 성질 구조와 구조가 가진 부수적인 특성을 인식하고 존중하는 것이다: 자유, 객관성, 선행, 자기주장, 그리고 성실성. 윤리적 결정은 상황이 담고 있는 지식을 사용하여 특정 상황이라는 맥락 속에서 내려진다. 실무를 위한 조화론적 이론symphonological theory과 모델은 윤리적으로 정당화할 수 있는, 개별화된 의사결정을 보장한다.

사례연구

Alvin은 66세 환자로 교통사고 후 다발성 손상으로 12주 동안 병원에 입원하고 있다. 상태는 매일 악화되어갔고, 예후는 매우 나쁘다. 그는 의식이 명료하지 않지만, 자극을 주면 얼굴을 찡그린다. 손상을 입기 전에, Alvin은 유서를 쓰고 그가 질병에 걸리거나 손상되어 회복이 가능하지 않은 상황이라면 생명을 유지하지 말 것을 가족에게 당부하였다. 건강관리팀은 가족에게 집중적인 치료에도 불구하고, Alvin의 신체 대부분이 기능 부전을 보이고 있다고 말한다. Alvin이 생존한다 해도 심한 폐 손상으로 인해 호흡기 없이는 생존이 불가능하다. 팀은 Alvin에게 지지적인 간호를 제안하고 소생금지 명령을 내렸다. 대부분의 가족은 Alvin을 편안하게 해 줄 것을 요청하였지만 두 명의 가족은 Alvin이 생존하고 회복될 것이라고 믿고 있다. 그들은 팀의 제안을 거절하고 Alvin이 생명을 유지할 수 있도록 모든 가능한 치료를 해줄 것을 요청하였다.

분석

- *자율성*: Alvin의 희망은 가족의 소망보다 우선순위가 앞서야 한다.
- *자　유*: Alvin의 소원에 반대하는 것은 그의 자유를 위반하는 것이다.
- *객관성*: 가족 두 명의 주관적인 감정은 객관적인 현실과 갈등을 초래한다. 환자의 주관적인 감정만이 윤리적 결정에서 고려되어야 한다.
- *자기주장*: 가족의 가치가 환자의 가치로 대치하는 것은 정당화할 수 없다
- *선　행*: 환자의 목표는 집중적인 치료에 의해 달성될 수 없다. 그러나 집중적인 치료는 대상자에게 해를 더 가하는 원인이 될 것이다.
- *성실성*: 의료인 Alvin의 의사에 동의하는 것은 성취 가능한 목표를 추구하고자 그의 대리인으로서 행동하는 것이다.

비판적 사고

허스티드 모델을 이용하여 이 상황을 분석하고 윤리적 견해로서 입장을 제시하시오.

1. Christina는 46세로 외상성 손상으로 인해 2주간 병원에 입원하고 있다. 그녀의 상태는 매우 나빴으나 회복될 기미를 보이기 시작하였다. 건강관리팀은 수혈이 상태 호전에 도움이 될 것이라고 제안하였다. 크리스티나와 가족은 수혈을 허용하지 않는 종교적 신념을 갖고 있었다. 크리스티나 남편과 종교 지도자는 결과가 어떠하든 수혈을 해서는 안 된다고 주장하였다. 방문객이 떠났을 때, 크리스티나는 간호사에게 수혈을 받겠다고 말하면서, 단 가족에게 이 비밀을 지켜달라고 했다. 간호사는 어떻게 해야 하는가?
2. Angela는 34세로 폐암으로 죽어가고 있다. 상담과 지지에도 불구하고, 그녀는 매우 겁에 질려 있다. 죽음이 임박하였을 때, 그녀는 반복해서 소리를 질러댔다. "나를 죽게 하지 말아요!. 나를 죽게 하지 말아요!" 그럼에도 불구하고 그녀는 남편이 도착하기 전에 사망하였다. 그는 "그녀는 어때요? 겁에 질려 있나요?"하고 물었다. 간호사는 어떻게 말해야 하는가?

3. Johnny는 7세로 trichlomania(머리 잡아당기기)라는 진단으로 정신과병동에 입원한 환자이다. 부모는 그의 파괴적인 행동을 못하게 해야 한다고 걱정하고 있고 머리를 잡아당긴 것 에 대한 처벌을 생각하고 있었다. 간호사는 조니가 하루에도 몇 번씩 머리를 잡아당기는 것을 보아왔다. 그의 부모가 도착하여 조니가 얼마나 많이 머리를 잡아당겼는지를 물었다. 간호사는 어떻게 말해야 하는가?

4. Eugene은 47세로 몇 가지 만성 질환을 앓고 있다. 교육과 지지에도 불구하고, 유진은 처방된 건강관리수행을 따르지 않으려 하고 있다. 가정간호사 Mark는 수개월간 유진을 돌봐왔고 그의 건강을 개선시키고자 노력했는데 진전이 없었다. 그 상황에 대해 의논하면서, 유진은 Mark에게 자신의 어떤 행동이라도 바꿀 의도가 없다고 이야기 한다. Mark가 의사에게 가정간호 방문을 중단하기 위해 문의하는 것이 정당화되는가?

5. Agnes는 바쁜 내과계 병동의 간호사이다. Mr.Brown은 아그네스에게 자신을 위해 긴급하지 않은 일을 수행해 줄 것을 자주 요청하여 그녀의 일이 중단되고 있다. 아그네스의 다른 환자들은 그녀의 태만을 불평하였다. 아그네스는 어떻게 해야 하며, 그녀의 행동이 어떻게 정당화할 수 있는가?

6. Burt는 34세로 조울증 진단을 받았다. 그는 group home에 그와 비슷한 사람들과 함께 거주한다. 일 년에 몇 차례씩 Burt는 투약을 중단하고 몇 주간 사라진다. 때로 Burt는 노숙자로 잡혀왔으나, 그는 자신이나 타인에게 전혀 범죄를 저지른 적은 없다. 왜냐하면 약물이 그의 삶을 지겹고, 둔하게, 그리고 어렵게 만들기 때문에 그의'휴가'를 즐긴다고 한다. Burt의 가족은 집단 지도자에게 전화하여 Burt가 감독 하에 아침마다 투약을 계속할 수 있게 할 것을 요청한다. 지도자는 어떻게 말해야 하며, 행동에 대한 다양한 과정을 어떻게 정당화할 수 있는가?

POINTS FOR FURTHER STUDY

- Husted, G. L., & Husted, J. H. (2008). *Ethical decision making in nursing and healthcare: The symphonological approach* (4th ed.). New York: Springer.
- Husted & Husted's Theory website at: http://www.nursing.duq.edu/faculty/husted/details.html

REFERENCES

Bavier, A. (2003). *Types of disclosure discussion between oncology nurses and their patients/families: An exploratory study*. Unpublished manuscript, Duquesne University, Pittsburgh.

Bavier, A. (2007). Practice matters. Beyond a box of chocolates. *American Nurse Today*, *11*(2), 14–15.

Brown, B. (2001a). The educator student/patient agreement. In G. L. Husted & J. H. Husted, *Ethical decision making in nursing and healthcare: The symphonological approach* (3rd ed., pp. 215–217). New York: Springer.

Brown, B. (2001b). The professional/patient agreement and advanced directives. In G. L. Husted & J. H. Husted (Eds.), *Ethical decision making in nursing and healthcare: The symphonological approach* (3rd ed., pp. 233–237). New York: Springer.

Brown, B. (2001c). The researcher/subject agreement. In G. L. Husted & J. H. Husted (Eds.), *Ethical decision making in nursing and healthcare: The symphonological approach* (3rd ed., pp. 229–231). New York: Springer.

Chemowethm, L., Jeon, Y., Goff, M., & Burke, C. (2006). Cultural competency and nursing care: An Australian perspective. *International Nursing Reviews*, *53*, 34–40.

Cutilli, C.C. (2009). Ethical considerations in patient and family education: Using the Symphonological approach. *Orthopaedic Nursing*, *28*(4), 187–192.

Enns, C., & Gregory, D. (2007). Lamentation and loss: Expressions of caring by contemporary surgical nurses. *Journal of Advanced Nursing*, *58*(4), 339–347.

Fawcett, J., & Garity, J. (2009). *Evaluating research for evidence-based nursing practice*.Philadelphia: F. A. Davis.

Fedorka, P., & Husted, G. L. (2004). Ethical decision making in clinical emergencies. *Topics in Emergency Medicine*, *26*, 52–60.

Gropelli, T. (2005). A decision for Sam. *Journal of Gerontological Nursing*, *31*(1), 45–48.

Hardt, M. (2004). *Efficacy of a symphonological intervention in promoting a positive experience for nurses and patients experiencing bioethical dilemmas*. Unpublished manuscript, Duquesne University, Pittsburgh.

Hardt, M. (2001). Core then care: The nursing leader's role in caring. *Nursing Administration Quarterly*, *25*(3), 37–45.

Hartman, R. (1998). Revisiting the call to care: An ethical perspective. *Advanced Practice Nursing Quarterly*, *4*(2), 14–18.

Husted & Husted's Symphonological Bioethical Theory. (n.d.). Retrieved July 3, 2008, from http://www.nursing.duq.edu/faculty/husted/details.html.

Husted, G. L. (2001). The feelings nurses and patients/families experience when faced with the need to make bioethical decisions. *Nursing Administration Quarterly*, *25*(3), 1–9.

Husted, G. L. (2004). *The feelings of nurses and patients/families involved in the bioethical decision making process: The psychometric testing of two instruments*. Unpublished manuscript, Duquesne University, Pittsburgh.

Husted, G. L., & Husted, J. H. (1991). *Ethical decision making in nursing*. St. Louis: Mosby.

Husted, G. L., & Husted, J. H. (1995a). *Ethical decision making in nursing* (2nd ed.). St. Louis: Mosby.

Husted, G. L., & Husted, J. H. (1995b). The bioethical standards: The analysis of dilemmas through the analysis of persons. *Advanced Practice Nursing Quarterly*, *1*(2), 69–76.

Husted, G. L., & Husted, J. H. (1997a). An ethical defense against the plague of cloning. *Advanced Practice Nursing Quarterly*, *3*(2), 82–84.

Husted, G. L., & Husted, J. H. (1997b). Is a return to a caring perspective desirable? *Advanced Practice Nursing Quarterly*, *3*(1), 14–17.

Husted, G. L., & Husted, J. H. (2001). *Ethical decision making in nursing and healthcare: The symphonological approach* (3rd ed.). New York: Springer.

Husted, G. L., & Husted, J. H. (2008). *Ethical decision making in nursing and healthcare: The symphonological approach* (4th ed.). New York: Springer.

Husted, J. H., & Husted, G. L. (1998). The role of the nurse in ethical decision making. In G. DeLoughery (Ed.), *Issues and trends in nursing* (pp. 216–242). St. Louis: Mosby.

Husted, J. H., & Husted, G. L. (1999). Agreement: The origin of ethical action. *Critical Care Nursing*, *22*(3), 12–18.

Irwin, M. (2004). *Effect of Symphonology on patients' experience of involvement in health care decision making: A qualitative and quantitative study*. Unpublished dissertation, Duquesne University, Pittsburgh.

Jecker, N., Jonsen, A., & Pearlman, R. (1997). *Bioethics: An introduction to the history, methods and practice*. Sudbury, (MA): Jones & Bartlett.

Josephson, J., & Josephson, S. (1994). *Abductive inference: Computation, philosophy, technology*. New York: Cambridge University Press.

Khechane, M. (2008). Application and adaptation of the Symphonology Bioethical Theory (SBT) in pastoral care practice. *Hervormde Teologiese Studies*, *64*(2), 959–976.

Lloyd, G. (1996). *Spinoza and the ethics*. New York: Routledge.

McKeon, R. (Ed.). (1941). *The basic works of Aristotle*. New York: Random House.

Mraz, M. (2012). Unpublished dissertation. Duquesne University, Pittsburgh.

Polanyi, M. (1964). *Personal knowledge*. New York: Harper & Row.

Steckler, J. (1998). Examination of ethical practice in nursing continuing education using the Husted model. *Advanced Practice Nursing Quarterly*, *4*(2), 59–64.

Walker, L., & Avant, K. (2011). *Strategies of theory construction in nursing* (5th ed.). Boston: Prentice Hall.

Wehbe-Alamah, H. (2008). Bridging generic and professional care practices for Muslim patients through use of Leininger's culture care modes. *Contemporary Nurse*, *28*(1), 83–97.

Zoucha, R., & Broome, B. (2008). The significance of culture in nursing: Examples from the Mexican-American culture and knowing the unknown. *Urologic Nursing*, *28*(2), 140–142.

Zoucha, R., & Husted, G. (2000). The ethical dimensions of delivering cultural congruent nursing and health care. *Issues in Mental Health Nursing*, *21*, 325–340.

BIBLIOGRAPHY

Primary Sources

Books

Husted, G. L., & Husted, J. H. (1991). *Ethical decision making in nursing*. St. Louis: Mosby.

Husted, G. L., & Husted, J. H. (1995). *Ethical decision making in nursing* (2nd ed.). St. Louis: Mosby.

Husted, G. L., & Husted, J. H. (2001). *Ethical decision making in nursing and healthcare: The Symphonological approach* (3rd ed.). New York: Springer.

Husted, G. L., & Husted, J. H. (2008). *Ethical decision making in nursing and healthcare: The Symphonological approach* (4th ed.). New York: Springer.

Book Chapters

Husted, G. L., & Husted, J. H. (1999). Strength of character through the ethics of nursing. In S. Osgood (Ed.), *Essential readings in nursing managed care* (pp. 102–106). Gaithersburg, (MD): Aspen.

Husted, G. L., & Husted, J. H. (2004). Ethics and the advanced practice nurse. In L. A. Joel (Ed.), *Advanced practice nursing* (pp. 639–661). Philadelphia: F. A. Davis.

Husted, G. L., & Husted, J. H. (2005). The ethical experience of caring for vulnerable populations: The symphonological approach. In M. DeChesnay (Ed.), *Caring for vulnerable populations* (pp. 71–79). St. Louis: Mosby.

Husted, J. H., & Husted, G. L. (1998). The role of the nurse in ethical decision making. In G. DeLoughery (Ed.), *Issues and trends in nursing* (pp. 216–242). St. Louis: Mosby.

Journal and Other Articles

Fedorka, P., & Husted, G. L. (2004). Ethical decision making in clinical emergencies. *Topics in Emergency Medicine*, *26*, 52–60.

Husted, G. L. (2001). The feelings nurses and patients/families experience when faced with the need to make bioethical decisions. *Nursing Administration Quarterly*, *25*(3), 1–9.

Husted, G. L., & Husted, J. H. (1995). The bioethical standards: The analysis of dilemmas through the analysis of persons. *Advanced Practice Nursing Quarterly*, *1*(2), 69–76.

Husted, G. L., & Husted, J. H. (1996). Ethical dilemmas:

Time and fidelity. *American Journal of Nursing*, *96*(11), 74.

Husted, G. L., & Husted, J. H. (1997). A modest proposal concerning policies. *Advanced Practice Nursing Quarterly*, *3*(3), 17–19.

Husted, G. L., & Husted, J. H. (1997). An ethical defense against the plague of cloning. *Advanced Practice Nursing Quarterly*, *3*(2), 82–84.

Husted, G. L., & Husted, J. H. (1997). An ethical examination of in-vitro fertilization and cloning. *AORN Journal*, *65*(6), 1–2.

Husted, G. L., & Husted, J. H. (1997). Is a return to a caring perspective desirable? *Advanced Practice Nursing Quarterly*, *3*(1), 14–17.

Husted, G. L., & Husted, J. H. (1997). Is cloning moral? *Nursing and Health Care: Perspectives on Community*, *18*, 168–169.

Husted, G. L., & Husted, J. H. (1998). Ethical balance versus ethical anomaly. *Advanced Practice Nursing Quarterly*, *4*(1), 51–53.

Husted, G. L., & Husted, J. H. (1998). Strength of character through the ethics of nursing. *Advanced Practice Nursing Quarterly*, *3*(4), 23–25.

Husted, G. L., & Husted, J. H. (1998). With the ethical agreement: Where are you now? *Advanced Practice Nursing Quarterly*, *4*(2), 34–35.

Husted, J. H., & Husted, G. L. (1999). Agreement: The origin of ethical action. *Critical Care Nursing*, *22*(3), 12–18.

Husted, J. H., & Husted, G. L. (2000). When is a health care system not an ethical health care system? Suspending the do-not-resuscitate order in the operating room. *Critical Care Nursing Clinics of North America*, *12*, 157–163.

Husted, G. L., Miller, M. C., & Brown, B. (1999). Test of an educational brochure on advance directives designed for the well-elderly. *Journal of Gerontological Nursing*, *25*(1), 34–40.

Husted, G. L., Miller, M. C., Zaremba, J. A., Clutter, S. L., Jennings, K. R., & Stainbrook, D. (1997). Advance directives and what attracts elderly people to particular brochures. *Journal of Gerontological Nursing*, *23*(2), 41–45.

Zoucha, R., & Husted, G. L. (2000). Is delivering culturally congruent psychosocial healthcare ethical? *Issues in Mental Health Nursing*, *21*, 325–340.

Zoucha, R. D., & Husted, G. L. (2002). The ethical dimensions of delivering culturally congruent nursing and health care. *Review Series Psychiatry*, Sweden, *3*, 10–11.

Secondary Sources

Books

Burkhardt, M. A., & Nathaniel, A. K. (2002). *Ethics and issues in contemporary nursing* (2nd ed.). Clifton Park, (NJ): Delmar.

Daly, J., Speedy, S., & Jackson, D. (2005). *Professional nursing: Concepts, issues, and challenges*. New York: Springer.

de Chesnay, M., & Anderson, B. (2008). Caring for the vulnerable: Perspectives in nursing theory, practice, and research. Sudbury, (MA): Jones & Bartlett.

Fry, S., & Johnstone, M. (2002). Ethics in nursing practice: A guide to ethical decision making. Malden, (MD): Blackwell Science.

Lauritzen, P. (Ed.). (2001). *Cloning and the future of human embryo research*. London: Oxford University.

Lipe, S. K., & Beasley, S. (2004). *Critical thinking in nursing: A cognitive skills workbook*.Philadelphia: Lippincott.

Spencer, E. M. (Ed.). (2000). *Organizational ethics in health care*. London: Oxford University Press.

Thomson Learning Series. (2001). *Surgical technology for surgical technologists: A positive care approach*. Clifton Park, (NJ): Delmar.

Journal and Other Articles

Anderson, J., Biba, S., & Hartman, R. L. (1996). Ethical case comment. To tell or not to tell . . . the case for ethical analysis. *Dimensions of Critical Care Nursing*, *15*(6), 318–323.

Baldonado, A. (1996). Ethnicity and morality in a multicultural world. *Journal of Cultural Diversity* *3*(4), 105–108.

Best, J. T. (2001). Effective teaching for the elderly: Back to basics. *Orthopedic Nursing*, *20*(3), 46–52.

Bridger, J. C. (1997). A study of nurses' views about the prevention of nosocomial urinary tract infections. *Journal of Clinical Nursing*, *6*(5), 379–387.

Brown, B. (2003). Historical perspectives. The history

of advance directives: A literature review. *Journal of Gerontological Nursing 29*(9), 4–14.

Burcham, J. L. R. (2002). Cultural competence: An evolutionary perspective. *Nursing Forum*, *37*(4), 5–15.

Caitlin, A. (1997). Pediatric ethics, issues, & commentary. Creating a beginning ethics library. *Pediatric Nursing 23*(5), 495–496.

Chenowethm, L. (2006). Cultural competency and nursing care: an Australian perspective. *International Nursing Review 53*(1), 34–40.

Cioffi, R. (2003). Communicating with culturally and linguistically diverse patients in an acute care setting: Nurses' experiences. *International Journal of Nursing Studies 40*(3), 299–306.

Claassen, M. (2000). A handful of questions: Supporting parental decision making. *Clinical Nurse Specialist*, *14*(4), 189–195.

DeLikkis, A., & Sauer, R. (2004). Respect as ethical foundation for communication in employee relations. *Laboratory Medicine*, *35*(5), 262–266.

Dennis, B. (1999). The origin and nature of informed consent: Experiences among vulnerable groups. *Journal of Professional Nursing*, *15*(5), 281–287.

Enns, C., & Gregory, D. (2007). Lamentation and loss: Expressions of caring by contemporary surgical nurses. *Journal of Advanced Nursing*, *55*(4), 339–347.

Goldblatt, D. (2001). A messy necessary end—Health care proxies need our support. *Neurology*, *56*(2), 148–152.

Groupp, E. (2005). Recruiting seniors with chronic low back pain for a randomized controlled trial of a self-management program. *Journal of Manipulative & Physiological Therapeutics*, *28*(2), 97–102.

Hardt, M. (2001). Core then care: the nurse leader's role in "caring." *Nursing Administration Quarterly*, *25*(3), 37–45.

Hunt, S. (1996). Ethics of resource distribution: Implications for palliative care services. *International Journal of Palliative Nursing*, *2*(4), 222–226.

Irwin, M. (2004). *Effect of Symphonology on patients' experience of involvement in health care decision making: A qualitative and quantitative study*. Unpublished dissertation, Duquesne University, Pittsburgh.

Jeffery, D. (2005). Adapting de-escalation techniques with deaf service users. *Nursing Standard*, *19*(49), 41–47.

Jirwe, M. (2006). The theoretical framework of cultural competence. *Journal of Multicultural Nursing & Health*, *12*(3), 6–16.

Johnson, J. E. (2002). Six steps to ethical leadership in health care. *Patient Care Management*, *18*(2), 5–9.

Mariano, C. (2001). Holistic ethics. *American Journal of Nursing, 101* (1 part 1), Hospital Extra: 24A-C.

Martindale, A., & Collins, D. (2005). Professional judgment and decision making: The role of intention for impact. *The Sport Psychologist*, *19*(3), 303–313.

McFadden, E. A. (1996). Moral development and reproductive health decisions. *Journal of Obstetric*, Gynecologic, & Neonatal Nursing, *25*(6), 507–512.

Oberle, K., & Tenove, S. (2000). Ethical issues in public health nursing. *Nursing Ethics: An International Journal for Health Care Professionals*, *7*(5), 425–438.

Oddi, L. F., Cassidy, V. R., & Fisher, C. (1995). Nurses' sensitivity to the ethical aspects of clinical practice. *Nursing Ethics: An International Journal for Health Care Professionals*, *2*(3), 197–209.

Perry, J. (2006). Resisting vulnerability: the experiences of families who have kin in hospital—a feminist ethnography. *International Journal of Nursing Studies 43*(2), 173–184.

Reveillere, C., Pham, T., Masclet, G., Nandrino, J. L., & Beaune, D. (2000). The relationship between burn-out and personality in care-givers in a palliative care unit. *Annals Medico Psychologiques*, *158*(9), 716–721.

Rice, V. H., Beck, C., & Stevenson, J. S. (1997). Ethical issues relative to autonomy and personal control in independent and cognitive impaired elders. *Nursing Outlook*, *45*(1), 27–34.

Roberson, D. (2007). Inequities in screening for sexually transmitted infections in African American adolescents: Can health policy help? *Journal of Transcultural Nursing*, *18*(3), 286–291.

Saulo, M. (1996). How good case managers make tough choices: Ethics and mediation. Part I. *Journal of Care Management*, *2*(1), 8, 10, 12.

Scotto, C. (2003). A new view of caring. *Journal of Nursing Education*, *42*(7), 289–291.

Scotto, C. (2005). Symphonological Bioethical theory. In A. M. Tomey & M. R. Alligood (Eds.), *Nursing Theorists and Their Work* (6th ed., pp. 584–601). St. Louis: Mosby.

Sellar, B. Subjective leisure experiences of older Australians. *Australian Occupational Therapy Journal*, *53*(3), 211–219.

Simko, L. (1999). Adults with congenital heart disease: Utilizing quality of life and Husted's nursing theory as a conceptual framework. *Critical Care Nursing Quarterly*, *22*(3), 1–11.

Steckler, J. (1998). Examination of ethical practices in nursing continuing education using the Husted model. *Advanced Practice Nursing Quarterly*, *4*(2), 59–64.

Szirony, T., Price, J., Wolfe, E., Telljohann, S., Dake, J. (2004). Perceptions of nursing faculty regarding ethical issues in nursing research. *Journal of Nursing Education*, *43*(6), 270–279.

Thomas, A. (1997). Patient autonomy and cancer treatment decisions. *International Journal of Palliative Nursing*, *3*(6), 317–323.

Viney, C. (1996). A phenomenological study of ethical decision-making experiences among senior intensive care nurses and doctors concerning withdrawal of treatment. *Nursing in Critical Care*, *4*, 182–187.

Von Post, I. (1996). Exploring ethical dilemmas in perioperative nursing practice through critical incidents. *Nursing Ethics: An International Journal for Health Care Professionals*, *3*(3), 236–249.

Weiner, C., Tabak, N., & Bergman, R. (2001). The use of physical restraints for patients suffering from dementia. *Nursing Ethics*, *56*(2), 148–152.

Wilmot, S. (2000). Nurses and whistleblowing: The ethical issues. *Journal of Advanced Nursing*, *32*(5), 1051–1057.

Wilson, D. M. (1998). Administrative decision making in response to sudden health care agency funding reductions: Is there a role for ethics? *Nursing Ethics*, *5*(4), 319–329.

Wurzbach, M. E. (1999). Acute care nurses' experiences of moral certainty. *Journal of Advanced Nursing*, *30*(2), 287–293.

Zoucha, R. Considering culture in understanding interpersonal violence. *Journal of Forensic Nursing*, *2*(4), 195–196.

V 중범위이론

Middle Range Theories

- 중범위이론은 추상적이며, 실무적용을 위한 세부사항을 포함한다.
- 중범위이론은 간호실무 성과를 위한 근거를 계발한다.
- 중범위이론은 간호실무/간호상황의 특징을 포함한다.
- 중범위이론은 적용의 이론적 근거이고 결과이다.
- 중범위이론을 인식하게 하는 간호상황은 다음과 같다.
    - 대상자/환자의 상황이나 건강상태
    - 대상자/환자의 모집단 혹은 연령집단
    - 실무의 위치나 영역 (예, 지역사회)
    - 간호사의 행위 혹은 중재
    - 대상자/환자의 예상되는 결과

27장

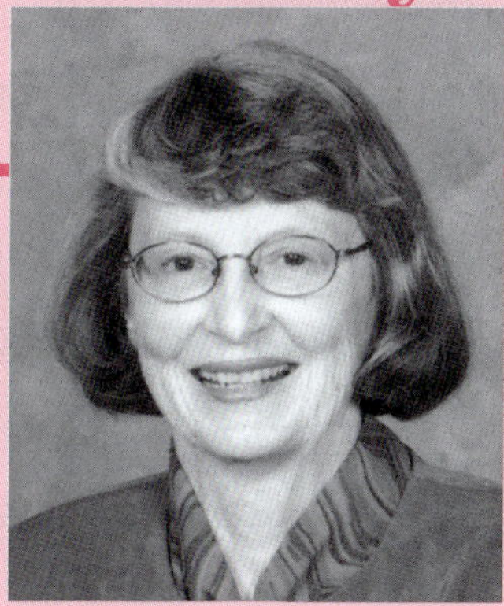

라모나 머서
Ramona T. Mercer
1929-현재

모성역할획득-어머니 되기

Maternal Role Attainment-Becoming a Mother

Molly Meighan

"어머니 되기 과정은 집중적인 심리적, 사회적, 신체적 과업이다. 여성은 전환transition 과정 동안 증가된 취약성을 경험하고, 엄청난 변화에 직면한다. 간호사들은 여성들이 모성정체성의 성장을 경험하고, 배우고, 자신감을 얻도록 돕기 위한 특별한 기회를 가진다" (Mercer, 2006, p. 649).

이론가 소개

라모나 머서Ramona T. Mercer는 1950년에 알라바마주 몽고메리의 쌘 마거 간호학교St.Marger's School of Nursing를 졸업한 후부터 간호 경력이 시작되었다. 머서는 졸업할 때 L.L Hill Award 라는 으뜸상을 수상하였다. 그 후 일반간호사, 수간호사로 일하였고 소아과, 산과 및 전염병 등 여러 분야에서 강사로 일하다가 1960년에 학교로 다시 돌아와서 1962년에 알버커키의 뉴멕시코대학에서 우수한 성적으로 학사학위를 취득하였다. 1964년에 Emory 대학

Photo credit: Marie Cox, M&M Studios, San Francisco, CA.
Previous authors: Mary M. (Molly) Meighan, Alberta M. Bee, Denise Legge, and Stephanie Oetting.

교Emory University에서 모아간호를 전공하여 석사학위를 취득하였고, 1973년에 피츠버그대학에서 모성간호학 박사학위를 취득하였다.

박사학위를 취득한 후 머서는 University of California at San Francisco(UCSF)에서 가족건강 간호영역Department of Family Health Care Nursing의 조교수로 일하였다. 1977년에 부교수가 되었고, 1983년에는 교수full professor가 되었으며 1987년에 퇴직하였다. 현재 머서박사는 UCSF에서 가족건강분야의 명예교수로 있으면서 저서를 쓰고 자문위원으로 일하고 있다(R. Mercer, curriculum vitae, 2002; R. Mercer, personal communication, April 5, 2004).

머서는 수많은 상을 수여받았다. 1963년, Emory대학에서 건강, 교육, 공중건강복지서비스 분야의 Nurse Trainee상을 받았고, *Sigma Theta Tau* 회원이었으며 피츠버그대학에서 일하는 동안 이 상을 다시 한번 수여받았다. 또한 간호교육과 연구 분야에서의 학술적인 연구로 남부지방정부에서 Bixler 기금도 받았다. 1982년에 National Foundation of March of Dimes와 미국간호협회로부터 모아건강간호상 중 모아건강 실천상을 수여받았다. 1984년에는 UCSF에서 제4회 Helen Nahm lecturer상을 수여받았다. 머서는 1987년에는 *American Society for Psychoprophylaxis in Obstetrics(ASPO)/Lamaze National Research Award*를 수여받았고, 1988년에는 Western Institute of Nursing에서 연구비를 받았으며, 1990년에는 미국간호사 중에서 뛰어난 간호학상(American Nurses Foundation's Distinguished Contribution to Nursing Science)을 수여받았다(Mercer, curriculum vitae, 2002). 머서는 수많은 기사, 사설 및 논평에 투고했으며, 6권의 책과 6책의 장을 저술하였다.

초기 연구는 모유수유를 하는 산모, 산후질병을 가진 산모, 결손아를 출산한 산모 및 10대의 청소년산모의 요구와 행동에 초점을 두었다. 첫 저서인 고위험 부모간호Nursing care for Parents at Risk(1977)는 1978년 *American Journal of Nursing Book of the Year*를 수상하였다. 청소년 산모를 대상으로 출산 후 첫 1년간을 관찰한 결과를 기록한 *Perspectives on Adolescent Health Care*(1979)는 1980년에 미국 간호계에서 그 해의 책으로American Journal of Nursing Book of the Year 선정되었다. 이러한 선행 연구들은 머서로 하여금 가족관계, 가족관계와 관련된 분만 전 스트레스, 모성역할 및 각 연령층의 어머니에 대해 연구하게 하였다. 머서는 1986년에 세 번째 저서인 *First-Time Motherhood: Experiences From Teens to Forties*에서 세 집단 연령대의 어머니 그룹에 관한 연구를 발표하였다. 1990년에 출판된 다섯 번째 저서 *Parents at Risk*도 그해 미국 간호계의 책American Journal of Nursing Book of the Year으로 선정되었다. Parents at Risk(1990)은 특별한 위기 상황에서 조기 부모-영아 상호작용과 부모의 능력을 촉진시키기 위한 전략에 초점을 두었다. 여섯 번째 저서인 *Becoming a Mother: Research on Maternal Identity From Rubin to the Present*는 1995년에 뉴욕의 Springer 출판사에 의해 간행되었다. 이 저서는 머서의 모성역할획득이론에 관한 더욱 상세한 내용들을 담고 있으며 모성역할에 영향을 주는 변수들에 대한 틀Framework도 포함하고 있다.

1968년에 첫 번째 저서를 발표한 이래 머서는 간호학과 다른 학문분야의 잡지에 많은 글들을 발표하였고 지속적으로 *Nurseweek*에 글을 발표하였다. 1990년대와 2000년 초기에 *Nurseweek* 사이트를 통해 온라인 코스도 개설하였으며, Adolescent Sexuality and Childbearing, Transitions to Parenthood, and Helping Parents when the Unexpected Occurs 등이 포함되어 있다.

머서는 미국간호협회, 미국간호학회와 같은 전문직 단체의 회원이며, 여러 국가위원회에 소속된 한 일원으로 맹활약하였다. 1983년부터 1990년까지 학술지로 *Health Care for Women International*에 부편집장을 맡았다. 그리고 *Nursing Research*와 *Western Journal of Nursing Research*에 심사위원, *Journal of Adolescent Health Care*에 편집위원, *Nurseweek*에 간행위원으로 활동하였다. 그 외에 여러 연구기금을 주는 연구계획서에 심사위원으로 활동하였고 국내, 국외 또는 주 지역의 전문가 회의와 워크샵에 적극적으로 참석하였다(R. Mercer, curriculum vitae, 2002). 그리고 2003년 11월에 캘리포니아의 Carlsbad에서 열린 미국간호학회의에서 Living Legend라는 명예를 받았다. 머서는 2004년 University of New Mexico이 수여하는 간호대학 동문상(College of Nursing Distinguished Alumni Award)을 최초로 수상하는 영예를 안았다. 2005년에는 UCSF의 가장 뛰어난 동문 및 교수진에 선정되었으며 그의 이름은 동 대학 명예의 전당에 등재되었다.

이론의 배경

머서의 모성역할획득이론은 1960년대 후반에 집중적으로 연구한 주제에 기초를 두고 있다. 그녀의 연구와 이론 개발은 모두 머서의 지도교수이자 맨토mentor였던 피츠버그대학의 레바 루빈Reva Rubin교수의 영향을 받았다. 루빈은 모성역할 취득을 어린이와의 결속 혹은 애착 과정으로, 또한 모성역할 정체성을 달성하거나 혹은 그 역할에 편안함을 갖고 자신을 보는 것으로 서술하고 정의한 연구로 매우 유명하다. 머서의 틀Framework과 연구 변수는 분명히 루빈의 개념을 반영하고 있다.

루빈의 연구에 첨가하여 머서는 역할과 발달 이론에 연구의 기초를 두었다. 머서는 역할이행role enactment에 관한 미드Mead(1934)의 이론과 핵심자아에 관한 터너Turner(1978)이론을 이용하여 역할 이론에 있어서 상호작용자의 접근에 큰 비중을 두었다. 게다가 Thorton과 Nardi(1975)의 역할획득 과정이 머서의 이론을 형태화하는데 도움을 주었고 Burr, Leigh, Day, and Constantine(1979)의 연구도 도움을 주었다. Werner(1957)의 발달과정 이론도 기여하였다. 더욱이 머서의 연구는 Von Bertalanffy(1968)의 일반체계이론general system theory으로부터 영향을 받았다. 그림 27-1에 묘사된 모성역할획득 모델은 모성역할에 영향을 미치는 상호작용적인 환경을 표현하는 수단으로서 Bronfenbrenner(1979)의 내포된 원의 개념을 사용하였다. 머서는 모성역할획득에 영향을 미치는 변수를 밝히기 위해 여러 이론적 근원에 의존하였는데 이 때문에 연구의 복잡성에 관심을 갖게 되었다. 루빈의 이론을 확장하고 검증하기 위해 많은 연구를 하였음에도 불구하고 그녀는 자신의 이론을 발전시키고 확장하는 데에 다른 사람들의 연구를 계속 찾아보았다.

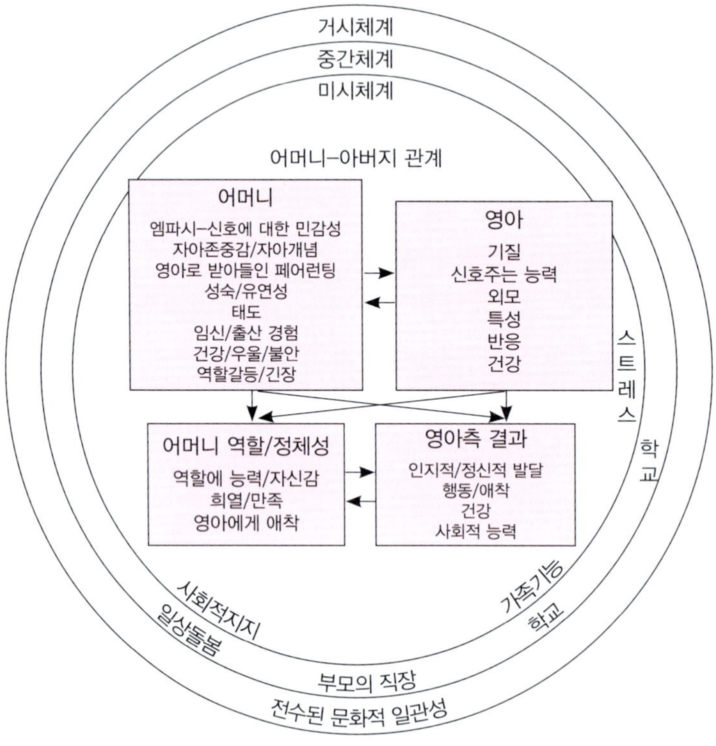

그림 27-1. **모성역할획득 모델**

출처:Mercer, R. T. [1991]. Maternal role: Models and consequences. Paper presented at the International Research Conference sponsored by the Council of Nurse Researchers and the American Nurses Association, Los Angeles, CA. Copyright Ramona T. Mercer, 1991. note: This figure has been modified based on personal communication with R. T. Mercer [January 4, 2000]. The word exosystem was replaced with the word mesosystem to be more consistent with Bronfenbrenner s [1979] model on which it is based.

주요개념과 정의

머서는 그의 이론에서 아래에 제시된 개념들을 사용하였다.

모성역할 획득 Maternal role Attainment

모성역할획득은 어머니가 영아와 애착을 시작하면서 시간이 지나감에 따라 일어나는 상호작용 과정이자 발달과정이며, 그 역할에 포함되는 돌보는 일의 능력을 획득하고 그 역할에 기쁨과 감사를 표명하는 것이다(Mercer, 1986a). 어머니가 역할을 수행하는 방법에서 조화, 자신감, 능력 있음을 경험하는 개인적 상태로의 이동이 모성역할 획득- 모성 정체성의 종점이다.

모성정체성 Maternal Identity

모성정체성은 내면적으로 자신을 어머니로 보는 것으로 정의한다(Mercer. 1995).

출산경험에 대한 지각 Perception of Birth Experience

분만과 출산동안 수행한 여성의 지각이 출산경험의 지각이다(Mercer, 1990).

자아존중감 Self-Esteem

Mercer, May, Ferketich & Dejoseph(1986)는 자아존중감을 자신에 대한 타인의 시각에 대한 개인의 지각과 그 지각에 대한 자신의 수용으로 서술한다.

자아개념 Self-Concept (Self-Regard)

Mercer(1986a)는 자아개념 혹은 자기 관심을 "자기만족, 자기수용, 자아존중, 자아와 이상적 자아와의 일치와 불일치를 포함하는 전반적인 자신에 대한 지각"으로 요약하고 있다.

유연성 Flexibility

역할은 경직되게 고정되어 있지 않으며 누가 그 역할을 할 것인지는 중요하지 않다(Mercer, 1990). "자녀양육 태도의 유연성은 발달됨에 따라 증가한다. 어머니는 연령이 더

주요개념과 정의

많을수록 영아에게 유연하게 반응하는 역량을 가지고 있으며 또한 각 상황을 독특한 뉘앙스로 보는 역량을 갖고 있었다."

자녀양육태도 Childrearing Attitudes

자녀양육태도는 양육에 대한 어머니의 태도 혹은 신념이다(Mercer, 1986a).

건강상태 Health Status

건강상태는 과거 및 현재의 건강, 건강에 대한 견해, 질병에 대한 저항력과 감수성, 건강염려증, 아픔에 대한 오리엔테이션, 환자 역할 거부에 대한 어머니와 아버지의 지각으로 정의한다.

불안 Anxiety

Mercer와 동료(1986)는 불안을 "스트레스적인 상황을 위험이나 위협적이고 특별한 상황으로 지각하기 쉬운 특성으로 서술하고 있다(p. 342)".

우울 Depression

Mercer와 동료(1986)에 의하면 우울은 "울적한 증상들을 가지고 있는 것으로 특히 의기소침한 기분의 정의적 요소를 갖고 있는 것이다"(p. 342).

역할긴장-역할갈등 Role Strain-Role Conflict

역할긴장은 모성역할의 의무를 수행하면서 여성이 느끼는 갈등과 어려움이다(Mercer, 1985a).

희열(기쁨)-만족 Gratification-Satisfaction

Mercer(1985b)는 희열을 "여성이 어머니행위mothering로 내재된 보통의 일을 수행하면서, 그리고 영아와 상호작용하면서 경험하는 만족, 즐거움, 보상 혹은 기쁨"으로 서술하고 있다.

주요개념과 정의

애착 Attachment

애착은 부모역할과 정체성의 구성요소이다. 개인이 만든 정의적, 정서적 개입 commitment을 지속하는 과정으로 본다.

영아기질 Infant Temperament

쉬운 기질 대 어려운 기질은 어머니가 좌절과 무능력을 느끼도록 읽기 어려운 신호들을 영아가 보내는지와 관련된 것이다(Mercer, 1986a).

영아건강상태 Infant Health Status

영아건강상태는 모아분리를 일으키고 애착과정을 방해하는 아픔이다(Mercer, 1981).

영아특성 Infant Characteristics

영아특성은 영아기질, 외모, 건강상태를 포함한다(Mercer, 1981).

영아신호 Infant Cues

영아신호는 어머니의 반응을 이끌어내는 영아의 행동이다(R. Mercer, 개인적 의사소통, 2003년 9월 3일).

가족 Family

Mercer와 동료(1986)는 가족을 "전반적인 가족의 체계 내에서 두 사람의 관계(어머니-아버지, 어머니-태아/영아, 아버지-태아/영아)와 개개인의 하위체계를 포함하는 역동적 체계로 정의 한다"(p. 339).

가족기능 Family Functioning

가족기능은 가족과 가족의 하위체계, 더 넓게는 사회단위 간의 관계 및 활동에 대한 개인의 견해이다.

주요개념과 정의

아버지 또는 친밀한 배우자 Father or Intimate Partner

아버지 또는 친밀한 배우자는 어떤 다른 사람에 의해 중복될 수 없는 방법으로 모성역할획득 과정에 기여한다(R.T. Mercer, 개인적 의사소통, 2000년 1월 4일). 아버지와의 상호작용은 긴장을 완화시키고 모성역할획득과정을 촉진시킨다(Donley, 1993; Mercer, 1995).

스트레스 Stress

스트레스는 긍정적 또는 부정적으로 인식된 생활사건과 환경적 변수로 구성되어 있다(Mercer, 1990).

사회적지지 Social Support

Mercer와 동료(1986)에 의하면 사회적 지지는 "실제로 받는 도움의 양과 그 도움에 만족하는 정도, 그리고 그 도움을 제공하는 사람의 수(네트웍)"이다(p. 341).

사회적 지지의 네 영역은 다음과 같다:

1. 정서적 지지: "사랑받고 돌봄을 받고 신뢰받고 이해 받는다는 느낌"(Mercer, 1968a, p. 14).
2. 정보적 지지: "문제나 상황을 다루는 데 유용한 정보를 제공함으로서 개인이 받는 도움" (Mercer, 1968a, p. 14).
3. 물리적 지지: "직접적인 도움"(Mercer, Hackly, & Bostrom, 1984).
4. 평가적 지지: "역할 수행자가 역할을 어떻게 수행하는지 말해주는 지지; 이러한 지지는 개인이 타인의 역할 수행 정도를 비교하여 스스로 평가하게 한다"(Mercer, 1968a, p. 14).

어머니-아버지 관계 Mother-Father Relationship

어머니-아버지 관계는 두 사람 간의 의도되고 실제적인 가치, 목표, 동의 등을 포함하는 배우자와의 관계에 대한 지각이다(Mercer, 1986b). 영아에 대한 어머니의 애착은 부모 관계의 정서적 영역 안에서 개발된다(Donley, 1993;Mercer, 1995).

경험적 증거의 이용

머서는 문헌고찰과 여러 학문 분야의 연구자들의 연구에 근거하여 모성과 영아의 변수들을 선택하였다. 모성 역할에 많은 요인들이 직접 또는 간접적으로 영향을 미친다는 것을 발견하여 연구에 복잡성을 첨가 하였다. 머서의 연구에서 모성측 요인들로는 첫 출산, 출산경험, 초기 영아와의 분리, 사회 스트레스, 사회적인 지지, 성격특성, 자아개념, 자녀양육태도 및 건강 등이다. 영아측 요소에는 영아 기질의 변수, 외모, 반응성, 건강상태, 단서를 주는 능력 등이다. Mercer(1995)와 Ferketich & Mercer(1995a, 1995b, 1995c)는 또 아버지 역할의 중요성에 대해 언급하였고 아버지 되기에 대한 아버지의 반응을 연구하면서 머서의 이전 연구결과를 적용하였다. 그녀의 연구에서는 관심 변수를 측정하는 많은 도구가 필요하였다. 머서는 이런 변수들이 출생 직후, 출생 1개월, 출생 4개월, 출생 8개월, 출생 후 1년까지 간격을 두고 부모애착과 능력에 미치는 영향을 연구하였다(Mercer & Ferketich, 1990a, 1990b). 추가로 청소년, 나이가 많은 산모, 아픈 산모, 선천성 장애를 다루는 산모, 산전 스트레스를 경험한 가족, 고위험 부모, 제왕절개수술을 받은 산모, 아버지를 연구에 포함시켰다(Mercer, 1989; Mercer & Ferketich, 1994, 1995; Mercer, Ferketich, & DeJoseph, 1993). 최근에 와서 머서는 연구의 결과와 원래 이론의 기초를 현재의 연구와 비교하였다. 결과적으로 머서(2004)는 모성역할획득이란 술어를 어머니 되기becoming a mother로 교체 할 것을 제안하였다. 왜냐하면 이 용어가 더 정확하게 여성의 생애에 걸쳐서 역할의 계속적인 진화를 서술하기 때문이다. 덧붙여서 어머니기 되기의 단계와 과정을 서술하기 위하여 머서는 가장 최근의 간호연구결과를 이용하기를 제안하고 있다.

주요 가정

모성역할획득에서 머서(1981, 1986a, 1995)는 다음과 같이 가정을 서술하였다.

- 오랜 삶의 사회화를 통해 얻어진 비교적 안정된 핵심자아는 어머니가 어떻게 사건을 정의하고 지각하는지를 규정 한다; 어머니 삶의 상황과 함께 마더링mothering에 대한 영아와 타인의 반응에 대한 지각이 어머니가 지각하는 실제 세계이다(Mercer, 1986a).
- 어머니의 사회화와 더불어 발달수준과 내적 성격적 특성이 행동적 반응에 영향을 미친다(Mercer, 1986a).
- 모성 역할의 파트너인 영아는 성장과 발달을 통하여 마더링mothering 역할에서 어머니의

능력을 반영할 것이다(Mercer, 1986a).

- 영아는 모성역할 획득과정에서 능동적 파트너로 고려되며, 역할수행enactment에 영향을 주기도 하고 받기도 한다(Mercer, 1981).
- 아버지 또는 어머니의 친밀한 배우자는 어떤 다른 지지적인 사람에 의해 중복될 수 없는 방식으로 역할획득에 기여한다(Mercer,1995).
- 모성 정체성은 모성 애착과 함께 동시에 발전하고 서로 의존한다(Mercer, 1995; Rubin, 1977).

간호

머서(1995)는 "간호사는 모성 주기에 있는 여성과 가장 긴밀하게 상호작용하고, 유지하는 건강전문직이다"라고 하였다(p.xii). 간호사는 가족과 자녀들의 건강을 증진시킬 책임이 있다;간호사는 이 환자들의 사정 전략을 공유하고 개발하는 개척자라고 머서는 설명하였다. 머서는 사적인 대화에서 간호에 대해 아래와 같이 정의하였다.

> 간호는 3가지 주요 초점을 가진 역동적 전문직이다:① 건강증진과 질병예방, ② 최적의 건강과 기능수준을 달성하기 위해 전문직 도움을 필요로 하는 이들에게 간호 제공, ③ 우수한 간호를 제공하기 위해 필요한 지식의 기초를 증강시키기 위한 연구. 간호사는 개인, 가족, 지역사회를 대상으로 건강 간호를 제공한다. 대상자의 상황과 환경을 사정한 후에 간호사는 간호대상자와 목표를 설정하고, 대상자가 스스로 제공할 수 없는 간호를 제공하며, 환경과 대상자를 조정하면서, 교육, 지지를 통해 대상자에게 도움을 제공한다(R. Mercer, personal communication, 2004년 3월 21일).

저서에서 머서(1995)는 간호행위의 중요성에 대해 언급하고 있다. 비록 특별히 간호행위에 대해 구체적으로 언급하지는 않았지만, 저서 "*Becoming a mother: Research on Maternal Identity From Rubin to the Present*"에서 간호는 임신과 출산 후 1년 동안 여성이 받은 도움으로 돌봄을 받은 여성과 자녀에게 장기간 영향을 줄 수 있다고 강조하였다. 어머니와 아기가 함께 있는 모성-아동 세팅에서 간호사는 이 기간동안 간호와 정보를 제공하는 크나큰 역할을 담당하고 있다.

인간

머서(1985a)는 인간에 대해 특별하게 정의하지 않았지만 자아와 핵심자아에 대해 언급했다. 그녀는 자아를 역할과 분리시켜 보았다. 모성의 개성화를 통해, 한 여성은 모성-영아 관계 속에서 자기 자신을 추정해 나가며 자신의 인격을 되찾을 수 있다(Mercer, 1985a). 핵심 자아는 문화적 맥락에서 진화하며 상황을 어떻게 정의하고 형성하는지를 규정한다(Mercer, 1985a). 자아존중감과 자신감의 개념은 모성역할획득에 중요하다. 개별적인 인간으로서 어머니는 영아와 상호작용하며 또한 아버지나 중요한 사람과 상호작용한다. 어머니는 영아와 아버지에게 영향을 주며 또한 그들로부터 영향을 받는다(Mercer, 1995).

건강

머서의 이론에서 건강상태는 어머니와 아버지의 이전의 건강, 현재의 건강, 건강관점, 질병에 대한 저항-감수성, 건강에 대한 염려나 관심, 질병에 대한 오리엔테이션, 환자의 역할에 대한 거부 등에 대한 지각으로 정의된다. 신생아의 건강상태는 전반적인 건강에 대한 부모의 평가와 현 질병의 정도(범위)이다(Mercer, 1986b). 한 가족의 건강상태는 산전의 스트레스에 의해 부정적인 영향을 받는다(Mercer, Ferketich, DeJoseph, May, & Sollid, 1988; Mercer, Mayk, Ferketich, & DeJoseph, 1986). 건강상태는 출산기 가족의 경우 관계의 만족도에 간접적으로 중요한 영향을 미친다. 건강은 자녀에 대한 바람직한 결과라고 본다. 이는 어머니와 자녀의 변수들에 의해 영향을 받는다. 머서(1995)는 임신과 자녀 양육과정에서 건강 간호의 중요성을 강조하였다.

환경

머서는 환경에 관해 Bronfenbrenner의 생태적 환경의 정의에서 개념화하였고 그림 27-1과 같이 가장 초기의 모델은 이를 토대로 하였다(Mercer, 1995: personal communication, 2000년 6월 24일). 이 모델에서는 생태적으로 상호작용하는 환경에서 모성역할획득이 발전되는 것을 보여주고 있다. 2000년 1월4일의 사적인 대화에서 머서는 "역할/개인의 발전은 환경과 분리될 수 없다고 생각한다. 발전하는 인간과 당시 세팅, 그 세팅이 있는 더 큰 맥락의 변화하는 속성 간의 상호 조화이다. 환경 내에서 스트레스와 사회적 지지는 모성이나 부성 역할 획득과 발달 중인 어린이에게 모두 영향을 미친다."라고 하였다.

이론적 주장

머서의 본래 이론과 모성역할획득에 관한 모델은 1991년 캘리포니아 로스앤젤레스에서 간호연구집담회와 미국간호사협회가 주관한 국제연구학술회의 심포지움에서 처음으로 소개되었다(Mercer, 1995). 이 내용은 1995년 책 *Becoming a mother:Research on Maternal Identity From Rubin to the Present*에서 더 정련되고 명백하게 나와 있다(see Figure 27-1).

머서(2004)의 최근 개정은 어머니가 되어가는 여성의 전환에 초점을 두고 있다. 이것은 계속되는 발전에 필요한 생활공간을 포함한다. 머서에 의하면 어머니 되어가기는 바로 역할을 확신하는 것보다 더 광범위하다. 어머니 되어가기는 끝이 없고 계속적으로 진화하고 있다. 그러므로 머서는 모성역할획득이란 용어를 철회할 것을 권고하였다.

머서는 Walker, Crain과 Thompson(1986a, 1986b), Koniak-Griffin(1993), 그리고 McBride과 Shore(2001)가 발표한 연구에 기초하여 이 권고를 하였다. 이들은 어머니 되기의 과정을 고찰하였고 모성역할 획득이 이 과정의 종점이라는 것에 문제제기를 하였다.

모성역할 획득 Maternal Role Attainment: 모성역할획득-머서의 원래 모델

머서의 모성역할획득의 모델은 Bronfenbrenner(1979)의 미시체계microsystem, 중간체계mesosystem, 거시체계macrosystem의 내포된nested 원을 기초로 했다. 머서에 의해 제안된 최초의 모델은 2000년에 변경되어 두 번째 원에 본래 있었던 exosystem을 변경하여 mesosystem이라는 용어로 대체하였다. 머서는(personal communication 2000년 1월 4일) 이런 변화는 Bronfenbrenner의 용어와 더 일치한다고 다음과 같이 설명하였다:

1. 미시체계microsystem은 모성역할획득이 일어나는 그 당시의 환경이다. 이는 가족기능, 부모관계, 사회적 지지, 경제 상태, 가족 가치, 스트레스 등과 같은 요인을 포함하고 있다. 그 당시의 환경에 포함되어 있는 변수들은 모성으로의 전환에 영향을 미치는 하나 또는 더 많은 다른 변수들과 상호작용한다. 개인으로서 영아는 가족 체계 내에 깊숙이 파묻혀 있다. 가족은 가족체계와 다른 사회적 체계 간의 교환을 조절하고 경계를 유지하는 반폐쇄적 체제로 보인다(Mercer, 1990). 미시체계는 모성성역할획득에서 가장 영향력이 있다(Mercer, 1995; R. Mercer, 사적 대화, 2000.1.4). 1995년에 머서는 자신의 초기 이론과 모델을 확장하여 역할획득에 아버지의 중요성을 강조하고, 아버지는 모성-영아 사이에 발생하는 긴장감이 흩어지도록 돕는다고 하였다(p. 15). 모성역할획득

은 아버지, 어머니, 영아 간의 상호작용을 통해 달성되는 것이다. 그림 27-2는 여섯 번째 저서인 *Becoming a mother: Research on Maternal Identity From Rubin to the Present*에서 처음으로 소개되었다. a층부터 d층까지는 모성역할획득의 단계를 표시하는 것으로 예비단계부터 사적(역할 정체성)단계까지와 영아의 성장 발달 단계이다(Mercer, 1995).

2. 중간체계mesosystem는 미시체계 속에 있는 인간들을 포함시키고 영향을 주며 상호작용한다. 중간체계의 상호작용은 영아와 모성역할 발달에 일어나는 것에 영향을 미칠 수 있다. 중간체계는 보육원, 학교, 직장, 예배 장소 및 그 당시의 지역사회 내에서의 다른 기관들이 포함된다.
3. 거시체계macrosystem은 특별한 문화나 전수된 문화적 일관성이 있는 일반적인 원형을 언급한다. 거시체계는 다른 두 체계에 대한 사회적, 정치적, 문화적 영향을 포함한다. 모성역할획득에 영향을 미치는 건강간호환경과 현 보건의료 체계 정책은 이 체계에서 비롯된 것이다(Mercer, 1995). 여성과 영아를 배려하는 국내법과 모성역할획득에 영향을 미치는 건강의 우선순위는 거시체계 내에 있다.

모성역할획득은 4단계의 역할습득 과정이다. 이런 단계들은 Thornton과 Nardi의 1975년의 연구에서 적용되었다. 이 단계는 그림 27-2에서 보여준 a부터 d까지의 단계들이다.

a. 예상Anticipatory : 예상 단계는 임신으로 시작되며 임신에 대하여 사회적, 심리적으로 초기 적응하는 것이 포함된다. 어머니는 역할에 대한 기대를 배우고 역할에 대해 환상을 갖고 자궁에 있는 태아와 관계를 맺으며 역할수행을 시작한다.
b. 공식Formal : 공식 단계는 영아의 출생으로 시작되면서 모성역할을 학습하고 취득하는 것이다. 역할행위는 어머니의 사회체계 내에서 공식적이고, 다른 사람들도 합의한 기대에 따라 이루어진다.
c. 비공식Informal : 비공식 단계는 어머니가 사회체계에 의해 전달되지 않은 역할을 하는데 독특한 방식으로 개발하는 것으로 시작된다. 여성은 과거 경험과 미래의 목표에 근거를 둔 현존하는 생활방식에 맞춘 새로운 역할을 하는 것이다.
d. 개인적Personal : 개인적 또는 역할정체성의 단계는 여성이 어머니의 역할을 내재화할 때 일어난다. 어머니는 역할을 수행하면서 조화, 자신감 및 능력을 경험하며 모성역할을 달성한다.

역할획득의 단계들은 서로 겹치기도 하고 영아가 성장 발달함에 따라 변화한다. 모성역할 정체성은 1개월에 달성되기도 하지만 수 개월이 걸릴 수도 있다(Mercer, 1995). 이 단계들은 사회적 지지, 스트레스, 가족기능, 어머니와 아버지 또는 다른 중요한 사람들 간의 관계 등에 의해 영향을 받는다.

어머니와 영아의 특성과 행위들은 모성역할 정체성과 자녀의 성과outcome에 영향을 미친다. 머서의 모델에서 어머니의 특성과 행위는 공감empathy, 영아가 보이는 단서에 대한 민감성, 자아존중감과 자아개념, 어릴 적에 받은 양육, 성숙도, 융통성, 태도, 임신과 출산경험, 건강, 우울, 역할갈등 등이다. 모성역할 정체성에 영향을 미치는 영아의 특성에는 기질, 단서를 보내는 능력, 외모, 일반적인 특성, 반응정도, 건강 등이 있다. 어머니가 개발하고 있는 모성 정체성과 상호작용하는 영아의 발달적 반응의 예가 그림 27-2에서 보듯이 a층에서 d층까지 다음과 같이 기술하였다.

a. 어머니가 영아에게 말할 때 어머니와 눈을 맞추기, 잡기 반사
b. 어머니의 돌봄에 반응하여 미소반사와 조용한 행위
c. 어머니와 일관성 있는 상호작용의 행위
d. 어머니로부터 반응을 끌어내기:점점 더 움직이기

머서(1995)에 의하면:

> 개인적 역할 정체성 단계는 어머니가 자신과 다른 역할을 일치시켜 자신의 체계 속으로 그 역할을 통합할 때 도달 한다; 어머니는 어머니로서 자신의 정체성에 안전함을 느끼고, 정서적으로 영아에 사명감을 갖고, 그 역할에 조화, 만족, 능력을 느낀다(p. 14).

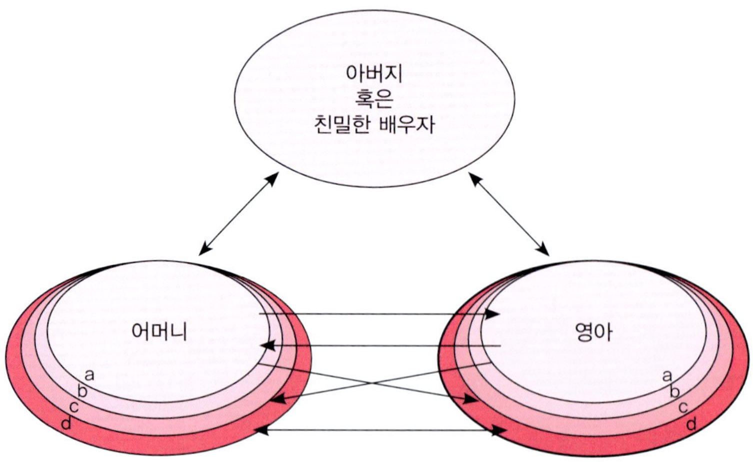

그림 27-2. 모성역할획득 모델내에서 전개되는 미시체계

출처:Mercer, R. T. [1995]. Becoming a mother: Research on maternal identity from Rubin to the present. New York: Springer Used by permission.

Burke와 Tully(1995) 연구를 근거로 머서(1995)의 역할 정체성은 내적 외적 요소로 구성 된다: 정체성은 내재화된 자신의 관점(인식된 모성 정체성)이고, 역할은 외적이고 행위적 요소이다.

어머니 되기 Becoming a Mother: A Revised Model: 개정 모델

머서는 자신의 연구와 다른 사람들의 연구들을 계속 이용하여 이론을 만들어 나갔다. 머서는 2003년 모성역할획득 이론에 대해 재검토를 시작하였으며, '어머니 되기becoming mother'용어가 최근 연구를 근거하여 과정을 더 정확하게 반영한다고 제안하였다. 머서(2004)에 의하면 역할획득개념은 진행되는 과정보다는 오히려 결과를 암시하고 어머니로서 자신의 계속적인 확장을 표현하지 못한다고 하였다. 머서의 결론은 주로 어머니가 되어가는 여성의 인지적 행위적 차원에 대한 현재의 간호연구를 바탕으로 하였다. Walker, Crain, Thompson(1986a, 1986b)이 지속적인 과정으로 모성역할획득을 의문시 하자 머서도 자신의 이론을 재검토하였다. Koniak-Griffin(1993)도 모성역할획득의 행위적, 인지적 영역을 의문시 하였다. Hartrick(1997)는 3~16세 자녀를 가진 어머니 연구에서 여성들은 자아 정의에 대한 끊임없는 과정을 경험한다고 보고하였다. McBride와 Shore(2001)는 어머니와 할머니에 대한 연구에서 모성역할획득이란 용어의 퇴장이 필요하다고 제안하였다. 왜냐하면 이 용어는 변동적인 과정 보다는 정체적인 상황을 내포하고 있기 때문이다. 마지막으로 Nelson(2003)은 9개의 질적 연구를 종합하여 여성이 어머니가 될 때 여성은 계속 성장하고 변형한다고 묘사 t하였다. 머서(2004)는 모성에서 새로운 도전으로 자신에 대한 자신감을 다시 얻기 위해 새로운 연계를 맺는 것이 필요하다는 것을 인식하였고 모성역할획득이란 용어를 어머니 되기라는 용어로 대체할 것을 주장하였다.

질적 연구에서 참여자의 서술적 용어를 이용하여 모성역할획득의 단계를 확인하였다. 이 몇 연구결과들의 축적으로 머서는 모성역할 정체성으로 이끄는 단계의 이름을 다음과 같이 변경시킬 것을 제안하였다.

- 사명과 준비 Commitment and preparation(임신)
- 면식, 실천, 신체적 회복 Acquaintance, practice, and physical restoration(첫 2주간)
- 정상화에 접근 Approaching normalization(2주~4개월)
- 모성 정체성의 통합 Integration of maternal identity(약 4개월)

이 단계는 머서의 원래의 단계와 유사하나, 모성경험을 더욱 완벽하게 포용하며, 처음으로 어머니가 되는 경험적 서술로부터 도출된 용어를 사용하고 있다.

머서에 의하면(personal communication, 2003년 9월 3일) 이론 구축은 계속적 과정으로, 연구를 통해 개념의 추가 및 삭제를 분명히 해주는 증거를 얻었다. 비록 최근의 많은 연구가 Rubin과 Mercer의 결과를 지지하고 있지만, 머서(2004)는 더 큰 명백성과 일관성을 위해 자신의 원래 이론에 필요한 변화의 증거를 인식하였다. 이러한 인식으로 머서는 모성역할획득이라는 용어를 폐기할 것을 제안하였다. 머서(2004)는 모성행위mothering에 계속적인 성장을 내포한 어머니 되기 'becoming a mother' 용어가 역할보다는 더 큰 의미를 가진 과정으로 서술되고 있다는 것을 인정하였다. 몇 몇의 역할들이 끝났을지라도 모성은 삶의 여정에서 여전히 사명이다.

머서는 보금자리로 생태학적인 환경과 상호작용하는 Bronfenbrenner의 개념을 계속 사용하였다. 그러나 그것들이 살아있는 환경을 반영하기 위하여 개명하였다: 가족과 친구, 지역사회, 사회(그림 27-3).

이 모델은 어머니와 영아 그리고 아버지 간의 상호작용을 살아 있는 환경의 중심에 두었다(personal communication, 2003년 9월 3일). 가족과 친구 환경 내에 있는 변수는 물리적, 사회적 지지, 가족 가치, 양육에 대한 문화적 지침, 지식과 기술, 가족기능, 어머니로서의 확인 등

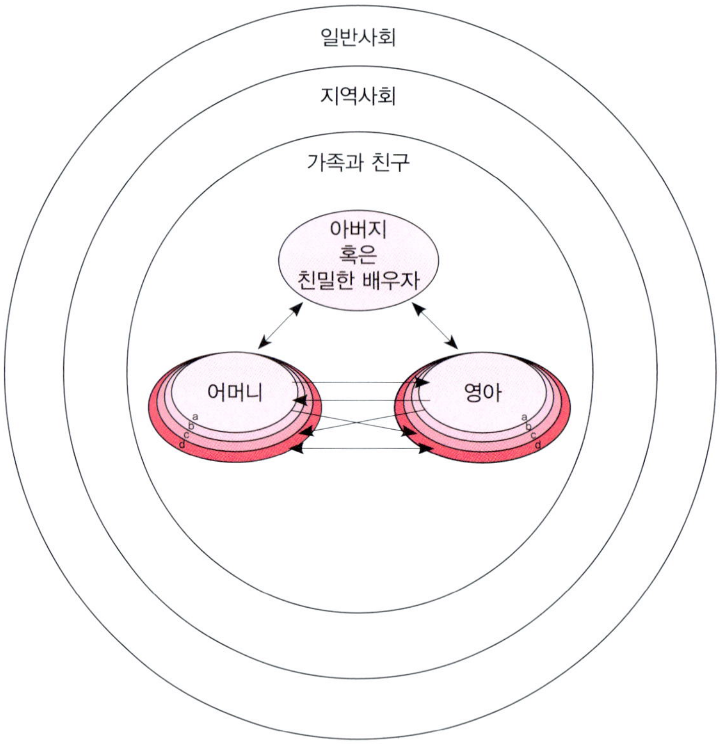

그림 27-3. 어머니 되기 : 개정 모델
출처:R. T. Mercer, personal communication, September 3, 2003.

이 있다. 지역사회 환경 내에는 주간센터, 학교, 일터, 병원, 오락시설, 문화 센터 등이 있다. 그리고 광범위하게 사회에는 여성과 아이, 발전하는 생식학과 신생아학, 전달된 문화의 일관성, 국가보건의료 프로그램 등이 있다.

사회 전반으로 보면, 여성과 아동 관련 법률, 생식학 및 신생아학의 발달, 국가 건강관리 프로그램, 다양한 사회적 프로그램 및 어머니 되기를 권장하는 연구에 대한 자금 지원이 영향을 미친다.

가장 최근 모델(그림 27-4)은 어머니 되기 과정에 영향을 미치는 상호작용 환경을 보여준다. 이 모델은 어머니 되기 과정을 조성하는 데 목적을 둔 간호 연구의 효율성 또는 간호 중재에 대한 검토에 기초하여 2006년에 개발되었다. 이 모델은 어머니 되기의 과정을 촉진하거나 저해할 잠재성이 있는 복잡한 이슈에 대해 기술한다(Mercer & Walker, 2006). 머서와 워커에 따르면(2006), 이 모델은 간호 실무와 미래 연구 양자에 중요한 고려 대상인 환경적 변수와 어머니-영아 특성을 제시한다.

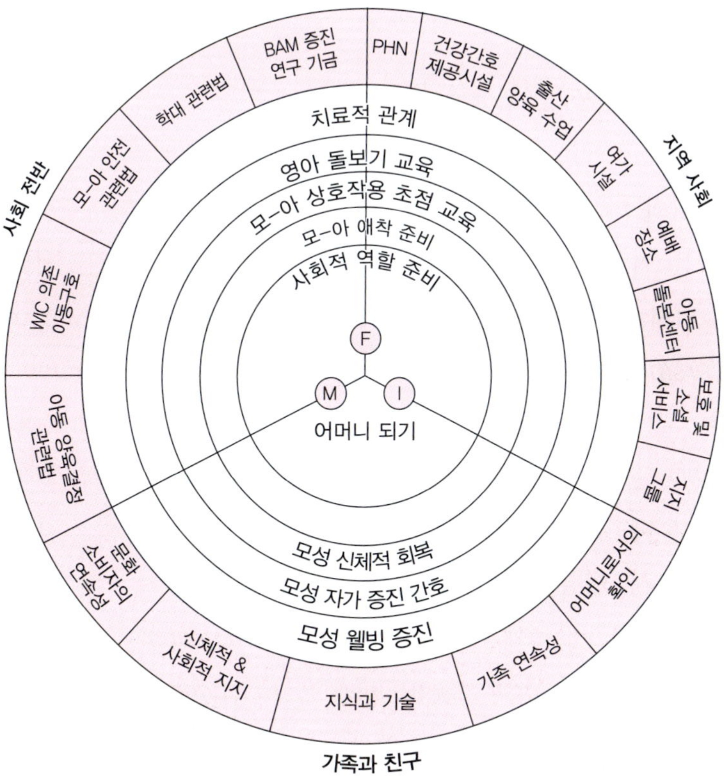

그림 27-4. 어머니 되기 과정에 영향을 미치는 환경의 상호작용

출처:R. T. Walker, L. O. (2006) Journal of Obstetric, Gynecologic, and Neonatal Nursing, 35(5), pp. 570-581.)

논리적 형식

머서는 처음 1년간 모성역할획득에 영향을 미치는 요인과 이론을 연구하면서 이론적 기틀에 연역적 귀납적 논리를 이용하였다. 연역논리로 타 학문과 다른 연구자의 업적을 이용하였다. 역할 및 발달 이론과 모성역할획득에 대한 Rubin의 업적은 머서의 최초의 이론적 틀의 토대가 되었다. 또한 모성역할획득 이론 개발에 귀납적 논리도 사용하였다. 다양한 환경에서 실무와 연구를 통해 모성 적응을 관찰하였다. 산후에 어머니가 합병증을 가지고 있거나, 아기가 장애를 가지고 태어나거나, 십대가 어머니가 될 경우에 모성 적응에 차이가 있음을 밝혔다. 이러한 관찰은 위의 상황에 관한 연구와 이어서 머서의 이론개발을 이끌어냈다. 머서 이론에 제안된 변화는 이론의 명확성과 유용성을 높이려는 머서의 신념과 함께 연역적 논리와 최근의 연구에 기반을 두고 있다.

간호학계의 수용

실무

머서의 이론은 크게 실무에 중점을 두고 있다. 이론의 개념은 많은 산과 교과서에 인용되어 왔으며 간호사와 타 학문에 있는 이들에 의해 실무에 이용되어 왔다. 이론과 모델은 처음 어머니가 되는 여성과 그녀의 영아를 위한 간호에 사정, 계획, 수행, 평가의 틀로서 제공될 수 있다. 머서 이론의 유용성과 실무와의 관계는 Alligood과 Marriner Tomey의 두 번째 출판 책 *Nursing Theory: Utilization & Application*에서 Meighan(2001)가 기술하고 있다. 머서 이론은 많은 모아 관련 현장에서 일하고 있는 간호사에게 유용하다. 머서(1986a, 1986b)는 연구 결과를 출생 후부터 1년까지 각 단계별로 실제 행하는 간호와 연결시켜, 여러 소아과 세팅에서 이론을 활용할 수 있게 하였다.

뿐만 아니라, 머서 이론은 환자간호를 조직화하는데 사용되어 왔다. Neeson, Patterson, Mercer와 May(1993)에 의해 수행된 연구 "*Pregnancy Outcome for Adolescents Receiving Prenatal Care by Nurse Practitioners in Extended Roles*"에서 개념은 임상실무 설정에 이용되었다. Clark, Rapkin, Busen과 Vasquez(2001)은 거주지 치료시설에 있는 약물중독 여성의 부모교육 교과과정을 설립하고 검증하는 데에 머서 이론을 이용하였다.

교육

머서의 업적은 단지 모성역할획득과 관련된 것만이 아니라 모성간호학과 아동간호학 교과서에 광범위하게 드러나 있다; 각 개별 연구가 이용되어졌고 가치가 있다. 모아간호에서 소개된 많은 현 개념들은 머서의 연구를 기초한 것이다. 머서 이론과 모델은 부모 되기의 매우 복잡한 과정을 단순화시켰다. 모성역할획득 이론은 이해를 촉진시키고 머서의 기여가 간호교육에 큰 가치를 부여했다는 점에서 명성을 얻을 만 하다. 모성역할획득 이론은 광범위하고 다양한 세팅에서 부모를 위해 간호를 계획하고 제공하는 것을 배우는 학생에게 틀을 제공하였다. 머서의 이론과 연구는 또한 모성역할 획득과 부모와 관련된 타 학문에서도 이용되어 왔다. 그리하여 심리학, 사회학, 교육학 전공 학생에게도 유용하다.

연구

머서는 교수들의 연구에 학생들의 참여를 주장하여 왔다. San Francisco에 있는 California 대학에서 재직하고 있는 동안 많은 대학원생의 석사학위 논문과 박사학위 논문 위원회의 위원장을 맡기도 했으며 위원이기도 하였다. 머서의 업적이 몇 대학원 학생들의 연구 주제의 기초가 되어 왔다. 1977년과 1978년에 대학원 학생과 젊은 교수들의 협동 연구로 분만과 출산 경험에 대한 모성 태도를 측정하는 신뢰도와 타당도가 높은 도구를 개발하였다. 수 많은 연구자들은 이 도구를 이용하려고 머서에게 허용을 요청하였다.

머서의 많은 연구와 학문적 성취는 간호 연구에 크게 이바지한 증거가 된다. 머서의 업적은 다른 연구자를 위해 도약의 발판이 되었다. 처음 어머니가 된 세 연령 그룹(15~19세, 20~29세, 30~42세) 간의 차이를 탐색하는 상관성 연구를 위해, 머서의 이론적 틀은 Walker와 동료(1986a, 1986b)를 포함한 다른 간호학자를 통해 일부 검증되었다. Sank(1991)는 머서 이론을 이용하여 Austin에 있는 Texas 대학에서 박사학위 논문을 발표했으며, 박사학위 논문 제목은 "*Factors in the Prenatal Period That Affect Parental Role Attainment During the Postpartum Period in Black American Mothers and Fathers*"이었다. 머서의 모성역할획득 이론은 역시 마이아미 대학교에서 Washington(1997)의 박사학위 논문 "*Learning Needs of Adolescent Mothers When Identifying Fever and Illness in Infants Less Than Twelve Months of Age*"의 기틀이 되었다. 시카고 대학 심리학 전문학생인 Bacon(2001)도 역시 머서 이론을 박사학위 논문 "*Maternal Role Attainment and Maternal Identity in Mothers of Premature Infants*"에 이용하였다.

McBride(1984)는 다음과 같이 기술하였다:

> 모성역할획득은 20 여년 전 머서의 스승 루빈의 개척적인 업적 이후 간호학의 기본적인 관심사가 되어 왔다. 지금 모성역할획득은 간호연구자들이 처음 어머니가 된 여성의 경험 분석에 모색하고 있는 이론적으로 건전하고 연구에 기초를 둔 구조가 되어 가고 있다.(p. 72)

미래의 발전

머서는 첫 연구를 다른 연구를 위한 벽돌로 이용하였다. 머서는 그 후 연구에서 출산의 모성경험과 모성의 위험상태에 대한 연구를 토대로 모아 애착의 예측요인을 확인하는데 목표를 두었다. 또한 자녀 출산 경험과 임신 위험 상태를 기초로 아버지의 능력을 조사하였다. 또 다른 연구에서 고 위험 임신과 저 위험 임신에서 배우자와의 관계를 예측하는 인과모델을 개발하고 검증하였다. 앞에서 기술한대로 초기 이론과 모델의 교정과 계속된 연구가 과거 수년간에 걸쳐 수행되어 왔다. 머서는 모성역할획득에 아버지의 중요성을 포함시켜, 이를 1995년에 발간된 *Becoming a Mother:Research in Maternal Identity From Rubin to the Present*책에서 모델과 이론에 첨가하였다.

머서의 책 *First-Time Motherhood:Experience From Teens to Forties*에서 머서는 모성의 처음 1년 동안 모성역할획득 과정에서 일어나는 네 단계를 다음과 같이 제시하였다.

1. 신체적 회복기 The physical recovery phase(출산~1개월)
2. 성취기 The achievement phase(2~4, 5개월)
3. 분열기 The disruptions phase(6~8개월)
4. 재조직화기 The reorganization phase(8개월~1년)

덧 붙여 모성역할의 적응은 세 가지 수준(생물적, 정신적, 사회적)에서 일어나며, 이는 그 기간동안 서로 상호작용하며 상호의존 한다고 하였다. 이 기간과 적응 수준은 간단히 서술되었고 연구에 적용되었다. 2003년 머서(2004)는 이론의 추가적인 변화를 제안하였으며, 모성역할획득 용어를 포기하고 어머니 되기 용어를 포함시켰다. 모델의 변화와 어머니 되는 과정에

서술적 4단계를 다음과 같이 채택하였다.

1. 사명과 준비 Commitment and preparation(임신)
2. 면식(안면), 실천, 신체적 회복 Acquaintance, practice, and physical restoration(첫 2주간)
3. 정상화에 접근 Approaching normalization(2주~4개월)
4. 모성 정체성의 통합 Integration of maternal identity(약 4개월)

이러한 변화는 다른 간호사들의 연구를 기초로 하였으며, 이는 실무와 연구에서의 유용성을 높이기 위해 머서가 자신의 이론에 대한 엄밀성과 비평을 계속하고 있다는 증거이다. 머서에 의하면 몇몇 분야에서 계속된 연구가 필요하다.

머서와 워커에 따르면(2006), 어머니 되기를 촉진하는 특정 간호 중재에 대한 연구가 필요하다. 이들은 간호 인력, 학생 및 교수진이 모성 역할 정체성과 어머니 되기 과정을 지지하는 간호 중재의 결과를 측정하는 사정 지침과 도구를 개발하고 검정하는 데 참여할 것을 권장한다. 또한 출산 합병증을 겪는 어머니, 사회경제적으로 어려움을 겪는 어머니, 십대 어머니, 고위험 영아를 둔 어머니 등 특별한 어려움에 처해 있는 어머니들을 다루는 연구를 추가적으로 수행할 것을 장려한다. 머서와 워커에 따르면, 부모를 지지하고 이들의 힘을 강화하는 간호 중재의 개발과 시험이 필요하다. 또한 모든 문화는 모성 전환에 영향을 주는 출산과 결부된 관습과 가치가 있다고 설명하면서, 다양한 문화 그룹에서 어머니 되기를 촉진하는 최선의 방법을 찾는 연구를 수행할 것을 장려한다.

머서 이론의 유용성과 적용에 대한 머서의 관심은 명료성과 유용성을 위해 계속된 연구에서 명백히 드러나 있다. 2003년 이론의 개정은 간호연구를 토대로 하고 있지만, 많은 다른 연구에서는 검증되지 않았다. 모성역할획득 용어를 포기하고 어머니 되기 용어를 제안한 머서(2004)는 논리적으로 비판받고 있지만 실무나 연구에 아직까지 이용되지 않았다. 비록 어머니 되기의 단계를 질적 연구에서, 이 전환기를 경험한 여성의 정확한 말을 이용하였지만, 이 단계들은 다른 문화나 환경에 있는 여성을 대상으로 확인되지 않았다.

비평

명확성

개념, 변수, 관계에 대하여 명백하게 정의되지 않았지만, 그것들은 머서의 초기 연구에서 기술되었고 포함되었다. 그러나 개념은 이론적으로, 조작적으로 일관성 있게 정의되었다. 개념, 가정과 목표는 논리적으로 조직되었으며 전체적으로 일관성이 있어서, 개념간의 상호관계에 대한 이해는 상대적으로 쉽다. 그러나 적응, 획득, 사회적지지, 사회적 망 같은 개념을 확인하기위해 사용된 몇몇의 용어는 상호교환적으로 사용되어 독자들에게 혼돈을 줄 수도 있다. 게다가 모성역할획득에 대한 정의가 일치하지 않아서, 이것으로 이론의 명확성을 방해할 수 있다. 역할획득을 위한 마지막 단계(사적 혹은 역할 정체성 단계)로서 머서가 정의한 모성 정체성 용어도 때로는 모성역할 획득을 대신해서 사용되기도 하였다. 머서(1995)에 따르면 모성역할을 획득할 때 어머니는 모성정체성 즉 어머니 역할의 내재화를 달성한다고 하였다. 그러나 용어 획득과 역할 정체성의 사용이 때로는 혼란스럽다.

머서는 이론의 명확성을 위해 연구를 계속 하였다. 머서 이론의 사용자가 더 분명히 이해하도록 간호학자들로부터 도출된 용어를 사용하도록 제안하기도 하였다. 머서는 모성역할 획득 이라는 용어를 사용하는 것에 의문을 제기하였다. 왜냐하면 이 용어가 어머니로서 계속적인 발달보다는 정적인 상태를 내포하기 때문이다. 머서는 모성을 경험하는 있는 여성의 정확한 단어를 담고 있는 질적 연구를 검토하였고, 어머니 되는 단계를 서술하기 위해 이 단어를 사용하는 것을 더욱 선호하였다.

간결성

많은 개념과 관계에도 불구하고, 모성역할획득 혹은 어머니 되기의 이론적 기틀은 오히려 복잡한 현상을 쉽게 이해하고 사용할 수 있는 형태로 조직화되었다. 이론은 본질적으로 예측할 수 있고 실무를 안내하는데 이용된다. 개념은 특정한 시간과 장소에 한정되지 않고 추상적이지만, 그 의미는 쉽게 잘못 해석되지는 않는 정도로 서술되고 조작화 된다. 그러나 상당히 많은 수의 개념 때문에 이론적 관계를 지지하고 정의해야 할 연구는 매우 복잡한 것으로 알려져 있다. 어머니 되기의 과정은 개인과 환경적 영향에 따라 상당히 변화하며 다양한 측면이 있다. 머서 이론은 이러한 복잡하고 다양한 측면의 과정을 이해하기 위한 기틀을 제공하고 있다.

일반성

머서 이론은 부모-자녀 간호에서 도출되고 구체적이지만 모성과 부모되기에 관심이 있는 다른 학문에서도 이용되고 있다. 이 이론은 연령, 출산경력 혹은 환경을 고려하지 않고 임신부터 출산 후 1년 동안 모든 여성에게 일반화할 수 있다. 고위험 주산기 환자와 그의 가족에게도 적용할 수 있는 몇 몇 이론 중에 하나이다. 앞서 언급했듯이, 이 이론은 아동간호학 영역에서도 적용될 수 있다. 머서(1995)는 임부 배우자의 애착을 포함하여 부모 애착을 예측하고 연구하는 이론으로 재 구체화하였다. 그러므로 이 이론은 출산 후 가족을 연구하고 실무에 적용하는데에 유용하다. 머서의 연구는 모성역할획득에 대한 기존이론의 적용을 더 광범위하게 확장시켰다. 그 이유는 머서의 연구가 많은 다른 연구가 공유하지 않은 질, 상황적 맥락, 다양한 발달적 수준을 지나왔기 때문이다.

접근성

머서의 이론은 광범위한 연구 노력으로 발전해 왔다. 특히 개념, 가정, 관계는 경험적 관찰에 근거하였고 이들은 적절하였다/일치하였다. 조작적 정의의 구체적이고 완벽함의 정도가 경험적 정밀성을 더 증가시킨다. 처음 어머니가 된 사람들의 연령 그룹 간의 차이를 탐색하기 위한 이론적 기틀은 더 나은 검증을 이끌어 주었고, 이러한 목적을 위해 다른 간호학자들이 이 이론적 기틀을 이용하였다. 머서의 계속적인 꼼꼼한 검증으로 이론은 지속적으로 발전하였고 개념이 더 공고해졌다. 머서가 개념의 명확성을 향상시키기 위해 제안한 가장 최근의 변화는 간호학문 내에서 다른 사람의 연구를 기초로 한 것이었다.

중요성

출산 후 1년 동안 모성역할획득을 위한 이론적 기틀은 간호학에 유용하고, 실제적이고, 가치가 있다. 머서 업적은 연구, 실무, 교육에서 반복적으로 이용되었다. 그 기틀은 모성으로서의 처음 1년간 어머니와 자녀를 다룬 다른 학문에서도 쉽게 활용되고 있다. McBride(1984)는 "머서 박사는 부모경험의 한 측면, 즉 어머니가 된 처음 1년간 모성역할획득에 영향을 미치는 요인을 연구하는 데에 가장 완전한 이론적 기틀을 개발한 사람이다"라고 서술하였다(p. 72).

머서는 일생동안 계속적으로 연구와 실무를 연결시켰다. 간호를 위한 의미 혹은 간호중재를 서술하였고 대부분의 업적에서 연구와 실무를 연결시켰다. 머서는 간호연구가 간호실무의 "탁월성을 향한 교두보"라고 믿고 있다(Mercer, 1984, p. 47).

요약

모성역할획득이론은 부모와 관련된 다른 학문뿐만 아니라 간호사를 위해 연구와 실무분야에 모두 유용하다는 것을 보여주었다. 머서는 이론과 모델의 유용성과 명확성을 증가시키기 위해 계속적으로 헌신 하였으며 자신의 이론을 사용하는 학자들을 잘 도와주었다. 머서 자신의 연구뿐만 아니라 타인의 연구 모두가 그의 업적을 더욱 견고하게 하였다. 어머니되기 이론을 채택하는 그의 제안은 확실히 연구 과정에 근거를 둔 것이다. 모성과 부모역할획득은 매우 복합적인 다단계의 과정이다. 머서의 이론과 그의 업적은 이 과정을 논리적이고 알기 쉽게 하였으며 실무, 교육 및 연구에 견고한 기초를 마련하였다.

사례연구

스잔은 19 세 여성으로 5일전 조산으로 첫 출산을 경험하였다. 출산 후의 상태는 비교적 평온하였으나, 신생아는 입원해 있어야 하는 어려운 상황이었다. 스잔과 그의 젊은 남편은 아기와 함께 있으려고 매일 오후 신생아실을 방문하였으나, 그들은 거의 질문을 하지 않았다. 이 부부와 대화를 하면서 간호사는 아기의 유일한 조부모는 매우 멀리 떨어진 곳에서 살고 있다는 것을 알게 되었다. 스잔은 아기를 집으로 데려갈 때 도움을 요청할 어떤 가족이나 친구도 없었다.

이러한 고위험 주산기 사례에서 머서의 기틀은 모성역할획득을 촉진하기 위하여 간호사정과 중재를 하는데 유용해야 한다. 스잔을 위해 간호를 계획할 때 지침으로 머서 이론을 어떻게 사용할 것인가?

비판적 사고

1. 당신의 실무에서 지침으로 머서의 이론과 모성역할획득을 생각하시오. 어떤 방식으로 유용한가?
2. 선천적 문제를 갖고 태어난 자녀의 출생 후에 고위험 가족은 몇 년 동안 계속 문제를 자주 경험한다. 첫 1년을 지나서 이러한 어머니와 가족을 위해 사정과 중재에 머서 이론을 채택하여 적용할 수 있는가? 어떤 부분에서 연구와 개발이 더 필요한가?

3. 현재의 의료 환경을 생각하시오. 머서에 의해 제안된 모델은 의료전달체계에서 현재의 변화를 드러내고 가족에게 영향을 미치는가? 머서의 모델에서 무엇이 변해야하는지 제시하시오.

4. 머서는 모성의 역할을 발전시키기 위하여 모성역할획득에서 어머니 되기로 변화하는 이론을 제안하였다. 이러한 변화를 찬성하는지 아니면 반대하는지? 임상현장에서 이 이론의 사용을 어떤 방식으로 변경할 것인가?

POINTS FOR FURTHER STUDY

Publications

- Mercer, R.T. (2004) Becoming a mother versus maternal role attainment. *Journal of Nursing Scholarship, 36*(3), 226–232.
- Mercer, R. T. (2006). Nursing support of the process of becoming a mother. *Journal of Obstetric, Gynecologic, and Neonatal Nursing, 35*(5), 649–651.
- Mercer, R. T., & Walker, L. O. (2006). A review of nursing interventions to foster becoming a mother. *Journal of Obstetric, Gynecologic, and Neonatal Nursing, 35*(5), 568–582.
- Meighan, M. (2010). Mercer's maternal role theory and nursing practice. In M. R. Alligood (Ed.), *Nursing theory: Utilization & application* (4th ed., pp. 389–410). St. Louis: Mosby.

Websites

- Nurses for Nurses Everywhere. (2004). Nurse information: Ramona T. Mercer. Melbourne, Australia, at: http://www.nurses.info/nursing_theory_midrange_theories_ramona_mercer.htm.
- Nurses for Nurses Everywhere. (2004). Nurse information: Reva Rubin. Melbourne, Australia, at: http://www.nurses.info/nursing_theory_midrange_theories_reva_rubin.htm.
- University of New Mexico Past Distinguished Alumni Award: Ramona Mercer at: http://nursing.unm.edu/alumni-and-friends/daa-profiles/ramona-mercer.html.
- Word press at: http://khaelashofieananta.wordpress.com/2011/11/02/nursing-theory-ramona-t-mercer/.

REFERENCES

Bacon, A. C. (2001). Maternal role attainment and maternal identity in mothers of premature infants (Doctoral dissertation, Chicago School of Professional Psychology). *Dissertation Abstracts International, 61*, 8-B (University Microfilms No. 2001–95004–447).

Bronfenbrenner, U. (1979). *The ecology of human development: Experiment by nature and design*. Cambridge, MA: Harvard University Press.

Burke, P. J., & Tully, J. C. (1977). The measurement of role identity. *Social Forces, 55*, 881–897.

Burr, W. R., Leigh, G. K., Day, R. D., & Constantine, J. (1979). Symbolic interaction and the family. In W. R. Burr, R. Hill, F. I. Nye, & I. L. Reiss (Eds.), *Contemporary theories about the family* (Vol. 2, pp. 42–111). New York: Free Press.

Clark, B. S., Rapkin, D., Busen, N. H., & Vasquez, E. (2001). Nurse practitioners and parent education: A partnership for health. *Journal of the American Academy of Nurse Practitioners, 13*(7), 310–316.

Dilmore, D. L. (2003).*A comparison of confidence levels of postpartum depressed and non-depressed first time mothers*. Unpublished thesis, University of Florida.

Donley, M. G. (1993). Attachment and the emotional unit. *Family Process*, *32*, 3–20.

Ferketich, S. L., & Mercer, R. T. (1995a). Paternal-infant attachment of experienced and inexperienced fathers during infancy. *Nursing Research*, *44*, 31–37.

Ferketich, S. L., & Mercer, R. T. (1995b). Predictors of paternal role competence by risk status. *Nursing Research*, *43*, 80–85.

Ferketich, S. L., & Mercer, R. T. (1995c). Predictors of role competence for experienced and inexperienced fathers. *Nursing Research*, *44*, 89–95.

Hartrick, G. A. (1997). Women who are mothers: The experience of defining self. *Health Care for Women International*, *18*, 263–277.

Koniak-Griffin, D. (1993). Maternal role attainment. *Image: The Journal of Nursing Scholarship*, *25*, 257–262.

McBride, A. B. (1984). The experience of being a parent. *Annual Review of Nursing Research*, *2*, 63–81.

McBride, A. B., & Shore, C. P. (2001). Women as mothers and grandmothers. *Annual Review of Nursing Research*, *19*, 63–85.

Mead, G. H. (1934). *Mind, self and society*. Chicago: University of Chicago Press.

Meighan, M. (2010). Mercer's maternal role theory and nursing practice. In M. R. Alligood (Ed.), *Nursing theory: Utilization & application* (4th ed., pp. 389–412). St. Louis: Mosby.

Meighan, M. & Wood, A. F. (2005). The impact of hyperemesis gravidarum on maternal role assumption. *Journal of Obstetric, Gynecologic, and Neonatal Nursing, 34*(2), 172–179.

Mercer, R. T. (1977). *Nursing care for parents at risk*. Thorofare, (NJ): Charles B. Slack.

Mercer, R. T. (1979). *Perspectives on adolescent health care*. Philadelphia: Lippincott.

Mercer, R. T. (1981). A theoretical framework for studying factors that impact on the maternal role. *Nursing Research*, *30*, 73–77.

Mercer, R. T. (1984). Nursing research: The bridge to excellence in practice. *Image: The Journal of Nursing Scholarship*, *16*(2), 47–51.

Mercer, R. T. (1985a). The process of maternal role attainment over the first years. *Nursing Research*, *34*, 198–204.

Mercer, R. T. (1985b). The relationship of age and other variables to gratification in mothering. *Health Care for Women International*, *6*, 295–308.

Mercer, R. T. (1986a). *First-time motherhood: Experiences from teens to forties*. New York: Springer.

Mercer, R. T. (1986b). The relationship of developmental variables to maternal behavior. *Research in Nursing Health*, *9*, 25–33.

Mercer, R. T. (1989). Responses to life-span development: A review of theory and practice for families with chronically ill members. *Scholarly Inquiry for Nursing Practice: An International Journal*, *3*, 23–26.

Mercer, R. T. (1990). *Parents at risk*. New York: Springer.

Mercer, R. T. (1995). *Becoming a mother: Research on maternal identity from Rubin to the present*. New York: Springer.

Mercer, R. T. (2000, June 24) Personal communication.

Mercer, R. T. (2002). Curriculum vitae.

Mercer, R. T. (2003, Jan. 4) Personal communication.

Mercer, R. T. (2003, Sep. 3) Personal communication.

Mercer, R. T. (2004). Becoming a mother versus maternal role attainment. *Journal of Nursing Scholarship*, *36*(3), 226–232.

Mercer, R. T. (2004, Mar. 21) Personal communication.

Mercer, R. T. (2006). Nursing support of the process of becoming a mother. *Journal of Obstetric, Gynecologic, and Neonatal Nursing, 35*(5), 649–651.

Mercer, R. T., & Ferketich, S. L. (1990a). Predictors of family functioning eight months following birth. *Nursing Research*, *39*, 76–82.

Mercer, R. T., & Ferketich, S. L. (1990b). Predictors of parental attachment during early parenthood. *Journal of Advanced Nursing*, *15*, 268–280.

Mercer, R. T., & Ferketich, S. L. (1994). Maternal-infant attachment of experienced and inexperienced mothers during infancy. *Nursing Research*, *43*, 344–350.

Mercer, R. T., & Ferketich, S. L. (1995). Experienced and inexperienced mothers' maternal competence during infancy. *Research in Nursing Health*, *18*, 333–343.

Mercer, R. T., Ferketich, S. L., & DeJoseph, J. F. (1993). Predictors of partner relationships during pregnancy and infancy. *Research in Nursing Health*, *16*, 45–56.

Mercer, R. T., Ferketich, S. L., DeJoseph, J., May, K. A., & Sollid, D. (1988). Effects of stress on family functioning during pregnancy. *Nursing Research*, *37*, 268–275.

Mercer, R. T., Hackley, K. C., & Bostrom, A. (1984). Social support of teenage mothers. *Birth Defects: Original Article Series*, *20*(5), 245–290.

Mercer, R. T., May, K. A., Ferketich, S., & DeJoseph, J. (1986). Theoretical models for studying the effect of antepartum stress on the family. *Nursing Research*, *35*, 339–346.

Mercer, R. T, & Walker, L. O. (2006). A review of nursing interventions to foster becoming a mother. *Journal of Obstetric, Gynecologic, and Neonatal Nursing, 35*(5), 568–582.

Neeson, J. D., Patterson, K. A., Mercer, R. T., & May, K. A. (1983). Pregnancy outcome for adolescents receiving prenatal care by nurse practitioners in extended roles. *Journal of Adolescent Health Care*, *4*, 94–99.

Nelson, A. M. (2003). Transition to motherhood. *Journal of Obstetric, Gynecologic, & Neonatal Nursing, 32*, 465–477.

Rubin, R. (1977). Binding-in in the postpartum period. *Maternal Child Nursing Journal*, *6*, 67–75.

Rubin, R. (1984). Maternal identity and the maternal experience. New York: Springer.

Sank, J. C. (1991). *Factors in the prenatal period that affect parental role attainment during the postpartum period in black American mothers and fathers* (Doctoral dissertation, University of Texas, Austin, Texas, 1991) (University Microfilms No. 1993–155453).

Thornton, R., & Nardi, P. M. (1975). The dynamics of role acquisition. *American Journal of Sociology*, *80*, 870–885.

Turner, J. H. (1978). *The structure of sociological theory* (Revised ed.). Homewood, (IL): Dorsey Press.

von Bertalanffy, L. (1968). *General system theory*. New York: George Braziller.

Walker, L. O., Crain, H., & Thompson, E. (1986a). Maternal role attainment and identity in the postpartum period: Stability and change. *Nursing Research*, *35*(2), 68–71.

Walker, L. O., Crain, H., & Thompson, E. (1986b). Mothering behavior and maternal role attainment during the postpartum period. *Nursing Research*, *35*(6), 322–325.

Washington, L. J. (1997). *Learning needs of adolescent mothers when identifying fever and illnesses in infants less than twelve months of age* (Doctoral dissertation, University of Miami). *Dissertation Abstracts International*, *57*, (12-B) (University Microfilms No. 1997–95012–208).

Werner, H. (1957). The concept of development from a comparative and organismic point of view. In D. H. Harris (Ed.), *The concept of development* (pp. 125–148). Minneapolis: University of Minnesota.

BIBLIOGRAPHY

Primary Sources

Books

Mercer, R. T. (1977). *Nursing care for parents at risk*. Thorofare, (NJ): Charles B. Slack.

Mercer, R. T. (1979). *Perspectives on adolescent health care*. Philadelphia: Lippincott.

Mercer, R. T. (1986). *First-time motherhood: Experiences from teens to forties*. New York: Springer.

Mercer, R. T. (1990). *Parents at risk*. New York: Springer.

Mercer, R. T. (1995). *Becoming a mother: Research on maternal identity from Rubin to the present*. New York: Springer.

Journal Articles

Ferketich, S. L., & Mercer, R. T. (1995). Paternal-infant attachment of experienced and inexperienced fathers during infancy. *Nursing Research*, *44*, 31–

37.

Ferketich, S. L., & Mercer, R. T. (1995). Predictors of role competence for experienced and inexperienced fathers. *Nursing Research*, *44*, 89–95.

Mercer, R. T. (1995). A tribute to Reva Rubin. *Maternal Child Nursing*, *20*, 184.

Mercer, R. T. (1997). Chronically ill children: How families adjust. *Nurseweek*, *10*(9), 14–15, 17.

Mercer, R. T. (1997). The employed mother's challenges. *Nurseweek*, *10*(17), 10–11, 15.

Mercer, R. T. (2000). Response to "Life-span development: A review of theory and practice for families with chronically ill members." *Scholarly Inquiry for Nursing Practice*, *14*(4), 375–378.

Mercer, R. T., & Ferketich, S. L. (1995). Experienced and inexperienced mothers' maternal competence during infancy. *Research in Nursing Health*, *18*, 333–343.

28장

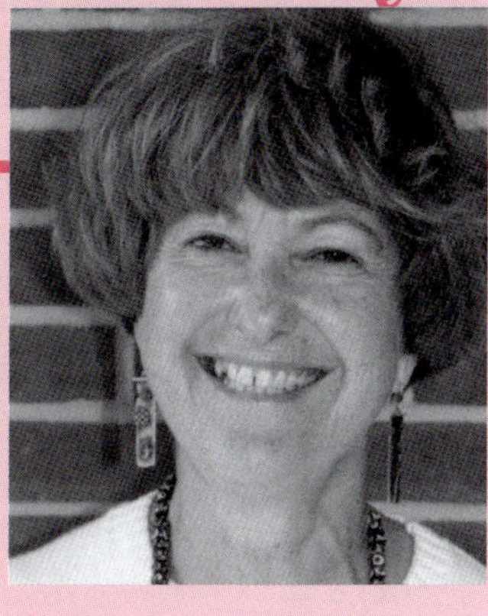

메를 미쉘
Merle H. Mishel
1939-현재

질병 불확실성이론

Uncertainty in Illness Theory

Donald E. Bailey, Jr. and Janet L. Stewart

"내 이론은 실무와 연구 모두에서 적용할 수 있다. 임상 상황을 설명하기 위해 그리고 근거 기반실무(evidence based practice)로 이끄는 중재를 디자인하는데에 사용되어져 왔다. 현재와 미래의 간호과학자들은 다른 여러 환자 군으로 이 이론을 확장하여 적용하려는 시도를 계속할 것이다. 이런 작업은 건강 돌봄(health care)을 변형시킬 잠재력을 가지고 있다"(Mishel, personal communication, May 28, 2008).

이론가 소개

메를 미쉘Merle H. Mishel은 매사추세츠주 보스턴에서 출생했다. 1961년에 보스턴 대학을 졸업했고, 1966년 캘리포니아 대학에서 정신간호학 석사학위를 받았다. 1976년과 1980년에는 캘리포니아의 클레어몬트 대학원에서 사회심리학 석사와 박사과정을 각각 수료하였다. 그녀의 학위논문 연구는 National Research Service Award의 지원을 받은 *Perceived Ambiguity in Illness Scale*에 대한 개발 및 실험이었는데, 이 척도는 후에 *'the*

Photo Credit: Dr. Michael Belyea, University of North Carolina, Chapel Hill, NC.
The authors wish to think Dr. Merle Mishel for her review and input for this chapter.

Mishel Uncertainty in Illness Scale(MUIS-A)'로 명칭이 변경되었다. 최초로 개발된 척도는 다음의 세 가지 새로운 척도의 기초로 사용되어 왔다:

1. 병원에 가지 않거나, 적극적인 치료를 받지 않는 만성질환자들에 대한 공중보건용 척도(MUIS-C)
2. 자녀가 질병을 앓을 때 부모의 불확실성 지각 측정법(PPUS)
3. 급성질환을 앓고 있는 가족을 둔 배우자나 다른 가족구성원의 불확실성 측정법(PPUS-FM)

직장생활 초기에 미쉘은 응급진료소와 공중보건소에서 정신과 간호사로 근무했다. 박사과정 동안은 로스앤젤레스에 있는 캘리포리아 주립대학 간호학부의 연구원으로 있었는데, 그 곳에서 조교수에서 정교수가 되었다. 또 1973년에서 1979년 사이에는 공중보건소와 개인병원에서 간호 치료사로 근무했다. 사회심리학 박사과정을 마친 후, 1981년에 애리조나 대학 간호대 부교수로 부임하여 1988년에는 정교수가 되었고, 1984년부터 1991년까지는 정신건강간호 학부장으로 일했다. 미쉘은 애리조나 대학에 있는 동안 질병의 불확실성에 관한 이론 체계의 지속적인 개발을 지원하는 수많은 교내외 연구 지원금을 받았다. 이 기간 동안 대학의료센터의 심장이식 프로그램에 참여하면서 간호사로 계속 근무했다. 1990년에는 미국간호학회의 특별회원으로 임명되었다.

미쉘은 1991년 동부지역으로 돌아와 채플 힐에 있는 노스캐롤라이나 대학 간호학부 교수로 재직하였으며, 1994년 *the endowed Kenan Professor of Nursing Chair*을 수상했다. *Friends of the National Institute of Nursing Research*는 1997년에 *Research Merit Award*를 미쉘에게 수여하였고, 1999년에는 연방정부의 지원을 받는 간호중재연구의 표본으로 그녀의 연구를 발표하기 위해 의회조찬모임에 초청하기도 했다. 게다가 현재는 만성질환의 예방과 관리에 대한 중재를 연구하는 T-32 *Institutional National Research Service Award Training Grant*의 책임자로 있다. T-32는 치료가 부족한 다양한 만성질환자들에 대한 중재법 개발에 관심이 있는 간호사들에게 predoctoral과 postdoctoral 장학금을 지원한다. 미쉘의 연구 프로그램은 1984년부터 NIH((미국)국립보건학회)의 지속적인 지원을 받고 있는 것으로 유명한데, 각각의 연구 지원금은 이론적으로 추론되고, 과학적으로 검증된 간호중재법을 체계적으로 찾아가려는 선행 연구 결과들이 바탕이 되었다. 현재 미쉘은 복합적인 간호문제를 해결하고 환자간호를 향상시킬 수 있는 연구기술과 지식을 가진 새로운 세대의 간호 혁신가들을 양성하기 위한 Hillman Scholar program의 공동지도자이다.

앞서 이야기한 수상과 지원금 이외에도 미쉘은 1977년에서 1979년까지 *a Sigma*

*Theta Tau International Sigma Xi Chapter Nurse Research Predoctoral Fellowship*에서 장학금을 받았고 1986년에는 *the Mary Opal Wolanin Research Award*를 받았다. 1987년에 미쉘은 *Fulbright Award의 first alternate*였다. 미쉘은 *University of Nebraska, University of Texas at Houston, University of Tennessee at Knoxville, University of South Carolina, University of Rochester, Yale University, and McGill University*를 포함해 북미 전 지역의 많은 기관에서 교환교수로 활동해왔다. 1991년부터 1992년까지는 *University of Cincinnati College of Nursing*에서, 1993년에는 *Rutgers University School of Nursing*에서 박사과정 프로그램 고문으로 있었다. 2004년에 *Kent State University School of Nursing* 으로부터 *Linnea Henderson Fellowship Program Award*를 수상하였다. 미쉘은 지난 20년 동안 미국과 캐나다 전 지역의 간호학교에서 80회 이상 초청 강연을 했다. 또한 한국에 있는 대구의 경북대학교에서 불확실성에 관한 국제 심포지엄을 이끌었고 태국 방콕의 Mahidol University에서는 교환교수로 있었으며 일본의 Sapporo에서 개최된 Japanese Society of Nursing Research의 연례 학회에서 주제강연을 하였는데, 이는 미쉘의 이론과 측정모델에 대한 국제적인 관심이 증가하고 있음을 보여주는 것이다.

미쉘은 American Academy of Nursing, Sigma Theta Tau International, American Psychological Association, American Nurses Association, Society of Behavioral Medicine, Oncology Nursing Society, Southern Nursing Research Society, Society for Education and Research in Psychiatric Nursing 등과 같은 다수의 전문기관의 회원으로 활동하고 있다. 그녀는 National Cancer Institute, National Center for Nursing Research, National Institute on Aging에서 승인심사관으로 있었고 National Institute of Mental Health에서는 인간면역결핍바이러스(HIV) 연구 분과의 창립 위원이었다.

이론의 배경

미쉘이 불확실성에 관한 연구를 시작하기 이전에는 불확실성이란 개념이 건강이나 질병의 맥락에서는 적용된 적이 없었다. 최초의 질병 불확실성이론(Mishel,1988)은 기존 정보처리모델existing information-processing models(Warburton, 1979)과 심리학 분야의 성격 연구(Budner, 1962)에서 도출되었는데, 이 모델과 연구는 불확실성을 어떤 상황이나 사건에 대해 인지적 도식cognitive schema이나 내적 개념을 형성할 때 불충분한 단서로 유발되는 인지적 상태로 간주하였다. 미쉘은 최초 이론에서의 기초적인 스트레스-평가-대처-적응구조stress-appraisal-coping-adaptation framework를 Lazarus와 Folkman의 연구(1984)에 근거하였다. 특징적인 것은 질병 맥락에서의 스트레스로서 이 구조를 불확실성에 적용한 것인데, 이러한 적용으로 스트레스-평가-대처-적응 구조는 간호에서 특별한 의미를 갖게 되었다.

미쉘은 이론의 개념을 재정립함으로써, 과학에 대한 서구적인 접근방법은 통제와 예측가능성을 강조하는 기계적인 관점을 중요시한다는 것을 알게 되었다(1990). 미쉘은 비판적 사회이론을 이용해 최초의 이론이 확실성과 적응을 지향하는 편견을 내재하고 있다는 것을 깨달았다. 그래서 미쉘은 카오스이론chaos theory의 원리를 추가 적용했는데, 이 원리는 개방체계에 초점을 두고 있어 만성질환이 어떻게 불균형을 초래하는, 질병의 또 다른 의미를 찾기 위해 사람들이 어떤 식으로 계속되는 불확실성을 궁극적으로 통합할 수 있는지에 대해 좀 더 명확하게 설명할 수 있었다.

주요개념과 정의

불확실성 Uncertainty

불확실성은 질병과 관련된 상황을 판단하는 능력이 없는 것으로, 의사결정자가 대상이나 상황에 대한 명확한 평가를 할 수 없거나 결과를 정확하게 예측할 수 없을 때 나타난다(Mishel, 1988).

인지적 도식 Cognitive Schema

인지적 도식은 질병, 치료, 입원에 대한 개인의 주관적인 해석이다(Mishel, 1988).

자극 틀 Stimuli Frame

자극 형태는 개인이 인지하는 자극의 형식, 구성, 구조를 말하는데, 이것은 인지적 도식cognitive schema을 구성한다(Mishel, 1988).

증상 패턴 Symptom Pattern

증상 패턴은 증상들이 어떤 양식이나 형태를 갖는 것으로 인식되기에 충분한 일관성이 있는 상태를 말한다(Mishel, 1988).

주요개념과 정의

사건 친숙성 Event Familiarity

사건 친숙성은 어떤 상황이 습관적, 반복적이거나, 인지하고 있는 단서를 포함하는 상태를 말한다(Mishel, 1988).

사건 적합성 Event Congruence

사건 적합성은 질병과 관련된 상황들에 대한 기대와 경험 사이의 일관성을 말한다(Mishel, 1988).

구조제공자 Structure Providers

구조 제공자는 개인이 자극 형태를 이해하는 것을 도울 수 있는 자원들을 의미한다(Mishel, 1988).

신뢰할 수 있는 권위 Credible Authority

신뢰할 수 있는 권위는 한 개인이 자신의 치료제공자heath care providers를 믿고 확신하는 상태를 말한다(Mishel, 1988).

사회적지지 Social Supports

사회적지지는 개인이 상황의 의미를 이해하는 것을 도움으로써 불확실성에 영향을 미친다(Mishel, 1988).

인지능력 Cognitive Capacities

인지능력은 한 개인의 정보처리능력을 말하는데, 타고난 능력과 상황적 제약 모두를 반영한다(Mishel, 1988).

추론 Inference

추론은 연관이 있고 연상되는 경험을 이용해 불확실성을 평가하는 것을 의미한다(Mishel, 1988).

주요개념과 정의

환각 Illusion

환각은 불확실성으로부터 형성된 믿음을 의미한다(Mishel, 1988).

적응 Adaptation

적응은 개인마다 다른 정상행동의 범위 내에서 나타나는 생물심리사회적인 biopsychosocial 행동을 반영한다(Mishel, 1988).

새로운 인생관 New View of Life

새로운 인생관은 순리에 대한 새로운 관점의 형성을 의미하는 것으로, 지속적인 불확실성을 개인의 틀 안에 통합시킴으로써 나타나고, 불확실성을 삶의 자연스러운 리듬으로 받아들인다(Mishel, 1988).

확률적 사고 Probabilistic Thinking

확률적 사고는 지속적인 확실성과 예측가능성을 기대하지 않는 조건적 세계에 대한 수용을 의미한다(Mishel, 1988).

경험적 증거의 이용

질병의 불확실성이론은 입원환자에 대한 미쉘의 논문연구에서 발전했다. 이 논문연구에서 질병 맥락에서의 불확실성을 처음으로 개념화하기 위해 질적, 양적 연구결과를 모두 사용하였다. 미쉘의 질병 불확실성 척도(Uncertainty in Illness Scale)(Mishel, 1981)의 발표를 시작으로, 만성적이고 치명적인 질병과 관련된 성인들의 불확실성 경험에 대한 광범위한 연구가 이루어졌고, 중요한 경험주의적 근거들이 미쉘의 성인에 대한 이론적 모델을 뒷받침하기 위해 축적되었다. 불확실성 연구에 대한 최근의 몇몇 통합적인 논평들은 이 이론에 대한 현재의 학문적 상태를 종합적으로 요약하고 평가했는데(Cahill, Lobiondo-Wood, Berstrom, et al., 2012; Hansen, Rørtveit, Leiknes, et al., 2012; Mishel, 1997a, 1999; Stewart & Mishel, 2000) 평론가들은 미쉘의 불확실성 모델의 구성요소들을 직접적으로 뒷받침하는 여기서 다루고 있는 연구들도 논평에 포함시켰다.

대부분의 경험주의 연구들은 주로 불확실성, 자극 틀stimuli frame, 구조제공자structure providers에 대한 전제나 불확실성과 심리적 반응 사이의 관계에 초점을 두었다. 미쉘은 연구 프로그램의 초기 단계에서, 평가와 대처의 역할을 조정해 보는 것과 같은 모델의 다른 구성요소들을 실험해보았으나, 불확실성의 전제인 인지능력을 포함해 이 모델의 구성요소들에 대한 연구적 관심은 줄어들었다(Mishel & Braden, 1987; Mishel, Padilla, Grant, et al., 1991; Mishel & Sorenson, 1991).

생명위협 수준이나 질병 증상의 심각성에 대한 객관적 혹은 주관적인 지표들이 불확실성과 실제로 관련이 있다는 것이 여러 연구들을 통해 증명되었다(Baird & Eliasziw, 2011; Grootenhuis & Last, 1997; Somjaivong, Thanasilp, Preechawong, et al., 2011). 질병기간이 지속되는 동안, 증상의 발현, 지속기간, 증상의 정도에 대한 예측불가능은 인지된 불확실성과 관련이 있었다(Arroll, Dancey, Attree, et al., 2012; Becker, Jason-Bjerklie, Benner, et al., 1993; Kim, Lee, & Lee, 2012; Murray, 1993) . 이와 유사하게, 질병증상의 모호성과 이에 따른 신체적 반응의 의미를 연결 짓는 어려움은 종종 불확실성의 근원으로 확인되었다(Cohen, 1993; Hilton, 1988; Nelson, 1996)

여러 연구에서 사회적 지지social support가 지각된 혼란함을 감소시킴으로써 불확실성에 직접적인 영향을 미치고, 증상 유형symptom pattern의 예측가능성에 영향을 줌으로써 간접적인 영향을 미친다는 것이 보고되었다(Lin, 2012; Mishel & Braden, 1988; Somjaivong, Thanasilp, Preechawong, et al., 2011; Scott, Martin, Stone, et al., 2011). 일부 질병, 특히 HIV 감염(Regan-Kubinski &. Sharts-Hopko, 1995)이나 다운증후군(Van Riper & Selder, 1989)과 관련된 증상의 지각은 가족들에게 다른 사람들이 그 질병에 대해 어떤 반응을 보일지 확신을 갖지 못할 경우 불확실성을 유발시켰다 더욱이 가족구성원들은 높은 수준의 불확실성을 지속적으로 경험하고 있는 것으로 나타났는데, 이것은 환자가 느끼는 지지 수준을 더 감소시킬 수 있다(Baird & Eliasziw, 2011; Brown & Powell-Cope, 1911;Hilton, 1996; Wineman, O'Brien, Nealon, et al., 1993) 또한, 환자나 가족구성원들이 치료제공자health care providers에게서 자신들의 경험과 다른 불분명한 정보를 얻거나, 치료제공자care providers가 자신들이 질병과 관련된 복잡한 일들을 다루는 것을 도울 수 있을 정도로 전문적이거나 민감하지 않은 경우 치료제공자와의 관계로 인해 불확실성이 증가했다(Becker, Jason-Bjerklie, Benner, et al., 1993;Checton & Greene, 2012;Sharkey, 1995; Step & Ray, 2011).

많은 연구에서 불확실성이 걱정, 우울, 절망, 심리적 고통 등 다양하게 정의된 심리적 반응들에 부정정인 영향을 미친다고 보고했다(Arroll, Dancey, Attree, et al., 2012; Failla, Kuper, Nick, et al., 1996;Grootenhuis & Last, 1997; Kim & So, 2012; Miles, Funk, & Kasper, 1992; Mishel & Sorenson, 1991; Page, Fedele, Pai, et al., 2012; Schepp, 1991; Wineman, 1990). 불확실성은 삶의 질(Lasker, Sogolow, Short, et al., 2011; Somjaivong Thanasilp, Preechawong, et al., 2011; Song, Northouse, Braun, et al., 2011) 이나, 가족관계의 만족도(Wineman, O'Brien, Nealon, et al., 1993), 건강관리서비스에 대한 만족도(Green & Murton, 1996; Tai-Seale, Stults, Zhang, et al., 2012)에 영향을 미치는 것으로 나타났다.

최초의 이론은 불확실성이 사라지는 것은 아니지만 개인에게 현실의 일부분이 될 수도 있다는 의견을 포함하는 데까지 확장되었다. 이와 같은 맥락에서 불확실성은 하나의 기회로 재평가되고 있고, 새롭고 개연성 있는 인생관의 형성을 촉구하고 있다. 이렇게 새로운 인생관을 받아들이기 위해서, 환자는 사회적인 자원과 스스로가 개연적 사고의 개념을 수용하는 치료제공자health care providers를 신뢰할 수 있어야 한다(Mishel. 1990). 불확실성이 삶의 평범한 한 부분이 될 수 있다면, 긍정적인 감정 상태를 유도하는 다양한 경우에 대해 긍정적인 작용을 할 수 있을 것이다(Gelatt, 1989; Mishel, 1990).

질병의 불확실성이론에 대한 뒷받침은 다양한 만성 혹은 치명적인life-threatening 질병을 가진 사람들에 대한 질적인 연구에서 주로 찾아 볼 수 있다. 새로운 인생관의 형성 과정은 유방암이나 심장병을 앓는 여성들을 통해 수정된 삶의 관점(Hilton, 1988), 새로운 인생목표(Carter, 1993), 세상에 임하는 새로운 방식(Mast, 1998; Nelson, 1996), 불확실성을 통한 성장(Pelusi, 1997), 새로운 자기형성단계(Fleury, Kimbrell, & Kruszewski, 1995)등으로 설명되었다. 만성 질환을 앓고 있는 남성이나 그들의 간병인에 초점을 맞춘 연구에서는, 새로운 인생관의 형성 과정이 변화된 자아정체와 새로운 인생목표(Brown & Powell-Cope, 1991), 삶에 대한 보다 긍정적인 관점(Katz, 1996), 가치 있는 것에 대한 재평가(Nyhlin, 1990), 숙고와 자기평가(Charmaz, 1995), 기회로 인식되는 불확실성(Baier, 1995), 평범함에 대한 재정의와 새로운 희망 설정(Mishel & Murdaugh, 1987) 등으로 설명되었다.

주요 가정

사람

미쉘의 질병 불확실성이론은 인간에 초점을 둔 중범위이론middle range theory이다. 1988년에 처음 발표된 미쉘의 최초 질병의 불확실성이론은 몇 가지 주요 가정들을 포함하고 있었다(그림 28-1). 처음 두 가정은 불확실성이 어떻게 심리학 분야의 정보처리과정모델information-processing models에서 최초로 개념화 되었는지를 나타내는 것으로, 다음과 같다.

1. 불확실성은 질병과 관련된 상황의 해석을 입증하기에는 기존의 인지적 도식cognitive schema이 부적절함을 나타내는 인지적 상태이다.
2. 불확실성은 원래 중립적인 경험으로, 타당하다고 평가되기 전까지는 바람직한 것도

아니고 회피해야할 것도 아니다.

그 다음 두 가정은 전통적인 스트레스 및 대처모델에 기초한 불확실성이론의 근거를 나타내는 것으로, 선형 스트레스 → 대처 → 적응 관계를 가정하고 있으며, 다음과 같다.

3. 적응은 개인의 일상적인 생물심리사회적 행동biopsychosocial behavior이 지속되는 것을 말하며, 위험하다고 평가된 불확실성은 줄이고, 기회로 평가된 불확실성은 유지하려는 대처 노력에 대한 바람직한 결과이다.
4. 질병상황, 불확실성, 평가, 대처, 적응 간의 관계는 선형적이고 일방적인 것으로, 불확실성이 조성되는 상태에서 적응의 상태로 이동한다.

미쉘은 1990년에 발표한 그녀의 이론에 대한 개념 재정립reconceptualization에서 스스로 이 마지막 두 가정에 대해 이의를 제기했다. 개념을 재정립한 것을 만성질환자들에게 적용했을 때 모순된 결과가 나타났기 때문이었다. 최초의 이론 형식에서는 일반적으로 불확실성은 오직 하향곡선을 그리는 조건에서만 기회로 평가된다고 했다. 다시 말해, 불확실성은 부정적 확실성에 대한 대안일 경우에만 기회로 평가되는 것이다. 미쉘과 다른 학자들은 특히 장기간 만성질환을 앓고 있는 사람의 경우, 어떤 하향곡선이 없는 조건에서도 불확실성을 기회로 평가한다는 것과, 이런 경우 사람들은 종종 새로운 인생관을 형성한다는 것을 발견했다.

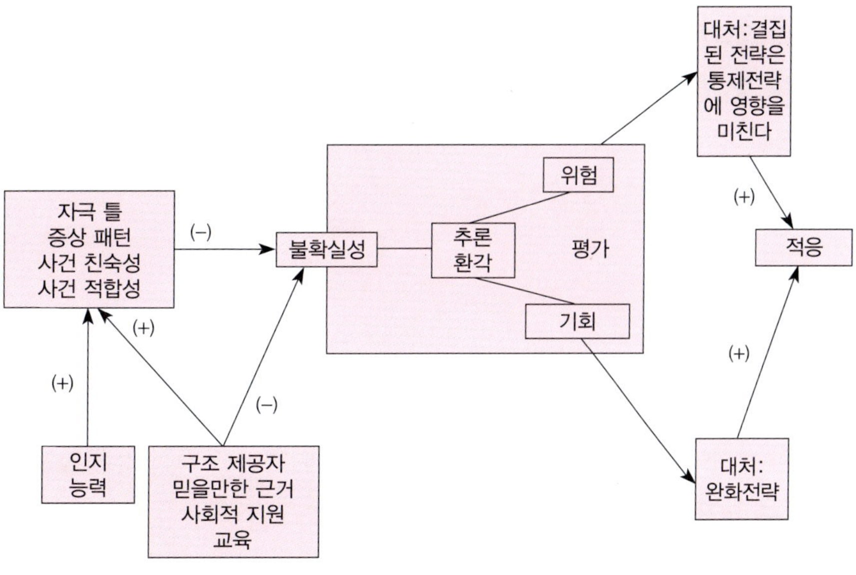

그림 28-1. 인지된 질병의 불확실성 모델

출처:Mishel, M. H. [1988, Winter]. Uncertainty in illness. Image: The Journal of Nursing Scholarship, 20, 226.

최초의 이론에 영향을 준 전통적 선형모델에 불만족하여, 미쉘은 장기적인 불확실성이 개인의 삶과 질병에 대한 인식을 바꾸는데 촉매로서의 기능을 어떻게 할 수 있는지 설명하기 위해 보다 역동적인 카오스 이론을 이용하였다. 카오스 이론은 아래의 이론적 가정 중 두개의 가정에 영향을 주었는데, 이 두 가정은 선형 스트레스 → 대처 → 적응 모델의 결과 부분을 다음과 같이 대신하고 있다.

- 사람은 생물심리사회적 체계biopsychosocial systems로서 일반적으로 불균형far-from-equilibrium 상태에서 기능한다.
- 불균형체계far-from-equilibrium system의 주요 변동은 체계의 변화에 대한 수용력을 강화시킨다.
- 변동은 새로운 패턴을 유도하는데, 이 새로운 패턴은 체계의 각 단계에서 반복된다.

개념을 재정립한 미쉘의 모델에서는 불확실성에 대한 전제나 불확실성의 인지적 평가 과정이 위험한 변화도, 기회의 변화도 아니다. 하지만, 심각한 질병과 관련한 시간에 따른 불확실성은 이전에 존재하던 개인의 예측 가능하고 통제 가능한 인지적 삶의 모델을 위협함으로써 체계 안에서 변동의 촉매 기능을 한다. 불확실성은 개인 삶의 거의 전반에 퍼져있기 때문에, 그 영향이 점점 강해지고 결국에는 체계의 안정성을 위협하게 된다. 지속적인 불확실성으로 생기는 혼란과 분열에 대응하여, 체계는 궁극적으로 생존을 위하여 변화해야 한다.

이론적으로 말하면, 만성적인 불확실성의 조건에서 개인은 점차적으로 불확실성을 회피해야할 것으로 판단하는 태도에서 불확실성을 현실의 일부로 받아들이는 새로운 인생관을 수용하는 태도로 변화한다(그림 28-2). 그래서 특히 만성적이거나 치명적인 질병에서 불확실성은 불확실한 경험에서 오는 성장과 변화를 통합하면서 새로운 단계의 체계new level of organization와 새로운 인생관을 유도할 수 있다.

이론적 주장

- 불확실성은 개인이 적당한 단서가 부족하여 질병과 관련된 상황을 적절하게 구성하거나 분류할 수 없을 때 발생한다.
- 불확실성은 모호함, 혼란함, 부족하거나 모순된 정보, 예측불가능성 등의 형태로 나타날 수 있다.

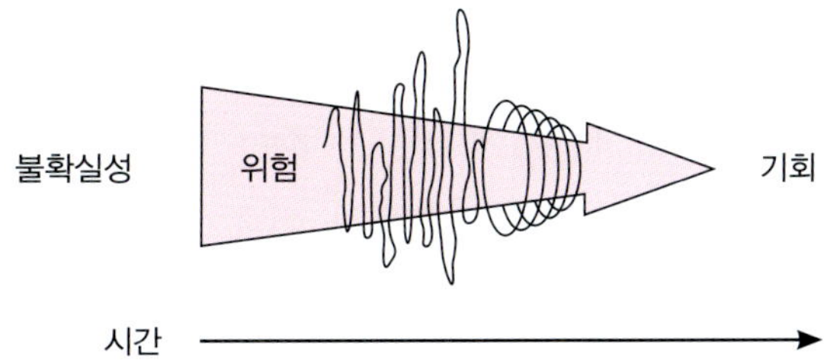

그림 28-2. **만성 질병의 불확실성에 대한 재개념화 모델**(Copyright Merle Mishel, 1990.)

- 증상 유형, 사건 친숙성, 사건 적합성(자극 틀)이 증가하면, 불확실성은 감소한다.
- 구조제공자(신뢰할 수 있는 근거, 사회적 지지, 교육)는 직접적으로는 상황의 이해를 증진시킴으로써, 간접적으로는 자극 틀stimuli frame을 강화시킴으로써 불확실성을 감소시킨다.
- 위험하다고 판단된 불확실성은 불확실성을 감소시키거나 불확실성으로 유발된 정서적 흥분을 조절하는 쪽으로 대처노력을 자극한다.
- 기회로 판단된 불확실성은 불확실성을 지지하는 쪽으로 대처노력을 자극한다.
- 심리적 반응에 대한 불확실성의 영향은 위험하다고 판단된 불확실성을 감소시키거나, 혹은 기회로 판단된 불확실성을 유지하려는 대처노력의 유효성에 의해 조절된다.
- 위험하다고 판단된 불확실성이 효과적으로 감소되지 않을 때, 정서적 반응을 조절하기위한 대처전략이 이용될 수 있다.
- 질병 관계에서 불확실성이 장기화될수록, 이전에 습득한 개인의 기능방식은 점점 불안정해진다.
- 영구적인 불확실성의 조건에서, 개인은 불확실성을 삶의 자연스러운 일부분으로 받아들이는, 새롭고 개연성 있는 인생관을 형성하기도 한다.
- 지속적인 불확실성을 새로운 인생관에 통합시키는 과정은 개연적 사고를 지지하지 않는 구조제공자에 의해 방해를 받거나 지연될 수도 있다.
- 위험하다고 판단된 불확실성에 장기간 노출되면, 방해적인 사고, 기피, 심각한 정서적 고통 등을 겪을 수 있다.

논리적 형식

임상실무에서 파생되기도 하고 임상실무에 적용할 수도 있는 중범위이론으로서, 미쉘의 질병의 불확실성이론은 학습을 돕는 동시에 실질적인 가치를 갖는 이론을 개발하는데 필요한 여러 단계들 중 하나의 모범적인 실례이다. 순수하게 귀납적이거나 연역적이 아닌 미쉘의 이론적 연구는 어떤 중요한 임상문제에 의문을 갖는 것으로 시작되었고, 이후 체계적인 질적, 양적 탐구와 더불어 다른 분야에서 차용한 이론 모델을 조심스럽게 적용해나갔다. 1988년 최초 이론의 발표이후, 미쉘과 다른 학자들은 모델의 주요 구성요소들 간의 관계에 대한 다수의 경험주의 실험을 실행했는데, 많은 질병 관계에 이론을 적용하거나 대부분 확증하는 식이었다. 1990년에 있었던 미쉘의 이론에 대한 개념재정립은 카오스이론의 원리에서 파생된 연역적인 결과물이었고, 질적 연구로부터 나오는 경험주의 증거에 의해 확증되었는데, 이 연구들은 심각한 만성질병의 관계에서 사람들의 불확실성에 대한 대응이 시간에 따라 변했다고 제안하였다. 이와 같이 미쉘의 이론은, 이론이 연구에 정보를 제공하고, 동시에 연구에 의해 이론이 구체화되는 양방향적인 과정을 나타낸다.

간호학계의 수용

실무

미쉘의 이론은 급성 및 만성적으로 아픈 사람들과 그 가족들이 경험하는 어떤 사건을 설명한다. 이 이론은 아버지의 암투병과 관련한 그녀 자신의 경험을 시작부분에 담고 있다. 투병기간 동안 아버지는 주변 사람들에게는 대수롭지 않은 듯한 사건들에 집중하기 시작했다. 그런 사건들에 집중하는 이유를 물으면, 아버지는 이런 행동을 하고 있으면 본인에게 어떤 일이 일어나고 있는지 이해하게 된다고 대답했다. 미쉘은 이렇게 하는 것이 불가항력적인 상황을 통제하고 이해하는 아버지의 방식이라고 믿었다. 미쉘은 자신의 개념과 이론을 개발하던 초기에 간호사들이 환자들을 돌보는 경험에서 그런 사건을 확인할 수 있다는 것을 알았다.

몇몇 간호사들은 이론을 연구에서 실무로 적용했다. Hansen과 그 동료들(2012)은 불확실성에 대한 환자의 경험을 유형화하는 질적연구로부터 간호중재를 안내할 수 있도록 연구결과를 합성하였다. 이와 유사하게 중환자실 간호, 내외과 간호, 장루간호 등의 실무에서 이 이론이 적용되었다(Hilton, 1992; Righter, 1995; Wurzbach,1992).

질병의 불확실성 척도의 사용자 관리에 대한 데이터베이스 조사에 따르면, 사용자들 중 다수가 환자 집단이 다른 다양한 임상 환경clinical setting에서의 불확실성 경험을 더 잘 이해하고자 하는 석사학위를 갖춘 임상의학자이다. 미국 이외의 15개국 임상의학자들도 이 척도와 이론을 사용했다.

교육

질병의 불확실성이론은 국내외적으로 대학원생들에 의해 폭넓게 사용되었는데, 학위논문을 위한 틀이나 개념분석의 주제로 이용되기도 하고, 중범위 간호이론에 대한 평가를 위해 이용되기도 했다. 미쉘은 자신의 박사과정에서 어떻게 이론이 간호중재 개발에 지표가 되는지에 대한 하나의 표본으로 이 이론을 사용했다. 미쉘은 종종 국내외적으로 간호세미나나 토론회를 개최하는 학교에 객원으로 초대되었는데, 교직원 및 학생 청중들에게 그녀의 경험적 연구결과나 이론개발 과정에 대해 발표했다.

연구

앞서 설명한 것처럼, 지식의 큰 부분이 질병의 불확실성이론과 척도를 이용한 연구원들에 의해 만들어졌다. 아리조나대학의 동료들과 미쉘은 주로 암을 앓는 여성의 사례를 통해 이론적 모델의 주요 구성요소들을 실험하고 확증하였다. 현재 미쉘의 연구 프로그램은 이론적 모델에서 도출된 심리학습적psychoeducational 간호중재 실험을 포함하는데, 유방암이나 전립선암이 있는 성인들의 사례를 통해 연구하고 있다. 간호사 연구원들은 병 때문에 불확실성을 경험하는 사람들의 심리적 반응을 묘사하거나 설명하기 위해 다른 분야의 과학자들만큼이나 불확실성 척도와 이론을 사용했다. 불확실성 척도는 12개의 언어로 번역되었고, 전 세계적으로 연구에 적용되었다. 미쉘(1997a, 1999)은 급성질병과 만성질병 모두에 나타나는 불확실성에 관한 연구를 평가했고, 아동기 질병의 불확실성에 대한 연구평가를 공동집필했다(Stewart & Mishel, 2000). 현재 질병 불확실성에 대한 연구는 이론 검증에 초점을 두고 있다.

미래의 발전

미쉘과 동료들은 최초의 이론을 일곱 개의 연방지원을 받은 간호중재 연구를 위한 틀로 사용했다. 간호중재가 암에 대한 지식을 증진시키거나, 증상에 대한 부담감을 경감시키고, 삶의 질을 향상시키는데 효과가 있다는 것이 멕시코계 미국인 백인, 유방암이 있는 아프리카계 미국인 여성, 국부 전립선암이 있는 아프리카계 미국인 백인 남성과 그들의 가족구성원 등의 사례를 통해 증명되었다(Gil, Mishel, Belyea, et al., 2004; Gil, Mishel, Belyea, et al., 2006; Gil, Mishel, Germino, et al., 2005; Mishel, Belyea, Germino, et al., 2002; Mishel, Germino, Belyea, et al., 2003; Mishel, Germino, Lin, et al., 2009) . 심각한 아동기 질병과 관련한 이론의 적용가능성은 HIV에 감염된 아이를 둔 부모(Santacroce, Deatrick, & Ledlie, 2002)나 암치료를 받고 있는 아이들(Lin, Yeh, & Mishel, 2010; Stewart, 2003; Stewart, Lynn, & Mishel, 2010; Stewart, Mishel, Lynn, et al., 2010) 의 사례를 통해 입증되었다 . Bailey는 이론을 새로운 침묵의 질병인 C 형 간염에 대한 연구(Bailey, Barroso, Muir, et al., 2009)를 지지하는 데에 사용하였고, 간이식을 기다리는 환자와 그들의 돌봄제공자에 대한 중재의 효과를 검증하였다.

재개념화된 이론을 뒷받침하는 질적 자료를 통해, 미쉘과 Fleury(1994)는 지속적인 불확실성으로 인해 생기는 새로운 인생관을 평가하기 위한 척도로 the Growth Through Uncertainty Scale(GTUS)을 개발했다. 장기 생존 유방암 환자(Mast, 1998)나 정신분열증 환자 또는 그들의 가족 구성원들(Baier, 1995)의 불확실성 경험을 이해하려는 연구자들도 재개념화된 이론을 사용했다. 재개념화된 이론은 유방암 투병으로 인해 지속적인 불확실성에 직면하는 50대 이전의 여성들에 대한 미쉘과 동료 연구원들의 가장 최근 간호중재 연구의 토대가 되었다. Bailey는 남성 환자들이 불확실성을 삶의 일부로 통합시키고, 긍정적인 시각으로 삶을 보고, 삶의 질을 향상시키는 것을 돕는 간호중재법을 개발하기 위해, 전립선암의 치료방법으로 관찰 대기watchful waiting를 선택한 고령 남성 환자들과의 질적인 면담 자료와 더불어 재개념화된 이론을 사용했다(Bailey, Wallace, & Mishel, 2007). 관찰대기중재Watchful Waiting intervention의 첫 연구에서, 남성들은 그들의 삶을 새롭고 긍정적인 시각으로 보게 되었는데, 통제그룹보다 그들의 삶의 질을 더 높게 평가하고 있는 것으로 보고했고, 향후에도 삶의 질에 대한 평가가 높을 것으로 예측되었다(Bailey, Mishel, Belyea, et al., 2004). Wallace(지금은 Kazer)와 Bailey는 (이전에 관찰대기중재Watchful Waiting intervention로 알려져 있던) 적극적 감시(undergoing active surveillance)를 받고 있는 전립선암 환자들을 대상으로 웹기반 버전을 적용하는 파일럿 연구를 실시하였다(Kazer, Bailey, Sanda, et al., 2011).

질병불확성 이론들을 지지하는 실증적 증거들은 환자와 가족의 간호를 향상시키는데에 이론을 중재개발로 확장시키고 환자와 가족의 간호결과를 향상시키는 데에 강력한 근거를 제공하고 있다. 미쉘 자신의 유방암과 전립선암 환자에 대한 중재연구에 더해, 여러 연구자들이 환자들이 불확실성을 통제하도록 돕는 중재들을 검증하는 연구를 하고 있다. 다수가 불확실성을 감소시키는 연구들이다(Chair, Chou, Sit, et al., 2012; Chiou & Chung, 2012; Faithfull, Cockle-Hearne, & Khoo, 2011; Kazer, Bailey, Sanda, et al., 2011, Muthusamy, Leuthner, Gaebler-Uhing, et al., 2012;Schover, Canada, Yuan, et al., 2012). 그 외에는 환자들이 자신의 불확실성을 통제하도록 돕는지지(Heiney, Adams, Wells, et al., 2012)와 특별한 대처 전략(Faithfull, Cockle-Hearne, & Khoo, 2011) 을 제공하는 데에 초점을 두고 있다

비평

명확성

불확실성은 이 이론의 주요 개념이며, 개인이 질병과 관련된 상황들의 의미를 판단하기 어려운 인지 상태로 정의된다(Mishel,1988). 최초의 이론은 불확실성을 조절하는 것은 질병시기의 적응에 결정적이라고 주장하고, 개인이 어떻게 질병과 연관된 상황을 인지적으로 처리하고 상황의 의미를 구성하는지 설명한다.

최초 이론의 개념은 다음의 세 가지 주요 주제를 중심으로 한 선형 모델로 구성된다.

1. 불확실성의 전제
2. 불확실성 평가 과정
3. 불확실성에 대한 대처

선형 모델의 구조는 이해하기 쉽고 모델의 모든 부분이 명확하다. 불확실성의 전제는 자극틀stimuli frame, 인지 능력cognitive capacities, 구조제공자structure providers를 포함한다. 선형 모델에서 이 전제 변수들은 불확실성과 직간접적인 반비례관계를 갖는다.

모델의 두 번째 개념 요소는 평가이다. 불확실성은 중립적인 상태로 인지되는데, 개인에 의해 평가되기 전에는 긍정적이지도 부정적이지도 않다. 불확실성에 대한 평가는 다음의 두 과정을 필요로 한다: (1) 추론과 (2) 환각. 추론은 성격 성향으로부터 형성되며, 습득된 자원동원성resourcefulness, 숙달정도mastery, 통제위locus control를 포함한다. 이러한 특징들은 생활의 사건들을 다루는 능력에 대한 개인의 자신감에 기여한다. 착각은 어떤 상황의 좋은 측면을 생각하는 불확실성에 의해 형성된 믿음으로 정의된다. 평가과정에 근거해서, 불확실성은 위험이나 기회로 인식된다. 위험으로 인식된 불확실성은 개인이 부정적 결과에 대한 가능성을 생각할 때 생긴다. 불확실성은 주로 착각을 통해 기회로 인식되지만, 추론도 개인이 긍정적인 결과를 갖는 상황으로 평가하도록 유도할 수 있다. 이런 경우, 불확실성은 선호되고 개인은 희망적인 상태가 된다.

대처는 최초 불확실성 모델의 세 번째 주제이다. 대처는 적응의 마지막 결과에 의해 두 가지 형태로 나타난다. 불확실성이 위험으로 평가되면, 대처는 직접적 행동, 경계, 동원되는 전략에서의 정보 탐색 등을 포함하고, 불확실성은 신념을 이용한 관리, 해방, 인지적 지지에 영향을 미친다. 불확실성이 기회로 평가되면, 대처는 불확실성을 유지하기 위한 완충의 역할을 한다.

최초의 이론은 1990년에 만성질병은 몇 년에 걸쳐 나타나고 그에 따라 불확실성이 재평가된다는 견해를 통합하기 위해 개념을 재정립하였다. 사람은 안정 상태로 돌아가려고 애쓰기보다 자신의 환경 안에서 에너지를 교류하는 개방시스템으로 인식되기 때문에, 만성적으로 아픈 사람들은 스스로의 삶에 새로운 의미를 부여하는 것과 같이 복잡한 세계를 지향해 나갈 것이다. 만약 불확실성이 정상적인 인생관으로 형성될 수 있다면, 긍정적인 정서 상태를 이끄는 여러 가능성에 대한 긍정적인 힘으로 작용할 수 있다. 이렇게 되기 위해서, 사람들은 개연적 사고력을 신장시켜야 하는데, 개연적 사고력은 다양한 가능성을 시험하게 하고, 그 가능성을 실현시키기 위한 수많은 방법들을 생각하게 한다. 사람들은 상황에 대한 다양한 반응을 상상하고, 삶이 매일매일 변화할 수 있다는 것을 깨닫는다.

미쉘은 이러한 과정을 불확실성이 위험으로 인식되는 것에서 기회로 인식되는 것으로 전환되는 새로운 인생관이라고 설명했다. 새로운 인생관에 적응하기 위해서, 환자들은 사회적 자원과 개연적 사고를 수용하는 치료제공자를 신뢰할 수 있어야 한다. 치료제공자와 환자와의 관계는 지속적인 불확실성을 인식하는 것과 환자가 상황에 대한 다른 설명을 만드는데 불확실성을 이용하는 방법을 가르치는 것에 중점을 두어야 한다. 따라서 최초의 이론에 소개된 구조제공자의 중요성은 재개념화된 모델에서도 유지된다.

두 모델의 복잡성과 차원성에도 불구하고, 이 모델들은 명확하게 표현되고 포괄적으로 개념화되어 있다. 미쉘은 1981년에는 측정모델을, 1988년에는 최초의 이론적 모델을, 그리고 1990년에는 재개념화된 이론을 발표했는데, 이 발표들은 모델이 실무와 연구 환경에 쉽게 적용될 수 있도록 모델에 대해 충분히 설명하고 있다.

간결성

두 가지 질병의 불확실성 모델은 간결한 관계에서 복잡한 관계, 직접적 관계에서 간접적 관계까지를 모두 아우르는 개념을 포함한다. 11가지 주요 개념들은 최초 이론의 세 가지 주제에서 나타나고, 여러 새로운 개념들은 재개념화 모델에서 소개된다. 불확실성의 전제는 간결하며 그 정의가 명확하고 간단하다. 평가요소는 인식과정과 더불어 개인이 갖는 신념과 가치에 영향을 받기 때문에 복잡하다. 이론의 대처 단계도 모델의 평가부분에 의해 좌우되는데다 적응을 위한 다양한 전략을 필요로 하기 때문에 복잡하다. 모델의 결과 부분은 이론의 두 가지 개념으로 구별되는데, 급성질병 환자에 관한 첫 번째 개념과 만성질병 환자를 포함하기 위해 모델의 확장을 보여주는 두 번째 개념이다. 비록 모델이 간결하다고 말하기는 어렵지만, 전체적인 개념들의 정의와 관계는 잘 운용되고 쉽게 이해된다.

일반성

이 이론은 사람들이 질병과 관련된 상황에서 의미를 형성하는 방법을 설명한다. 그 방법은 광범위하고 일반화할 수 있으며, 본인이 질병을 경험하는 사람들에게 적용되거나, 질병과 관련된 불확실성을 경험하는 배우자나 부모에게도 적용될 수 있다. 신뢰할 수 있는 권위credible authority라는 개념은 의사, 간호사 및 기타 건강관리 종사자에게 적용될 수 있다. 이 이론은 간호실무의 많은 분야에 적용될 수 있고, 임상의학자들은 암, 심장질환, 다발성 경화증 등과 같은 급성 및 만성 질병에 대해 이 이론을 사용해 왔다.

접근성

미쉘은 본인과 다른 연구자들의 연구프로그램에서 두 이론적 모델을 끌어냈다. 많은 개념과 가정, 변수들 간의 관계들은 경험주의적 연구에서 지지를 받았다. 개념들은 잘 설명되고, 개념들 간의 관계는 운용상 정의로 기술되고 실험되도록 정확하게 구성되었다. 이 이론에 대한 실험은 연구와 임상 환경 모두에서 이루어졌다. 이론은 불확실성을 관리하는 간호중재의 개발과 실험을 가능하게 했다.

중요성

도출 결과는 어떤 이론이 연구의 길잡이가 되는지, 실무에 정보를 제공하는지, 새로운 사상을 창출하는지, 혹은 다른 전문직과 간호의 주안점을 차별화 하는지를 시험함으로써 결정된다. 미쉘의 연구는 급성 및 만성질병의 상황을 모두 포함하는 임상실무에 정보를 제공하는 중범위이론의 하나의 본보기이다. 이 이론은 이렇게 자신의 병에 대처하는 성인이나 혹은 가족구성원에 대한 중요한 경험주의적 연구를 끌어냈고, 질병을 앓는 어린이나 전립선암에 대한 치료법으로 관찰하면서 기다려보는 방법watchful waiting을 선택한 노년기 남성, 예후가 불확실한 상황에서 치료방법 대안을 환자에게 제공해야하는 치료제공자health care providers들에게 나타나는 불확실성과 같은 새로운 연구방향에 대한 자극을 계속하고 있다. 미쉘은 어떤 중요한 임상적 문제를 정의내리고 개념화하는 것으로써 자신의 연구가 간호실무를 뒷받침하고 강화한다고 믿는다. 질병의 불확실성이론과 이 이론의 재개념화는 실무로부터 파생되기도 하고 실무에 적용되기도 하는 틀들을 보여주는데, 이 틀은 실무기준의 하나로서 간호의 필수적인 한 과정이다.

요약

질병의 불확실성이론은 급성 및 만성 질병의 경험을 고찰하면서 최선의 적응을 유도하기 위한 간호중재를 체계화하는 포괄적인 틀을 지원한다. 이 이론은 심각한 질병이나 만성적인 질병의 진단 및 치료법과 연관된 스트레스, 개인이 어떤 질병 경험에서 나타나는 불확실성을 평가하고 반응하는 과정, 불확실성을 이해하고 조절하는데 있어 정보를 제공하거나 개인을 지지해주는 전문 돌봄제공자(caregivers)의 중요성 등을 설명하는 것을 돕는다. 재개념화된 이론은 지속적인 불확실성의 독특한 상태를 다루는데, 그 때문에 수많은 생명을 위협하는 질병이나 만성질병에 대한 진행성 불확실 곡선을 포괄하도록 최초의 이론을 확장시켰다. 최초의 이론과 재개념화된 이론은 자세하게 설명이 잘 되어있고, 견고한 이론적 기초와 광범위한 경험주의적 증거로부터 뒷받침 되고 있으며, 근거중심의 간호 실무를 지지하기 위한 수많은 질병 상태에 적용될 수 있다.

사례연구

Part 1:최초의 이론 Original Theory

세 자녀를 둔 45세의 Rosie는 3기 유방암을 진단 받았다. 그녀는 연례 부인과 정기검진에서 왼쪽 가슴에 어떤 덩어리가 발견되어 유방촬영술(mammography)과 림프절생검(sentinel node biopsy)을 포함한 광범위한 정밀진단검사를 받았다. 주치의는 그녀의 집에서 2시간 거리에 있는 병원의 포괄적인 유방암 프로그램을 소개해주었다. 여러 분야의 전문가들로 이루어진 팀은 Rosie에게 수술 전 항암화학요법(preoperative chemotherapy)을 받을 것을 권유했는데, 이후 부분 유방절제술(mastectomy)과 재건수술(reconstructive surgery)이 뒤따랐다. Rosie의 남편은 대부분의 그녀의 의료 문제에 동참했지만, 치료법을 추천하는 마지막 회의에는 참석할 수 없었다.

Rosie의 치료를 계획하는 APN=advanced practice nurse Lily는(구조제공자-신뢰할 수 있는 권위자structure provider-credible authority) Rosie와 그녀의 가족에게 치료법 선택과 결과에 관한 정보의 부족(사건친숙성, event familiarity), 치료환경에 대한 낯설음(사건친숙성event familiarity), 항암화학요법(chemotherapy)의 부작용 및 수술 후 회복에 대한 예상(증상패턴symptom pattern), 치료법이 가족관계에 미치는 영향, 예후 등을 포함한 수많은 불확실성의 원인들에 대처하는 중재법을 지도한다. 특히, Lily는 왜 Rosie에 대한 치료계획이 주치의가 그녀에게 이야기한 것과 다른지, 치료를 받는 동안 Rosie가 그녀의 가족의 삶을 어떻게 다루어야 하는지에 대한 Rosie의 수많은 질문에 대답한다. Lily는 Rosie의 남편이(구조제공자-사회적지지structure provider-social support) 치료법 회의(treatment conference)에서 어떤 일이 일어나는지 듣고 Rosie의 질문과 그녀에게 제공되는 정보의 이해를 도울 수 있도록 녹음테이프를 지원한다. Lily는 Rosie와 그녀의 가족이 Rosie의 전체 치료과정을 지속할 수 있도록 도와주고, 불확실성의 원인과 Rosie와 그녀의 가족이 불확실성을 다루는데 이용하는 전략들을 정기적으로 재평가한다.

Part 2 : 재개념화된 이론 Reconceptualized Theory

유방암 진단 2년 후, Rosie는 추후 검진을 위해 병원을 다시 찾는다. Lily는 Rosie에게 암투병 체험을 이야기해 보라고 요구한다. 비록 Rosie는 진단과 치료의 시간을 혼란스럽고 불확실성에 의해 지배되었던 것으로 설명하고, 그녀와 그녀의 가족이 어떻게 그 시간을 지내왔는지 놀랍게 여기지만, Lily에게 암투병 체험이 인생에 새로운 의미를 부여하고 우선 순위를 정할 수 있도록 돕는다는 것을 점점 알게 되었다고 말한다. 그녀는 불만스러웠던 직장을 떠났고, 지금은 10대인 자녀들과의 관계에 에너지를 쏟는다. 최근에 Rosie와 그녀의 남편은 하와이에서 오랫동안 미뤄왔던 두 번째 신혼여행을 즐겼다. 그녀는 Lily에게 지금은 하루하루 삶을 살 수 있는 기회이자 자녀들의 삶을 풍요롭게 하는 기회로 받아들인다고 말한다.

비판적 사고

1. 실무에서 새로운 환자를 상담하고 있다고 가정해 보시오. 당신은 이 사람의 현 상황, 지지적 관계, 건강 및 질병에 대한 이전의 경험 등에 대한 지각을 알길 원한다. 이 사람의 불확실성 수준을 평가하기 위해 당신이 물어볼 수 있는 질문들은 무엇인가?
2. 6년간 다발성 경화증multiple sclerosis을 앓고 있는 한 젊은 여성을 치료하고 있다. 병이 악화되는 동안, 그녀는 자신의 증상이 아닌 법과 대학원을 준비하는데 집중한다. 당신의 동료 중 한명이 그녀가 자신의 병에 대한 심각성을 부정하는 상태일지도 모른다고 말한다. 그녀의 관점에 대한 대안적 해석을 제안하기 위해 재개념화된 질병의 불확실성이론을 사용해보시오.

POINTS FOR FURTHER STUDY

- Germino, B. B., Mishel, M. H. Crandell, J., Porter, L. Blyler, D. Jenerette, C., et al. (2013). Outcomes of an uncertainty management intervention in younger African American and Caucasian breast cancer survivors. *Oncology Nursing Forum, 40*(1), 82–92.
- Mishel, M. (2008). *Portraits of Excellence: The Nurse Theorist Series,* Vol 2, Fitne, Inc., Athens, OH.
- Research Tested Interventions for Practice (RTIP), NCI. Managing Uncertainty in Older Long-term Breast Cancer Survivors website at: http://rtips.cancer.gov/rtips/index.do

REFERENCES

Arroll, M., Dancey, C. P., Attree, E. A., Smith, S., & James T. (2012). People with symptoms of Meniere's Disease: The relationship between illness intrusiveness, illness uncertainty, dizziness handicap, and depression. *Otology & Neurology*, *33*(5), 816–823.

Baier, M. (1995). Uncertainty of illness for persons with schizophrenia. *Issues in Mental Health Nursing*, *16*, 201–212.

Bailey, D. E. Jr., Landerman, L., Barroso, J., Bixby, P., Mishel, M. H., Muir, A. J., et al. (2009). Uncertainty, symptoms and quality of life in persons with chronic hepatitis C. *Psychosomatics*, *50*(2), 138–146.

Bailey, D. E., Barroso, J., Muir, A. J., Sloane, R., Richmond, J., McHutchison, J., et al. (2010). Patients with chronic hepatitis C undergoing watchful waiting: Exploring trajectories of illness uncertainty and fatigue. *Research in Nursing and Health, 33*(5), 465–473.

Bailey, D. E., Mishel, M. H., Belyea, M., Stewart, J. L., & Mohler, J. (2004). Uncertainty intervention for watchful waiting in prostate cancer. *Cancer Nursing*, *27*(5), 339–346.

Bailey, D. E., Wallace, M., & Mishel, M. H. (2007). Watching, waiting, and uncertainty in prostate cancer. *Journal of Clinical Nursing*, *16*, 734–741.

Baird, D. L., & Eliasziw, M. (2011). Disparity in perceived illness intrusiveness and illness severity between cardiac patients and their spouses. *Journal of Cardiovascular Nursing*, *26*(6), 481–486.

Becker, G., Jason-Bjerklie, S., Benner, P., Slobin, K., & Ferketich, S. (1993). The dilemma of seeking urgent care: Asthma episodes and emergency service use. *Social Science and Medicine*, *37*, 305–313.

Brett, K. M., & Davies, E. M. B. (1988). "What does it mean?" Sibling and parental appraisals of childhood leukemia. *Cancer Nursing*, *11*, 329–338.

Brown, M. A., & Powell-Cope, G. M. (1991). AIDS family caregiving: Transitions through uncertainty. *Nursing Research*, *40*, 338–345.

Budner, S. (1962). Intolerance of ambiguity as a personality variable. *Journal of Personality*, *30*, 29–50.

Cahill, J., LoBiondo-Wood, G., Bergstrom, N., & Armstrong, T. (2012). Brain tumor symptoms as antecedents to uncertainty: An integrative review. Journal of Nursing Scholarship, *44*(2), 145–155.

Carter, B. J. (1993). Long-term survivors of breast cancer. *Cancer Nursing*, *16*(5), 354–361.

Chair, S. Y., Chau, M. Y., Sit, J. W. H., Wong, E. M. L., & Chan, A. W. K. (2012). The psychological effects of a videotape educational intervention on cardiac catheterization patients. *Contemporary Nurse*, *40*(2), 225–233.

Charmaz, K. (1995). Identity dilemmas of chronically ill men. In D. Sobo & D. F. Gordon (Eds.), *Men's health and illness: Gender, power, and the body* (pp. 266–291). Thousand Oaks, (CA): Sage.

Checton, M. G., & Greene, K. (2012). Beyond initial disclosure: The role of prognosis and symptom uncertainty in patterns of disclosure in relationships. *Health Communication*, *27*(2), 145–157.

Chiou, C. P., & Chung, Y. C. (2012). Effectiveness of

multimedia interactive patient education on knowledge, uncertainty and decision making in patients with end-stage renal disease. *Journal of Clinical Nursing. 21*(9–10), 1223–1231.

Cohen, M. H. (1993). The unknown and the unknowable—Managing sustained uncertainty. *Western Journal of Nursing Research, 15*, 77–96.

Failla, S., Kuper, B. C., Nick, T. G., & Lee, F. A. (1996). Adjustment of women with systemic lupus erythematosus. *Applied Nursing Research, 9*, 87–96.

Faithfull, S., Cockle-Hearne, J., & Khoo, V. (2011). Self-management after prostate cancer treatment: evaluating the feasibility of providing a cognitive and behavioural programme for lower urinary tract symptoms, *BJU International, 1107*(5), 783–790.

Fleury, J., Kimbrell, L. C., & Kruszewski, C. (1995). Life after cardiac event: Women's experience in healing. *Heart & Lung, 24*, 474–482.

Gelatt, H. B. (1989). Positive uncertainty: A new decision-making framework for counseling. *Journal of Consulting & Clinical Psychology, 36*, 252–256.

Germino, B. B., Mishel, M. H. Crandell, J., Porter, L. Blyler, D. Jenerette, C., et al. (2013). Outcomes of an uncertainty management intervention in younger African American and Caucasian breast cancer survivors. *Oncology Nursing Forum, 40*(1), 82–92.

Gil, K. M., Mishel, M., Belyea, M., Germino, B., Germino, L. S., Porter L., et al. (2004). Triggers of uncertainty about recurrence and long term treatment side effects in older African American and Caucasian breast cancer survivors. *Oncology Nursing Forum, 31*(3),633–639.

Gil, K. M., Mishel, M. H., Belyea, M., Germino, B., Porter, L. S., & Clayton M. (2006). Benefits of the uncertainty management intervention for African American and white older breast cancer survivors: 20-month outcomes. *International Journal of Behavioral Medicine, 13*(4),286–294.

Gil, K. M., Mishel, M. H., Germino, B., Porter, L. S., Carlton-LaNey, I., & Belyea M. (2005). Uncertainty management intervention for older African American and Caucasian long-term breast cancer survivors. *Journal of Psychosocial Oncology, 23(*2–3), 3–21.

Green, J. M., & Murton, F. E. (1996). Diagnosis of Duchenne muscular dystrophy: Parents' experiences and satisfaction. *Child: Care, Health, and Development, 22*, 113–128.

Grootenhuis, M. A., & Last, B. L. (1997). Parents' emotional reactions related to different prospects for the survival of their children with cancer. *Journal of Psychosocial Oncology, 15*, 43–61.

Hansen, B. S., Rørtveit, K., Leiknes, I., Morken, I., Testad, I., Joa, I., et al. (2012). Patient experiences of uncertainty—a synthesis to guide nursing practice and research. *Journal of Nursing Management, 20(2)*, 266–277. doi: 10.1111/j.1365–2834.2011.01369.x.

Heiney, S. P., Adams, S. A., Wells, L. M., Johnson, H., & King, J. M. (2012). Participant evaluation of teleconference support for African American women with breast cancer. *Cancer Nursing, 34(2)*, E24-E30.

Hilton, B. A. (1988). The phenomenon of uncertainty in women with breast cancer. *Issues in Mental Health Nursing, 9*, 217–238.

Hilton, B. A. (1992). Perceptions of uncertainty: Its relevance to life-threatening and chronic illness. *Critical Care Nurse, 12*, 70–73.

Hilton, B. A. (1996). Getting back to normal: The family experience during early stage breast cancer. *Oncology Nursing Forum, 23*, 605–614.

Hinds, P. S., Birenbaum, L. K., Clarke-Steffen, L., Quargnenti, A., Kreissman, S., Kazak, A., et al. (1996). Coming to terms: Parents' response to a first cancer recurrence in their child. *Nursing Research, 45*(3),148–153.

Janson-Bjerklie, S., Ferketich, S., & Benner, P. (1993). Predicting the outcomes of living with asthma. *Research in Nursing and Health, 16*, 241–250.

Katz, A. (1996). Gaining a new perspective of life as a consequence of uncertainty in HIV infection. *Journal of the Association of Nurses in AIDS Care, 7*(4), 51–60.

Kazer, M. W., Bailey, D. E., Jr., Sanda, M., Colberg, J., & Kelly, W. K. (2011). An internet intervention for management of uncertainty during active surveillance for prostate cancer. *Oncology Nursing Forum, 38*(5), 561–568. doi: 10.1188/11.ONF.561–568.

Kim, H. Y., & So, H. S. (2012). A structural model for psychosocial adjustment in patients with early breast cancer. *Journal of Korean Academy of Nursing, 42(1)*, 105–115.

Kim, S. H., Lee, R., & Lee, K. S. (2012). Symptoms

and uncertainty in breast cancer survivors in Korea: differences by treatment trajectory. *Journal of Clinical Nursing, 21*(7–8), 1014–1023.

Lasker, J. N., Sogolow, E. D., Short, L. M., & Sass, D. A. (2011). The impact of biopsychosocial factors on quality of life: Women with primary biliary cirrhosis on waiting list and post liver transplantation. *British Journal of Health Psychology, 16(3),* 502–527.

Lazarus, R. S., & Folkman, S. (1984). *Stress, appraisal, and coping*. New York: Springer.

Lin, L., Yeh, C. H., & Mishel, M. H. (2010). Evaluation of a conceptual model based on Mishel's theories of uncertainty in illness in a sample of Taiwanese parents of children with cancer: A cross-sectional questionnaire survey. *International Journal of Nursing Studies*, *47*(12), 1510–1524.

Lin, Y. H. (2012). Comparison of the uncertainty level of radical prostatectomy recipients with or without psychological support. *International Journal of Urological Nursing*, *6*, 76–82.

Mast, M. E. (1998). Survivors of breast cancer: Illness uncertainty, positive reappraisal, and emotional distress. *Oncology Nursing Forum*, *25*, 555–562.

Miles, M. S., Funk, S. G., & Kasper, M. A. (1992). The stress response of mothers and fathers of preterm infants. *Research in Nursing and Health*, *15*, 261–269.

Mishel, M. H. (1981). The measurement of uncertainty in illness. *Nursing Research*, *30*, 258–263.

Mishel, M. H. (1988). Uncertainty in illness. *Image: The Journal of Nursing Scholarship*, *20*, 225–231.

Mishel, M. H. (1990). Reconceptualization of the uncertainty in illness theory. *Image: The Journal of Nursing Scholarship*, *22*, 256–262.

Mishel, M. H. (1997a). Uncertainty in acute illness. *Annual Review of Nursing Research*, *15*, 57–80.

Mishel, M. H. (1997b). *Uncertainty in illness scales manual*. Available upon request from the author at http://nursing.unc.edu/music/instruments.html.

Mishel, M. H. (1999). Uncertainty in chronic illness. *Annual Review of Nursing Research*, *17*, 269–294.

Mishel, M. H., Belyea, M., Germino, B. B., Stewart, J. L., Bailey, D. E., Robertson, C, et al. (2002). Helping patients with localized prostate carcinoma manage uncertainty and treatment side effects—Nurse-delivered psychoeducational intervention over the telephone. *Cancer*, *94*, 1854–1866.

Mishel, M. H., & Braden, C. J. (1987). Uncertainty: A mediator between support and adjustment. *Western Journal of Nursing Research*, *9*, 43–57.

Mishel, M. H., & Braden, C. J. (1988). Finding meaning: Antecedents of uncertainty in illness. *Nursing Research*, *37*, 98–103.

Mishel, M. H., & Fleury, J. (1994). *Psychometric testing of the growth through uncertainty scale*. Unpublished data, University of North Carolina at Chapel Hill.

Mishel, M. H., Germino, B. B., Belyea, M., Stewart, J. L., Bailey, D. E., Mohler, J., et al. (2003). Moderators of an uncertainty management intervention for men with localized prostate cancer. *Nursing Research*, *52*, 89–97.

Mishel, M. H., Germino, B. B., Lin, L., Pruthi, R., S., Wallen, E. M., Crandell, J., et al. (2009). Managing uncertainty about treatment decision making in early prostate cancer: A randomized clinical trial. *Patient Education and Counseling*, *77*, 349–359.

Mishel, M. H., & Murdaugh, C. L. (1987). Family adjustment to heart transplantation: Redesigning the dream. *Nursing Research*, *36*, 332–338.

Mishel, M. H., Padilla, G., Grant, M., & Sorenson, D. S. (1991). Uncertainty in illness theory: A replication of the mediating effects of mastery and coping. *Nursing Research*, *40*, 236–240.

Mishel, M. H., & Sorenson, D. S. (1991). Coping with uncertainty in gynecological cancer: A test of the mediating function of mastery and coping. *Nursing Research*, *40*, 167–171.

Murray, J. (1993). Coping with the uncertainty of uncontrolled epilepsy. *Seizure*, *2*, 167–178.

Muthusamy, A. D., Leuthner, S., Gaebler-Uhing, C., Hoffmann, R. G., Li, S. H., & Basir, M. A. (2012). Supplemental written information improves prenatal counseling: A randomized trial. *Pediatrics*, *129*(5), e1269–e1274.

Nelson, J. P. (1996). Struggling to gain meaning: Living with the uncertainty of breast cancer. *Advances in Nursing Science*, *18*(3), 59–76.

Nyhlin, K. T. (1990). Diabetic patients facing long-term complications: Coping with uncertainty. *Journal of Advanced Nursing*, *15*, 1021–1029.

O'Brien, R. A., Wineman, N. M., & Nealon, N. R.

(1995). Correlates of the caregiving process in multiple sclerosis. *Scholarly Inquiry for Nursing Practice*, *9*, 323–342.

Page, M. C., Fedele, D. A., Pai, A. L. H., Anderson, J., Wolfe-Christensen, C., Ryan, J. L., et al. (2012). The relationship of maternal and child illness uncertainty to child depressive symptomotology: A mediational model. *Journal of Pediatric Psychology, 37(1),* 97–105.

Pelusi, J. (1997). The lived experience of surviving breast cancer. *Oncology Nursing Forum*, *24*, 1343–1353.

Regan-Kubinski, M. J., Sharts-Hopko, N. (1995). Illness cognition of HIV-infected mothers. *Issues in Mental Health Nursing*, *16*, 327–344.

Righter, B. M. (1995). Ostomy care: Uncertainty and the role of the credible authority during an ostomy experience. *Journal of Wound, Ostomy, and Continence Nursing, 22*(2), 100–104.

Santacroce, S. J., Deatrick, J. A., & Ledlie, S. W. (2002). Redefining treatment: How biological mothers manage their children's treatment for perinatally acquired HIV. *AIDS Care*, *14*, 47–60.

Schepp, K. G. (1991). Factors influencing the coping effort of mothers of hospitalized children. *Nursing Research*, *40*, 42–46.

Schover, L. R., Canada, A. L., Yuan, Y., Sui, D. W., Neese, L., Jenkins, R., et al. (2012). A randomized trial of internet-based versus traditional sexual counseling for couples after localized prostate cancer treatment. *Cancer*, *118*(2), 500–509.

Scott, A. M., Martin, S. C., Stone, A. M., & Brashers, D. E. (2011). Managing multiple goals in supportive interactions: Using a normative theoretical approach to explain social support as uncertainty management for organ transplant patients. *Health Communication*, *26*(5), 393–403.

Sharkey, T. (1995). The effects of uncertainty in families with children who are chronically ill. *Home Healthcare Nurse*, *13*(4), 37–42.

Somjaivong, B., Thanasilp, S., Preechawong, S., & Sloan, R. (2011). The influence of symptoms, social support, uncertainty, and coping on health-related quality of life among cholangiocarcinoma patients in northeast Thailand. *Cancer Nursing*, *34*(6), 434–442.

Song, L. X., Northouse, L. L., Braun, T. M., Zhang, L. L., Cimprich, B., Ronis, D. L., et al. (2011). Assessing longitudinal quality of life in prostate cancer patients and their spouses: a multilevel modeling approach. *Quality of Life Research*, *20*(3), 371–381.

Step, M. M., & Ray, E. B. (2011). Patient perceptions of oncologist-patient communication about prognosis: Changes from initial diagnosis to cancer recurrence. *Health Communication*, *26*(1), 48–58. doi: 10.1080/10410236.2011.527621.

Stewart, J. L. (2003). "Getting used to it": Children finding the ordinary and routine in the uncertain context of cancer. *Qualitative Health Research*, *13*, 394–407.

Stewart, J. L., Lynn, M. R., & Mishel, M. H. (2010). Psychometric evaluation of a new instrument to measure uncertainty in children and adolescents with cancer. *Nursing Research*, *59*(2), 119–126.

Stewart, J. L., & Mishel, M. H. (2000). Uncertainty in childhood illness: A synthesis of the parent and child literature. *Scholarly Inquiry for Nursing Practice*, *14*, 299–320.

Stewart, J. L., Mishel, M. H., Lynn, M. R., & Terhorst, L. (2010). Test of a conceptual model of uncertainty in children and adolescents with cancer. *Research in Nursing & Health*, *33*(3), 179–191. doi: 10.1002/nur.20374.

Tai-Seale, M., Stults, C., Zhang, W. M. & Shumway, M. (2012). Expressing uncertainty in clinical interactions between physicians and older patients: What matters? *Patient Education and Counseling*, *86*(3), 322–328.

Tomlinson, P. S., Kirschbaum, M., Harbaugh, B., & Anderson, K. H. (1996). The influence of illness severity and family resources on maternal uncertainty during critical pediatric hospitalization. *American Journal of Critical Care*, *5*, 140–146.

Van Riper, M., & Selder, F. E. (1989). Parental responses to the birth of a child with Down syndrome. *Loss, Grief, & Care, 3*(3–4), 59–76.

Warburton, D. M. (1979). Physiological aspects of information processing and stress. In V. Hamilton & D. M. Warburton (Eds.), *Human stress and cognition: An information processing approach* (pp. 33–65). New York: Wiley.

Wineman, N. (1990). Adaptation to multiple sclerosis: The role of social support, functional disability, and perceived uncertainty. *Nursing Research*, *39*,

294–299.

Wineman, N. M., O'Brien, R. A., Nealon, N. R., & Kaskel, B. (1993). Congruence in uncertainty between individuals with multiple sclerosis and their spouses. *Journal of Neuroscience Nursing*, *25*, 356–361.

Wurzbach, M. E. (1992). Assessment and intervention for certainty and uncertainty. *Nursing Forum*, *27*, 29–35.

BIBLIOGRAPHY

Primary Sources

Book Chapters

Mishel, M. H. (1993). Living with chronic illness: Living with uncertainty. In S. G. Funk, E. M. Tornquist, M. T. Champagne, & R. A. Weise (Eds.), *Key aspects of caring for the chronically ill, hospital and home* (pp. 46–58). New York: Springer.

Mishel, M. H. (1998). Methodological studies: Instrument development. In P. Brink & M. Woods (Eds.), *Advanced design in nursing research* (2nd ed.; pp. 235–282). Beverly Hills, (CA): Sage.

Mishel, M. H. (2008). Conducting evidence-based intervention. In *Advancing Oncology Nursing Science*. Pittsburgh, (PA): Oncology Nursing Society.

Mishel, M. H., & Clayton, M. F. (2008). Uncertainty in illness theories. In M. J. Smith & P. Liehr (Eds.), *Middle range theory in advanced practice nursing* (pp. 55–84) New York: Springer.

Mishel, M. H., Germino, B. G., Belyea, M., Harris, L., Stewart, J., Bailey, D. E. Jr., et al. (2001). Helping patients with localized prostate cancer: Managing after treatment. In S. G. Funk, E. M. Tornquist, J. Leeman, M. S. Miles, & J. S. Harrell (Eds.), *Key aspects of preventing and managing chronic illness* (pp. 235–246). New York: Springer.

Journal Articles

Amoako, E. P., Skelly, A. H., & Mishel, M. M. (2004). Identifying intervention strategies for older African-American women to manage uncertainty in diabetes. *Diabetes*, *53*, A513.

Badger, T. A., Braden, C. J., & Mishel, M. H. (2001). Depression burden, self-help interventions, and side effect experience in women receiving treatment for breast cancer. *Oncology Nursing Forum*, *28*, 567–574.

Badger, T. A., Braden, C. J., Mishel, M. H., & Longman, A. (2004). Depression burden, psychological adjustment, and quality of life in women with breast cancer: Patterns over time. *Research in Nursing & Health*, *27*, 19–28.

Bailey, D., Stewart, J., & Mishel, M. (2005). Watchful waiting in prostate cancer: Where can older men find support? *Oncology Nursing Forum*, *32*, 177.

Bailey, D. E., Barroso, J., Muir, A. J., Sloane, R., Richmond, J., McHutchison, J., et al. (2010). Patients with chronic hepatitis C undergoing watchful waiting: Exploring trajectories of illness uncertainty and fatigue. *Research in Nursing and Health, 33*(5), 465–473.

Bailey, D. E., Mishel, M. H., Belyea, M., Stewart, J. L., & Mohler, J. (2004). Uncertainty intervention for watchful waiting in prostate cancer. *Cancer Nursing*, *27*, 339–346.

Bailey, D. E., Wallace, M., & Mishel, M. H. (2007). Watching, waiting, and uncertainty in prostate cancer. *Journal of Clinical Nursing*, *16*, 734–741.

Bailey, D.E., Jr., Wallace, M., Latini, D. M., Hegarty, J., Carroll, P. R., Klein, E. A., et al. (2011). Measuring illness uncertainty in men undergoing active surveillance for prostate cancer. *Applied Nursing Research*, *24*(4), 193–199.

Braden, C. J., & Mishel, M. H. (2000). Highlights of the self-help intervention project (SHIP): Health-related quality of life during breast cancer treatment. *Innovations in Breast Cancer Care*, *5*, 51–54.

Clayton, M. F., Mishel, M. H., & Belyea, M. (2006). Testing a model of symptoms, communication, uncertainty and well-being, in older breast cancer survivors. *Research in Nursing and Health, 29*(1), 18–39.

Farren, A.T. (2010). Power, uncertainty, self-transcendence, and quality of life in breast cancer survivors.

Nursing Science Quarterly, *23*(1), 63–71.

Germino, B. B., Mishel, M. H. Crandell, J., Porter, L. Blyler, D. Jenerette, C., et al. (2013). Outcomes of an uncertainty management intervention in younger African American and Caucasian breast cancer survivors. *Oncology Nursing Forum*, *40*(1), 82–92.

Gil, K. M., Mishel, M. H., Belyea, M., Germino, B., Porter, L. S., et al. (2004). Triggers of uncertainty about recurrence and long term treatment side effects in older African American and Caucasian breast cancer survivors. *Oncology Nursing Forum*, *31*, 633–639.

Gil, K. M., Mishel, M. H., Belyea, M., Germino, B., Porter, L. S., & Clayton M. (2006). Benefits of the uncertainty management intervention for African American and white older breast cancer survivors: 20-month outcomes. *International Journal of Behavioral Medicine*, *13*(4), 286–294.

Gil, K. M., Mishel, M. H., Germino, B., Porter, L. S., Carlton-LaNey, I., & Belyea M. (2005). Uncertainty management intervention for older African American and Caucasian long-term breast cancer survivors. *Journal of Psychosocial Oncology, 23*(2–3), 3–21.

Harris, L., Belyea, M., Mishel, M., & Germino, B. (2003). Issues in revising research instruments for use with Southern populations. *Journal of the National Black Nurses Association*, *14*, 44–50.

Hegarty, J. M., Wallace, M., & Comber, H. (2008). Uncertainty and quality of life among men undergoing active surveillance for prostate cancer in the United States and Ireland. *American Journal of Men's Health, 2*(2), 133–142.

Ismail, Z., Kwok-wei So, W., Wai-Chi Li, P. (2010). Preoperative uncertainty and anxiety among Chinese patients with gynecologic cancer. *Oncology Nursing Forum, 37*(1), E67-E74.

Lai, H. L., Lin, S. Y., & Yeh, S. H. (2007). Exploring uncertainty, quality of life and related factors in patients with liver cancer. *Hu Li Za Zhi*, *54*(6), 41–52.

Liao, M. N., Chen, M. F., Chen, S. C., & Chen, P. L. (2008). Uncertainty and anxiety during the diagnostic period for women with suspected breast cancer. *Cancer Nursing*, *31*(4), 274–283.

Lien, C., Lin, H., Kuo, I., & Chen, M. (2009). Perceived uncertainty, social support and psychological adjustment in older patients with cancer being treated with surgery. *Journal of Clinical Nursing 18*(16), 2311–2319.

Liu, L. N., Li, C. Y., Tang, S. T., Huang, C. S., & Chiou, A. F. (2006). Role of continuing supportive cares in increasing social support and reducing perceived uncertainty among women with newly diagnosed breast cancer in Taiwan. *Cancer Nursing*, *29*(4), 273–282.

McCorkle, R., Dowd, M., Ercolano, E., Schulman-Green, D., Williams, A. L., Siefert, M.L., et al. (2009). Effects of a nursing intervention on quality of life outcomes in post-surgical women with gynecological cancers. *Psychooncology*, *18*(1), 62–70. doi: 10.1002/pon.1365.

McCorkle, R., Jeon, S., Ercolano, E., & Schwartz, P. (2011). Healthcare utilization in women after abdominal surgery for ovarian cancer. *Nursing Research*, 60(1), 47–57.

Mishel, M. H. (1981). The measurement of uncertainty in illness. *Nursing Research*, *30*, 258–263.

Mishel, M. H. (1983). Parents' perception of uncertainty concerning their hospitalized child: Reliability and validity of a scale. *Nursing Research*, *32*, 324–330.

Mishel, M. H. (1988). Uncertainty in illness. *Image: Journal of Nursing Scholarship 20,* 225–232.

Mishel, M. H. (1990). Reconceptualization of the Uncertainty in Illness Theory. *Image: Journal of Nursing Scholarship*, *22*, 256–262.

Mishel, M. H. (1997). Uncertainty in acute illness. *Annual Review of Nursing Research*, *15*, 57–80.

Mishel, M. H. (1999). Uncertainty in chronic illness. *Annual Review of Nursing Research*, *17*, 269–294.

Mishel, M. H., Belyea, M., Germino, B. B., Stewart, J. L., Bailey, D. E., Robertson, C., et al. (2002). Helping patients with localized prostate carcinoma manage uncertainty and treatment side effects—Nurse-delivered psychoeducational intervention over the telephone. *Cancer*, *94*, 1854–1866.

Mishel, M. H., Germino, B. B., Belyea, M., Stewart, J. L., Bailey, D. E., Mohler, J., et al. (2003). Moderators of an uncertainty management intervention for men with localized prostate cancer. *Nursing Research*, *52*, 89–97.

Mishel, M. H., Germino, B. B., Gilk, K. M., Belyea, M., LaNey, I. C., Stewart, J., et al. (2005). Benefits from an uncertainty management intervention for African-American and Caucasian older long-term breast cancer survivors. *Psychooncology*, *14*, 962–978.

Mishel, M. H, Germino, B. B., Lin, L., Pruthi, R. S., Wallen, E. M., Crandell, J., et al. (2009). Managing uncertainty about treatment decision making in early stage prostate cancer: a randomized clinical trial. *Patient Education and Counseling* *77*(3), 349–359. doi: 10.1016/j.pec.2009.09.009.

Northouse, L. L., Mood, D. W., Montie, J. E., Sandler H. M., Forman J. D., Hussain, M., et al. (2007). Living with prostate cancer: patients' and spouses' psychosocial status and quality of life. *Journal of Clinical Oncology*, *25*(27), 4171–4177.

Northouse, L. L., Mood, D. W., Schafenacker, A., Montie, J. E., Sandler H. M., Forman J. D., et al. (2007). Randomized clinical trial of a family intervention for prostate cancer patients and their spouses. *Cancer, 110*(12), 2809–2818.

Otis-Green, S., Ferrell, B., Sun, V., Spolum, M., Morgan, R.,& Macdonald, D. (2008). Feasibility of an ovarian cancer quality-of-life psychoeducational intervention. *Journal of Cancer Education*, *23*(4), 214–221.

Porter, L. S., Clayton, M. R., Belyea, M., Mishel, M., Gil, K. M., & Germino B. B. (2006). Predicting negative mood state and personal growth in African American and white long-term breast cancer survivors. *Annals of Behavioral Medicine, 31*(3), 195–204.

Porter, L. S., Mishel, M., Neelon, V., Belyea, M., Pisano, E., & Soo, M. S. (2003). Cortisol levels and responses to mammography screening in breast cancer survivors: A pilot study. *Psychosomatic Medicine, 65*(5), 842–848.

Sammarco, A. (2001). Perceived social support, uncertainty, and quality of life of younger breast cancer survivors. *Cancer Nursing*, *24*(3), 212–219.

Sammarco, A. (2003). Quality of life among older survivors of breast cancer. *Cancer Nursing*, *26*(6), 431–438.

Sammarco, A. (2009). Quality of life of breast cancer survivors: a comparative study of age cohorts. *Cancer Nursing*, *32*(5), 347–356; quiz 357–348.

Sammarco, A., & Konecny, L. M. (2008). Quality of life, social support, and uncertainty among Latina breast cancer survivors. *Oncology Nursing Forum*, *35*(5), 844–849.

Sammarco, A., & Konecny, L. M. (2010). Quality of life, social support, and uncertainty among Latina and Caucasian breast cancer survivors: a comparative study. *Oncology Nursing Forum, 37(1),* 93–99.

Schroeder, J. C., Bensen, J. T., Su, L. J., Mishel, M., Ivanova, A., Smith G. J., Godley, P. A., Fontham, E. T., & Mohler, J. L. (2006). The North Carolina Louisiana Prostate Cancer Project (PCaP): Methods and design of a multidisciplinary population-based cohort study of racial differences in prostate cancer outcomes. *Prostate, 66*(11)*,* 1162–1176.

Schulman-Green, D., Ercolano, E., Dowd, M., Schwartz, P., & McCorkle R. (2008). Quality of life among women after surgery for ovarian cancer. *Palliative Supportive Care*, *6*(3), 239–247.

Stewart, J. L., Lynn, M. R., & Mishel, M. H. (2005). Evaluating content validity for children's self-report instruments using children as content experts. *Nursing Research*, *54*, 414–418.

Stewart, J. L., & Mishel, M. H. (2000). Uncertainty in childhood illness: A synthesis of the parent and child literature. *Scholarly Inquiry for Nursing Practice*, *14*, 299–320.

Wonghongkul, T., Moore, S. M., Musil, C., Schneider, S., & Deimling, G. (2000). The influence of uncertainty in illness, stress appraisal, and hope on coping in survivors of breast cancer. *Cancer Nursing*, *23*(6), 422–429.

Secondary Sources

Selected Publications Citing Mishel's Work

Amoako, E., & Skelly, A. H. (2007). Managing uncertainty in diabetes: an intervention for older African American women. *Ethnicity & Disease*, *17*(3), 515–521.

Anderson, G. (2007). Patient decision making for clinical genetics. *Nursing Inquiry*, *14*(1), 13–22.

Apostolo, J. L. A., Viveiros, C. S. C., Nunes, H. I. R., & Domingues, H. R. F. (2007). Illness uncertainty and treatment motivation in type 2 diabetes patients. *Revista Latino-Americana De Enfermagem*, *15*(4), 575–582.

Artsanthia, J., Mawn, B. E., Chaiphibalsarisdi, P., Nityasuddhi, D., & Triamchaisri, S. K. (2011). Exploring the palliative care needs of people living in Thailand with end-stage renal disease: A pilot study. *Journal of Hos-*

pice and Palliative Nursing, 13(6), 403–410.

Bailey, D. E., Jr., & Wallace, M. (2007). Critical review: Is watchful waiting a viable management option for older men with prostate cancer? *American Journal of Men's Health*, *1*(1), 18–28.

Bishop, M., Stenhoff, D. M., & Shepard, L. (2007). Psychosocial adaptation and quality of life in multiple sclerosis: Assessment of the disability centrality model. *Journal of Rehabilitation*, *73*(1), 3–12.

Brown, R. T., Fuemmeler, B., Anderson, D., Jamieson, S., Simonian, S., Hall, R. K., et al. (2007). Adjustment of children and their mothers with breast cancer. *Journal of Pediatric Psychology*, *32*(3), 297–308.

Budych, K., Helms, T. M., & Schultz, C. (2012). How do patients with rare diseases experience the medical encounter? Exploring role behavior and its impact on patient-physician interaction. *Health Policy, 105*(2–3), 154–164.

Bunkers, S. S. (2007). The experience of feeling unsure for women at end-of-life. *Nursing Science Quarterly*, *20*(1), 56–63.

Carpentier, M. Y., Mullins, L. L., Wagner, J. L., Wolfe-Christensen, C., & Chaney, J. M. (2007). Examination of the cognitive diathesis-stress conceptualization of the hopelessness theory of depression in children with chronic illness: The moderating influence of illness uncertainty. *Childrens Health Care, 36*(2), 181–196.

Davidson, P. M., Dracup, K., Phillips, J., Padilla, G., & Daly, J. (2007). Maintaining hope in transition: A theoretical framework to guide interventions for people with heart failure. *Journal of Cardiovascular Nursing*, *22*(1), 58–64.

Donovan-Kicken, E., & Bute, J. J. (2008). Uncertainty of social network members in the case of communication—debilitating illness or injury. *Qualitative Health Research*, *18*(1), 5–18.

Drageset, S., Lindstrom, T. C., Giske, T., & Underlid, K. (2011). Being in suspense: Women's experiences awaiting breast cancer surgery. *Journal of Advanced Nursing, 67*(9), 1941–1951.

Elphee, E. E. (2008). Understanding the concept of uncertainty in patients with indolent lymphoma. *Oncology Nursing Forum*, *35*(3), 449–454.

Fedele, D. A., Ramsey, R. R., Ryan, J. L., Bonner, M. S., Mullins, L. L., Jarvis, J. N., et al. (2011). The association of illness uncertainty to parent and youth adjustment in juvenile rheumatic diseases: Effect of youth age. *Journal of Developmental and Behavioral Pediatrics, 32(5),* 361–367.

Gill, E. A., & Babrow, A. S. (2007). To hope or to know: Coping with uncertainty and ambivalence in women's magazine breast cancer articles. *Journal of Applied Communication Research*, *35*(2), 133–155.

Giske, T., & Artinian, B. (2008). Patterns of 'balancing between hope and despair' in the diagnostic phase: a grounded theory study of patients on a gastroenterology ward. *Journal of Advanced Nursing 62*(1), 22–31.

Giske, T., & Gjengedal, E. (2007). "Preparative waiting" and coping theory with patients going through gastric diagnosis. *Journal of Advanced Nursing*, *57*(1), 87–94.

Haugh, K. H., & Salyer, J. (2007). Needs of patients and families during the wait for a donor heart. *Heart & Lung*, *36*(5), 319–329.

Jordan, A. L., Eccleston, C., & Osborn, M. (2007). Being a parent of the adolescent with complex chronic pain: An interpretative phenomenological analysis. *European Journal of Pain*, *11*(1), 49–56.

Ju, H. O., McElmurry, B. J., Park, C. G., McCreary, L., Kim, M., & Kim, E. J. (2011). Anxiety and uncertainty in Korean mothers of children with febrile convulsion: Cross-sectional survey, *Journal of Clinical Nursing, 20*(9–10), 1490–1497.

Kagan, I., & Bar-Tal, Y. (2008). The effect of preoperative uncertainty and anxiety on short-term recovery after elective arthroplasty. *Journal of Clinical Nursing*, *17*(5), 576–583.

Kang, Y. (2011). The relationships between uncertainty and its antecedents in Korean patients with atrial fibrillation. *Journal of Clinical Nursing, 20*(13–14), 1880–1886.

Kasper, J., Geiger, F., Freiberger, S., & Schmidt, A. (2008). Decision-related uncertainties perceived by people with cancer: modeling the subject of shared decision making. *Psycho-Oncology*, *17*(1), 42–48.

Kosenko, K. A., Hurley, R. J., & Harvey, J. A. (2012). Sources of the uncertainty experienced by women with HPV. *Qualitative Health Research 22(4),* 534–545.

Lee, Y. L., Santacroce, S. J., & Sadler, L. (2007). Predictors of healthy behaviour in long-term survivors of childhood cancer. *Journal of Clinical Nursing*, *16*(11C), 285–295.

Lopez, R. P., & Guarino, A. J. (2011). Uncertainty and decision making for residents with dementia. *Clinical Nursing Research*, *20*(3), 228–240.

Maher, K., & de Vries, K. (2011). An exploration of the lived experiences of individuals with relapsed Multiple Myeloma. *European Journal of Cancer Care, 20(2),* 267–275.

Malbasa, T., Kodish, E., & Santacroce, S. J. (2007). Adolescent adherence to oral therapy for leukemia: A focus group study. *Journal of Pediatric Oncology Nursing*, *24*(3), 139–151.

Mazanec, S. R., Daly, B. J., Douglas, S., & Musil, C. (2011). Predictors of psychosocial adjustment during the postradiation treatment transition. *Western Journal of Nursing Research, 33(4),* 540–559.

Martens, T. Z., & Emed, J. D. (2007). The experiences and challenges of pregnant women coping with thrombophilia. *Journal of Obstetric Gynecologic and Neonatal Nursing*, *36*(1), 55–62.

Middleton, A. V., LaVoie, N. R., & Brown, L. E. (2012). Sources of uncertainty in Type 2 Diabetes: Explication and implications for health communication theory and clinical practice. *Health Communication*, *27*(6), 591–601.

Mullins, L. L., Wolfe-Christensen, C., Pai, A. L. H., Carpentier, M. Y., Gillaspy, S., Cheek, J., & Page, M. (2007). The relationship of parental overprotection, perceived child vulnerability, and parenting stress to uncertainty in youth with chronic illness. *Journal of Pediatric Psychology*, *32*(8), 973–982.

Pai, A. L. H., Mullins, L. L., Drotar, D., Burant, C., Wagner, J., & Chaney, J. M. (2007). Exploratory and confirmatory factor analysis of the child uncertainty in illness scale among children with chronic illness. *Journal of Pediatric Psychology*, *32*(3), 288–296.

Pelletier, J. (2012). Appraisal of uncertainty while waiting for a kidney transplant. Unpublished dissertation, East Carolina University, Greenville, North Carolina.

Penrod, J. (2007). Living with uncertainty: Concept advancement. *Journal of Advanced Nursing*, *57*(6), 658–667.

Persson, E., Lindholm, E., Berndtsson, I., Lundstam, U., Hulten, L., & Carlsson, E. (2012). Experiences of living with increased risk of developing colorectal and gynaecological cancer in individuals with no identified gene mutation. *Scandinavian Journal of Caring Sciences*, *26*(1), 20–27.

Pickles, T., Ruether, J. D., Weir, L., Carlson, L., & Jakulj, F. (2007). Psychosocial barriers to active surveillance for the management of early prostate cancer and a strategy for increased acceptance. *BJU International*, *100*(3), 544–551.

Politi, M. C., Han, P. K. J., & Col, N. F. (2007). Communicating the uncertainty of harms and benefits of medical interventions. *Medical Decision Making*, *27*(5), 681–695.

Puterman, J., & Cadell, S. (2008). Timing is everything: The experience of parental cancer for young adult daughters—A pilot study. *Journal of Psychosocial Oncology*, *26*(2), 103–121.

Rosen, N. O., Knauper, B., & Sammut, J. (2007). Do individual differences in intolerance of uncertainty affect health monitoring? *Psychology & Health*, *22*(4), 413–430.

Ryan, J. L., Ramsey, R. R., Fedele, D. A., Wagner, J. L. Chaney, J. M., & Mullins, L. L. (2011). The relationship of father parenting capacity variables to perceived uncertainty in youth with a chronic illness. *Children's Health Care*, *40*(4), 297–310.

Rybarczyk, B., Grady, K. L., Naftel, D. C., Kirklin, J. K., White-Williams, C., Kobashigawa, J., et al. (2007). Emotional adjustment 5 years after heart transplant: A multisite study. *Rehabilitation Psychology*, *52*(2), 206–214.

Shaha, M., Cox, C. L., Talman, K., & Kelly, D. (2008). Uncertainty in breast, prostate, and colorectal cancer: Implications for supportive care. *Journal of Nursing Scholarship*, *40*(1), 60–67.

Shaida, N., Jones, C., Ravindranath, N., Das, T., Wilmott, K., Jones, A., et al. (2007). Patient satisfaction with nurse-led telephone consultation for the follow-up of patients with prostate cancer. *Prostate Cancer & Prostatic Diseases*. *10*(4), 369–373.

Shih, F. J., Gau, M. L., Kao, C. C., Yang, C. Y., Lin, Y. S., Liao, Y. C., et al. (2007). Dying and caring on the edge: Taiwan's surviving nurses' reflections on taking care of patients with severe acute respiratory syndrome. *Applied Nursing Research*, *20*(4), 171–180.

Sossong, A. (2007). Living with an implantable cardioverter defibrillator: Patient outcomes and the nurse's role. *Journal of Cardiovascular Nursing*, *22*(2), 99–104.

Song, L. X., Northouse, L. L., Zhang, L. L., Braun, T. M., Cimprich, B., Ronis, D. L., & Mood, D. W. (2012). Study of dyadic communication in couples managing prostate cancer: A longitudinal perspective. *Psych-Oncology*, *21*(1), 72–81.

Stewart, A. M., Polak, E, Young, R, Schultz, I. Z. (2012). Injured workers' construction of expectations of return to work with sub-acute back pain: The role of perceived uncertainty. *Journal of Occupational Rehabilitation, 22(1),* 1–14.

Taylor, C., Richardson, A., & Cowley, S. (2011). Surviving cancer treatment: An investigation of the experience of fear about, and monitoring for, recurrence in patients following treatment for colorectal cancer. *European Journal of Oncology Nursing*, *15*(3), 243–249.

Truitt, M., Biesecker, B., Capone, G., Bailey, T., & Erby, L. (2012). The role of hope in adaptation to uncertainty: The experience of caregivers of children with Down syndrome. *Patient Education and Counseling*, *87*(2), 233–238.

Wu, P. X., Guo, W. Y., Xia, H. O., Lu, H. J., & Xi, S. X. (2011). Patients' experience of living with glaucoma: A phenomenological study. *Journal of Advanced Nursing*, *67*(4), 800–810.

29장

파멜라 리드
Pamela G. Reed
1952-현재

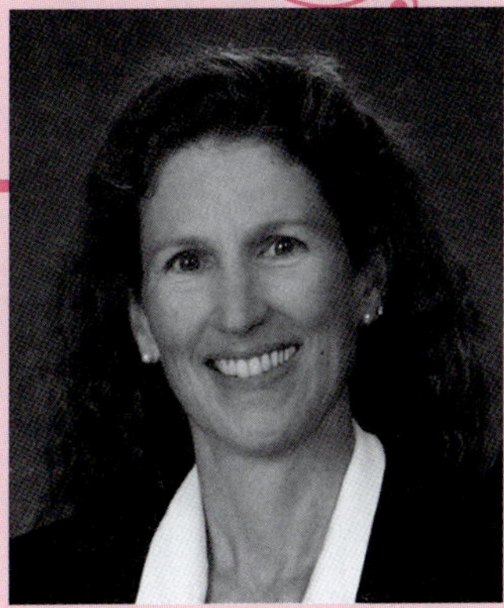

자기 초월이론
Self Transcendence Theory

Doris D Coward

"간호를 위한 탐색은 건강을 경험하는 다양한 맥락에서의 간호과정의 본질을 이해하고 촉진하는 것이다"(Reed, 1997a, p.77).

이론가 소개

파멜라 리드Pamela. G. Reed는 1962년 6월 13일 미시간 주 Detroit에서 출생하여 그곳에서 60년대에 성장하였다. 1973년 남편 Gary와 결혼하여 두 딸을 두었다. Reed는 미시간 주 Detroit의 Wayne State university에서 1974년 학사학위를 받았고 1976년 아동청소년 정신건강으로 간호교육 석사를 받았다. 1982년 그곳에서 간호이론과 연구에 몰두하였고 박사학위를 받았다. 박사논문을 시작하면서 영성에 대한 연구의 선구자가 되었다. 학위논문은 조이스 피츠패트릭Joyce J. Fitzpatrick에 의해 지도받았고, 연구 주제는 말기환자와 건강한 사람의 삶과 죽음에 관한 것이었다.

Wayne주에서 학부와 초기 대학원 시절, 리드는 Jean, E. Johnson의 연구조교로 일하였다. 또한 Detroit의 Mt. Sinai병원의 간호사로 일하였고, Rochester의 Oakland 간호대학의 강사로 재직하였다. 박사과정 동안 리드는 Detroit소재 Lafayette연구소와 정신과 병원에서 근무하였다.

리드는 1983년 1월부터 Tucson의 Arizona 간호대학에서 부학장직을 하면서 연구도 수행하였다. 그녀는 간호학 박사과정을 가르치면서 이론개발과정에서 수 많은 수상을 받았는데, 주요 연구분야는 영성, 간호철학, 말기 삶의 윤리적 차원과 완화간호이다. Reed가 개발한 두 개의 연구도구는 널리 사용되었는데, *영적 측정도구spiritual perspective scale*과 *자기초월 도구self transdence scale*이다. 그녀가 교내외로부터 지원받아 수행된 연구들은 많은 학술발표와 출판이 되었는데, 최근 수행된 연구로는 가족간호제공자와 전문적 간호사에 의한 제공된 말기 환자의 웰빙과 윤리적 차원이었다. 100여개가 넘는 논문출판, 저서 출판이 있으며 2012년에는 Sherer와 함께 공동으로 *Perspectives on nursing knowledge*를 집필하였고, 2011년에는 공동으로 *Nursing knowledge and theory innovation: Advancing the science of nursing practice*를 집필하여, 실무기반 지식체 개발의 철학과 방법을 증진시켜왔다.

리드는 미국 간호학회 임원이고Sigma Theta Tau International, 미국 간호사협회, 국제 Rogerian 학파 단체 학회(상임이사)를 포함하여 여러 전문직 조직의 회원이다. 또한 여러 학술지의 논문심사위원이었으며 *Nursing Science Quarterly*의 편집 위원장을 역임하였다.

리드의 영향은 자신의 연구와 출판에만 그치지 않는다. 리드의 영향력은 50명이 넘는 지도학생들의 석사 및 박사학위 논문에도 미쳤고, 리드의 이론과 측정도구인 자기 초월 척도와 영적 관점 척도Self-Transcendence Scale and Spiritual Perspectives scale를 적용한 다른 학자의 많은 연구에도 반영되고 있다. 리드의 이론적 사상은 그녀를 스승으로 여겼던 많은 간호사에 의해 지지되고 확대되고 있다.

이론의 배경

리드(1991a)는 자기초월이론을 "*연역적 재구성deductive reformulation*" 전략을 사용하여 개발하였다. 이 전략은 다른 이론 개발 전략들 중에서 간호모델을 세심하게 사용하는 전략으로서 리드의 유명한 스승인 Wayne주립대학의 앤 홀 및 조이스 피츠패트릭과 함께 개발하였다(Fitzpatrick, Whall, Johnson, & Floyd, 1982; Sherer & Reed, 2004; and Whall, 1986. 참조할 것). 중범위이론 구성에서의 연역적 재구성은 비 간호이론으로부터 도출된 지식을 이용하여 간호개념모델로 연역하여 재구성하는 것이다. 비 간호이론의 일차적 출처는 성인의 사회인지적, 대인 간 발달에 대한 생애주기 이론life span theories이었다(Alexander & Langner, 1990; Common, Richard, & Armon, 1984; Wilber, 1980, 1981, 1990). 생애주기이론에서의 원리들이 마사 로저스의 유일한 인간unitary human being 개념모델 체계의 간호 관점을 이용하여 재구성하였다(Rogers, 1970, 1980, 1990).

리드는 자신의 이론을 3가지 근원에서 개발하였다고 서술하였다(Reed, 2003). 첫 번째 근원은 죽음과 노화과정을 거쳐서 성인기의 달성을 초월하여 확장된다는 인생과정으로서의 인간발달을 새롭게 개념화한 것이었다(Lerner, 2002). 이 같은 잠재적이고 지속적이라는 발달에 대한 드러난 신념은 이미 이전의 청소년기에 신체적 정신적 발달이 끝난다는 관점으로부터의 패러다임 이동이었다(Reed, 1983).

두 번째 이론의 근원은 간호이론가 마사 로저스의 초기 주장이었다(Rogers, 1970, 1980, 1990). Rogers의 세 가지 항상성 원리는 혁신적 생애주기 발달 이론의 주요 원칙들과 일치하였다. 로저스는 통합성의 원리에 대해서, 발달이란 인간적 환경적 요인의 두 기능이라고 하였다; 또한 발달의 중요한 촉진인자를 인간과 환경 간 불균형이라고 하였다. 유사하게, 발달학자 리겔(1976)은 신체적, 정서적, 환경적, 사회적 영역 간 발달의 불일치는 발달과정에 필수적이라고 제안하였다. 로저스의 나선형 원리는 인간발달을 혁신적, 비 예측적인 것으로 규정하였다. 이 원리 또한 생애 주기 원리가 확인하였던 내용, 즉 발달이란 비선형적이고, 생애주기를 통하여 지속적이며, 개인과 집단 내, 집단 간에 걸쳐서 다양성이 존재한다는 것과 유사하다. 로저스의 공명성 원리는 인간발달이란 비록 비예측적이지만 패턴과 목적을 지니고 있는 움직임의 과정으로 설명하고 있다. 또한 생애주기 이론가들은 발달과정을 복잡성complexity과 조직organization의 표현할 것을 제안하였다. 이와 같이 비 간호학적인 생애주기 발달 관점의 지식은 적절한 간호모델 체계를 이용하여 재구성되었다.

세 번째 이론의 근원은 임상경험과 연구에 의한 근거로, 임상적으로 우울한 노인들은 신체적 인지적 능력이 감소할 때 정신적으로 건강한 성인 노인들에 비하여 그들의 웰빙을 지속할 수 있는 발달적 자원이 훨씬 적다는 것이 보고되었다(Reed, 1986b).

게다가, 노인과 고령노인들의 발달은 획득과 그로 인한 상실의 선형적 과정이 아니라 노인관점과 행동의 과정이며, 새로운 시각과 활동을 통합하는 것으로 드러났다(Reed, 1989, 1991b).

주요 개념과 정의

취약성 Vulnerability

취약성은 개인적 죽음의 자기 인식으로 정의된다(Reed, 2003). 리드의 초기 이론에서 개인의 사적 죽음one's personal mortality이란 구절은 성인후기 또는 생의 말기의 발달 혹은 성숙에 관한 배경이었다. 취약성 개념이란 개인적 죽음 상황의 인식에서부터 장애, 만성질환, 출산, 부모역할과 같은 인생의 위기를 포함하는 것까지 확장되고 있다. 자기초월 self transcendence은 이러한 상황 속에서 진보된 발달과 관련된 패턴이다(Reed, 1991b)

자기초월 Self-Transcendence

리드(1991b)는 초기에 *자기초월을* "안으로(예, 내향적 경험), 밖으로(예, 다른 사람에게 영향을 주는 것), 그리고 일시적으로(과거와 미래가 현재 속으로 어떻게 통합되는 지) 자신의 개념적 경계를 다차원적으로 확장하는 것"으로 정의하였다(p. 71). 리드(1997b)는 개정판에서 좀 더 포괄적으로 다음과 같이 정의하였다:

자기초월은 즉각적이며 제한적인 자아와 세계관 너머 개인(또는 자아)으로 확장하는 지각된 경계의 변동fluctuation을 의미한다. 이 변동은 다차원적인pan-dimensional 것으로 밖으로(다른 사람과 환경을 향하는 것), 안으로(자신의 믿음, 가치와 꿈을 더 많이 인식하는 것), 그리고 일시적인(상대적 현실을 증진시키는 방식으로 과거와 미래를 통합하는 것) 것이다(p. 192).

2003년에는 또 다른 경계확장의 패턴을 흡수시켜서 자기초월 또한 자신의 자기경계 self boundaries를 "개인 간transpersonally(전형적으로 식별할 수 있는 세계를 능가하는 차원과 연결하는 것)" 확장할 수 있는 능력이라고 하였다(Reed, 2003, p. 147). 자기초월은 다차원적이므로 경계확장의 능력을 설명하기 위해서 다른 차원들도 더 추가할 수 있다(P, Reed, personal communication, June 17, 2004).

웰빙 Well-Being

웰빙은 "개인이 자신의 완전함과 웰빙의 준거에 일치하여 느끼는 전체성과 건강함의 감각"으로 정의된다(Reed, 2003, p. 148). 초기 이론에서, 리드는 웰빙을 명확하게 정의하지 않았으며 주어진 인생의 기간 내에서 발달의 두드러진 논쟁이었던 정신 건강 관련 개념에만 의존하였다(Reed, 1989, 1991b). 리드는 1997년 *Nursing Science Quarterly* 학술지에 발표한 논문에서 웰빙에 내포한 기전을 설명하였다; 학문의 존재론과 간호란 "웰빙의 간호과정을 연구하는 것"이어야 한다고 제안하였다(Reed, 1997a, p. 76). 간호과정으로서 웰빙

주요 개념과 정의

은 두 가지 변화를 통합하여 설명되었다: 인생에서 복잡성의 변화(예, 노화에 따라 허약해지고 사랑하는 배우자를 상실하는 것)는 통합된 변화(예, 어떤 생활 사건으로부터 의미를 창조하는 것)에 의하여 조절된다.

조절-매개 요인 Moderating-Mediating Factors

광범위하고 다양한 개인적 상황적 변수들과 그것들의 상호작용이 웰빙에 기여하는 것과 같이 자기초월과정에 영향을 줄 수 있다. 예를 들면, 나이, 성, 인지적 능력, 생활 경험, 영적 관점, 사회적 환경, 역사적 사건 같은 것이다, 이 같은 개인적 상황적 변수들은 취약성과 자기초월 사이에 그리고 자기초월과 웰빙 사이의 관련성을 강화시키거나 약화시킨다(Reed, 2003).

경험적 증거의 이용

자기초월이론은 노인에서 발달적 본질에 대한 믿음과 노화과정 동안 정신건강 및 웰빙의 감각을 유지하기 위하여 지속적인 발달의 필요성에 기초를 두고 있다(Reed, 1983). 그러므로 이론구축의 초기연구에서 노인들을 대상으로 이루어졌다(Reed, 1986b, 1989, 1991b).

첫 연구에서 리드(1986b)는 28명의 정신적으로 건강한 사람과 28명의 임상적 우울을 지닌 노인들(평균 나이 67.4세)로부터 발달적 자원의 패턴과 우울에 대해 조사하였다. 발달적 자원 수준은 6주 간격으로 3번 측정하였는데, 이전에 리드 박사 자신이 개발하고 검증하였던 36문항의 노년기 발달적 자원 척도Developmental Resources of Later Adulthood; DRLA를 이용하였다. 건강한 성인들은 시간이 흐름에 따라 우울한 성인들보다 자원이 높다고 인식하였다. 우울 척도 점수(CES-D scale; Radloff, 1977)에서도 시간이 흐름에 따라 우울한 성인이 정신적으로 건강한 노인에 비하여 우울점수가 유의하게 높았다. DRLA와 CES-D 점수 간 강한 관련성은 건강한 집단에서 발달적 자원은 정신건강 결과에 영향을 미치는 것을 의미한다; 우울집단에서 역 관계가 나타난 것은, 우울이란 인생에서 새로운 전망을 확인하고 지혜와 경험을 타인과 함께 나누며 영적 의미를 찾게 하는 발달적 자원에 부정적으로 영향을 미친다는 것을 의미한다.

두 번째 연구로 리드(1989)는 입원한 우울 노인환자(평균 나이 67세) 30명에서 정신건강과 관련된 노년기 주요 발달적 자원의 수준을 조사하였다. 대상자들은 DRLA와 CES-D척도를 응답하였는데, DRLA항목에 반영되어 있는 그들의 현재 삶에서 각각의 발달적 자원의 중요성에 대해 점수를 주었다. 결과적으로 자원의 정도와 우울 사이에는 역 상관이 확인되었다. 대상자들은 또한 DRLA 항목에 의해 표현된 자원에 대하여 그들의 삶에서 가장 중요한 것이 무엇인지를 보고하였다. 나아가 대상자들의 정신과 입원에 대한 주요 이유들이 노년기의 중요한 자기초월 잇슈(예, 신체적 건강문제, 성인과 아동과의 관계, 생과 죽음에 관한 질문)와 일치하였음을 확인하였다.

초기의 DRLA 도구 개발과 검증과정 동안, *초월transcendence* 요인은 DRLA 점수 변량의 45.2 %를 차지하였다. 두 번째 연구(Reed, 1989)에서 15개 초월 요인은 전체 DRLA 점수보다 CES-D와 높은 상관성을 보였기 때문에, 다음 연구에서 도구의 심리 통계적 속성을 확인하여 임상현장에서 쉽게 사용할 수 있도록 DRLA를 단축시킬 것을 제언하였다.

세 번째 연구는 55명의 독립적으로 생활이 가능한 노인(80에서 97세 범위)을 대상으로 자기초월과 정신건강 패턴을 조사하였다(Reed, 1991b). 이 연구에서 자기초월은 "안으로는 내향적 활동과 밖으로는 타인의 복지에 관한 관심을 두며, 일시적으로는 자신의 과거와 미래의 지각을 통합하여 현재를 향상시켜서 자신의 개념적 경계를 확장하는 것"이라고 정의하였다(Reed, 1991b, p. 5). 자기초월은 새로 개발된 자기초월 척도Self-Transcendence Scale;STS로 측정하였는데, 처음 개발된 DRLA 척도에서 확인된 15문항의 초월요인으로부터 유도되었다. STS 점수는 CES-D와 Langner 정신건강 척도Mental Health Symptomatology; MHS와 역 상관이 있는 것으로 확인되었다. MHS는 일반적 정신건강의 지표로서, 점수가 많으면 정상 집단에서 정신건강이 손상되었음을 의미한다(Langner, 1962). 응답자에 의해 확인된 자기초월의 네 가지 패턴(생산성, 내향성, 일시적 통합, 신체-초월)은 리드의 개념 정의와 일치하였다.

요약하면, 리드의 세 연구는 실제로 노인에게 존재하는 자기초월 관점과 행동의 이론적 사상의 근거를 제공하였다. 연구자료 역시 그러한 관점과 행동은 강하게 정신건강과 관련되어 있음을 의미하였으며, 연구결과, 노화의 신체적 인지적 감퇴라는 선입견을 벗어버리고 노화에서 자아개념 경계들을 확대시키는 자원들의 중요성을 포함한 노인의 정신건강 개념화를 지지하였다.

주요 가정

초기 이론에서 리드(1986a, 1987)는 개념적 틀 개발에 있어서 과정 모델 접근process model approach이 임상 전문 영역의 간호사와 간호교육을 안내할 것이라고 제안하였다. 모델에서 건강은 중심개념 또는 축으로서, 간호활동, 인간과 환경 주위를 순환하는 것으로 제시되었다. 모델의 가정은 간호학문의 초점을 건강 과정 증진에 대한 지식의 형성과 참여에 두는 것이었다.

간호

간호활동의 역할은 개인(대인간 과정들과 그들 환경의 치료적 관리를 통한)이 건강과 웰빙을 증진시키는데 필요한 기술들을 갖추도록 돕는 것이다.

인간

인간은 그들의 생애주기에 걸쳐서 다른 사람과 변화하는 복잡성과 역동성vibrancy의 환경 내에서 상호 작용하여 발달하는데 건강과 웰빙에 긍정적 또는 부정적으로 영향을 미칠 수 있다고 보았다.

건강

*건강*은 초기 과정 모델에서 개인이 창조하는 유일한 가치와 환경으로 웰빙을 증진하는 모든 긍정적 부정적 경험의 인생과정a life process으로 함축적으로 정의되었다.

환경

가족, 사회적 지지망, 신체적 환경과 지역사회 자원들은 건강과정에 유의하게 기여할 수 있는 환경으로, 간호사는 "인간, 사물, [간호] 활동들 간에 치료적 상호작용을 관리함으로써" 영향을 미친다(Reed, 1987, p. 26).

이러한 간호 전문성을 위한 개념적 틀의 발달에 대한 거대 패러다임적 접근은 혁신적이었고, 리드 자신의 영성과 자기초월 개념에 관한 미래 이론의 기초가 되었다. 자기초월이란 건강과 관련된 많은 과정중의 하나라는 관점에서 자기초월이론이 개발되었고, 이론의 전반적 목표는 간호사에게 웰빙을 위한 인간 능력에 관한 또 다른 관점을 갖도록 하였다.

초기에 자기초월이론을 개발할 때, 리드(1991a)는 생애주기 이론가, 임상 정신건강 지식, 연구결과들, 개인적 경험에 의해 영향을 받았고 로저스의 개념적 체계를 기초로 한 주요 가정을 확립하였다. 이 가정은 인간이란 개방 체계로 그들 스스로 개념적 경계를 부과하여 자신의 실재reality를 정의하고 그들 자신과 환경 내에서 총체성과 연속성의 감각을 제공한다는 것이었다. 리드(2003)는 이 가정을 이후의 저서에서 재확인하였고, 로저스의 기본 가정 "인간은 그들의 환경과 통합된다"(p. 146)을 재설명하였다. 자기-개념적 경계는 생애 주기를 거치면서 형태가 변동되며, 인간의 건강 및 발달과 관련되어 있다. 자기초월은 구체적인 시기에 관찰될 수 있는 개인의 개념적 자기-경계의 중요한 지표가 된다고 제안하였다.

두 번째 가정은 후에 이론 속에서 확인되었는데 자기초월은 발달적 의무developmental imperative가 되어야 한다는 것이었다(Reed, 2003). 즉 자기초월이란 인생의 다른 발달적 능력처럼 간에게 전체성과 연속성의 감각을 인식할 수 있도록 표현되어야 한다는 것이었다. 이 가정은 프랭클(1969)과 매스로우(1971)의 자기초월이란 타고난 인간특성으로서 그것이 실현될 때 개인의 생존에 목적과 의미를 준다는 개념화와 일치한다.

이론적 주장

자기초월이론에는 세 가지 기본 개념이 있다:취약성. 자기초월, 웰빙(Reed, 2003). 취약성은 노화와 다른 인생과정, 또는 건강한 사건이나 생활위기 동안 발생할 수 있는 개인적 죽음에 대한 인식이다(Reed, 2003,2008). 리드의 초기 이론에서는 취약성 개념이 명확하지 않았지만, 지금은 더 이상 새로운 개념이 아니다. 인생의 마지막 쟁점에 직면할 때만이 아니라 장애, 만성 질병, 출산과 부모역할 같은 생의 위기를 포함하는 상황에서 실현되는 자기초월의 맥락 내에서 취약성 개념은 명료화 되었다. 자기초월이란 인간의 즉각적 제한적인 자아와 세계관을 능가하여 확장된 지각된 경계에서 변동을 언급하는 것이다. 변동은 다 차원적이다pandimensional: 밖으로(다른 사람과 환경의 인식을 향해서), 안으로(자기 자신의 믿음, 가치와 꿈을 향하는), 일시적(과거와 미래를 통합하여 상대적 현실을 향상하는 방식으로), 그리고 개인 간(transpersonal)(전형적으로 구별할 수 있는 세계 너머의 차원을 인식하는 것)(reed, 1997b, 2003, 2008). 웰빙이란 "개인의 전체성과 웰빙의 준거에 부합하는 전체와 건강함의 느낌이다"(Reed, 2003, p. 148).

이론에서 부가적인 개념은 조절-매개 요인과 중재의 시점이다. 조절-매개 요인이란 나이, 성, 인생경험, 사회적 환경같은 개인적 맥락적 요인으로 취약성과 자기초월 간의 관계와 자기초월과 웰빙 간의 관계에 영향을 줄 수 있다. 중재의 시점은 자기초월을 촉진시키는 간호활동들이다.

취약성, 자기초월, 웰빙의 세 가지 기본 개념을 사용하여 개발된 세 가지 주요 명제가 있다. 이론의 첫 명제는 자기초월은 인생의 마지막 쟁점에 직면한 사람이 그렇지 않은 사람

보다 자기초월이 크다는 것이다. 인생의 마지막 쟁점은 광범위하게 해석되는 것으로 생활 사건, 질병, 노화, 개인적 죽음의 인식을 증가시키는 여타 경험들로 해서 야기된다.

이론의 둘째 명제는 웰빙과 긍정적으로 관련된 자기초월이다(Reed, 1991a). 반대로 자기초월이 감소하면(타인에게 연결할 능력이 없고나 우정을 받아들이지 못할 때) 웰빙이 감소하거나 정신건강이 나빠지는 지표로서 우울이 나타난다. 자기초월이론의 중요한 발전은 자기초월의 매개효과를 다루고 있다. 지난 십여년 동안 많은 연구에서 취약성과 웰빙의 관계에서 자기초월이 매개역할을 하였다는 결과가 나타나고 있다. 다른 말로하면, 자기초월은 사람들이 취약성이 증가하는 상황에 직면하였을 때 왜 웰빙을 추구하는 지를 설명하는 근본 가정이나 기전이라 할 수 있다.

인간-환경 과정에 대한 주요 가정(Reed, 1991a)은 2003년 리드가 확인한 세 번째 명제이다. 인간적 환경적 요인들은 취약성, 자기초월, 웰빙 간의 관계에서 상관 요인, 조절 요인, 또는 매개 요인으로 기능한다.

요약하면, 2003년 자기초월이론의 모델은 다음 세 가지 관련성을 제안한다(그림 29-1).

1. 취약성이 증가하면 자기초월이 증가한다.
2. 자기초월은 웰빙과 긍정적으로 관련이 있다.
3. 개인적 맥락적 요인들은 취약성과 자기초월 사이와 자기초월과 웰빙 간의 관계에 영향을 미치기도 한다.

논리적 형식

리드의 경험적 중범위이론은 마지막 인생에서 자기초월 현상의 이해를 증진시키기 위한 것으로 연역적 재구성 전략을 사용하여 만들어졌다(Reed, 1991a). 일차적으로 사용된 논리는 연역법으로서 로저스 이론과 생애 주기의 원리를 일치시킨 중범위이론 이었다. 또한 생애 주기 발달 이론으로부터 개념을 적용한 유추적 추론이 사용되어 인간발달과 모든 인생 주기의 잠재적 웰빙에 대한 심리학과 간호학 사이의 비교를 보여주었다. 이론의 주요 개념들은 명확하고 논리적 방식으로 연관되어 있고, 또한 이론의 적용, 검증과 수정 개발에서도 강한 창의성을 보여주고 있다. 비 간호학적 이론, 간호의 개념적 모델, 연구, 임상과 개인적 경험들로부터 간호이론을 구성한 리드의 전략은 이 같은 발달적 성숙현상에 대해 간호사의 흥미를 돋우었고, 개인적 죽음의 인식이 나타나는 다양한 상황 속으로 보다 많은 이론과 연구가 진행되도록 원동력을 제공하였다.

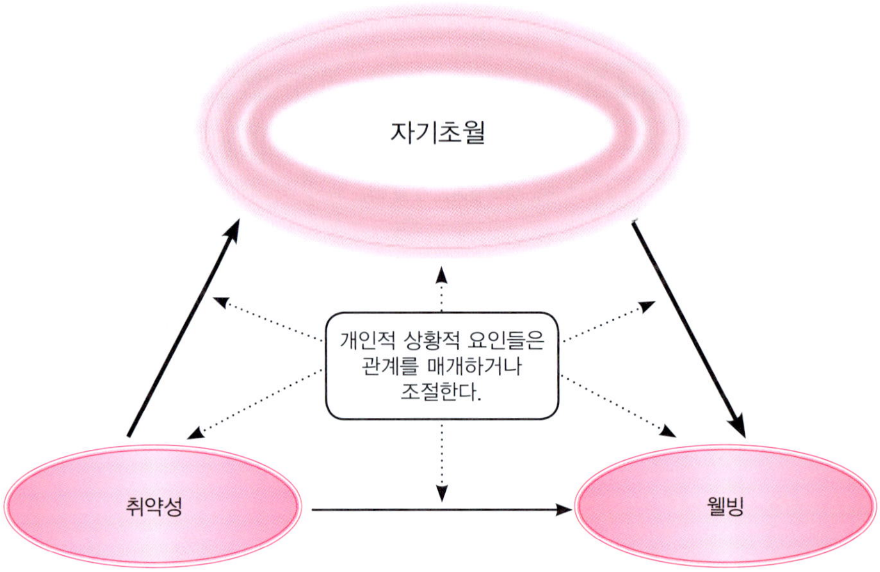

그림 29-1. **자기초월이론 모델**

출처:(Reed, P.G.[2008]. The theory of self transcendence. In M.J.Smith & .R Liehr [eds] Middle range theory for nursing[2nd ed.]. New York, Springer).

간호학계의 수용

간호를 위한 탐색은 Reed가 말한 자기초월의 "간호과정"을 통하여 인간의 웰빙을 용이하게 하는 것이 하나의 예이다(Reed, 1997a). 자기초월이론은 실무, 교육과 연구에서 광범위하게 사용되고 있다.

실무

리드(1986a, 1987)의 임상 전문성 교육과 정신건강 간호실무의 과정모델은 건강, 인간, 환경의 메타 패러다임과 간호활동 간의 관련성을 서술하였다. 자기초월이론은 건강(예, 웰빙), 인간(예, 자기초월) 및 환경(예, 취약성)의 과정모델 개념으로부터 도출된 구체적인 개념들을 제시하였고, 간호활동의 방향을 안내하기 위하여 그들의 관련성을 제안하였다. 리드(1991a), 코워즈와 리드(1996)는 자기 개념적 경계의 확장을 촉진하기 위해서 저널링, 명상, 인생회고, 종교적 표출 같은 다양한 간호활동들의 몇 가지 예를 제시하였다. 자기초월은 많은 인생 상황의 치유에 통합될 수 있다. 취약한 사람들에게 자기숙고의 관점과 활동들, 이타심, 희망을 증진하는 간호사의 활동은 웰빙 감각을 증가시킨다. 간호연구가들은 집단 심리치료(Stinson &

Kirk, 2006; Young & Reed, 1995)와 유방암 지지 집단(Coward, 1998, 2003, Coward& Khan, 2004;2005)의 중재를 사용하여 환자들에게 자신의 가치를 확인하는 기회를 제공하고, 유사한 타인들과 경험을 나누고 도우며, 그들의 건강수준으로부터 의미를 확인하도록 하였다. 또 다른 경우로 치매 환자의 간호제공자(Action & Wright, 2000)와 사별한 유족들(Joffrion & Douglas, 1994)의 웰빙을 촉진하기 위해 유사한 전략이 제안되었다. 액톤과 라이트(2000)는 간호제공자들이 개인 간transpersonal 활동을 위해 필요한 시간과 에너지를 갖도록 하고자 위탁 간호의 재배열을 제안하였다. 창의적인 애착 예술 활동을 적용하여 자기초월을 증진시킨 연구로는 간호학생과 노인(Chen & Walsh, 2009; Walsh, Chen, Hacker, et al., 2008)과 대규모 알츠하이머 질환자(Walsh, Lamet, Lindgren, et al., 2011)를 대상으로 하였다. 맥기(2000)는 금주 모임Alcoholics Anonymous의 12단계와 12가지 관례를 지원하는 간호사에 의해 고안된 환경을 활성화하는 방법으로서 자기초월 과정을 알콜 중독 회복에 포함할 것을 주장하였다.

교육

자기초월의 주제는 간호교육에 영향력 있는 간호이론가들의 저서에서 확인할 수 있다(Erickson,2002; Erickson, Tomlin, & Swain, 1983; newman, 1986; Parse,1981; Rogers, 1970, 1980;Sarter,1988;Watson, 1979,1985). 이들 이론들은 간호학문의 기초적 개념으로서 자기초월을 공통적인 관점을 갖고 있다. 모든 교육 수준에서 노화를 지지하는 과정 속에 이론을 사용할 수 있을 것이다. Guo, Phillips와 Reed(2010)는 호스피스를 담당하지 않는 간호사를 대상으로 말기 환자 간호와 관련된 노인과 가족 간호제공자에 대한 간호사의 태도와 능력을 증진하도록 도움을 주었다. 지역사회 노인센터에서 노인의 예술 활동을 돕도록 계획된 연구에서는 간호 대학생들의 긍정적 태도를 개발하였다(Chen & Walsh, 2009; Walsh, Chen, Hacker, et al., 2008)

자기초월은 또한 치유자를 돕는 방식 또는 치유자를 치유하는 방식이다, 따라서 간호사가 타인을 간호할 때 그들은 스스로 건강한 생활양식을 유지 한다(Conti-O'hare, 2002). 두 가지 연구에서 간호사들이 자기초월태도와 행동을 통해 도움을 받도록 지지하였다. 자기초월 관점은 임상에서 암 전문간호사의 소진을 낮추고(Hunnibell, Reed, Quinn-Griffin, et al, 2008), 응급환자 간호사의 업무 몰입을 높이는 것으로 나타났다(Palmer, Quinn, Reed, et al, 2010).

연구

전형적으로 개인적 죽음의 인식에 직면한 집단을 대상으로 한 많은 연구를 통해서 자기초월과 증가된 웰빙 사이의 관련성의 증거가 지지되고 있다. 초기연구로 노인대상의 자기초월과 우울의 관련성 연구가 실시되었다(Reed, 1986b, 1989, 1991a). 그 외에도 우울한 노인(Klaas, 1998; Stinson & Kirk,2006;Young & Reed, 1995) 및 중년기 성인 대상(Ellerman & Reed, 2001), HIV와 AIDS로 배우자를 상실한 사람(Kausch & Amer, 2007)의 연구에서도 유사한 관련성이 보고되었다. Buchanan, Ferran & Clark(1995)는 노인의 자기초월과 자살을 조사하였다. Upchurch(1999)와 Upchurch와 Mueller(2005)는 시설에 있지 않은 노인의 자기초월과 일상생활 동작 간에 연관성을 연구하였다. 자기초월과 노인의 긍정적인 신체 정신건강 연구도 수행되었다(Bikerstaff, Grasserm & MacCabe,2003; Nygren et al., 2005). Walton, Shultz, Beck & Walls(1991) 은 건강한 노인의 자기초월과 외로움 간에 역상관이 있다고 하였다. Decker와 Reed(2005)는 통합적 도덕추론, 삶의 의지 완성 그리고 이전의 삶을 위협하였던 질병경험이 노인의 말기 생애에서 덜 침습적인 치료선택과 관련이 있다 사실을 확인하였다.

면역 결핍 바이러스감염자(HIV)나 후천성 면역결핍증후군 환자를 대상으로 한 자기초월과, 웰빙 혹은 삶의 질 간에 긍정적 연관성을 증명하는 인상적인 연구들이 있다(Coward, 1994, 1995; Coward & Lewis, 1993; McCormick, Holder, Westel, & Cawthorn, 2001; Mellors, Riley, & Erlen, 1997; Sperry, 2011; Stevens, 1999). 유방암 여성을 대상으로 하여 자기초월과 관련 개념을 서술한 연구도 있다(Carpenter, Brokopp, & Andryauszniewski,와 Morriskowsky, 1999; Coward, 1990a, 1990b, 1991, 2004; Coward & Kahn, 2004, 2005; Farren,2010; Kamienski, 1997; Kinney, 1996;Matthews & Cook, 2009;Pelusi,1997; Taylor, 2000; Thomas, Burton, Quinn-Griffin, et al., 2010). 또한 Coward(1998, 2003, 2004)는 새로 암을 진단받은 여성들을 대상으로 자기초월이론에 기초한 암 지지집단 중재가 자기초월과 웰빙에 긍정적 영향을 미친다고 보고하였다.

치매 환자 간호제공자의 자기초월은 Acton(2003), Acton과 Wright(2000), Kidd, Zauszniewski와 Morris(2011)에 의해 확인되었고 최근 일 년 이내 만성 환자가 사망한 돌봄제공자의 자기초월도 연구되었다(Enyert & Burman, 1999; Reed & Rousseau,2007). 다른 연구 대상자로는 중년기 성인(Coward, 1996), 전립선 암 노인환자(Chin-A-Loy & Fernsler, 1998), 여자 간호 대학생과 교수(Kilpatrick, 2002), 간호사(Hunnibell, Reed, Quinn-Griffin, et al., 2008; McGee, 2004), 성인 노숙자(Runquist & Reed,2007), 만성 심부전 노인(Gusick, 2008) 및 간 이식 수혜자(Bean & Wagner, 2006), 매 맞은 중학생(Willis & Grace,2011;Willis & Griffith, 2010), 줄기세포 이식환자(Williams, 2012), 치매환자(Walsh, Lamet, Lindgren et al., 2011)가 있다. Kim 과 동료들은(2011) 한국노인과 간호제공자 간 자기초월과 안녕에 있어서 상호의존을 확인하였다. 다른 연구에서는 말기 노인환자의 간호제공자의 역할을 조사하였고 간호제공자의 자기초월과 웰빙의 관계를 보고하였다(Phillips & Reed, 2009a; 2009b). 여성 류마티스 관절염 환자에서 자기초월과 변형(transformation) 간에 긍정적 관련성과 의미를 보고한

몇 연구가 있다(Neill, 2002; Shearer, Fleury, & Reed, 2009).

간호사의 중재연구에서는 자기초월의 관점과 행동 증진하기위한 것이었는데, 자기초월과 웰빙의 변화를 보고하였다. 한 중재연구는 자기초월에 기반한 지지그룹이 새로 유방암 진단을 받은 여성의 자기초월과 웰빙에 미치는 긍정적 효과를 나타내었다(Coward, 1998,2003;Coward & Khan, 2004). Young과 Reed(1995)는 집단정신요법이 소규모 노인집단에서 자기초월을 촉진한다는 것을 확인하였다. HIV환자, 다발성 경화증 환자과 전신적 홍반성 낭창 환자에서 개별적인 대화요법을 받은 군은 대조군 보다 자기초월 점수가 증가하였다(Diener, 2003). 비슷하게 말기 알츠하이머 환자들에게 단순 미술 요법을 적용한 반응에서도 자기초월과 웰빙이 증가하는 것이 입증되었다(Walsh, Lamet, Lindgren, et al., 2011). 시를 쓰도록 한 중재를 통하여 치매환자 간호제공자의 자기초월 주제가 확인되었다(Kidd, Zauszniewski, Morris, et al., 2011).

리드는 또한 자기초월 연구에 있어서 수많은 석사와 박사과정 학생을 지도하고 있다. 위에서 이들 연구 결과의 몇 가지 예를 제시하였는데, 이들은 부가적으로 이론의 경험적 지지를 제공한다. 이에 대한 목록은 참고목록을 보기 바란다.

미래의 발전

리드는 초기에 자기초월을 개념화할 때 노년기에 초점을 두었고 신체적 인지적 쇠퇴로 발생된 관심사를 넘어선 자기-경계를 확장하는 개인적 자원의 중요성을 확인하였다. 최근 리드와 동료의 연구에서는 다른 인구 집단을 포함하여 개인적 죽음의 인식을 증가시켜서 이론의 범위를 확장하고 있다. 다른 학자는 이 이론을 확장하여 제한적 삶을 사는 환경이 성인초기 환자의 영적 불균형과 우울에 취약하다는 것을 제시하였다. Reed와 동료들은 최근 연구에서 개인의 도덕성 인식을 증가시킬 수 있는 청소년과 성인, 환자와 비 환자를 포함하여 이론의 범위를 확장하고 있다. 그 외 예를 들면 일본 노인입원환자(Hoshi & Reed, 2011), 한국 노인과 가족간호제공자(Kim, Reed, Hayward, et al., 2011), 오하이오 거주 아미쉬 성인(Sharpnack, Quinn-Griffin, Benders et al., 2010, 2011), 치매노인의 간호제공자(Kidd, Zauszniewski, Morris, et al., 2011), 저소득 노인(MaCarthy, 2011), 노르웨이 너싱 홈 거주 노인환자(Haugan, Rannerstad, Garasen, Hammervold, et al., 2011), 타이완 간호학생(Chen & Walsh, 2009), 매 맞은 중학생(Willis & Grace, 2011; Willis & Griffith, 2011), 다발성 경화증 환자와 전신성 홍반성 낭창(Iwamoto, Yamawaki, & Sato, 2011)에게 적용되었다.

다양한 개인적 상황적 변수들은 자기초월과 웰빙 간의 관련성에 영향을 미칠 수 있다. 많은 연구들이 노인에서의 자기초월이 증가한다는 관련성을 보였지만, 여러 젊은 연구 대상자들도 자기초월의 관점과 행동을 보이며 자기초월 측정에서 높은 점수를 나타내었다. 출산, 질병과 장애, 간호제공, 예술이나 문학적 작업과 영적 관점과 같은 다양한 인간 경험은 모두 개인의 인생에서 긴 기간이거나 짧은 순간일 수 있는데, 자기초월을 나타내는 다차원적 관점과 행동들을 일깨운다. 이 같은 연구들과 다른 개인적 환경적 요인들에 대한 지속적인 연구로 이론적 명제로서 기능한다는 이해가 증가될 것이다(Reed, 2008).

앞으로의 이론 발전은 전체성과 웰빙 감각의 증가 필요성이 있는 사람들의 자기초월 관점과 행동을 촉진하는 중재의 요점 연구를 포함할 것이다. 한 중재로, 자기초월이론에 기초한 지지집단은 유방암을 갓 진단받은 여성의 자기초월 변수에 긍정적 효과를 적게 주었다(Coward, 2003, 2004). 영과 리드(1995)는 소규모 노인 집단에서 집단 심리치료가 자기초월을 촉진하는 데 효과적임을 확인하였다. 자기초월이론이 발전함에 따라 간호는 생애주기에 걸쳐서 건강 경험에서 웰빙이 지닌 새로운 잠재력에 대해 더 많은 것을 배우게 될 것이다.

리드는 환자와 환자를 돌보는 가족원을 대상으로 마지막 생의 결정과 웰빙을 연관시킨 자기초월에 대한 연구기금을 받았다. 마지막 생애에 직면한 환자는 간호사가 간호해야 할 가장 취약한 사람들을 대표한다. 생의 마지막 경험과 죽음에 관한 발달적 초월적 문헌이 풍부하더라도 인간경험으로서의 체계적 연구는 부족하다. 자기초월이론은 이러한 탐색과정에서 초기 질문을 안내하고 더욱 정련되도록 할 것이다.

탐구의 다른 형식 역시 이론의 참고문헌에 나타나는데, 구체적으로 최근 리드의 간호의 재 개념화 관점에서 엿볼 수 있다. 철학적 주장에서 리드(1997a)는 간호의 보다 기본적 정의를 명확히 하고 있는데, 간호란 외적 요인(예, 간호사)인 간호활동의 근원에서 인간의 내적 과정을 보기 위한 것이라는 관점으로 이동하였다. 구체적으로, 리드는 간호란 인간 체계 내와 인간 체계 간에 존재하는 웰빙의 과정으로 정의하였다. 간호과정은 복잡성의 변화와 통합에 의해 나타난다. 이것으로부터, 자기초월을 간호과정으로 표현하였다. 복잡성의 변화와 통합 기전에 대한 심층적 탐색은 자기초월이 인간의 삶에서 어떻게 드러나고 기능하는지 새로운 이론적 설명을 가능케 할 것이다.

비평

명확성

명확성과 일관성은 이론의 서술과 비판적 사고에 있어서 주요 준거이다(Chin & Kramer, 2011). 이론의 명확성은 개념들이 명확하게 평가되었는지(의미론적 명확성) 그리고 개념들 간 관련성과 이론 내에서 추론이 이해될 수 있는지(구조적 명확성)로 평가된다. 의미론적 일관성은 개념들이 그 정의와 기본 이론의 가정에 부합되어 잘 사용되었는지에 의하여 평가된다. 구조적 일관성 평가는 가정, 이론의 목적, 개념정의 및 개념들 간 연결성이 일치하는 지를 확인한다.

이론개발의 이론적 근원은 여러 출판물에서 명확하게 설명되었다(Reed, 1991b, 1996, 1997b, 2003). 그러나 생애주기 발달 이론과 로저스의 유일한 인간 과학으로부터 유도된 개념들의 정의와 가정들은 때로 간호사들이 이해하기 어렵다. 건강과 자기초월 같은 개념을 명확히 하기위한 시도로 리드는 약간의 다양한 정의와 많은 예들을 제시하였는데, 이는 비록 이론적으로 일관성은 있으나 독자들을 혼동시킬 수 있다. 구조적 명확성에 대해서는 있어서 이론의 도식적 모델 내 관련성들(그림 29-1)이 더 완전하게 정의되었고 리드의 이전 그리고 최근 저서에서 설명되었다(Reed, 2013). 구조적 일관성은 확인된 관련성들이 논리적이고 일관성이 있어서 좋은 편이다.

이론이 다소 추상적인 개념들을 통합할 때 정의의 명확성에 관하여 이 같은 논쟁을 발견하는 것은 흔한 일이다. 게다가, 이론화는 시간흐름에 따라 발전하는 지속적 과정이고, 이론들은 이론가의 초기 생각에서 벗어나기도 한다. 그러나 전반적으로 리드의 이론적 사고는 지식 개발 밑에 깔려 있는 로저스 초기 이론과 생애 주기 개념적 관점과 가정이 일치하며, 간호사와 간호연구자 모두가 이해할 수 있도록 이론을 개념화하고 있다.

간결성

리드의 중범위이론은 세 개의 주요 개념, 취약성, 자기초월과 웰빙에서 간결한 것이 강점이다. 구체적인 개인적 환경적 요인 및 그것들과 주요 개념 간의 관련성이 확인되면 이론은 다소 복잡성이 증가할 것 같다. 전반적으로 주요 개념들과 이들 개념으로 발생된 관련성의 수는 적지만 여전히 의미 있고 상당히 포괄적이다.

일반성

리드 이론의 범위와 목적은 인간의 다양한 범위의 건강 상황에 이론이 적용될 수 있어야 하는 것이다. 이론의 목적은 간호사의 웰빙에 관한 이해를 증진하는 것이다(Reed, 2008). 초기에 발표되었을 때 리드의 이론은 노년기 정신건강증상의 지표, 구체적으로, 임상적 우울과 관련된 도전에 직면하는 개인의 발달적 자원에 초점을 두었다(Reed, 1983, 1986b, 1991a). 자기초월(발달적 성숙의 지표로서 노화와 필수적으로 연관되지 않음)과 정신건강(전반적 웰빙의 지표)의 연결성에서, 발전된 이론의 범위는 마지막 인생의 쟁점에 직면한 노인보다는 다른 사람들을 포함하도록 확대되었다(Reed, 1991b). 앞으로 이론의 발전과 검증은 취약성, 중재의 요점, 및 개인적 맥락적 변수들의 개념을 보다 구체화시키게 될 것이다(Reed, 2003:2008). 현재 이론은 출산으로부터 생명을 위협하는 질병과 죽음에 이르는 모든 사람들까지 주요 개념을 적용할 수 있기 때문에 범위가 넓어지고 생애주기 관점에 더욱 일치하고 있다. 정신 건강으로부터 웰빙을 설명할 수 있도록 이론의 범위와 목적의 시야를 넓힌 것은 이론의 일반성을 증가시켰고, 결과적으로 이론을 건강과 치유를 포함하는 많은 상황 속에 적용할 수 있게 하였다.

접근성

접근성이란 특별히 간호실무와 관련된 상황에서 개념들이 관찰되는지 또는 관찰할 수 있는 실제와 잘 연결되는지를 말한다(Chin 과 krammer, 2011). 이론의 취약성, 자기초월 그리고 웰빙이란 개념들은 다소 추상적이지만, 많은 연구자에 의해 경험적 지표들이 확인되었다. 구체적으로, 자기초월의 측정은 리드의 자기초월 척도의 개발과 수정을 거쳐서 연마되었다. 웰빙은 다양한 경험적 지표들에 의해 측정되고 있다.

연구자들은 자기초월을 측정하기 위해서 다른 접근과 경험적 지표들을 사용할 수 있는데, 개념 자체가 다양한 접근을 제공하고 측정할 수 있기 때문에 관심 있는 임상 간호 상황에 적합하다. 연구결과에서 이론에 의한 가설, 자기초월과 웰빙의 다양한 지표들 간 강한 관련성이 지지된 것 역시 이론의 경험적 정밀성을 증명한다.

중요성

자기초월이론은 간호교육, 실무와 연구에 가치 있는 목표를 인도하는 중범위이론이다. 간호철학, 연구와 실무에 뿌리를 두고 이후의 연구에서 검증된 이론은 간호실무에 유용할 수 있는 새로운 지식으로 나아가게 하였다. 이론은 간호실무에 적합한 건강 상황과 관련이 될 때 인간의 발달적 본질에 대한 인식을 제공하고 있다. 간호사와 환자는 흔히 개인적 죽음에 도전하는 사건을 만난다; 환자에 의해 또는 환자를 위해 관여될 수 있는 발달자원의 지식(예, 자기초월)은 취약성이 증가되는 시기에 웰빙을 촉진시키기 위한 간호활동을 확장시킨다. 아직까지 추상적으로 정의되는 자기초월의 본질은 다양한 간호사-환자 만남에서 자기초월을 증진시키는 전략으로서 검증될 수 있는 많은 중재의 개발을 촉진하고 있다.

요약

자기초월이론은 초기에 생애 주기 이론들, 로저스의 유일 인간과학 개념적 모델, 경험적 연구, 이론가의 임상적 개인적 경험으로부터 연역적 재구성 전략을 이용하여 개발되었다. 이론적 개념은 추상적이지만 보다 구체적인 하위 개념들이 개발되어 다양한 집단에서 연구되고 있다. 탐색적, 서술적 상관성 연구와 유사 실험 연구들을 통해 자기초월 관점, 행동 및 웰빙의 지표들 사이의 가설적 관련성들이 지지되었다. 이 같은 연구결과들로 건강 상황이 아무리 절망적일지라도 사람들은 웰빙 느낌과 관련된 개인적 발달을 위한 능력을 보유하고 있다는 사실을 간호사들이 더 깊게 이해하고 있다.

또한 연구결과들은 간호사에게 자신과 환자의 자기초월 관점과 행동들을 증진시킬 수 있는 방법들을 제시하고 있다. 앞으로의 연구는 자기초월을 증진시키는 중재와 이론 개념들 간의 관련성을 수정하는 개인적 맥락적 요인들을 조사할 것이다. 덧붙여 질적 연구로 자기초월 개념을 간호과정으로서 그리고 자기초월이 인간의 깊이 변화하고 있는 복잡성과 조직성을 표출한다는 것을 이해할 것이다.

사례연구

존스 씨는 65세의 신사로 그의 아내는 오랜 투병으로 6개월 전에 사망하였다. 부부는 45년 동안 결혼생활을 지속하였으며 서로에게 헌신하였다. 그들은 세 자녀를 두었는데, 이제 30대이다. 두 자녀는 수백 마일 떨어진 곳에 살고 있으나 한 아들은 아내와 유치원에 다니는 두 아이를 두었으며 존스 씨의 집에서 2.5km 떨어진 곳에 살고 있다.

존스 씨는 아내가 아픈 동안 많이 돌보았다. 아내를 돌보는 일이 소모적이고 힘들었지만 대부분의 시간을 집에서 보냈다. 현재 그는 살던 집에 혼자 살고 있고 매우 외로워하며, 식사준비나 먹는 일에 관심이 없다. 그는 이전에 활동하던 지역사회나 모임에 복귀하거나 심지어는 아들의 가족과 상호작용하기에도 에너지 부족을 느끼고 있다.

호스피스 간호사는 사별 상담을 추후 관리하기 위해 존스씨와 접촉하였다. 간호사는 지난주에 실시한 정기건강 검진 결과에서 이상은 없지만 지속적인 슬픔과 기력이 없는 것에 대해 걱정이 된다고 그에게 말하였다. 간호사는 아내의 죽음 후에 몇 달 동안 슬픔을 겪는 것은 이상이 아님을 재확인시켜 주었다. 만일 당신이 먼저 죽었다면 당신의 아내도 비슷한 경험을 했을 거라고 생각하는지 질문하였다. 그는 대답하기를 자신의 아내가 적응하는 동안에 더 힘들었을 것이라고 하였다. 그 후 간호사와 존스 씨는 몇 가지 과거 사건을 회고하고 그의 반응에 대해 이야기하면서 시간을 보냈다. 간호사의 초기 질문은 결과적으로 존스씨로 하여금 그의 아내가 경험했을 만큼 나쁘지 않았다는 슬픔에 대한 병식을 갖게 함으로서, 그로 하여금 상실의 즉각적 경험을 초월하고 슬픔의 의미를 찾도록 해주었다.

이러한 설명은 자기초월을 의미하는 자기-개념적 경계의 내면적 확장의 예이다. 자기초월의 또 다른 예로는 존스 씨 자신이 치유와 안녕 상태를 되찾는 것을 촉진하도록 도울 수 있다.

외향적 확장의 경우에서, 존스 씨는 어떤 격려에 의해 아들 가족과 접촉하여 그 자신을 세상 밖과 재연결을 시작할 수 있다. 그의 집에서 그들에게로 걸어 들어가거나 걸어 나오는 것은 자연적으로 그의 감각 세계를 확대시키고 다른 사람과 상호작용할 기회를 줄 것이다. 손주들과 시간을 보내는 것은 아들과 손주들에게 도와줄 수 있는 존재라는 만족감을 느낄 때처럼, 어린 아이들이 노인에게 즐거움을 전달하면서 활기를 줄 것이다.

그에게 호스피스 자원봉사자로서 아내를 간호하는 동안 배웠던 기술을 미래에 사용하도록 해주는 것은 일시적인 초월의 예가 될 것이다. 존스 씨의 기억을 현재 생활 속으로 통합하는 것은 일시적인 자기초월의 또 다른 예가 될 것이다.

개인 간(transpersonal) 자기초월은 존스 씨에게 또 다른 중요한 경험이다. 그는 비록 수 년 동안 교회 예배에 참석하지 못하였지만 과거에 다른 사람과의 예배가 위안이 되었다는 것을 발견하였다. 그의 영적 생활은 확대될 수 있는데, 머지않아 그의 아내와 함께 있을 가능성을 찾거나 과거 속에서 그녀의 존재를 경험하는 방식과 같은 새로운 영적 차원을 생각하게 하는 것이다. 교회를 다시 찾거나 조직화된 예배의식 밖에서 죽음에 대한 이해와 관련된 영적 차원을 보다 크고 신성한 방식으로 중점을 두는 것은 개인 내 자기 초월의 다른 예이다.

비판적 사고

1. 자기초월의 다차원적 측면을 고려하여, 당신의 인생에서 경험했던 확대된 경계들의 몇 가지 예를 열거하시오. 이같이 확대된 인식이 당신의 건강이나 웰빙 감각에 어떻게 영향을 미쳤는지 회고하시오.
2. 최근 당신이 간호하였던 환자의 인생에서 경험한 어떤 요인들이 그들의 자기초월에 부정적 또는 긍정적인 영향을 미쳤는가? 만일 부정적 요인이 있다면, 어떻게 자기초월을 촉진할 수 있었을 것인지 그리고 어떻게 긍정적 결과를 도출할 수 있었을까 설명하시오.

3. 후천성 면역결핍증후군 여자 환자의 죽음에서 자기초월과 전체성의 느낌을 촉진하기 위해 당신이 할 수 있는 것이 무엇인가? 당신은 왜 그 활동을 선택하려고 하였는가?

4. 간호요양시설에 살고 있는 95세의 연약한 노인이 웰빙 감각을 유지하거나 갖도록 도와주기 위해서 당신은 자기초월이론을 어떻게 적용할 것인가?

POINTS FOR FURTHER STUDY

- Reed, P. G. (2008). *Reed Self-Transcendence Theory. Nurse Theorists: Portraits of Excellence Vol. II.* Athens, (OH): Fitne Productions.
- Reed, P. G. (2010). Self-transcendence theory and nursing in illness and suffering. (DVD) For Escola Superior da Saúde Instituto Politécnico de Leiria Research Conference, Lisbon, Portugal.
- Reed, P. G. & Shearer, N. B. C. (2011). *Nursing knowledge and theory innovation: Advancing the science of nursing practice.* New York: Springer.
- Reed, P. G. (2013). The theory of self-transcendence. In M. J. Smith & P. R. Liehr (Eds.), *Middle range theory for nursing* (3rd ed.). New York: Springer.

REFERENCES

Acton, G. (2003). Self-transcendent views and behaviors: Exploring growth in caregivers of adults with dementia. *Journal of Gerontological Nursing, 28*(12), 22–30.

Acton, G., & Wright, K. (2000). Self-transcendence and family caregivers of adults with dementia. *Journal of Holistic Nursing, 18*(2), 143–158.

Alexander, C. N., & Langner, E. J. (1990). *Higher stages of human development: Perspectives on adult growth.* New York: Oxford University Press.

Bean, K., & Wagner, K. (2006). Self-transcendence, illness distress, and quality of life among liver transplant recipients. *Journal of Theory Construction & Testing, 10*(2), 47–53.

Bickerstaff, K. A., Grasser, C. M., & McCabe, B. (2003). How elderly nursing home residents transcend losses of later life. *Holistic Nursing Practice, 17*(3), 159–165.

Buchanan, D., Ferran, C., & Clark, D. (1995). Suicidal thought and self-transcendence in older adults. *Journal of Psychosocial Nursing and Mental Health Services, 33*(10), 31–34, 42–43.

Carpenter, J. S., Brockopp, D., & Andrykowski, M. (1999). Self-transformation as a factor in the self-esteem and well-being of breast cancer survivors. *Journal of Advanced Nursing, 29*(6), 1042–1411.

Chen, S., & Walsh, S. (2009). Effect of a creative-bonding intervention on Taiwanese nursing students' self-transcendence and attitudes toward elders. *Research in Nursing and Health, 32*(2), 204–216.

Chin-A-Loy, S. S., & Fernsler, J. I. (1998). Self-transcendence in older men attending a prostate cancer support group. *Cancer Nursing, 21*(5), 358–363.

Chinn, P. L., & Kramer, M. K. (2011). *Integrated knowledge development in nursing* (8th ed.). Maryland Heights, (MO): Mosby-Elsevier.

Commons, M. L., Richards, F. A., & Armon, C. (Eds.). (1984). *Beyond formal operations: Late adolescent and adult cognitive development.* New York: Praeger.

Conti-O'Hare, M. (2002). *The nurse as wounded healer: From trauma to transcendence.* Sudbury, (MA): Jones & Bartlett.

Coward, D. D. (1990). The lived experience of self-transcendence in women with advanced breast cancer. *Nursing Science Quarterly*, *3*, 162–169.

Coward, D. D. (1991). Self-transcendence and emotional well-being in women with advanced breast cancer. *Oncology Nursing Forum*, *18*, 857–863.

Coward, D. D. (1994). Meaning and purpose in the lives of persons with AIDS. *Public Health Nursing*, *11*(5), 331–336.

Coward, D. D. (1995). Lived experience of self-transcendence in women with AIDS. *Journal of Obstetrics, Gynecologic, & Neonatal Nursing, 24*, 314–318.

Coward, D. D. (1996). Correlates of self-transcendence in a healthy population. *Nursing Research*, *45*(2), 116–121.

Coward, D. D. (1998). Facilitation of self-transcendence in a breast cancer support group. *Oncology Nursing Forum*, *25*, 75–84.

Coward, D. D. (2003). Facilitation of self-transcendence in a breast cancer support group II. *Oncology Nursing Forum, 30*(Part 1 of 2), 291–300.

Coward, D. D., & Kahn, D. L. (2004). Resolution of spiritual disequilibrium in women newly diagnosed with breast cancer (Online exclusive). *Oncology Nursing Forum*, *31*(2), E24-E31.

Coward, D. D., & Kahn, D. L. (2005). Transcending breast cancer: Making meaning from diagnosis and treatment. *Journal of Holistic Nursing*, *23*(3), 264–283.

Coward, D. D., & Lewis, F. M. (1993). The lived experience of self-transcendence in gay men with AIDS. *Oncology Nursing Forum*, *20*, 1363–1369.

Coward, D. D., & Reed, P. G. (1996). Self-transcendence: A resource for healing at the end-of-life. *Issues in Mental Health Nursing*, *17*(3), 275–288.

Decker, I. M., & Reed, P. G. (2005). Developmental and contextual correlates of elders' anticipated end-of-life decisions. *Death Studies*, *29*, 827–846.

Diener, J. E. S. (2003). *Personal narrative as an intervention to enhance self-transcendence in women with chronic illness*. Unpublished doctoral dissertation. University of Missouri, St. Louis.

Ellermann, C. R., & Reed, P. G. (2001). Self-transcendence and depression in middle-aged adults. *Western Journal of Nursing Research*, *23*(7), 698–713.

Enyert, G., & Burman, M. E. (1999). A qualitative study of self-transcendence in caregivers of terminally ill patients. *American Journal of Hospice and Palliative Care*, *16*(2), 455–462.

Erickson, H. C., Tomlin, E. M., & Swain, M. A. P. (1983). *Modeling and role-modeling: A theory and paradigm for nursing*. Englewood Cliffs, (NJ): Prentice-Hall.

Erickson, M. (2002). Modeling and role-modeling. In A. M. Tomey & M. R. Alligood (Eds.), *Nursing theorists and their work* (5th ed., pp. 443–464). St. Louis: Mosby.

Farren, A. T. (2010). Power, uncertainty, self-transcendence, and quality of life in breast cancer survivors. *Nursing Science Quarterly, 23(1),* 63–71.

Fitzpatrick, J. J., Whall, A. L., Johnston, R. L., & Floyd, J. A. (1982). *Nursing models and their psychiatric mental health applications*. Bowie, (MD): Robert J. Brady.

Frankl, V. (1969). *The will to meaning*. New York: New American Library.

Guo, G., Phillips, L. R., & Reed, P. G. (2010). End-of-life caregiver interactions with health care providers: Learning from the bad. *Journal of Nursing Care Quality*, *25*(4), 334–343.

Gusick, G. M. (2008). The contribution of depression and spirituality to symptom burden in chronic heart failure. *Archives of Psychiatric Nursing*, *22*(1), 53–55.

Haugan, G., Rannestad, T., Garåsen, H., Hammervold, R., & Espnes, G. A. (2011). The self-transcendence scale: An investigation of the factor structure among nursing home patients. *Journal of Holistic Nursing.* doi: 10.1177/0898010111429849.

Hoshi, M., & Reed, P. G. (2011). *Testing the applicability of the self-transcendence scale on Japanese hospitalized elders.* Paper presented at the Theta Sigma Tau 41st International Biennial Convention, Grapevine, TX. Abstract retrieved from http://hdl.handle.net/10755/201802.

Hunnibell, L. S., Reed, P. G., Quinn-Griffin, M., & Fitzpatrick, J. J. (2008). Self-transcendence and burnout in hospice and oncology nurses. *Journal of Hospice and Palliative Care*, *10*(3), 172–179.

Iwamoto, R., Yamawaki, N., & Sato, T. (2011). Increased self-transcendence in patients with intractable diseases. *Psychiatry and Clinical Neuroscience*, *65*, 638–647.

Joffrion, L. P., & Douglas, D. (1994). Grief resolution: Facilitating self-transcendence in the bereaved. *Journal of Psychosocial Nursing, 32*(3), 13–19.

Kamienski, M. C. (1997). *An investigation of the relationship among suffering, self-transcendence, and social support in women with breast cancer*. Available from ProQuest Dissertations and Theses database. (UMI 9729588).

Kausch, K. D., & Amer, K. (2007). Self-transcendence and depression among AIDS Memorial Quilt panel makers. *Journal of Psychosocial Nursing & Mental Health Services, 45*(6), 44–53.

Kidd, L. I., Zauszniewski, J. A., & Morris, D. L. (2011). Benefits of a poetry writing intervention for family caregivers of elders with dementia. *Issues in Mental Health Nursing, 32*, 598–604.

Kilpatrick, J. A. W. (2002). *Spiritual perspective, self-transcendence, and spiritual well-being in female nursing students and female nursing faculty*. Available from ProQuest Dissertations and Theses database. (UMI 3044802).

Kim, S., Reed, P. G., Hayward, R. D., Kang, Y., & Koenig, H. G. (2011). Spirituality and psychological well-being: Testing a theory of family interdependence among family caregivers and their elders. *Research in Nursing and Health, 34*, 103–115.

Kinney, C. (1996). Transcending breast cancer: Reconstructing one's self. *Issues in Mental Health Nursing, 17*(3), 201–216.

Klaas, D. (1998). Testing two elements of spirituality in depressed and non-depressed elders. *International Journal of Psychiatric Nursing Research, 4*, 452–462.

Langner, T. S. (1962). A twenty-two item screening score of psychiatric symptoms indicating impairment. *Journal of Health and Human Behavior, 3*, 269–276.

Lerner, R. (2002). *Concepts and theories of human development* (3rd ed.). Mahwah, (NJ): Lawrence Erlbaum Associates.

Malinski, V. M. (2006). Rogerian science-based nursing theories. *Nursing Science Quarterly, 19*(1), 7–12.

Maslow, A. H. (1971). *Farther reaches of human nature*. New York: Viking Press.

Matthews, E. E., & Cook, P. F. (2009). Relationships between optimism, well-being, self-transcendence, coping, and social support in women during treatment for breast cancer. *Psycho-Oncology, 18*, 716–726.

McCarthy, V. L. (2011). A new look at successful aging: Exploring a mid-range theory among older adults in a low-income retirement community. *The Journal of Theory Construction and Testing, 15*(1), 17–22.

McCormick, D. P., Holder, B., Wetsel, M., & Cawthon, T. (2001). Spirituality and HIV disease: An integrated perspective. *Journal of the Association of Nurses in AIDS care, 12*(3), 58–65.

McGee, E. (2000). Alcoholics Anonymous and nursing: Lessons in holism and spiritual care. *Journal of Holistic Nursing, 18*(1), 11–26.

McGee, E. M. (2004). *I'm better for having known you: An exploration of self-transcendence in nurses*. Unpublished doctoral dissertation, Boston College.

Mellors M. P., Erlen, J. A., Coontz, P. D., & Lucke, K. T. (2001). Transcending the suffering of AIDS. *Journal of Community Health Nursing, 18*(4), 235–246.

Mellors, M. P., Riley, T. A., & Erlen, J. A. (1997). HIV, self-transcendence, and quality of life. *Journal of the Association of Nurses in AIDS Care, 8*(2), 59–69.

Neill, J. (2002). Transcendence and transformation in life patterns of women living with rheumatoid arthritis. *Advances in Nursing Science, 24*(2), 27–47.

Newman, M. A. (1986). *Health as expanding consciousness*. St. Louis: Mosby.

Nygren, B., Alex, L., Jonsen, E., Gustafson, Y., Norberg, A., & Lundman, B. (2005). Resilience, sense of coherence, purpose in life and self-transcendence in relation to perceived physical and mental health among the oldest old. *Aging & Mental Health, 9*(4), 354–362.

Parse, R. R. (1981). *Man-living-health: A theory of nursing*. New York: Wiley.

Palmer, B., Quinn, M. T., Reed, P. G., & Fitzpatrick, J. J. (2010). Self-transcendence and work engagement in acute care staff registered nurses. *Critical Care Nursing, 33*(2), 138–147.

Pelusi, J. (1997). The lived experience of surviving breast cancer. *Oncology Nursing Forum, 24*(3), 1343–1353.

Phillips, L. R., & Reed, P. G. (2009a). Into the abyss of someone else's dying: The voice of the end-of-life caregiver. *Clinical Nursing Research*, *18*(1), 80–97.

Phillips, L. R., & Reed, P. G. (2009b). End-of-life caregiver's perspectives on their role: Generative caregiving. *The Gerontologist*, *50*(2), 204–214.

Radloff L. S. (1977). The CES-D scale: A self-report depression scale for research in the general population. *Applied Psychological Measurement*, *1*, 385–401.

Reed, P. G. (1983). Implications of the life span developmental framework for well-being in adulthood and aging. *Advances in Nursing Science*, *6*(1), 18–25.

Reed, P. G. (1986a). A model for constructing a conceptual framework for education in the clinical specialty. *Journal of Nursing Education*, *25*(7), 295–299.

Reed, P. G. (1986b). Developmental resources and depression in the elderly. *Nursing Research*, *35*(6), 368–374.

Reed, P. G. (1987). Constructing a conceptual framework for psychosocial nursing. *Journal of Psychosocial Nursing*, *25*(2), 24–28.

Reed, P. G. (1989). Mental health of older adults. *Western Journal of Nursing Research*, *11*, 143–163.

Reed, P. G. (1991a). Toward a nursing theory of self-transcendence: Deductive reformulation using developmental theories. *Advances in Nursing Science*, *13*(4), 64–77.

Reed, P. G. (1991b). Self-transcendence and mental health in the oldest-old adults. *Nursing Research*, *40*(1), 5–11.

Reed, P. G. (1996). Transcendence: Formulating nursing perspectives. *Nursing Science Quarterly*, *9*(1), 2–4.

Reed, P. G. (1997a). Nursing: The ontology of the discipline. *Nursing Science Quarterly*, *10*(2), 76–79.

Reed, P. G. (1997b). The place of transcendence in nursing's science of unitary human beings: Theory and research. In M. Madrid (Ed.), *Patterns of Rogerian knowing* (pp. 187–196). New York: National League for Nursing.

Reed, P. G. (2003). The theory of self-transcendence. In M. J. Smith & P. R. Liehr (Eds.), *Middle range theory for nursing* (pp. 145–165). New York: Springer.

Reed, P. G. (2008). The theory of self-transcendence. In M. J. Smith & P. R. Liehr (Eds.), *Middle range theory for nursing* (2nd ed., pp. 163–200). New York: Springer.

Reed, P. G. (2013). The theory of self-transcendence. In M. J. Smith & P. R. Liehr (Eds.), *Middle range theory for nursing* (3rd ed.). New York: Springer.

Reed, P. G., & Rousseau, E. (2007). Spiritual inquiry and well-being in life limiting illness. *Journal of Religion, Spirituality, & Aging, 19*(4), 81–98.

Riegel, K. (1976). The dialectics of human development. *American Psychologist*, *31*, 689–699.

Rogers, M. E. (1970). *An introduction to the theoretical basis of nursing*. Philadelphia: F. A. Davis.

Rogers, M. E. (1980). A science of unitary man. In J. Riehl & C. Roy (Eds.), *Conceptual models for nursing practice* (2nd ed., pp. 329–338). New York: Appleton-Century-Crofts.

Rogers, M. E. (1990). Nursing: Science of unitary, irreducible, human beings: Update 1990. In E. A. M. Barrett (Ed.), *Visions of Rogers' science based nursing* (pp. 5–12). New York: National League for Nursing.

Runquist. J. J., & Reed, P. G. (2007). Self-transcendence and well-being in homeless adults. *Journal of Holistic Nursing*, *25*(1), 5–13.

Sarter, B. (1988). Philosophical sources of nursing theory. *Nursing Science Quarterly*, *1*(2), 52–59.

Sharpnack, P. A., Quinn-Griffin, M. T., Benders, A. M., & Fitzpatrick, J. J. (2010). Spiritual and alternative healthcare practices of the Amish. *Holistic Nursing Practice, 24(2),* 64–72.

Sharpnack, P. A., Quinn-Griffin, M. T., Benders, A. M., & Fitzpatrick, J. J. (2011). Self-transcendence and spiritual well-being in the Amish. *Journal of Holistic Nursing*, *29*(2), 91–97.

Shearer, N. B. C., & Reed, P. G. (2004). Empowerment: Reformulation of a non-Rogerian concept. *Nursing Science Quarterly*, *17*(3), 253–259.

Shearer, N. B. C., Fleury, J. D., & Reed, P. G. (2009). The rhythm of health in older women with chronic illness. *Research and Theory for Nursing Practice: An International Journal*, *23*(2), 148–160.

Sperry, J. J. (2011). *The relationship of self-transcendence, social interest, and spirituality to well-being in HIV/AIDS adults*. (Doctorial dissertation). Available from ProQuest Dissertations and Theses database. (UMI 3480607).

Stevens, D. D. (1999*). Spirituality, self-transcendence and depression in young adults with AIDS (Immune deficiency).* (Doctoral dissertation). Available from ProQuest Dissertations and Theses database. (UMI 9961253).

Stinson, C. K., & Kirk, E. (2006). Structured reminiscence: an intervention to decrease depression and increase self-transcendence in older women. *Journal of Clinical Nursing*, *15*, 208–218.

Taylor, E. J. (2000). Transformation of tragedy among women surviving breast cancer. *Oncology Nursing Forum*, *27*, 781–788.

Thomas, J. C., Burton, M., Quinn-Griffin, M. T., & Fitzpatrick, J. J. (2010). Self-transcendence, spiritual well-being, and spiritual practices of women with breast cancer. *Journal of Holistic Nursing, 28(2),* 115–122.

Upchurch, S. L. (1999). Self-transcendence and activities of daily living: The woman with the pink slippers. *Journal of Holistic Nursing*, *17*(3), 251–266.

Upchurch, S. L., & Mueller, W. H. (2005). Spiritual influences on ability to engage in self-care activities among older African Americans. *International Journal of Aging & Human Development*, *60*(1), 77–94.

Walton, C., Shultz, C., Beck, C., & Walls, R. (1991). Psychological correlates of loneliness in the older adult. *Archives of Psychiatric Nursing*, *5*(3), 165–170.

Walsh, S. M., Chen, S., Hacker, M., & Broschard, D. (2008). A creative-bonding intervention and a friendly visit approach to promote nursing students' self-transcendence and positive attitudes toward elders: A pilot study. *Nurse Education Today*, *28*, 363–370.

Walsh, S. M., Lamet, A. R., Lindgren, C. L., Rillstone, P., Little, D. J., Steffey, C. M., et al. (2011). Art in Alzheimer's care: Promoting well-being in people with late-stage Alzheimer's disease. *Rehabilitation Nursing*, *36*(2), 66–72.

Watson, J. (1979). *Nursing: The philosophy and science of caring*. Boston: Little, Brown.

Watson, J. (1985). *Nursing: Human science and human care: A theory of nursing*. Norwalk, (CT): Appleton-Century-Crofts.

Whall, A. L. (1986). *Family therapy theory for nursing: Four approaches*. East Norwalk, (CT): Appleton-Century-Crofts.

Wilber, K. (1980). *The Atman project: A transpersonal view of human development*. Wheaton, (IL): Quest.

Wilber, K. (1981). *Up from Eden: A transpersonal view of human evolution*. Garden City, (NY): Theosophical.

Wilber, K. (1990). *Eye to eye: The quest for the new paradigm* (2nd ed.). Boston: Shambhala.

Williams, B. J. (2012). Self-transcendence in stem-cell transplantation recipients: A phenomenologic study. *Oncology Nursing Forum, 39(1)*, E41–E48.

Willis, D. G., & Grace, P. J. (2011). The applied philosopher-scientist: Intersections among phenomenological research, nursing science, and theory as a basis for practice aimed at facilitating boys' healing from being bullied. *Advances in Nursing Science*, *34*(10), 19–28.

Willis, D. G., & Griffith, C. A. (2010). Healing patterns revealed in middle school boys' experiences of being bullied using Roger's Science of Unitary Human Beings (SUHB). *Journal of Child and Adolescent Psychiatric Nursing*, *23*(30), 125–132.

Young, C. A., & Reed, P. G. (1995). Elders' perceptions of the role of group psychotherapy in fostering self-transcendence. *Archives of Psychiatric Nursing*, *9*(6), 338–347.

BIBLIOGRAPHY

Primary Sources

Books

Reed, P. G., Shearer, N. B. C., & Nicoll, L. H., (Eds.) (2004). *Perspectives on nursing theory* (4th ed.). New York: Lippincott.

Reed, P. G., & Shearer, N. B. C. (Eds.). (2009). *Perspectives on nursing theory* (5th ed). New York: Lippincott.

Reed, P. G., & Shearer, N. B. C. (2011). *Nursing knowledge and theory innovation: Advancing the science of nursing practice*. New York: Springer.

Reed, P. G., & Shearer, N. B. C. (Eds.). (2012). *Perspectives on nursing theory* (6th ed). New York: Lippincott.

Videos

Reed, P. G. (2008). *Reed Self-Transcendence Theory. Nurse Theorists: Portraits of Excellence Vol. II*. Athens, (OH): Fitne Productions.

Reed, P. G. (2010). *Self-transcendence theory and nursing in illness and suffering*. DVD. For Escola Superior da Saúde Instituto Politécnico de Leiria Research Conference, Lisbon, Portugal.

Book Chapters

Johnson, C., & Reed, P. G. (2011). Mindfulness and knowledge development in nursing practice. In P. G. Reed & N. B. C. Shearer (Eds.), *Nursing knowledge and theory innovation: Advancing the science of nursing practice* (pp. 75–84). New York: Springer.

Michaels, C., & Reed, P. G. (2011). Community-based nursing praxis as a catalyst for generating knowledge. In P.G. Reed & N. B. C. Shearer (Eds.), *Nursing knowledge and theory innovation: Advancing the science of nursing practice* (pp. 123–132). New York: Springer.

Reed, P. G. (1985). Early and middle adulthood. In D. L. Critchley & J. T. Maurin (Eds.), *The clinical specialist in psychiatric-mental health nursing: Theory, research, and practice* (pp. 135–154). New York: Wiley.

Reed, P. G. (1986). The developmental conceptual framework: Nursing reformulations and applications for family theory. In A. Whall (Ed.), *Family therapy theory for nursing: Four approaches* (pp. 69–92). New York: Appleton-Century-Crofts.

Reed, P. G. (1998). The re-enchantment of health care: A paradigm of spirituality. In M. Cobb & V. Robshaw (Eds.), *The spiritual challenge of health care* (pp. 35–55). Edinburgh, Scotland: Churchill Livingstone.

Reed, P. G. (2010). Pamela Reed's theory of self-transcendence. In M. Parker and M. Smith, (Eds.), *Nursing theories and nursing practice* (3rd ed.) (pp. 417–427). Philadelphia: F.A. Davis.

Reed, P. G. (2011). Reflections on the ontology and epistemology of complexity science and nursing science. In A. Davidson, M. Ray, & M. Turkel (Eds.). *Nursing, caring, and complexity science: For human-environment well-being* (pp. 56–60). New York: Springer.

Reed, P. G. (2011). The spiral path of nursing knowledge. In P. G. Reed & N. B. C. Shearer, (Eds.), *Nursing knowledge and theory innovation: Advancing the science of nursing practice* (pp. 1–36). New York: Springer.

Reed, P. G. (2011). Practitioner as theorist: A nurse's toolkit for theoretical thinking. In P. G. Reed & N. B. C. Shearer, (Eds.), *Nursing knowledge and theory innovation: Advancing the science of nursing practice* (pp. 95–106). New York: Springer.

Reed, P. G., & Larson, C. (2006). Spirituality. In J. J. Fitzpatrick & M. Wallace (Eds.), *Encyclopedia for nursing research* (2nd ed., pp. 565–567). New York: Springer.

Shearer, N. B. C., & Reed, P. G. (2011). Steps in reformulating a nursing practice concept: Empowerment as an example. In P.G. Reed & N. B. C. Shearer (Eds.), *Nursing knowledge and theory innovation: Advancing the science of nursing practice* (pp. 151–162). New York: Springer.

Journal Articles

Fitzpatrick, J. J., & Reed, P. G. (1980). Stress in the crisis experience: Nursing intervention. *Occupational Health Nursing, 28*(12), 19–21.

Jesse, E., & Reed, P. G. (2004). Effects of spirituality

and psychosocial well-being on health risk behaviors among pregnant women from Appalachia. *Journal of Obstetric, Gynecologic, & Neonatal Nursing, 33*(6), 739–747.

Reed, P. G. (1986). Death perspectives and temporal variables in terminally ill and healthy adults. *Death Studies, 10*, 443–454.

Reed, P. G. (1986). Religiousness among terminally ill and healthy adults. *Research in Nursing and Health, 9*, 35–42.

Reed, P. G. (1987). Spirituality and well-being in terminally ill hospitalized adults. *Research in Nursing and Health, 10*(5), 335–344.

Reed, P. G. (1989). Mental health of older adults [includes commentaries and author's response]. *Western Journal of Nursing Research, 11*(2), 143–163.

Reed, P. G. (1991). Preferences for spiritually-related nursing interventions among terminally ill and nonterminally ill hospitalized adults and well adults. *Applied Nursing Research, 4*(3), 122–128.

Reed, P. G. (1991). Spirituality and mental health of older adults: Extant knowledge for nursing. *Family and Community Health, 14*(2), 14–25.

Reed, P. G. (1992). An emerging paradigm for the investigation of spirituality in nursing. *Research in Nursing and Health, 15*, 349–357.

Reed, P. G. (1994). The spirituality factor: Response to "The relationship between spiritual perspective, social support, and depression in care giving and non-care giving wives." *Scholarly Inquiry for Nursing Practice: An International Journal, 8*(4), 391–396.

Reed, P. G. (1995). A treatise on nursing knowledge development for the 21st century: Beyond postmodernism. *Advances in Nursing Science, 17*(3), 70–84.

Reed, P. G. (1998). A holistic view of nursing concepts and theories in practice. *Journal of Holistic Nursing, 16*(4), 4415–4419.

Reed, P. G. (1998). Response to commentary on "The ontology of the discipline of nursing": Breaking through a breakdown in logic. *Nursing Science Quarterly, 11*(4), 146–148.

Reed, P. G. (2006). Neomodernism and evidence based nursing: The production of nursing knowledge. *Nursing Outlook, 54*(1), 36–38.

Reed, P. G. (2006). The practice turn in nursing epistemology. *Nursing Science Quarterly, 19*(1), 36–38.

Reed, P. G. (2006). Theory and nursing practice. *Nursing Science Quarterly, 19*(2), 116.

Reed. P. G. (2008). The practice of nursing science: Crossing boundaries. *Nursing Science Quarterly, 21*(1), 37–39.

Reed, P. G. (2009). Demystifying self-transcendence for mental health nursing practice and research. *Archives of Psychiatric Nursing, 23*, 397–400.

Reed, P. G., & Rolfe, G. (2006). Nursing knowledge and nurses' knowledge: A reply to Mitchell and Bournes. *Nursing Science Quarterly, 19*(2), 120–122.

Reed, P. G., & Runquist, J. (2007). Reformulation of a methodological concept in grounded theory. *Nursing Science Quarterly, 20*(2), 118–122.

Book Reviews

Reed, P. G. (1999). Nursing theorists and their work by M. Tomey & M. Alligood. *Nursing Science Quarterly, 12*(3), 266–268.

Reed, P. G. (1999). Theory and nursing: Integrated knowledge development by P. Chinn & M. Kramer. *Nursing Leadership Forum, 4*(2), 2–3.

Reed, P. G. (2001). Nursing as a spiritual practice: A contemporary application of Florence Nightingale's views by J. Macrae. *Nursing Leadership Forum, 6*(2), 90.

Reed, P. G. (2003). Nursing theories and nursing practice by Marilyn Parker. *Nursing Science Quarterly, 16*(2), 175–176.

Reed, P. G. (2005). Giving voice to what we know: Margaret Newman's theory of health as expanding consciousness in nursing practice, research, and education by Carol Picard and Dorothy Jones. *Nursing Science Quarterly, 18*, 272–273.

Dissertation

Reed, P. G. (1982). *Well-being and perspectives on life and death among death-involved and non-death-involved individuals*. Unpublished doctoral dissertation, Wayne State University, Detroit.

Secondary Sources

Selected Book Chapters

Coward, D. D. (2000). Making meaning within the experience of life-threatening illness. In G. Reker & K.

Chamberlain (Eds.), *Existential meaning: Optimizing human development across the life span* (pp. 157–170). Thousand Oaks, (CA): Sage.

Haase, J., Britt, T., Coward, D., Kline Leidy, N., & Penn, P. (2000). Simultaneous concept analysis: A strategy for developing multiple interrelated concepts. In B. Rodgers & K. Knafl (Eds.), *Concept development in nursing: Foundations, techniques, and applications* (2nd ed., pp. 209–229). Philadelphia: Saunders.

Selected Journal Articles

Budin, W. C. (2001). Birth and death: Opportunities for self-transcendence. *Journal of Perinatal Education, 10(2)*. 38–42.

Chiu, L. (2000). Lived experience of spirituality in Taiwanese women with breast cancer. *Western Journal of Nursing Research*, *22*, 29–53.

Chiu, L., Emblen, J., van Hofwegen, L., Sawatzky, R., & Meyerhoff, H. (2004). An integrative review of the concept of spirituality in the health sciences. *Western Journal of Nursing Research*, *26*(4), 405–428.

Magill, L. (2009). The spiritual meaning of pre-loss music therapy to bereaved caregivers of advanced cancer patients. *Palliative and Supportive Care*, *7*, 97–108.

Phillips-Salimi, C. R., Haase, J. E., Kintner, E. K., Monahan, P. O., & Azzouz, F. (2007). Psychometric properties of the Herth Hope Index in adolescents and young adults with cancer. *Journal of Nursing Measurement*, *15*(1), 3–23.

Ramer, L., Johnson, D., Chan, L., & Barrett, M. T. (2006). The effect of HIV/AIDS disease progression on spirituality and self-transcendence in a multicultural population. *Journal of Transcultural Nursing*, *17*(3), 280–289.

Rawnsley, M. (2000). Response to Reed's nursing reformulation: Historical and philosophic foundations. *Nursing Science Quarterly*, *13*(2), 134–136.

Reese, C. G., & Murray, R. B. (1996). Transcendence: The meaning of great-grandmothering. *Archives of Psychiatric Nursing*, *10*(4), 245–251.

Runquist, J. J. (2006). Persevering through postpartum fatigue. *Journal of Obstetric, Gynecological & Neonatal Nursing*, *36*(1), 28–37.

Sarenmalm, E. K., Thorén-Jönsson A., Gaston-Johansson F., & Ohlén J. (2009). Making sense of living under the shadow of death: Adjusting to a recurrent breast cancer illness. *Qualitative Health Research*, *19*(8), 1116–1130.

Shearer, N. B. (2007). Toward a nursing theory of Health Empowerment in Homebound Older Women. *Journal of Gerontological Nursing*, *33*(12), 38–45.

Teixeira, M. E. (2008). Self-Transcendence: a concept for nursing practice. *Holistic Nursing Practice*, *22*(1), 25–31.

Walker, C. A. (2002). Transformative aging: How mature adults respond to growing older. *Journal of Theory Construction & Testing*, *6*(2), 109–116.

Selected Master's Theses and Dissertations

Baker, C. D. (2008). *Self-transcendence, death anxiety, and older adult's participation in health promotion behaviors*. (Doctorial dissertation). Available from ProQuest Dissertations and Theses database. (UMI 3342770).

Billard, A. (2001). *The impact of spiritual transcendence on the well-being of aging Catholic sisters*. (Doctoral dissertation). Available from ProQuest Dissertations and Theses database. (UMI 9999061).

Bouwkamp, C. I. (1996). *The relationships among depression, quality of life, and spirituality in older adults*. (Unpublished master's thesis). University of Arizona, Tucson.

Brauchler, D. S. (1992). *An empirical study of the relationship between spiritually related variables and depression in hospitalized adults*. (Unpublished master's thesis). University of Arizona, Tucson.

Britt, T. (1989). *The relationship of self-transcendence, spirituality, and hope to positive personal death perspectives in healthy older adults*. (Unpublished master's thesis). University of Arizona, Tucson.

Brown, M. L. (1995). *The relationship of spirituality and self-transcendence to life satisfaction among chronically ill Euro-American and Mexican-American older adults*. (Unpublished master's thesis). University of Arizona, Tucson.

Campesino-Flenniken, M. (2003). *Voces de las madres: Traumatic bereavement after gang-related homicide*. (Doctoral dissertation). Available from ProQuest Dissertations and Theses database. (UMI 3106975).

Cookman, C. A. (1992). *Attachment structures of*

older adults. (Doctoral dissertation). Available from ProQuest Dissertations and Theses database. (UMI 9234901).

Coward, D. (1990). *Correlates of self-transcendence in women with advanced breast cancer*. (Doctoral dissertation). Available from ProQuest Dissertations and Theses database. (UMI 9108416).

Decker, I. (1998). *Moral reasoning, self-transcendence, and end-of-life decisions in a group of community dwelling elders*. (Doctoral dissertation). Available from ProQuest Dissertations and Theses database. (UMI 9912131).

Diener, J. E. S. (2003). *Personal narrative as an intervention to enhance self-transcendence in women with chronic illness*. (Unpublished doctoral dissertation). University of Missouri, St. Louis.

Egan, S. R. (1996). *The relationship of meaning of death field patterns to well-being, spiritual perspective and perception of health in healthy older adults*. (Unpublished master's thesis). University of Arizona, Tucson.

Ellermann, C. (1998). *Depression and self-transcendence in middle-aged adults*. (Unpublished master's thesis, University of Arizona). Tucson.

Forbes, M. A. R. (1998). *Testing a causal model of hope and its antecedents among chronically ill older adults*. (Doctoral dissertation). Available from ProQuest Dissertations and Theses database. (UMI 9901665).

Gallup, J. R. (1985). *The relationship of death anxiety to developmental resources and perceived distance to personal death in later adulthood*. (Unpublished master's thesis). University of Arizona, Tucson.

Gross, D. (1994). *Harvesting the wisdom of the elders: A study of the lives of seven exemplary aged women*. (Unpublished doctoral dissertation). Institute of Transpersonal Psychology, Palo Alto, CA.

Gusick, G. M. (2005). *Factors affecting the symptom burden in chronic heart failure*. Available from ProQuest Dissertations and Theses database. (UMI 3166193).

Hoshi, M. (2008). *Self-transcendence, vulnerability, and well-being in hospitalized Japanese elders*. (Doctoral dissertation). Retrieved from CINAHL Plus with Full Text. (UMI 3336593).

Hsu, Y. (2009). *A cultural psychosocial model for depression in elder care institutions: The roles of socially supportive activity and self-transcendence*. (Doctoral dissertation).Available from ProQuest Dissertations and Theses database. (UMI 3352632).

Hunnibell, L. S. (2006). *Self-transcendence and the three aspects of burnout syndrome in hospice and oncology nurses*. (Doctoral dissertation). Available from ProQuest Dissertations and Theses database. (UMI 3253704).

Jacobs, M. L. (1995). *Spiritual perspective and death acceptance as correlates of the aggressiveness of elders' end-of-life treatment choices*. Unpublished master's thesis). University of Arizona, Tucson.

Kannan, L. M. (2008). *Spirituality and symptom management in osteoarthritis*. (Doctoral dissertation). Available from ProQuest Dissertations and Theses database. (UMI 3368209).

Kidd. L. (2009). *The effect of a poetry writing intervention on self-transcendence, resilience, depressive symptoms, and subjective burden in family caregivers of older adults with dementia*. (Doctoral dissertation). Available from ProQuest Dissertations and Theses database. (UMI 3393113).

Kim, S. (2008). *Family interdependence of spirituality and self-transcendence and well-being among Korean elders and family caregivers*. (Doctoral dissertation). Available from ProQuest Dissertations and Theses database. (UMI 3303781).

Kelley, M. G. (1999). *The lived experience of spiritual healing touch in older women with chronic pain*. (Unpublished master's thesis). University of Arizona, Tucson.

Klaas, D. J. K. (1996). *The experience of depression, meaning in life and self-transcendence in two groups of elders*. (Doctoral dissertation). Available from ProQuest Dissertations and Theses database. (UMI 9720690).

Larson, C. D. (1998). *The relationship of spiritual perspective and functional status to morale in adults with chronic pulmonary disease*. (Unpublished master's thesis). University of Arizona, Tucson.

Larson, C. D. (2004). *Spiritual, psychosocial, and physical correlates of well-being across the breast cancer experience*. (Unpublished doctoral dissertation). University of Arizona, Tucson.

Malcolm, J. D. (1989). *Self-transcendence, chronic illness and depression in later adulthood*. (Unpublished master's thesis). Arizona State University,

Tempe.

Matthews, E. E. (2000). *Optimism and emotional well-being in women with breast cancer: The role of mediators*. (Masters thesis) Available from ProQuest Dissertations and Theses database. (UMI 9967106).

Nielson, S. T. P. (1992). *Life events as determinants of wisdom in older adults*. (Unpublished doctoral dissertation). University of Arizona, Tucson.

Rieck, S. B. (2000). *The relationship between the spiritual dimension of the nurse-patient relationship and patient well-being*. (Doctoral dissertation). Available from ProQuest Dissertations and Theses database. (UMI 9983908).

Rosdahl, D. (2004). *The effect of mindfulness meditation on tension headaches and secretory immunoglobulin A in saliva*. (Doctoral dissertation). Available from ProQuest Dissertations and Theses database. (UMI 3119979).

Rose, S. S. (2003). *Catastrophic injury and illness in the elderly*. (Doctoral dissertation). Available from ProQuest Dissertations and Theses database. (UMI 3090018).

Runquist, J. J. (2006). *Persevering through postpartum fatigue*. (Doctoral dissertation). Available from ProQuest Dissertations and Theses database. (UMI 3205369).

Sabre, L. K. (1997). *Perceived insomnia, life-events and self-transcendence in middle and older adults*. (Unpublished master's thesis). University of Arizona, Tucson.

Sanzo, Michelle. (2010). *A psychometric assessment of self-transcendence*. (Doctoral dissertation). Available from ProQuest Dissertations and Theses database. (UMI 3401770).

Scharpf, S. S. (1996). *Self-transcendence in older men with prostate cancer*. (Unpublished master's thesis). University of Delaware, Newark.

Shearer, N. B. C. (2000). *Facilitators of health empowerment in women*. (Doctoral dissertation). Available from ProQuest Dissertations and Theses database. (UMI 9965911).

Suzuki, M. (1999). *The relationship of depression and self-transcendence among community-living Japanese elders*. (Unpublished master's thesis). University of Arizona, Tucson.

Upchurch, S. L. (1993). *Self-transcendence, health status, and selected variables as determinants of the ability to perform activities of daily living in non-institutionalized adults*. (Doctoral dissertation). Available from ProQuest Dissertations and Theses database. (UMI 9407736).

Van Lent, D. (1988). *The relationship of spirituality, self-transcendence, and social support to morale in chronically ill elderly*. (Unpublished master's thesis). University of Arizona, Tucson.

Walker, C. A. (2000). *Aging among baby boomers*. (Doctoral dissertation). Available from ProQuest Dissertations and Theses database. (UMI 9993966).

Williams, B. (2008). *Rebirth: The experience of self-transcendence in patients who have undergone stem cell transplantation*. (Doctoral dissertation). Available from ProQuest Dissertations and Theses database. (UMI 3461906).

Wright, K. (2003). *Quality of life, self-transcendence, illness distress, and fatigue in liver transplant recipients*. (Doctoral dissertation). Available from ProQuest Dissertations and Theses database. (UMI 3116238).

Wolf, E. J. (2011). *Positive psychosocial functioning in long-term practitioners of highest yoga tantras*. (Doctoral dissertation). Available from ProQuest Dissertations and Theses database. (UMI 3461906).

Young, C. (1994). *Older adults group members' perceptions of the role of outpatient group psychotherapy in enhancing self-transcendence*. (Unpublished master's thesis). University of Arizona, Tucson.

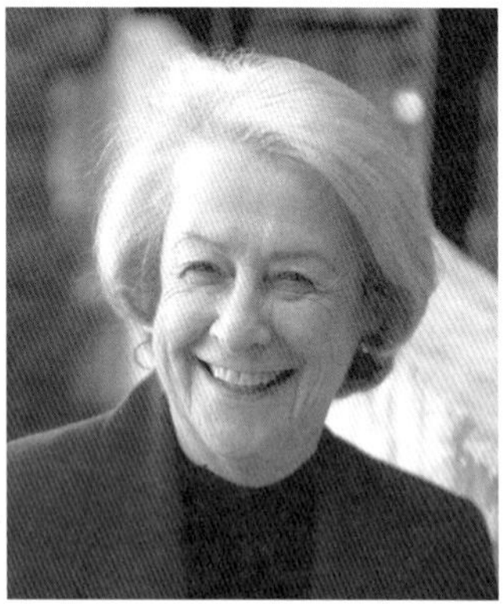

캐롤린 위너
Carolyn L. Wiener

1930-현재

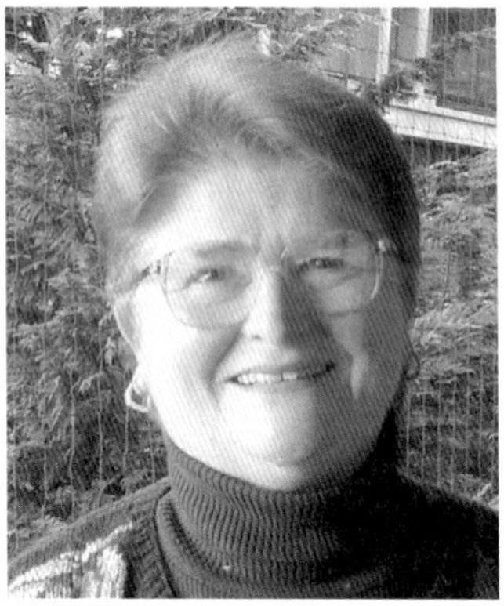

매릴린 도드
Marylin J. Dodd

1946-현재

30장

질병궤도이론

Theory of Illness Trajectory

Janice Penrod, Lisa Kitko, GwenMcGhan

"암과 같은 만성 질환을 둘러싼 불확실성은 크게 볼 때 인생의 불확실성이다. 이와 같이 과장된 불확실성을 견뎌내는 사람들의 이야기에 집중함으로써 우리는 삶의 궤도에 대해 많은 것을 배울 수 있다"(Wiener & Dodd, 1993, p. 29).

이론가 소개

캐롤린 위너

캐롤린 위너는 1930년 샌프란시스코에서 태어났다. 972년에 샌프란시스코 주립 대학교(San Fran-cisco State University)에서 학제 간 사회과학 학사학위를 받았다. 1975년에 캘리포니아 대학교, 샌프란시스코(UCSF)에서 사회학 석사학위를 받았다. UCSF의 박사과정에 다시 돌아와서 1978년에 사회학 박사학위를 받았다. 박사학위를 받은 후 UCSF에서 사회학 연구 조교수로 채용된 후 정년교수로 1999년까지 일하였다.

Photo credit:Robert Foothorap. From (2001). The UCSF School of Nursing Annual Publication, The Science of Caring, 13(1), 7.
Photo credit:Craig Carlson.

위너는 현재 UCSF 간호대학의 생리 간호학과(Department of Physiological Nursing)와 사회 행동과학과(Department of Social and Behavioral Sciences)의 석좌교수이다. 그녀의 연구는 건강관리 기관의 조직, 만성 질병, 건강정책에 초점을 두고 있다. 그녀는 질적 연구방법을 가르치고 있고, 근거이론연구방법과 관련된 많은 세미나와 워크샵을 진행하였다.

위너는 많은 상과 영예를 수여받음으로써 그녀의 우수성을 인정받았다. 2001년 영국 노팅험 간호대학에서 열린 "Critiquing Health Improvement"에서 개회 특강을 하였을 뿐 아니라, 같은 해 UCSF에서 우수 여성 교수 상을 수상하기도 하였다. Anselm Strauss(근거이론 연구방법에서 Barney Glaser와 공동 창시자)와 협동관계를 맺고, 1996년 UCSF의 Anselm Strauss의 인생과 연구 기념 때 초청발표를 하였고, 1999년에 독일 Magdeburg에서 개최된 '*이론가 Anselm Strauss: 독일과 유럽의 사회과학에 미친 영향*'에 대해 발표하였고 2005년 UCSF에서 First Anselm Strauss Research Colloquium 에서도 발표를 하였다. 그녀는 다양한 전문분야의 연구자와 학생들에게 연구방법론적 상담가로 높이 인정받고 있다.

광범위한 연구비 수혜와 방법론 연구논문의 보급은 위너의 연구업적을 잘 입증해준다. 그녀는 1970년대 중반부터 연구와 이론에 관한 글을 꾸준히 발표하고 있다. 또한, 그녀는 여러권의 저서(Fager-haugh, Strauss, Suczek, & Wiener, 1987; Strauss, Cobin, Fagerhaugh, Glaser, Maines et al., 1984; Strauss, Fagerhaugh, Suczek, & Wiener, 1985; Wiener, 1981; 2000; Wiener & Strauss, 1997; Wiener & Wysmans, 1990)의 저자 또는 공동저자이다. 연구초기에 위너는 질병궤도이론illness trajectories, 일대기biographies, 발전하는 의학적 기술 현장evolving medical technology scene에 관심을 보였다. 1980~1990년대 위너는 병원에서의 대처, 불확실성, 책임accountability에 관심을 가졌다. 그녀는 병원에서의 질 관리quality management와 재설계를 위한 노력을 조사하고, 책임accountability과 관련된 이슈를 바탕으로 행위자agency와 병원사이의 상호작용을 조사하는 연구를 완성하였다. 이러한 연구 결과는 저서 The Elusive Quest(2000)로 나타났다. 이 책에서 위너는 기업경영으로부터 가져온 질개선 방법들이 다양한 분야의 전문직들이 모여서 고도로 세밀한 방법으로 환자를 돌보는 병원 환경에서, 또한 환자의 구분도 어렵고 각자의 고유한 질병 과정을 갖고 있기 때문에 병원 환경에 잘 맞지 않는다고 하였다. 이와 같은 모든 연구 업적은 그녀의 강한 방법론적 전문성과 사회적 조망을 바탕으로 이루어졌다.

메릴린 도드

메릴린 도드는 1946년에 캐나다의 벤쿠버에서 태어났다. 그녀는 캐나다의 British

Columbia의 벤쿠버 종합병원에서 공부한 후에 RN 자격을 취득하였다. 그녀는 1971년과 1973년에 워싱턴대학교(University of Washington)에서 학사학위와 석사학위를 받았고 석사학위를 받은 후 간호학 교수로 재직하였다. 1977년 도드는 Wayne State University에서 간호학 박사학위를 수여받았다. 그녀는 UCSF에서 조교수로 임용되었다. 재임기간 중에 정교수, 부학장을 역임하고, UCSF의 증상관리센터 장으로 활동하였다. 2003년에는 UCSF 간호대학의 Sharon A. Lamb 기금 증상관리 석좌교수가 되었다.

그녀 연구의 모범적인 프로그램은 종양 간호 특히, 자기 간호와 증상관리에 관심을 기울였다. 도드의 뛰어난 연구기금 수혜 실적은 그녀 연구 업적의 우수성과 중요성의 입증하고 있다. 그녀는 23년간 많은 연방기금 지원을 포함하여 내부와 외부의 연구기금을 적절히 엮어서 자신의 연구를 발전시켰다. 그녀의 연구 궤도는 종양간호에서의 복잡한 현상을 이해하기 위하여 기술적 연구는 물론 무작위 임상 시험연구방법을 적용한 중재연구를 모두 적극 활용하여 훌륭하게 발전되었다.

도드의 연구는 암 치료의 부작용(구내염)과 암의 증상(피로, 통증)을 관리하기 위한 자기-간호 중재 프로그램PRO-SELF Program을 시험하기 위해 디자인되었다. 이 연구는 The PRO-SELF: 통증 관리 프로그램-효율적 암성통증 관리법으로 명명되었으며, 이는 *Oncology Nursing Forum*(West, Dodd, Paul, Schumacher, Tripathy et al., 2003)에 게재되었다. 현재 그녀는 종양간호전문분야, 그녀는 2002년증상관리 교수집단을 위한 센터Center for Symptom Management Faculty Group가 개발한 Biomarkers I & II라는 새로운 과정을 설립하였다.

Dodd는 여러가지 훌륭한 상을 받을만한 화려한 경력을 지녔다. 그 중에서도 그녀는 미국 간호학회(American Academy of Nursing, 1986)의 펠로우로 인정받았다. 그녀는 종양간호사회로부터 우수연구상(1993, 1996)에서 Cancer Nursing이란 학술지에서 최우수 독창적 연구논문상(1994, 1996), 종양간호사회의 Bristol-Meyers 우수연구경력상(1997), 종양간호사회의 Chiron 우수학술 및 종양간호 문헌 공로상(2000)을 수상함으로써, 종양간호에서의 지속적인 우수성과 현저한 공헌이 입증되었다. 이와 같이 그녀의 화려한 수상 경력은 그녀의 전문직 행보에 보내진 존경과 찬사가 얼마나 컸는지 짐작할 수 있게 해 준다.

도드의 연구 보급 기록 또한 유명하다. 그녀는 1975년부터 그녀의 독창적 출간물을 게재하기 시작하였다. 1980년대 초반부터, 그녀는 매년 여러 가지 주목을 받는 연구논문을 게재하였고, 점점 발표실적이 증가하였다. 그녀는 130편의 논문을 발표하였고 7권의 저서를 집필했으며, 많은 책의 편저작업에 기여했고 수많은 학술지의 사설이나 초록집, 고찰논문(1978, 1987, 1988, 1991, 1997, 2001, 2004)을 발표하였다. 세계각지의 과학적 모임에 참석하여 많은 발표를 하여 연구업적을 빛나게 하였다. 도드는 북미, 호주, 아시아, 유럽 각국에서 연자로 초청받았다.

대학교, 간호대학, 생리 간호학과, 많은 전문직 공공단체와 학술시 심사위원에서의 그녀의 왕성한 활동을 통하여 그녀는 간호 전문직을 위한 봉사 실적을 보였다. 이러한 왕성한 활동의 폭과 양에도 불구하고 도드는 훌륭한 선생님이며 멘토이었다. 그녀는 여러 대학원 과정에서 기록에 남을 유명 교수요원이었으며, UCSF의 석사, 박사, 박사 후 과정의 상담 업무를 수행하였다. 간략하지만 그녀의 저명한 경력 중 가장 빛나는 것은 그녀가 간호의 학술적 우수성 면에서 본보기라고 말할 수 있다는 점이다.

이론의 배경

질병에 대한 대처가 사회과학자와 간호학자들에게 수십년간 관심을 받아왔지만, 모호한 이론적 가정 때문에 이와 같은 연구들을 효율적으로 사용할 수 없었는데, 위너와 도드는 이와 같은 이론적 가정을 명확하게 해석하였다(Wiener & Dodd, 1993). 질병으로 인한 혼란을 둘러싼 많은 과정들은 삶의 맥락 안에서 작용하는 것이기 때문에, 대처 반응은 본래 다른 사람과의 사회학적 상호작용과 자기 자신의 자서전적 과정biographical process과 깊은 관련을 맺고 이루어지게 된다. 생리학적 혼란 이후의 복잡한 상호작용, 타인과의 상호작용, 자신에 대한 자서전적 개념biographical conception들을 고려하게 되면, 혼란을 관리하기 위한 전략들을 확인하는 것에 비하여, 복잡한 삶의 맥락 내에서 생생한 한 가지 사건에 대한 구체적인 반응을 분리시키거나, 종합하여 대처라고 말할 수 있는 반응적 행위에 대해'좋다'혹은'나쁘다'와 같은 가치론적 명칭을 적용할 수 있게 되어, 대처에 대해 좀 더 정교한 견해를 마련할 수 있다.

질병궤도이론**의 특징은 질병으로 인한 혼란시 이에 대한 인간 반응을 상호작용적이고 사회적인 과정적 맥락에서의 경험으로 강조하는 궤도개념 사회학적 이론들을 제시하는데 있다. 이와 같은 이론적 접근은 이런 이론이 간호에 얼마나 중요한 공헌을 하고 있는 지 잘 보여주고 있다. 대처는 단순한 자극-반응 현상이 아니며, 삶의 복잡한 상황과 분리시킬 수 없다. 삶은 살아있는 신체를 중심 이루어지므로, 질병으로 인한 신체적 혼란은 삶의 다른 상황적 맥락으로 퍼져나가, 새로운 존재 방식 혹은 새로운 자아감sense of self을 형성하게 만

** 여기서 질병궤도이론은 종양질병 궤도에 볼 수 있는 불확실성에 대한 대처를 중심으로 형성된 이론을 의미한다. 이런 연구는 이미 알려진 개념인 질병궤도, 자서전, 및 관련 개념들(자아정체성, 일시적임, 및 신체)을 확장시키고 있다. 이들 개념들은 4년에 걸친 광범위한 연구프로젝트를 통해 개발된 것들이다. 독자들은 이 이론보다 더 큰 이론을 좀더 알고 싶으면, Fagerhaugh, Strauss, Suczek, 및 Wiener가 처음 발표한 연구를 참고하기 바란다.

든다. 질병으로 야기된 혼란에 대한 개인의 반응은 개인의 삶 속에서 마주치는 다양한 상황적 맥락과 삶의 상황에서 마주치는 다른 사람과의 상호작용 속에 나타난다.

이러한 조망에 의하면, 대처는 자서전적, 사회학적으로 영향 받고, 크게 변화가능하며, 시간에 걸쳐 변화하는 것이라고 보는 것이 가장 바람직하다. 궤도trajectory는 매우 변화가능한 과정이라고 할 수 있으며, 이는 단순히 순차적인 과정 또는 단계로 국한시키거나 모델화시킬 수 없는 과정이다. 오히려, 질병의 궤도trajectory of Illness는 변화하는 인생의 상황적 맥락 안에서 질병으로 인한 혼란의 역동적 상호작용을 더욱 이해하기 쉽게 개념화 시켜준다.

이와 같은 사회학적 개념 틀 안에서, 위너와 도드는 질병으로 혼란 후 삶에 대한 반응을 이해하기 위한 개념 틀 안에 불확실성 개념에 너무 비중을 두고 있음을 크게 우려하였다(Winer & Dodd, 1993). 오래된 격언에 의하면 죽음과 세금을 빼면 인생에서 확실한 것은 하나도 없다고 하였다. 삶에는 언제나 불확실성이 따르기 마련이고, 질병 특히, 만성 질병시 이러한 불확실성이 뿌리 깊이 혼재되어있다. 만성 질병 시에는 이러한 불확실성에 반응할 능력이 약해졌으므로(예, 질병에 의해) 이들 삶의 불확실성은 더욱 가속화된다. 그러나 불확실성 개념이 질병을 이해하는데 유용한 이론적 시각을 제공해주지만, 그렇다고 하여도 만성질병환자 삶의 역동적인 환경을 어둡게 개념화시킬 필요는 없다.

다른 말로 하자면, 질병 궤도는 자신과 다른 사람 모두가 관련되어 있고, 본래부터 확실하지 않은 상황적 맥락 안에서 일어나는 질병 경험에 의해 만들어진다. 만성질병 삶을 살아가는 경우, 삶의 상황적 맥락(자서전적이면서 사회학적인)은 여러 가지 형태, 의미 및 조합을 지닌 역동적으로 변화하는 불확실성을 야기한다. 그러므로, 질병궤도이론에서 인내하는 불확실성tolerating uncertainty이 결정적인 이론적 요소로 기능하게 된다.

주요 개념과 정의

인생은 자서전적 환경 안에서 이루어진다.'자기self'란 개념은 신체적 신체에 근거를 두고 있으며, 다양한 역할의 목적을 달성하는데 도움이 되거나 또는 요구되는 활동을 수행할 수 있다고 지각된 능력을 바탕으로 형성된다. 다른 사람과의 상호작용은 자기 개념을 구축하는데 중요한 영향을 미친다. 인간은 다양한 역할 행동을 수행하면서, 통합된 의미 구축 과정 안에서 다른 사람의 반응을 관찰하고, 이미 구축된 자기에 대한 지각sense of self을 관찰한다. 정체성Identity, 일시적임temporality, 신체body는 다음과 같이 자서전적 맥락biographical context구성의 핵심요소가 된다:

주요 개념과 정의

- 정체성identity: 해당 시점의 자기 개념으로서, 여러 측면의 자기를 통합하고 있으며, 신체와 깊은 관계를 맺고 있다.
- 일시성temporality: 지속적인 인생 과정의 사건이 흘러가면서 반영된 자서전적 시간을 의미한다; 자기 개념 속에 얽혀 들어가 있는, 과거, 현재, 및 가능한 미래에 대해 어떻게 인식하고 있는지를 의미한다.
- 신체body: 삶의 활동과 이를 통해 얻은 인식은 신체를 바탕으로 이루어진다.

질병 특히 암은 평소의 또는 일상의 자기 개념에 혼란을 일으키고, 삶의 맥락적 상황 속에서 지각된 활동과 다른 사람들의 반응이 혼합되어 나타난다. 이와 같은 혼란은 상호 의존적인 자서적 성분들 속에 널리 영향을 미친다:자아정체감, 일시성temporality, 신체. 이런 혼란과 평형상실감으로 인해 통제감 상실loss of control이 두드러지고, 결국에는 불확실성 상태로 이끈다.

삶의 상황적 맥락이 계속 이어짐에 따라, 불확실성의 차원이 드러난다. 이는 일직선으로 연결된 단계가 아니라고, 불확실한 신체, 불확실한 일시성temporality, 불확실한 정체감 등에 대한 인식이 불안정하게 혼합된 상태로 존재한다. 질병 경험은 언제나 자전적 환경 안에서 이루어진다. 즉, 질병은 계속 변화하고 있는 삶 속에서 경험된다. 자기에 대한 지각과 다른 사람들과의 상호작용이 역동적으로 변화함에 따라 질병 관련 불확실성Illness-related uncertainty의 영역들은 질병궤도 전역에 걸쳐 우세한 정도가 달라진다(표 30-1).

인생 활동과 질병 생활 활동은 일종의 노력work이라고 볼 수 있다. 노력work 영역에는 인간, 그리고 인간과 상호작용하는 다른 사람들 즉, 가족, 건강 관리제공자health care providers들이 포함된다. 이와 같은 구성원들의 네트워크를 전체 조직total organization이라고 부른다. 아픈 사람(환자)이 중심에서 노력하지만, 모든 노력은 전체 조직 안에서 일어나며, 전체조직의 영향을 받는다. 노력의 종류는 환자와 가족이 수행하는 궤도작업trajectory work의 4가지 선에 따라 분류된다.

1. 질병-관련 작업illness-related work: 진단, 증상관리, 치료 관리법care regimen, 위기 예방
2. 일상 생활적 작업everyday-life work: 일상생활활동, 가정유지keeping a household, 직업유지, 관계성 유지, 레크레이션

주요 개념과 정의

3. 자서전적 작업biographical work : 정보교환, 정서적 표현, 전체 조직 안에서의 상호작용을 통한 과제 분배
4. 불확실성 감소 작업uncertainty abatement work : 일시성, 신체, 정체성 불확실성의 영향을 감소시키기 위해 행해진 활동

이러한 유형의 노력들은 평형감(예, 통제감)을 얻기 위하여, 시간, 상황, 지각, 및 전체 조직 내의 다양한 사람들에 따라 역동적으로 반응하고 변동하면서 균형을 잡는다. 이런 유형의 노력들 사이의 상호작용은 일종의 긴장을 야기한다. 이는 궤도에 걸쳐서 우세한 유형의 노력이 변경되면서 두드러지게 나타난다. 자서전적 상황적 맥락은 신체에 뿌리를 두고 있음을 기억해보라. 신체가 질병과정과 치료과정을 통해 변화함에 따라 특정 유형의 노력을 수행할 수 있는 능력, 궁극에는 개인의 정체성이 변형된다.

이런 노력의 주요 공헌은 불확실성 감소 작업(uncertainty abatement work)의 유형으로 기술되었다(표 30-2). 항암제 치료 동안 나타나는 다양한 상태의 불확실성이 주는 충격을 감소시키기 위해 이런 활동들이 수행된다. 이렇게 수행된 전략들은 매우 역동적이고 반응적이며, 조직 내 다른 사람들을 위한 질병궤도를 망라하여 다양하게 혼합되고 형상을 취하게 된다. 질병 생활을 관리하기 위해 이들 전략을 시도했을 때 그 전략에 대한 다른 사람의 반응을 모니터하면서, 이들 전략의 사용은 자아개념에 영향을 준다.

표 30-1 질병궤도: 불확실성 상태

영역	불확실성	자원불확실성의 차원
불확실한 일시성 (UNCERTAIN TEMPORALITY) 인생 사건의 흐름에 관해 당연시 여겼던 기대감이 붕괴됨. 자서전 안에서의 일시적 분열	인생은 질병과 치료와 관련된 지속적인 변동 상태 안에서 지각됨. 과거의 자기는 다르게 바라봄(예, 과거의 방식으로). 현재 자기에 대한 기대는 질병과 치료에 의해서 왜곡됨. 미래의 자기에 대한 예견은 변경됨.	예측력 상실은 주변의 관심을 불러일으킴: ■ 기간:얼마나 오래 ■ 속도:얼마나 빨리 ■ 빈도:얼마나 자주 경험이 왜곡되는지(예, 확장, 억제, 무제한)
불확실한 신체 (UNCERTAIN BODY) 질병과 치료와 관련된 변화는 외모, 생리적 기능 및 치료 반응과 관계된 활동 수행 능력에 집중됨.	신체에 대한 신념은 흔들림(신체적 실패) 이전의 신체에 대한 개념(이전의 방식)에는 현재의 변화된 신체 상태와 미래의 신체 수행에 대한 변경된 기대가 혼합됨.	신체징후를 이해하는데 있어서의 애매모호함 주위에 대한 관심: ■ 신체를 위해 무엇을 해왔는가 ■ 위태로운 신체 저항 ■ 치료의 효과와 위험 ■ 질병 재발

영역	불확실성	자원불확실성의 차원
불확실한 정체성 (UNCERTAIN IDENTITY) 질병과 치료로 인하여, 신체가 일상적 방식으로 기능하지 못하고 생활사건의 흐름에 따라 기대하는 것과 달라지면(일시적으로), 자기에 대한 해석이 왜곡됨.	신체적 실패가 발생하고, 새로운 신체를 이해하지 못하게 되면 이전에 형성되었던 자기 개념이 뒤엎어짐. 빗나간 일시성(skewed temporality)은 기대된 인생과정을 방해함.	기대된 인생 과정이 깨짐 신체를 이해하여 얻은 증거는 일상적 이해의 틀 안에서 해석할 수 없음 희망은 변화하는 환경에도 불구하고 계속 유지됨

경험적 증거의 이용

질병궤도이론은 6개월의 항암제 치료동안의 가족 대처와 자가 간호를 시험하는 전향적 장기간에 걸친 연구를 통해 수집된 질적 자료의 이차 분석을 통해 이루어졌다. 이 대형 연구의 표본은 100명의 환자와 환자 가족이었다. 각 환자는 암 진단(유방암, 폐암, 대장/직장암, 부인과암, 림프종)을 받았으며, 첫 치료 또는 재발 치료를 위한 항암제치료 중에 있었다. 본 연구는 가족 구성원 중 적어도 한명 이상이 이 연구에 참여하기를 원하는 사람을 연구 대상자로 정하였다.

본 대형연구에서는 질적, 양적 방법을 모두 사용하였지만, 이 이론은 질적 자료의 분석을 통해서 만들어졌다. 가족 대처를 중심으로 면담을 계획하였고, 항암치료를 받는 동안에 3회에 걸쳐 면담을 실시하였다. 환자와 가족 구성원들에게 지난달의 일을 회상하게 한 뒤, 그들이 다루어야만 했던 가장 중요한 문제 혹은 어려움, 이런 문제로 인해 야기된 가족 내 고통의 정도 및 이런 문제 처리에 대한 그들의 만족정도 등에 대하여 토의하였다.

자료수집의 일관성을 유지시키기 위하여 특별히 주의를 기울였다: 각 면담에 가족 구성원들이 계속 참여하게 하였고, 면담 지침을 작성하였고, 해당 가족의 각 자료수집 시기마다 동일한 간호사-면담자가 수행하였다. 녹음테이프에 면담내용을 녹음하였고, 이를 필사하고, 각각 면담의 핵심 어구를 기록하기 위하여 매 면담 시마다 간호사가 녹음하게 하는 등 연구방법론적 엄격성을 높이기 위하여 노력하였다. 이런 연구수행 결과 300건의 면담 세트를 얻었고(100개의 환자-가족 단위 당 3회 면담), 이는 항암치료 과정동안의 다양한 시점에서 면담되었다.

대형연구 자료를 분석하면서 도드(책임연구자)는 질적 면담 자료가 좀 더 많은 정보를 제공할 수 있는 중요한 통찰력을 보여주고 있음을 깨닫게 되었다. 근거이론 창시자 중 하나인 Anselm Strauss와 공동 연구를 했었고, 그녀 또한 저명한 근거이론가인 위너는 면담자료를 이차 분석하기 위해 자료를 다시 검토하였다. 전통적인 근거이론 연구방법은 자료 수집과 분석이 동시에 이루어지면서 이는 반복적으로 이루어져야 한다(Glaser, 1978; Glaser & Strauss, 1965). 이론적 통찰theoritical insight이 밝혀지고, 이론적으로 표본추출하고, 이에 따라 자료수집의 초점을 맞추어 나가면서 새롭게 등장하는 개념, 차원, 변이, 부정적 사례 등을 발견하게 된다. 그러나, 이 프로젝트는 이전에 작성한 면담지침아래 모은 자료였으므로 이미 구축된 자료를 이차 분석한 것이다.

근거이론방법의 전문가인 위너는 성공적으로 근거이론방법을 2차 자료에 적용하였다. 가장 중요한 과정으로서 분석을 뒷받침 하는 원칙(코딩 패러다임)을 이전에 구축된 자료세트에 적용하였다. 귀납적으로 분석적 탐색과정을 진행시켜서, 암환자가 불확실성을 극복해나가는 핵심적 사회심리학적인 과정을 밝혀주었다. 질병궤도에 대한 이론적 조망의 내적 일관성을 보여주기 위하여 불확실성의 차원, 처리 과정, 및 결과를 자세히 설명하였다.

이미 조사된 경험적 증거들을 분석하기위하여 본 저자들이 응용된 근거이론 방법을 적용할 때, 이런 연구방법의 통합성을 지지하기 위하여 몇 가지 통찰insight을 이용하였다. 첫째, 위너는 근거이론가로서의 훈련과 경험을 통하여 이렇게 연구방법을 새롭게 적용, 발전시킬 수 있는 충분한 자질이 있다. 이 연구자에 대한 방법론적 신빙성을 토대로 그녀가 그녀의 학문분야(사회학)의 조망 안에서 전통적 연구방법을 새롭게 확장시켜 적용할 만하다고 볼 수 있다. 더욱 중요한 점은, 이 연구에서 사용된 자료의 크기를 되돌아 볼 필요가 있다: 100

표 30-2 불확실성 감소 작업

활동유형	행동 특징
속도조절하기(Pacing)	쉬거나, 일상적 활동을 변경하기
"전문적" 환자되기	질병과 치료와 관련된 용어를 사용하기 직접적 돌보기 초-의료화(super-medicalization)로 전문성을 유지함
비교하여 강화 찾기	자신 보다 더 나쁜 상황에 있는 다른 사람과 비교하여 자신의 상태가 그 정도까지 나쁘지 않음을 확인함
평가하기	응급 증상들을 재 해석하고, 조직내 다른 사람과 상호작용하면서 과거를 되돌아봄
	응급 증상들을 재 해석하고, 조직내 다른 사람과 상호작용하면서 과거를 되돌아봄
목적설정하기	바람직한 활동을 달성하기 위해, 미래를 내다봄
완전히 가리기	질병 또는 정서와 관련된 징후를 가림 오점이 드러나는 것을 피하거나, 다른 사람을 보호하기 위해 기운 차리기
지친 마음을 내려놓을 장소 찾기	지지적인 분위기 안에서 진실한 감정과 느낌을 표현할 수 있는 사람이나 장소를 찾기
지지적 네트워크를 선택하기	긍정적인 지지자로 보이는 사람과 선택적으로 공유하기
책임지기(Taking charge)	치료 과정을 결정하기 위한 권리를 주장하기

여명환자와 가족들을 각각 3회 면담하였기 때문에 총 300회 면담하였다. 이는 질적 연구를 위해 매우 방대한 자료가 된다. Oberst는 자료의 양을 고려했을 때, 연구자들이 어느 정도 유사하게 이론적 표본을(충분한 자료세트 안에서) 적용하였다고 인정하였다(Oberst, 1993). 그러나 단순히 자료세트의 크기만 가지고 전체 이야기를 반영한다고 볼 수 없다.

환자 표본추출은 상당히 넓은 범위의 암 유형(부인 암 에서부터 위암에 이르기까지)을 포함시켜야 하고, 초기 항암화학요법부터 재발 치료를 위한 항암치료까지 충분히 자료세트의 다양한 변이를 반영해야 한다. 궁극적으로 이와 같은 표본추출 전략에 따라 적절한 표본을 확보하게 되었고, 특히 시간이 경과하면서 나타나는 궤도적 변화를 조망할 수 있게 해 주었다. 마지막으로, 구조화된 면담형식을 통한 자료였음에도 불구하고, 지난 몇 달동안의 사건에 대한 환자와 가족들이 모든 아이디어를 탐색하여 최선의 결정을 내리는, 일종의 "brainstorming"은 중요하게 주목할 부분이다(Wiener & Dodd,1993, P. 18). 이런 기법은 연구 대상자에게 그들이 관심을 지닌 거의 모든 주제(연이은 면담과 관계없이)를 소개하는 데에도 사용 할 수 있다. 음성녹음테이프나 녹음된 대화의 필사본은 다양하고 적절한 자료 세트를 얻는데 도움을 준다. 이러한 면에서 볼 때, 대형 연구에서 수행된 면담에서 발췌한 경험적 증거들은 전문적으로 응용 근거이론 방법을 사용한 2차 분석 자료에 적절히 사용되었다고 결론지을 수 있다.

주요 가정

인간Person은 중범위이론인 Wiener & Dodd의 질병궤도이론Illness Trajectory Theory의 초점이다. 중범위이론들은 간호, 인간, 건강, 환경이라는 개념을 하나 이상 제시하므로 이 이론에서 몇몇 개념들은 명확히 제시하지 않을 수도 있다. 하지만 이론적 가정의 논의를 따라가다 보면 이러한 내용의 이론적 이해를 보여준다. Wiener & Dodd의 질병궤도이론Illness Trajectory Theory의 주요 가정은 사회학적 관점을 다양하게 반영하고 있다(Wiener & Dodd, 1993). 각 가정에 대해 좀 더 자세하게 살펴보면 몇 가지 관련된 기본전제들이 이론을 단단하게 뒷받침 하고 있다.

궤도모델trajectory model은 질병에 대한 신체적인 측면뿐만 아니라 질병과정 전반에 걸친 작업work을 포함한다(Wiener & Dodd, 1993, p20). 질병궤도는 이론적으로 질병의 과정course of an illness과는 다르다. 이 이론에서 질병궤도는 질병으로 인해 고통 받는 환자에 국한되지 않고 가족, 간호제공 전문가 모두를 포함한다.

작업work이란 용어의 사용 시 주의해야 한다. 구성하고 있는 다양한 사람들은worker 각자 다른 유형의 작업을 가진다. 환자가 질병궤도에 있어서 중심 작업자central worker이다(Wiener & Dodd, 1993, p.20). 이것은 질병궤도 문헌에 있는(Fagerhaugh et al., 1987: Strauss et al., 1985) 이전 주장을 다시 확인하고 있다. 질병을 가지고 살아가는 작업work은 관계된 사람들의 삶에 영향을 미치고 어떤 결과를 초래한다. 즉, 중심작업자인 환자가 중심이 되어 전체 조직이 구성되고, 어떤 결과가 초래되면 그 결과가 전체조직을 통해 다시 영향을 미치게 된다. 질병과 함께하는 삶의 과정에 있어서 질병궤도에 포함된 작업자workers들 간의 상호관계가 가장 중요하며, 이 관계는 질병궤도 관리에 영향을 미치고, 환자의 운명에도 영향을 미친다(Wiener & Dodd, 1993, p.20).

이론적 주장

질병궤도이론에서 질병을 가지고 살아가는 삶에 영향을 주는 사회적 관계와 작업에 대한 사회적 맥락을 강조하는 것은 Corbin & Strauss(1988)의 세미나에 그 기반을 두고 있다. 중심 작업자로서의 활동은 질병과 함께하는 삶에 대한 영향을 관리하는 것이다. 여기에는 자전적인측면(자아개념)과 사회적인(타인과의 상호작용) 측면을 모두 포함한다. 이러한 관점에서 혼란disruption을 관리하는 데에는(또는 불확실성에 대처하는 데에는) 외적으로 나타나는 사회적 상태뿐만 아니라 조직에 있는 다양한 작업자들과의 상호작용이 포함된다. 이렇게 다양한 상황에서의 복잡한 상호작용과 질병과정을 통해 많은 사람과의 경험으로 인해 대처는 매우 다양하고 역동적으로 이루어진다.

원론적으로 암환자 삶의 궤도는 문제, 도전, 활동으로 구분지어지는 주요변이과정을 밟는다고 예상할 수 있다. 이러한 이론적 근거로 항암화학요법과정에서 세 지점에서 질적 자료를 수집하게 된다. 사실 이러한 억측은 진실을 잡아둘 수 없다. 암환자들의 신체적 상태, 병의 사회심리적 결과, 치료가 궤도의 모든 지점의 중심 주제이다.

저자는 개념적으로 불확실성과 통제력 상실로 인한 불확실성을 동일한 것으로 보며, 이것이 암환자의 삶에서 가장 문제가 되는 것이라고 하였다(Wiener & Dodd, 1993, p1 8). 이러한 이론적 주장으로 "질병으로 인한 불확실성을 극복하는 것"(P. 19)이 암환자의 사회심리적 삶의 과정의 핵심이라고 할 수 있다. 환자와 가족이 표현한 불확실성의 정도에 영향을 주는 요소에는 전체 조직과 외적인 사회적 상태-가족지지의 특성, 경제적 자원, 돌봄제공자의 도움의 질-이 있다.

논리적 형식

이와 같은 근거이론이 도출된 주요 논리적 형식은 귀납적 방법이다. 인터뷰를 분석적으로 해석하면서 통찰력을 습득하여 이론적 주장의 핵심과정인 "불확실성을 견디어 냄tolerating uncertainty"을 확인하였다. 체계적인 자료입력 과정을 적용하여 불확실성의 차원, 질병과 질병결과 관리 과정을 확인하였으며 이를 통해 질병과정에 대한 이해를 더 확장시켜 준다. 질적으로 이론을 도출함으로써 대상자의 경험에 근거하고 이미 알려진 질병과정과 잘 통합시켜 좀 더 과학적으로 이론을 제시하였다.

간호학계의 수용

실무

간호실무에서의 질병궤도이론이 지니는 중요성은 암환자들이 어떻게 불확실성을 겪고 있는지(불확실성은 그들의 통제력 상실로 나타난다)를 이해할 수 있는 기틀을 제공한다는데 있다. 불확실성을 경감시키려는 작업의 유형을 확인하므로써, 특히 암환자들이 암의 진단을 받고 불확실한 상황에 직면했을 때 가능한 정상적으로 자신의 삶을 관리 할 수 있도록 전략을 세우는데 유용하다. 간호사가 항암화학요법을 받는 암환자와 가족이 직면하는 불확실성과 불확실성 관리전략은 간호사의 간호중재에 중요한 영향을 미친다. 다시 말해 간호사가 불확실성과 불확실성 관리전략을 알게 되면 어떤 중재를 하면 환자와 가족의 궤도trajectory course에 문제가 적어질 것이지 결정할 수 있다(Dodd, 1993, p. 29). 이러한 중재방법의 예로 Schlairet과 동료들은(2010) 질병궤도이론을 이론적 틀로 사용하여 지역사회 암센터에서 치료를 받고 있는 암 생존자의 요구를 조사하였다. 그들은 간호사가 암 생존자의 특정 요구를 인지할 필요가 있으며 이 요구를 충족시키기 위한 중재를 개발할 수 있다고 결론지었다(Schlairet, Heddon, & Griffins, 2010).

교육

Wiener & Dodd는 국제적인 컨퍼런스, 세미나, 상담, 학위논문지도, 수업을 통해 그들의 업적을 나누는 매우 존경받는 교육자들이다. 이런 방법을 통해 질병궤도모델의 유용성에 대한 지식의 발전에 대하여 알려주고, 자료에 기초한 이론적 발전이 어떻게 암환자간호에 대한 연구 프로그램 발전에 기여했는지 잘 보여주었다(Dodd, 1997; 1999). 최근의 만성질환에 대한 간호연구와 간호이론에 관한 간호학 서적에서 이 이론이 점점 더 많이 수록되고 있다(Wiener & Dodd, 2000).

연구

이 이론은 불확실성에 대한 일부 개념분석과 대한 일부 논문에만 인용되었다(McCormick, 2002; Mishel, 1997; Parry,2003). Mishel(1997)은 질적인 접근을 통해 이론을 도출하였고 광범위하게 이론을 이용하여 호평을 받았다. 이 연구에서 Lazarus & Folkman의 문제기반 대처problem based 혹은 정서기반 대처emotional based 틀을 적용하여 질병대처에 대한 연구를 수행하였다. 이 연구에서 귀납적 추론으로 자료기반이론data based theory을 생성하였으며, 불확실성을 겪으며 그것을 경감시키는 전략을 광범위하게 규명하였다(Lazarus & Folkman, 1984; Mishel, 1997). 이 이론에서 규명된 경감 전략에 대한 다양성과 범위는 질병의 불확실성에 대한 대처 연구에 독특하고 중요한 기여를 하였다.

미래의 발전

초판이 출판되었을 때 Oberst(1993)는 불확실성 개념이 통제 상실에 국한되고 있음을 문제제기 하였다. 그리고 McCormick(2002)는 조정능력 상실은 불확실성 상태state of uncertainty의 증상으로서 보다는 불확실성 사이클uncertainty cycle에 대한 구성요소라는 이론적 입장을 제시하였다. 생의 말기 돌봄에 대한 연구에서 Penrod와 동료들(2012,2011)은 확신confidence과 통제control를 증가시킴으로써 불확실성을 최소화하는 것이 생의 말기 궤도에서 환자와 가족들의 변화에 바람직하다고 하였다. 조절에 대한 연구를 통해 질병궤도의 조절과 불확실성에 대한 개념적 범주와 연결을 알아내어야 한다.

또 다른 연구자들은 불확실성이(혹은 조절능력의 상실) 항상 경감시켜야 하는 부정적인 것이라는 주장에 대하여 비판했다(Oberst, 1993: Parry, 2003). Oberst(1993)는 각 유형에 따른 효과적인 전략들이 궤도를 통해 불확실감에 어떻게 영향을 주는지를 알아내기 위하여 불확실성을 이겨내는 것과 경감시키는 것을 구별하는 연구가 필요하다고 제안하였다. Parry(2003)는 소아암 생존자에 대한 연구를 통해 불확실 상태가 몇몇 생존자들에게는 문제를 야기하는 스트레스원이지만 앞으로의 성장에 있어서 포함되어야 할 보편적 주제임이 확실하다고 하였다.

Penrod(2007)는 불확실성이라는 개념을 발전시켜 다양한 유형의 불확실성을 규명하는 현상학적 연구를 통해 불확실성의 개념을 명확히 하는데 도움을 주었다. 불확실성을 갖고 살아가는 경험은 불확실성의 유형과 모드에 따라 역동적으로 변하는 본질을 갖고 있으며 다양한 유형의 불확실성이 확신과 조절감이라는 일차적 견해에 의해 안내된다.

이러한 통찰로 불확실성, 통제, 질병궤도 관련 연구를 발전시켜야 함을 제시하고 있다. 미래의 연구를 위한 몇 가지 제안점이 제시되었다. 특히 uncertainty, control에 대한 개념을 명확하게 하는 것이 매우 필요하다. Uncertainty가 반드시 삶의 부정적인 면이라는 가정에 의해 제한되면 안 된다. 연구자는 uncertainty를 통한 삶의 긍정적이고 변화되는 결과에 대해서도 항상 고려해야 한다. Wiener & Dodd의 질병궤도framework에 대한 범위를 확장해야 한다는 초기 제언은 확실하다(Wiener & Dodd, 1993). 질병궤도의 이론적 틀은 불확실성과 통제의 다양성을 이해하는데 있어 특히 유용하며, 불확실성과 통제를 중요시 하는 점은 여러 종류의 암과 다른 질병의 궤도에 대하여 폭넓은 관점을 갖게 하는 데에도 유용하다.

비평

명확성

Wiener & Dodd의 질병궤도이론의 명확성을 평가하기 위하여 불확실성 개념이 통제 상실에만 국한된다는 한 가지 점을 살펴보자. 그러나 불확실성에 대한 제한된 개념적 관점이 확실하게 제시되어 있으므로 이런 문제가 이 이론의 치명적인 결함이 되지는 않는다. 이 이론은 비교적 명확하게 제시되어 있고, 이전에 제시되었던 질병궤도에 의해 잘 뒷받침 되고 있다. 이론에서 논의하고 있는 개념간 관계와 연결이 논리적으로 제시되고 있으므로 가정도 명확하게 제시되었다고 할 수 있다. 질병관리에 대한 개념적 유추역시 잘 되어있고, 암치료동안 항암치료를 받는 삶의 의미에 대한 독특한 시각을 제공하고 있다. 궤도 모델은 대처 개념의 역동성과 변동을 일관되게 보여주고 있다, 비록 단계(stage나 phase)에 대해 명확하게 보여주지 못하지만 질병관리에 있어서 상황에 따른 맥락situation specific contexts의 대처에는 적용할 수 있다.

하지만 이 이론은 작업, 조직내 작업자, 암치료 상황 등이 역동적 과정을 밟기 때문에 그림이나 모델으로 나타내기에는 적합하지 않다.

간결성

이 복잡한 이론은 접근성이 매우 높은 것으로 해석된다. 이 이론은 항암치료를 받는 암 환자와 가족의 간호현상에 적용할 수 있는 사회학적인 이론을 채택하였다. 또한 종양간호학과 매우 관련이 높아 그에 대한 이해를 증진한다. 환자와 가족의 행동 묘사와 이해는 임상경험과 일치한다. 또한 명확하게 정의내린 주요 개념을 사용하여 복잡한 현상을 명쾌하고 간결하게 해석하고 있다. 그러나 이 이론의 이론적 주장을 이해하기 위해 앞으로 좀더 많은 연구가 필요하다.

일반성

저자는 조심스럽게 이 이론의 범위를 암 치료의 초기 단계나 재발 시 항암치료를 받는 환자와 가족에게 제한하고 있고, 이 범위 내에서 잘 정의되어 있다. 이와 같은 중 범위 이론과 질병궤도와 불확실성이론에 대한 다른 학자들의 연구를 통합하였으므로 다른 질병궤도와 불확실성 모델에도 잘 맞는다. 좀 더 많은 이론 구축 작업을 통해 범위가 넓은 수준 높은 이론이 될 수 있고, 다른 상황에서도 이 이론의 가정을 적용할 수 있을 것이다.

접근성

근거이론방법은 구체적인 예에서 일반성(추상성)을 이끌어내는 귀납적인 방법을 주로 사용하고 있다. 다시 말해 암환자와 가족과의 수백 건의 면담에서 나타난 그들의 경험에 근거하여 이론을 이끌어 내었다. 이전에 기술한 이론에 자료에 기초한 근거한 증거를 제시하여 이론적 추상성과 경험적 관찰사이의 연결을 지지해 주고 있다. 경험적 증거들은 임상경험과 일치되어 논리적이고 일관된 방법으로 잘 보여준다. 그래서 이 이론은 임상실무에 유용하고 연구에 적용할 수 있다.

중요성

이 이론의 이론적 중요성은 특히 작업의 유형과 불확실성 경감전략이 항암 화학요법 시 유용하다는 것이다. 이 이론은 암 치료 시 매우 유용하고, 이론이 더욱 발전하면 다른 암 관리에 대해서도 일반화가 증가될 것이며, 뿐만 아니라 다른 질병의 관리에도 적용할 수 있을 것이다. 그러나 실무를 기반으로 한 간호연구 결과가 아직은 많지 않다. 이것이 아직 문제점으로 남아있다. 이 이론에 사회학적 관점이 반영되어 있다고 해서 간호학에 방해가 될 수는 없다. 저자의 관심이 항암화학요법에 대한 것이기 때문에 간호현상에서 이 이론은 충분히 적용가능하다. 간호실무를 이끌어 주는데 있어 이러한 잠재적 적용 가능성은 암환자 간호를 위한 Dodd의 연구프로그램(Dodd & Miaskowski, 2000; Dodd, 2001; 2004; Miaskowski, Dodd, & Lee, 2004; Jansen, Miaskowski, Dodd, et al., 2007)에 잘 나타나 있다.

요약

Wiener와 Dodd의 질병궤도이론은 언뜻 보기에는 복잡하지만 실제로는 매우 단순하다. 특히 질병관리 작업을 정의하는 사회학적인 관점은 암환자간호에 적절하다. 이 이론은 환자와 가족이 불확실성을 어떻게 겪고 있으며 질병사건, 치료, 간호에 관여한 모든 사람들의 역동적 변화과정을 통해 불확실성을 어떻게 전략적으로 감소시키는지에 대해 새로운 이해를 제시해 준다. 또한 이 이론은 간호학에 실용적이고 적절한 이론이다. 이 이론의 장점은 간호사가 질병관리를 더 잘 이해하고 촉진시키기 위하여 이 이론을 더욱 이용하고자 하는 것이다.

사례연구

Miller씨는 전이성 암을 가진 67세의 남자환자이다. 그의 주 간호제공자는 Miller씨 부인이다. 암센터의 초기 외래 치료과정동안 이 부부는 질병의 진행과정에 대한 의문점과 치료 방법, 다양한 치료 방법들의 부작용에 대해 관심을 보였다. Miller씨는 집중(적극)적인 치료를 받으면서도 신체적으로 사무실에 출근할 수 없을 만큼 힘들 때만 출근을 안 하고 그 외에는 "정상적 삶(normal life)"을 유지할 수 있게 된 것을 자랑스러워했다. 이 부부는 치료 과정에서 약간의 감정만을 표현하였고 서로가 강인함과 꿋꿋함을 유지하고 있음을 자주 격려하였다. 최근 방문 시 Miller씨 부인은 어려운 용어를 사용하면서 임상검사 수치와 결과에 대해 많은 관심을 두게 되었고, 부인은 특성간호사에게'다른 간호사보다 이 일을 더 잘하므로'특정 과제를 맡겨달라고 강력히 요구하고 있다.

질병궤도이론은 치료진이 이들의 행동을 이해하는 것을 돕고, 이러한 질병궤도 과정을 쉽게 중재하는데 도움이 된다. 그 예로 환자와 가족이 치료, 검사결과와 질병에 대해 복잡한 전문용어를 사용하게 될 때 치료진은 이들이 전문적 환자(professional patients)가 되어가는 것을 쉽게 알 수 있다(Wiener & Dodd, 193). "경험이 적은 의사junior doctors"는 특정한 멤버에게 특정한 업무를 수행케 하여 조절방법을 습득할 수 있다(Dodd, 1997, p. 988). 돌봄제공자는 이러한 행동이 자가 간호의 긍정적인 측면을 나타낸다고 생각하므로 이러한 행동을 강화해야 한다.

질병궤도이론의 이론적 가정을 좀 더 깊게 생각하면 이러한 행동 전략들이 질병경험에 대한 불확실성을 이겨내는 노력이라는 것이다. 이렇게 사회적으로 강화된 행동을 통해 자신감을 얻은 환자와 가족들은 전문성으로 해결할 수 없는 상황이 되었을 때 매우 빠르게 죄책감을 느끼게 되는 상황으로 전환될 수 있다. 이러한 시각에서 보면 이런 관리 전략의 한계가 뚜렷해지고, 중재방법도 명확해진다. 만약 환자와 가족들이 효과적으로 돌볼 수 있으려면 그렇게 할 수 있도록 미리 교육시켜야 한다(Dodd, 1997, 1999).

환자-가족 체계를 미리 교육시킬 때 불확실성의 다양성과 다양한 방법의 불확실성 경감 방법을 고려해야 한다. 환자-가족 궤도를 이해하기 위하여 사정자료가 중요하다. 그 예로 비록 증상 중재나 완화를 위해 잘 만들어진 프로토콜이 유용하다고 하여도, 만약 환자나 돌봄제공자가 생명을 위협하는 질병에 직면하여도 이러한 것들을 "혼란"혹은 "귀찮게 하는 것"처럼 하찮게 인지하여 증상정도나 범위를 잘 표현하지 못하면 이러한 프로토콜은 소용이 없게 된다.

이런 문제점들을 종합하여, 간호사들은 질병-관련 업무에만 집중할 수 있으므로, 이런 환자와 가족들이 직면한 다른 유형의 업무에 관심을 갖지 못하곤 한다. 다양한 영역의 불확실성과 불확실성 감소 작업을 이해함으로써 간호사는 환자와 가족들과 함께 좀더 핵심적 영역의 관심사를 터 놓고 대화할 수 있게 되며, 이들의 경험을 함께 나눔으로써 질병의 어려운 시간동안 이들을 도와줄 수 있다.

비판적 사고

1. 질병 궤도는 질병과정course of illness과 어떻게 다른가? 각각의 관점을 적용할 때 중재에서 강조하는 점이 어떻게 다른가? 어떤 관점이 당신의 간호에 대한 패러다임paradigmatic views과 일치하는가?

2. 당신의 임상 경험에 비추어 환자와 가족이 어떻게 건강관련 불확실성을 경험하는지 예를 들어 설명하시오. 불확실성은 늘 통제력 상실과 관련이 있는가? 건강관련 불확실성이 부정적인 것으로 인지되는 상황과 반대로 성장을 촉진시키는 것으로 인지되는 상황

이 있겠는가?

3. 간호사로서(clinician) 질병관리 작업에 밀접하게 관여하고 있다. 질병궤도이론에서의 질병관리 작업에 대해 당신이 알고 있는 것을 바탕으로, 어떤 간호 행위가 당신 환자의 통제력 상실감 또는 불확실성을 증가시키겠는가? 어떤 요인(개인적, 환경적, 제도적)이 이런 행위에 기여하는가? 환자와 가족이 문제가 질병궤도 중 어려움을 덜 겪게 하려면 당신은 어떤 중재를 제안하겠는가?

POINTS FOR FURTHER STUDY

- Dodd, M. J. (2001). *Managing the side effects of chemotherapy and radiation therapy: A guide for patients and their families* (4th ed.). San Francisco: UCSF School of Nursing.
- Dodd, M. J., Miaskowski, C. (2000). The PRO-SELF program: A self-care intervention program for patients receiving cancer treatment. *Seminars in Oncology, 16*(4), 300–308.
- Jansen, C. E., Miaskowski, C. A., Dodd, M. J., & Dowling, G. A. (2007). A meta-analysis of the sensitivity of various neuropsychological tests used to detect chemotherapy-induced cognitive impairment in patients with breast cancer. *Oncology Nursing Forum, 34*(5), 997–1005.
- Penrod, J. (2007). Living with uncertainty: Concept advancement. *Journal of Advanced Nursing, 57*(6), 658–667.
- West, C. M., Dodd, M. J., Paul, S. M., Schumacher, K., Tripathy, D., Koo, P., et al. (2003). The PRO-SELF: Pain control program—An effective approach for cancer pain management. *Oncology Nursing Forum, 30,* 65–73.

REFERENCES

Corbin, J., & Strauss, A. (1988). *Unending work and care.*San Francisco: Jossey-Bass.

Dodd, M. J. (1978). *Oncology nursing case studies*. New York: Medical Publication Co.

Dodd, M. J. (1987). *Managing the side effects of chemotherapy and radiation therapy: A guide for patients and nurses*. Norwalk, (CT): Appleton & Lange.

Dodd, M. J. (1988). *Monograph of the advanced research session at the 13th Annual Oncology Nursing Society's Congress*. Pittsburgh: Oncology Nursing Society.

Dodd, M. J. (1991). *Managing the side effects of chemotherapy and radiation: A guide for patients and their families* (2nd ed.). Englewood, NJ: Prentice-Hall.

Dodd, M. J. (1997). *Managing the side effects of chemotherapy and radiation therapy: A guide for patients and their families* (3rd ed.). San Francisco: UCSF School of Nursing.

Dodd, M. J. (2001). *Managing the side effects of chemotherapy and radiation therapy: A guide for patients and their families* (4th ed.). San Francisco: UCSF School of Nursing.

Dodd, M. (2004). The pathogenesis and characterization of oral mucositis associated with cancer therapy. *Oncology Nursing Forum, 31*(4 Suppl), 5–11.

Dodd, M. J., Miaskowski, C. (2000). The PRO-SELF program: A self care intervention program for patients receiving cancer treatment. *Seminars in Oncology*, *16*(4), 300–308.

Fagerhaugh, S., Strauss, A., Suczek, B., & Wiener, C. (1987). *Hazards in hospital care: Ensuring patient safety*. San Francisco: Jossey-Bass.

Glaser, B. (1978). *Theoretical sensitivity*. Mill Valley, (CA): Sociology Press.

Glaser, B., & Strauss, A. (1965). *Awareness of dying*. Chicago: Aldine.

Jansen, C. E., Miaskowski, C. A., Dodd, M. J., & Dowling, G. A. (2007). A meta-analysis of the sensitivity of various neuropsychological tests used to detect chemotherapy-induced cognitive impairment in patients with breast cancer. *Oncology Nursing Forum, 34*(5), 997–1005.

Lazarus, R. S., & Folkman, S. (1984). *Stress, appraisal, and coping*. New York: Springer.

McCormick, K. M. (2002). A concept analysis of uncertainty in illness. *Journal of Nursing Scholarship, 34*(2), 127–131.

Miaskowski, C., Dodd, M., & Lee, K. (2004). Symptom clusters: The new frontier in symptom management research. *Journal of the National Cancer Institute Monographs, 32*, 17–21.

Mishel, M. H. (1997). Uncertainty in acute illness. *Annual Review of Nursing Research, 15*, 57–80.

Oberst, M. T. (1993). Response to "Coping amid uncertainty: An illness trajectory perspective." *Scholarly Inquiry for Nursing Practice: An International Journal*, 7(1), 33–35.

Parry, C. (2003). Embracing uncertainty: An exploration of the experiences of childhood cancer survivors. *Qualitative Health Research, 13*(1), 227–246.

Penrod, J. (2007). Living with uncertainty: Concept advancement. *Journal of Advanced Nursing, 57*(6), 658–667.

Penrod, J., Hupcey, J. E., Baney, B. L., & Loeb, S. L. (2011). End-of-life trajectories. *Clinical Nursing Research, 20*(1), 7–24.

Penrod, J., Hupcey, J. E., Shipley, P. Z., Loeb, S. J., & Baney, B. (2012). A model of caregiving through the end-of-life: seeking normal. *Western Journal of Nursing Research, 34*(2), 174–192.

Schlairet, M., Heddon, M.A., & Griffis, M. (2010). Piloting a needs assessment to guide development of a survivorship program for a community cancer center. *Oncology Nursing Forum, 37*(4), 501–508.

Strauss, A., Corbin, J., Fagerhaugh, S., Glaser, B., Maines, D., Suczek, B., & Wiener, C. (1984). *Chronic illness and the quality of life*. St. Louis: Mosby.

Strauss, A., Fagerhaugh, S., Suczek, B., & Wiener, C. (1997). *Social organization of medical work*. New Brunswick, (NJ): Transaction Books.

West, C. M., Dodd, M. J., Paul, S. M., Schumacher, K., Tripathy, D., Koo, P., & Miaskowski, C. (2003). The PRO-SELF: Pain control program—An effective approach for cancer pain management. *Oncology Nursing Forum, 30*, 65–73.

Wiener, C. (1981). *The politics of alcoholism: Building an arena around a social problem*. New Brunswick, (NJ): Transaction Books.

Wiener, C. (2000). *The elusive quest: Accountability in hospitals*. New York: Aldine deGruyter.

Wiener, C. L., & Dodd, M. J. (1993). *Coping amid uncertainty: An illness trajectory perspective. Scholarly Inquiry for Nursing Practice: An International Journal*, 7(1), 17–31.

Wiener, C. L., & Dodd, M. J. (2000). Coping amid uncertainty: An illness trajectory perspective. In R. Hyman & J. Corbin (Eds.), *Chronic illness: Research and theory for nursing practice* (pp. 180–201). New York: Springer.

Wiener, C., & Strauss, A. (1997). *Where medicine fails* (5th ed.). New Brunswick, (NJ): Transaction Books.

Wiener, C., & Wysmans, W. M. (1990). *Grounded theory in medical research: From theory to practice*. Amsterdam: Sivets and Zeitlinger.

BIBLIOGRAPHY

Primary Sources

Books

Dodd, M. J. (2001). *Managing the side effects of chemotherapy and radiation therapy: A guide for patients and their families* (4th ed.). San Francisco: UCSF School of Nursing.

Wiener, C. (2000). *The elusive quest: Accountability in hospitals*. New York: Aldine deGruyter.

Wiener, C. (2004). *Grounded theory in medical research from theory to practice*. Oxfordshire, United Kingdom: Routledge.

Wiener, C., & Strauss, A. (1997). *Where medicine fails* (5th ed.). New Brunswick, (NJ): Transaction Books.

Book Chapters

Dodd, M. J. (1997). Measuring self-care activities. In M. Frank-Stromborg & S. J. Olsen (Eds.), *Instruments for clinical health-care research* (pp. 378–385). Wilsonville, (OR): Jones & Bartlett.

Dodd, M. J. (1999). Self-care and patient/family teaching. In S. L. Groenwald, M. H. Frogge, M. Goodman, & C. H. Yarbro (Eds.), *Cancer symptom management* (2nd ed., pp. 20–29). Wilsonville, (OR): Jones & Bartlett.

Dodd, M. J., & Miaskowski, C. (2003). Symptom management, the PRO-SELF Program: A self-care intervention program. In B. Given, C. Given, & V. Champion (Eds.), *Evidence-based behavioral interventions for cancer patients: State of the knowledge across the cancer care trajectory* (pp. 218–241). New York: Springer.

Journal Articles

Baggott, C., Beale, I. L., Dodd, M. J., & Kato, P. M. (2004). A survey of self-care and dependent-care advice given by pediatric oncology nurses. *Journal of Pediatric Oncology*, *21*(4), 214–222.

Chen, L., Miaskowski, C., Dodd, M., & Pantilat, S. (2008). Concepts within the Chinese culture that influence the cancer pain experience. *Cancer Nursing*, *31*(2), 103–108.

Cho, M. H., Dodd, M. J., Lee, K. A., Padilla, G., & Slaughter, R. (2006). Self-reported sleep quality in family caregivers of gastric cancer patients who are receiving chemotherapy in Korea. *Journal of Cancer Education, 21*(1 Suppl), S37–S41.

Chou, F., Dodd, M., Abrams, D., & Padilla, G. (2007). Symptoms, self-care, and quality of life of Chinese American patients with cancer. *Oncology Nursing Forum*, *34*(6), 1162–1167.

Dodd, M. (2000). Cancer-related fatigue. *Cancer Investigation*, *18*(1), 97.

Dodd, M. (2004). The pathogenesis and characterization of oral mucositis associated with cancer therapy. *Oncology Nursing Forum, 31*(4 Suppl), 5–11.

Dodd, M. J. (2002). Defining clinically meaningful outcomes in the evaluation of new treatments for oral mucositis: A commentary. *Cancer Investigation, 20*(5–6), 851–852.

Dodd, M. J., Cho, M. H., Cooper, B., Miaskowski, C., Lee, K. A., & Bank, K. (2005). Advancing our knowledge of symptoms clusters. *Journal of Supportive Oncology, 3*(6 Suppl 4), 30–31.

Dodd, M. J., Dibble, S., Miaskowski, C., Paul, S., Cho, M., MacPhil, L., Greenspan, D., et al. (2001). A comparison of the affective state and quality of life of chemotherapy patients who do and do not develop chemotherapy-induced oral mucositis. *Journal of Pain and Symptom Management,* 21(6), 498–505.

Dodd, M. J., Dibble, S. L., Miaskowski, C., MacPhil, L., Greenspan, D., Paul, S. M., et al. (2000). Randomized clinical trial of the effectiveness of 3 commonly used mouthwashes to treat chemotherapy-induced mucositis. *Journal of Oral Surgery, Oral Medicine, Oral Pathology, Oral Radiology, and Endodontics, 90*(1), 39–47.

Dodd, M. J., Janson, S., Facione, N., Faucett, J., Froelicher, E. S., Humphreys, J., et al. (2001). Advancing the science of symptom management. *Journal of Advanced Nursing*, *33*(5), 668–676.

Dodd, M. J., & Miaskowski, C. (2000). The PRO-SELF program: A self-care intervention program for patients receiving cancer treatment. *Seminars in Oncology*, *16*(4), 300–308.

Dodd, M. J., Miaskowski, C., Dibble, S. L., Paul, S. M., MacPhil, L., Greenspan, D., & Shiba, G. (2000).

Factors influencing oral mucositis in patients receiving chemotherapy. *Cancer Practice*, *8*(6), 291–297.

Dodd, M. J., Miaskowski, C., Greenspan, D., MacPhil, L., Shis, A. S., Shiba, G., et al. (2003). Radiation-induced mucositis: A randomized clinical trial of micronized sucralfate versus salt & soda mouthwashes. *Cancer Investigation*, *21*(1), 21–33.

Dodd, M. J., Miaskowski, C., & Lee, K. A. (2004). Occurrence of symptom clusters. *Journal of the National Cancer Institute Monographs, 32,* 76–78.

Dodd, M. J., Miaskowski, C., & Paul, S. M. (2001). Symptom clusters and their effect on the functional status of patients with cancer. *Oncology Nursing Forum*, *28*(3), 465–470.

Dodd, M. J., Miaskowski, C., Shiba, G. H., Dibble, S. L., Greenspan, D., MacPhil, L., et al. (1999). Risk factors for chemotherapy-induced oral mucositis: Dental appliances, oral hygiene, previous oral lesions, and history of smoking. *Cancer Investigation*, *17*(4), 278–284.

Edrington, J., Miaskowski, C., Dodd, M., Wong, C., & Padilla, G. (2007). A review of the literature on the pain experience of Chinese patients with cancer. *Cancer Nursing*, *30*(5), 335–346.

Edrington, J. M., Paul, S., Dodd, M., West, C., Facione, N., Tripathy, D., et al. (2004). No evidence for sex differences in the severity and treatment of cancer pain. *Journal of Pain and Symptom Management*, *28*(3), 225–232.

Facione, N. C., Miaskowski, C., Dodd, M. J., & Paul, S. M. (2002). The self-reported likelihood of patient delay in breast cancer: New thoughts for early detection. *Preventative Medicine*, *34*(4), 397–407.

Fletcher, B. S., Dodd, M. J., Schumacher, K. L., & Miaskowski, C. (2008). Symptom experience of family caregivers of patients with cancer. *Oncology Nursing Forum*, *35*(2), E23-E44.

Fletcher, B. S., Paul, S. M., Dodd, M. J., Schumacher, K., West, C., Cooper, B., et al. (2008). Prevalence, severity, and impact of symptoms on female family caregivers of patients at the initiation of radiation therapy for prostate cancer. *Journal of Clinical Oncology*, *26*(4), 599–605.

Hilton, J. F., MacPhil, L. A., Pascasio, L., Sroussi, H. Y., Cheikh, B., LaBao, M. E., et al. (2004). Self-care intervention to reduce oral candidiasis recurrence in HIV-seropositive persons: A pilot-study. *Community Dentistry and Oral Epidemiology*, *32*(3), 190–200.

Hinds, P. S., Baggott, C., DeSwarte-Wallace, J., Dodd, M., Haase, J., Hockenberry, M., et al. (2003). Functional integration of nursing research into a pediatric oncology cooperative group: Finding common ground. *Oncology Nursing Forum*, *30*(6), E121–E126.

Jansen, C. E., Miaskowski, C., Dodd, M., & Dowling, G. (2005). Chemotherapy-induced cognitive impairment in women with breast cancer: A critique of the literature. *Oncology Nursing Forum*, *32*(2), 329–342.

Jansen, C. E., Miaskowski, C., Dodd, M., Dowling, G., & Kramer, J. (2005). A meta-analysis of studies of the effects of cancer chemotherapy on various domains of cognitive functioning. *Cancer*, *104*(10), 2222–2233.

Jansen, C. E., Miaskowski, C., Dodd, M., Dowling, G., & Kramer, J. (2005). Potential mechanisms for chemotherapy-induced impairments in cognitive function. *Oncology Nursing Forum*, *32*(6), 1151–1163.

Jansen, C. E., Miaskowski, C. A., Dodd, M. J., & Dowling, G. A. (2007). A meta-analysis of the sensitivity of various neuropsychological tests used to detect chemotherapy-induced cognitive impairment in patients with breast cancer. *Oncology Nursing Forum*, *34*(5), 997–1005.

Katapodi, M. C., Facione, N. C., Humphreys, J. C., & Dodd, M. J., (2005). Perceived breast cancer risk: Heuristic reasoning and search for a dominance structure. *Social Science and Medicine*, *60*(2), 421–432.

Katapodi, M. C., Facione, N. C., Miaskowski, C., Dodd, M. J., & Waters, C. (2002). The influence of social support on breast cancer screening in a multicultural community sample. *Oncology Nursing Forum*, *29*(5), 845–852.

Katapodi, M. C., Lee, K. A., Facione, N. C., & Dodd, M. J. (2004). Predictors of perceived breast cancer risk and the relation between perceived breast cancer screening: A meta-analytic review. *Preventative Medicine*, *38*(4), 388–402.

Kim, J. E., Dodd, M., West, C., Paul, S., Facione, N., Schumacher, K., et al. (2004). The PRO-SELF pain control program improves patients' knowledge of cancer pain management. *Oncology Nursing Forum*, *31*(6), 1137–1143.

Krasnoff, J. B., Vintro, A. Q., Ascher, N. L., Bass, N. M., Dodd, M. J., & Painter, P. L. (2005). Objective measures of health-related quality of life over 24 months post-liver transplantation. *Clinical Transplantation 19*(1), 1–9.

Krasnoff, J. B., Vintro, A. Q., Ascher, N. L., Bass, N. M., Paul, S. M., Dodd, M. J., et al. (2006). A randomized trial of exercise and dietary counseling after liver transplantation. *American Journal of Transplantation*, *6,* 1896–1905.

Kris, A. E., & Dodd, M. J. (2004). Symptom experience of adult hospitalized medical-surgical patients. *Journal of Symptom Management*, *28*(5), 451–459.

Lee, K., Cho, M., Miaskowski, C., & Dodd, M. (2004). Impaired sleep and rhythms in persons with cancer. *Sleep Medicine Reviews*, *8*(3), 199–212.

Mandrell, B. N., Ruccione, K., Dodd, M. J., Moore, J., Nelson, A. E., Pollock, B., et al. (2000). Consensus statements. Applying the concept of self-care to pediatric oncology patients. *Seminars in Oncology Nursing*, *16*(4), 315–316.

McLemore, M. R., Miaskowski, C., Aouizerat, B. E., Chen, L. E., & Dodd, M. (2008). Rules of cell development and their application to biomarkers for ovarian cancer. *Oncology Nursing Forum*, *35*(3), 403–409.

Miaskowski, C., Cooper, B. A., Paul, S. M., Dodd, M., Lee, K., Aouizerat, B. E., et al. (2006). Subgroups of patients with cancer with different symptoms experiences and quality-of-life outcomes: A cluster analysis. *Oncology Nursing Forum*, *33*(5), E79-E89.

Miaskowski, C., Dodd, M., & Lee, K. (2004). Symptom clusters: The new frontier in symptom management research. *Journal of the National Cancer Institute Monographs*, *32*, 17–21.

Miaskowski, C., Dodd, M., West, C., Paul, S. M., Schumacher, K., Tripathy, D., et al. (2007). The use of a responder analysis to identify differences in patient outcomes following a self-care intervention to improve cancer pain management. *Pain*, *129*, 55–63.

Miaskowski, C., Dodd, M., West, C., Paul, S. M., Tripathy, D., Koo, P., et al. (2001). Lack of adherence with the analgesic regimen: A significant barrier to effective cancer pain management. *Journal of Clinical Oncology*, *19*(23), 4275–4279.

Miaskowski, C., Dodd, M., West, C., Schumacher, K., Paul, S. M., Tripathy, D., et al. (2004). Randomized clinical trial of the effectiveness of a self-care interventions to improve cancer pain management. *Journal of Clinical Oncology*, *22*(90), 1713–1720.

Miaskowski, C., Mack, K. A., Dodd, M., West, C., Paul, S. M., Tripathy, D., et al. (2002). Oncology outpatients with pain from bone metastasis require more than around-the-clock dosing of analgesics to achieve adequate pain control. *The Journal of Pain*, *3*(1), 12–20.

Molfenter, T., Zetts, C., Dodd., M., Owens, B., Ford, J., & Mccarty, D. (2005). Reducing errors of omission in chronic disease management. *Journal of Interprofessional Care, 19*(5), 521–523.

Schumacher, K. L., Koresawa, S., West, C., Dodd, M., Paul, S. M., Tripathy, D., et al. (2002). The usefulness of a daily pain management diary for outpatients with cancer-related pain. *Oncology Nursing Forum*, *29*(9), 1304–1313.

Schumacher, K. L., Koresawa, S., West, C., Dodd, M., Paul, S. M., Tripathy, D., et al. (2005). Qualitative research contribution to a randomized clinical trial. *Research in Nursing & Health, 28,* 268–280.

Schumacher, K. L., Koresawa, S., West, C., Hawkins, C., Johnson, C., Wais, E., et al. (2002). Putting cancer pain management regimens into practice at home. *Journal of Pain and Symptom Management*, *23*(5), 369–382.

Schumacher, K. L., Stewart, B., Archbold, P., Dodd, M., & Dibble, S. (2000). Family caregiving skill: Development of the concept. *Research in Nursing & Health*, *23*, 191–203.

Schumacher, K. L., West, C., Dodd, M., Paul, S. M., Tripathy, D., Koo, P., et al. (2002). Pain management autobiographies and reluctance to use opioids for cancer pain management. *Cancer Nursing*, *25*(2), 125–133.

Shih, A., Miaskowski, C., Dodd, M. J., Stotts, N. A., & MacPhil, L. (2002). A research review of the current treatments for radiation-induced oral mucositis in patients with head and neck cancer. *Oncology Nursing Forum*, *29*(7), 1063–1080.

Shih, A., Miaskowski, C., Dodd, M. J., Stotts, N. A., & MacPhil, L. (2003). Mechanisms for radiation-induced oral mucositis and the consequences. *Cancer Nursing*, *26*(3), 222–229.

Tierney, D. K., Facione, N., Padilla, G., Blume, K., & Dodd, M. (2007). Altered sexual health and quality of life in women prior to hematopoietic cell transplantation. *European Journal of Oncology Nursing*, *11*(4), 298–308.

Tierney, D. K., Facione, N., Padilla, G., & Dodd, M. (2007). Response shift: A theoretical exploration of quality of life following a hematopoietic cell transplantation. *Cancer Nursing*, *30*(2), 125–138.

Villars, P., Dodd, M., West, C., Koetters, T., Paul, S. M., Schumacher, K., et al. (2007). Differences in the prevalence and severity of side effects based on type of analgesic prescriptions in patients with chronic cancer pain. *Journal of Pain and Symptom Management*, *33*(1), 67–77.

Voss, J. G., Dodd, M., Portillo, C., & Holzemar, W. (2006). Theories of fatigue: Application in HIV/AIDS. *Journal of the Association of Nurses in AIDS Care*, *17*(1), 37–50.

Voss, J., Portillo, C. J., Holzemer, W. L., & Dodd, M. J. (2007). Symptom cluster of fatigue and depression in HIV/AIDS. *Journal of Prevention and Intervention in the Community, 33*(1–2), 19–34.

West, C. M., Dodd, M. J., Paul, S. M., Schumacher, K., Tripathy, D., Koo, P., et al. (2003). The PRO-SELF(c): Pain control program—an effective approach for cancer pain management. *Oncology Nursing Forum*, *30*(1), 65–73.

Wiener, C., Fagerhaugh, S., Strauss, A., & Suczek, B. (1979). Trajectories, biographies and the evolving medical technology scene: Labor and delivery and the intensive care nursery. *Sociology of Health and Illness*, *1*, 261–283. (Reprinted in A. Strauss & J. Corbin [Eds.]. [1997]. *Grounded theory in practice* [pp. 229–250]. Thousand Oaks, [CA]: Sage.)

Wiener, C., Fagerhaugh, S., Strauss, A., & Suczek, B. (1982). What price chronic illness? *Society*, *19*, 22–30. (Reprinted in C. Wiener & A. Strauss [Eds.]. [1987]. *Where medicine fails* [5th ed., pp. 25–42]. New Brunswick, [NJ]: Transaction Books.)

Wiener, C. L. (2000). Applying the Straussian framework of action, negotiation, and social arenas to a study of accountability in hospitals. *Sociological Perspectives*, *43*, S59–S71.

Wiener, C. L. (2004). Holding American hospitals accountable: Rhetoric and reality. *Nursing Inquiry*, *11*(2), 82–90.

Wong, P. C., Dodd, M. J., Miaskowski, C., Paul, S. M., Bank, S. A., Shiba, G. H., & Facione, N. (2006). Mucositis pain induced by radiation therapy: Prevalence, severity, and use of self care behaviors. *Journal of Pain and Symptom Management*, *32*(1), 27–37.

Wood, K. A., Wiener, C. L., & Kayser-Jones, J. (2007). Supraventricular tachycardia and the struggle to be believed. *European Journal of Cardiovascular Nursing*, *6*(4), 293–302.

Secondary Sources

Bailey, D. E., Wallace, M., Latini, D. M., Hegarty, J., Carroll, P. R., & Klein, E. A. (2011). Measuring illness uncertainty in men undergoing active surveillance for prostate cancer. *Applied Nursing Research*, *24*(4), 193–199.

Chiou, C.P., & Chung, Y.C. (2012). Effectiveness of multimedia interactive patient education on knowledge, uncertainty and decision-making in patients with end-stage-renal-disease. *Journal of Clinical Nursing*, *21*(9), 1223–1231.

Flemme, I., Hallberg, U., Johansson, I., & Stromberg, A. (2011). Uncertainty is a major concern for patients with implantable cardioverter defibrillators. *Heart & Lung*, *40*(5), 420–428.

Han, P. K., Klein, W. M. P., & Arora, N. K. (2011). Varieties of uncertainty in health care: A conceptual taxonomy. *Medical Decision Making*, *31*(6), 828–838.

Hansen, B. S., Rortveit, K., Leiknes, I., Morken, I., Testad, I., Joa, I., et al. (2012). Patient experiences of uncertainty—a synthesis to guide nursing practice and research. *Journal of Nursing Management*, *20*(2), 266–277.

McCormick, K. M. (2002). A concept analysis of uncertainty in illness. *Journal of Nursing Scholarship*, *34*(2), 127–131.

Penrod, J. (2007). Living with uncertainty: Concept advancement. *Journal of Advanced Nursing*, *57*(6), 658–667.

Taha, S. A., Matheson, K., & Anisam, H. (2012). Everyday experiences of women posttreatment after breast cancer: The role of uncertainty, hassles, uplifts, and coping on depressive symptoms. *Journal of Psychosocial Oncology*, *30*(3), 359–379.

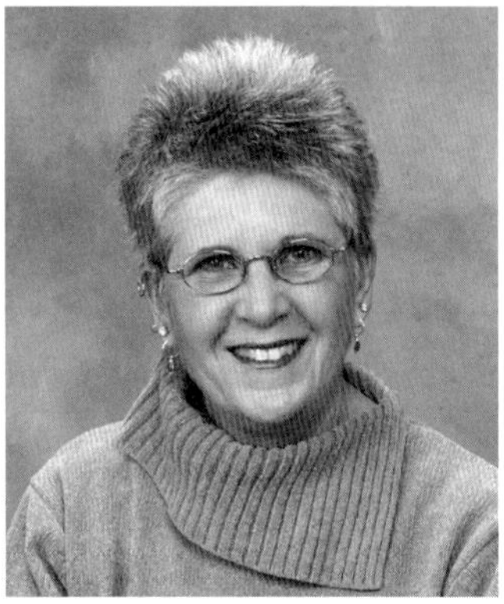

조오진 개스킬 익스

Georgene GaskillEakes

1945-현재

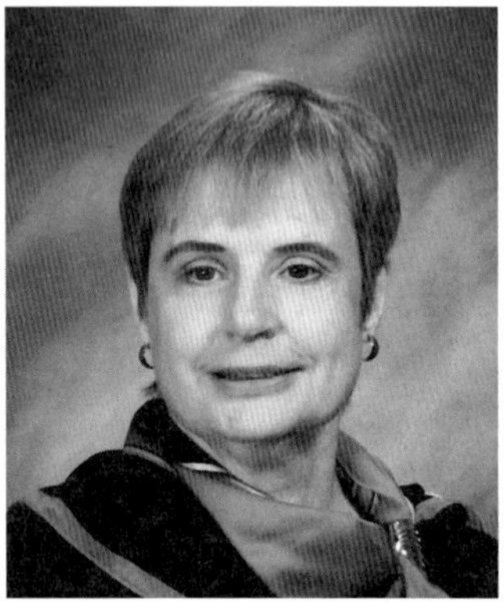

매리 러만 버크

Mary Lermann Burke

1941-현재

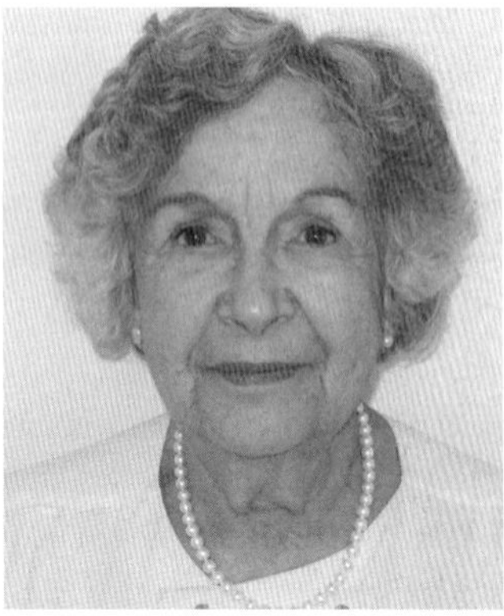

마가렛 하인즈워스

MargaretA. Hainsworth

1931-현재

31장

만성비통이론

Theory of Chronic Sorrow

Ann M. Schreler and Nellie S. Droes

"만성 비통이란 인간의 삶을 통해 만성건강상태, 돌보는 가족 및 유족에게 주기적으로 나타나는 만연하는 슬픔과 관련된 느낌이 존재한다는 것이다" (Burke, Eakes, & Hainsworth, 1999, p. 374).

이론가 소개

조오진 개스킬 익스 Georgene Caskill Eakes

조오진 개스킬 익스는 North Carolina주 New Bern에서 태어났다. 1966년 North Carolina주 Durham에 있는 Watts 병원 간호학교Hospital School of Nursing에서 간호 과정을 졸업하였고, 1977년 North Carolina 농업기술주립대학교에서 간호학 학사과정을 최우등으로 졸업하였다. 익스는 1980년 Greensboro에 있는 North Carolina대학교에서 간호학 석사학위를 받았고, 1988년 North Carolina주립대학교에서 교육학 박사학위를 받았다. 석

Photo credit: Center for Health Sciences Communication, Brody School of Medicine, East Carolina University, Greenville, NC.
Photo credit: Olan Mills Portrait Studio, Centerdale, RI.
Photo credit: Shawn Hainsworth, New York, NY.

사 과정은 연방훈련장학금federal traineeship을 받아 공부하였고, 박사 과정은 North Carolina 간호연맹League for Nursing에서 연구비를 받아 공부하였다. 1979년 Sigma Theta Tau International Honor Society of Nursing에 가입하였고, 1988년 Phi Kappa Phi Honor Society에 가입하였다.

간호사 경력 초기에, 익스는 응급기관이면서 동시에 지역을 기반으로 한 정신병리 및 정신건강 환경에서 일하였다. 1980년 North Carolina 주 Greenville에 있는 East Carolina 대학교 간호학교East Carolina University School of Nursing 교수가 되었다.

1970년대 자동차 사고로 치명적 손상을 겪으면서 죽음, 임종dying, 비애grief, 상실loss 등에 흥미를 갖게 되었다. 죽음에 직면했던 경험 덕분에, 준비가 불충분한 의료인과 일반인이 '죽음mortality'에 직면한 사람과, 상실 상황에 따라오는 '비애 반응grief reaction'에 대한 막연한 이해 부족을 어떻게 다루는지에 대해 강하게 자각하게 되었다. 이러한 깨달음이 동기가 되어, 익스는 장기 치료기관의 간호직원을 대상으로 한 '죽음 불안death anxiety' 조사와 호스피스 간호사를 대상으로 한 '비애 해결grief resolution'을 탐구하게 되었다.

1983년 익스는 지역사회 서비스로 암 환자와 그들의 중요한 사람들을 위해 지지 모임을 설립한 다음 이 모임을 계속 활성화시켰다. 이 모임의 지도자는 치명적 질병이나 만성 질병과 관련된 '비애 반응'의 진행 특성에 대해 눈을 뜨게 되었다. 1989년 대만 타이베이에서 열린 Sigma Theta Tau 국제 연구 회의에서 자신의 연구결과를 발표하면서, 매리 러만 버크의 '만성 비통chronic sorrow'에 대한 발표에 듣게 되었다. 익스는 즉각적으로 척수수막류 장애myelomeningocele disability 아동의 어머니들이 갖는 '만성 비통'에 대한 버크의 설명과, 암 지지 모임 회원들이 보인 '비애 반응grief reaction'에 대한 자신의 결과를 연결시켰다.

회의 직후, 익스는 공동연구 가능성을 알아보기 위해 버크에게 연락하였다. 버크와 자신의 동료인 마가렛 하인즈워스, 그리고 하인즈워스의 동료인 Carolyn Lindgren이 참석하는 모임을 계획하였다. 1989년 여름 첫 모임의 성과가 '만성 비통 연구를 위한 간호협회 NCRCS, Nursing Consortium for Research on Chronic Sorrow' 구성이었다.

NCRCS을 설립한 후, 회원들은 치명적 질환자나 만성 질환자, 가족 간병인, 유족 등을 대상으로 수많은 질적 연구를 공동으로 수행하였다. 익스는 자신의 개별 연구 초점을 암 환자, 정신지체 어른의 가족 간병인, 중요한 사람과 사별한 사람 등에 두었다. 1992년부터 1997년까지 East Carolina University School of Nursing에서 3가지 연구기금grant award을 받았고 Beta Nu Chapter of Sigma Theta Tau International에서 2가지 연구기금을 받아 연구프로젝트를 진행하였다.

전문 서적 출판과 함께, 익스는 지역, 주, 국내외 수준에서 전문가와 일반인을 대상으로 비애-상실(grief-loss), 죽음, 임종 등에 관한 발표를 수없이 하였다. North Carolina에서 '영아 돌연사 증후군' 카운슬러 훈련과, 지역 호스피스 자원봉사자 훈련에 깊게 관여하였다. 익스는 죽음과정과 죽음 자체에 대한 간호의 질을 향상시키기 위해 적극 노력하고 있으며, Eastern North Carolina의 말기간호연합End of Life Care Coalition 이사회 회원이다.

2002년 익스는 연구를 교육 실무에 통합시킨 공로를 인정받아 East Carolina University Scholar Teacher Award를 수상하였다. 1999년 "Middle-Range Theory of Chronic Sorrow"란 저서로 Sigma Theta Tau International Honor Society of Nursing이 수여하는 이론 출판 부문 'Best of Image 상'을 받았다. 1994년 *종양간호포럼Oncology Nursing Forum* 저술부문Writing award 대상(大賞)의 최종 후보자에 올랐다. 그 밖의 수상 경력으로, 1991년 간호협회North Carolina Nurses Association는 '올해의 간호교육자North Carolina Nurse Educator of the Year'로 선정하였고, 1994년과 1998년 Beta Nu Chapter of Sigma Theta Tau International Honor Society for Nurses는 '탁월한 연구자Outstanding Researcher'로 선정하였다. 익스는 국제 학제간 간행물인 '*Qualitative Health Research*'의 논평가로 일하고 있다.

익스는 East Carolina University College of Nursing의 명예교수이다. 은퇴 전에는 학부 과정으로 '정신건강간호'와 '간호 연구'를 가르쳤고, 석사 과정으로 '간호 교육'을 가르쳤으며, 학제간 학부과정으로 '죽음/임종에 대한 시각'을 가르쳤다. 현재 North Carolina 주 Greenville에 있는 Vidant Medical Center에서 임상교육 director이다(G. Eakes, personal communication, 2012).

매리 러만 버크 Mary Lermann Burke

매리 러만 버크는 Ohio주 Sandusky에서 태어났다. 1962년 Cincinnati에 있는 선한 사마리아인 병원 간호학교Good Samaritan Hospital School of Nursing에서 첫 간호학 졸업장을 받았으며, 컬럼비아 특별지구에 있는 아동의료센터Children's Medical Center 에서 '졸업 후 인증post-graduate certification'을 받았다. 몇 년 동안 아동 간호실무경험을 쌓은 뒤, 버크는 Providence에 있는 Rhode Island College에서 최우등으로 간호학 학사과정을 졸업하였다. 1982년, Boston University에서 '부모-아동 간호학' 석사 학위를 받았다. 이 과정을 하면서, 또한 Providence에 있는 Brown University내 Rhode Island Hospital의 '아동발달센터'와 '생식 및 발달의학' 부서에서 '부모-아동 간호'와 '발달장애의 학제간 훈련'으로 인증을 받았다. 1989년 Boston University에서 가족학 연구로 간호학 박사학위를 받았다.

버크는 1981년 Boston University에서 석사 과정을 하는 동안 Sigma Theta Tau의

Theta Chapter 회원으로 가입하였고, 1988년 Rhode Island College에 있는 Sigma Theta Tau의 Delta Upsilon Chapter-at-Large에 창립위원으로 가입하였다. 1999년에 탁월한 연구실적을 인정받아 'Delta Upsilon Chapter-at-Large Louisa A. White Award'을 수상하였다.

1991년부터 1996년까지 버크는 '만성 비통' 연구에 대해 4개의 '교수연구기금Rhode Island College Faculty Research Grants'를 받았다. 1998년 '만성 비통' 연구를 위한 초기 양적 도구 개발에 대해 *Delta Upsilon Chapter-at-Large*의 보조금을 받았다. 버크는 1992년부터 1995년까지 보건후생성Department of Health and Human Services, 모자보건국Maternal and Child Health Bureau, 유전 서비스지부Genetics Services Branch의 보조금을 지원받은 '성인생활변천 프로젝트Transition to Adult Living Project'의 주 연구원이었다. 1995년 버크는 '뉴잉글랜드 지방 유전그룹 특별 프로젝트 지원금A New England Regional Genetics Group Special Projects Grant'과 '성인생활변천 프로젝트-정보보급체계The Transition to Adult Living Project-System Dissemination of Information'등을 받았으며, 버크는 여기서 공동 주 연구원이었다.

간호사 초기에, 버크는 급성기 부서와 일차의료 부서에서 아동간호 전문가로 일하였다. 1980년 Rhode Island 대학 간호학과에서 임상강사로 일하기 시작하였고, 1982년 전임강사, 1987년 조교수, 1991년 부교수, 1996년 교수가 되었다. 이 기간 동안, 아동간호학 이론과 임상과정을 가르쳤다. 또한 영양학, 약리학, 병태생리학 등을 포괄하는 간호과정을 개발하고 가르쳤다. 2002년 12월 그녀는 Rhode Island College 교수직에서 퇴직하였다.

버크는 석사 과정 때, Rhode Island Hospital 아동 발달 센터에서 임상실습에 참여하면서 '만성 비통' 개념에 관심을 갖기 시작하였다. 그곳에서 척추이분증Spina bifida 아동 및 그 부모들과 함께 하면서, 부모들에게 나타나는 감정이 Olshansky(1962)가 처음 설명했던 '만성 비통'과 일치한다는 임상 예감을 갖게 되었다. 버크는 석사 논문인 '*학령전기 척수수막류 아동 어머니들의 관심사The Concerns of Mothers of Preschool Children with Myelomeningocele*'에서 '만성 비통'과 비슷한 감정들을 확인하였다. 그런 다음 박사논문인 '*학령기 척수수막류 아동 아머니들의 만성 비통Chronic Sorrow in Mothers of School Age Children With Myeomeningocele*'을 수행하기 위해 '버크 만성비통 질문지Burke Chronic Sorrow Questionnaire'를 개발하게 되었다.

1989년 6월 버크는 대만 타이베이에서 열린 Sigma Theta Tau 국제연구회의에서 자신의 박사논문을 발표하였다. 거기서 East Carolina University의 익스 박사와 Rhode Island College의 하인즈워스 박사와 만나 서로 영향을 주고받았다. 곧이어, Wayne State University의 Dr. Carolyn Lindgren이 일시적으로 참여하면서 이 모임은 NCRCS가 되었다. 그들은 함께 'Burke/NCRCS 만성 비통 질문지'의 수정판을 개발하였고, 개별적으로 수행한 연구들을 공동으로 분석하였다. 일련의 연구들 중, 버크의 개별 연구는 불임부부, 만성질병 부모의 성인 자녀, 유족이 된 부모 등에서 나타난 '만성 비통'에 집중하였다. 공동으로 분석한 연구들을 토대로 '중범위 만성비통 이론middle range Theory of Chronic Sorrow'을 개발하였고, 이 이론은 1998년 출판되었다. 회원들은 개인적으로 혹은 공동으로 '만성 비통'에 관한 수많은 논문을 지역, 주, 국내외 회의에서 발표하였고, 10편의 논문을 관련학술지에 출판하였다. 그들의 논문인 '*Middle Range Theory of Chronic Sorrow*'는 Sigma Theta Tau 국제조직이 수여하는 1999년 이론 부문 '*Best of Image Award*'를 수상하였다. 버크는 '버크/익스 만성비통 사정도구Chronic Sorrow Assessment Tool'를 개발하기 위해 익스 박사와 협력하고 있다.

버크는 수많은 전문직과 지역사회 조직에서 적극적으로 활동하고 있다. Rhode Island 이사회의 St. Joseph's Health Services 위원이며, Rhode Island College 간호학부가 간호학 교육 공로에 수여하는 '탁월한 동창상Outstanding Alumna Award'과 '대학 동창회상Rhode Island College Alumni Honor Roll Award'을 받았다(L. Burke, personal communication, 2005).

마가렛 하인즈워스 Margaret A. Hainsworth

마가렛 하인즈워스는 Canada, Ontario의 Brockville에서 태어났다. 하인즈워스는 Ontario Brockville에 있는 Brockville General Hospital의 간호학 diploma school에 입학해 1953년 졸업하였다. 1959년, Tennessee주 Nashville에 있는 'George Peabody College for Teachers'에 진학하기 위해 미국으로 이주하여 공중보건간호학 졸업증서를 받았다. Rhode Island Newport에 있는 Salve Regina College에서 교육을 계속 받았으며, 1973년 간호학 학사학위를 받았다. 1974년 Boston College에서 '정신건강간호학' 석사학위를 받았으며, 1986년 University of Connecticut에서 교육행정학 박사학위를 받았다. 1988년, '정신건강간호'의 임상전문가clinical specialist로 공인인증을 받았다.

하인즈워스는 1978년 Sigma Theta Tau, Alpha Chi Chapter에 가입하였고, 1989년 Delta Upsilon Chapter-at-Large에 가입하였다. 1976년 Rhode Island College에서 '탁월한 교수상'을 받았다. 1992년, 미국국립보건원National Institutes of Health이 후원하는 '*아동 및 청소년 정신장애 국립연구계획National Plan for Research in Child and Adolescent Mental Disorders*'이 *수행하는 기술지원연수회Technical Assistance Workshop 참가자와 간호사 멘토쉽Mentorship for Nurses* 참가자로 선발되었다. Sage 출판사에서 발행하는 학제간 간행물인 '*Qualitative Health*

Research' 논평가로 선발되었다. 1999년 하인즈워스는 호주 멜버른에 있는 '멜버른 왕립 공과대학Royal Melbourne Institute of Technology' 교환교수 프로그램의 방문연구원이었다.

하인즈워스의 간호실무 분야는 '공중보건간호'와 '정신건강간호'이었다. 1974년 Rhode Island College 간호학부 강사로 임용되어, 1992년 전임 교수로 승진하였다. 주로 가르친 전공 영역은 교실 강의와 임상 실습으로 구성된 정신건강간호학이었다. 대학의 교양과정 general study program 선택과목인 '죽음과 임종Death and Dying'이란 교과목을 가르쳤다. 하인즈워스는 항상 실무에 종사했으며, 13년 동안 방문간호협회Visiting Nursing Association에서 자문가로 일하였다. 1993년 Bay 상담협회Bay Counseling Association에서 개업하여 5년 동안 이 일을 계속 하였다.

다발성 경화증 여성을 위한 지지모임에서 조언자로 일하면서, 만성 질병과 비통 사이의 관계에 관심을 갖게 되었다. 이 경험을 통해, '*상징적 상호작용 접근법을 이용한 다발성경화증 여성들의 민속학적 연구An Ethnographic Study of Women With Multiple Sclerosis Using a Symbolic Interaction Approach*'란 학위논문을 쓰게 되었다. 이 연구는 1989년 대만 타이베이에서 열린 Sigma Theta Tau 연구회의에서 발표논문으로 채택되었다. 이 회의에서, 버크의 발표를 듣고 난 후 버크의 '만성 비통' 연구에 대해 알게 되었다.

버크의 연구를 바탕으로, NCRCS는 '만성 비통'에 대한 이해를 확장하기 위해 1989년 설립되었다. 하인즈워스는 4명의 초기 공동 설립자 중 한 명이었고, 1996년까지 적극적인 멤버로 남아있었다. NCRCS 연구는 만성 질환자의 만성 비통에 대한 4개의 연구로 시작되었으며, 회원들은 자료를 공동으로 분석하였다. 하인즈워스는 7년 동안 협회의 멤버였다. 협회는 13개의 원고를 출판하였고, 연구 결과를 지역, 주, 국제 회의에서 발표하였다. 1999년, Sigma Theta Tau 국제조직은 그들에게 이론부문의 '*Best of Image Award*'를 수여하였다(M. Hainsworth, personal communication, 2005).

이론의 배경

만성비통의 개념은 1962년 Olshansky 연구에서 비롯되었다(Lindgren, Burke, Hainsworth, & Eakes, 1992). NCRCS는 Olshansky (1962) 연구에 대한 중범위 만성비통 이론에 근거하고 있다. 1962년 Olshansky의 연구를 만성 비통의 기본 개념 원리로 인용하였다(Eakes, Burke, & Hainsworth, 1998). Lazarus & Folkman (1984)의 '스트레스 및 적응모델'은 사람이 만성 비통에 대처하는 방법을 개념화하는 토대로 활용하였다.

NCRCS 이론가들은 정신지체아의 부모에 대한 Olshansky의 관찰 결과를 인용하였다. Olshansky는 부모들이 경험하는 반복된 비통을 설명하면서 만성 비통chronic sorrow'란 용어를 만들었다. 원 개념은 "비극적 상황에 대한 심리 반응을 폭넓고 단순하게 묘사한 것a broad, simple description of psychological reaction to a tragic situation'으로 설명하였다(Lindgren, Burke, Hainsworth, et al., 1992, p. 30).

1980년대, 다른 연구자들은 신체장애나 정신장애 아동의 부모들이 겪는 경험을 조사하기 시작하였다. 연구 결과, 부모들이 경험하는 비애grief는 끝없이 반복되는 특성을 가진 슬픔sadness인 것으로 확인되었다. 이 연구에 앞서, Bowlby와 Lindemann는 비애란 시간이 흐르면서 해결되는 과정이며 해결되지 않는 비애는 비정상이라고 개념화하였다(Lindgren et al., 1992). 버크는 척추이분증 아동 연구에서 만성 비통을 "영구적이고 주기적이며 진행하는 특성을 가진 파급적 슬픔pervasive sadness that is permanent, periodic and progressive in nature"으로 정의하였다(Hainsworth, Eakes, & Burke, 1994, p. 59).

NCRCS 속한 사람들은 비애에 대한 반응에 초점을 두었으며, 자신들의 모델에서 설명한 관리 방법의 근거로 '스트레스와 적응'에 관한 Lasarus와 Folkman의 1984년 연구를 통합하였다(Eakes, Burke, & Hainsworth, 1998). 내적 대처 전략에는 행동 지향action-oriented, 인지 재평가cognitive reappraisal, 대인 행동interpersonal behaviors 등이 있다(Eakes et al., 1998). 이처럼 중범위 만성 비통이론은 이론적 토대를 특정 상황에 한정하지 않고 현상에 대한 대처 반응을 포함하여 그 범위를 확장하였다.

주요 개념과 정의

만성 비통 Chronic Sorrow

만성 비통은 파급성pervasiveness과 영속성permanence을 가진 상실loss에서 비롯되는 진행성 불일치ongoing disparity 상태이다. 비애 증상은 주기적으로 재발되며 잠재적으로 진행한다.

상실 Loss

상실은 "이상ideal"과 현실 상황(혹은 경험)이 불일치한 결과이다. 예를 들어, "완벽한 아이"가 있고, 그 이상과 동떨어진 만성 질병 아이가 있다.

주요 개념과 정의

유발 사건 Trigger Events

*유발 사건*은 불일치나 상실 재발을 강조하는, 혹은 비애 감정을 유발하거나 악화시키는 상황, 환경, 조건 등을 말한다.

관리 방법 Management Methods

*관리 방법*은 개인이 만성 비통을 다루는 수단을 말한다. 내적 방법(개인 대처전략)이나 외적 방법(보건의료인과 그 외 사람들의 중재)이 있을 수 있다.

비효과적 관리 Ineffective Management

*비효과적 관리*는 대처전략이 개인의 불쾌함을 증가시키거나 만성 비통의 기분을 강조하는 경우를 말한다.

효과적 관리 Effective Management

*효과적 관리*는 대처전략이 비통에 빠진 사람의 편안함을 증가시키는 경우를 말한다.

경험적 증거의 이용

만성 비통

만성 비통에 대한 NCRCS의 초기 개념 정의를 지지하는 실험적 증거는, 버크가 1989년 네 학위논문으로 실행했던 척추이분증 아동 어머니들의 면담 결과에서 찾을 수 있다. 이 연구를 통해 버크는 만성 비통을 파급적 슬픔pervasive sadness로 정의하였고, 그 경험이 영속적이고 주기적이며 잠재적으로 진행한다는 것을 알아냈다(Eakes, Burke, Hainsworth, & Lindgren, 1993). 이것은 연구에 사용한 면담 지침의 토대를 포함해서 이후에 실행된 일련의 연구들을 위한 기초를 제공하였다.

NCRCS이 실행한 연구들의 대상은 아래와 같다.

- 암(Eakes, 1993), 불임(Hainsworth, Eakes, & Burke, 1994), 다발성 경화증(Hainsworth, Burke, Lindgren, et al.,

1993; Hainsworth, 1994), 파킨슨 병(Lindgren, 1996) 환자

- 만성 정신 질환(Hainsworth, Busch, Eakes, et al., 1995), 다발성 경화증(Hainsworth, 1995), 파킨슨 병(Lindgren, 1996) 환자의 배우자 간호제공자
- 만성 정신 질환(Eakes, 1995)을 가진 성인자녀의 부모 간호제공자

위 연구들에 근거하여, 이론가들은 '만성 비통은 상실이 해결되지 않는 상황에서는 언제든지 발생한다'고 가정하였다. 연구 결과, 슬픈 감정은 시간이 흐르면서 항상 일정하게 악화되는 것은 아니었다. 하지만, 이론가들은 연구를 통해 "시간이 흐를수록 만성 비통이 강화되고 진행될 가능성이 있다"고 결론지었다(Eakes, Burke, & Hainsworth, 1998, p. 180).

NCRCS 이론가들은 '단일 상실(single loss, 사별)'을 경험한 개인을 대상으로 연구 영역을 확장하였다. 연구 결과, 이 사람들도 만성 비통과 같은 감정을 경험함을 알게 되었다(Eakes, Burke, & Hainsworth, 1999).

이런 광범위한 실험적 증거에 근거하여, NCRCS 이론가들은 만성 비통을 "상실 경험에서 비롯된 계속적인 불일치의 결과로 영속적이고 파급적인 비통이나 비애-관련 기분이 주기적으로 재발하는 것"으로 정련화시켰다(Eakes, Burke, & Hainsworth, 1998, p. 180).

유발 인자

위 연구에서 나온 실험적 자료를 이용해, NCRCS 이론가들은 초기 비애 기분을 다시 경험하게 만드는 주된 사건이나 상황'이 있음을 확인하고 이를 '*만성 비통 유발인자chronic sorrow triggers*'로 명명하였다(Eakes, Burke, Hainsworth, et al., 1993). NCRCS는 만성질환자, 가족 간병인, 유족 등을 대상으로 만성 비통 유발 인자를 비교 · 대조하였다(Burke, Eakes, & Hainsworth, 1999). 그 결과, 표준norm과의 비교나 기념일이 만성 비통을 유발하였다. 가족 간호제공자와 만성 질환자는 위기를 관리할 때 만성 비통이 유발되었다. 가족 간호제공자에게만 독특하게 나타난 유발인자는 '끝없는 간병 요구'였다. 사별을 경험한 사람들은 '추억과 역할 변화'를 독특한 유발인자로 보고하였다.

관리 전략

NCRCS는 개인이 효과적으로 기분을 관리하면 만성 비통이 사람을 쇠약하게 하지는 않는다고 가정하였다. 관리 전략은 내부 전략과 외부 전략으로 구별한다. 자가 관리 전략은

내부 대처 전략으로 분류한다. NCRCS는 내부 대처 전략을 *행동action 대처*, *인지cognitive 대처*, *대인interpersonal 대처*, *감정emotional* 대처로 세분화하였다.

행동 대처 기전은 모든 만성 질환자와 간호제공자들이 사용하였다(Eakes, 1993, 1995; Eakes, Burke, & Hainsworth, 1999, Eakes, Burke, Hainsworth, et al., 1993; Hainsworth, 1994, 1995; Hainsworth, Busch, Eakes, et al., 1995; Lindgren, 1996). 사용된 예로는 통증을 극복하기 위한 일반적인 전환방법과 유사한 것들이다. "바쁘게 지내기"와 "재미있는 것 하기"는 행동-중심 대처의 예이다(Eakes, 1995; Lindgren, Burke, Hainsworth, et al., 1992). 인지 대처도 자주 사용하였는데, "긍정적으로 생각하기", "현 상황에서 최선을 다하기", "문제와 싸우지 않기" 등이 그 예이다(Eakes, 1995; Hainsworth, 1994; Lindgren, 1996). 대인 대처 전략에는 "정신과 의사 만나기", "지지 모임에 참석하기", "다른 사람과 대화하기" 등이 있다(Eakes et al., 1993; Hainsworth, 1994, 1995). 감정 대처에는 "마음껏 울기", "감정 표현하기" 등이 있다(Eakes, Burke, & Hainsworth, 1998; Hainsworth, Busch, Eakes, et al., 1995). 주체가 재 비애re-grief 기분을 줄이는데 도움이 되었다고 표현하면, 그 관리 전략은 효과적인 것으로 분류된다.

버크는 '외부 관리'란 '건강전문가들이 제공하는 중재' 라고 처음으로 설명하였다(Eakes, Burke, & Hainsworth, 1998). 건강관리 전문가는 슬픈 사람의 편안함이 증가되도록 돕기 위해, 공감적 존재empathetic presence, 교사-전문가, 유능한 간호전문가 등의 역할을 한다(Eakes, 1993, 1995; Eakes, Burke, Hainsworth, et al., 1993; Eakes, Burke, & Hainsworth, 1999; Hainsworth, 1994, 1995; Hainsworth, Busch, Eakes, et al., 1995; Lindgren, 1996).

요약하면, 감동적인 총 196건의 면담이 중범위 만성비통이론을 탄생시켰다. 이론가들은 만성 비통을 지닌 사람들에 대한 10년의 연구를 요약해 이 현상이 만성 질환자, 가족 간호제공자, 유족 등에게 자주 발생하는 사실을 발견하였다(Burke, Eakes, & Hainsworth, 1999; Eakes, Burke, & Hainsworth, 1998).

주요 가정

간호

만성 비통을 진단하고 중재하는 것은 간호실무의 영역이다. 간호사는 위험에 처한 개인에게 예방 처치anticipatory guidance를 할 수 있다. 간호사의 주 역할은 공감적 존재empathetic presence, 교사-전문가, 유능한 간호제공자 등이다(Eakes, Burke, & Hainsworth, 1998).

인간

인간은 인생 과정과 건강에 대해 '이상적 인식idealized perception'을 갖는다. 사람들은 자신의 경험을 이상적인 것과 비교하고 자신을 주변 사람들과 비교한다. 사람들의 상실 경험이 모두 독특하지만, 상실 경험을 예측할 수 있는 일반적 특성이 존재한다(Eakes, Burke, & Hainsworth, 1998).

건강

기능이 정상인 상태를 말한다. 사람의 건강은 상실에 따른 불일치를 어떻게 다루는가에 달려있다. 효과적으로 대처하면 인생 상실life losses에 대해 정상적으로 반응하게 된다(Eakes, Burke, & Hainsworth, 1998).

환경

상호관계는 가족, 사회, 직업, 건강관리 환경 같은 사회적 맥락 속에서 발생한다. 개인은 사회적 규범norms에 자신을 비교하고 그 평가 결과에 따라 반응을 보인다(Eakes, Burke, & Hainsworth, 1998).

이론적 주장

1. 만성 비통은 상실 상황이 유발한 지속적인 불일치에 대한 인간의 정상적 반응이다.
2. 만성 비통은 주기적으로 나타난다.
3. 비애를 강화할 것으로 예상되는 내외적 유발 인자를 분류할 수 있고 이를 미리 막을 수 있다.
4. 만성 비통을 경험하는 인간은, 정상 평형상태 회복에 효과적이거나 혹은 비효과적인 선천적 · 후천적 대처전략을 갖고 있다.
5. 건강관리 전문가의 중재는 개인의 정상 평형상태 회복에 효과적인 도움이 되거나 혹은 도움이 되지 않는다.
6. 연속 혹은 단일 상실을 경험하는 사람은 이상과 현실 사이의 불일치를 지각할 것이다.

7. 이상과 현실 사이의 불일치는 파급되는 비통과 비애기분을 유발한다(Eakes, Burke, & Hainsworth, 1998).

논리적 형식

이 이론은 일련의 질적 연구에 근거한다. 196건의 면담 분석을 통해, 중범위 만성비통 이론을 만들었다. 실험적 증거를 근거로, NCRCS 이론가들은 만성 비통 현상을 설명하였고, 재-비애의 일반적 유발 인자를 확인하였으며, 만성 비통의 외적 관리에서 간호사의 역할을 설명하였고 내적 대처 기전을 설명하였다. 실증적 자료를 통해 이론적 가정을 분명하게 입증하였다.

간호학계의 수용

실무

NCRCS 원저

중범위 만성비통이론(Eakes, Burke, & Hainsworth, 1998)의 근거가 된, NCRCS의 연구는 실무에 지대한 영향을 미친다. 모든 논문은 임상 간호실무 결과와 관련되어 있다(Burke, Eakes, & Hainsworth, 19999;,Eakes, 1993; Eakes, 1995; Hainsworth, 1994; Hainsworth, Burke, Lindgren, et al., 1993; Hainsworth, Busch, Eakes, et al., 1995; Hainsworth, Eakes, Burke, 1994; Lindgren, 1996; Lindgren, Burke, Hainsworth, et al., 1992). 개인과 가족간호제공자가 중요한 사건이나 유발인자를 효과적으로 관리할 수 있도록 간호사는 그들을 도와야 한다고 제안하고 있다. 저서에서는 더 세분화하여 간호역할을 공감적 존재empathetic presence, 교사-전문가, 유능한 간호전문가 등으로 규명하고 있다(Eakes, Burke, Hainsworth, et al., 1993).

NCRCS-파생된 문헌

실무중심 학술지 출판에서는 NCRCS 원서를 참조하고 있다. 그외 실무 중심 저술. NCRCS가 아닌 간호사 몇 명이 임상가를 위해 NCRCS 연구를 인용하여 논문을 출판하였다(Gedaly-Duff, Stoger, & Shelton, 2000; Gordon, 2009; Kerr, 2010, Krafft & Krafft, 1998; Scornaienchi, 2003). 다학제간 실무중심 저술로 인해 간호사들이 유용하게 사용할 수 있는 실무 안내서를 제공받았다(Doka,

2004; Harris & Gorman, 2011; Miller, 1996).

지금까지 이 연구를 실무와 관련지어 설명하였지만, 이를 교육에도 관련지을 수 있다. 다음 단락은 교육계와 관련하여 NCRCS의 만성비통 연구가 학부, 대학원 및 계속 교육에도 적절하였음을 보여주는 증거를 제시하고 있다.

교육

학부 교육

표준화된 간호 언어. 표준화된 간호 언어에 대한 문헌에서 만성비통이 기대결과와 제시된 중재와 관련하여 간호진단 분류(NANDA, 2011)임을 나타내고 있다(Johnson, Moorhead, Bulechek, et al., 2012). 국제북미간호진단협회(NANDA-I, North American Nursing Diagnosis Association, international)와 NCRCS(Eakes, Burke, & Hainsworth, 1998)의 정의를 비교한 결과, 본질적으로 비슷하다는 것을 알 수 있다. 널리 사용되는 몇몇의 간호진단교과서(Ackley & Ladwig, 2004; Carpenito-Moyet, 2010; Doenges, Moorhouse, & Murr, 2010)는 NCRCS의 연구 혹은 진단 분류, 중재, 결과로서 만성비통 사이의 연결을 명백하게 한 저자를 인용하였다. 국제북미간호진단협회(NANDA-I)에서의 진단분류, 간호결과분류(NOC, Nursing Outcomes Classification) 및 간호중재분류(NIC, Nursing Intervention Classification)(Johnson, Moorhead, Bulecheks, et al., 2012)에서 진단분류 간의 연결은 학부 간호학생과 교육자를 위한 교육적 적용을 제공한다. – 간호학생들을 위한 임상결정과정 학습과 간호교육자들을 위한 교육과정 계획 및 임상결정과정 교육. 또한 교육의 필수 단계로써, 성과에 집중해 간호 계획을 수립하도록 초점을 다시 맞추어준다(Pesut & Herman, 1998).

대학원 연구 교육: 간호

미출간 석 · 박사 학위논문과 박사학위논문 관련 연구에서 NCRCS의 이론적 성과를 이용하는 것은 대학원 간호교육에 사용되고 있음을 입증하는 것이다. 연구목록은 다음에 제시하였으며, 학위와 주제에 따라 분류하였다.

- 석사 논문
  - 만성질환 아동 어머니들의 만성 비통(Golden, 1994; Shumaker, 1995)
- 박사논문
  - 특수 건강간호 요구를 가진 아동들을 돌보는 부모(Kelly, 2010)

- 암, 불임문제를 경험, 혹은 조기폐경으로 치료받고 있는 여성(Hunter, 2010)
- 만성 비통 경험 측정 및 선별을 위한 Kendall Chronic Sorrow Instrument 개발 (Kendall, 2005)

대학원 연구 교육: 타 분야

교육, 사회사업, 심리학, 가족발달 및 교육을 포함하는 다른 전문 분야의 대학원생들은 NCRCS의 성과를 이용한 박사연구를 조사하였다. 미출간된 연구의 목록은 주제에 따라 다음에 제시하였으며, 간호실무와 다학제간 관련성을 가지고 있다.

■ 다음의 문제를 갖고 있는 개인

- 만성요통(Blair, 2010)
- 불임(Casale, 2009)
- 양극성장애(Freedberg, 2011)

■ 다음의 문제를 갖고 있는 대상자 가족의 돌봄제공자

아동기와 청소년기 자녀

- 다발성 장애(Parrish, 2010); 심각한 장애(Patrick-Ott & Ladd, 2010); 특수건강간호 요구(Kelly, 2010)
- 만성정신질환(Davis, 2006)
- 자폐증(Collins, 2008; Monsson, 2010)

성인기 자녀

- 뇌성마비(Marsterson, 2010; Wee,2010)

계속 교육

몇몇 저자들이 만성 질환자들과 가족들과 함께 일하는 임상의사를 위한 출판하던 때, 논문에서 만성비통에 대한 컨소시움 연구를 이용하였으며 계속 교육의 학점을 주었다(Doornbos, 1997; Hobdell, Grant, Valencia, et al., 2007; Mallow & Bechtel, 1999; Meleski, 2002; Melnyk, Feinstein, Moldenhouer, et al., 2001). Drench(2003)는 물리치료사와 물리치료 보조사의 교육과정에 NCRCS의 연구에 포함된 비애와 상실에 대한 내용을 제시하였다.

연구

NCRCS의 연구를 이용한 출판물을 검토한 결과, 연구자들이 예전에 연구되었던 대표 집단과 새로운 집단을 대상으로 하여 연구들을 확장하였다는 것을 알 수 있다.

NCRCS 대상자들의 확장은 다음과 같다.

- 다발성 경화증-개인과 돌봄제공자 다발성 경화증(Isaksson, Gunnarsson, & Ahlstrom, 2007; Isaksson & Ahlstrom, 2008; Liedstrom, Isaksson, & Ahlstrom, 2008)
- 신경관 장애-부모돌봄제공자(Hobdell, 2004)
- 사별-사산한 부모(Erlandsson, Saflund, Wredling, et al., 2011)
- 발달지체 아동의 간호제공자(Burke, 1989), 만성 정신질환 성인의 간호제공자(Eakes, 1995)
- 유족들(Eakes, Burke, & Hainsworth, 1999).

새로운 대상자들에게 NCRCS의 연구를 확장한 목록은 다음과 같다.

개인:

- 에이즈 바이러스를 가진 개인(Lichtenstein, Laska, & Clair, 2002; Ingram &Hutchinson, 1999)
- 아동학대의 여성피해자(Smith, 2007; 2009)

아동자녀를 둔 가족의 돌봄제공자:

- 천식(Matby, Kristjanson, & Coleman, 2003)
- 당뇨(Bowes, Lowes, Warner, et al., 2009; Lowes & Lyne, 2000)
- 장애(Mallow & Bechtel, 1999: Patrick-Ott & Ladd, 2010)
- 간질(Hobdell, Grant, Valencia, et al. 2007)
- 에이즈 바이러스(Mawn, 2012)
- 겸상적혈구증(Northington, 2000)

저자들 대부분이 미국 간호사이지만, 호주 간호사(Matby, · 갼서무내ㅜ, & Coleman, 2003), 뉴질랜드 간호사(Carter, McKenna, Macleod, & Green, 1998), 스웨덴 간호사(Ahlstrom, 2007; Isaksson & Ahlstrom, 2008; Pejlert, 2001), 영국 간호사(Bowes, Lowes, Warner, et al., 2009; Lowes & Lyne, 2000) 등이 출판한 서적들을 보면 이 이론의 국제적 영향력을 짐작할 수 있다. 몇몇 연구는 작업요법사occupational therapist가 작성하였고, 한 연구는 사회학자가 작성하였다. 이것으로 NCRCS 연구가 연구 영역에서 세계

적이며 다학제적으로 영향을 미치고 있음을 주장할 수 있다. 연구에서 중범위이론의 적용은 현재 간호문헌에서 찾아볼 수 있다(Eakes, 2013).

미래의 발전

최근까지, 만성비통 중범위이론과 관련된 연구 업적의 대부분은 새로운 대상자에서의 개념 발생을 확인하는데 초점을 두고 질적방법을 사용했다. 간격과 비율 면에서 만성 비통의 강도intensity를 측정하기 위해 계획된 도구개발연구는 이론 발달을 보다 증진시킬 것이다. (익스와 버크 만성 비통의 사정 Eakes, 2013) 현 도구와 케달 만성 비통 도구(Kendall, 2005)는 명목과 순위 수준의 자료를 내는 것이다. 비율과 간격의 만성 비통 강도를 이해하는 것은 간호의 역할과 NOC 시스템에서 확인된 결과에 도달하기 위한 중재효과 검증 연구를 강화할 것이다. 예로, "수용: 건강상태...우울 수준...희망... 기분의 평정"(Johnson, Moorhead, Bulechek, et al., 2012, p. 220-221). 연구의 이러한 종류는 근거기반 혹은 이론기반 간호실무를 위한 경험적 지지에 기여할 것이다.

비평

명확성

이 이론은 상실이 발생할 때 임상에서 관찰할 수 있는 현상을 분명하게 설명하며, 간호실무에서 수용할 수 있는 명백한 증거를 제시한다. 앞서 설명했듯이,'만성 비통' 간호진단은 간호학 교과서에 실렸으며, 주기적으로 재발하고 잠재적으로 진행한다고 규정한 이론가들의 정의와 일치하였다. 이론가들의 저서를 보면, 핵심 개념을 명확하게 밝혔고 이 중범위이론은 각 개념들이 갖는 관계를 설명하고 있다. 개념들 사이의 관계는 직관적으로 그 의미를 알 수 있다. 예를 들어, 효과적 관리(내적·외적 모두)는 편안함이 증가하도록 유도할 것이고 비효과적 관리는 불편함과 만성 비통 강도가 증가하도록 유도할 것임이 분명하다. 중범위이론이므로, 연구 영역은 상실에 따른 단일 현상을 설명하는 것에 그치며, 임상 실무 경험과 일치한다. 이 중범위이론의 훌륭한 점은 국내외적으로 계속된 발표에서 입증되었듯이 실무자practitioner, 학생, 교육자에게 사실로 느껴진다는 것이라고 익스는 말하였다(G. Eakes, personal communication, December 2004).

불분명한 점은, 왜 해결되지 않는 상실을 경험한 모든 개인이 만성 비통을 경험하는 것이 아닌가에 대한 설명이다. 그런 경우가 거의 없지만, NCRCS의 면담대상자 중 몇 명은 만성 비통으로 명명할만한 증상을 경험하지 않았다. 이런 사람들에 대한 추가 자료는 제시하지 않았다. 만성 비통을 경험하지 않는 사람은 쾌활함 같은 특별한 개성을 갖고 있었을까 아니면 상실 상황에서 다른 형태의 보건의료 중재를 받았던 것일까? 이런 개인들이 보여주는 자료는 상실 대처에 대해 무엇을 제안하고 있는 것일까?

해명해야 할 또 다른 개념은 '만성 비통의 진행progression'이다. 만성 비통이 잠재적으로 진행한다고 설명했지만, 진행이란 무엇이며 진행의 병리적 특성은 무엇인 것일까?

내적 관리 전략의 분류에 대한 해명도 필요하다. 비평가들은 문제-지향 전략problem-oriented과 인지 전략cognitive이 어떻게 다른지 분명하지 않다고 지적한다. 마찬가지로, 감정-인지emotive-cognitive 전략, 정서emotional 전략, 대인 전략 등이 분명하게 구별되지 않는다.'*대인interpersonal*' 전략을 '전문가의 도움을 찾는 것'으로 설명한다면, 외적 관리와 내적 관리가 명백하게 중복되는 점이 있다.

간결성

만성 비통의 이론 모델을 보면, 변수들 간의 관계를 쉽게 이해할 수 있다(그림 31-1). 모델을 보면, 만성 비통의 특징이 주기적이며 파급적이고 잠재적으로 진행한다는 점을 분명하게 알 수 있다. 더 나아가, 내적 관리와 외적 관리, 효과적 관리와 비효과적 관리 같은 하위 개념을 보면, 간호사와 보건의료인들이 만성비통의 진행을 막기 위해 어떻게 사정하고 언제 적절한 중재를 하는 것이 최선인지를 분명하게 보여준다. 개념이 분명한 변수의 수가 분명해서 간결하고 쉽게 이해할 수 있다. 중범위이론으로, 연구 설계와 실무 지침에 유용하다.

일반성

만성 비통 개념은 신체 결함이나 인지 결함을 가진 아동의 부모들을 연구하면서 시작하였다. 실험적 증거를 통해, 다양한 상실 경험을 다루면서 이론을 확장하였다. 이론은 다양한 상실에 분명하게 잘 적용되며, 간병인과 유족뿐만 아니라 환자 당사자에게도 잘 맞는다. 또한, 다양한 영역의 보건의료 실무자에게도 유용하다. 이 개념들과 함께, 유발인자와 같은 폭넓은 개념은 경험의 독특함을 망라한다. 유발인자와 관리 전략은 개인 상황에 따라 독특하게 나타나기 때문에, 이처럼 광범위한 다양한 상황에 적용할 수 있다.

접근성

중범위이론의 특성인, 제한된 범위는 연구자가 현상을 쉽게 연구할 수 있도록 해준다. 변수의 개수가 정해져 있고 변수들 관계가 규정되어 있으므로, 연구자는 만성 비통의 효과적 관리 전략을 촉진할 수 있는 간호 중재 연구의 가설을 생성할 수 있다. 이런 성과 연구들은 증거-기반 실무를 위한 토대를 제공하고 보완한다.

실험적 증거에서 비롯된 연구이므로, 추후 연구를 위해 분명 유용하게 활용될 수 있다.

만성 비통의 정의가 분명하기 때문에, 흔히 *만성 비통*을 유발하는 다양한 상실과 그런 상황에 처한 개인들에 대해 연구할 수 있도록 해준다. 유족을 연구한 결과, 익스와 동료들(1999)은 대부분의 경우에서 만성 비통 징후를 확인하였다. 추후 연구를 통해, 연구자들은 임상 실무를 위한 사정 도구를 고안할 수 있을 것이다.

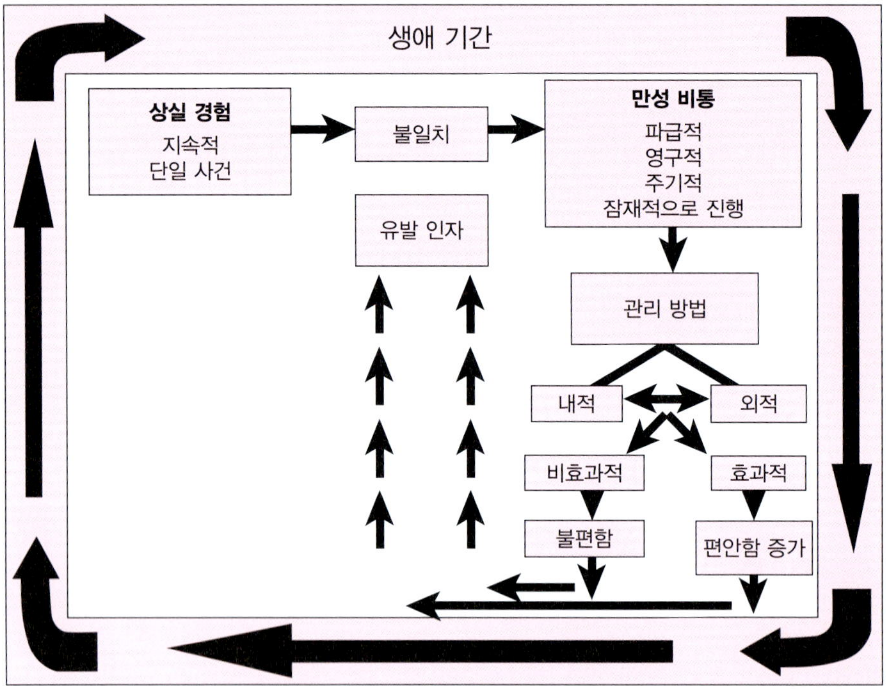

그림 31-1. 만성 비통의 이론 모델

출처:Eakes, G. G. Burke, M. L., & Hainsworth, M. A. [1998]. Middle range theory of chronic sorrow. Image: The Journal of Nursing Scholarship, 30[2], 180.

중요성

연구의 내용이 이렇게 풍부하기 때문에, NANDA 진단에 포함되어 입증하였듯이 만성 비통은 널리 받아들여지는 현상이다. 간호사와 다른 보건의료인은 임상 무대에서 그들이 경험한 상실에 타당성을 부여할 수 있게 되었다. 또한, 건강관리 실무자들은 그 경험을 정상으로 되돌릴 수 있게 되었다. 익스가 말했듯이, “만성 비통은 임신 경험과 같아서 보건의료인의 도움과 안내를 받는다면, 정상 과정이 될 수 있다”(G. Eakes, personal communication, December 2004). 덧붙여, 익스는 모든 개인과 모든 상황에서 이 경험은 독특하게 나타난다고 말하였다.

요약

상실은 모든 사람들이 겪는 흔한 경험이다. 이 중범위이론은, 만성 비통 현상을 ‘상실이 유발하는 지속적인 불일치에 대한 정상 반응’으로 설명한다. 불일치, 유발인자, 관리전략(내적·외적) 같은 주 개념들을 설명하였다. 이론적 바탕과 실험적 증거를 설명하였다. 실무, 교육, 연구 영역에 수용되어 사용되고 있는 증거들을 제시하였다. 국제적으로 타 학문 학자들과 간호사들은 이 이론을 참고하고 있다. 이론 발달과 연구에 대한 제안을 제시하였다. 철저한 비평으로 개념의 명확성을 설명하였고 간편성과 증거-기반 연구를 위한 유용성을 설명하였다.

사례연구

Susan Jones는 자동차 사고로 14세 때부터 척수 손상을 갖고 있는 21세 여성이다. 수잔은 사지마비 상태이며, 지방 대학에 다니고 있다. 수잔의 어머니 Mary Jones가 주된 간호제공자이다. Jones 부인은 수면 장애와 잦은 두통을 호소한다. 간호사인 당신은 Jones 부인이 만성 비통을 겪고 있는지도 모른다고 의심한다.

면담 지침서로 Burke/NCRCS 만성 비통 질문지(간호제공자용)를 이용해, 당신은 만성 비통의 증거를 찾는다(Eakes, 1995). Jones 부인은 자주 압도당하는 기분을 느낀다고 설명한다. 딸이 결코 정상적으로 살지 못할 것이라는 점에 대해 때때로 화가 나고 안타깝게 느낀다고 표현한다. 딸의 사고 이후로 이런 감정들이 불규칙적으로 생겼다고 말한다. 게다가, 자신의 간병

책임의 끝이 어딘지 알 수 없다고 말한다. 이런 기분은 친구의 자녀가 결혼을 하고 집을 떠나 취직하는 것을 볼 때 가장 강해진다고 하였다. 그녀는 긍정적인 면(딸이 살아 있고 아들들은 건강함)에 집중하려고 노력하며, 몇몇 가까운 친구들과 대화를 하면서 이런 기분에 대처하고 있다.

당신은 Jones 부인에게 이런 상황에서 그녀는 혼자가 아니며, 이런 기분을 갖는 것이 정상이라고 안심시킨다. 당신은 면담과정에서 Jones 부인이 전문적인 상담 도움을 찾지 않는다는 사실을 발견한다. Jones 부인은 건강전문가가 처음으로 자신의 기분에 대해 관심을 가져 주었기 때문에, 기분이 좋아졌다고 말한다. Jones 부인과 함께 당신은 만성 비통에 대처하도록 돕기 위해, 정기적으로 정신건강 상담가를 방문하고 딸을 일시적으로 위탁할 수 있는 방법에 대해 계획을 세우기 시작한다.

비판적 사고

1. 중범위 만성비통 이론을 틀로 이용하여, 당뇨 아동(지지모임 참석과 상관없이)의 부모에 대한 가설을 한 개 혹은 그 이상 세우시오.
2. 이 경우 지지 모임 제공이 만성 비통을 겪는 개인을 돕는 유일한 중재전략이다. 중재 효과를 확인하기 위해, 어떤 성과 측정(또는 객관적 평가) 방법을 이용할 것인가?
3. 만성비통이론을 Kubler-Ross의 비애 단계나 Bowlby의 상실 이론과 비교 · 대조하시오.
4. 다발성 경화증 같은 만성 질환자 3명의 경험을 설명하시오. 중범위 만성비통이론의 이론적 주장이 이 상황에 잘 맞는다고 생각하는가? 그렇게 생각하는 근거를 서술하시오.

POINTS FOR FURTHER STUDY

- Eakes, G. G. (2013). Chronic sorrow. In S. J. Peterson & T. S. Bredow (Eds.), *Middle range theories: Application to nursing research* (3rd ed., pp. 96–107). Philadelphia: Lippincott.
- Eakes, G. G., & Burke, M. L. (2002). *Development and validation of the Burke/Eakes chronic sorrow assessment tool.* Unpublished raw data (eakesg@ecu.edu).
- Kendall, L. C. (2005). *The experience of living with ongoing loss: Testing the Kendall Chronic Sorrow Instrument.* (Doctoral Dissertation)

REFERENCES

Ackley, B. J., & Ladwig, G. B. (2011). *Nursing diagnosis handbook: An evidence-based guide to planning care* (9th ed.). St. Louis: Mosby Elsevier.

Ahlstrom, G. (2007). Experiences of loss and chronic sorrow in persons with severe chronic illness. *Journal of Nursing and Health Care of Chronic Illness, 16*(3a), 76–83.

Blair, M. B. (2010). *Quality of life despite back pain: A phenom-enological study* (Doctoral dissertation). Available from ProQuest Dissertations and Theses database. (UMI No. 807680746).

Bowes, S., Lowes, L., Warner, J., & Gregory, J. W. (2009). Chronic sorrow in parents of children with type 1 diabetes. *Journal of Advanced Nursing, 65*(5), 992.

Burke, M. L. (1989). *Chronic sorrow in mothers of school-age children with a myelomeningocele disability (Doctoral dissertation)*. Available from ProQuest Dissertations and Theses database. (UMI No. 303665862).

Burke, M. L., Eakes, G. G., & Hainsworth, M. A. (1999). Milestones of chronic sorrow: Perspectives of chronically ill and bereaved persons and family caregivers. *Journal of Family Nursing, 5*(4), 374–387.

Carpenito-Moyet, L. J. (2010). *Nursing diagnosis: Application to clinical practice* (13th ed.). Philadelphia: Lippincott.

Casale, A. (2009). *Distinguishing the concept of chronic sorrow from standard grief: An empirical study of infertile couples* (Doctoral dissertation). Available from ProQuest Dissertations and Theses database. (UMI No. MSTAR_304960139).

Collins, R. C. (2008). *Raising an autistic child: Subjective experiences of fathers* (Doctoral dissertation). Available from ProQuest Dissertations and Theses database. (UMI No. MSTAR_89286533).

Davis, K. L. (2006). *The dynamic factors of chronic sorrow on the life experience of the caregivers of children with chronic mental illness* (Doctoral dissertation). Available from ProQuest Dissertations and Theses database. (UMI No. 304937755).

Doenges, M. E., Moorhouse, M. F., & Murr, A. C. (2010). *Nursing diagnosis manual: Planning, individualizing, and documenting client care*. Philadelphia: F.A. Davis.

Doka, K. J. (2004). Grief and dementia. In K. J. Doka (Ed.), *Living with grief: Alzheimer's disease* (pp. 169–175). Washington, (DC): Hospice Foundation of America.

Doornbos, M. M. (1997). The problems and coping methods of caregivers of young adults with mental illness. *Journal of Psychosocial Nursing & Mental Health Services, 35*(9), 22.

Drench, M. E. (2003). Loss, grief, and adjustment: A primer for physical therapy, part I. *PT: Magazine of Physical Therapy, 11*(6), 50–52, 54–61.

Eakes, G. G. (1993). Chronic sorrow: A response to living with cancer. *Oncology Nursing Forum, 20*(9), 1327–1334.

Eakes, G. G. (1995). Chronic sorrow: The lived experience of parents of chronically mentally ill individuals. *Archives of Psychiatric Nursing, 9*(2), 77–84.

Eakes, G. G. (2013). Chronic sorrow. In S. J. Peterson, & T. S. Bredow (Eds.), *Middle range theories: Application to nursing research* (3rd ed., pp. 96–107). Philadelphia: Lippincott.

Eakes, G. G., Burke, M. L., & Hainsworth, M. A. (1998). Middle-range theory of chronic sorrow. *Journal of Nursing Scholarship, 30*(2), 179–184.

Eakes, G. G., Burke, M. L., & Hainsworth, M. A. (1999). Chronic sorrow: The experiences of bereaved individuals. *Illness, Crisis & Loss, 7*(2), 172–182.

Eakes, G. G., Burke, M. L., Hainsworth, M. A., & Lindgren, C. L. (1993). Chronic sorrow: An examination of nursing roles. In S. G. Funk, E. Tornquist, & M. T. Champagne (Eds.), *Key aspects of caring for the chronically ill: Hospital and home* (pp. 231–236). New York: Springer.

Erlandsson, K., Saflund, K., Wredling, R., & Rådestad, I. (2011). Support after stillbirth and its effect on parental grief over time. *Journal of Social Work in End-of-Life & Palliative Care, 7*(2), 139–152. doi:10.1080/15524256.2011.593152.

Freedberg, R. P. (2011). *Living with bipolar disorder: A qualitative investigation* (Doctoral dissertation).

Available from ProQuest Dissertation and Theses database. (UMI No. 900443417).

Gedaly-Duff, V., Stoger, S., & Shelton, K. (2000). Working with families. In R. E. Nickel, & L. W. Desch (Eds.), *The physicians' guide to caring for children with disabilities and chronic conditions* (pp. 31–75). Baltimore: Paul H. Brookes.

Golden, B. A. (1994). *The presence of chronic sorrow in mothers of children with cerebral palsy*. (Unpublished master's thesis). University of Arizona, Tempe.

Gordon, J. (2009). An evidence-based approach for supporting parents experiencing chronic sorrow. *Pediatric Nursing*, *35*(2), 115–119.

Hainsworth, M. A. (1994). Living with multiple sclerosis: The experience of chronic sorrow. *Journal of Neuroscience Nursing*, *26*(4), 237–240.

Hainsworth, M. A. (1995). Helping spouses with chronic sorrow related to multiple sclerosis. *Journal of Gerontological Nursing*, *21*(7), 29–33.

Hainsworth, M. A., Burke, M. L., Lindgren, C. L., & Eakes, G. G. (1993). Chronic sorrow in multiple sclerosis: A case study. *Home Healthcare Nurse*, *11*(2), 9–13.

Hainsworth, M. A., Busch, P. V., Eakes, G. G., & Burke, M. L. (1995). Chronic sorrow in women with chronically mentally disabled husbands. *Journal of the American Psychiatric Nurses Association*, *1*(4), 120–124.

Hainsworth, M. A., Eakes, G. G., & Burke, M. L. (1994). Coping with chronic sorrow. *Issues in Mental Health Nursing*, *15*(1), 59–66.

Harris, D. L., & Gorman, E. (2011). Grief from a broader perspective: Nonfinite loss, ambiguous loss, and chronic sorrow. In D. L. Harris (Ed.), *Counting our losses: Reflecting on change, loss, and transition in everyday life*. (pp. 1–13). New York: Routledge/Taylor & Francis.

Hobdell, E. (2004). Chronic sorrow and depression in parents of children with neural tube defects. *Journal of Neuroscience Nursing*, *36*(2), 82–88, 94.

Hobdell, E. F., Grant, M. L., Valencia, I., Mare, J., Kothare, S. V., Legido, A., et al. (2007). Chronic sorrow and coping in families of children with epilepsy. *Journal of Neuroscience Nursing*, *39*(2), 76–82.

Hunter, S. E. (2010). *The emotional and interpersonal aspects of fertility damage and/or premature menopause from cancer treatments*. (Unpublished Doctoral Dissertation). University of Auckland, NZ. Retrieved from https://researchspace.auckland.ac.nz/handle/2292/6870.

Ingram, D., & Hutchinson, S. A. (1999). Defensive mothering in HIV-positive mothers. *Qualitative Health Research*, *9*(2), 243–258.

Isaksson, A. K., & Ahlström, G. (2008). Managing chronic sorrow: Experiences of patients with multiple sclerosis. *Journal of Neuroscience Nursing*, *40*(3), 180.

Isaksson, A. K., Gunnarsson, L. G., & Ahlstrom, G. (2007). The presence and meaning of chronic sorrow in patients with multiple sclerosis. *Journal of Clinical Nursing*, *16*(11c), 315–324.

Johnson, M., Moorhead, S., Bulechek, G., Butcher, H., Euridean, M., & Swanson, E. (2012). *NOC and NIC linkages to NANDA-I and clinical conditions: Supporting critical reasoning and quality care*. Maryland Heights, (MO): Elsevier Mosby.

Kelly, M. D. (2010). *Factors that influence the utilization of primary care for children with special health care needs* (Doctoral dissertation). Available from ProQuest Dissertations and Theses database. (UMI No. 366434499).

Kendall, L. C. (2005). *The experience of living with ongoing loss: Testing the Kendall Chronic Sorrow Instrument* (Doctoral dissertation). Available from ProQuest Dissertations and Theses database. (UMI No.3196497).

Kerr, S. L. (2010). A case study on Walker-Warburg syndrome. *Advances in Neonatal Care: Official Journal of the National Association of Neonatal Nurses*, *10*(1), 21–24.

Krafft, S. K., & Krafft, L. J. (1998). Chronic sorrow: Parents' lived experience. *Holistic Nursing Practice*, *13*(1), 59–67.

Lazarus, R. S., & Folkman, S. (1984). *Stress, appraisal, and coping*. New York: Springer.

Lichtenstein, B., Laska, M. K., & Clair, J. M. (2002). Chronic sorrow in the HIV-positive patient: Issues of race, gender, and social support. *AIDS Patient Care and STDs*, *16*(1), 27–38.

Liedstrom, E., Isaksson, A., & Ahlstrom, G. (2008).

Chronic sorrow in next of kin of patients with multiple sclerosis. *Journal of Neuroscience Nursing, 40*(5), 304–311.

Lindgren, C. L. (1996). Chronic sorrow in persons with Parkinson's and their spouses. *Scholarly Inquiry for Nursing Practice, 10*(4), 351–370.

Lindgren, C. L., Burke, M. L., Hainsworth, M. A., & Eakes, G. G. (1992). Chronic sorrow: A lifespan concept. *Scholarly Inquiry for Nursing Practice, 6*(1), 27–42.

Lowes, L., & Lyne, P. (2000). Chronic sorrow in parents of children with newly diagnosed diabetes: A review of the literature and discussion of the implications for nursing practice. *Journal of Advanced Nursing, 32*(1), 41–48.

Mallow, G. E., & Bechtel, G. A. (1999). Chronic sorrow: The experience of parents with children who are developmentally disabled. *Journal of Psychosocial Nursing and Mental Health Services, 37*(7), 31–35, 42–43.

Maltby, H. J., Kristjanson, L., & Coleman, M. E. (2003). The parenting competency framework: Learning to be a parent of a child with asthma. *International Journal of Nursing Practice, 9*(6), 368–373.

Masterson, M. K. (2010). *Chronic sorrow in mothers of adult children with cerebral palsy: An exploratory study* (Doctoral dissertation). Available from ProQuest Dissertations and Theses database. (UMI No. 597186156).

Mawn, B. E. (2012). The changing horizons of U.S. families living with pediatric HIV. *Western Journal of Nursing Research, 34*(2), 213–229. doi:10.1177/0193945911399087.

Meleski, D. D. (2002). Families with chronically ill children: A literature review examines approaches to helping them cope. *American Journal of Nursing, 102*(5), 47–54.

Melnyk , B. M., Feinstein, N. F., Moldenhouer, Z., & Small, L. (2001). Coping in parents of children who are chronically ill: Strategies for assessment and intervention. *Pediatric Nursing, 27*(6), 548–558.

Miller, F. E. (1996). Grief therapy for relatives of persons with serious mental illness. *Psychiatric Services, 47*(6), 633–637.

Monsson, Y. (2010). *The effects of hope on mental health and chronic sorrow in parents of children with autism spectrum disorder* (Doctoral dissertation). Available from ProQuest Dissertations and Theses database. (UMI No. MSTAR_815245239).

NANDA International (2011). *Nursing diagnoses definitions and classification 2012–14.* Hoboken, NJ: Wiley.

Northington, L. K. (2000). Chronic sorrow in caregivers of school age children with sickle cell disease: A grounded theory approach. *Issues in Comprehensive Pediatric Nursing, 23*(3), 141–154.

Olshansky, S. (1962). Chronic sorrow: A response to having a mentally defective child. *Social Casework, 43*, 191–193.

Parrish, R. N. (2010). *Mothers' experiences raising children who have multiple disabilities and their perceptions of the chronic sorrow phenomenon.* (Unpublished Doctoral Dissertation). University of North Carolina, Greensburg, NC. Retrieved from http://search.ebscohost.com/login.aspx?direct = true&db = psyh&AN = 2010–99230–221&site = ehost-live (2010–99230–221).

Patrick-Ott, A., & Ladd, L. D. (2010). The blending of boss's concept of ambiguous loss and Olshansky's concept of chronic sorrow: A case study of a family with a child who has significant disabilities. *Journal of Creativity in Mental Health, 5*(1), 74–86. doi:10.1080/15401381003627327.

Pejlert, A. (2001). Being a parent of an adult son or daughter with severe mental illness receiving professional care: Parents' narratives. *Health and Social Care in the Community, 9*(4), 194–204.

Pesut, D. J., & Herman, J. (1998). OPT: Transformation of nursing process for contemporary practice: Outcome-Present State-Test. *Nursing Outlook, 46*(1), 29–36.

Scornaienchi, J. M. (2003). Chronic sorrow: One mother's experience with two children with lissencephaly. *Journal of Pediatric Health Care, 17*(6), 290–294.

Shumaker, D. (1995). *Chronic sorrow in mothers of children with cystic fibrosis.* (Unpublished Master's Thesis). University of Tennessee, Memphis.

Smith, C. S. (2007). Coping strategies of female victims of child abuse in treatment for substance abuse relapse: Their advice to other women and healthcare professionals. *Journal of Addictions Nursing, 18*(2), 75–80. doi:10.1080/10884600701334929.

Smith, C. S. (2009). Substance abuse, chronic sorrow,

and mothering loss: Relapse triggers among female victims of child abuse. *Journal of Pediatric Nursing*, *24*(5), 401–412. doi:10.1016/j.pedn.2007.11.003.

Wee, D. (2010). *Acceptability of Stepping Stones Triple P Parenting Program as well as the experience of chronic sorrow and use of coping strategies among parents of children with cerebral palsy: A focus group and survey study*. (Unpublished Doctoral Dissertation). University of Queensland, Australia. Retrieved from http://espace.library.uq.edu.au/view/UQ:222537.

BIBLIOGRAPHY

Primary Sources

Book Chapters

Eakes, G. G. (2013). Chronic sorrow. In *Middle range theories: Application to nursing research* In S. J. Peterson, & T. S. Bredow (Eds.), (3rd ed., pp. 96–107). Philadelphia: Lippincott.

Eakes, G. G., Burke, M. L., Hainsworth, M. A., & Lindgren, C. L. (1993). Chronic sorrow: An examination of nursing roles. In S. G. Funk, E. Tornquist, & M. T. Champagne (Eds.), *Key aspects of caring for the chronically ill: Hospital and home* (pp. 231–236). New York: Springer.

Journal Articles

Burke, M. L. (1989). *Chronic sorrow in mothers of school-age children with a myelomeningocele disability*. (Doctoral dissertation, Boston University). *Dissertation Abstracts International*, *50*, 233–234B.

Burke, M. L., Eakes, G. G., & Hainsworth, M. A. (1999). Milestones of chronic sorrow: Perspectives of chronically ill and bereaved persons and family caregivers. *Journal of Family Nursing*, *5*(4), 374–387.

Burke, M. L., Hainsworth, M. A., Eakes, G. G., & Lindgren, C. L. (1992). Current knowledge and research on chronic sorrow: A foundation for inquiry. *Death Studies*, *16*(3), 231–245. doi:10.1080/07481189208252572.

Eakes, G. G. (1993). Chronic sorrow: A response to living with cancer. *Oncology Nursing Forum*, *20*(9), 1327–1334.

Eakes, G. G. (1995). Chronic sorrow: The lived experience of parents of chronically mentally ill individuals. *Archives of Psychiatric Nursing*, *9*(2), 77–84.

Eakes, G. G. (2013). Chronic sorrow. In *Middle range theories: Application to nursing research* (3rd ed., pp. 96–107). Philadelphia: Lippincott.

Eakes, G. G., Burke, M. L., & Hainsworth, M. A. (1998). Middle-range theory of chronic sorrow. *Journal of Nursing Scholarship*, *30*(2), 179–184.

Eakes, G. G., Burke, M. L., & Hainsworth, M. A. (1999). Chronic sorrow: The experiences of bereaved individuals. *Illness, Crisis & Loss*, *7*(2), 172–182.

Eakes, G. G., Burke, M. L., Hainsworth, M. A., & Lindgren, C. L. (1993). Chronic sorrow: An examination of nursing roles. In S. G. Funk, E. Tornquist, & M. T. Champagne (Eds.), *Key aspects of caring for the chronically ill: Hospital and home* (pp. 231–236). New York: Springer.

Eakes, G. G., Hainsworth, M. E., Lindgren, C. L., & Burke, M. L. (1991). Establishing a long-distance research consortium. *Nursing Connections*, *4*(1), 51–57.

Hainsworth, M. A. (1994). Living with multiple sclerosis: The experience of chronic sorrow. *Journal of Neuroscience Nursing*, *26*(4), 237–240.

Hainsworth, M. A. (1995). Helping spouses with chronic sorrow related to multiple sclerosis. *Journal of Gerontological Nursing*, *21*(7), 29–33.

Hainsworth, M. A., Burke, M. L., Lindgren, C. L., & Eakes, G. G. (1993). Chronic sorrow in multiple sclerosis: A case study. *Home Healthcare Nurse*, *11*(2), 9–13.

Hainsworth, M. A., Busch, P. V., Eakes, G. G., & Burke, M. L. (1995). Chronic sorrow in women with chronically mentally disabled husbands. *Journal of the American Psychiatric Nurses Association*, *1*(4), 120–124.

Hainsworth, M. A., Eakes, G. G., & Burke, M. L. (1994). Coping with chronic sorrow. *Issues in Mental Health Nursing*, *15*(1), 59–66.

Lindgren, C. L. (1996). Chronic sorrow in persons with Parkinson's and their spouses. *Scholarly Inquiry for Nursing Practice*, *10*(4), 351–370.

Lindgren, C. L., Burke, M. L., Hainsworth, M. A., & Eakes, G. G. (1992). Chronic sorrow: A lifespan concept. *Scholarly Inquiry for Nursing Practice*, *6*(1), 27–42.

Secondary Sources

Books

Ackley, B. J., & Ladwig, G. B. (2011). *Nursing diagnosis handbook: An evidence-based guide to planning care* (9th ed.). St. Louis: Mosby Elsevier.

Carpenito-Moyet, L. J. (2010). *Nursing diagnosis: Application to clinical practice* (13th ed.). Philadelphia: Lippincott.

Doenges, M. E., Moorhouse, M. F., & Murr, A. C. (2010). *Nursing diagnosis manual: Planning, individualizing, and documenting client care*. Philadelphia: F.A. Davis.

Johnson, M., Moorhead, S., Bulechek, G., Butcher, H., Meridean, M., & Swanson, E. (2012). *NOC and NIC linkages to NANDA-I and clinical conditions: Supporting critical reasoning and quality care*. Maryland Heights, MO: Elsevier Mosby.

Lazarus, R. S., & Folkman, S. (1984). *Stress, appraisal, and coping*. New York: Springer.

NANDA International (2011). *Nursing diagnoses definitions and classification 2012–14.* Hoboken, (NJ): Wiley.

Walker, L. O., & Avant, K. C. (2011). *Strategies for theory construction in nursing* (5th ed.). Upper Saddle River, (NJ): Pearson/Prentice Hall.

Book Chapters

Doka, K. J. (2004). Grief and dementia. In K. J. Doka (Ed.), *Living with grief: Alzheimer's disease* (pp. 169–175). Washington, DC: Hospice Foundation of America.

Harris, D. L., & Gorman, E. (2011). Grief from a broader perspective: Nonfinite loss, ambiguous loss, and chronic sorrow. In D. L. Harris (Ed.), *Counting our losses: Reflecting on change, loss, and transition in everyday life.* (pp. 1–13). New York: Routledge/Taylor & Francis.

Gedaly-Duff, V., Stoger, S., & Shelton, K. (2000). Working with families. In R. E. Nickel, & L. W. Desch (Eds.), *The physicians' guide to caring for children with disabilities and chronic conditions* (pp. 31–75). Baltimore: Paul H. Brookes.

Smith, M. J., & Liehr, P. R. (2008). Understanding middle range theory by moving up and down the ladder of abstraction. In M. J. Smith, & P. R. Liehr (Eds.), *Middle range theory for nursing* (2nd ed., pp. 13–31). New York: Springer.

Journal Articles

Ahlstrom, G. (2007). Experiences of loss and chronic sorrow in persons with severe chronic illness. *Journal of Nursing and Health Care of Chronic Illness*, *16*(3a), 76–83.

Bowes, S., Lowes, L., Warner, J., & Gregory, J. W. (2009). Chronic sorrow in parents of children with type 1 diabetes. *Journal of Advanced Nursing*, *65*(5), 992.

Breen, L. J. (2009). Early childhood service delivery for families living with childhood disability: Disabling families through problematic implicit ideology. *Australasian Journal of Early Childhood*, *34*(4), 14–21.

Drench, M. E. (2003). Loss, grief, and adjustment: A primer for physical therapy, part I. *PT: Magazine of Physical Therapy*, *11*(6), 50–52, 54–61.

Churchill, S. S., Villareale, N. L., Monaghan, T. A., Sharp, V. L., & Kieckhefer, G. M. (2010). Parents of children with special health care needs who have better coping skills have fewer depressive symptoms. *Maternal and Child Health Journal*, *14*(1), 47–57. doi:10.1007/s10995–008–0435–0.

Erlandsson, K., Saflund, K., Wredling, R., & Rådestad, I. (2011). Support after stillbirth and its effect on parental grief over time. *Journal of Social Work in End-of-Life & Palliative Care*, *7*(2), 139–152. doi:10.1080/15524256.2011.593152.

Gordon, J. (2009). An evidence-based approach for supporting parents experiencing chronic sorrow. *Pediatric Nursing*, *35*(2), 115–119.

Hobdell, E. (2004). Chronic sorrow and depression in parents of children with neural tube defects. *Journal of Neuroscience Nursing*, *36*(2), 82–88, 94.

Hobdell, E. F., Grant, M. L., Valencia, I., Mare, J., Kothare, S. V., Legido, A., et al. (2007). Chronic sorrow and coping in families of children with epilepsy. *Journal of Neuroscience Nursing*, *39*(2), 76–82.

Isaksson, A. K., & Ahlström, G. (2008). Managing chronic sorrow: Experiences of patients with multiple sclerosis. *Journal of Neuroscience Nursing*, *40*(3), 180.

Isaksson, A. K., Gunnarsson, L. G., & Ahlstrom, G. (2007). The presence and meaning of chronic sorrow in patients with multiple sclerosis. *Journal of Clinical Nursing*, *16*(11c), 315–324.

Johansson, A., Anderzen-Carlsson, A., Åhlin, A., & Andershed, B. (2010). Mothers' everyday experiences of having an adult child who suffers from long-term mental illness. *Issues in Mental Health Nursing*, *31*(11), 692–699. doi:10.3109/01612840.2010.515768.

Kerr, S. L. (2010). A case study on Walker-Warburg syndrome. *Advances in Neonatal Care: Official Journal of the National Association of Neonatal Nurses*, *10*(1), 21–24.

Kohlenberg, E., Kennedy-Malone, L., Crane, P., & Letvak, S. (2007). Infusing gerontological nursing content into advanced practice nursing education. *Nursing Outlook*, *55*(1), 38–43.

Lichtenstein, B., Laska, M. K., & Clair, J. M. (2002). Chronic sorrow in the HIV-positive patient: Issues of race, gender, and social support. *AIDS Patient Care and STDs*, *16*(1), 27–38.

Liedstrom, E., Isaksson, A., & Ahlstrom, G. (2008). Chronic sorrow in next of kin of patients with multiple sclerosis. *Journal of Neuroscience Nursing*, *40*(5), 304–311.

Lowes, L., & Lyne, P. (2000). Chronic sorrow in parents of children with newly diagnosed diabetes: A review of the literature and discussion of the implications for nursing practice. *Journal of Advanced Nursing*, *32*(1), 41–48.

Maltby, H. J., Kristjanson, L., & Coleman, M. E. (2003). The parenting competency framework: Learning to be a parent of a child with asthma. *International Journal of Nursing Practice*, *9*(6), 368–373.

Mawn, B. E. (2012). The changing horizons of U.S. families living with pediatric HIV. *Western Journal of Nursing Research*, *34*(2), 213–229. doi:10.1177/0193945911399087.

Meleski, D. D. (2002). Families with chronically ill children: A literature review examines approaches to helping them cope. *American Journal of Nursing*, *102*(5), 47–54.

Melnyk , B. M., Feinstein, N. F., Moldenhouer, Z., & Small, L. (2001). Coping in parents of children who are chronically ill: Strategies for assessment and intervention. *Pediatric Nursing*, *27*(6), 548–558.

Northington, L. K. (2000). Chronic sorrow in caregivers of school age children with sickle cell disease: A grounded theory approach. *Issues in Comprehensive Pediatric Nursing*, *23*(3), 141–154.

Olshansky, S. (1962). Chronic sorrow: A response to a mentally defective child. *Social Casework*, *43*, 191–193.

Patrick-Ott, A., & Ladd, L. D. (2010). The blending of boss's concept of ambiguous loss and Olshansky's concept of chronic sorrow: A case study of a family with a child who has significant disabilities. *Journal of Creativity in Mental Health*, *5*(1), 74–86. doi:10.1080/15401381003627327.

Pejlert, A. (2001). Being a parent of an adult son or daughter with severe mental illness receiving professional care: Parents' narratives. *Health and Social Care in the Community*, *9*(4), 194–204.

Richardson, M., Cobham, V., Murray, J., & McDermott, B. (2011). Parents' grief in the context of adult child mental illness: A qualitative review. *Clinical Child and Family Psychology Review*, *14*(1), 28–43. doi:10.1007/s10567–010–0075-y.

Scornaienchi, J. M. (2003). Chronic sorrow: One mother's experience with two children with lissencephaly. *Journal of Pediatric Health Care*, *17*(6), 290–294.

Smith, C. S. (2007). Coping strategies of female victims of child abuse in treatment for substance abuse relapse: Their advice to other women and healthcare professionals. *Journal of Addictions Nursing*, *18*(2), 75–80. doi:10.1080/10884600701334929.

Smith, C. S. (2009). Substance abuse, chronic sorrow, and mothering loss: relapse triggers among female victims of child abuse. *Journal of Pediatric Nursing*, *24*(5), 401–412. doi:10.1016/j.pedn.2007.11.003.

Whittingham, K., Wee, D., & Boyd, R. (2011). Systematic review of the efficacy of parenting interventions for children with cerebral palsy. *Child: Care, Health and Development, 37*(4), 475–483.

Dissertations

Blair, M. B. (2010). *Quality of life despite back pain: A phenomenological study* (Doctoral dissertation). Available from ProQuest Dissertations and Theses database. (UMI No. 807680746).

Casale, A. (2009). *Distinguishing the concept of chronic sorrow from standard grief: An empirical study of infertile couples* (Doctoral dissertation). Available from ProQuest Dissertations and Theses database. (UMI No. MSTAR_304960139).

Collins, R. C. (2008). *Raising an autistic child: Subjective experiences of fathers* (Doctoral dissertation). Available from ProQuest Dissertations and Theses database. (UMI No. MSTAR_89286533).

Davis, K. L. (2006). *The dynamic factors of chronic sorrow on the life experience of the caregivers of children with chronic mental illness* (Doctoral dissertation). Available from ProQuest Dissertations and Theses database. (UMI No. 304937755).

Freedberg, R. P. (2011). *Living with bipolar disorder: A qualitative investigation* (Doctoral dissertation). Available from ProQuest Dissertation and Theses database. (UMI No. 900443417).

Harris, D. L., & Gorman, E. (2011). Grief from a broader perspective: Nonfinite loss, ambiguous loss, and chronic sorrow. In D. L. Harris (Ed.), *Counting our losses: Reflecting on change, loss, and transition in everyday life.* (pp. 1–13). New York: Routledge/Taylor & Francis.

Hunter, S. E. (2010). *The emotional and interpersonal aspects of fertility damage and/or premature menopause from cancer treatments*. (Unpublished Doctoral Dissertation). University of Auckland NZ. Retrieved from https://researchspace.auckland.ac.nz/handle/2292/6870.

Kelly, M. D. (2010). *Factors that influence the utilization of primary care for children with special health care needs* (Doctoral dissertation). Available from ProQuest Dissertations and Theses database. (UMI No. 366434499).

Kendall, L. C. (2005). *The experience of living with ongoing loss: Testing the Kendall Chronic Sorrow Instrument* (Doctoral dissertation). Available from ProQuest Dissertations and Theses database. (UMI No.3196497).

Masterson, M. K. (2010). *Chronic sorrow in mothers of adult children with cerebral palsy: An exploratory study* (Doctoral dissertation). Available from ProQuest Dissertations and Theses database. (UMI No. 597186156).

Monsson, Y. (2010). *The effects of hope on mental health and chronic sorrow in parents of children with autism spectrum disorder* (Doctoral dissertation). Available from ProQuest Dissertations and Theses database. (UMI No. MSTAR_815245239).

Parrish, R. N. (2010). *Mothers' experiences raising children who have multiple disabilities and their perceptions of the chronic sorrow phenomenon*. (Unpublished Doctoral Dissertation). University of North Carolina, Greensburg. Retrieved from http://search.ebscohost.com/login.aspx?direct = true&db = psyh&AN = 2010–99230–221&site = ehost-live (2010–99230–221).

Wee, D. (2010). *Acceptability of Stepping Stones Triple P Parenting Program as well as the experience of chronic sorrow and use of coping strategies among parents of children with cerebral palsy: A focus group and survey study*. (Unpublished Doctoral Dissertation). University of Queensland, Australia. Retrieved from http://espace.library.uq.edu.au/view/UQ:222537.

Master's Theses

Olsen, E. A. (2012). *Negative affect and coping in caregivers of conduct disordered youth*. (Unpublished master's thesis). Rutgers University. Retrieved from http://scholar.google.com.jproxy.lib.ecu.edu/scholar?as_q = chronic + sorrow&num = 10&as_epq = &as_oq = &as_eq = as_occt = any&as_sauthors = Olsen&as_publication = &as_ylo = &as_yhi = &as_sdt = 1.&as_sdtp = on&as_sdtf = &as_sdts = 34&btnG = Search + Scholar&hl = en.

32장

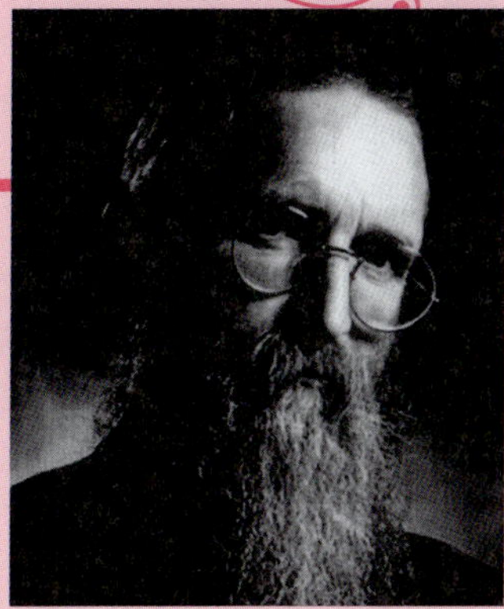

필 파커
Phil Barker
1946-현재

정신건강회복의 조류(潮流)모델

Tidal Model of Mental Health Recovery

Nancy Brookes

"정신병 혹은 정신과적 장애는 '인간이 살아가면서 겪는 삶의 문제'이다. : 정신병을 앓는 사람은 자기 자신과 함께 살아가는 것도 어렵고, 세상에서 타인들과 더불어 살아가는 것도 어렵다는 것을 알게 될 것이다. 그것에 관여하려고 노력할 때, 단순한 생각이 복잡하게 된다. 간호사가 이들을 돕기 위해서는, 환자로 하여금 이러한 삶의 문제를 겪어내기 위해 노력하는 가운데, 그들이 자신의 문제를 확인하여 이야기하도록 해야 한다. 또 하나의 단순한 생각은 실무의 수준에서 복잡해진다. 모든 것은 패러독스이다"(personal communication, February 23, 2008).

이론가 소개

바커는 영국 스코틀랜드의 바닷가 지방에서 태어났다. 그리하여, 바커는 자연스럽게 물에 관심을 갖게 되었고 물은 그의 사고에 영향을 미치게 되었다. 그에게 있어 물은 삶의 궁극적인 메타포ultimate metaphor of life였던 것이다(Barker, 1996a). 바커는 "따뜻한 보살핌과 분별력 있는 훈육"을 보여준 부친과 조부를 신뢰하며 자랐다. 그의 부친과 조부는 그에게 '삶은 모든 질문에 대한 답을 제공하는 원천이다'라는 것을 느끼게 하는데 도움을 주었고, 바커도 그들처럼 철학자가 되었다(Barker, 1999b, p.xii). 이러한 맥락의 삶은 그가 조류모델Tidal Model을 통해 울려 퍼지는 일상의 철학philosophy of the everyday 에 대해 무한한 호기심과 관심을 기울이게 하였다.

바커는 1960년대 중반에 화가이자 조각가로 수련했으며, 1974년 권위 있는 Pernod Award의 신인작가상을 수상할 즈음에 그는 이미 정신간호사가 되었다. 정신간호사로서 그는 물감 대신에 메타포를 사용하여 이른 바 언어로 된 그림을 계속 그렸다고 할 수 있다. 바커는 예술학교에 다니는 동안 그의 철학적 탐구의 초점이 된 경험의 실재reality of experience, "실재로부터 학습하기"를 배우게 되었다. 조류모델tidal model은 삶을 혼돈의 메아리echoes of chaos, 불확실성, 변화로 가득 차 있는 세계로 보며 위기를 기회로 이해하는 중국 철학을 포함하고 있는데, 이는 그의 예술학교 시절에 시작된 동양철학에 대한 열광으로부터 유래되어 흘러오고 있다. 또한 그의 예술가 경력은 "간호는 곧 보살핌의 예술craft of caring"이라는 간호관을 형성되는 배경이 되었다(Barker, 2000c, 2000e; Barker & Whitehill, 1997).

예술학교 졸업 후 바커는 공장이나 철도 노동자로 소득을 보충하면서 상업적 예술가이자 벽화가로 활동했다. 2006년 30년 이상의 공백이후, 그는 화가로 돌아갔으며 성공적인 수상 화가가 되었다(see; www.Barker, 2000c, 2000e;mcloughlinart.com).

"지역 정신병원에의 보조원"으로 일하고 있던 1970년, 새로운 동향으로 "경험의 바다ocean of experience" 라는 개념이 그의 가슴에 파도처럼 밀려왔다. 그는 인간의 차원, 생생한 체험, 그리고 정신적으로 고통 받는 사람들의 이야기에 매료되었고, 이를 통하여 예술과 인문학에 대한 관심이 간호로 이동하면서 그의 생각은 일대 전환기를 맞이했던 것이다.

바커의 간호를 통한 초기 발전은, 특이한 것이기는 했지만, 그 시대와 맥락에 맞는 전형적인 것이었다. 1974년, 자격을 얻은 후, 그는 인지행동요법, 가족 치료, 집단 치료 등 다양한 정신치료법의 연구와 임상실무를 시작하였다. 그는 우울증 여성 집단의 인지행동 접근을 주제로 1980년 시작한 박사학위 논문을 완성하였다(Barker, 1987). 그러나 이 무렵, 바커는 기존의 치료법을 삶의 문제를 겪는 사람들에게 적용하는 것에 불편함을 느끼는 동시에 삶과 본질적으로 결부된 '불확실성의 원칙'에 몰두하였다. 그의 인간과 삶에 대한 호기심은 그가 돌보는 대상자의 통합성과 삶의 복원력resilience 은 무엇인가? 하는 질문을 유발시켰다. 그들을 "돌봄caring for", 혹은 "치료treating" 하는 대신에, 그는 그들 자신으로부터 고통을 경험한다는 것의 의미에 대하여 배웠다. 그는 사람들에게 회복은 어떤 의미인지 궁금해 했다. 재현된 질문들은 다음과 같다.

- 환자가 된다는 것은 어떠한 것인가?
- 적절한 간호의 초점은 무엇이며,

■ 이를 위해서 간호사에게 요구되는 것은 무엇인가?

1993년부터 바커가 New Castle 대학에서 정신간호실무 교수로 재직하는 동안, 이러한 질문들은 그의 연구 주제가 되었고, 마침내 그의 조류모델로 완성되었다.

영국에서 최초의 정신간호실무 교수가 된 바커는 실무를 계속 유지함으로써, 전통적인 "학문적인" 교수의 유형을 깨트려버렸다. 그의 조류모델은 이러한 경험들로 부터 직접적으로 이끌어져 개발되었다. 바커는 간호사로 일하는 동안 내내 극도의 정신적 고통, 자아상실, 정신적 위기 등을 겪는 사람들을 돕는데 있어 간호사의 보살핌, 동정, 이해와 용기가 어떤 역할을 하는가, 그리고 정신간호의 초점은 무엇이어야 하는가 생각하였다(Barker 1999b). 그의 조류모델은 이러한 철학적 맥락과 개인적 역사 속에서 개발되었다. "이야기 지식story knowledge "기반은 조류모델의 중심이다(Barker는 story 라고 부르는 것을 선호하고, narrative라는 용어의 사용을 싫어한다.).

바커는 1978년 이래 정신의학과 정신간호에 관한 저술활동을 하고 있다. 그는 다작의 저술가로서 19권의 저서, 50편이 넘는 저서의 원고 기고, 그리고 150편 이상의 학술 논문을 저술하였다. 또한 지난 10년간 *Journal of Psychiatric and Mental Health Nursing*의 부편집장을 역임해 왔다. 바커는 1995년 영국 Royal College of Nursing의 펠로우로 위촉되었는데, 이는 정신간호사로서는 네 번째로 위촉된 영예였다. 그는 또한 2000년에 일본 동경대학으로부터 Red Gate Award for Distinguished Professor상을 수상하였다. 2001년에는 영국 Oxford Brookes University에서 명예박사 학위를 수여 받았고, 또 영국 케임브리지대학 Homerton College의 의학분야 교수협의회는 그의 이름을 딴 교실을 헌정하였다. 그 밖에 호주(시드니 대학), 유럽(바로세로나 대학), 일본(동경 대학) 등 세계 여러 곳에서 초빙교수직을 역임하였다. 2002년부터 2007년까지 더블린의 Trinity College에서 초빙 교수를 역임하였고, 2006년, *Journal of Psychiatric and Mental Nursing*을 발간하는 Blackwell Journal 로부터 "Lifetime achievement award"를 수여받았다. 2008년에는 뉴욕 대학에서 그의 아내인 Poppy Buchanan- Barker와 공동으로 Thomas Szasz Award for Contributions to Civil Liberties를 수상하였다.

바커는 그의 아내이자 동료인 Poppy Buchanan-Barker와 함께 호주, 캐나다, 뉴질랜드, 일본, 핀란드, 덴마크, 터키, 독일, 아일랜드, 영국 등지에서 회복에 초점을 둔 워크숍과 세미나를 개최하였다. 그는 또한 인간 존재에 대한 대중적인 평론가로서 라디오와 텔레비전에 출연하거나 신문기고를 통하여 그의 인간관과 회복과정에 대한 그의 열정을 소개하기도 하였다.

현재 바커는 스코틀랜드 소재 University of Dundee의 명예교수로 일하면서, 사설 심리치료 실무를 계속하고 있다. 또한 그의 부인인 Poppy Buchanan-Barker와 함께 스코틀랜드의 Clan Unity에서 정신건강 및 회복 분야의 자문에 임하면서 회복 패러다임의 개발에 매진하고 있다.

이론의 배경

조류모델은 근본적인 돌봄 과정에 초점을 두고 있으며, 보편적으로 적용 가능하고, 정신간호에는 실천적인 지침을 제공한다(Barker 2001b). 이 이론은 급진적이라고 볼 수 있는데, 정신건강의 문제를 재개념화함에 있어서, 심리적, 사회적, 육체적 차원에서 접근하기 보다는, 분명하게 통합적인 인간으로 접근한다는 점에서 급진적인 특성이 발견된다(Barker 2002b). 조류모델은 다음 사항들의 중요성을 강조한다. 간호사는 환자와의 협동적 활동을 통해 그의 필요가 무엇인지를 이해해야 하며, 적극적인 임파워먼트를 통하여 치료적 관계를 발전시켜야 하고, 학제간 중재의 중심에서 교육적 요소로서의 간호를 정립해야 하며(Barker, 2000e, p. 4), 내러티브 접근을 통하여 문제의 해결을 추구하고, 정신건강을 증진해야 한다(Stevenson, Barker, & Fletcher, 2002).

조류모델은 정신 건강의 회복을 위한 철학적 접근이다. 정신병이 치료를 필요로 하고 따라서 치료를 받아야 한다는 것이 일반적 통념인데 비해, 조류모델은 이러한 유형의 단순한 정신병 치료모델 이상의 것이다. 조류모델은 간호사로 하여금 개별적 환자에게 있어 정신건강이란 과연 무엇을 의미하며 따라서 그가 복잡다단한 회복의 여정을 시작하고 헤쳐나감에 있어 과연 어떤 도움을 받아야 하는가를 이해하도록 돕는 일종의 세계관이라고 할 수 있다. 그러므로 조류모델은 구체적인 처방에 관한 것이 아니다. 오히려 간호실무자에게 은유적인 나침반 역할을 하는 행동원칙들-10원칙-의 집합이다(Buchanan-Barker & Barker, 2005, 2008). 이 원칙들은 간호사가 환자의 개인적이고도 맥락적인 요구가 무엇인지를 파악하고 대응방안을 발전시키는데 지침을 제공한다. 정신적 고통의 경험은 언제나 메타포적 언어로 묘사된다. 조류모델은 물과 바다의 힘과 연관된 보편적이고 문화적인 의미가 있는 메타포를 사용하여 인간이 겪는 정신적 고통들을 묘사한다. 예를 들어 "물은 환자가 겪는 생생한 체험에 상응하는 메타포이며..... 동시에 환자의 간호 요구를 둘러싸고 형성되는 돌봄 시스템을 의미하는 핵심적 메타포"이다(Barker, 2000e, p. 10).

바커는 "정신적 고통의 인간적인 내용에 대한 초기의 관심…. 그리고 서로 분리된 조각들로서가 아니라 맥락적, 통합적으로 보아야 하는 인간적(현상학적)인 고통경험에 대한 관심"을 기술한다(Barker, 1996, p. 13). 인간의 "총체적" 본질은 "육체적, 감성적, 지적, 사회적 그리고 영적인 측면들을 포괄하는 모습으로 재현된다."(Barker, 2002b, p. 233). 이러한 현상학적 관심은 조류모델의 주조를 이룬다. 조류모델은 이처럼 인간을 총체적으로 파악하는 가운데 환자들이 실제로 겪는 경험과 그것에 관하여 그들이 묘사하는 메타포로 가득 찬 이야기, 그리고 이를 바탕으로 한 간호사의 내러티브 중재를 강조한다. 간호사는 이처럼 "신성한 공간"에서 환자들과 만나서 조심스럽고도 섬세하게 그들과 상호작용하는 것이다(Barker, 2003a. p. 63).

바커에게 있어 간호실무의 핵심은 정신 건강서비스 대상자와 진정한 협력관계의 가능성을 창출하는 것이었다. 그는 간호사와 환자 간의 관계는 당초 Peplau(1969)가 정의한 것보다 훨씬 더 상호적이라는 점을 깨닫고, 1980대에 "환자와 함께 하는 돌봄caring with people" 이라는 개념을 발전시켰다. 1990년대, 바커는 함께 일하는 Irene Whitehill 박사를 비롯하여 정신건강 서비스 대상자들과 협력하여 이 개념을 더욱 발전시켰다(Barker & Whitehill, 1997). 이러한 작업들의 결과로 "간호의 요구need for nursing"와 "임파워먼트" 개념이 도출되는 한편, 환자들이 겪은 광기에 관한 이야기들과 회복을 위한 그들의 개인적이고도 영적인 의미로 가득 찬 여정을 담은 자료들이 출간되었다(Barker, Campbell & Davidson, 1999; Barker, Jackson, & Stevenson, 1999a; Barker & Buchanan-Barker, 2004b). 바커는 조류모델의 근본 과정에 대하여 "사용자에게 친근하기" 위해 갖추어야 하는 특성을 평가하기 위하여 Whitehill 박사와 정신건강 서비스 대상자의 지원을 받았다. 이와 같이 "사용자/고객 컨설턴트"를 관여시킨 것을 여러 프로젝트에서 볼 수 있는데, 이는 지속적으로 발전하는 조류모델의 특징적인 모습을 보여주는 것이다.

그의 동양철학에 대한 오랜 관심은 그의 저술 전반에 스며들어 있다. Shoma Morita의 이론은 선불교의 철학적 가정이 어떻게 심리치료와 연계되는지를 보여주는 한 예로 볼 수 있다(Morita, Kondo, Levine, & Morita, 1998). Morita의 '수행되어야 할 것을 수행하라(do what needs to be done)'라는 언명은 조류모델의 여러 실무에 공명되고 있다. 서양정신의학이나 심리학의 열광적인 "문제해결" 신봉 태도와는 대조적으로 Morita는 왔다 갔다 하는 날씨와 같은 환자의 인간 자체 , 혹은 그 환자의 "문제"를 "변화"시키려고 하는 것은 소용없는 일이라고 생각한다. 그 대신, 초점은 다음의 질문에 답하는 것이다.

- 나의 삶에서 목적은 무엇인가?
- 지금 행해져야 할 것은 무엇인가?

사람은 누구나 삶의 고통을 겪으면서 그리고 고통을 벗어나기 위해 필요하다고 여겨지는 것을 행하면서 성장하는 능력을 지닌다. 심한 정신적 고통을 받고 있는 환자들, 특히 그들 자신이나 타인에게 위험한 상황에 있는 환자들을 위하여, 간호사들은 그들이 현재 겪고 있는 경험이 무엇인가를 파악하고 이러한 경험과 직접적으로 관계를 맺는 것이 매우 중요한 과제이다. 처음에 바커는 이러한 간주관적 과정을 간여engagement라는 용어로 불렀지만 나중에는 연결bridging이라는 용어로 특별하고 구체적인 대인관계 과정을 재정의하였다. 연결은 간호사가 고통받는 환자에게 다가가기 위한 지지적인 과정으로서, 정신적 고통의 어둠으로 가득 찬 강물을 건너가게 하는 방법을 창조적으로 구축해야 하는 필요성을 강조하는 개념이다.

조류모델은 사회적 구성주의 시각으로 간호과정을 조망한 이론으로도 볼 수 있다. 특정 세계나 현상을 이해하는 시각에는 여러 가지가 있을 수 있다. 의미는 상호작용, 관계, 그리고 사회적 과정으로 엮어진 인식의 복잡한 그물망을 통하여 형성된다. 지식의 주체와 독립적인 지식은 존재하지 않으며, 모든 지식은 상황적 맥락을 갖는다(Stevenson, 1996). 모든 의미와 사회적 현실은 언어와 상호작용에 의하여 항상 변한다. 바커는 "스토리story는 나의 모든 것이다. 스토리는 내가 될 수 있는 모든 것이다." 다른 사람들에게 자신이 "누구"인지를 설명하려고 할 때, 사람들은 자신에 관한 스토리와 그들이 경험한 세계를 이야기 한다. 대화를 통해 그러한 스토리를 수정하고, 편집하고, 다시 쓴다. 바커는 이러한 생각을 그의 멘토인 Hilda(Hildegard)Peplau와 처음 나누었는데, 그녀는 "사람들은 자신에 대하여 이야기하는 대로 자신을 만들어 간다."는 생각에 동의하였다.(Barker, 2003a; Barker & Buchanan-Barker, 2007b).

바커는, Annie Altschul, Thomas Szasz를 위시한 여러 학자들의 이론적 영향을 받으면서 학문적으로 성장하였다. Szasz(1961, 2000)과 Podvoll(1990)에 의해 대중화된 정신건강 문제를 삶의 문제로 규정하는 그의 견해는 환자와 질환을 생의학적 구성의 시각에서 진단명을 붙이는 것보다 선호하는 관점이다(Barker, 2001c, p. 215). 그는 "삶의 문제를 해결" 하려고 하는 것은 헛된 일이라는 Szasz의 생각에 동의한다. 삶은 해결해야 하는 문제가 아니다. 삶은 우리가 할 수 있는 한, "지적으로", "유능하게", 매일 매일 살아내야 하는 그 무엇인 것이다(Miller,1983. p. 290). 간호의 도전은 사람들이 "지적으로", "유능하게" 살아가도록 돕는 것이다.

Travelbee(1969)의 치료적 자기 이용의 개념은 조류모델의 근간을 이루며, "간호의 진정한 초점"이 무엇이어야 하는가에 대한 실마리를 제공한다. 조류모델은 다음 세 가지의 이론적 틀에 정초한다.

1. Peplau(1952, 1969)의 대인관계이론
2. 간호 요구 연구로부터 도출된 정신건강간호이론
3. 대인관계에 있어서의 임파워먼트이론.

위에서 언급 한 것처럼, 바커는 단순히 문제를 가진 삶에 대한 실용적인 전략으로서 문제의 "해결"이 가능하다는 것을 믿지는 않지만, 강점에 근거한, 문제해결에 중점을 두는 실용적 접근법을 강조하는 것은, Steve de Shazer(1994)의 이론과 해결 중심 치료에 영향을 받은 것이라는 것을 인정한다. 1990 년대 초반, Shazer의 생각을 간호실무에 소개하면서, Denny Webster와 그의 동료들이 키친 영향은 조류모델의 발전에 중요한 작용을 하였다(Webster, vaughn, & Martinez, 1994). 조류모델은 혼돈이론Chaos Theory으로부터 핵심적인 철학적 메타포를 차용한다. 인간의 행동과 경험은 예측할 수 없는 동시에 일정한 제약을 지닌다는 점에서 물의 흐름과 그 속에 내재된 힘에 비견된다(Barker, 2000b, p. 54). 조류는 끊임없이 흐르면서 밀려왔다 밀려간다. 조류의 흐름은 결코 똑같은 패턴이 반복되지는 않지만, 어떤 매개변수로 제약된 범위를 벗어나지는 않는다(Vicenzi, 1994). 바커(2000b)에게 있어 인간 경험의 내면세계와 외부세계는 모두 복잡성으로 가득 차 있으며, 모순처럼 들릴 수도 있지만 외부세계는 인간의 내면과 밖에 동시에 존재한다(p. 52). 이렇게 복잡하고 비선형적인 관점에서 바라볼 때 사소한 변화라도 예측 불가능한 대변화를 일으킬 수 있다. 다시 말해, 간호사와 환자가 만든 작은 변화 내지 변이들은 매우 중요한 의미를 갖는 것이다. 한편, 혼돈이론은 우리가 알 수 있는 것에 한계가 있다는 사실을 말해준다. 따라서 바커는 간호사들에게 확실성을 끝없이 추구하기보다는 불확실성의 실체를 포용하라고 권유한다. '변화는 끊임없이 일어난다'는 것을 알아야 한다. 조류모델의 10가지 행동원칙의 하나는 사람의 내면, 상황, 관계, 그리고 조직내의 변화를 확인하고 이를 맞이하는 것이다(Barker, 2003b; Barker & Buchanan-Barker, 2008). 이런 관점은 사람, 관계, 상황을 이해하려고 노력해야 함을 의미한다. 이와 같이 조류모델은 행동연구, 근거이론, 현상학, 그리고 비판이론 등에 입각한 질적이고도 비선형적 분석을 중시한다.

영국 정신간호계의 대모 격인 Annie Altschul(Barker, 2003a, p. 12)는 Hilda Peplau와 함께 바커의 멘토였다. 바커가 Altschul로부터 받은 영향은 조류모델에 분명하게 드러난다. 특히 시스템이론에 관한 그녀의 강조, 그리고 정신적 고통에 관하여 설명하려고 하는 것보다는 이해하려는 것이 중요하다는 그녀의 관점, 나아가 사람들은 전통적 정신의학 이론들이 제시하는 것 이상으로 직접적인 도움을 필요로 한다는 그녀의 믿음은 바커의 조류모델에 큰 영향을 주었다.

바커는 "간호는 간호의 고유한 권리로서 치료적 활동"이라는 간호관에 옹호자가 됨으로서 정신간호학의 대모인 Peplau를 명예롭게 한다(Barker, 2000a, p. 617). Peplau는 1950년대 초반에 간호에 관한 대인관계 패러다임을 소개하면서, 간호를'의미 있고 치료적인 대인관계 과정'으로 정의하였다(Peplau, 1952, p. 16). 조류모델의 독특한 특성은 대상자 자신의 목소리로 표현되는 스토리를 강조하는 것이다.

경험적 연구를 통하여 도출된 임파워링 상호작용 모델은 환자가 처한 상황과 생활 방식의 개선이 가능하다는 점을 말해준다. 개별적인 문제의 해결보다는 능력의 구축에 초점을 두는 이 접근법은 협력과 참여를 중시하며 환자 자신에 의한 자기결정의 유도를 궁극적 목표로 한다(Barker & Buchanan-Barker, 2004a; Barker, Stevenson & Leamy, 2000). 이 이론은 실무 영역에서 간호사의 상호작용에 적용할 8개의 임파워링 상호작용 원칙들을 제시한다(Michael, 1994). De Shazer(1994)는 변화와 간호 중재의 요체는 "'환자로 하여금 스토리를 압축하도록 하고 스토리를 구성하고 재구성하도록 함으로써 스스로 스토리를 변화시키도록 하는 것"이라고 강조한다(p. x vii).

조류모델의 강점은 환자 스스로가 치료법을 탐색하고 이를 드러내며 치료를 위해 가용한 자원을 발견해 내도록 하는 것이다. 이 이론은 간호 연구, 협력, 임파워먼트, 대인 관계, 내러티브 그리고 체계적이고도 해결 지향적인 접근 등 제반 요소들로 구성된 통합적 이론이다. 이 이론은 임상에 임하는 간호사들에게 구체적인 간호지침을 제공한다. 간호사는 환자가 현재 겪고 있는 문제와 필요가 무엇인지, 문제의 정도가 어떠한지, 환자의 삶에 내재되어 있는 자원으로서 치유에 도움이 되는 가용자원은 무엇인지, 그리고 변화를 유도하기 위해서는 무엇이 필요한지를 전체적 차원에서 탐색한다(Barker, 2000e; Barker & Buchanan-Barker, 2007a). 그리하여 간호사는 환자 스스로 자신의 능력과 자원을 알아내고 이를 활용하도록 도와주며, 환자 스스로 정한 목표에 맞추어 간호활동을 조정해 간다(Barker, 2000e; Stevenson, Kackson, & Barker, 2003) 조류모델의 10원칙(Box 32-1)은 이러한 시각과 방향을 지지한다.

이것은 돌봄을 받는 사람persion-in-care 과 간호의 적절한 초점proper focus of nursing 에 대한 견해를 깊이 있게 재구성한 것이다.

Box 32-1 조류모델의 10원칙

조류모델은 우리가 사람들과 관계를 맺는 것에 대하여 부여하는 가치를 중요하게 생각한다. 이러한 생각은 고통순간에 있는 사람들에게 도움을 주려는 우리의 노력을 구성하는 틀이 된다.

조류모델에 녹아 있는 가치는 만약 우리가 고통을 겪거나 우리의 삶에 고난이 닥쳤을 때 과연 우리가 어떻게 취급되거나 치료받기를 원할 것인가에 대한 철학을 반영한다.

다양한 세팅에서 조류모델의 임상적용 사례들이 늘어나고 이를 통하여 조류모델에 대한 이론적 성찰이 쌓여 갈수록 조류모델의 핵심가치는 더욱 명백해 지고 있다. 어떻게 간호사를 포함한 "조력자"(전문직, 친구, 혹은 동행자)와 환자가 변화를 위하여 함께 헌신해야 하는지 충분히 이해하고 그 가치를 아는 것이 필요하다. 이러한 헌신은 결코 쉬운 일이 아니지만, 조력자들을 모두 하나로 묶어 준다.

조류모델의 10 원칙은 조류모델의 근본가치의 핵심을 집약한 것이다. 조류모델의 실무를 발전시키려는 간호 집단이나 개별 실무자들은 이 원칙들을 확고하게 받아들여야 한다.

1. **목소리를 중요시하라** Value the voice

환자의 스토리는 도움의 모든 과정에서 시작이자 끝이다. 환자의 스토리는 그의 고통의 원인뿐만 아니라 해답의 희망을 포함하고 있다. 스토리는 경험의 목소리이다. 우리는 목소리의 권위를 존중하는 것이 아니라, 환자들의 진정한 목소리를 내도록 격려해야 한다.

전통적으로 환자들의 목소리는 다양한 의료인이나 사회복지사에 의해 3인칭 전문가의 해설로 "번역" 되어졌다. 이는 환자자신의 진정한 스토리my story가 되기 어렵고, 스토리에 대한 전문가 팀의 견해history에 불과하다. 조류모델에서는 환자들이 모든 돌봄 기록을 개인의 목소리로 씌여지도록 함으로써 그들 자신의 독특한 내러티브를 형식화된 버전의 "나의 스토리" 로 발전시켜 나가도록 돕는다. 만약 환자들이 손수 쓰는 것을 할 수 없거나, 하고 싶어 하지 않는다면 간호사는 함께 합의된 것을 기록하는 비서로서 활동할 수 있다. 중요한 것은 그 사람의 "목소리"를 담아내는 글이다.

2. **언어를 존중하라** Respect the language

사람은 자신만이 아는 독특한 언어로 삶의 이야기를 구성하거나 다른 사람들에게 표현하는 고유의 방법을 지닌다. 사람마다 독특한 문법과 개인적 메타포를 내포하는 스토리 속의 언어는 회복의 길을 밝혀주는 매개체이다. 사람들이 그들의 독특한 목소리로 그들 자신의 말로 이야기 하도록 격려해야 한다.

전문가에 의해서 씌여진 환자의 스토리는 정신의학이나 심리학의 난해한 기술적인 용어로 구성된다. 유감스럽게도 많은 환자들은 그들을 진단하는 전문직의 언어, 즉 식민지풍의 언어로 그들 자신을 묘사한다. 사람들의 본래의 언어를 사용하고, 소중하게 여김으로써 조류모델 실무자들은 그 사람에 대하여 가장 간결하지만, 강력한 존중을 표현한다.

3. **진정한 호기심을 키워라** Develop genuine curiosity

사람은 누구나 삶의 이야기를 쓰지만, 결코 쉽게 이해할 수 있는 것이 아니다. 아무도 다른 사람의 경험을 알 수 있지 못하다. 따라서 간호사는 스토리텔러와 스토리를 더 잘 이해할 수 있도록 그들의 이야기에 진정한 관심을 가져야 한다.

종종 간호사들은 오로지 환자에게 "무엇이 잘못되었는지"에 관심을 갖거나, "증상/증후"를 찾는 등, 특정한 전문적인 질문 방식에 의해 탐구한다. 진정한 호기심을 갖는 것은 한 사람의 인간과 그 사람만의 고유한 경험에 관심을 갖는 것이다. 이는 다른 많은 환자들에게 공통적인 특성에 의해 범주화하는 것과는 전혀 다른 것이다.

4. **도제(徒弟)가 되어라** Become the apprentice

환자는 자신이 경영하는 세계의 전문가이다. 간호사들이 마치 전문가로부터 배우는 도제처럼 환자의 이야기를 열심히 그리고 존중하면서 경청한다면, 그 이야기의 힘을 알 수 있게 될 것이다. 우리들은 환자를 이끌어 가는 것이 아니라, 환자들로 부터 배워야 한다. 누구라도 다른 사람들의 경험을 이해할 수는 없다. 간호사들은 종종 "마치" 환자들이 그들 자신에 대하여 아는 것보다 더 잘 안다는 듯이 말한다.

Szaszs는 "불과 몇 시간이나 며칠을 만나고 난 후, 혹은 몇 달이라 하더라도, 어떻게 그 사람이 자신을 아는 것보다 더 잘 알 수 있을까요? 그 사람은 자신에 대하여 훨씬 오래전부터 알고 있습니다." 라고 하였다. 인간은 온전히 그 사람 자신의 책임하에 있다는 생각은 기본적인 전제이다.

5. **가용한 도구 키트를 활용하라** Use the available toolkit

환자의 이야기 속에는 이 환자에게 행해졌던 사례나, 앞으로 행해질 수 있는 것에 대한 믿음들이 내재되어 있다. 이 사례들은 이 환자가 앞으로 회복의 스토리를 구성하고 열어가는 데 사용되어야 하는 주요 도구이다. 전문직의 도구 키트는 흔히 다른 환자들에게 행해졌던 것-을 말하는 "근거 기반 실무"로 표현된다. 비록 유용할 가능성은 있지만, 이는 그 환자에게 가용한 도구 키트가 부족할 때만 활용되어야 한다.

6. **다음 단계로 넘어 가기 위해 지금 해야 할 방안을 찾아라** Craft the step beyond

간호사와 환자는'지금 당장'무엇이 필요한가를 알아내도록 협조해야 한다. 회복이라는 최종적 목표를 지향하는 가운데 변화의 힘을 드러내는 첫 걸음이 무엇보다 중요하다. Lao Tzu는 수천 마일의 여정도 한 걸음부터 시작된다. 우리는 더 앞으로 나갈 것이다. 어떤 여정이라도 상상 속에서 시작된다. 상상하는 것-혹은 마음에 그려보는 것- 앞으로 향해 나가는 것-은 중요하다 고 하였다. 다음 단계로 넘어 가기 위해 지금 해야 할 방안을 모색하는 것은 그 사람의 "현재, 나"와 작업하는 것이 중요하다는 것을 상기시킨다. 그것은 다음 단계로 나가도록 돕기 위하여, 지금 당장 해야 할 것을 착수하는 것이다.

7. **시간의 가치를 선물하라** Give the gift of time
시간이란 대체로 환상이다. 하지만, 이보다 더 중요한 것은 없다. 간호사들은 환자들과 건설적으로 일하기에는 시간이 부족하다고 불평한다. 시간을 만들어 낼 수는 없지만, 간호사가 그들의 일에 창의적인 관심과 집중을 한다면 시간은 변화를 이끌어 내는 산파이다. '시간이 얼마나 남았죠?'라고 묻는 것은 가치 없는 일이다. 우리는 충분한 시간을 가지고 있다. 문제는'귀중한 시간을 어떻게 사용할 것인가'가 되어야 한다. 궁극적으로 건설적인 인간관계의 의사소통으로 보낸 시간은 언제든지 하나의 선물이다. - 양쪽 모두를 위한 - 환자가 함께 하는 시간만큼 가치가 있는 것은 없다.

8. **지혜를 드러내도록 하라** Reveal personal wisdom
사람은 자기 자신만이 자신을 알 수 있다. 사람은 누구나 삶의 이야기를 쓰면서 터득한 강력한 지혜의 창고를 만들어 간다. 환자들은 자신의 경험의 중요한 그 무엇을 전달하는 강렬한 메타포를 떠올리게 하는, 경험을 표현하는 복잡하고 다양하고 미묘한 단어를 찾아 내지 못한다(Barker, 2002b). 따라서 간호사의 중요한 임무 중 하나는 환자 스스로가 이야기를 통하여 지혜를 드러내도록 도와주는 것이다. 이러한 지혜는 환자가 스스로를 지탱하고 회복을 위한 여정을 이끌어 가는데 유용하게 사용된다.

9. **변화는 끊임없이 일어난다는 점을 명심하라** Know that change is constant
변화는 끊임없이 이루어지며, 변화는 불가피하다. 이것은 누구에게나 예외 없이 적용되는 사실이다. 변화는 불가피하지만, 성장은 선택적이다. 성장이 일어나도록 하려면, 선택과 결정이 필요하다. 간호사의 역할은 환자에게 어떤 변화가 일어나는지를 파악하고 환자가 회복의 길을 걷는 여정에 관련된 결정을 할 수 있도록 돕는 것이다. 특히, 간호사는 환자들이 회복과 갱생과정을 유지하면서 고난과 위험을 다루어 갈 수 있도록 도와야 한다.

10. 투명하라 Be transparent

간호사와 환자가 기꺼이 협력하는 하나의 팀이 되려면, 그들은 마땅히 각자의 "무기"를 내려놓아야 한다. 스토리를 쓰는 과정에서, 간호사의 펜은 너무 자주 무기가 되곤 한다. 환자를 억압하고, 억제하고, 삶의 선택 범위를 제한하게 만드는 위험스런 스토리를 쓰는 무기이다. 따라서 환자보다는 우월한 위치에 있는 간호사는 환자를 투명하고도 솔직하게 대하고 환자로 하여금 현재 무엇이 이루어지고 있고 왜 그래야 하는가를 이해하도록 함으로써 신뢰관계의 조성에 앞장서야 한다. 환자가 자신만의 언어 사용을 유지하도록 하고, 간호사정과 계획에 대한 기록을 함께 완성함으로서in vivo, 간호사-환자의 협력적 관계의 본질은 더욱 투명해질 것이다.

Baker, P. J. (2003b). The 10 Commitments: Essential Values of the Tidal Model. Retrieved from http://www.tidal-model.com/Ten%20Commitments.htm

주요 개념과 정의

조류모델의 이론적 기초 The Theoretical Basis of the Tidal Model*1

조류모델은 다음 네 가지의 단순하지만 중요한 관점에서 출발한다.

1. 정신건강 치료의 가장 중요한 초점은 '공동체community'안에 있다. 사람들의 자연스런 삶은 "경험의 바다"라고 할 수 있다. 그리고 정신적 위기는 사람들이 경험의 바다에서 익사하게 위협하는 많은 일 중의 하나이다. 궁극적으로, 정신건강 돌봄의 목적은 이러한 익사 위기에 빠진 환자를 구조하여 경험의 바다에 되돌려 놓음으로써 남은 삶의 항해를 계속하도록 하는 것이다.
2. 변화란 끊임없이 계속되는 과정이다. 사람들은 계속해서 변하지만, 다만 이를 인식하지 못할 뿐이다. 조류모델에 입각한 접근방법의 주요 목적 중 하나는 환자로 하여금 작은 변화들을 인식하고 또한 이러한 작은 변화들이 결국에는 자신의 삶에 큰 변화를 주리라는 사실을 인식하도록 돕는 것이다.
3. 임파워먼트는 돌봄 과정의 가장 핵심적인 요소이다. 하지만, 사람들은 이미 그들 자신의 "파워"를 가지고 있다. 간호사는 환자들로 하여금 자신의 삶과 삶에 관련된 경험들에 대하여 더 많은 책임감을 가지고 이를 주관할 수 있도록, 그들이 "파워를 증진power up" 시키는데 도움을 주어야 한다.

주요 개념과 정의

4. 간호사와 환자는 무용을 하는 무용수와 무용의 관계처럼 동시에 함께 하나가 되어 움직이는albeit temporarily 관계로 존재한다. "무용을 빼고 어찌 무용수를 논할 수 있나?"라는 W.B.Yeats(1928)의 말은 효과적인 간호가 언제 이루어질 수 있을 지 상기시킨다. 진정한 돌봄은 단순히 "환자에 대하여 돌보는caring about" 일방적인 것, 혹은 "환자를 위한 돌봄caring for"을 행하는 것이 아니라, "환자와 함께 돌보는caring with 것"일 때 가능하다.

세가지 영역: 인간에 대한 모델 The Three Domains: A Model of the Person[*1]

조류모델에서, 인간은 세계, 자아, 타인들world, self, others 등 세 가지 영역을 갖는다. 이 영역은 인간이 사적이거나 공적인 행동을 하고, 경험하는 장소로서 통제와 힘의 범위이다. 즉, 이 영역은 인간이 살아가는 장소이다.

이 영역은 환자들의 집주소와 같다. 그들의 집에는 몇 개의 방이 있는데, 그들은 이 방들을 동시에 발견하지 못하며, 어떤 때는 이 방에, 다른 때는 다른 방에 들어가 있다. 이러한 인간의 영역은 대체로 유사하다. 어떤 경우에는 주로 자아 영역self domain에 머물러 있고, 다른 경우에는 주로 세계와 타자의 영역world & others domain에 머물러 있다.

자아 영역self domain은 생각, 느낌, 신념, 가치 등, 그 자신에게만 알려진 사적인 공간이다. 이른바 "정신병mental illness"은 이러한 사적 세계에서 처음 경험된다. 모든 사람들은 그들의 사적 세계를 비밀로 남겨두며, 다만, 타인이 알아주기를 바라는 것만을 드러낸다. 이것이 환자들이 우리에게, 더욱이 친한 친구나 가족들에게 까지도, "미스테리 "로 남아 있는 이유이다.

조류모델에서 자아 영역은 환자들이 "안전하고safe", "보호받는다secure"고 느낄 수 있도록 돕기 위한 노력의 초점이 되는 곳이다. 그곳에서 간호사는 환자의 개인적이고 사적인 두려움, 불안, 그밖에 구체적인 삶의 문제와 관련된 정서적 안정감을 위협하는 것들을 이야기하고 다루기 시작하도록 돕는다. 주요 초점은 관계를 "연결bridging" 하도록 하고, 의미있는 개인적 안전 계획personal security plan을 개발하도록 돕는 것이다. 이러한 작업은 환자가 일상생활로 돌아올 수 있도록 하는 개인의 "자조self-help" 프로그램에 바탕을 둔다. 세계 영역은 사람들이 자아 영역으로부터 경험을 자신의 사회적 세계에 속해 있는 타자와 공유하는 곳이다. 사람들이 그들의 사적인 생각과 느낌, 신념, 그리고 그 자신만이 알고 있는 경험들을 타인에게 이야기한다는 것은, 그들이 세계 영역으로

주요 개념과 정의

나아가는 것을 의미한다.

조류모델의 세계영역에서 간호사는 환자와 환자의 삶의 문제를 이해하는 것에 초점을 둔다. 이는 전인적인 사정Holistic Assesment을 통해 이루어진다. 세계영역에서 간호사는 헌신적인 일대 일의 면담One-to-One Session을 통해 환자가 일상생활의 바탕에서 자신의 삶의 문제를 확인하고 이야기 할 수 있도록 돕는 노력해야 한다.

타자 영역은 환자들이 가족, 친구, 이웃, 동료, 치료자 등, 타자와 함께 행동하는 일상생활을 하는 곳이다. 사람들은 다양한 인간관계와 사회적 만남에 연결된다. 이는 타자에 의해 영향을 받고, 다음에는 타자에게 영향을 준다. 전문기관과 전문서비스의 전달시스템, 그리고 다른 여러 형태의 지원들이 타자영역에 속한다. 그럼에도 불구하고 조류모델의 핵심은-발견Discovery, 정보 공유Information Sharing ,해결방법의 찾기Solution Finding의 그룹 작업에 있다.

이러한 그룹에 참여함으로서 환자들은 타인들로부터 받을 수 있고, 또 줄 수도 있는 사회적 지지의 가치를 점차 인식하게 된다. 이는 매일의 일상에서 가능한 상호 지지의 가치를 소중하게 여기는 가운데 가능하게 된다.

메타포로서의 물 Water-A Metaphor*2

조류모델은 물이라는 핵심적 메타포metaphor를 사용하여 인간의 경험 세계가 예측 불가능하다는 사실을 강조한다. 삶은 망망한 경험의 바다를 항해하는 여정이다. 건강과 질병을 포함한 모든 인간 발달은 경험의 바다를 항해하는 과정에 발견하는 것으로 이루어진다. 여행중 중요한 지점에서, 사람들은 폭풍이나 해적들을 만날 수 있다. 항해의 과정에서 배가 침몰하기 시작하고, 사람들은 물에 빠지거나 조난되는 상황에 처하게 된다. 이 경우 조난자를 구조하여 치유하고 배를 수리하며 안전한 피난처로 인도할 필요가 있다. 배가 다시금 온전해지고, 배를 타는 것이 익숙해지면, 경험의 바다에서 방향을 잡고, 항해는 다시금 시작된다.

이 메타포는, 정신적 위기와 이러한 고난에 취해져야 할 대응의 본질이 무엇인가를 잘 말해준다. "바다에서 만나는 폭풍storm at the sea"은 삶의 역경에 비유된다. "해적"과 조우하는 것은 자아의 심한 고통을 초래하는 강간이나 "자아의 강도"를 경험하는 것을 의미한다. 환자들은 그들의 감당할 수 없는 고통의 특성을 "물에 빠지는 것"에 비유하는데, 이러한 은유적인 "난파"는 급성 정신병동이라는 해안에 좌초하여 끝을 맺기도 한

주요 개념과 정의

다. 적절한 "정신질환으로부터의 구조"는 바다에 빠진 "생명을 구조하는 것"과 같다. 그리고 환자는 건강한 인간성을 회복할 수 있는 진정으로 안전한 곳으로 인도되어야 한다.

간호의 주요 지침 Guiding Principles[*3]

1. 호기심의 가치(virtue of curisity) 대하여 믿음을 가질 것:환자는 자신의 삶과 그의 문제에 관한 한 세계 제일의 전문가이다. 간호사는 진정한 호기심을 표현함으로써, 환자들의 스토리의 "미스테리"에 관하여 배울 수 있게 된다.
2. 자원의 힘(power of resourcefulness)을 인정할 것: 조류모델에서는, 환자의 문제, 결핍, 취약점에 초점을 두기 보다는 환자에게 가용한 자원-개인적인 것과 대인관계적인 것-그들의 회복을 위한 항해에 도움이 될 하는 자원을 드러내도록 한다.
3. 환자의 소망을 존중할 것(Respect for person's wishes): 환자에게 온정주의적으로 되거나 그들에게 좋은 것이 무엇인지 알고 있다는 듯 하지 말고, 그들의 소망을 존중해야 한다.
4. 기회로서의 위기라는 패러독스를 받아들일 것(Acceptance of paradox of crisis as an opportunity): 우리의 삶에서 도전받는 사건은 "무언가를 해야 할 필요가 있다"는 자연적인 신호이다. 이는 삶의 방향을 새로 설정하는 기회가 된다.
5. 모든 목표는 환자에게 속해 있음을 인정할 것(Acknowledging that all goals, obviously, belong to the person): 이는 회복으로 향하는 길의 작은 발걸음을 나타낸다.
6. 간결성의 추구(Pursuing elegance): 정신건강의 돌봄과 치료는 복잡하고 갈피를 잡기 어렵다. 환자가 앞으로 진전하기 위해 필요한 변화를 가져올 수 있는 가장 간결한 방법을 찾아내야 한다.

수영에 돌입하기: 관여할 때 필요한 믿음 Getting in the Swim-Engagement Beliefs[*4]

환자들이 심각한 고통을 겪으면 그들은 마치 물에 빠져 허우적대는 기분을 느낀다. 이럴 때 그들은 "인명구조원life saver" 을 필요로 한다. 구조원이 물에 빠진 환자를 구조하기 위해서는 무엇보다 먼저 환자에게 접근하여 구조작업을 시작해야 한다. 이와 같이 서로 접근하여 구조작업에 들어갈 때에는 다음의 믿음을 가져야만 한다.

주요 개념과 정의

- 회복은 가능하다.
- 변화는 필연적이다, 변함없이 지속되는 것은 아무것도 없다.
- 궁극적으로 환자는 무엇이 그에게 최선의 것인지를 알고 있다.
- 환자는 회복을 위한 여정에 필요한 모든 자원을 이미 가지고 있다.
- 물에 빠진 사람들은 선생님이고, 우리들, 구조자는 학생이다.
- 구조를 위해서 지금 당장 필요한 일이 무엇인가를 알아내기 위하여 창의적인 호기심을 가져야 한다.

치료에 대한 철학 Therapeutic Philosophy[*5]

1. 왜 이럴까? 왜 지금이지?(Why this? Why now?) 무엇보다도 먼저 우리가 생각해야 할 것은, 환자가 지금 왜 이 특정한 삶의 고난을 겪고 있는 걸까? 하는 것이며, 돌봄의 주요한 초점은 환자들이 지금 경험하는 것, 그리고 이 문제를 해결하기 위해서 지금 해야 하는 것에 있다.
2. 무엇이 작용하는가?(What works?) 간호사는 환자가 처한 상황에서 무엇이 작용하고 있는지 질문해야 한다. 이는 "환자 중심person centered" 돌봄의 초점이다. 일반인 가치를 가지는 표준화된 기술이나 치료적 접근을 사용하기 보다는, 과거에는 이 환자에게 무엇이 어떻게 작용했으며, 또한 미래에는 어떻게 작용할 것인가를 알아내는 것을 목적으로 해야 한다.
3. 환자 자신의 개인적 이론은 무엇인가?(What is the personal theory?) 환자 자신은 현재 그가 겪고 있는 문제를 어떻게 이해하고 있는지 알아야 한다. 환자가 겪고 있는 어려움에 대하여 이론이나 진단의 형태로 전문가적 설명을 하는 것이 아니라, 어떤 "감각sense"에서 환자는 자신의 문제를 만드는가? 하는 것이다. 즉, 환자의 자신에 대한 이론은 무엇인가?
4. 어떻게 제약을 최소화할 것인가?(How to limit restrictions?) 환자가 자신의 문제를 확인하고 해결하도록 돕기 위하여 제약을 최소화하는 방법의 사용을 목표로 해야 한다. 조류모델에서 간호사는 환자를 돕기 위해 최소한의 개입방법을 모색하고, 어떻게 하면 환자 스스로 의미있는 변화를 가져오게 할 수 있을 것인가를 늘 생각해야 한다. 이것이 제약을 최소화한 중재이다.

주요 개념과 정의

치료의 연속성 Continum of Care[*6]

일단 환자와 간호사가 서로 접근하여 인위적인 벽이 허물어지면, 간호 중재는 환자로 하여금 일상의 공동체와 "경험의 바다"로 복귀토록 한다는 목표 아래 연속적으로 매끄럽게 이루어져야 한다. 이러한 치료는 경우에 따라 응급 혹은 즉각적 치료, 이행기 치료, 또는 발달치료 등을 포괄한다. 즉각적 치료immediate care는 일반적으로 지금 당장 필요한 것이 무엇인가에 초점을 두어 환자가 겪는 문제에 대한 단기적 해법을 찾아내어 적용하는 것이다. 이러한 즉각적 치료는 통상 환자가 초기적인 정신적 위기를 맞아 병원을 찾았을 때 이루어진다. 이행기 치료transitional care는 환자가 한 치료단계에서 다른 치료단계로 넘어가면서 치료접근이 달라지는 경우를 말한다. 이 때 간호사는 동료들과의 긴밀한 의사소통과 협조를 취하는 동시에 환자가 이러한 이행과정에 적극 참여하도록 해야 한다. 한편 발달치료development care는 집중적이고도 장기적인 치료개입을 전제로 하는 치료에 해당한다(see Figure 32-4).

*1 Barker, P. J., & Buchanan0Barker, P. (2007a). The Tidal Model: Mental health recovery and reclamation. Newport-on Tay. Scotland: Clan Unity International.
*2 From Barker, P. J. (2000d). The Tidal Model-Humility in mental health care. Retrieved from http://www.tidal-model.com/Humility%20in%20mental%20health%20care.htm
*3 Retrieved from www.tidal-model.com/Clarifying%20the%20value%20base%20of%20the%20Tidal%29Model.htm
*4 Baker, P. J. & Buchanan-Baker, P. (2004). Beyond empowement: Revering the storyteller. . Mental Health Practice. 7(5),18-20
*5 From Barker, P. J., & Buchanan-Barker, P. (2007a). The Tidal Model: Mental health recovery and reclamation.
*6 From Barker, P. J. (2000e). The Tidal Model Theory and practice. (pp. 22-24). Newcastle, UK: University of Newcastle.

경험적 증거의 이용

정신간호의 본질과 환자의 스토리에 대한 바커의 깊은 호기심은 이상에서 요약한 정신간호이론 내지 메타이론의 개발로 귀결되었고, 이후 경험적 검증을 통한 보완작업이 이루어졌다(Barker, Reynolds, & Stevenson, 1997). 1995년부터 5년간 Newcastle 및 North Tyneside 연구팀은 삶의 과정에서 고통을 겪는 사람들이 간호사로부터 무엇을 필요로 하는가에 대한 연구를 진행하였고, 연구결과들을 토대로 1997년부터 조류모델을 개발하기 시작하였다.

바커는 "현실 세계에서 가장 '현실적인' 증거"인 현실 경험을 토대로 기존의 이론과 연구들을 학습하고 활용하며 통합하도록 권장하였다(Barker & Jackson, 1997). 그 한 예가 조현병 환자들을 치료하기 위한 '욕구 적응적 접근방법need adapted approach'인데, 이 접근방법은 핀란드에서 Alanen의 연구들을 통하여 개발되었다(Alanen, Lehtinen, & Aaltonen, 1997). Alanen의 연구 결과 그리고 조류모델에 입각한 해석은, 환자와 그의 가족들은 정신질환이 환자의 내면에 존재하는 어떤 불가사의한 요인에 의해 발병하는 것이 아니라 환자가 생활과정에서 당면하는 문제들에 의해 발병한다는 사실을 알아야만 한다는 점이다(Alanen et al., 1997).

환자와 간호사 간의 관계가 갖는 중요성에 대하여 1960년대 초에 이루어진 Altschul의 선구적 연구, 그리고 인간의 상호작용에 대한 연구로부터 도출된 Peplau의 대인관계 패러다임은 조류모델의 경험적 토대를 형성하는데 기여하였다. 간호사-환자간 상호작용에 관한 1960년대 초의 Altschul의 연구는 상호관계는 복잡하지만, 역설적이게도 지극히 "일상적이고 평범한" 본질적 특성을 갖는다는 것에 대하여 경험적 지지를 제공하였다(Barker, 2002a). 1980년대에 행해진 Altschul의 공동체 연구는 "간호의 진정한 초점proper focus of nursing과 간호의 요구need for nursing"가 과연 무엇이어야 하는가에 대한 의문을 제기하였고, Altschul과 Peplau는 학제간 팀워크와 관련한 경험적 증거들을 제공하였다.

바커의 두 편의 이론 생성 연구는 조류모델의 경험적 기초를 제공한다. 우선 "*간호의 요구*"에 대한 일련의 연구들(Barker, Jackson, & Stevenson, 1999a, 1999b)을 통하여 바커는 환자, 환자의 친지들, 의료에 참여하는 다학제적 팀원들, 그리고 간호사가 갖는 인식에 대하여 조사하였다. 연구진은 다학제간 접근 및 치료과정에서 간호사가 담당하는 기능과 역할이 무엇이고 환자가 간호사에게 어떤 가치를 부여하는가를 알아내려 하였다(Barker, 2002c, p. 215). 그 결과 치료에 참여하는 전문가들과 환자는 간호사가 환자와 평범하고도 일상적인 관계를 구축하기를 원하는 것으로 밝혀졌다. Peplau의 이론(1952)이 주장한, 환자와 간호사 간에는 특별한 상호관계가 존재한다는 사실에 대한 보편적인 수용을 보여준 것이다. 이러한 연구들을 통하여 "너를 알고 나를 안다knowing you, knowing me"라는 명제가 간호의 핵심적 개념으로 등장하게 되었다. 환자들이 원하는 것이 무엇인지, 비록 그들이 그것을 말로 표현하지 않았다고 해도, 그리고 그 요구는 계속 변하지만, 그럼에도 불구하고 간호사들은 그것을 알아야 한다고 기대된다(Jackson & Stevenson, 2004, p. 35). 전문직 간호 수행은 세 가지 역할로 구분해 볼 수 있는데, 보통사람으로서의 나(ordinary-me), 인위적으로 가공된 보통사람으로서의 나pseudo-ordinary-engineered-me, 전문가로서의 나professional-me 등 이다. 이러한 역할은 상황에 따라 유동적으로 변화하는데, 간호사에게 스위치를 앞으로, 혹은 뒤로 하거나, "고정toggle" 할 것을 요구한다. 다시 말해, 어떤 때는 보통사람이지만 때에 따라서는 고도의 전문가로 역할하며 모든 관계는 요구되는 역할에 따라 달라진다(Jackson & Stevenson, 1998, 2000). 인위적으로 가공된 보통사람으로서의 나pseudo-ordinary-engineered-me는 시소에 비유된다(Jackson & Stevenson, 2004, p. 41).

사람들은 때때로 그들을 돌봐줄 사람을 필요로 하며 어떤 때는 다른 사람을 돌보아주기도 한다(Barker, Jackson, & Stevenson, 1999a, 1999b). 이상의 연구들은 또한 간호사들이 환자와 환자가족의 매우 변덕스러운 요구에 민감하게 반응해야 함을 말해준다. 간호사의 역할은 "환자가 지금 채워주기를 원하는 요구에 맞추어 조율되어야" 하는 것이다(Barker, 2000e). 간호사는 환자와 치료팀 간의 통역사 역할을 수행하기도 한다. 또한 전반적인 치료시스템을 한데 묶는 접착제의 역할도 수행한다(Stevenson & Fletcher, 2002, p. 30).

바커의 두 번째 연구는 임파워먼트empowerment의 본질 그리고 어떻게 임파워먼트가 환자와 간호사 사이에 작용하는지에 초점을 둔 연구들로서, 이를 토대로 임파워먼트 모델empowering interaction model이 도출되었다(Barker, Stevenson & Leamy, 2000). 이 모델은 Flanagan의 임계사건기법 critical incident technique(Flanagan, 1954), 협력적 조사방법cooperative inquiry method(Heron, 1996), 그리고 수정된 근거이론접근modified grounded approach(Glaser & Strauss, 1967)을 활용하여 개발되었다. Peplau는 이 모델을 토대로 대인간 교류작용interpersonal transaction의 중요성에 관한 이론을 발전시켰는데, 이 이론은 협력적인 간호사-환자간 관계에 있어 간호사가 취할 전략과 행동지침이 무엇인가를 말해준다. 전략들은 다음과 같다.

- 환자의 건강과 질병에 대한 환자 자신의 지식과 전문성을 존중할 것.
- 환자-간호사 상호작용에 있어 환자에게 주도성을 부여할 것.
- 환자의 경험을 탐색할 때는 그들의 허락을 구할 것.
- 환자의 기여를 높이 평가할 것.
- 환자의 경험을 타당화하는 방법으로서 진지한 호기심을 가질 것.
- 상황을 묘사할 공통적 언어를 찾아낼 것.
- 환자의 전진 현황을 점검할 것.
- 함께 검토하고, 실현 가능한 미래를 설계함으로써 환자의 희망을 북돋아 줄 것.

주요 가정

조류모델은 두 가지의 기본 가정에 기초한다. 첫째 가정은, 모든 것은 변화하며 변하지 않는 것은 아무 것도 없다는 것이다. 인간이 겪는 모든 경험은 항상 유동적이며, 사람은 계속 변화한다. 이 사실은 간호에 있어 환자에게 "지금" 어떤 변화가 일어나고 있는지를 아는 것이 매우 중요함을 시사한다(Barker & Buchanan-Barker, 2004a). 두 번째 가정은 사람들은 그들의 이야기 그 자체라는 것이다. 사람들은 그들이 겪은 경험의 이야기 그 이상도 그 이하도

아니다. 환자의 이야기는 일인칭으로 구성되며, 그가 어떻게 해서 이러한 '삶의 문제'를 겪으면서 여기까지 오게 되었는지에 대한 해답을 제공하는 원자료가 포함되어 있다.(Barker & Buchanan-Barker, 2004a).

조류모델은 다음의 가정에 의한다.

- 정신과적인 요구라고 할 수 있는 "그 무엇(things)"이 존재한다.
- 간호는 어떤 방식으로든 이러한 요구들을 충족시키는 것이다(Barker & Whitehill, 1997, p 15).
- 환자와 그 주변의 사람들은 환자가 겪는 삶의 문제를 해결할 방법을 이미 가지고 있다.
- 간호란 이러한 해결책을 이끌어 내는 것이다(Barker, 1995, p. 12)

조류모델은, 환자가 "광기(madness)"라는 정신적 폭풍에 갇히는 것은 마치 절망의 구렁텅이에 빠지거나 암초에 좌초되는 것, 또는 해적에게 습격을 당하여 인간으로서의 긍지를 약탈당하는 것과 같은 것이라고 "가정"한다. 그것은 또한 집에서 멀리 떨어진, 그들이 알고 이해하는 모든 것으로부터 고립된 어느 외딴 해변에 조난된 것이라고 "가정"된다.

간호

"간호는 환자들, 그리고 그들을 둘러싼 환경, 그들의 건강상태와 간호요구 등과 아울러 작업하는 과정이다"(Barker, 1996a, p. 242). 간호는 인간욕구의 변화와 사회적 구조의 변화에 대응하여, 그리고 다른 전문영역과의 관계변화에 연계된 가운데 내적인 변화를 계속해 왔다. "간호의 전모를 한 마디로 정의한다면, 간호는 간호사의 역할에 대한 사회적 구성이다"(Barker, Reynolds, & Ward, 1995, p. 390). 양육nurturing으로서의 간호는 인격의 발달과 성장을 촉진하는 환경이 조성되었을 때만 가능하다(Buchanan-Barker &, Barker 2008). 간호는 지속되는 인간의 대인관계 활동이며, 인격의 발달과 성장의 촉진에 중점을 두며(Barker & Whitehill, 1997), 현재와 미래의 방향에 초점을 둔다(Barker & Buchanan-Barker, 2007a). 바커는 간호의 목적을 명료화하여, 그리스어 *trephotaxis* 로 페플라우의 간호의 정의를 확대하였는데, 이는 "성장과 발달을 촉진하는 데 필요한 조건을 준비해 줌"을 의미한다. 그는 "정신의학psychiatric" 과 "정신건강 mental health" 간호의 구분을 강조하였다. 간호사가 환자의 치료나 개선을 위해서 그들의 고통을 탐색하도록 한다면 그것은 정신과 간호psychiatric nursing 를 하는 것이다. 한편, 간호사가 환자는 현재 삶의 문제를 어떻게 살아내고 있으며, 앞으로는 어떻게 넘어 갈 수 있을지를 탐구하면서, 한 사람의 인간으로서 성장하고 발달하는 길을 찾도록 한다면, 그것은 정신건강 간호mental health nursing 을 수행하는 것이다(Barker, 2003a; 2009).

간호는 한 인간집단이 다른 인간집단에게 행하는 인간적 서비스이다. "돌봄의 예술"에는 한 사람이 다른 사람을 돌볼 의무를 진다는 점에서 힘의 역동이 존재한다(Barker, 1996b). 간호는 환자가 지금 당장 필요로 하는 것을 알아내고, 이를 충족할 방법을 환자와 함께 모색하는 노력이며, 적절한 인간 돌봄 시스템을 발전시키기 위한 노력이다(Barker, 1995, 2003a). 진정한 간호의 초점은 환자에 의해 표현된 "요구"이며, 이것은 간호 요구를 가진 사람a person-with-a-need-for-nursing과 요구를 충족해주는 사람a person-who-has-met-that-need간의 관계에 존재하는 기능이라고 정의될 수 있다(Barker, 1996a, p. 241; Barker, et al., 1995, p. 389). 이러한 관계에서 행해지는 대응활동이 간호의 현상학적 초점인 것이다(Barker, et al., 1955; p. 389). 그리하여 간호활동의 초점은 환자의 실제적이거나 잠재적 건강문제에 대한 인간적 반응이며American Nurses Association(1980), 그러한 간호활동은 환자와 환경의 관계, 환자의 행동과 감정, 믿음, 정체성, 그의 능력과 영성 등 제반 요소들을 포괄하는 가운데 행해지는 것이다(Barker,1998a).

간호가 존재와 돌봄의 인간적인 맥락에 대한 탐색을 통해 이루어짐을 감안할 때, 간호는 본질적으로 인간탐구의 한 영역에 해당한다. 환자와 함께 하는 것, 환자를 돌보는 것은 정신간호의 근본적인 과정이며, 이러한 점에서 간호는 타 의료 영역 내지 사회적 돌봄의 학문 분야와 구별된다(Barker, 1997). "간호는 간호 고유의 역할을 통하여 인간의 욕구와 관련된 타 분야의 서비스를 보완해주고 조화를 이루는 것이다"(Barker, 2001c, p. 216).

인간

조류모델은 환자가 겪은 경험과 그의 이야기에 내포된 현상학적 관점에 직접적인 관심을 둔다. "환자는 그 스스로가 철학자이자 의미의 창조자로서 자신이 겪은 경험에 가치와 의미를 부여하고, 자신의 세계에 대한 설명적 모델을 구축하며, 그 안에 자신의 위치를 설정하는데 많은 시간을 보낸다"(Barker, 1996b. p. 4). 간호사는 환자의 눈으로 세상을 보고 이해하며 이를 환자와 공유할 수 있어야 한다. 환자는 그의 이야기로 표상된다. "자아에 대한 환자의 견해, 그리고 타인들의 경험을 포함한 그의 경험 세계는 그가 말하는 이야기와 그 속에서 그가 부여하는 의미들과 연계되어 있다"(Barker, 2001c, p. 219). 사람들은 매우 큰 변화 능력을 가지고 항상 변화하는 과정에 있으며(Buchanan-Barker & Barker, 2008), 되어감becoming의 과정에 있다(Barker, 2000c). 그들은 (1) 세상, (2) 자아, (3) 타인 이라는 세 가지 영역에서 표현되는 경험의 세계 속에서 살아간다.

삶은 발달과정을 항해하는 것이며, 사람들은 자신의 "경험의 바다"를 여행한다. 이러한 발견과 탐사의 여행은 위험할 수 있다. 사람들은 안전에 대한 기본적인 욕구를 가지고 있고, 또한 변화하는 환경에 적응할 수 있는 능력을 가지고 있다. "경험의 바다를 항해하는 여정은 우리의 삶의 이야기 속에서 굴러나갈 수 있는 우리의 신체적 몸에 달려있다"(Barker & Buchanan-Barker, 2007a, p. 21).

조류모델은 "미리 정해진 삶의 적합한 경로는 애초에 존재하지 않는다"는 전제를 바탕으로 한다(Barker, 2001a, p. 235). 인간은 관계로서 정의된다. 즉 누군가의 어머니, 아버지, 딸, 아들, 자매, 형제, 친구인 것이다. 그리고 또한, 간호사와의 관계로도 정의된다.

건강

바커는 건강에 대하여 Illich(1976)가 제시한 자극적인 정의를 공유한다.

> "(건강은) ... 사회적으로 창조된 현실에 대한 독립적이고도 문화적으로 구성된 반응의 결과이다. 그것은 변화하는 환경에 적응하고 성장하며 ... 상처를 받았을 때 이를 치유하고 고통을 느끼며 죽음에 대한 평화스런 기대를 갖는 능력을 말한다. 건강은 미래를 껴안고 ... 미래를 살아 갈 내적 자원을 함유한다(p. 273).

건강은 개인적 과업으로서 건강 여부는 대체로 각자의 일상적 생활리듬과 행동, 식이요법, 성생활을 규제하는 자기규제와 생활기강 그리고 내적 자원의 보유여부에 달려 있다(Illich, 1976, p. 274). 인간성, 사회적 관계, 그리고 연약함의 정도는 "고통과 질병 및 삶의 총체적인 부분인 죽음의 경험을 만들어 간다"(Illich, 1976, p. 274). Illich(1976)는 혼돈이론과 선불교적 관점에서 건강을 해석한다. 건강이란 나의 밖에 존재하거나 나의 밖에서 추구되거나 얻어지거나 또는 누군가에 의해 주어지는 것이 아니다. 건강은 나의 존재와 삶의 총체적인 과제의 한 부분이다(Barker, 1996, p. 240).

"건강은 전체성을 의미하며.... 넓은 의미로 볼 때, 우리가 삶을 살아가는 방법과 긴밀히 연관되어 있다. '산다는 것'은 사회적, 경제적, 문화적 그리고 영적 맥락을 포괄한다(Barker, 1999b, p. 48). 건강과 질병의 경험은 유동적이다. 전체론적 관점holistic view에서 보면, 건강과 질병에 대한 의미는 사람마다 다를 수 있다. 따라서 간호사는 환자와의 접촉을 통하여 건강과 질병을 포함한 환자의 현재 상태에 대한 이야기와 환자 자신이 이를 어떻게 이해하고 있는가를 경청해야 한다(Barker, 2001c). 나쁜 건강상태나 질병은 대부분의 경우에 있어 영적 위기 또는 자아상실과 연관되어 있다(Barker, 1996a). 질병은 사회적, 정신적, 의학적인 관계성 속에서 일어나는 인간의 문제이며- 전체적 삶의 위기이다. 조류모델에서 추구되는 간호는 실용성을 강조하며 건강지향적인 건강이론으로서 환자가 보유한 강점과 자원 그리고 가능성을 중시한다. 조류모델은 건강한 이론이다.

환경

환경은 환자가 경험의 바다를 항해하는 맥락적 배경이고 간호를 통하여 그의 성장과 발달이 일어나는 "공간"이라는 점에서 본질적으로 사회적이다. "치료적 관계는 환자와 환경 간의 상호작용이 촉진되도록 이루어 진다"(Montgomery & Webster, 1993). 인간의 문제는 일상생활의 혼돈 속에서 그가 겪는 복잡한 인간-환경 상호작용에 의해 발생하는 것으로 볼 수 있다(Barker, 1998b). "사람들은 타인, 집단, 그리고 조직과의 상호작용으로 가득 찬 사회적, 물질적 세계에서 살아간다"(Barker, 2003a, p. 67). 가족, 문화, 인간관계는 환경을 구성하는 핵심적 요소들이다. 환경은 그 속에서 주거생활, 경제적 생활, 직장인으로서의 생활 그리고 여가생활이 이루어지고 이를 통하여 존재감과 소속감을 가지게 되는 영역이다(Barker, 2001c).

지역사회와 치료시설을 구분하는 것은 인공적이며, 이러한 경계를 넘나드는 환자 요구의 흐름을 거부하는 것이다. 정신간호는 병동의 데이룸에서 환자가 주거하는 집의 부엌 또는 거실에 이르기까지 평범하고도 일상적인 환경 속에서 이루어진다(Barker, 1996b). 급성기 간호중재에서, 간호사는 환자와 환경을 안정되고 안전하게 만들어야 한다. 환자와 간호사의 상호접촉은 매우 중요하며, 이러한 접촉을 함에 있어서 사회적 환경은 중요한 요소이다. 위기에 봉착한 환자는 그가 다시금 지역사회 안에서의 경험의 바다를 항해할 수 있을 때까지 안전하고도 지지적인 환경, 다시 말해 안전한 항구에 거하기를 원한다(Barker, 2003a). 간호사는 환자의 고통을 줄이고 그가 회복과 자기결정 그리고 학습을 향한 장기적인 치유과정을 시작할 수 있는 환경을 만들어 주어야 한다. 간호사는 환자로 하여금 경험의'전체성'을 인식하고… 치유의 가능성을 스스로 창조해 가도록 도와주어야 한다(Barker, 2003a, p. 9).

이론적 주장

조류모델은 바커가 1990년도 중반에 "간호 전문가" 포커스 그룹과 함께 개발한 네 가지 기본 전제에 입각한다(Barker, 1997). 이들 기본 전제들은 오랜 바커의 동료들이 이끄는 정신병

완치 환자들로 구성된 그룹과, 정신과 환자들, 활동가 Irene Whitehill 박사 등에 의해 그 타당성이 입증되었다.

- 정신간호는 상호작용적이고 인간발달을 지향하는 활동이며, 현재 환자가 겪고 있는 정신적 고통의 원인이나 기원보다는 앞으로 환자에게 일어날 인간발달을 중시한다.
- 정신 장애와 관련된 정신적 고통의 경험은, 공적인 장애나 보고를 통해 드러난, 환자 자신만이 아는 사적인 사건이다. 간호사가 할 일은 환자가 이러한 경험들을 기억해 내어 반추하고 재구성하도록 돕는 것이다.
- 간호사와 환자는 서로 영향을 주는 상호관계 속에서 만난다. 변화는 끊임없이 일어나고 관계 자체도 변화하며 관계 내에 참여하는 참여자들도 변한다.
- 정신질환의 경험은 일상생활에서 겪는 다양한 장애와 살아가면서 봉착하는 삶의 문제들에 대한 인간적 반응의 결과로 나타난다(Barker & Whitehill, 1997).

이러한 기본 전제들은, 사람들은 그들 자신의 경험을 가지며 그들 자신만이 경험의 내용과 의미를 안다는 폭넓은 철학과 이론적인 관점, 특히 현상학적 주장에 정초한다. 현상학적 관점에서 볼 때, 정신질환은 환자만이 아는 일종의 상징적인 힘이다. 삶의 과정에서 겪는 경험들은 이를 통하여 삶이 주는 메시지와 의미를 파악하는 매개체이다(Barker, 2001c). 바커는 정신적 고통을 "정상"에서 분리된 그 무엇이 아니라 환자라는 전체적 존재의 한 부분으로서 이해하고 접근한다.

조류모델은 환자는 자신의 욕구가 무엇이고 또한 이러한 욕구들을 알아내기 위해서는 어떤 도움이 필요한지를 스스로 알고 있는 존재라는 점을 가정하고 또한 강조한다. 그렇게 최소한의 파워를 가진 위치에 있을 때, 환자는 짧은 기간 내에 자신의 필요를 충족할 수 있는 것이다. 간호사 그리고 환자의 사회적 세계에 속한 모든 이들은 그가 표현하는 행동 내지 욕구와 관련되어 있다.

정신질환은 삶의 힘을 박탈한다. 환자들은 흔히 정신질환인자 또는 정신건강상의 문제 mental illnessor, mental health problem 라고 부르는, 개인적, 사회적 정체성을 위협하는 수많은 일들을 경험하며, 그들을 취약하게 만드는 인간적인 위협을 겪게 된다. 그러나 대부분의 사람들은 자기 자신을 위한 행동이 무엇인지를 결정하고 또한 자신의 삶이 건설적인 방향으로 지향되도록 영향을 미칠 수 있는 능력을 가진다(Barker, 2003a, pp. 6-7). 회복은 가능하며, 환자들은 이러한 회복의 과정을 가능하게 할 개인적, 대인관계적 자원을 가지고 있는 것이다(Barker, 2001c).

논리적 형식

조류모델은 논리적 정연성을 갖는 가운데 제시되고 있다. 조류모델은 논리적 적절성을 가지며 관계구조 면에서 명확하고, 개념들은 상세히 정의되어 있는 가운데 계속 개발되고 있다. 이 모델은 광범위한 영역의 아이디어들에 정초하며, 삶의 문제를 겪고 있는 사람들이 처한 다양한 상황에 적용가능하고, "경험의 논리"를 따르며(Barker,1996b), '실무-기반 근거'들을 산출하고 있다(Barker & Buchanan-Barker, 2005).

바커와 그의 동료들은 정신간호 내지 정신건강간호에 관한 메타이론을 구축하였다. 이론의 개발을 위하여 사람의 본성, 삶의 문제가 내포하는 본질 그리고 간호의 본질에 대한 체계적인 탐구가 추구되었다. 조류모델은 환자와 간호사에 관한 고유의 철학적 관점과 세계관을 제시하며, 이러한 관점과 세계관은 환자와 간호사에 대한 일련의 신념에 기초한다.

이 이론은 간호실무의 핵심을 "너를 알고, 나를 아는 것knowing you, knowing me"로 규명한다. 이 이론은 간호사가 탐구해야 할 초점이 무엇이어야 하는가를 구체적으로 제시하고, 간호현상을 바라보는 주요 관점을 제공함과 아울러, 간호연구와 임상적용, 교육, 그리고 정책이 어떻게 이루어져야 하는가에 대한 광범위한 관점을 제공한다. 이 이론은 포괄적으로 스토리 기반story based 의 간호지식체를 유형화하여 제공한다. 조류모델의 이론적 요소들은 임상관찰, 이론화 작업, 연구, 그리고 철학적 성찰을 통하여 논리적으로 도출된 가운데 명확하게 제시되어 있다.

영국, 아일랜드, 캐나다 및 뉴질랜드 등에서의 임상적용에 대한 평가 결과 도출된 증거들은, 환자의 스토리가 매우 중요하다는 사실을 확인해 주는 동시에, 환자 자신의 언어로 그에게 과연 무슨 일들이 발생하고 있고 이러한 일들이 그에게 어떤 의미를 가진 것인지를 이해하는 것이 매우 중요하다는 사실을 강조한다. 환자의 목소리로 구성된 스토리는 그들이 '환자' 혹은 '고객' 이 됨으로서 갖게 된 관점으로부터 잃어버린 것들을 되찾을 수 있도록 도와준다. 비록 환자가 삶의 문제로 인해 심한 장애를 가지고 있다고 해도, 간호사는 환자가 스스로 "지금 현재 무엇을 실행하는 것이 필요한지" 결정하도록 도움을 주고, 임파워에 필요한 개인적, 대인관계적 자원을 찾도록 하는 것에 초점을 두어야 한다.

환자가 구성하는 세계는 총체적 사정방법을 사용하여 이해되어야 한다. 이 사정방법은 환자로 하여금 그의 스토리를 연결 짓도록 하고, 지금 현재 무엇을 하는 것이 필요한지를 탐색하도록 돕는다. 돌봄의 계획은 문제의 해결보다는 변화에 대한 환자의 인식을 발전시키고 해결방안이 스스로 드러나도록 하는데 초점을 두는 가운데 협동적으로 수립되어야 한다. 인간성personhood에 대한 깊은 이해와 축복에 기초한 총체적이고 내러티브적인 접근은,

간호사가 환자와 함께 협동하는 가운데 치유의 길로 나아가는 방법을 창조해 준다. 이러한 접근방식은, 환자는 스스로 치유의 자원을 보유한다는 사실을 강조하는 동시에 변화는 끊임없이 일어난다는 인식에 정초한다.

간호학계의 수용

환자중심적 실무와 이론에 근거한 실무에 관심을 가진 의료진은 조류모델을 공감하고 이끌리게 된다. 관련된 문헌에 의하면 조류모델은 광범위하게 수용되고 있으며, 실무에 응용되고 임상연구에 적용되고 있음을 보여준다. 조류모델이 갖는 철학적, 이론적 기반과 연구 및 임상적용의 유용성 그리고 명확하게 정의된 가치관 및 원리들로 인하여 이 모델은 간호학계에서 수용이 확대되고 있다.

실무

1995년과 1997년 사이에 실무를 통하여 개발된 조류모델이 1998년 영국의 Newcastle에 있는 두 곳의 급성 정신병동에서 공식적으로 소개되었다. 뒤이어 조류모델은 정신건강 프로그램에 의해 공식적으로 채택되었고, 2000년에는 9개의 급성 정신병동과 그와 연계된 지역사회 지원팀, 그리고 지역사회의 24시간 운영시설에서 적용되었다(Barker, Buchanan-Barker, 2005). 조류모델에 대한 관심은 영국에서 시작하여 아일랜드로 그리고 전 세계로 확산되고 있다.

조류모델의 초기 이론은 영국에서의 정신병동과 지역사회 시설에서의 적용을 통해 개발되었는데, 적용 범위는 병원으로부터 지역사회 서비스, 급성에서 재활, 법정 서비스 등, 전문적 서비스로부터 지역사회 서비스에 이르기까지 다양하다. 이러한 프로젝트는 London이나 Birmingham처럼 사회적, 문화적, 인종적으로 다양한 인구분포를 가진 대도시는 물론 Cornwall, Glamorgar, Norfolk처럼 영국의 농촌이나 Welsh 문화를 가진 지방에 이르기까지 다양한 환경에서 수행되었다. 제반 사업 중에서 가장 대규모의 프로젝트는 스코틀랜드에서 수행되었는데, Glasgow의 경우 2003년부터 급성기와 재활, 청소년과 노인 등을 포괄하는 광범위한 정신건강서비스가 조류모델을 적용하여 수행되었고, 이는 영국에서 진행된 가장 큰 규모의 정신건강서비스 사업이었다(Lafferty & Davidson, 2006). 2012년 까지 Glasgow 프로젝트는 Greenock, Inverclyde, Paisley, Ayrshire 으로 확대되었는데, 이

지역은 스코틀랜드 전체 인구의 3분의 1을 차지한다.

아일랜드의 경우에는 Cork county, Mayo county, Dublin시에서 병원부터 지역사회 세팅에 이르는 광범위한 프로젝트가 시행되었다. Cork county는 Tosnu에서 Gaelic for "fresh start" 라는 프로젝트를 시행하였는데, 이는 지역사회정신건강서비스에 처음으로 조류모델을 소개하고 발전시킨 사례이다.

캐나다의 Royal Ottawa Mental Health Center에서는 2002년 9월 3개의 조류모델 적용 사업이 수행되었다. 그 중 Forensic and Mood Program은 입원환자와 외래환자를 대상으로 수행되었다. 또한 약물남용과 중복장애 프로그램은 입원환자와 외래환자, 낮 병원, 재가환자를 대상으로 수행됨으로써, 조류모델이 이러한 방식으로 수행된 최초의 사례가 되었다. 2004년 2월 조류모델은 노인 환자, 위기 대상자와 위기사정, 일반 정신병원의 이행단계 환자, 정신재활과정의 환자, 조현병 환자, 유소년층 등 다양한 환자들을 대상으로 적용되었다. 캐나다에서도 조류모델에 큰 관심을 가지고 있었으며, 여러 지방으로 확산되어 다양한 시설에서 시행되고 발전시켜오고 있다.

호주의 경우 Sydney지역에서 처음으로 이 모델이 소개되었고, 다음은 Queensland에 있는 Townsville로 이어졌다. 최근에는 시드니에서 "just health" 영역의 새로운 개발사업으로 아동과 청소년 케어가 착수되었다. 뉴질랜드의 경우에는 Porirua에 있는 Rangipapa에서 간호사들이 조류모델을 법의학 서비스에 처음으로 도입하였으며, 처음으로 환자와 직원의 관점에서 이 모델의 경험을 조사하였다(Cook, Philips, & Sadler, 2005). 조류모델의 스토리에 대한 강조는 문화적으로 스토리텔링에 큰 가치를 부여하는 태평양군도의 주민들과 Maori 원주민들로부터 큰 호응을 얻었는데, 이 사실은 평가 사업을 통하여 밝혀졌다. 일본의 경우 동경의 가장 큰 사립 정신병원인 Kanto Medical Center에서 지난 2년간 조류모델의 적용사업이 집중적으로 수행되었다. 그곳의 수석 정신과의사인 Tsuyoshi Akayama박사는 바커와 함께 한 짧은 Newcastle에서의 학술여행을 마친 후 조류모델의 모든 훈련 매뉴얼을 일본어로 번역하는 한편, 의사 및 간호사 동료들에게 이를 교육하였다. 이 적용사업은 정신과의사와 간호사가 협력적 환경에서 함께 일하는 가운데 간호사가 주도적 역할을 담당한 최초의 사례가 된다. Akayama박사는 세계 정신의학협회의 "개발도상국" 프로그램 내에 조류모델의 도입에 대한 생각을 촉진시켰다. 이로써 일본에서는 간호사가 주도적인 역할을 하는 전문직간 협동의 추세가 자리를 잡게 되었다.

조류모델에서 정신 건강 회복은 인간이 처한 조건에 대한 깊은 이해와 설명을 중요시한다. 이러한 노력의 초점은 환자의 회복을 돕기 위하여 그들 자신의 목소리를 정신적 고통으로부터 회복되는 과정을 기록charting하는 핵심적인 도구로 활용한다는 것이다. 조류모델은 문화와 신념을 존중하는 환자 중심person-centered 정신건강 서비스 모델이다(Barker & Buchanan-Barker, 2005). 이 실용적인 이론에서는 삶에서 문제를 겪으며 살아가고 있는 사람들의 욕구를 이해하고 이러한 욕구를 다루기 위해 간호사는 무엇을 어떻게 해야 할지를 파악하는데 필요한 개념을 규명한다. 이 이론은 구체적 현상을 체계적으로 설명하고, 특정한 세계관 내에서 관계의 본질을 제시한다. 그럼에도 불구하고, 바커는 그의 이론은 "종이 위의 언어 이상의 것이 아님"을 일관성있게 주장한다. 그것은 단순히 구체화된 작업이나 실무를 위한 레시피가 아니라, 관계를 통해 전달되고, 협력적, 환자 중심적, 강점 중심적, 임파워링 케어를 위한 실질적이고 발전적인 안내이다.

교육

바커와 Buchanan-Barker는 그들의 웹사이트(www.tidal-model.com)에 무료 교육 훈련 매뉴얼의 다운로드를 제공하고 있다. 이 패키지는 모델의 적용을 준비하는 곳에서 사용할 수 있는데, 조류모델의 가치, 원리, 적용과정에 대한 일반적 관점을 제공하며, 이를 준용하여 독창적이고도 지역적 특성에 맞는 적용사업을 수행할 수 있다.

조류모델은 학사과정과 대학원 과정, 그리고 박사 후 과정이 영국의 대부분의 대학에서 통합적으로 운영되고 있으며, 많은 대학원과 박사 후 과정 프로젝트의 초점이 되고 있다. 또한 미국에서부터 필립핀에 이르기까지 국제적인 대학으로 확대되고 있다. 캐나다의 University of Ottawa와 Nova Scotia Dalhousie University의 경우 조류모델을 학부와 대학원 교육과정에 포함시키고 있다. 조류모델은 온타리오에 있는 5개의 3차 정신건강센터에서 협력적으로 개발한 정신건강 간호사 훈련 프로그램에 중심축이 되었다. 전체적이고 강점 기반의, 내러티브를 중시하는 조류모델의 속성을 감안할 때 앞으로 이론 바탕의 환자 중심적 간호실무를 추구하는 교육프로그램을 중심으로 조류모델의 교육이 더욱 확산될 것으로 기대된다.

연구

조류모델은 임상연구를 통하여 개발되었다. 조류모델에 관한 국제적 네트워크에 참여하는 회원들은 이 모델의 실무 적용 결과를 평가하도록 장려된다. 조류모델의 적용과 발전을 위한 연구개발 자문회사가 이 모델의 평가를 위한 틀을 개발하였는데, 이 틀에는 이 모델의 적용에 따른 조직의 성과, 직업적 경험, 그리고 간호사-환자 간 상호경험이 주요 평가변수로 사용되고 있다(Barker & Buchanan- Barker, 2005). 그리고 현재 캐나다, 아일랜드, 일본, 뉴질랜드 및 영국에서 이 모델의 적용 성과에 대한 평가가 진행되고 있다.

조류모델의 적용에 관한 두 개의 평가연구사업이 진행되었는데(Fletcher & Stevenson, 2001; Stevenson & Fletcher 2002), 하나는 조류모델의 성과평가를 위한 측정틀을 개발하기 위한 것이었고, 다른 하나는 이러한 평가가 실제의 적용에 미치는 영향을 측정하기 위한 것이었다(Stevenson & Fletcher, 2002). 그 결과 입원 건수는 증가한 반면 입원기간은 감소한 것으로 나타났다. 또한 자해나 폭력 사례 그리고 구금의 회수는 감소하고 이에 따라 강도 높은 감시의 필요성이 감소한 것으로 나타났다. 간호사들은 조류모델의 적용을 통하여 전문적 치료가 촉진되고 환자 중심의 간호를 충실히 수행할 수 있다고 보고하였다. 조류모델의 적용은 환자로 하여금 치료계획을 충실히 따르도록 돕고 간호사로 하여금 환자와의 상호작용에서 그들의 요구에 보다 집중할 수 있게 하였다. 또한 간호사는 환자들이 매일 매일의 목표를 설정하고 이를 달성하도록 보다 효과적으로 도움을 줄 수 있었으며, 자신의 직업적 성과와 전문가로서의 긍지를 높일 수 있었다(Stevenson & Fletcher, 2002, p. 35). 영국에서 두 번째로 큰 도시인 Birmingham에서 조류모델을 적용한 결과를 같은 방법으로 연구하였는데, 유사한 결과가 보고되었다(Gordon, Morton, & Brooks, 2005). 스코틀랜드에서 가장 큰 도시인 Glasgow(Lafferty & Davisonr, 2006)와 아일랜드의 수도인 더블린에서 적용한 결과도 마찬가지다. 이상의 연구결과들은 환자중심적 이론인 조류모델의 실무적 유용성의 근거를 제공하는 것이라 하겠다.

바커와 워커(Barker & Walker, 2000)는 26개의 급성환자를 위한 정신과 입원 병동에서 일하는 수간호사를 대상으로 이들 단위 병동에서 수행하는 학제적 팀워크와 이러한 팀워크가 환자 및 가족에게 주는 영향에 관한 조사연구를 실시하였다. 연구 결과 간호사들은 "전문직간 파트너십 수행"에 적지 않은 어려움을 느끼는 것으로 나타났지만, 이 연구는 조류모델의 전문직간 관계의 본질과 관련하여 추가적인 연구의 방향을 제공하였다.

Newcastle 연구팀(Stevenson, Jackson, & Barker, 2003)은 간호사의 문제해결지향적 상호작용에 관한 조사연구를 수행하였다. 조사연구의 일환으로 간호사들은 특별히 설계된 문제해결지향적 교육을 받았고, 이러한 접근이 간호사에게 미친 영향과 다양한 자료들을 활용하는 환자중심 케어persons-in-care의 성과가 평가되었다. 그 결과 이러한 접근이 간호사의 해결 중심 지식solution-focused knowledge과 실제의 수행성과를 높이는데 기여하였고, 환자에게도 역시 도움이 된다는 사실이 밝혀졌다.

한편 Royal Ottawa 정신건강센터 Tidal팀은 Newcastle 연구팀이 수행한 연구를 반복하였다. 세 개의 선구적 프로그램을 시행하며 4차례에 걸쳐 결과를 측정하였는데, Newcastle 팀 연구와 유사한 결과가 도출되었고, 특히 정서조절 프로그램Mood Program에서 높은 일관성을 보였다. 또한 이 연구는 Brockville의 법의학 프로그램에 적용하여 역시 4차례 기간 동안 시행하였다. Tosnu팀은 조류모델의 적용에 관한 사용자-중심 평가체계를 완성하였고, Birmingham의 Tolkien 병동에서는 네 달에 걸친 평가를 마치고 결과를 발표하였다(Gordon, Morton, & Brooks, 2005). Wales의 St. Tydfil Hospital에서도 평가가 진행중이다.

뉴질랜드에서는 정신치료시설 보호병동에서의 조류모델 적용결과에 대한 해석학적 현상학적 질적 연구가 수행되었다(Cook, Philip, & Sadler, 2005). 이 연구에서 치료를 제공하고 받는 것의 의미를 반영하는 주제로 관계, 희망, 체면, 저울질, 협력, 등 다섯 가지의 주제가 도출되었는데, 이러한 결과는 조류모델의 임상적용 경험과 그에 따른 성과가 긍정적임을 시사한다. 조류모델은 앞으로도 연구 활용의 잠재가능성이 풍부할 뿐만 아니라 지식의 확산에도 유용하다. 조류모델은 실무에 녹아들어 있는 지식을 발굴해내고 새로운 이론적 지식의 개발과 이해를 위한 참여적 실행 연구Participatory action research에 활용될 수 있을 것이라고 기대된다.

바커와 Buchanan-Barker는 실무에서의 조류모델에 대한 연구를 할 때, 함께 하기도 하고 각자 하기도 하는 팀 "작업"에 초점을 두어야 한다는 것을 강조한다. 이러한 연구에서는 조직적인 맥락, 팀이 활용할 수 있는 자원, 환경의 특성, 그리고 물리적 사회적 대인관계적 요소들의 범위를 참작해야 한다. 조류모델의 방법으로 실무를 시작할 때, 핵심적인 연구 질문은 " 무엇이 일어나는지..?" 에 초점을 두어야 한다.

미래의 발전

조류모델은 이론적으로 명료하며, 개념적으로 잘 정의되어 있는 한편, 이론적 관계틀이 잘 정립되어 있다. 이러한 점은 앞으로 여러 분야에 걸친 이론적 발전이 기대됨을 시사한다. 예를 들어 바커는 기존에 사용하였던 "경험의 논리"는 개념을 "실무 기반 근거practice-based evidence"라는 개념으로 재 정의하여 사용하고 있다. 실무 기반적 근거는 특정 상황에서 가능한 지식과, 일반화 과정을 통하여 인간 돌봄에 대한 일반적 이해를 높이는데 기여할 수 있는 지식을 말한다(Barker & Buchanan-Barker, 2005).

이 밖에도 여러 가지 이론적 발전이 이루어지고 있다. 급성 입원환자를 대상으로 하는 가운데 개발된 조류모델은 급성중환자, 이행단계의 환자 등 여러 단계의 연속선상에 있는 환자들을 대상으로 적용되는 가운데 이론적 진화를 계속하고 있다. 그리하여 조류모델은 적용 대상 영역과 유용성을 점차 넓혀 종국적으로는 '정신건강의 회복과 재활을 위한 조류모델Tidal Model of Mental Health Recovery and Reclamation'으로 발전하였다. 그리하여 말기환자간호 등 타 분야에서도 조류모델에 대한 관심이 높아지고 이를 적용하기 위한 노력이 추구되고 있다. 또한 간호 외의 전문영역에서도 조류모델의 핵심가치와 철학적 기초, 그리고 유용성에 대한 지지가 확산되고 있다. 조류모델에 대한 전세계의 사용자–소비자–회복자 공동체가 이 정신건강회복 이론의 계속적인 발전을 위한 노력에 참여하고 있다(Barker & Buchanan-Barker, 2005).

조류모델이 탄생한 이후, 이 모델은 단기간 내에 국가단위는 물론 전세계로부터 주목을 받고 있다. 모델의 적용과 교육 그리고 임상연구가 전세계에서 계속되는 가운데 새로운 연구팀들의 참여가 이어지고 있다. 2003년 11월에는 북미지역에서 조류모델에 대한 연구가 시작되었다. 이와 같이 새로운 지역에서 조류모델의 이론적 연구와 실무 적용이 증가하면서 앞으로 풍부한 연구자료가 축적될 것이다. 정신건강 서비스는 전문적 분야이지만, 앞으로 조류모델의 연구가 여러 환경과 인구집단, 그리고 지역을 대상으로 확산될 가능성은 무한하다고 하겠다. 2003년에 바커는 조류모델이 정초하는10원칙(Box 32-1 참조)의 타당성을 재차 천명하였다. 이 열 가지 원리는 조류모델의 철학을 추구하고 발전시키는데 필수적인 지침을 제공한다. 바커는 조류모델의 적용에 있어서 모델의 원칙과 핵심가치(10원칙)에 충실할 것을 기대하지만, 그는 동시에 무조건적인 답습을 경계하였다. 조류모델의 적용은 국지적 맥락에 적합하게 맞추어져야 하며, 그렇게 각기 다른 맥락에 맞추어 다르게 적용되어 산출된 고유한 결과는 이론의 발전에도 기여할 것이다. 바커는 그가 "가능성의 예술"이라 부르는 "실무–기반적 근거practice-based evidence" 의 개념을 통하여 상황 별로 무엇이 적절하고 유의미하며 효과적인 결과를 산출할 것인지를 엄밀하게 검토하여 철학적, 이론적으로 적합한 적용설계를 발전시킬 것을 강조하였다.

조류모델은 다양한 환경과 인구집단을 대상으로 발전되고 있다. 조류모델에 집약된 지식은 환자와 그들의 욕구를 정의하는 개인적 역사, 그들의 선호와 가치 및 믿음체계, 사회적 지위와 문화적 배경, 가족의 친밀도와 지역사회의 구성원 등 폭넓고도 복잡한 요소들을 아우르는 가운데 발전을 거듭하고 있다(Barker, 2003a).

비평

명확성

조류모델의 개념과 하위개념, 그리고 개념간의 관계는 논리적으로 개발되었고 또한 명확하다. 그리고 이론의 기본 가정들은 이론의 목표와 일관성을 갖는다. 모델의 용어들은 복합적 의미를 가지지만, 주요 개념과 하위개념, 그리고 이들 간의 관계는 상세하게 정의되지는 않았더라도 은유적이고 신중하며 구체적으로 기술되어 있다. 바커가 사용한 "삶의 문제" 또는 정신적 고통이라는 용어, 그리고 이러한 문제를 겪는 환자를 "사람person"이라고 부른 조류모델의 시각은 치료에 임하는 간호사가 집중해야만 하는 초점으로 안내한다. 욕구를 심리적, 사회적, 육체적 욕구라 부르지 않고 "인간적 욕구human needs" 라고 부르는 것도 용어의 명확성을 높이고 간호의 초점이 무엇인가를 잘 드러내준다. 간호사가 환자를 어떤 시각에서 바라보고 환자는 어떤 방식으로 간호를 받고 싶어 하는가는 "너를 알고 나를 안다knowing you, knowing me" 라는 핵심적 명제로 명확하게 제시된다. 평범한 나, 인위적으로 가공된 평범한 나, 전문가로서의 나 등의 세 가지 하위범주는 각각 힘power, 시간time, 해석translation, 앎의 정도depth of knowing라는 네 가지 차원을 가지는 것으로 제시되어 있다(Barker, Jackson, & Stevenson, 1999; Jackson & Stevenson 2004).

실무 적용에 있어 전문용어나 전문가적 언어로 가공하지 않고 환자의 목소리를 그대로 사용하는 것은 이론의 성공에 기여한다. 협력, 임파워먼트, 관계, 문제해결의 초점, 관계를 통한 임파워먼트, 이야기 등의 주요 개념과 삶의 문제와 같은 용어는 명확하게 설정되거나 사용됨으로써, 정신간호는 물론 타 분야에서 개방적으로 사용할 수 있도록 되어 있다.

이러한 개념들과 개념간의 관계는 조류모델이라는 전체적 틀을 통하여 간명하고도 도식

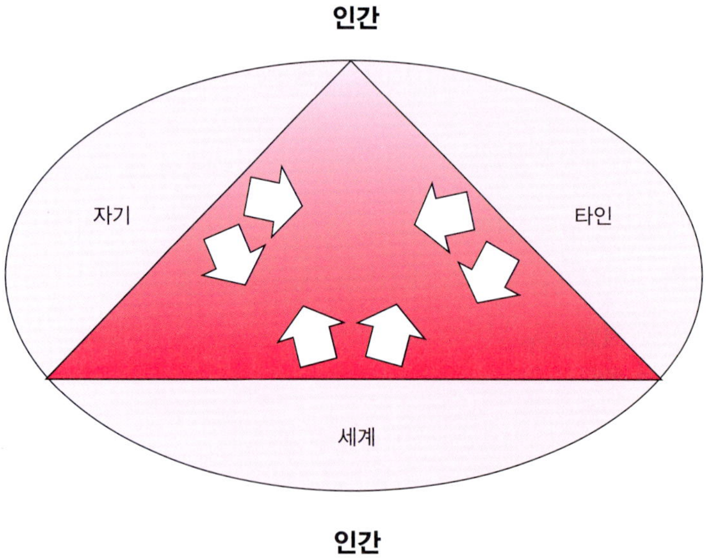

그림 32-1. 인간성의 3차원

출처:Barker, P. J . [2000]. The Tidal Model theory and practice [pp. 29-31]. Newcastle, UK: University of New-castle. Copyright Phil Barker, 2000.

적으로 제시되고 있다. 환자의 고유한 삶의 체험은 그림 32-1에 제시된 도식처럼 세계, 자아, 타인의 하위영역으로 구성되며, 이들 하위영역들은 상호작용하는 가운데 통합적으로 접근된다(그림 32-1). 한편, 이러한 총체적 사정에 있어 환자의 스토리는 치료계획의 가장 중요한 부분을 이루며 하트모양으로 표현된다. 그림에서 안전평가와 계획이 하트를 둘러싸고 있으며, 이들은 다시 학제적 치료팀이라는 동그라미로 둘러싸여 있다(그림 32-2).

돌봄의 연속선(즉각적, 전환적, 발달적)은 돌봄의 초점과 서로 교차한다(Barker, 2000e; Barker & Buchanan-Barker, 2007a)(그림 32-3).

바커와 Buchanan-Barker(2007a)는 환자가 서비스를 받기 시작하고 앞으로 전진해나가 서비스를 종료하는 항해과정, 혹은 돌봄의 연속선에 대한 전반적 조망이나 지도를 제공한다(그림 32-4).

이 명확하고도 이해하기 쉬운 이론은 일상적의 언어를 사용함으로써 개념적으로나 언어적으로 쉽게 접근이 가능하다.

간결성

조류모델은 "인간으로 존재한다는 것"과 "서로 돕는다는 것"에 관한 몇 가지의 간명한 관점에 정초한다(Baker, 2000e). 이 이론은 이론적 간결성에 있어서나 임상적용, 교육 및 연구를 위한 추상화 수준에 있어서도 간명하며 종합적이다. 하지만 개념들 자체가 복잡하고, 개념들간의 관계구조가 광범위한 점으로 인하여 조류모델은 기본적으로 복잡한 이론이다. 다만 환자와 그가 갖는 관계의 복잡성을 감안하면 이러한 복잡성은 충분히 이해된다.

가정, 개념 그리고 관계구조는 일상적 언어로 묘사되어 있고 메타포를 사용하여 조명되고 있다. 예를 들어, 환자가 가진 자신의 건강이나 질병에 대한 지식과 전문성을 존중하고 환자의 이야기를 경청하는 것은 임파워링이라는 용어로 간명하게 정의된다. 추상적이고도 복잡한 개념과 관계들은 조수의 흐름 등의 메타포를 사용하여 은유적으로 표현된다. 실천적이며 철학적인 조류모델은 구체적 지침을 통하여 실무적용을 구속하지 않으면서도 이에 필요한 일반적 원리와 방향들을 제공한다.

일반성

조류모델은 문화와 국경을 넘어 세계적으로 적용될 수 있는 일반적 타당성을 갖는다. 2004년 초부터 호주, 캐나다, 영국, 아일랜드, 일본, 뉴질랜드, 스코틀랜드, 웨일즈 등 세계 여러 곳의 다양한 환경을 대상으로 100여 개 가량의 조류모델 적용 사업이 수행되었다(Baker, 2004; Baker & Buchanan-Baker, 2005). 이들 적용 사업은 농촌과 도시, 노인에서 청소년층, 급성환자와 장기치료환자, 사립시설과 공립시설, 지역사회프로그램, 재활치료 등의 다양한 지리적 환경과 인구집단 그리고 환자 층을 대상으로 수행되었다. 이러한 다양한 상황에서의 실무 적용은 성공적인 결과를 낳은 것으로 판명되었다.

협력, 임파워먼트, 관계, 능력 등의 보편적인 개념들은 비단 간호사뿐만 아니라 환자 그리고 타 분야의 전문가들에게도 호소력을 가지며, 따라서 일반적 적용이 가능한 것들이다. 조류모델의 원리는, 환자의 참여와 임파워먼트가 이들의 회복에 필수적 요소이며 따라서 환자로 하여금 자신의 건강문제를 스스로 통제 가능하도록 해야 한다는 관점 아래 이를 위한 치료과정을 제시한 오타와 건강증진 헌장Ottawa Charter for Health Promotion의 기본철학과도 일치한다(World Health Organization, 1986). 조류모델이 상정하는 열 가지 원칙(Baker, 2003b)은 이 이론을 적용하는데 준거할 지침을 제공한다. 스코틀랜드에서 Laffery와 Davidson(2006)은 조류모델을 적용한 실무는 간호사로 하여금 스코틀랜드 신 정신보건법에서 요구하는 환자 중심 구를 완수하는데 도움이 된다는 것을 보여주었다. 캐나다에서는 환자중심 케어를 위한 최고 실무 지침(RN Association of Ontario, 2006)이 일부 동일한 언어를 사용하게 함으로써 조류모델에 반향을 불러 일으켰다.

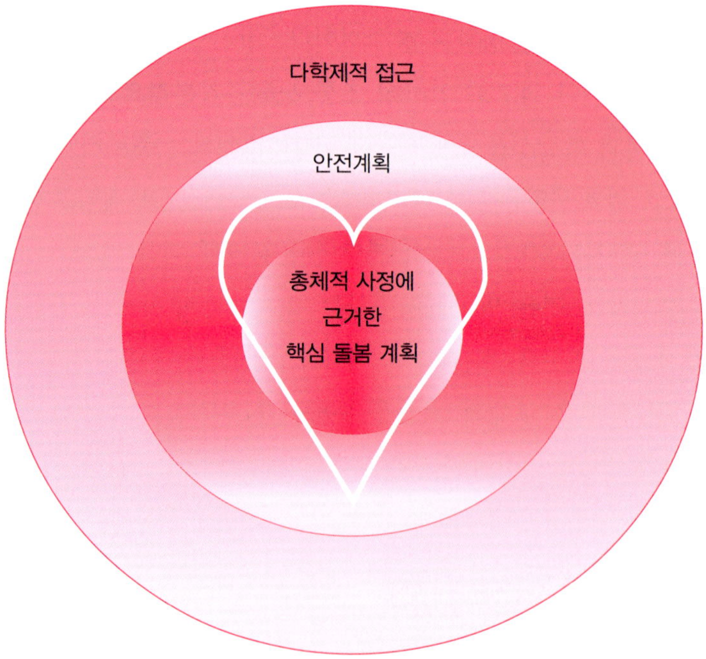

그림 32-2. **돌봄의 구조**

출처 :Barker, P. J. [2000]. The Tidal Model theory and practice [p. 27.]. Newcastle, UK: University of Newcastle. Copyright Phil Barker, 2000.

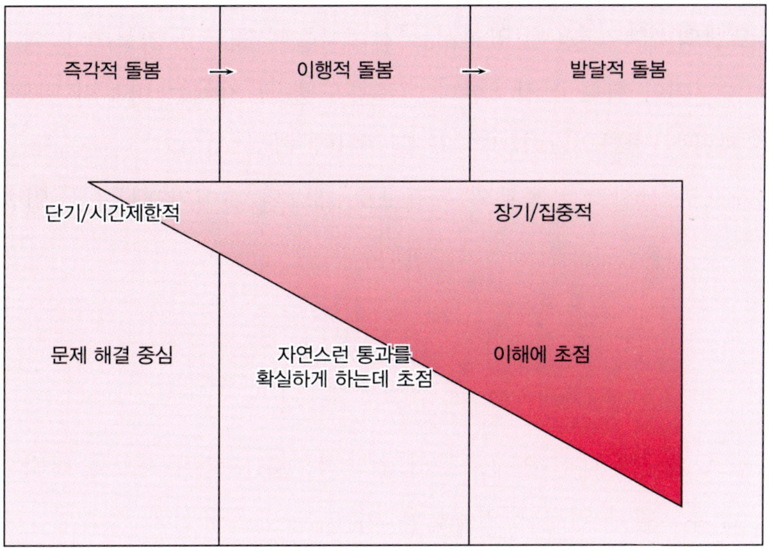

그림 32-3. 조류모델의 돌봄 연속성

출처:Barker, P. J. [2000]. The Tidal Model theory and practice [p. 22.]. Newcastle, UK: University of Newcastle. Copyright Phil Barker, 2000.

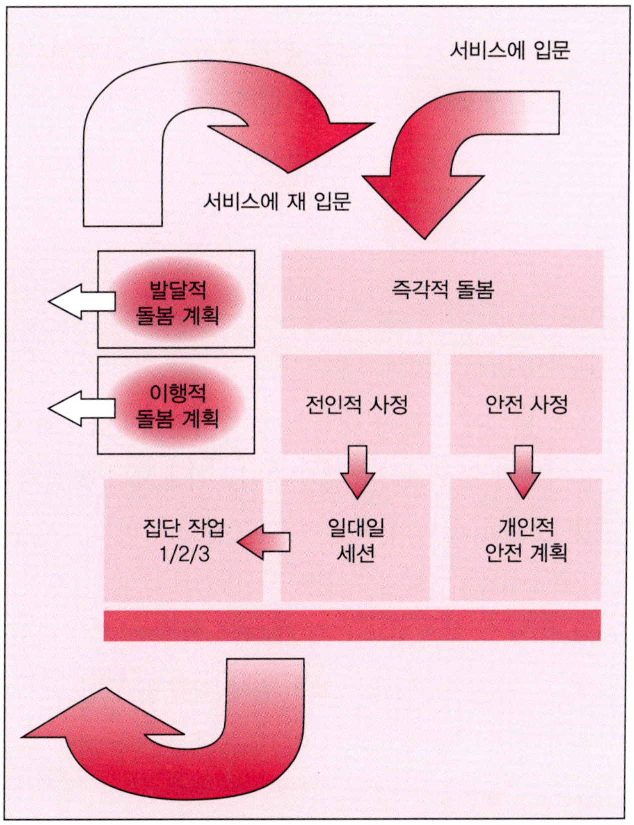

그림 32-4. 돌봄의 연속선 지도

출처:Barker, P. j., & Buchanan-Banker, P. (2007). The Tidal Model theory and practice. (p. 37). Newcastle, UK: University of Newcastle. Copyright Phil Barker & Poppy Buchanan-Barker, 2007.)

바커는 조류모델의 실무 적용에 있어서는 참여자들이 회복은 가능한 일이고 변화는 불가피하다는 사실을 믿어야 한다고 강조한다. "조류모델 그 자체는 아무런 일도 하지 못한다. 이를 적용하는 사람이 변화의 중개자이고 도구여야 하는 것이다"(Buchanan-Baker, 2004, p. 8). 조류모델은 본질적으로 정신건강 돌봄의 목적으로 개발된 것이기 때문에, 일반성 기준이 충족된다.

접근성

조류모델은 간호 요구에 대한 연구로부터 귀납적으로 도출된 자료를 바탕으로 구축된 실체이론이이다. 조류모델에 입각한 연구들은 이 이론의 유용성과 정밀성 그리고 접근용이성을 뒷받침한다. 이 이론의 실무적용 연구 역시 이론의 유용성과 정밀성을 지지한다. 간호의 요구, 진정한 간호의 초점, 임파워링에 입각한 상호작용구조 등의 개념은 조류모델의 견고한 경험적 기초를 제공한다.

다양한 세팅에서 다양한 인구층을 대상으로 임상 실무에 임하는 간호사들은 조류모델의 실무 유용성을 검증하고 있다. 탐구의 초점은 환자중심적 접근방법의 결과와 돌봄 과정에 협조하며 참여하는 환자들의 생생한 경험이다. 임파워먼트에 입각한 상호작용구조 하에서의 문제해결지향적 접근이 갖는 효용에 대한 연구들은 이러한 접근의 경험적 적절성과 신뢰성을 보여주었다.

중요성

조류모델에는 간호의 방향성과 초점이 명확하게 제시되어있다. 이 이론은 개념적으로나 언어학적으로 접근이 용이하며 연구접근도 용이하다. 간호사의 활동과 관련된 연구들은 임상적용에 유용한 방향을 제시할 뿐더러 지식의 축적에 기여한다. 조류모델에 입각한 연구들은 또한 이 모델의 적용에 따른 영향과 그로부터 산출된 결과가 무엇인지를 탐구한다. 이론에서 도출된 내러티브 지식은 간호실무, 간호교육, 간호연구 그리고 관련정책의 발전에 기여한다. 환자가 보유하는 기존의 자원과 그의 문제 해결을 위한 잠재 능력을 강조하는 환자중심적 중재를 가능하게 하는 "총체적(탐색적)이고 초점화된(위험요소) 사정"은 조류모델의 속성을 잘 말해준다(Baker, 2001b, p. 82).

조류모델은 간호사로 하여금 스스로 구체적인 적용방법을 정립하고 "잠재된 기술"을 개발하도록 해준다(Michael, 1994). 예를 들어 환자를 존중하고 희망을 불어넣는 임파워링 전략은 간호사들이 이를 적용하는 과정에서 발전적으로 개발될 수 있다. 다학제적 치료팀의 일원으로 참여하는 가운데, 간호사들은 자신이 기여하는 부분과 초점을 명확하게 설정하고 표현함으로써 자신감과 신뢰를 얻을 수 있다.

조류모델처럼 간호접근의 새로운 변화는 실무적, 개인적, 그리고 체계적 차원의 어려움을 수반하며, 이러한 어려움은 사전에 예측되고 언급된다. 조류모델은 정신건강에서 실무의 방향성을 제공하고 이를 발전시키는데 있어 매우 유용하고도 중요한 이론이다. 이 모델은 환자중심적 접근과 실천적 접근을 추구하는 의료시설이 필요로 하는 이론적 맥락을 제공한다.

요약

조류모델은 당초 급성 정신병원 세팅의 정신 간호에 초점을 둔 가운데 그 개발이 시작되었지만, 이제는 어떤 환경, 어떤 분야에도 적용가능한 유연성을 갖는 모델로 발전하였다. 이 모델은 임파워링 형태의 개입과 생생한 경험의 중요성, 내러티브가 담고 있는 치유의 잠재성에 대한 이해를 강조한다(Barker, & Buchanan-Barker, 2004a).

조류모델은 연구에 바탕을 둔, 총체적이고 인간 중심적인 간호실무에 대한 지침을 제공한다. Keen(in Barker & Buchanan-Barker, 2005, pp. 231-241)은 "철저히 협력적이고, 환자 중심적이며, 해결에 초점을 둔(MacAllister, 2003), 내러티브 기반의 실용적이고 체계적인 이론"이라고 기술하고 있다. 이 이론은 인간에 대한 다양한 가정, 그들이 가진 고유한 가치, 그리고 특정 방식의 관계 맺음에 대한 가치 등을 설명한다. 또한 환자들이 그들의 경험에 대한 그들 자신만의 가치를 어떻게 다르게(어쩌면 더 좋게) 이해할 수 있는가를 설명한다. 조류모델은 환자와 관계를 맺는 새로운 방법의 가능성을 열어준다. 조류모델이 가진 매력의 하나는 이 이론이 처음에 우리가 간호를 시작하게 되었던 뿌리와 가치를 되돌아보게 한다는 점이다. 비록 이 이론이 실무, 교육, 연구에 대한 일반적 방향을 제시하지만, 결코 쉬운 이론은 아니다. 간호사들은 조류모델의 진수인 열 가지 원칙을 실행함에 있어, 변화와 성장, 그리고 발전을 이끌어 내는 과정에 많은 도전이 기다리고 있다는 사실을 인식하고 있다.

사례연구

스콧은 정신병의 첫 에피소드를 경험한 젊은이였다. 스콧은 그의 아버지를 구타하였고, 그로 인해 아버지는 사망하였다. 스콧은 보호 시설로 이송되었고, 담당간호사는 총체적 사정을 통해, 당시 경험의 세계를 나타내는 그의 이야기를 그와 함께 탐구하였다.

그것은 어떻게 시작되었나: "그것은 아버지가 어머니에게 주먹을 휘두를 때 시작되었습니다. 아버지는 그날 밤 완전히 취해 있었죠. 방안은 TV소리와 집어 던지는 소리로 시끄러웠고 내 머릿속도 그 소리로 시끄러웠습니다. 그 소리들은 내 어머니를 구하기 위해서 빨리 뭐라도 해보라고 나에게 고함쳤습니다. 그 후에 무슨 일이 일어났는지 정확히 기억은 나지 않습니다. 너무 혼란스러웠죠."

그것이 나에게 미친 영향은: "잘 모르겠어요, 저는 이곳에 오기 전까지 네 달 동안 감옥에 있었습니다. 그들의 말에 따르면 제가 아버지를 죽였다고 하더군요. 제가 아버지의 머리를 망치로 두드린 것 외에는 별로 기억나는 게 없습니다. 흥건한 피 위에 서있었다는 사실 정도만 기억할 뿐이죠." "내 어머니는 아직도 병원에 계시다고 하더군요. 그날 이후로 만나지 못했어요" "전 두렵습니다. 잠을 잘 수도 없어요"

내가 초기에 느낀 감정은: 이 일은 "저를 망쳐놓았고, 완전히 뒤흔들어 놓았어요." "비록 제가 아버지를 매우 싫어했고, 아버지가 제 말에 한번도 귀 기울이지 않았지만, 그리고 아무도 제 말을 들으려 하지 않았고 믿지도 않았지만, 제 마음은 끔찍이 고통스러웠습니다." "저는 늘 아버지가 어머니를 때리는 걸 보면서 자랐기 때문에 아버지를 증오했어요"

시간이 지나면서 일들은 어떻게 변했는지: "제 이복 형이 도망을 치면서 상황은 더 나빠졌습니다. 아버지는 전과자였고 주정꾼이었고 아내 폭력범이었죠. 심지어는 사회주의자들과 결탁하기도 했어요. 학교 갈 때 말고는 집에서 나가지도 못하게 했죠. 어머니도 하루 종일 집에서 농장 일을 해야 했습니다. 아버지만 일보러 나간다면서 유일하게 집밖에 나갈 수 있었죠." "저는 늘 약간의 두려움과 분노를 가지고 살았어요."

내 인간관계에 미친 영향은: "저는 그 누구와도 관계를 맺고 있지 않아요, 아무도 저를 좋아하지 않기 때문에 저도 사람들을 좋아하지 않지요"

지금 느끼는 감정은: "글쎄요, 사실 전 조금 불안하고 불안정하고 두려워요. 앞으로 무슨 일이 벌어질지, 뭘 기대해야 할지 모르겠어요." "혼란스럽고, 제 생각에 전 지친 것 같아요."

이 일이 의미하는 것이 무엇이라고 생각하는지: "잘 모르겠어요 제가 묻고 싶은 질문이군요. 어쩌면 감옥으로 돌아가게 되는 건지도 모르고, 내가 도움이 필요하다는 사실을 의미하는지도 모르죠." "앞으로 힘든 일이 많을 거라는 걸 의미하죠."

이 모든 것들이 인간으로서 나를 어떻게 나타내는지: "전 그냥 좀더 나은 사람이 되고 싶어요, 잘 지내고 싶고, 어머니를 돌봐 드리고 싶어요"

지금 어떤 일이 발생하면 좋을지: "글쎄요, 전 여기 평가 받으러 와있는 거란 생각이 드는군요."

간호사가 나에게 무엇을 해주리라고 기대하는지: "당신이 말하는 방식으로 계속 나에게 말해주면 좋겠어요. 아무도 저한테 이런 식으로 말을 건 사람이 없거든요. 당신은 제 말을 들어주는군요, 제 말을 믿는 것 같아 보이기도 하고… 이건 감옥이나 다른 곳에서 겪었던 것과는 완전히 달라요."

중요한 사람은: "내 어머니가 이 세상에서 유일하게 중요한 사람입니다. 이복 형은 돈 때문에 찾아온 거죠."

중요하다고 생각하는 것은: "글쎄요, 다른 사람과 나눌 수 있게 되는 거죠." "내 강아지 페퍼도 중요하지만, 인간사회에 있는 건 아니고." "어머니와 같이 찍은 정말 잘나온 사진이 있습니다."

삶에서 중요하다고 여기는 개념은: "적응할 수 있게 되는 것입니다"

문제를 평가해보자면: "나의 중요한 문제는 외로움과 내가 앞으로 어떻게 될 것인가에 대한 거죠. 제 인생은 너무 복잡해요!" "외로움에 점수를 매겨 보겠습니다. 고통에 8점, 혼란에 8점, 통제기능에 2점. 내 미래가 앞으로 어떻게 될 것인가에 관해 평가해보면, 고통에 10점, 혼란에 10점, 그리고 통제기능은 없습니다. 0점이죠."

문제가 해결되었다는 사실을 어떻게 알 수 있겠나: "감옥에서도 나오고, 병원에서도 나올 때 만일 저에게 계속 말하던 목소리들이 멈추면, 그때 아마 제 문제가 해결되었다는 것을 알 수 있겠죠.

그렇게 되기 위해 무엇을 변화시켜야 하는지; "약도 먹을 필요가 있겠고, (머릿속에서 들리는) 목소리들 말고 진짜 사람들과 이야기를 시작할 필요가 있겠죠."

간호사는 스콧이 정서적인 안전을 느끼기 위해 도움이 필요하다는 사실을 인식했다. 그녀는 그와 함께 안전에 대한 사정을 하였고, 그들은 함께 안전 계획을 수립하였다.

후에 간호사들은 스콧이 그의 방에서 많은 시간을 보낸다는 사실을 알았다. 스콧의 담당 간호사는 그에게 병동의 활동에 참여하라고 격려하는 대신에 그녀가 관찰한 사실을 스콧에게 말해준 뒤, 이렇게 방안에서 침대에 누워 혼자 시간을 보내는 것이 어떤 도움이 되는지를 물어보았다. 스콧은 "목소리들이 그렇게 많이 귀찮게 하지 않아요."라고 대답했다. 이 대답이 대화를 이끌어 냈고, 계속된 대화는 간호사로 하여금 스콧 같은 환자에게 있어 이것이 무엇을 의미하는지를, 또한 무엇이 그에게 도움이 될 수 있는지를 이해하는데 도움이 되었다.

다른 대화에서 담당간호사는 "기적 질문"을 던졌다. "오늘밤, 당신이 잠든 사이에 당신이 가진 문제가 기적적으로 해결된다면, 당신은 이를 어떻게 알 수 있을까요? 일어나자마자 이를 깨닫는 징표가 무엇일까요?" 스콧의 대답은 예상외였다. "저한테 친구가 있겠죠."대화를 닫아버리지 않고 계속함으로써, 간호사는 스콧을 돕기 위해 "실천되어야 할 일"을 파악하고 이를 시작할 수 있었다.

전인적인 사정과 개인적인 안전계획은 스콧이 자신의 고통과 당면한 어려움에 대한 스토리의 주인이라는 것을 재천명하도록 돕기 위한 첫 단계이다.: 이는 환자의 문제를 확인하고, 고통을 감소시키키 위하여(스콧이나 다른 사람들에 의해) 어떤 행동이 취해져야 하는가를 탐색함으로서 시작된다.전통적으로는, 스콧의 상황에 대한 설명으로서 그에게 "정신증 psychosis "라는 진단이 주어질 것이며, 결과적으로 치료를 위한 노력은 이러한 추상적이고, 가시적이 아닌 "장애"에 초점을 두게 된다. 조류모델에서는 간호사의 초점이 훨씬 더 실용적이다. 스콧의 관점에서, 그의 어려움을 탐색하는데, 그와 함께 함으로써, 그는 자신의 경험을 자신의 언어로 기술하게 되고, 간호사는 지지적이고 공감적인 관계를 전개해 나가기 시작한다. 주요 목표는 무슨 일이 그에게 일어났는지에 대하여(그에게 알려주기 보다는) 그 자신이 스스로 납득할 수 있도록 하는 것이다. 즉, 이러한 문제가 발생하는데 그는 어떤 부분의 역할을 했는지(만약 그런 부분이 있다면), 그 문제의 해결에 착수하기 위해 시작해야 할 행동은 무엇인지, 그 자신이 알 수 있도록 돕는 것이다. 스콧과 같은 환자들이 일상생활로 들어 갈 때, 결국 그는 개인이나 그룹 작업을 통해 설정된 다양한 관계를 통해 얻은 자신에 대한 지식을 가지고 갈 것이다. 스콧이 치료나 돌봄의 수동적인(순응적인) 수혜자가 되기보다는 그 자신이 필요로 하는 돌봄, 그의 문제뿐만 아니라 궁극적인 해결에 대하여 주도권을 가지는 것이다. 이러한 접근방법은 환자뿐만 아니라 간호사의 중요한 정서적인 요구와 지적인 요구를 만든다.

안전 문제의 사정을 위하여 제기될 수 있는 질문은 엇인가? 안전 계획은 두 가지 질문을 가지고 있다. 현재 내가 가진 문제를 해결하기 위해 내가 할 수 있는 일은 무엇인가? 그리고 다른 사람들이 어떠한 가치 있는 도움을 줄 것인가? 스콧의 안전 계획은 어떤 형태이어야 하는가?

비판적 사고

1. 조류모델은 10가지 원칙을 제시하고 있다. 그 중 3~4개를 선택하여 실무에서 어떻게 실현할 수 있는지를 생각해 보시오.

2. 당신의 직장 어디에서 조류모델이 제시하는 원칙들 10가지를 지지하는 것을 발견할 수 있는가?

3. 무엇이 조류모델의 핵심인가?

POINTS FOR FURTHER STUDY

The Tidal Model website at www.tidal-model.com enables accessibility to and connection with the international Tidal community.

- Barker, P. J. (2003b). *The 10 Commitments: Essential values of the Tidal Model.* Retrieved from http://www.tidal-model.com/Ten%20Commitments.htm.
- Barker, P. J. (2001b). The Tidal Model: Developing a person-centered approach to psychiatric and mental health nursing. *Perspectives in Psychiatric Care, 37*(3), 79–87.
- Barker, P. J., & Buchanan-Barker, P. (2005). *The Tidal Model: A guide for mental health professionals.* London: Brunner-Routledge.
- Barker, P. J., & Buchanan-Barker, P. (2007a). The Tidal Model—*Mental health recovery and reclamation.* Newport-on-Tay, Scotland: Clan Unity International.
- Buchanan-Barker, P., & Barker, P. (2008). The Tidal Commitments: Extending the value base of mental health recovery. *Journal of Psychiatric and Mental Health Nursing, 15,* 93–100.

REFERENCES

Alanen, Y., Lehtinen, K., & Aaltonen, J. (1997). Need-adapted treatment of new schizophrenic patients: Experience and results of the Turku project. *Acta Psychiatrica Scandanavica ,83,* 363–372.

American Nurses' Association. (1980). *Nursing. A social policy statement.* Kansas City, (MO): American Nurses' Association.

Barker, P. J. (1987). *An evaluation of specific nursing interventions in the management of patients suffering from manic-depressive psychosis*. Unpublished PhD thesis, Dundee Institute of Technology (University of Abertay), Scotland.

Barker, P. J. (1989). Reflections on the philosophy of caring in mental health. *International Journal of Nursing Studies, 26*(2), 131–141.

Barker, P. J. (1995). Promoting growth through community mental health nursing. *Mental Health Nursing, 15*(3), 12–15.

Barker, P. J. (1996a). Chaos and the way of Zen: Psychiatric nursing and the "uncertainty principle." *Journal of Psychiatric and Mental Health Nursing, 3,* 235–243.

Barker, P. J. (1996b). The logic of experience: Developing appropriate care through effective collaboration. *Australian and New Zealand Journal of Mental Health Nursing, 5,* 3–12.

Barker, P. J. (1997). Towards a meta-theory of psychiatric nursing. *Mental Health Practice, 1*(4), 18–21.

Barker, P. J. (1998a). It's time to turn the tide. *Nursing Times*, *94*(46), 11–12.

Barker, P. J. (1998b). The future of the Theory of Interpersonal Relations? A personal reflection on Peplau's legacy. *Journal of Psychiatric and Mental Health Nursing, 5*,213–220.

Barker, P. J. (1999a). *Qualitative research in nursing and health care*. London: NT Books.

Barker, P. J. (Ed.). (1999b). *The philosophy and practice of psychiatric nursing*. Edinburgh, Scotland: Churchill Livingstone.

Barker, P. J. (2000a). Commentaries and reflections on mental health nursing in the UK at the dawn of the new millennium: Commentary 1. *Journal of Mental Health*, *9*(6), 617–619.

Barker, P. J. (2000b). From chaos to complex order: Personal values and resources in the process of psychotherapy. *Perspectives in Psychiatric Care*, *36*(2), 51–57.

Barker, P. J. (2000c). Reflections on caring as a virtue ethic within an evidence-based culture. *International Journal of Nursing Studies*, *37*, 329–336.

Barker, P. J. (2000d). *The Tidal Model—Humility in mental health care*. Retrieved from http://www.tidal-model.com/Humility%20in%20mental%20health%20care.htm.

Barker, P. J. (2000e). *The Tidal Model: Theory and practice*. Newcastle, UK: University of Newcastle.

Barker, P. J. (2001a). The Tidal Model: Developing an empowering, person-centred approach to recovery within psychiatric and mental health nursing. *Journal of Psychiatric and Mental Health Nursing*, *8*, 233–240.

Barker, P. J. (2001b). The Tidal Model: Developing a person-centered approach to psychiatric and mental health nursing. *Perspectives in Psychiatric Care*, *37*(3), 79–87.

Barker, P. J. (2001c). The Tidal Model: The lived experience in person-centred mental health nursing. *Nursing Philosophy*, *2*, 213–223.

Barker, P. J. (2002a). Annie Altschul—An appreciation. *Journal of Psychiatric and Mental Health Nursing*, *9*, 127–128.

Barker, P. J. (2002b). Doing what needs to be done: A respectful response to Burnard and Grant. *Journal of Psychiatric and Mental Health Nursing*, *9*,232–236.

Barker, P. J. (Ed.). (2003a). *Psychiatric and mental health nursing*. The craft of caring. London: Arnold.

Barker, P. J. (2003b). *The 10 Commitments: Essential values of the Tidal Model*. Retrieved from http://www.tidal-model.com/Ten%20Commitments.htm.

Barker, P. J. (2004). Uncommon sense—The Tidal Model of mental health recovery. *The New Therapist, 33*(Sept/Oct), 14–19.

Barker, P. J. (Ed). (2009). *Psychiatric and mental health nursing: The craft of caring* (2nd ed.). London: Arnold.

Barker, P., & Buchanan-Barker, P. (2004a). Beyond empowerment: Revering the storyteller. *Mental Health Practice*, *7*(5), 18–20.

Barker, P. J., & Buchanan-Barker, P. (2004b). *Spirituality and mental health: Breakthrough*. London: Whurr.

Barker, P. J., & Buchanan-Barker, P. (2005). *The Tidal Model: A guide for mental health professionals*. London: Brunner-Routledge.

Barker, P. J., & Buchanan-Barker, P. (2007a). *The Tidal Model—Mental health recovery and reclamation*. Newport-on-Tay, Scotland: Clan Unity International.

Barker, P. J., & Buchanan-Barker, P. (2007b). Words of wisdom. *Nursing Standard*, *21*(37), 24–25.

Barker P, Campbell P., & Davidson B. (1999). *From the Ashes of Experience: Reflections on madness, recovery and growth*. London: Whurr.

Barker, P. J., & Jackson, S. (1997). No apologies for "imperialist" view [Letter]. *Nursing Standard*, *11*(20), 10.

Barker, P., Jackson, S., & Stevenson, C. (1999a). The need for psychiatric nursing: Toward a multidimensional theory of caring. *Nursing Inquiry*, *6*, 103–111.

Barker, P. J., Jackson, S., & Stevenson, C. (1999b). What are psychiatric nurses needed for? Developing a theory of essential practice. *Journal of Psychiatric and Mental Health Nursing*, *6*, 273–282.

Barker, P. J., Reynolds, W., & Stevenson, C. (1997). The human science basis of psychiatric nursing: Theory and practice. *Journal of Advanced Nursing*, *25*, 660–667.

Barker, P. J., Reynolds, W., & Ward, T. (1995). The proper focus of nursing: A critique of the caring ideology. *International Journal of Nursing Studies*, *32*(4), 386–397.

Barker, P. J., Stevenson, C., & Leamy, M. (2000). The philosophy of empowerment. *Mental Health Practice*, *20*(9), 8–12.

Barker, P. J., & Walker, L. (2000). Nurses' perceptions of multidisciplinary teamwork in acute psychiatric settings. *Journal of Psychiatric and Mental Health Nursing*, *7*, 539–546.

Barker, P. J., & Whitehill, I. (1997). The craft of care: Towards collaborative caring in psychiatric nursing. In S. Tilley, (Ed.). *The mental health nurse. Views of practice and education.* (pp. 15–27). Oxford: Blackwell Science.

Buchanan-Barker, P. (2004). The Tidal Model: Uncommon sense. *Mental Health Nursing*, *24*(3), 6–10.

Buchanan-Barker, P., & Barker, P. (2005). The ten commitments: A value base for mental health recovery. *Journal of Psychosocial & Mental Health Nursing, 44*(9), 29–33.

Buchanan-Barker, P., & Barker, P. (2008). The Tidal Commitments: Extending the value base of mental health recovery. *Journal of Psychiatric and Mental Health Nursing*, *15*, 93–100.

Cook, N., Phillips, B., & Sadler, D. (2005). The Tidal Model as experienced by patients and nurses in a regional forensic unit. *Journal of Psychiatric and Mental Health Nursing*, *12*, 536–540.

De Shazer, S. (1994). *Words were originally magic.* New York: Norton.

Flannagan, J. C. (1954). The critical incident technique. *Psychological Bulletin*, *51*, 327–358.

Fletcher, E., & Stevenson, C. (2001). Launching the Tidal Model in an adult mental health programme. *Nursing Standard*, *15*(49), 33–36.

Glaser, B. G., & Strauss, A. L. (1967). The discovery of grounded theory: Strategies for qualitative research. Chicago: Aldine/Atherton.

Gordon, W., Morton, T., & Brooks, G. (2005). Launching the Tidal Model: Evaluating the evidence. *Journal of Psychiatric and Mental Health Nursing*, *12*, 703–712.

Heron, J. (1996). *Cooperative inquiry: Research into the human condition*. London: Sage.

Illich, I. (1976). *Limits to medicine: Medical nemesis—The expropriation of health*. London: Marion Boyars.

Jackson, S., & Stevenson, C. (1998). The gift of time from the friendly professional. *Nursing Standard*, *12*, 31–33.

Jackson, S., & Stevenson, C. (2000). What do people need psychiatric and mental health nurses for? *Journal of Advanced Nursing*, *31*(2), 378–388.

Jackson, S., & Stevenson, C. (2004). How can nurses meet the needs of mental health clients? In D. Kirby, D. Hart, D. Cross, & G. Mitchell (Eds.), *Mental health nursing—Competencies for practice*. (pp. 32–45). Hampshire, UK: Palgrave MacMillan.

Jonsson, B. (2005). *Ten thoughts about time*. London: Constable and Robinson.

Kilmer, D. L., & Lane-Tillerson, C. (2013). When still waters become a soul tsunami: Using the Tidal Model to recover from shipwreck. *Journal of Christian Nursing, 30*(2), 100–104.

Lafferty, S., & Davidson, R. (2006). Putting the person first. *Mental Health Today,* (March), 31–33.

McAllister, M. (2003). Doing practice differently: Solution-focused nursing. *Journal of Advanced Nursing*, *41*(6), 528–535.

Michael, S. P. (1994). Invisible skills: How recognition and value need to be given to the "invisible skills" frequently used by mental health nurses, but often unrecognized by those unfamiliar with mental health nursing. *Journal of Psychiatric and Mental Health Nursing*, *1*, 56–57.

Miller, J. (Ed.). (1983). Objections to psychiatry: Dialogue with Thomas Szasz. In J. Miller (Ed.), *States of mind: Conversations with psychological investigators.* London: British Broadcasting.

Montgomery, C., & Webster, D. (1993). Caring and nursing's metaparadigm: Can they survive the era of managed care. *Perspectives in Psychiatric Care, 29*(4), 5–12.

Morita, M., Kondo, A., Levine, P., & Morita, S. (1998*). Morita Therapy and the true nature of anxiety-based disorders (Shinkeishitsu).* Princeton, (NJ): University of New York.

Peplau, H. E. (1952). *Interpersonal relations in nursing*. New York: Putman (reissued 1988. London: MacMillan.)

Peplau, H. E. (1969). Theory: The professional dimension. In C. M. Norris (Ed.), *Proceedings of the first nursing theory conference*. (pp. 33–46). Kansas City: University of Kansas Medical Center, Department of Nursing Education.

Peplau, H. (1987). Interpersonal constructs for nursing practice. *Nurse Education Today*, *7*, 201–208.

Podvoll, E. M. (1990). *The seduction of madness: Revolutionary insights into the world of psychosis and a compassionate approach to recovery at home*. New York: Harper Collins.

Registered Nurses' Association of Ontario. (2006). *Best practice guideline: Client-Centred Care*. Toronto, Canada: Author.

Stevenson, C. (1996). The Tao, social constructivism and psychiatric nursing practice and research. *Journal of Psychiatric and Mental Health Nursing*, *3*, 217–224.

Stevenson, C., Barker, P., & Fletcher, E. (2002). Judgement days: Developing an evaluation for an innovative nursing model. *Journal of Psychiatric and Mental Health Nursing*, *9*, 271–276.

Stevenson, C., & Fletcher, E. (2002). The Tidal Model: The questions answered. *Mental Health Practice*, *5*(8), 29–38.

Stevenson, C., Jackson, S., & Barker, P. (2003). Finding solutions through empowerment: A preliminary study of a solution-oriented approach to nursing in acute psychiatric settings. *Journal of Psychiatric and Mental Health Nursing*, *10*, 688–696.

Szasz, T. S. (1961). *The myth of mental illness: Foundations of a theory of personal conduct*. New York: Hoeber-Harper.

Szasz, T. S. (2000). The case against psychiatric power. In. P. J. Barker & C. Stevenson (Eds.). *The construction of power and authority in psychiatry.* Oxford, UK: Butterworth-Heinemann.

Travelbee, J. (1969). *Intervention in psychiatric nursing: Process in the one-to-one relationship*. Philadelphia: F. A. Davis.

Vicenzi, A. E. (1994). Chaos theory and some nursing considerations. *Nursing Science Quarterly*, *7*,32–44.

Webster D., Vaughn, K., & Martinez, R. (1994). Introducing solution-focused approaches to staff in inpatient settings. *Archives of Psychiatric Nursing*, *8*(4), 254–261.

World Health Organization. (1986). *The Ottawa charter for health promotion*. Geneva, Switzerland: Author.

Yeats, W. B. (1928). *The tower*. New York: Macmillan.

BIBLIOGRAPHY

Primary Sources

Books

Barker, P. J. (1985). Patient assessment in psychiatric nursing. London: Croom Helm.

Barker, P. J. (1997). *Assessment in psychiatric and mental health nursing: In search of the whole person*. Cheltenham, UK: Stanley Thornes.

Barker, P. J. (1999). *The philosophy and practice of psychiatric and mental health nursing*. Edinburgh, Scotland: Churchill Livingstone.

Barker, P. J. (1999). *The talking cures: A guide to the psychotherapies for health care professionals*. London: NT Books.

Barker, P. (2000). *Qualitative research in nursing and health care*. Nursing Times Clinical Monographs (No 13). London: NT Books.

Barker, P. J. (2000). *The Tidal Model: Theory and practice*. Newcastle, UK: University of Newcastle.

Barker, P. J. (2003). *Psychiatric and mental health nursing: The craft of caring*. London: Arnold.

Barker, P. J. (2009). *Psychiatric and mental health nursing: The craft of caring*. (2nd ed.). London: Arnold.

Barker, P. J. (2004). *Assessment in psychiatric and mental health nursing: In search of the whole person*. (2nd ed.). London: Nelson-Thornes.

Barker, P. J., & Baldwin, S. (Eds.). (1991). *Ethical issues in mental health*. London: Croom Helm.

Barker, P. J., & Buchanan-Barker, P. (2004). *Spirituality and mental health: Breakthrough*. London: Whurr.

Barker, P. J., & Buchanan-Barker, P. (2005). *The Tidal Model: A guide for mental health professionals*. London: Brunner-Routledge.

Barker, P. J., Campbell, P., & Davidson, B. (1999). *From the ashes of experience: The experience of recovery from psychosis*. London: Whurr.

Barker, P. J., & Davidson, B. (1998). *Psychiatric nursing: Ethical strife*. London: Arnold.

Barker, P. J., & Kerr, B. (2001). *The process of psychotherapy*. Oxford, UK: Butterworth-Heinemann.

Barker, P. J., & Stevenson, C. (1999). The *construction of power and authority in psychiatry*. Oxford, UK: Butterworth-Heinemann.

Book Chapters

Barker, P. J. (1990). Professional stress. In D. F. S. Cormack (Ed.), *Developing your career in nursing*. London: Chapman & Hall.

Barker, P. J. (1992). Understanding people—Problems of development: Stress and distress. In H. Wright & M. Giddey (Eds.), *Mental health nursing: From first principles to professional practice*. (Chapter 11). London: Chapman & Hall.

Barker, P. J. (1996). The Interview. In D. F. S. Cormack (Ed.), *The research process in nursing* (3rd ed.). Oxford, UK: Blackwell Scientific.

Barker, P. J. (1997). Counseling for behavioural change. In P. Burnard & I. Hulatt (Eds.), *Nurses counseling: The view from the practitioners*. Oxford, UK: Butterworth-Heinemann.

Barker, P. J. (1998). Advanced practice in mental health nursing: Developing the core. In G. Rolfe & P. Fulbrook (Eds.), *Advanced nursing practice*. Oxford, UK: Butterworth-Heinemann.

Barker, P. J. (1998). Psychiatric nursing. In A. C. Butterworth, J. Faugier, & P. Burnard (Eds.), *Clinical supervision and mentorship in nursing*. Cheltenham, UK: Stanley Thornes.

Barker, P. J. (1999). History, truth and the politics of madness. In P. J. Barker & C. Stevenson (Eds.), *The construction of power and authority in psychiatry*. Oxford, UK: Butterworth-Heinemann.

Barker, P. J. (1999). The construction of mind and madness: From Leonardo to the Hearing Voices Network. In P. J. Barker & C. Stevenson (Eds.), *The construction of power and authority in psychiatry*. Oxford, UK: Butterworth-Heinemann.

Barker, P. J. (2001). Working with the metaphor of life and death. In D. Kirklin & R. Richardson (Eds.), *Medical humanities: A practical introduction*. London: Royal College of Physicians.

Barker, P. J. (2004). Who cares any more, anyway? In S. Wilshaw (Ed.), *Consultant nursing in mental health*. Sussex, UK: Kingsham Press.

Barker, P. (2008). Foreword. In J. Morrissey, B. Keogh, & L. Doyle (Eds.), *Psychiatric/mental health nursing—Concepts, application, challenges and reflections: An Irish perspective*. Dublin, Ireland: Gill & MacMillan.

Barker, P. J., & Baldwin, S. (1991). Change not adjustment: The ethics of psychotherapy. In: P. J. Barker & S. Baldwin (Eds.), *Ethical issues in mental health*. London: Chapman & Hall.

Barker, P. J., & Buchanan-Barker, P. (2004). Spirituality and mental health: An integrated dimension. In S. Ramon & J. Williams (Eds.), *Mental health at the crossroads: The promise of the psychosocial approach*. Sussex, UK: Ashgate.

Barker, P. J., & Buchanan-Barker, P. (2006). The psychological impact of serious illness. In J. Cooper (Ed.), *Stepping into palliative care 1: Relationships and responses*. Oxford: Radcliffe.

Barker, P. J., & Buchanan-Barker, P. (2008). Patiently, telling the story. In T. Warne & S. McAndrew (Eds.), *Creative approaches in health and social care education and practice: Knowing me, understanding you*. Basingstoke, UK: Palgrave Macmillan.

Barker, P. J., & Buchanan-Barker, P. (2008). Spirituality and mental health. In T. Turner & R. Tumney (Eds.), *Critical issues in mental health*. Basingstoke, UK: Palgrave Macmillan.

Barker, P. J., & Buchanan-Barker, P. (2008). [tr m. Kayama]. The Tidal Model of Mental Health Recovery. In Kayama, Noda, Myamoto, & Ohyama (Eds.), *Textbook of psychiatric nursing*. Tokyo: Nankodo (Japanese).

Barker, P. J., Manos, E., Novak, V., & Reynolds, B. (1998). The wounded healer and the myth of mental well-being: Ethical issues concerning the mental health status of psychiatric nurses. In P. J. Barker

& B. Davidson (Eds.), *Psychiatric nursing: Ethical strife*. London: Arnold.

Barker, P. J., & Whitehill, I. (1997). The craft of care: Towards collaborative caring in psychiatric nursing. In S. Tilley (Ed.), *The mental health nurse: Views of practice and education.* Oxford, UK: Blackwell Science.

Stevenson, C., & Barker, P. J. (1996). Negotiating boundaries: Reconciling differences in mental health teamwork. In N. Cooper, C. Stevenson, & G. Hale (Eds.), *Integrating Perspectives on Health*. (pp. 47–56). Buckingham, UK: Open University Press.

Journal Articles

Barker, P. J. (1988). Reasoning about madness: The long search for the vanishing horizon (Part 2). *Community Psychiatric Nursing Journal*, *8*(5), 14–19.

Barker, P. J. (1989). Reflections on the philosophy of caring in mental health. *International Journal of Nursing Studies*, *26*(2), 131–141.

Barker, P. J. (1990). Needs and wants and fairy-tale wishes: A Scottish impression of care in the community. *Architecture and Comportment: Architecture and Behaviour*, *6*(3), 233–244.

Barker, P. J. (1990). The conceptual basis of mental health nursing. *Nurse Education Today*, *10*, 339–348.

Barker, P. J. (1990). The philosophy of psychiatric nursing. *Nursing Standard*, *3*(12), 28–33.

Barker, P. J. (1993). The Peplau Legacy . . . Hildegard Peplau. *Nursing Times*, *89*(11), 48–51.

Barker, P. J. (1995). Seriously misguided. *Nursing Times*, *92*(34), 56–57.

Barker, P. J. (1996). Chaos and the way of Zen: Psychiatric nursing and the "uncertainty principle."*Journal of Psychiatric and Mental Health Nursing*, *3*, 235–344.

Barker, P. J. (1996). The logic of experience: Developing appropriate care through effective collaboration. *Australian and New Zealand Journal of Mental Health Nursing*, *5*, 3–12.

Barker, P. J. (1997). Towards a meta theory of psychiatric nursing. *Mental Health Practice*, *1*(4), 18–21.

Barker, P. J. (1998). Sharpening the focus of mental health nursing: Primary health care. *Mental Health Practice*, *1*(7), 14–15.

Barker, P. J. (1998). Solution-focused therapies. *Nursing Times*, *94*(19), 53–55.

Barker, P. J. (1998). The future of Interpersonal Relations Theory: A personal reflection on Peplau's legacy. *Journal of Psychiatric and Mental Health Nursing*, *5*(3), 213–220.

Barker, P. J. (1998). The humanistic therapies. *Nursing Times*, *94*(6), 52–53.

Barker, P. J. (2000). Commentaries and reflections on mental health nursing in the UK at the dawn of the new millennium. *Journal of Mental Health*, *9*(6), 617–619.

Barker, P. J. (2000). The Tidal Model of mental health care: Personal caring within the chaos paradigm. *Mental Health Care, 4*(2), 59–63.

Barker, P. J. (2000). The Tidal Model: The lived experience in person-centred mental health care. *Nursing Philosophy*, *2*(3), 213–223.

Barker, P. J. (2000). The virtue of caring. *International Journal of Nursing Studies*, *37*, 329–336.

Barker, P. J. (2000). Turning the tide. *Open Mind, 106*(Nov/Dec), 10–11.

Barker, P. J. (2000). Working with the metaphor of life and death. *Journal of Medical Ethics*, *26*, 97–102.

Barker, P. J. (2001). Psychiatric caring. *Nursing Times*, *97*(10), 38–39.

Barker, P. J. (2001). Response to Duncan-Grant. *Journal of Psychiatric and Mental Health Nursing*, *8*, 180–183.

Barker, P. J. (2001). The ripples of knowledge and the boundaries of practice. *International Journal of Psychotherapy*, *6*(1), 11–23.

Barker, P. J. (2001). The Tidal Model: Developing an empowering, person-centred approach to recovery within psychiatric and mental health nursing. *Journal of Psychiatric and Mental Health Nursing*, *8*(3), 233–240.

Barker, P. J. (2001). The Tidal Model: Developing a person-centred approach to psychiatric and mental health nursing. *Perspectives in Psychiatric Care*, *37*(3), 79–87.

Barker, P. J. (2002). Annie Altschul: An appreciation. *Journal of Psychiatric and Mental Health Nursing*, *9*(2), 127–128.

Barker, P. J. (2002). Doing what needs to be done: A

respectful response to Burnard and Grant. *Journal of Psychiatric and Mental Health Nursing*, *9*, 232–236.

Barker, P. J. (2002). Inspiration: My cousin Vinnie. *Pendulum: The Journal of the Manic Depression Fellowship*, *18*(4), 11, 180–193.

Barker, P. J. (2002). The Tidal Model: The healing potential of metaphor within the patient's narrative. *Journal of Psychosocial Nursing and Mental Health Services*, *40*(7), 42–50, 54–55.

Barker, P. J. (2003). Putting acute care in its place. *Mental Health Nursing*, *23*(1), 12–15.

Barker, P. J. (2003). The Tidal Model: Psychiatric colonization, recovery and the paradigm shift in mental health care. *International Journal of Mental Health Nursing*, *12*(2), 96–102.

Barker, P. (2004). Uncommon sense: The Tidal Model of Mental Health Recovery: *The New Therapist*, *33*(Sept/Oct), 14–19.

Barker, P. J. (2005). Missing pieces. *Nursing Standard*, *19*(24), 26.

Barker, P. (2005). People make change happen. *Mental Health Practice*, *8*(5), 10–11.

Barker, P. (2005). Voices. *Mental Health Practice*, *9*(3), 46.

Barker, P. (2006). 30th anniversary commentary on Crowe, M. (2000). Psychiatric diagnosis: Some implications for mental health nursing care. *Journal of Advanced Nursing*, *31*(3), 583–589. *Journal of Advanced Nursing*, *53*(1), 132–133. doi: 10.1111/j.1365–2648.2006.03692.x.

Barker, P. (2006). More harm than good. *Nursing Standard*, *20*(30), 28–29.

Barker, P. (2006). Voices. *Mental Health Practice*, *10*(4), 39.

Barker, P. (2007). Voices. *Mental Health Practice*, *10*(10), 38.

Barker, P. J., & Baldwin, S. (1993). Speaking Out. *Nursing Times 89*(8), 62.

Barker, P. J., Baldwin, S., & Ulas, M. (1989). Medical expansionism: Some implications for psychiatric nursing practice. *Nurse Education Today*, *9*, 192–202.

Barker, P. J., & Buchanan-Barker, P. J. (2003). Banning "bonkers." *Openmind*, *124*(Nov/Dec), 26.

Barker, P. J., & Buchanan-Barker, P. (2003). Beyond empowerment: Revering the storyteller. *Mental Health Practice*, *7*(5), 18–20.

Barker, P. J., & Buchanan-Barker, P. J. (2003). Death by assimilation. *Asylum*, *13*(3), 10–13.

Barker, P. J., & Buchanan-Barker, P. (2003). Schizophrenia: The "not-so-nice" guidelines [commentary]. *Journal of Psychiatric and Mental Health Nursing*, *10*, 372–378.

Barker, P., & Buchanan-Barker, P. (2004). Beyond empowerment: Revering the storyteller. *Mental Health Practice*, *7*(5), 18–20.

Barker, P., & Buchanan-Barker, P. (2004). Bridging: Talking meaningfully about the care of people at risk. *Mental Health Practice*, *8*(3), 12–15.

Barker, P., & Buchanan-Barker, P. (2004). Caring as craft. *Nursing Standard*, *19*(9), 17–18.

Barker, P., & Buchanan-Barker, P. (2004). Does the gold standard have feet of clay? *Mental Health Nursing*, *23*(3), 9–11.

Barker, P., & Buchanan-Barker, P. (2004). Experts without a voice. *Nursing Standard*, *18*(50), 22–23.

Barker, P., & Buchanan-Barker, P. (2005). Still invisible after all these years: Mental health nursing on the margins. *Journal of Psychiatric and Mental Health Nursing*, *12*, 252–256.

Barker, P., & Buchanan-Barker, P. (2006). More harm than good. *Nursing Standard*, *20*(30), 28.

Barker, P., & Buchanan-Barker, P. (2006). Post-psychiatry: Good ideas, bad language and getting out of the box. *Journal of Psychiatric and Mental Health Nursing*, *13*, 619–625.

Barker, P., & Buchanan-Barker, P. (2006). Staying in touch. *Nursing Standard*, *21*(1), 16–18.

Barker, P., & Buchanan-Barker, P. (2007). Words of wisdom. *Nursing Standard*, *21*(37), 24–25.

Barker, P. J., & Buchanan-Barker, P. (2010). The tidal model of mental health recovery and reclamation: Application in acute care settings. *Issues In Mental Health Nursing 31*, 171–80.

Barker, P. J.& Buchanan-Barker, P. (2011). Mental health nursing and the politics of recovery: A global reflection. *Archives of Psychiatric Nursing*, *25*, 350–358.

Barker, P. J., & Cutcliffe, J. (1999). Clinical risk:

A need for engagement not observation. *Mental Health Practice*, *2*(8), 8–12.

Barker, P., & Cutcliffe, J. (2000). Creating a hopeline for suicidal people: A new model for acute sector mental health nursing. *Mental Health Care*, *3*(4), 190–192.

Barker, P. J., & Jackson, S. (1996). No apology for 'imperialist' views. *Nursing Standard*, *11*(20), 10.

Barker, P. J., & Jackson, S. (1997). Mental health nursing: Making it a primary concern. *Nursing Standard*, *11*(17), 39–41.

Barker, P. J., Jackson, S., & Stevenson, C. (1999). The need for psychiatric nursing: Towards a multidimensional theory of caring. *Nursing Inquiry*, *6*, 103–111.

Barker, P. J., Jackson, S., & Stevenson, C. (1999). What are psychiatric nurses needed for? Developing a theory of essential nursing practice. *Journal of Psychiatric and Mental Health Nursing*, *6*(4), 273–282.

Barker, P. J., Keady, J., Croom, S., Stevenson, C., Adams, T., & Reynolds, B. (1998). The concept of serious mental illness: Modern myths and grim realities. *Journal of Psychiatric and Mental Health Nursing*, *5*(4), 247–254.

Barker, P. J., Leamy, M., & Stevenson, C. (2000). The philosophy of empowerment. *Mental Health Nursing*, *20*(9), 8–12.

Barker, P. J., & Reynolds, W. (1994). A critique: Watson's caring ideology, the proper focus of psychiatric nursing. *Journal of Psychosocial Nursing and Mental Health Services*, *32*(5), 17–22.

Barker, P. J., & Reynolds, B. (1996). Rediscovering the proper focus of nursing: a critique of Gournay's position on nursing theory and models. *Journal of Psychiatric and Mental Health Nursing*, *3*, 75–80.

Barker, P. J., Reynolds, B., & Stevenson, C. (1998). The human science basis of psychiatric nursing: Theory and practice. *Perspectives in Psychiatric Care*, *34*, 5–14.

Barker, P. J., Reynolds, B., Whitehill, I., Delaval, S., & Novak, V. (1996).Working with mental distress. *Nursing Times*, *92*(2), 25–27.

Barker, P. J., & Stevenson, C. (2002). Reply to Gamble and Wellman. *Journal of Psychiatric and Mental Health Nursing*, *9*(6), 743–745.

Barker, P. J., & Walker, L. (2000). Nurses' perceptions of multidisciplinary teamwork in acute psychiatric settings. *Journal of Psychiatric and Mental Health Nursing*, *7*, 539–546.

Barker, P. J., Walker, L., & Pearson, P. (1998). Extending the role of the community mental health nurse. *British Journal of Community Nursing*, *3*(10), 496–500.

Buchanan-Barker, P., & Barker, P. J. (2002). Lunatic language. *Openmind*, *115*, 23.

Buchanan-Barker, P. J., & Barker, P. J. (2003). NICE: Does the gold standard have feet of clay? *Mental Health Nursing*, *23*, 9–11.

Buchanan-Barker, P. J., & Barker, P. J. (2004). More than a feeling. *Nursing Standard, 19*. (11), 18–19.

Buchanan-Barker, P. J., & Barker, P. (2005). Observation: The original sin of mental health nursing? *Journal of Psychiatric and Mental Health Nursing*, *12*, 541–549.

Buchanan-Barker, P. J., & Barker, P. J. (2008). The Tidal Commitments: Extending the value base of mental health recovery. *Journal of Psychiatric and Mental Health Nursing*, *15*, 93–100.

Cutcliffe, J., & Barker, P. J. (2002). Considering the care of the suicidal client and the case for "engagement and inspiring hope" or "observations." *Journal of Psychiatric and Mental Health Nursing*, *9*(5), 611–621.

Higgins, A., Barker, P. J., & Begley, C. M. (2006). Sexual health education for people with mental problems: What can we learn from the literature? *Journal of Psychiatric and Mental Health Nursing*, *13*, 687–297.

Parsons, S., & Barker, P. J. (2001). The Phil Hearne Course: An evaluation of a multidisciplinary mental health education programme. *Journal of Psychiatric and Mental Health Nursing*, *7*(2), 101–108.

Simpson, A., & Barker, P. J. (2007). The persistence of memory: Using narrative picturing to co-operatively explore life stories in qualitative inquiry. *Nursing Inquiry*, *14*(1), 35–41.

Stevenson, C., Barker, P. J., & Fletcher, E. (2002). Judgement days: Developing an evaluation for an innovative nursing model. *Journal of Psychiatric and Mental Health Nursing*, *9*(3), 271–276.

Stevenson, C., Jackson, S., & Barker, P. (2003). Finding solutions through empowerment: A preliminary study of a solution-oriented approach to nursing in acute psychiatric settings. *Journal of Psychiatric and Mental Health Nursing*, *10*(6), 688–696.

Walker, L., & Barker, P. J. (1998). The required role of the CPN: Uniformity or flexibility? *Clinical Effectiveness in Nursing*, *2*, 21–29.

Wilkin, P., & Barker, P. (2002). A conversation with Phil Barker. Sacred Space: *International Journal of Spirituality and Health*, *3*(4), 15–23.

Secondary References

Adam, R., Tilley, S., & Pollock, L. (2003). Person first: What people with enduring mental disorders value about community psychiatric nurses and CPN services. *Journal of Psychiatric and Mental Health Nursing*, *10*, 203–212.

Biley, F. C. (2010). My life: My encounters with insanity. *Journal of Holistic Nursing*, *28*, 150–155.

Bowles, A. (2000). Therapeutic nursing care in acute psychiatric wards: Engagement over control. *Journal of Psychiatric and Mental Health Nursing*, *7*, 179–184.

Brookes, N. L. (2006). The Tidal Model of Mental Health Recovery. In A. M. Tomey & M. R. Alligood (Eds.), *Nursing theorists and their work*. (6th ed., pp. 696–725). St. Louis: Mosby.

Brookes, N. (2010). The Tidal Model® of Mental Health Recovery. In M.R. Alligood & A.M. Tomey (Eds.), *Nursing theorists and their work,*7th Edition(pp. 673–705) St Louis: Mosby.

Brookes, N., Murata, L., & Tansey, M. (2008). Making waves: Implementing the new Tidal Model® of Mental Health Recovery. *Canadian Nurse, 104(*8), 22–27.

Brookes, N., Tansey, M., & Murata, L. (2006). Guiding practice development using the Tidal commitments. *Journal of Psychiatric and Mental Health Nursing*, *13*, 460–463.

Buchanan-Barker, P. (2004). The Tidal Model: Uncommon sense. *Mental Health Nursing*, *24*(3), 6–10.

Burnard, P. (2002). Not waving but drowning: A personal response to Barker and Grant. *Journal of Psychiatric and Mental Health Nursing*, *9*, 221–232.

Cameron, D., Kapur, R., & Campbell, P. (2005). Releasing the therapeutic potential of the psychiatric nurse: A human relations perspective of the nurse-patient relationship. *Journal of Psychiatric and Mental Health Nursing*, *12*, 64–74.

Casey, B., & Long, A. (2003). Meanings of madness: A literature review. *Journal of Psychiatric and Mental Health Nursing*, *10*, 89–99.

Clark, G., Ferguson, J., O'Brien, L., Fitzgerald, M., & Vella, N. (2009). Preparing the beach head. An education program in interpersonal skills to prepare for implementation of the tidal model in an adolescent mental health unit. *International Journal of Mental Health Nursing, 18*: Supplement 1: A4.

Cleary, M., Horsfall, J., & Hunt, G. (2003). Consumer feedback on nursing care and discharge planning. *Journal of Advanced Nursing*, *42*(3), 269–277.

Davidson, L. (2005). Recovery, self-management and the expert patient—Changing the culture of mental health from a UK perspective. *Journal of Mental Health*, *14*(1), 25–35.

Delaney, K. R. (2012). Moving to a recovery framework of care: Focusing attention on process. *Archives of Psychiatric Nursing*, *26*, 165.

Delaney, K. R., & Ferguson, J. (2011). Psychiatric mental health nursing: A dialogue on the nature of our practice. *Archives of Psychiatric Nursing*, *25*, 148–150.

Delaney, K. R. & Shattell, M. M. (2011). Special Edition: Inpatient Psychiatric Treatment: Moving the Science Forward Final. *Issues in Mental Health Nursing*, *31*, 158–159.

Ferguson, J., O'Brien, L., Vella, N., Clark, G., Gillies, D., & Fitzgerald, M. (2009). Implementing the Tidal Model: Nurses developing a mind to care. *International Journal of Mental Health Nursing*, *18*, Supplement 1: A8.

Fiddler, M., Borglin, G., Galloway, A., Jackson, C., & Lovell, K. (2007). Developing a framework for admission and discharge: A nurse-led initiative within a mental health setting. *Journal of Psychiatric and Mental Health Nursing*, *14*, 705–712.

Fitzgerald, M., O'Brien, L., Ferguson, J., Clark, G., Vella, N., Hannaford, J., & Scotman, G. (2009). With partnership in mind . . . bringing the Tidal Model to life in an adolescent acute inpatient setting: The perspective of the young person and their family or carer. *International Journal of Mental Health Nursing*, *18*, Supplement 1: A8.

Forchuk, C., Jewell, J., Tweedell, D., & Steinnagel, L. (2003). Reconnecting: The client experience of recovery from psychosis. *Perspectives in Psychiatric Care*, *39*(4), 141–150.

Gamble, C., & Wellman, N. (2002). Judgement impossible. *Journal of Psychiatric and Mental Health Nursing*, *9*, 741–742.

Harnett, P. J., & Greaney, A. M. (2008). Operationalizing autonomy: Solutions for mental health nursing practice. *Journal of Psychiatric and Mental Health Nursing*, *15*, 2–9.

Hayne, Y. M. (2003). Experiencing psychiatric diagnosis: Client perspectives on being named mentally ill. *Journal of Psychiatric and Mental Health Nursing*, *10*, 722–729.

Hosany, Z., Wellman, N., & Lowe, T. (2007). Fostering a culture of engagement: A pilot study of the outcomes of training mental health nurses working in two UK acute admission units in brief solution-focused therapy techniques. *Journal of Psychiatric and Mental Health Nursing*, *14*, 688–695.

Jackson, S., & Stevenson, C. (2004). How can nurses meet the needs of mental health clients. In D. Kirby, D. Hart, D. Cross, & G. Mitchell (Eds.), *Mental health nursing—Competencies for practice*. (pp. 32–45). Hampshire, UK: Palgrave MacMillan.

Kidd, J. (2010). Cultural boundary surfing in mental health nursing: A creative narration. *Contemporary Nurse, 34*(2), 277–288. doi: 10.5172/conu.2010.34.2.277.

Lipczynska, S. (2011). Recovery from mental illness. *Journal of Mental Health*, *20*, 420–422.

Mason, T., Lovell, A., & Coyle, D. (2008). Forensic psychiatric nursing: Skills and competencies: 1 role dimensions. *Journal of Psychiatric and Mental Health Nursing*, *15*, 118–130.

McAllister, M. (2007). *Solution focused nursing: Rethinking practice*.Bassingstoke: Palgrave MacMillan.

McAllister, M., & Moyle, W. (2008). An exploration of mental health nursing models of care in a Queensland psychiatric hospital. *International Journal of Mental Health Nursing*, *17*, 18–26.

Morita, M., Kondo, A., Levine, P., & Morita, S. (1998). *Morita Therapy and the true nature of anxiety-based disorders (Shinkeishitsu)*. Princeton, (NJ): University of New York.

Murata, L. (2005). The Tidal Model continues to make waves. Worth the change. *Mental Health Practice*, *9*(8), 10.

O'Donovan, A. (2007). Patient-centred care in acute psychiatric admission units: Reality or rhetoric? *Journal of Psychiatric and Mental Health Nursing*, *14*, 542–548.

Perraud, S., Delaney, K., Carlson-Sabelli, L., Johnson, M. E., Shepard, R., & Paun, O. (2006). Advanced practice psychiatric mental health nursing, finding our core: The therapeutic relationship in the 21st century. *Perspectives in Psychiatric Care, 42*(4), 215–226.

Stevenson, C., & Fletcher, E. (2002). The Tidal Model: The questions answered. *Mental Health Practice*, *5*(8), 29–38.

Tilley, S. (1999). Altschul's legacy in mediating British and American psychiatric nursing discourses: Common sense and the "absence" of the accountable practitioner. *Journal of Psychiatric and Mental Health Nursing*, *6*, 283–295.

Thomas, S. P. (2012). New thoughts on talk therapies. *Issues in Mental Health Nursing*, *33*, 135–136.

Vella, N., Fitzgerald, M., O'Brien, L., Ferguson, J., Clark, G., & Gillies, D. (2009). Implementing the Tidal Model: Implications for management and clinical leadership in the delivery of quality care. *International Journal of Mental Health Nursing*, *18*, Supplement 1: A24–A25.

Wand, T., & White, K. (2007). Progression of the mental health nurse practitioner role. *Journal of Psychiatric and Mental Health Nursing*, *14*, 644–651.

Young, B. B. (2010). Using the tidal model of mental health recovery to plan primary health care for women in residential substance abuse recovery. *Issues in Mental Health Nursing*, *31*, 569–575.

33장

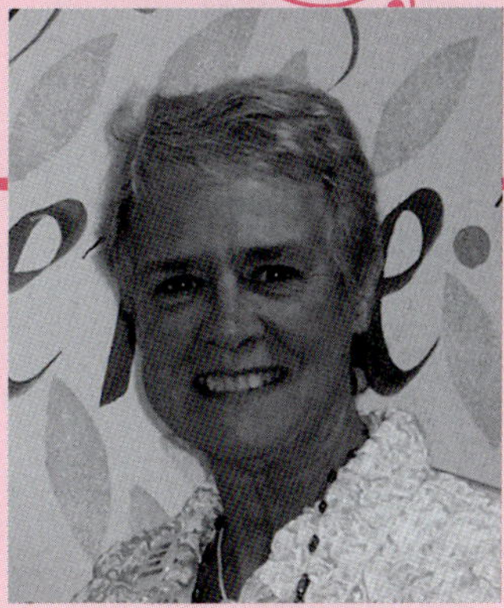

캐더린 콜카바
Katharine Kolcaba
1944-현재

안위이론

Theory of Comfort

Thérèse Dowd

"오늘날의 기술 세계에서, 환자와 가족들에게 안위를 제공하는 간호의 역사적인 사명은 더욱 중요하다. 안위는 오늘날 보건 의료 상황에서 내재된 스트레스원에 대한 해독제이며, 그리고 편안함이 개선 될 때, 환자와 가족들은 미리 업무를 강화하게 된다. 또한, 간호사는 그들이 수행한 돌봄(간호)에 대해 더 만족을 느끼게 된다". K. Kolcaba (personal communication, March 7, 2012).

이론가 소개

캐더린 콜카바는 오하이오 클리블랜드에서 태어나 교육을 받았다. 1965년, 클리블랜드에서 준 학사학위를 받았으며, 학교로 복귀하기 전 성인간호학, 장기 환자 간호, 가정 간호 분야에서 여러 해 동안 시간제로 일 하였다. 1987년 미국 Case Western Reserve University(CWRU) Frances Payne Bolton 간호대학 에서 노인 간호학 분야 석사 학위를 받았다. 또한 콜카바는 치매 병동 수간호사로서 일하였으며 이때부터 안위의 성과에 대해 이론

Photo credit: Barker's Camera Shop, Chagrin Falls, OH.

The author wishes to thank Katharine Kolcaba for her assistance with this chapter.

화하기 시작하였다.

석사학위를 마치고 나서 콜카바는 Akron 간호대학에서 일하게 되었으며, 그 때부터, 미국 간호협회 인증 노인간호 분야의 자격증을 갖고 일하였다. 그 후 케이스 웨스턴 대학 박사학위 과정을 수학하였고 전업으로 학생들을 가르쳤다. 자신의 이론을 개발하고 확실하게 하기 위해 본인의 박사프로그램을 교과과정에 이용했다. 콜카바는 철학자인 남편(Kolcaba & Kolcaba, 1991)과 함께 안위의 개념분석을 출판했고, 그 밖에 안위에 대한 도해(Kolcaba, 1991), 돌봄의 성과로서 안위의 조작화(Kolcaba, 1992a), 중범위이론으로서의 안위의 개념화(Kolcaba, 1994), 중재 연구에서 이론의 검증(Kolcaba & Fox, 1999)을 수행하였다.

요즘 콜카바는 Akron 간호대학 명예교수로서 석사 학생들에게 간호이론을 가르치고 있으며, Ohio, Mayfield Heights에 있는 Ursuline 대학의 박사과정생들에게도 이론을 가르치고 있다. 관심영역은 근거기반 실무를 위한 중재와 안위변화에 대한 기록이다. 그는 클리블랜드 지역에서 가족과 함께 살고 있다. 그는 Comfort Line으로 알려진 회사의 대표이다. 이곳은 병원 기반의 안위이론을 적용하는 건강관리기관을 돕는 곳이다. 현재 지역 간호사 프로그램의 설립자이며 코디네이터, ANA의 회원이다. 콜카바는 학생들과 함께 안위 연구를 계속 하고 있다.

이론의 배경

콜카바는 박사과정 초기에 간호실무의 도해 과정에서 이론적 작업을 시작하였다. 그가 치매간호(Kolcaba, 1992a)에 대한 자신의 이론적 기틀을 발표할 때, 한 청중이 개념분석을 수행했는지 질문을 하였고 이에 대해 콜카바는 그것이 자신의 다음 단계 관심사임을 발표하였다. 이것은 안위에 대한 긴 탐구 작업의 시작이었다.

첫 번째 개념 분석 단계는 간호학, 의학, 심리학, 정신의학, 인간공학, 영어 분야에서 사용되는 안위에 대한 광범위한 문헌검토로부터 시작하였다(특히 셰익스피어가 안위를 어떻게 사용했는지, 단어의 기원을 쫓는 *옥스퍼드 영어사전 OED* 에서는 어떠한지). *OED*로부터, 콜카바는 안위 정의에 대한 기원은 "매우 강하게 하는 것"으로 알게 되었다. 이 정의는 간호사가 환자를 편안하게 하는 훌륭한 근거를 제공했다. 그 이유는 환자를 보다 더 나아지게 하고 간호사는 더 만족감을 느끼게 되기 때문이다.

여러 문헌의 검토를 거쳐서 그녀는 간호학에서 안위를 사용한 역사적 설명을 제시하였다. 예를 들어 Nightingale(1859)은 "관찰이 무엇을 위한 것인지에 대한 시각을 절대 잃어서는 안 된다. 이것은 잡다한 정보나 신기한 사실을 모으기 위한 것이 아니라, 목숨을 구하고 건강과 안위를 증진시키기 위함이다"(p. 70).

1900년부터 1929년까지, 안위는 간호학과 의학의 핵심 목표였다. 왜냐하면 안위를 통하여 회복에 이를 수 있기 때문이다(Mc I lveen & Morse, 1995). 간호사는 환자 안위에 영향을 주는 세밀한 것에 신경 쓸 의무가 있다. Aikens(1908)는 환자의 안위에 영향을 주는 어떠한 것도 중요하지 않은 것은 없다고 하였다. 환자의 안위는 간호사의 시작인 동시에 마지막 배려인 것이다. 좋은 간호사는 환자를 편안하게 만들며 안위 제공은 간호사의 능력과 성격에 대한 일차적인 결정요소가 된다(Aikens, 1908).

Harmer(1926)에 의하면 "환자 간호는 안위에 대한 일반적인 환경"을 제공하는데 관계되어야 하고 환자의 개인적인 간호는"휴식과 수면, 영양, 청결, 그리고 배설에 더하여"행복, 안위, 용이함, 신체적 정신적"관심까지 포함해야 한다고 주장하였다(p. 26). Goodnow(1935)는 그의 책 '*The Technique of Nursing*'에서 환자의 안위에 대하여 한 단원을 할애하였으며 "간호사는 언제나 자신의 환자를 편안하게 만드는 능력에 의해 평가된다. 안위란 신체적인 동시에 정신적인 것이며, 간호사의 책임은 신체적인 돌봄에서 끝나지 않는다"(p. 95)라고 적었다. 1904, 1914, 1919년에 발행된 책에서, *mental comfort*는 내적인 안위라고 불렸으며 대부분 신체적인 안위를 제공하고 환자들을 위한 환경을 수정함으로써 달성될 수 있었다(Mc I lveen & Morse, 1995).

이러한 예에서, 안위는 긍정적이며, 간호사의 도움으로 달성되고, 또 어떤 경우는 이전 상황이나 조건으로부터 좋아지는 것을 나타내기도 한다. 직관적으로, 안위는 양육 활동과 연관되어있다. 그러한 근원으로부터 콜카바는 안위의 강화된 특징들과, 인간공학으로부터 직무 성취에 대한 안위의 직접적인 연결을 해석하였다. 그러나 종종 그 의미는 함축적이어서 모호하기도 하고 문맥 속에 숨겨져 있기도 하며 동사, 명사, 형용사, 부사 등 과정과 결과에 있어 어떻게 사용되는가에 따라 의미적으로 차이가 있다.

콜카바의 개념 분석에서 안위의 유형을 유도하거나 합성하는데 3명의 초기 간호이론가들의 아이디어가 이용되었다(Kolcaba & Kolcaba, 1991).

- *완화relief*는 간호사들은 환자들이 표현한 요구를 경감시킨다고 했던 올란도(1961)의 연구로부터 합성되었다.
- *마음 편함ease*은 간호하는 동안에 유지되어야 하는 인간의 13가지 기본 기능을 설명한 헨더슨(1966)의 연구로부터 도출되었다.
- *초월Transcendence*은 간호사의 도움으로 인해 환자들이 어려움을 초월할 수 있다고 믿었던 페터슨과 제라드(1975)로부터 도출되었다.

왓슨(1979)은 caring에 대한 그녀의 이론에서, 환자의 *환경이 신체적 정신적 웰빙에 결정적인 요소*라고 주장하였다. 그러므로 가능하다면, 간호사들은 환경적 중재를 통해 안위를 제공해야한다. 왓슨은 안위중재를 간호사들이 현장에서 사용하는 것이라고 정의하였다(Who's Who in American Nursing, 1991). 그녀는 안위중재라는 말을 중재와 동의어로 사용했다.

안위 종류

안위 발생환경	완화 relief	마음편함 ease	초월 transcendence
신체적			
심리영적			
환경적			
사회적			

안위 종류:

완화 Relief: 환자의 구체적인 요구사항이 충족된 상태
편안함 Ease: 고요하거나 만족스러운 상태
초월 Transcendence: 문제나 고통을 딛고 일어선 상태

안위 발생 맥락

신체적 : 신체적 감각과 관련된 것
심리영적 : 존경, 자아개념, 성적관심, 삶의 의미를 포함한 자신에 대한 내면적인 인식과 관련된 것; 높은 차원 또는 존재와의 관계
환경적 : 외부의 환경, 조건, 그리고 영향과 관련된 것
사회적 : 대인간, 가족 그리고 사회적 관계와 관련된 것

그림 32-1. 안위 분류 구조

출처:Kolkaba,K., & Fisher,E.[1996].A holistic perspective on comfort care as an advance directive. Critical Care Nursing Quarterly,18[4], 66-76.

주요개념과 정의

콜카바의 안위 이론에서, 안위 측정을 받는 대상자들은 환자, 학생, 죄수, 노인, 지역사회, 기관들과 같이 다양하다.

보건의료 욕구 Health Care Needs

*보건의료 욕구*는 스트레스 상황에서 나타나는 안위에 대한 욕구이며, 수혜자의 기존 지지 체계에서는 도달할 수 없다고 하였다. 이러한 욕구는 신체적, 심리·영적, 사회문화적, 혹은 환경적 욕구를 포함한다. 그것들은 모니터링과 언어적 또는 비언어적 보고를 통해 뚜렷해지고, 병태생리학적 요인, 교육과 지지, 그리고 재정적 카운슬링과 중재에 대한 요구를 포함한다(Kolcaba, 2001).

안위중재 Comfort Interventions

안위중재는 수혜자가 필요로 하는 특정 안위 요구를 충족하기 위한 간호행위와 도움받을만한 곳을 소개하는 것이며, 생리학적. 사회적, 문화적, 재정적. 심리적, 영적, 환경적, 그리고 신체적 중재를 포함한다(Kolcaba, 2001).

중재변수 Intervening Variables

중재변수란 전체적인 안위에 대한 수혜자의 지각에 영향을 미치는 상호작용적인 힘으로 정의가 된다, 이것은 과거 경험, 연령, 태도, 정서적 상태, 지지체계, 예후, 재정, 교육, 문화적 배경 그리고 수혜자의 경험에 있어서 요소들의 전체성totality(Kolcaba, 1994) 같은 변수로 이루어진다. 그러한 중재변수들은 환자 간호중재의 계획 및 성공에 영향을 준다.

안위 Comfort

안위는 안위중재를 제공받은 수혜자가 경험한 상태이다. 이것은 4가지 경험적 맥락(물리적, 정신심리적, 사회문화적, 그리고 환경적)에서 3가지의 안위(relief, ease, and transcendence)에 대한 욕구

주요개념과 정의

가 달성됨으로써 강화된 즉각적이고 전인적인 경험이다(Kolcaba, 1994). 안위의 종류와 맥락은 그림 33-1에서 설명하고 있다.

건강추구행위 Health-Seeking Behaviors

건강추구행위는 수혜자가 간호사와의 상담을 통하여 정의한 건강추구와 관련해서 수반되는 결과의 넓은 범주로 구성된다. Schlotfeldt(1978)는 이 범주를 합성하였으며, 이는 내적 · 외적 또는 평화로운 죽음이 될 수 있다고 주장하였다.

기관의 통합성 Institutional Integrity

완전한, 전체의, 건전한, 올바른, 마음을 끄는, 윤리적이며, 진지한 특성이나 상태를 지닌 단체, 공동체, 학교, 병원, 지역, 주, 나라 등이 기관의 통합성을 갖게 된다. 기관이 이러한 통합성의 종류를 보여주면, 최상의 실무와 최상의 정책을 위한 근거를 만들게 된다(Kolcaba, 2001).

최상의 실무 Best Practice

환자와 가족 (기관)의 최고의 가능성있는 성과를 내기 위한 근거에 기반을 둔 건강간호 중재를 사용하는 것이 최상의 실무이다.

최상의 정책 Best Policies

절차 프로토콜과 의료상태에서 건강간호 접근성과 전달까지의 기관이나 지역의 정책이 최상의 정책으로 알려져 있다.

그림 33-2는 이 마지막 3개의 개념 간의 관계를 설명한 것이다.

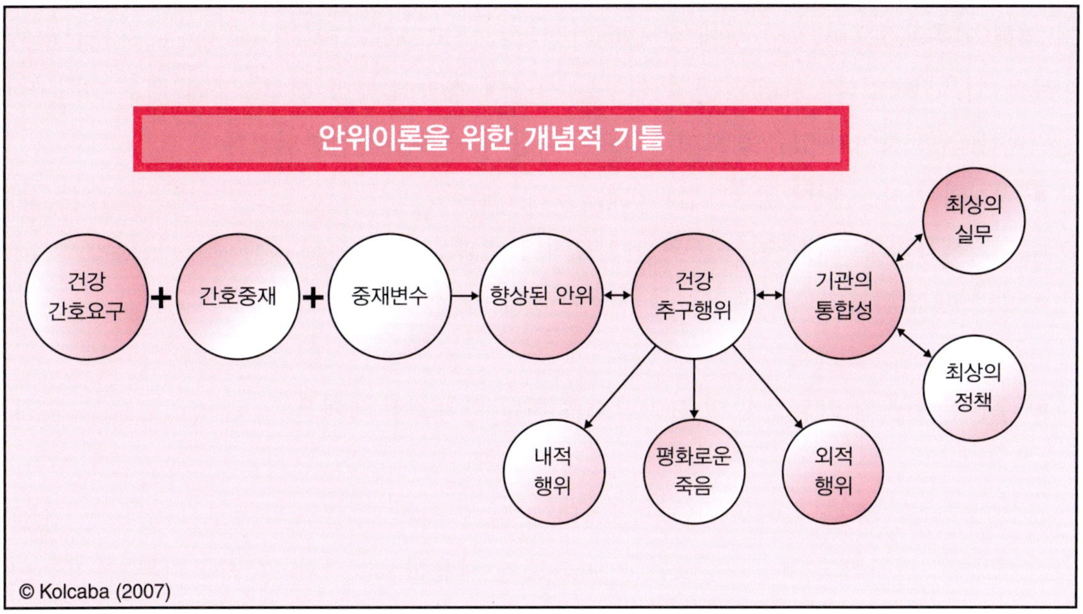

그림 33-2 안위이론을 위한 개념적 기틀

출처:Conceptual framework for the Theory of Comfort. (Copyright Kolcaba, 2007. Retrieved from www.thecomfortline.com.)

경험적 증거의 이용

안위에 대한 탐색은 1980년대에 시작 되었으며, 전인적인 안위의 개념에 대해 분리되지 않은 통합적인 인식의 시기로 기록이 되고 있다. Hamilton(1989)은 환자의 시각에서 안위의 의미를 탐색함으로써 큰 진전을 만들어냈다. 그녀는 장기 요양시설에 있는 환자들이 각각 안위를 어떻게 정의하는지를 규명하기 위해 인터뷰를 이용하였다. 가장 빈도가 높게 나타났던 주제는 통증으로부터의 완화였으나, 잘 마련된 가구, 독립적이며 격려 받는 느낌, 가치 있고 유용한 느낌 등이 바람직하다고 정의하였다. 그는 글의 마지막 부분에서 "분명한 메시지는 안위가 다 학제적이며, 각기 다른 사람들에게 다른 의미를 지닌다"(p. 32)고 주장하였다.

콜카바는 자신의 이론을 발전시킨 이후, 자신의 박사학위논문에서 실험설계를 통해 안위 변화를 측정한 것을 제시하였다(Kolcaba & Fox, 1999). 이 연구에서, 대상자들의 요구는 초기 유방암 진단과 관련된 스트레스(comfort 요구)였다. 전인적 중재는 대상자의 안위 요구를 위해 특별히 설계된 심상요법으로 진행 되었으며, 기대되는 성과는 안위였다. 연구결과 심상요법을 받은 여성과 평상시 간호를 받은 그룹 간에는 시간의 경과에 따라서 안위에 유의한 차이를 보였다(Kolcaba & Fox, 1999). 안위 이론의 초기 부분에 대한 또 다른 경험적 테스트는 콜카바에 의해 이루어졌으며 그의 책에 상세히 기술되어 있고(Kolcaba, 2003, pp. 113-124). 그녀의 웹 사이트에 인용되어있다. 이러한 안위 연구는 시간의 경과에 따라 실험그룹과 대조 그룹간에 안위에 유의한 차이가 있음을 보여주었으며 다음의 중재들이 검증되었다 :

- 정신과 환자를 위한 심상요법(Apostolo & Kolcaba, 2009)
- 대학생들의 스트레스완화를 위한 치료적 접촉과 코칭(Dowd, Kolcaba, Steiner, & Fashinpaur, 2007)
- 호스피스 환자와 장기요양시설 입소자를 위한 손마사지(Kolcaba, Dowd, Steiner, & Mitzel, 2004; Kolcaba, , Sxhirm, & Steiner, 2006)
- 수술전 환자의 안위증진 및 불안감소를 위한 환자조절 열가운(Wagner, Byrne, & Kolcaba, 2006)

각 연구에서, 중재는 연구현장과 관련된 모든 안위의 속성을 목표로 하였으며, 안위 측정 도구는 안위의 분류 구조(TS)를 가이드로서 사용하고, 시간 경과에 따른 안위의 변화를 파악하기 위해서 최소한 두개의 측정 포인트(보통은 세 개)가 있는 General Comfort Questionnaire(Kolcaba, 1997, 2003)로부터 채택을 하였다. 안위를 증진시키기 위한 중재로 손 마사지 효과에 대한 근거를 *Evidence-Based Nursing Care Guidelines: Medical-Surgical Interventions*(Kolcaba, & Mitzel, 2008)를 출판하여 제시하였다.

안위 이론을 지지하는 증거들은 전인적 안위의 본질에 대한 다음의 네 가지 원리를 알아본 이론적 연구에서 찾을 수 있다(Kolcaba & Steiner, 2000) :

1. 안위는 일반적으로 상태에 민감하다.
2. 안위의 결과는 시간에 따른 변화에 민감하다.
3. 총체적holistic인 간호중재를 설정된 효과력에 따라 일관되게 적용하면 시간이 지남에 따라 안위는 증가한다.
4. 전체 안위는 부분의 합보다 크다.

Kolcaba와 Fox(1999)의 데이터를 이용해서 각 원리를 검증한 결과는 각각을 지지한다. 콜카바의 웹 사이트를 통해 논의된 연구의 다른 영역은 화상 병동, 분만실, 불임, 너싱 홈, 가정 간호, 만성통증, 소아과, 종양학, 구강 위생, 이송 간호, 감옥, 농아자, 정신장애 등을 포함한다.

주요 가정

간호

간호는 안위에 대한 요구의 계획된 사정이고, 안위에 대한 요구를 언급하는 안위 측정의 설계이며, 실행 이후 기본과 비교하여 안위 수준에 대한 재 사정 이다. 사정과 재사정은 직관적이거나 주관적일 수 있고, 간호사가 환자에게 comfortable 한 지 묻는 경우와 같이 두 가지 다 일 수도 있으며, 상처 치유의 관찰, 검사 결과의 변화, 행동의 변화 등과 같이 객관적일 수도 있다. 사정은 콜카바(2001)가 개발한 언어평정척도(임상)나 안위설문지(연구)를 통해 이루어질 수 있다.

환자

돌봄의 수혜자는 보건의료 서비스에 대한 요구가 있다면 개인, 가족, 기관, 또는 지역사회가 될 수 있다. 관심을 끄는 작업 상태와 같은 근로조건을 개선하기 위한 시작이 수행될 때, 간호사는 작업장의 증진된 안위를 받는 수혜자가 되기도 한다.

환경

환경은 안위를 증진시키기 위해 간호사나 관심있는 사람에 의해 관리될 수 있는 환자, 가족, 또는 기관 환경의 측면들이다.

건강

건강은 환자나 그룹에 의해 정의된 환자, 가족, 건강돌봄제공자의 적정한 기능이라고 할 수 있다.

가정

1. 인간은 복잡한 자극에 전인적인 반응을 가지고 있다(Kolcaba, 1994).
2. 안위는 간호학과 밀접한 관련이 있는 바람직한 전인적 결과이다(Kolcaba, 1994).

3. 인간은 그들의 기본적인 안위 욕구에 도달하거나, 또는 도달해보기 위해서 힘쓰며 이것은 활발한 노력이다(Kolcaba, 1994).
4. 증진된 안위는 환자들이 건강-추구행위(Kolcaba & Kolcaba, 1991)에 관여하는 것을 강화한다.
5. 건강-추구행위에 활발하게 관여하는데 임파워먼트 된 환자들은 자신의 건강돌봄에 만족해한다(Kolcaba, 1997, 2001).
6. 기관 통합성은 간호의 수혜자에 기반된 가치체계에 기초한다(Kolcaba, 1997, 2001).

이론적 주장

안위이론은 부분적으로 검증된 혹은 전체로 검증된 세 파트(명제적 주장)를 포함한다.

파트 I에서는 안위중재가 효과가 있다면, 중재전 안위의 기준선과 비교해서 수혜자(환자와 가족)의 증가된 안위를 초래한 것으로 설명한다. 병원기관이 일하는 세팅에서의 안위를 위해 노력한다면, 돌봄제공자는 수혜자를 고려하게 된다. 안위중재는 총체적인 인간으로서의 휴식, 항상성, 치료적 의사소통 및 치료와 같은 기본적인 욕구를 설명하고 있다. 안위중재는 대개 비기술적이며, 기술적인 간호를 보완한다.

파트 II에서는 간호를 받은 수혜자의 안위향상은 수혜자와 협상한 건강추구행위에서 증가된 약속을 초래한다는 것을 설명한다.

파트 III에서는 건강추구행위에서의 증가된 약속은 향상된 질적간호, 병원기관혜택과 최상의 실무 및 정책을 위한 근거를 모으는 능력을 가져올 수 있다고 설명한다.

콜카바는 간호사는 안위간호를 수행하기를 원하고 모든 간호행위를 쉽게 포함할 수 있을 것이라고 믿고 있다. 그는 안위실무의 이 타입은 환자의 높은 만족도 뿐 아니라 간호사의 더 많은 창의성과 만족도를 증진한다고 제안한다. 안위향상을 위해서 간호사는 적절한 중재를 전달하고 환자기록지에 결과를 문서화해야 한다. 그러나 적절한 중재가 의도적이며 위안 방식으로 전달 될 때, 안위는 여전히 충분히 개선되지 않을 수 있다. 안위가 아직 최대한으로 향상되지 않을 경우, 간호사는 안위관리가 효과를 발휘하지 않은 이유를 설명하기 위해 중재변수를 고려한다. 이러한 변수들은 가장 적절한 중재와 안위 행동을 비효과적으로 만드는 학대 가정, 재정적 자원 부족, 황당한 진단, 또는 인지 손상이 될 수 있다. 안위 관리 및 간호에는 중재, 안위행위, 안위 향상의 목표와 환자, 가족 및 간호사의 적합한 건강추구행위의 선택이 포함된다. 그러므로 안위관리는 모든 세팅에서 간호수혜자가 사전

대비하고, 활성화시키고, 계획하고 바라는 바대로 제안하고 있다. 안위 대리인으로서 간호사의 역할을 강화시키기 위해서, 중재 전후 안위변화를 문서화하는 것은 필수적이다. 콜카바는 임상적인 적용을 위해, 주어진 건강간호상황에서 가장 최고의 안위를 10점으로 하고, 대상자에게 안위측정을 위해 1에서 10까지 물어보는 것을 제시하고 있다. 이 문서는 각 기관(병원)에서 전자기록자료 근거의 일부분이 될 수 있다.

논리적 형식

Kolcaba(2003)는 귀납법, 연역법, 귀추법의 3가지 유형의 논리적 추론을 통해 안위 이론을 개발하였다고 말했다(Hardy & Bishop, 2010).

귀납법

귀납법은 여러 개의 특정 관찰된 인스턴스로부터 일반화가 성립될 때 이루어진다(Hardy & Bishop, 2010). 간호사들이 실무와 학문으로서의 간호학에 진지하게 되면, 자신들의 실무를 지지하는 내재적 또는 외재적 개념, 용어, 명제, 그리고 가정에 익숙하게 된다. 간호사들이 대학원 과정에 있을 때, 자신의 실무를 도식화해 보도록 요구 받을 수도 있는데(마치 Dr. Rosemary Ellis가 Kolcaba에게 하라고 했던 것처럼), 이것은 실망스럽고 쉬워 보이는 과제이다.

1980년대 후반, 당시 콜카바는 알쯔하이머 병동의 수간호사로서 *돕는 환경*, *과잉 장애* 그리고 *적정 기능*과 같은 치매 간호의 실무를 서술하기 위해 쓰였던 몇 몇 용어들을 알고 있었다. 그가 이들 용어 사이의 관계를 그려보았을 때, 이 3가지 용어가 자신의 실무를 충분히 설명하지 못한다는 것을 깨달았다. 중요한 간호부문이 빠져 있었으므로, 그녀는 과잉 장애를 막기 위하여 간호사들이 무엇을 했으며(후일, 이러한 활동은 *간호중재*라고 명명됨), 중재가 이루어지고 있다면 어떻게 판단할 것인가에 대해 숙고하였다. 적정 기능은 병동에서 특별 활동에 참여하는 능력으로 개념화된 바 있으며, 그 예로는 테이블 셋팅, 샐러드 준비 또는 프로그램에 가서 앉아있기 등이 있다. 이러한 활동들은 환자로 하여금 적절한 시간에 적절한 활동이었던 것처럼 스스로에 대해 좋은 느낌을 가지게 해준다. 이러한 활동들은 환자들이 더 이상은 인내하기 어렵기 때문에 하루에 두 번 이상 일어나지 않는다. 그러면 그러는 동안 환자들은 무엇을 하고 있었을까? 직원들이 환자들에게서 과잉 장애가 없음을 가늠할 수 있는 행위로는 무엇이 있을까? *과잉 장애*라는 용어는 명확성을 위해서 좀 더 묘사가 되어야 하는가?

이러한 질문에 대한 부분적인 해답은 (1)과잉 장애를 신체적, 정신적으로 나누고, (2)안위의 개념을 근원적인 도해로 놓고(왜냐하면 이 단어는 환자가 특정 활동에 관계 하지 않을 때의 원하는 단계를 표현하는 것처럼 보이기 때문이다), 마지막으로 (3)안위와 적정 기능 사이의 비 순환적인 관계를 주목하는 것이다. 이러한 노력들은 theory of comfort와 개념의 복잡성에 대한 사고의 첫 단계로 기록되었다(Kolcaba, 1992a).

연역법

연역법은 좀 더 일반적인 원리나 전제로부터 특정 결론이 추론되는 논리적 사고의 형태로서 일반적인 것에서 특수한 것으로 나아간다(Hardy & Biship, 2010). 이론 개발의 연역적 단계는 이론을 생성하기 위한 다른 개념과 관련된 안위로 귀착되었다. 3명의 간호이론가들이 이루어낸 작업결과는 안위의 정의를 내리는데 귀결되었다(Paterson &Zderad, 1975; Henderson, 1966 and Orlando, 1961), 콜카바는 완화, 마음편함, 그리고 초월(3개의 주요 개념)을 통합하는데 필요한 공통 기반을 위하여 다른 곳을 찾아봐야 했다. 그는 안위와 일치하고 관리가 가능한 갯수의 매우 추상적인 구성을 포함하는 좀 더 추상적이고 일반적인 개념적 기틀이 필요하다는 것을 깨달았다.

콜카바는 심리학자 Henry Murray(1938)의 작업에서 자신의 간호개념에 덧붙일만한 기틀로서 이러한 기준을 발견하였다. 그의 이론은 인간의 욕구에 대한 것이므로 이것은 스트레스가 많은 의료 상황에서 다양한 자극을 경험하고 있는 환자에게 적용할 수 있다. 일원론적 경향에 대한 Murray의 생각으로 인해 콜카바는 아이디어를 얻었는데, 그것은 안위가 상태중심(state-specific, 상태별)이지만, 시간 초과하여 중재를 적용한 경우, 환자의 전반적인 안위는 시간이 지남에 따라 개선 될 수 있다는 것이다. 이론 개발의 연역적 단계에서, 그녀는 추상적이고 일반적인 이론적 구조로 시작하여, 간호실무를 위한 개념의 더욱 구체적 수준(덜 추상적)을 규명하기 위한 사회학적 기초과정을 사용하였다.

귀추법

귀추법retroduction은 더욱 개발되고 검증될 수 있는 현상을 고를 때 유용하다. 이러한 유형의 추론은 가능한 이론들이 별로 없는 분야에서 적용된다(Hardy & BishIp, 2010). 그러한 것은 선택된 결과를 측정하기 위해 대규모 데이터 베이스를 수집하고, 그러한 결과를 간호, 의학,

공공단체, 또는 커뮤니티 프로토콜의 유형과 관련시키는데 주요 관심을 두는 성과 연구outcome research 같은 경우이다. Murray의 20세기 기틀은 기관이나 지역사회 성과를 강조하는 21세기를 설명해내기는 어렵다. 그러나, 콜카바는 귀추법을 이용해서 중범위 안위이론에 *기관 통합institutional integrity*의 개념을 추가하였다. 용어를 추가하여 건강추구행위와 기관의 통합 사이의 관계를 고려하기 위한 이론을 확장했다. 2007 년에는, *최상의 실무*와 *최상의 정책*의 개념이 기관 통합과 연결되었다. 이론기반 근거theory-base evidence는 최상의 실무와 정책을 위한 지식기반을 조직하고 있다(그림 33-2).

간호학계의 수용

실무

학생과 간호연구자는 조산사(Schuiling & Sampselle, & Kolcaba, 2011), 호스피스 간호(Kolcaba, Dowd, Steiner, et al., 2004), 수술간호(Wilson & Kolcaba, 2004), 장기long-term간호(Kolcaba, Schirm, & Steiner, 2006), 스트레스를 받는 대학생(Dowd, Kolcaba, Steiner, et al., 2007), 치매 환자(Hodgson & Anderson, 2008), 완화간호(Lavoie, Blondeau, & Picard-Morin, 2011)와 같은 영역에서 연구를 이끄는 기틀로서 이 이론을 자주 선택하고 있다.

간호사가 중재 전·후, 일정 간격으로 환자나 가족에게 0부터 10까지 안위점수를 물을 때는, 그들이 의미있는 중재를 수행하고 문서화 된 근거를 만드는 것이다. 언어평정척도는 안위에서 시간이 지남에 따라 민감하다(Dowd, Kolcaba, Steiner, et al., 2007). 각 환자/보호자를 위한 효과적인 안위중재 목록은 쉽게 이용가능하고 전달되고 있다.

마취 전 · 중 · 후를 담당하는 마취간호사는 환자의 안위관리를 위한 임상실무가이드라인에 안위이론을 병합하였다. 이 세팅에서 환자의 안위관리는 다음과 같이 구체화된다. (1) 현재의 수술, 만성 통증의 문제, 두 만성질환을 동시에 앓는 상태comorbidities와 관련하여 환자의 안위요구를 사정하는 것; (2) 수술 전에 환자와 함께 효과적인 안위중재, 납득이 가는 효율적인 안위 측정 및 선호하는 수술후 통증 완화 유형을 구체화하는 안위계약을 만드는 것; (3) 편안한 체위, 체온 및 수술 동안 안위 관련 다른 요인들을 용이하게 하는 것; (4) 수술 후에 안위관리 및 측정을 지속적으로 하는 것(Wilson & Kolcaba, 2004).

교육

Gordwin, Sener와 Steiner(2007)는 가속화된 간호학부프로그램에서 안위이론을 적용하기 위한 가이드라인을 기술하였다. 교수가 이해하고 적용하기 쉬운 것으로 이론은 입증되었고 학생들과 함께 지지적인 학습 파트너십을 이용하여 역할 모델에 효과적인 방법으로 제공했다. *Core Concepts in Advanced Practice Nursing*(Robinson & Kish, 2001)에는 안위이론이 포함되어 있다. 이 이론은 학생이 어떠한 임상적 세팅에서도 사용하기에 적합한 것이며, 콜카바의 웹사이트에 Comfort Care Plans을 사용가능하게 함으로써 그 적용도가 용이해졌다.

최근, Gordwin, Sener와 Steiner(2007)는 타 분야에서 학부과정에 있는 학생을 위한 속성간호교육 프로그램의 교육철학으로 안위이론을 활용하였다. 분류구조와 개념틀은 편안한 교수요원이 되는 길을 가이드하였다. 이론은 임상적 문제에 대한 질문을 촉진하면서 학생이 막중한 교육과정으로부터 *경감(완화, relief)*을 얻고, 교수요원의 신임을 통해 교육과정에 *편안감*을 유지하고, 자가안위기술을 사용하여 스트레스원으로부터 *초월*에 도달하는 방법을 제공하였다. 저자는 "학생들이 간호사의 역할에 편안할 수 있고, 편안함을 느끼고 평생학습의 목표를 위해 최선을 다하는 전문간호사로의 변신을 할 수 있도록 도와주는 것"으로 예상하고 있다.

연구

콜카바는 *The Encyclopedia of Nursing Research*의 한 표제어에서는 간호와 관련된 성과물로서 comforting을 측정하는 것이 중요함을 제시하였다(Kolcaba, 2006). 간호사들은 안위간호의 효과를 나타내는 연구를 통해서 병원, 지역사회, 그리고 입법 차원에서 의사결정을 하는데 영향을 주기 위한 증명을 할 수 있다. 콜카바(2006)는 이론을 확장하고 근거기반 안위에 대한 문헌을 발전시키기 위해 대형병원과 가정간호 현장에서 안위 측정을 필요로 하였다.

콜카바(1992a)는 분류 구조를 이용하여(그림 33-1 참고) 병원 한곳과 지역사회의 참가자들로부터 전인적 안위를 측정하기 위한 General Comfort Questionnaire를 개발하였다. 표는 긍정적 항목과 부정적 항목이 각각의 칸에 조합되어 만들어진다. 24개의 긍정적 항목과 24개의 부정적 항목은 강한 긍정에서부터 강한 부정까지 Likert 형식으로 구성 되어 있다. 점수가 높을수록 높은 안위가 높음을 뜻한다. 2개의 병원의 모든 진료과목에 속한 206명의 참가자와 지역사회 구성원 50명을 대상으로 한 연구 결과, General Comfort Quesionnaire는 Cronbach alpha 값이 0.88로 나타났다(Kolcaba, 1992a).

연구자들은 자신의 연구 영역에서 안위설문지를 만드는 것을 환영한다. 구두평정척도와 다른 전통적인 형식화된 설문지는 콜카바 웹사이트에서 다운로드받을 수 있으며, 그는 이 이론의 사용을 증가시키기 위한 노력으로 질문에 답변을 하고 있다. 웹사이트에서는 설문지 사용에 대한 소개를 하고 있다. 이론에 대한 인기는 환자와 가족들이 간호를 받음으로 인해 나타나는 간호의 바람직한 성과로서 안위에 대한 보편적인 인지와 관련이 있을 것이다.

미래의 발전

콜카바는 자신의 실무 수행의 근간이 되는 개념으로 출발하여 안위 연구의 분류 구조를 제공하는 분석개념으로, 그리고 개념을 측정하는 방법에 이르기까지 자신의 이론 개발을 지속해오고 있으며, 최근에는 실무와 교육 그리고 연구에의 이용에 관심을 가져오고 있다. 그는 자신의 이론을 수립하기 위해 모든 접근 방법들을 정렬해왔다.

개념의 방법론적 발전은 강력하고 명확하게 구조화된 논리적인 이론으로 이어졌고 이는 교육, 실무, 그리고 연구를 위한 많은 현장에 널리 적용된다. 콜카바는 사람들이 추가된 현장에서 안위이론 적용을 용이하게 할 수 있도록 측정을 위한 템플릿을 개발했다. 그녀가 실무에서 이용이 가능하도록 제공한 안위관리 템플릿은 학생들과 교수들에게 도움이 되었다. 연구 성과에 따르면 이 개념이 지금까지 UI처럼 표준화되고 협소한 측정 방법으로써는 알아내기 힘든 인간의 전체적 변화를 측정하는데 얼마나 적절한지를 보여주고 있다(Dowd, Kolcaba, & Steiner, 2000).

안위 이론의 첫 번째 부분(Part I)은 이론적 주장은 경험적 검증에 근거해왔다. 안위 측정(중재)이 환자가 처한 특별한 건강 상황에 대해 전인적 안위의 욕구에 부합하도록 하는 것이라면 환자의 안위는 기준 측정선을 넘어서 증가될 수 있다. 또한 증가된 안위는 건강추구행위(Scholotfeldt 1975)의 이행과 관련이 있어왔다. 이론의 두 번째와 세 번째 부분을 위한 이론적 주장에 대한 검증이 연구에 의해 이루어져야 한다. 바람직한 건강추구행위에 대한 결과(성과)는 기능적 상태의 향상, 재활 기간의 빠른 진행, 빠른 치유, 또는 상황에 따라 평화로운 죽음을 포함할 수 있을 것이다. 건강추구행위는 환자, 가족, 돌봄의 제공자들 간의 협상이 이루어져야 한다. 기관의 측면에서 성과로는 환자의 입원기간 단축, 재입원 수의 감소, 비용의 감소, Beacon Award와 같은 내이션날어워드를 받는 것 등이 포함될 수 있다. 콜카바는 돌봄의 질 향상을 원하는 병원 행정가들을 상담하고 있다. 그녀는 질적 간호(돌봄)를 건강

추구행위에 들어가는 환경을 조성하기 위해서 의도된 행동으로 전달되는 안위행위로 간주하고 있다.

콜카바는 병원 혹은 지역사회에 의한 안위 치료를 의도적으로 강조하고 지지하는 것은 결국 만족도의 향상으로 보상받을 것이라는 주장하고 있다. 왜냐하면 사람들은 치유가 되며, 강해지고, 보다 더 건강하게 될 것이라는 동기부여가 되기 때문이다. 안위 이론을 지역사회로 확대시키는 것은 현재의 관심사이다. 어떤 지역이 다른 지역들보다 살기에 더 편하고 오래 사는 사람들이 늘어나고 또 진학률도 높다는 것은 잘 알려진 사실이다.

보다 높은 발전을 위한 또 다른 관심 영역은 안위의 보편적 본질이다. 현재 General Comfort Questionnaire는 대만어, 스페인어, 이란어, 포르투갈어와 이탈리라어(콜카바 웹사이트 참조)로 번역되어 있다. 터키어로의 번역은 진행 중이다. 어린이들의 안위는 수술세팅에서 더 정확히 관찰되어야 하고 기록되어야 한다(personal communication, Nancy Laurelberry, February 16, 2008). 아이들이 자가보고하는 Comfort Daisies의 사용은 병원세팅에서 검증되었다(personal communication, Carrie Majka, February 28, 2008).

안위이론은 NANDA(2011), NIC(2008)과 NOC(2008)과 같은 전자간호분류체계에 포함되어 있다. 콜카바는 기록 시스템에 안위관리를 포함시키기 위해 병원들과 협의하고 있다. 이론의 사용은 간호실무와 학문 분야에 지대한 공헌을 하였다. 콜카바는 은퇴 후 발표, 출판 및 토론을 통해서 이론을 발전시켜서 보급하기 위해 지속적으로 시간과 열정을 투자하고 있다.

이 이론은 자장 상태의 재인증과 자장 적용을 위한 조직화된 이론적 기틀로 널리 사용된다. 간호사는 스스로 자주 이 기틀을 선택한다. 그 이유는 이론의 기틀에는 환자와 가족을 위해서 하기를 원하는 것과 입원 동안 환자가 간호사에게 무엇을 원하는지가 설명되어 있기 때문이다.

비평

명확성

개념 분석 자료(Kolcaba & Kolcaba, 1991)와 같은 일부 초기 자료들은 명확성이 부족할 수 있지만 용어의 정의, 유도, 가정, 그리고 명제들과 관련해서는 일관된 입장을 보인다. 명확성은 많은 이론을 설명하는 논문과 후속 논문에서 많이 개선되고 있다. 부속 논문들에서 콜카바는 이해 가능한 학술적 언어를 이용하여 구체적인 실행에 이론을 적용시키고 있다. 모든 연구 개념들은 이론적으로 조작적으로 정의가 되었다.

간결성

안위 이론은 간호의 기초와 간호의 전통적인 사명으로 되돌아간다는 점에서 간단하다. 이론에 쓰인 언어와 적용에 고도의 기술이 쓰이지는 않았지만 그렇다고 고도의 기술적 환경에서 이용될 수 없는 것은 아니다. 이론에 변수는 거의 없으며 모든 변수들이 연구나 교육 프로젝트에서 쓰일 필요가 있는 것은 아니다. 이론의 주요 요점은 간호를 병원의 안팎에서 환자의 요구에 초점을 둔 실무로 되돌린 것이다. 이러한 단순함으로 인해 학생과 실무 간호사들이 쉽게 이론을 배우고 적용시킬 수 있다(Kolcaba 1995, Panno et al, 2000).

일반성

콜카바의 이론은 수많은 연구 현장, 문화 그리고 연령층에 적용이 되어 왔다. 적용에 한계를 보이는 단 한가지의 요소는 환자의 요구를 충족시키기 위해 간호사와 관리자들이 얼마나 기꺼이 노력을 투입할 것이냐에 관한 문제이다. 간호사와 병원 혹은 지역사회 모두가 간호에 헌신하면 안위 이론은 간호사들로 하여금 효과적이고 개개인의 전인적 유형들을 연마할 수 있게 한다. 안위의 분류 구조로 인해 연구자들이 새로운 환경에 맞는 자신만의 안위 도구를 발전시킬 수 있게 한다(Kolcaba 1991).

접근성

시간이 경과되면서 제공된 효과적인 간호 중재가 안위 상태를 증진시킬 것이라는 이론의 첫 번째 부분은 많은 연구를 통해 검증되고 지지받았다. 그리고 Dowd, Kolcaba와 Steiner(2000)연구에서 증가된 안위는 건강추구행위 증가를 강력히 예측하는 인자이며, 환자가 더 편안해지면, 재활과 회복이 더 좋아진다는 것을 의미한다. 이 관계는 안위이론의 두 번째, 세 번째 부분에서 지지되고 있다. 안위 도구는 강한 심리측정적 속성을 지니고 있었는데 이것은 그 질문항목들이 안위를 측정하기에 적절했고, 시간의 경과에 따른 안위의 변화를 밝힐 수 있음을 의미한다. 이러한 결과는 안위의 분류 구조에 대한 지지를 나타내고 있다.

중요성

안위 이론은 환자 중심의 실무를 기술하고, 어떻게 안위의 측정이 환자와 그들의 건강 그리고 기관의 실행가능성에 중요한가를 결정할 것인지를 설명할 수 있다. 이론은 안위의 증진과 건강추구행위에의 추구에 대해 효과적인 안위 측정(중재)으로 얻을 수 있는 이익을 예측할 수 있다. 안위 이론은 학문을 이론의 뿌리와 맞닿게 하도록 끌어들이면서 간호학을 힘있게 만드는 역할을 하는데 전념을 한다. 안위전략과 그 효과에 대한 기록은 간호에서 경험적으로 보여주고 있다. 안위의 성과는 간호사와 잊지 못할 도움의 관계에 대한 효과, 체크리스트나 의사의 지시를 넘어선 효과를 나타내고 있다. 이는 간호의 예술성과 과학성을 아우르는 것이다. 안위와 같은 가치가 추가된 성과를 포함하는 전자자료시스템을 만드는 것은 중요하다. 콜카바의 웹사이트 개방성과 협동은 이론의 적용을 널리 파급하는 것을 촉진한다.

환자와 가족 안위에 대한 오리엔테이션은 간호에서 처음으로 제시되었지만, 눈에 띄이지 않으며 투약과 테크놀로지 사용을 개선하는 건강간호시스템에 의해 아마도 덜 평가되고 있다. 환자와 가족의 안위에 재초점을 맞추는 것은 간호의 뿌리와 경험적 근거에 대한 요구를 다시 찾는 것을 의미한다. 우리는 연구를 통해서 안위가 환자회복, 다른 건강추구행위 및 기관의 실현가능성에 근본이 된다는 것을 제시할 수 있다. 초점은 다른 건강돌봄 전문가와 보조 직원들이 적용할 수 있다는 것이다. 병원 전반에 걸쳐 시행된 안위의 틀을 사용함으로써 모든 사람이 쉽게 '합심' 하도록 한다.

요약

초기에 안위 이론은 간호가 환자를 위해 무엇을 하는가에 초점을 맞춰왔다. 시간과 함께 이론이 발전하면서 이론의 정의는 개념분석으로부터 파생되었고 환자의 문화적, 정신적 영역 같은 광범위한 범위로 확장되었다. 분류구조의 기본 형식과 개념적 기틀은 동일하다. *General Comfort Questionnaire*의 발전은 이 개념이 측정 및 기록 가능하며, 긍정적 효과가 있으며, 이에 바람직한 환자, 가족 및 기관의 성과와 관련이 있다는 것을 검증하는데 중요한 것이다. 여타의 간호 결과물로부터는 독창적으로 구분된다는 것을 밝힐 가능성을 보였다.

이 이론은 간호실무와 관련성을 가지고 있고, 어떠한 현장에서나 간호를 쉽게 계획하고 설계하도록 이끈다. 교육분야에서의 유용성은 초보자들로 하여금 그들이 간호에 대한 사정과 계획을 조직화하고, 과학뿐만이 아니라 간호의 기술 역시 배울 수 있도록 하는 기틀을 제공한다. 전문간호사들 역시 그들의 치료 수행에 도움을 받을 수 있고 간호의 단순한 기술적 측면을 넘어서서 그들이 하는 일에 대해서 보여줄 수 있다.

연구에서 이 이론은 안위에 대한 중재를 제공한 이후 환자들의 실제 안위에 증가가 있었음을 타당화 하는 방법을 제시한다. 안위의 개념은 환자들이 '더 나아졌다'라고 표현하는 질적인 면에 대해 다룬다. 콜카바는 안위 개념을 모든 간호의 영역으로 발전시키고 확장시키기 위해 끊임없이 지속적인 노력을 기울였다. 기관들은 환자와 직원 모두를 위해 안위도모 환경을 계획하는 것이 가치있다는 것을 인식게 되었다. 콜카바의 집필과 인터넷 활동(웹사이트)을 통해 안위 이론은 현재 전세계적으로 유명하다.

사례연구

4세 갓난아기의 엄마로서 임신 28주째인 32살의 아프리카계 미국인 여성은 규칙적 자궁수축을 보이는 고 위험성 임산부로 입원하였다. 그녀는 자신의 가족계획이 끝나지 않았음을 걱정하였다. 그녀는 표33-1에 명시되어 있는 많은 안위 요구를 필요로 했다. 간호사들이 그들의 환자들로부터 안위 욕구를 알아보려 할 때, 분류 구조 혹은 안위 표를 이용하여 대상자들의 욕구를 규명하고 조직화할 수 있다. 안위 표(그림 33-1 참조)를 정신적 지침으로 이용하여 간호사들은 하나 혹은 두개의 간호사-가족 상호작용에 사용될 수 있는 안위 중재를 설계할 수 있다. 이런 사례 연구를 위하여 표 33-2에 3가지 유형의 안위 중재를 개별화하는 제안이 명시되어 있다.

임상적인 이용을 위해서 간호사는 중재를 제공하기 전과 후에 각각 0부터 10까지의 점수(10점은 최고의 안위 수준)에 응답을 하도록 요구할 수 있다. 특정한 안위 중재가 환자의 안위를 증진시키기 위한 목표를 달성했는지 연구를 통해 결정하기 위해 질문 항목은 안위 표 각각의 칸 안에 항목을 적어 넣어서 안위 설문지를 개발 할 수 있다(그림 33-1 참조). 1점부터 6점까지의 응답 영역을 포함하는 Likert 형 척도를 통해 전체 안위 점수를 쉽게 측정할 수 있다. 이 설문지는 중재가 이루어지기 전후의 환자들에게 제공되며 안위가 올라가면 안위의 증진이 있음을 의미하는 것이다.

표 33-1 사례연구를 위한 안위 요구의 분류 구조

안위의 맥락	완화 relief	마음편함 ease	초월 transcendence
신체적	등의 통증 조기 강한 자궁수축	안절부절 못함과 불안	환자의 생각: 가족과 아이들에게 무슨일이 생길것인가?
정신적	불안과 긴장	예후에 대한 불확실성	감정적, 정신적 지원 요구
환경적	초임부인 룸메이트 작고 깨끗하고 쾌적한 방	사생활 부재 방 안의 전화 침상 휴식이 감금처럼 느껴짐	고요하고 친근한 환경적 요소와 기분전환의 욕구
사회문화적	가족의 부재와 문화적으로 세심한 간호	가족의 부재 언어 장벽	가족이나 주요한 사람으로부터의 지지욕구, 정보와 상담의 욕구

표 33-2 안위 간호 행동과 중재

안위 간호 활동이나 중재 유형	예
표준 안위 중재	활력 징후 검사 결과 환자 사정 투약과 치료 사회사업가
코칭	정서적 지지 안심시키기 교육 청취 성직자
영혼을 위한 기분을 좋게 하는 식량 (Confort food)	문화적으로 받아들여진다면 치료적 접촉과 같은 에너지 치료법 환자의 선곡에 따른 음악 치료나 심상요법 시간보내기 개인적인 관계(personal connections) 환경적 자극물 줄이기

비판적 사고

1. 당신에게 실무에서 도표화를 요청한다면, 당신은 어떤 개념을 포함할 것인가? 도표 안에서 안위는 어디에 있는가?

2. 환자를 선택하고 간호실무에서 안위이론을 적용하시오. 이론이 실무방식에 어떻게 영향을 주었는가? 분류구조에서 안위측정은 어디에 있는가?(그림 33-1 참조)

3. 안위가 보편적 요구라는 몇가지 근거가 있다. 최근에 당신이 간호한 누군가를 위해 안위 요구에 대처한 방법을 확인하시오. 이 안위중재는 다른 문화에서 적용할 수 있는가? 그 이유는? 아니라면 그 이유는?

4. 안위 이론을 어떤 방식으로 지역사회 세팅에서 적용시키겠는가? 결집된 집단의 안위를 높이기 위해 당신은 어떤 종류의 안위 중재를 사용할 수 있는가? 당신의 중재가 효과적이었는지 알아보기 위해 어떻게 측정하겠는가?

5. 안위연구를 위한 간호실무 영역을 규명하고 왜 필요한지 설명하시오.

6. 안위 이론이 정책 변화에 어떻게 영향을 줄 수 있는가?

POINTS FOR FURTHER STUDY

- American Society of Perianesthesia Nurses at: www.ASPAN.org.
- Kolcaba, K. (1997). TheComfortLine.com. Retrieved from http://www.thecomfortline.com(theKolcabawebsite).
- Kolcaba, K (2003). *Comfort theory and practice: a holistic vision for health care*, New York, Springer.
- Kolcaba, K. (2006). Comfort (including definition, theory of comfort, relevance to nursing, review of comfort studies, and future directions.) In J. Fitzpatrick (Ed.), *The encyclopedia of nursing research*. (2nd ed.). New York: Springer.

REFERENCES

Aikens, C. (1908). Making the patient comfortable. *The Canadian Nurse, 4*(9), 422–424.

Apóstolo J. L. A., & Kolkaba K. (2009). The effects of guided imagery on comfort, depression, anxiety, and stress of psychiatric inpatients with depressive disorders. *Archives of Psychiatric Nursing*, *23*(6), 403–411.

Dowd, T., Kolcaba, K., Steiner, R., & Fashinpaur, D. (2007). Comparison of healing touch and coaching on stress and comfort in young college students, *Holistic Nursing Practice, 21*(4), 194–202.

Dowd, T., Kolcaba, K., & Steiner, R. (2000). Using cognitive strategies to enhance bladder control and comfort. *Holistic Nursing Practice*, *14*(2), 91–103.

Goodnow, M. (1935). *The technique of nursing*. (p. 95). Philadelphia: Saunders.

Goodwin, M., Sener, I., & Steiner, S. H. (2007). A novel theory for nursing education: Holistic comfort. *Journal of Holistic Nursing*, *25*(4), 278–285.

Hamilton, J. (1989). Comfort and the hospitalized chronically ill. *Journal of Gerontological Nursing, 15*(4), 28–33.

Hardin, S., & Bishop, S. (2010). Logical reasoning. In M. R. Alligood & A. M. Tomey (Eds.), *Nursing theorists and their work*. (7th ed., pp. 26–35). Maryland Heights, (MO): Mosby-Elsevier.

Harmer, B. (1926). *Methods and principles of teaching the principles and practice of nursing*. (p. 26). New York: Macmillan.

Henderson, V. (1966). *The nature of nursing*. New York: Macmillan.

Hodgson, N. A., & Andersen, S. (2008). The clinical

efficacy of reflexology in nursing home residents with dementia. *Journal of Alternative and Complementary Medicine*, *14*(3), 269–275.

Kolcaba, K. (1991). A taxonomic structure for the concept comfort. *Image: The Journal of Nursing Scholarship, 23*(4), 237–240.

Kolcaba, K. (1992a). Holistic comfort: Operationalizing the construct as a nurse-sensitive outcome. *Advances in Nursing Science, 15*(1), 1–10.

Kolcaba, K. (1992b). The concept of comfort in an environmental framework. *Journal of Gerontological Nursing, 18*(6), 33–38.

Kolcaba, K. (1994). A theory of holistic comfort for nursing. *Journal of Advanced Nursing, 19*, 1178–1184.

Kolcaba, K. (2001). Evolution of the mid range theory of comfort for outcomes research. *Nursing Outlook, 49*(2), 86–92.

Kolcaba K., Dowd T., Steiner R., & Mitzel, A. (2004). Efficacy of hand massage for enhancing comfort of hospice patients. *Journal of Hospice & Palliative Care, 6*(2), 91–101.

Kolcaba K: *TheComfortLine.com.* Retrieved from: www.TheComfortLine.com. Copyright, 1997.

Kolcaba, K. (2003). *Comfort theory and practice: A holistic vision for health care,* New York: Springer.

Kolcaba, K. (2006). Comfort (including definition, theory of comfort, relevance to nursing, review of comfort studies, and future directions). In J. Fitzpatrick (Ed.), *The encyclopedia of nursing research.* (2nd ed.). New York: Springer.

Kolcaba, K., Tilton, C., & Drouin, C. (2006). Comfort theory: A unifying framework to enhance the practice environment. *Journal of Nursing Administration, 36*(11), 538–544.

Kolcaba K., & Steiner, R. (2000). Empirical evidence for the nature of holistic comfort. *Journal of Holistic Nursing*, *18*(1), 46–62.

Kolcaba K., Schirm V., & Steiner R. (2006). Effects of hand massage on comfort of nursing home residents, *Geriatric Nursing, 27*(2), 85–91.

Kolcaba K., Dowd T., Steiner R., & Mitzel, A. (2004). Efficacy of hand massage for enhancing comfort of hospice patients. *Journal of Hospice & Palliative Care, 6*(2), 91–101.

Kolcaba, K., & Fox, C. (1999). The effects of guided imagery on comfort of women with early stage breast cancer undergoing radiation therapy. *Oncology Nursing Forum, 26*(1), 67–92.

Kolcaba, K., & Kolcaba, R. (1991). An analysis of the concept of comfort. *Journal of Advanced Nursing, 16*, 1301–1310.

Kolcaba, K., & Mitzel, A. (2008). Two chapters: Hand Massage; Simple Massage. In B. J. Ackley, G. B. Ladwig, B. A. Swan, & S. J. Tucker (Eds.), *Evidence-based nursing care guidelines: Medical-surgical interventions*. (pp. 402–407, 504–508). St. Louis: Mosby.

Kolcaba, K., & Wilson, L. (2002). The framework of comfort care for Perianesthesia Nursing. *Journal of Perianesthesia Nursing, 17*(2), 102–114. With post-test for 1.2 contact hours.

Lavoie, M., Blondeau, D., & Picard-Morin, J. (2011). The autonomy experience of patients in palliative care. *Journal of Hospice & Palliative Care, 13*(1), 47–53.

McIlveen, K., & Morse, J. (1995). The role of comfort in nursing care: 1900–1980. *Clinical Nursing Research, 4*(2), 127–148.

Murray, H. (1938). *Explorations in personality*. New York: Oxford Press.

NANDA: Ackley, B. J. & Ladwig, G. B. (2011). *Nursing diagnosis handbook: An evidence-based guide to planning care* (9th ed.; pp 349–356, 390). St. Louis: Mosby

NIC: Bulecheck, G. M., Butcher, H. K., & McCloskey-Dochterman, J. (2008). *Nursing interventions classification*. (5th ed., pp 78–79, 532–533, 578–579). St. Louis: Mosby.

Nightingale, F. (1859). *Notes on nursing*. London: Harrison.

NOC: Moorehead, S., Johnson, M., Maas, M. L., & Swanson, E. (2008). *Nursing outcomes classification*. (4th ed., 280–284, 753–756). St. Louis: Mosby.

Orlando, I. (1961). *The dynamic nurse-patient relationship: Function, process, and principles*. New York: Putnam.

Patterson, J. & Zderad, L. (1975). *Humanistic nursing*. New York: National League for Nursing.

Schlotfeldt, R. (1975). The need for a conceptual framework. In P. Verhovic (Ed.), *Nursing research*.

(pp. 3–25). Boston: Little, Brown.

Schuiling, K., Sampselle, C., & Kolcaba, K. (2011). Exploring the presence of comfort within the context of childbirth. In R. Bryar & M. Sinclair (Eds.), *Theory for midwifery practice*. (2nd ed., pp. 197–214). Basingstoke, UK: Palgrave Macmillan.

Wagner, D., Byrne, M., & Kolcaba, K. (2006). Effect of comfort warming on preoperative patients. *AORN Journal*, *84*(3), 1–13.

Wilson, L. & Kolcaba, K. (2004). Practical application of Comfort Theory in the perianesthesia setting (invited article). *Journal of Perianesthesia Nursing*, *19*(3), 164–173.

BIBLIOGRAPHY

Book Chapters

Primary Sources

Kolcaba, K. (2001). Holistic care: Is it feasible in today's health care environment? In H. Feldman (Ed.), *Nursing leaders speak out*. (pp. 49–54). New Yark: Springer .

Kolcaba, K. (2001). Kolcaba's theory of comfort. In D. Robinson & C. Kish (Eds.), *Core concepts in advanced practice nursing* (pp. 418–422). St. Louis: Mosby.

Kolcaba, K. (2006). Comfort (including definition, theory of comfort, relevance to nursing, review of comfort studies, and future directions). In J. Fitzpatrick (Ed.), *The encyclopedia of nursing research*. (2nd ed.). New York: Springer.

Kolcaba, K. (2009). The theory of comfort. In S. J. Peterson & T. S. Brednow (Eds.), *Middle range theories: Application to nursing research* (2nd ed., pp. 255–273). Philadelphia: Lippincott.

Kolcaba, K. (2010). Katharine Kolcaba's Comfort Theory. In M. Parker, & M. Smith (Eds.), *Nursing Theories and Nursing Practice*. (pp. 389–401). Philadelphia: F.A. Davis.

Kolcaba, K. (2011). Impaired Comfort. In B. Ackley & G. Ladwig, *Nursing Diagnosis Handbook* (pp. 222–225). St. Louis: Mosby.

Kolcaba, K., & Kolcaba, R. (2011). Integrative theorizing: Linking middle-range nursing theories with the Neuman systems model. In B. Neuman & J. Fawcett (Eds.), *The Neuman Systems Model* (5th ed.). Upper Saddle River, (NJ): Pearson.

Secondary Sources

Sitzman, K., & Eichelberger, L. (2004). *Understanding the work of nurse theorists: A creative beginning*. (pp. 117–122). Sudbury, (MA): Jones & Bartlett.

Journal Articles

Primary Sources

Dowd, T., Kolcaba, K., & Steiner, R. (2006). Development of an instrument to measure holistic client comfort as an outcome of healing touch. *Holistic Nursing Practice, 20*(3), 122–129.

Kolcaba, K. (1995). The art of comfort care. *Image: The Journal of Nursing Scholarship, 27*(4), 287–289.

Secondary Sources

Benson, G. (2004). Changing patients' position in bed after non-emergency coronary angiography reduced back pain, *Evidence Based Nursing, 7*(1), 19.

Berman, R., Iris, A., Bode, R., & Drengenberg, C. (2009). The effectiveness of an online mind-body intervention for older adults with chronic pain, *Journal of Pain, 10*(1), 68–79.

Chair, S., Taylor-Piliae, R., Lam, G., & Chan, S. (2003). Effect of positioning on back pain after coronary angiography. *Journal of Advanced Nursing, 42*(5), 470–478.

Eide, H., Sibbern, T., & Johannessen, T. (2011). Empathic accuracy of nurses' immediate response to fibromyalgia patients' expressions of negative emotions: An evaluation using interaction analysis. *Journal of Advanced Nursing*, *67*(6), 1242–1253.

Gallaher, M., & Long, D. (2011). Demystifying behaviors, addressing pain, and maximizing comfort research and practice: Partners in care. *Journal of Hospice and Palliative Nursing*, *13*(2), 71–78.

Harris, M., & Richards, K. (2010). The physiological

and psychological effects of slow-stroke back massage and hand massage on relaxation in older people. *Journal of Clinical Nursing*, *19*, 917–926.

Hartmann, M., Bäzner, E., Wild, B., Eisler, I., & Herzog, W. (2010). Effects of interventions involving the family in the treatment of adult patients with chronic physical disease: A meta-analysis. *Psychotherapy and Psychosomatics*, *79*, 136–148.

Holliday-Welsh, D., Gessert, C., & Renier, C. (2009). Massage in the management of agitation in nursing home residents with cognitive impairment. *Geriatric Nursing*, *30*(2), 108–117.

Kim, K., & Kwon, S. (2007). Comfort and quality of life of cancer patients. *Asian Nursing Research*, *1*(2), 125–135.

Kinsman-Dean, R. A., & Major, J. (2008). From critical care to comfort care: The sustaining value of humour. *Journal of Clinical Nursing*, *17*, 1088–1095.

Kjellberg, K., Lagerstrom, M., & Hagberg, M. (2004). Patient safety and comfort during transfers in relation to nurses' work technique. *Journal of Advanced Nursing, 47*(3), 251–259.

Lin, M., Hsieh, Y., Hsu, Y., Fetzer, S., & Hsu, M. (2011). A randomized controlled trial of the effect of music therapy and verbal relaxation on chemotherapy-induced anxiety. *Journal of Clinical Nursing*, *20*, 988–999.

Persson, A., Veenhuizen, H., Zachrison, L., & Gard G. (2008). Relaxation as a treatment for chronic musculoskeletal pain—a systematic review of randomized controlled studies. *Physical Therapy Reviews*, *13*(5), 355–365.

Peters, J. (2007). Examining and describing skin conditions. *Practice Nurse*, 34(8), 39–40, 43, 45.

Schneider, S., & Hood, K. (2007). Virtual reality: A distraction intervention for chemotherapy. *Oncology Nursing Forum*, *34*(1), 39–46.

Thrane, S. (2010). Hindu end of life. *Journal of Hospice and Palliative Nursing,12*(6), 337–342.

Wilkinson, J., & VanLeuven, K. (2007). *Fundamentals of nursing*. Philadelphia, F.A. Davis.

Williams, A. M., Davies, A., Griffiths, G. (2009). Facilitating comfort for hospitalized patients using non-pharmacological measures: Preliminary development of clinical practice guidelines. *International Journal of Nursing Practice*, *15*(3), 145–155. doi: 10.1111/j.1440–172X.2009.01739.x.

Yousefi, H., Abedi, H., Yarmohammadian, M., & Elliott, D. (2009). Comfort as a basic need in hospitalized patients in Iran: Hermeneutic phenomenology study. *Journal of Clinical Nursing*, *65*(9), 1891–1898.

34 장

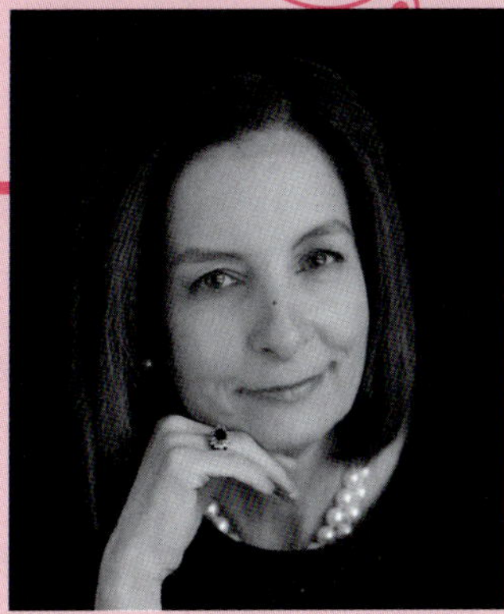

쉐릴 타타노 벡
Cheryl Tatano Beck

1949-현재

산후우울이론

Postpartum Depresson Theory

M. Katherine Maeve

"아기를 출산하는 것은 기쁜 일이다 – 또는 그렇다고 말한다. 그러나 어떤 여성은 그 기쁨을 선택할 수 없기도 한다" (Beck, 2006d, p. 40).

이론가 소개

쉐릴 타타노 벡은 1970년 Western Connecticut State University에서 간호학사학위를 받았다. 그녀는 첫 임상실습에서 산과(모성) 간호가 그녀 일생의 전문분야인 것을 알았다. 졸업 후, 벡은 예일뉴헤븐병원에서 산모와 신생아 병동에서 간호사로 일하였다. 1972년에 벡은 예일대학교에서 모아간호학전공 석사학위와 간호-조산사 자격증을 받았다. 1982년에는 보스톤 대학교에서 간호학 박사학위를 받았다.

1973년에 강사를 시작하면서 벡은 매릴랜드대학교, 미시간대학교, 플로리다아틀란틱

The author wishes to thank Dr. Cheryl Tatano Beck for her generosity of spirit in allowing me liberties with the interpretation of her life's work. Dr. Beck's work represents an enormous contribution to nursing, made even more remarkable because it did not depend on boatloads of NIH funding. That alone is an inspiration. Thanks are also extended to Dr. Peggy L. Chinn, who happily has not retired as a mentor or friend.

대학교, 로드아일랜드대학교, 예일대학교 등 주요 대학교에서 교수직을 수행하였고, 커넥티컷대학교에서는 간호대학과 의과대학의 교수로 임용되었다. 벡은 미국 동북부 지역 대학교와 주 소속 기관에서 수많은 연구프로젝트에 자문가로 활동하였다. 이러한 경력 가운데, 벡은 1999년에 Eastern Nursing Research Society에서 그 해의 저명한 연구자상을 포함한 30개 이상의 상을 수여받았다. 그녀는 1993년에 미국 간호학자협회(AAN)의 Fellow으로 입단하였다.

수많은 연구의 저자로서 그리고 연구결과의 전파자로서 벡은 100편 이상의 논문을 출간하였고 지역적으로, 전국적으로, 국제적으로 연구발표를 해왔다. 그녀는 *Advances in Nursing Science*, *Nursing Research*, *Journal of Nursing Education* 등 수많은 잡지의 편집위원으로 활동하였다. 벡은 출산과 관련된 정신질환의 이해, 예방 및 치료를 위한 국제 연구회인 Marce Society의 운영위원으로, 커넥티컷에 있는 도나휴 의학연구재단에서 자문위원으로 활동하였다. 벡은 그녀의 업적을 통해 지역에서, 국가 및 세계적으로 수많은 상을 받아왔다. 가장 최근에는 2011년 Sigma Theta Tau International Honor Society에서 출간하는 Journal of Nursing Scholarship-전문직, 세계 건강 및 건강 체계에서 우수성을 인정받아 최고의 출판 상을 받았다.

간호학계에서는 Polit과 Hungler가 저술한 연구책을 오래 전부터 대학원과정에서 널리 사용해 오고 있다. 벡은 현재 Polit 등이 저술한 연구책 7판에 공동 저자로 활동하고 이는 그녀가 연구수행에서 전문가의 수준을 잘 갖추고 있음을 의미한다. 2011년에는 9판 책이 *American Journal of Nursing* 올해의 도서 상을 수상한 바 있다. 벡은 또한 양적연구에서 통계분석 전략과 접근방법이라는 논문을 출간하기도 하였다.

벡은 학부생의 교육 문제와 돌봄의 문제에 대해 7개 주요 연구를 수행해 오면서, 30년 이상 산과(모성) 간호 분야의 지식발달에 헌신해 왔다. 그녀는 분만중인 여성을 대상으로 태아감시에 대한 산부의 인지적 및 정서적 반응을 조사하는 연구로 경력을 시작하였다. 벡의 연구는 진통과 출산과정에서 시작하여, 산후 기분장애에 특별한 초점을 둔 산욕기에 정점을 이루고 있다.

표 34-1 벡의 주산기 연구에 대한 연구표

연도	연구의 초점
1972	태아감시에 대한 여성의 인지적 및 정서적 반응(석사학위논문)
1977	석사학위 논문의 반복 연구
1982	분만동안 산부의 일시적인 경험

연도	연구의 초점
1985	질식분만과 제왕절개 분만이후 산모의 일시적인 산욕기 경험
1988	초산모의 산후 일시적 경험
1989	초산모에서 산후우울감 발생률과 병원체류기간
1990	가장자리에서 시소 타기: 산후우울의 근거이론적 연구
1992	산후우울에 대한 생생한 경험
1994	산후우울을 가진 어머니에 대한 간호사의 돌봄
1995	산후우울의 감별방법
1995	산후우울과 모아상호작용
1995	산후우울을 가진 어머니의 간호사의 돌봄에 대한 인식
1996	산후우울과 영아 기질 간 관계
1996	산후우울 예측요인: 메타분석(meta analysis)
1996	산후우울을 가진 어머니의 아동과 상호작용하는 경험
1996	panic 에 대한 개념분석
1997	질적 및 양적접근을 통한 연구프로그램 개발
1998	산후우울이 아동발달에 미치는 효과
1998	산후우울 위험에 처한 여성을 확인하는 checklist
1999	모성 우울과 아동의 행동문제
2000	산후우울 선별도구: 개발과 심리측정학적 검정
2001	산후우울 선별도구와 다른 두 가지 우울도구를 통한 비교분석
2001	정서 도구개발에서 항목 반응이론(item response theory)
2001	내용타당도 확보
2002	산후우울-메타합성(metasynthesis)
2002	산후우울 예측도구 수정
2002	쌍둥이 어머니 되기
2003	NICU 아기 엄마에서 산후우울
2003	산후우울 선별도구-스페인어판
2004	출산 손상
2004	출산 후 산욕기 스트레스 장애
2004	인터넷 면접의 장점
2005	임신중 DHA
2005	출산 손상과 모유수유
2005	출산 손상에 대한 기술적 지도
2007	PDSS - 인터넷
2009	상완총손상을 입은 아동을 돌보는 어머니
2012	기존 출산 손상후에 경험하는 다음 출산

NICU, neonatal intensive care unit; PDPI, Postpartum Depression Predictors Inventory; PDSS, Postpartum Depression Screening Scale; PPD, Postpartum

이론의 배경

벡은 연구에서 돌봄을 이론적 철학적 구성으로 언급하지 않았었지만, “돌봄은 간호의 필수적인 것”이라는 신념을 제시하는 여러 연구를 수행하였다. 벡은 Jean Watson의 돌봄이론을 이용하여, 돌봄을 간호의 중심으로 삼았다. 양적 연구방법론으로 개인의 한계를 초월한 이상적인 돌봄을 적절하게 반영할 수 없다는 Watson의 염려도 인정하였다. 벡의 저술(양적 및 질적 연구방법론을 사용한 연구보고서를 포함하여)을 통하여, 간호가 돌봄의 전문직으로써 발전하는것은 실무, 연구, 교육에서 기대할 만하고 성취 가능하다는 확인할 수 있다.

벡의 산후우울이론을 개발하기 위해 사용된 여러 연구는 질적 연구 양상을 띠고 있기 때문에, 벡은 지식개발에 중요한 방법론의 철학적 이론적 근원을 반영하는 다양한 이론적 자원을 인용하였다. 여성이 산후우울을 어떻게 경험하는 지에 대하여 첫 대형연구에서 Colaizzi(1978) 접근법을 이용한 현상학이 이용되었다. 다음 연구에서 벡은 간호에서 근거이론의 발달에 중대한 공헌자인 Glaser(1978), Glaser와 Strauss(1967), Hutchinson(1986)의 이론적 철학적 사상에 영향을 받은 근거이론적 접근을 이용하였다. 그녀의 업적 전반에 걸쳐 또한 여성주의 이론과 일치하면서 “여성의 눈”(Beck, 2002a)으로 임신, 출산, 어머니됨을 이해하는 것이 매우 중요함을 벡은 명백히 밝히고 가치를 부여하고 있다. 더구나 벡은 출산이란 여러 가지 동시적 맥락(의학적, 사회적, 경제적)에서 일어나고, 어머니의 출산과 어머니됨에 대한 반응은 이런 맥락적 반응에 따라 형성된다고 주장하였다.

그 외에 영향을 미친 중요한 이론적 근원에는 Sichel과 Driscoll(1999)의 업적에서 온 것이다. 이 저자들은 생물학과 삶 간에 상호작용이 어떻게 일어나는지 *biochemical loading* 개념화한 지진모델을 개발하였다. 시간이 지나면서 지속적인 스트레스와 관련된 화학적 자극으로, 여성의 뇌에는 ‘fault line(실수 선)’과 같은 것이 발달한다. 이는 출산을 직면한 여성의 도전과 같은, 여성의 삶에서 중요한 순간에 온전함을 제대로 유지하지 못하게 한다. 이는 지진과 같은 것을 초래한다. 벡은 Sichel과 Driscoll의 모델에서 여성의 유전적 구성, 호르몬 이용과 생식기 병력, 삶의 경험 등 모든 것이 “여성의 뇌가 안정될 수 없을 때와 정서 문제가 발생할 때 ‘지진(earthquake)’의 위험성을 예측한다.”고 이해하였다(Beck, 2001, p. 276). 모든 여성에서 임신기간 전반에 걸쳐 일어난 생리적 및 호르몬 변화는 이해하기 쉽다. 그러나 Sichel과 Driscoll의 지진 모델은 벡에게 비슷한 정황에 있는 개별 여성이나 여성 집단에서 산후우울의 발생에 영향을 미칠 수 있는 현상을 총체적으로 개념화하도록 돕는다. 벡 자신은 자기 자녀들을 출산한 후 산후우울을 전혀 경험한 적이 없다고 이야기했지만, 산후우울을 경험하는 여성의 경우 지진이라는 은유와 관련시켜 볼 때, 아마도 산후우울의 최정점에서 혼란을 경험하거나, 더 심하다면, 산후정신증으로 이어지게 된다.

벡은 Robert Gable을 그녀의 업적에 특별히 중요한 자원으로 밝혔다. 현재 커넥티컷대학교의 Neag 교육대학에서 명예교수로 있는 Gable은 '*Instrument Development in the Affective Domain*'(Gable & Wolf, 1993)이라 불리는 중요교과서를 저술하였다. 벡은 산후우울에 대한 풍부한 지식을 개발한 후에, 다음 논리적 단계로 산후우울을 예측하고 선별하는 도구를 개발하였다. Gable은 자신의 이론을 실무적으로 이용할 수 있도록 이론을 조작화하여 벡을 도왔다. Gable은 산후우울선별도구의 단계별 개발에 직접적으로 참여하였고, 스페인어 판 도구번역에도 참여하였다.

주요 개념과 정의

다음에 서술한 각 주요 개념은 벡의 업적 이후 정련되고 명료화 되어 왔다. 첫 두 개념은 산후기분장애와 조절력 상실로서, 현상학과 근거이론 방법을 이용한 벡의 초기연구에서 개발된 개념이다.

개념 1과 2 Concepts 1 to 2

1. **산후 기분장애** Postpartum Mood Disorder

산후우울과 모성 우울감(maternity blues)에 대한 정의는 벡의 초기 작업에 나타나 있다. 그러나 산후정신증의 이해와 마찬가지로 시간이 지나면서 이 개념은 더욱 구체화되어 갔다. 두 가지 다른 주산기 기분장애, 산후 강박장애와 산후 발병하는 공황장애가 규명되었다. 벡은 이를 통해 개별 장애를 보다 명확하게 이해하고, 각각 어떻게 다르고, 어떻게 상호 연관되는 지를 중요한 것으로 생각하였다(Beck, 2002c).

산후우울(Postpartum Depression). 진단적 범주에서 구별되는 비정신증적 주요 우울장애인, 산후우울은 출산 후 빠르면 4주부터 시작한다. 출산 후 1년 이내에 어느 때에라도 발생할 수 있다. 산후우울은 자기 제한적이 아니고, 단순 우울을 치료하는 것보다 어렵다. 발병률은 13-25 %이며, 빈곤한 자, 도심 거주자, 그리고 청소년인 여성이 더 많이 걸린다. 산후우울을 앓고 있는 여성의 50 %는 6개월이나 그 이상 병환이 지속된다.

모성 우울감(Maternity Blues). 이는 **산후우울감**(postpartum blues)과 **아기 우울감**(baby blues)으로 알려져 있다. 이는 산욕초기에 상대적으로 일시적인 자기제한적인 침울함과 감정이 흔들리는 시기이다. 모성 우울감은 모든 문화권에서 모든 여성의 75 %가 경험한다.

주요 개념과 정의

산후정신증*(Postpartum Psychosis)*. 정신장애인 산후정신증은 환각, 망상, 초조, 불면증, 괴상하고 비합리적인 행동을 동반한다. 산후정신증이 상대적으로 드물게 발생하지만 (1,000 출산에 대해 1-2명의 여성), 이는 참으로 정신과적 응급상황이다. 왜냐하면 어머니와 아기 (그리고 다른 아이들까지)가 손상의 위험상황에 처하기 때문이다. 산후정신증은 종종 산후 첫 주 동안 나타나기 시작하지만, 대부분은 심각한 손상이 발생할 때까지 발견되지 않는다.

산후 강박증*(Postpartum Obsessive-Compulsive Disorder)*. 최근에 규명되었기에 그 발병률이 아직 보고되어 있지 않다. 증상은 아기를 해치려는 반복적인, 침입적인 사고, 아기와 혼자 남게 된다는 공포, 그리고 아기를 보호하는 과잉경계가 있다.

산후 발병하는 공황장애*(Postpartum-Onset Panic Disorder)*. 이 산후 장애는 최근에 규명되어서 발병률이 아직 보고되어 있지 않다. 이는 갑작스런 불안, 공포, 매우 빠른 호흡, 심계항진, 그리고 곧 부서질 것 같은 느낌으로 특징지워진다.

2. **조절력 상실** Loss of Control

조절력 상실은 벡의 작업 중 1993년에 실질적인 이론개발단계에서 기본적인 사회심리적 문제로서 확인되었다. 이 서술 이론은 여성이 산후우울을 경험하는 과정을 그려냈다. 조절력 상실은 여성이 처한 특정한 삶의 상황은 각각 다르지만, 여성이 전반적인 삶의 영역에서 경험하는 단면이다. 그러나 조절력 상실이라는 개념은 현존하는 문헌과 잘 맞는다. 조절력 상실과정은 여성을 “가장자리에서 시소타기(teetering on edge)” 감정으로 남겨놓는다. 이 과정은 다음 4단계로 이루어진다.

1. *테러와 직면하기(encountering terror)*:무서워 떨게 하는 불안 발작, 혼돈 속에 둘러싸인, 끊임없는 강박적 사고로 구성된다.
2. *자신을 죽이기(Dying of self)*: 비현실성에 대한 놀람, 자기파괴에 대한 유혹과 시도, 자신과의 격리로 구성된다.
3. *생존을 위한 몸부림치기(Struggling to survive)*: 체계와 싸우고, 지지 집단에게 위로를 찾고, 완화를 위해 기도하는 것으로 구성된다.
4. *조절력 회복하기(Regaining control)*: 예측 불가능한 전환, 안내된 회복, 상실된 시간에 대한 슬픔으로 구성된다.

주요 개념과 정의

개념 3에서 개념 9 Concepts 3 to 9

위에 서술된 모든 개념에서의 생각과 정의는 개발과 검정에 특별한 초점을 개발하고자 사용되었다. 벡(1998)은 산후우울에 8가지 위험요소를 규명하였다. 이들은 벡이 개념적 명확성을 더 필요하다고 해석학적으로 결정한 영역에서 확장되어졌다.

변화를 가져온 또 다른 중요한 예제는 결혼이다. 후속 연구를 통해서, 관심을 가져야 할 두 가지 결혼 요소 -결혼상태와 결혼관계 만족도 양상-를 찾아냈다(Beck, 2002b). 두 가지 다른 위험요소가 -사회경제적 상태와, 계획되지 않은 그리고 원치 않는 임신- 또한 양적 및 질적으로 메타분석(meta-analysis)과 메타합성(meta-synthesis)을 통해 확인되었다.

개념 3에서 개념 15 Concepts 3 to 15

이 개념들은 산후우울의 중요 예측요인 또는 위험요인으로 확인된 주요개념들이다.

효과크기에 대한 가장 최근의 해석은 138개의 연구를 통한 메타분석(Beck, 2002b)에 의해 배정되었고, 각 개념정의 후에 효과 크기의 정도를 제시하였다(Beck, 2002b).

3. 임신 중 우울 Prenatal Depression

임신동안 우울은 산후우울의 중요 예측요인으로 확인되었다. 산후우울은 임신 전반에 걸쳐 또는 언제나 발생한다(효과크기=중간).

4. 아기돌봄 스트레스 Child Care Stress

아기돌봄과 관련되는 스트레스 사건에는 아기의 건강문제, 아기를 먹이고 재우는데 필요한 아기돌봄에 대한 어려움이 포함된다(효과크기=중간).

5. 생활 스트레스 Life Stress

생활 스트레스는 임신과 산욕기동안 스트레스를 받은 생활사건의 지표이다. 각각의 생활사건에 의해 생성되는 스트레스 양과 함께 생활 경험 횟수가 여성이 경험하는 생활 스트레스 량을 결정한다. 스트레스성 생활사건은 부정적이거나 긍정적일 수 있고, 다음 상황을 포함할 수 있다.

- 결혼상태의 변화(예: 이혼, 재혼)
- 직업의 변화(예: 직업 변경)
- 위기(예: 사고, 강도, 재정적 위기, 입원이 필요한 질병)(효과크기=중간)

주요 개념과 정의

6. 사회적 지지 Social Support

사회적 지지는 도구적 지지(아기도우미, 가사일 도우미)와 정서적 지지 모두를 의미한다. 여성의 사회연계망(남편이나 동거자, 가족, 그리고 친구)의 구조적 형태는 그들 구성원간의 근접성, 접촉 횟수 그리고 개인적 문제를 공유할 수 있는 믿을만한 사람의 수를 들 수 있다. 사회적 지지의 부족은 도구적 또는 정서적 지지에 대해 여성이 기대하는 양을 받지 못할 때 발생한다(효과크기=중간).

7. 임신 중 불안 Prenatal Anxiety

임신 중 불안은 임신기 전반에 걸쳐 또는 아무 때나 발생할 수 있다. 불안은 막연하고 불특정 위협을 염려하는 편치 않은 상태 또는 공포를 의미한다(효과크기=중간).

8. 결혼 만족 Marital Satisfaction

결혼관계에 대한 만족도는 의사소통, 애정, 유사한 가치(재정, 아기 돌봄), 서로의 활동과 결정과정, 전반적인 안녕 같은 결혼의 어떤 측면에서 여성이 얼마나 행복하거나 만족하는지를 평가하는 것이다(효과크기=중간).

9. 우울력 History of Depression

현 임신 이전에 우울 발병 여부에 대한 어머니의 보고가 반드시 기록되어야 한다(효과크기=중간).

10. 아기 기질 Infant Temperament

기질은 아기의 성향과 성질을 의미한다. 어려운 기질은 불안정하고, 까다롭고, 예측 불가능하고, 달래기 어려운 아기를 말한다(효과크기=중간).

11. 모성 우울감 Maternity Blues

모성 우울감은 출산 후 대부분의 여성에서 나타나는 병리적 상태가 아닌 것으로 이전에 정의하였다. 모성우울감이 장기화(10일 이상 지속) 되는 것은 산후우울의 예측요인이 될 수 있다(효과크기=작은-중간).

12. 자존감 Self-Esteem

자존감은 여성의 자기 가치감과 자기수용에 대한 전반적인 감정이다. 이는 자신에 대한 자신감과 만족감이다. 낮은 자존감은 부정적인 자가 평가와 자신과 자신의 능력에 대한 감정을 반영한다(효과크기=중간).

주요 개념과 정의

13. 사회경제적 상태 Socio-Economic Status

사회경제적 상태는 개인의 사회적 지위나 상태로 수입, 교육, 직업과 같은 사회적 경제적 요소의 혼합이다(효과크기=작음).

14. 결혼 상태 Marital Status

이 인구학적 특성은 결혼상태에 있어서 여성의 상황에 초점을 둔다. 여성이 홀로 사는지, 기혼이나 동거, 이혼, 과부, 별거, 또는 파트너가 있는 지에 따라 그 순위가 정해진다(효과크기=작음).

15. 계획되지 않은 또는 원치 않는 임신 Unplanned or Unwanted Pregnancy

이는 여성에게 계획되지 않은 또는 원치 않는 임신을 말한다. 미국에서 대부분의 임신은 계획되지 않은 것이다. 초기의 양가감정이후에 원치 않는 임신으로 남아있는 경우에 특별한 기록이 필요하다(효과크기=작음).

개념 16에서 개념 22 Concepts 16 to 22

마지막 몇 개념들은 PDSS에서 산후우울증상을 보인 여성을 선별할 때 사용된 모든 예측 및 위험요인의 분류라고 할 수 있다(Beck, 2002c).

16. 수면과 식이 장애 Sleep and Eating Disturbance

이런 장애에는 아기가 자는데도 불구하고 수면을 취할 수 없거나, 잠에 들기 전에 뒤척이거나, 자는 중간에 깨거나, 다시 잠에 들기 어려운 경우, 그리고 식욕 상실, 먹을 필요성은 인지하나 먹을 수 없을 경우로 구성된다.

17. 불안과 불안전감 Anxiety and Insecurity

불안과 불안전감은 상대적으로 작은 일에도 과다집중하고, 어떤 사람이 자신의 피부 밖으로 뛰어나가려는 느낌, 계속 움직이고 나아가야 한다는 느낌으로 나타난다. 그 외에 현재 불안전감을 느끼고 새로운 어머니 역할에 압도된 느낌이 있다.

18. 정서적 불안정 Emotional Liability

정서적 불안정은 여성의 감정이 불안정하고, 특별한 이유 없이 울거나 조절불능, 안절부절, 폭발적인 분노, 결코 행복할 수 없을 것 같은 공포감 등의 느낌을 언급한다.

주요 개념과 정의

19. 정신적 혼돈 Mental Confusion

정신적 혼돈은 집중하지 못하기, 한 가지 일에 초점 못 맞추기, 또는 의사결정에 대한 현저한 무능상태이다. 스스로 생각하는 과정을 조절할 수 없는 존재라는 일반적 느낌이 있다.

20. 자기상실 Loss of Self

여성은 자신의 정체감을 반영하는 자신의 몇 가지 측면이 출산 이후 바뀌었다고 느낀다. 그래서 여성은 자신이 진정으로 누구인지, 확인할 수 없고, 자신이 절대로 이전의 자기로 돌아갈 수 없을 것이라는 데 공포를 느낀다.

21. 죄책감과 수치 Guilt and Shame

죄책감과 수치감은 자신이 어머니로서 잘 하지 못하고 있으며, 아기에 관해 부정적인 생각을 갖고 있다는 지각과 관련이 있다. 이런 수치와 죄책감은 타인에게 자신이 어떻게 느끼고 있는지를 공개하지 못하게 하여, 진단과 중재로의 접근을 지연시키는 소인이 된다.

22. 자살 생각 Suicidal Thoughts

자살생각은 산후우울이라는 생생한 악몽을 피하기 위해 자신을 해하려는 또는 생을 마감하겠다는 잦은 생각과 관계있다.

경험적 증거의 이용

벡이 1993년 산후우울을 조사하기 시작하였을 때, 단 두 편의 질적 연구가 이 장애에 대한 지식의 기초에 기여하고 있음을 알게 되었다. 대부분의 연구는 간호학이 아닌 다른 학문에서 개발된 지식에 근거하고 있었다. 벡은 간호 조산사로서의 경험을 통해서 주산기를 포함한 산욕기 여성에 대해 다른 간호학문에서 일반적으로 이용하지 않는 관점을 확실하게 갖게 되었다.

1993년 산욕기 여성에 대한 4가지 대형 연구과제(표 34-1)를 완료한 후 벡은 근거이론 연구방법을 통해 실질적인 산후우울이론을 개발하였다. 이 이론은 조절력 상실로 규명된 기본 사회심리적 문제를 가진 "가장자리에서 시소타기(teetering edge)"로 명명되었다(Beck, 1993). 벡은 이 실질적인 이론의 개발 이래 산후 기분장애(산후우울, 모성 우울감, 산후정신증, 산후 강박증, 산후발병 공황장애)간 차이를 찾아내기 위해서 산후우울이 모-아 상호작용에 미치는 경험, 산후 공황, 손상 후 스트레스 장애(Post Traumatic Stress Disorder: PTSD), 그리고 출산시 손상 경험을 조사하여 이론을 세련화하기 위해 14가지 연구를 완료하였다. 또한 이 시기에 산후우울의 예측요인, 산후우울과 아기 기질간 관계, 산후우울이 모-아 상호작용에 미치는 효과에 대하여 메타분석(meta-analysis)을 수행하였다. 추가로 산후우울과 쌍둥이 어머니 되기에 대한 두 편의 질적 메타합성(meta-syntheses)을 수행하였다.

벡은 다양한 지역과 문화속에 거주하는 여성을 대상으로 수행한 산후우울에 대한 질적 연구 10편을 사용하였다. 이 연구에서 대표적인 대상자는 캐리비안에 거주하는 흑인여성, 아이리쉬 여성, 인디언 여성, 홍콩 중국인 여성, Hmong 여성, 영국에 사는 중동아시아 여성, 아시아 여성, 포르투갈 여성, 호주 여성, 캐나다 여성, 아프리카계 미국 여성을 포함한다, 벡은 새로운 자료를 통해 자신의 연구에서 보고한 "끝에서 흔들흔들 움직이기" 근거이론을 다른 문화권에서의 여성과 비교하였다. 벡은 이론의 수정가능성을 고려할때 관련이 있는 실질적인 근거이론의 이론적 기대를 유지하고 있음을 확인하였다. 따라서 "통제력을 상실한 채" "끝에서 흔들흔들 움직이기" 라는 사회심리적 과정이 다른 문화권의 여성에게 기능적으로 확장되어 왔다(Beck, 2006a, 2012b).

주요 가정

간호

벡은 간호란 우리가 돌봐야 하는 사람, 학생, 그리고 서로에게 돌봄의 의무를 가진 돌봄의 전문직이라고 기술하다. 추가로 간호가 건강과 전체성이라는 목표를 달성하는 데에 일차적 수단은 간호사와 우리가 돌봐야 하는 사람 간의 상호작용이다.

인간

인간은 생물적, 사회적, 정신적 요소를 갖고 있으면서 전체성의 관점으로 기술된다. 나아가 사람, 또는 사람됨이 가족과 지역사회라는 맥락 속에서 이해되어야 한다는 의견에 강한 사명감을 갖고 있다.

건강

벡은 건강에 대해 명백한 정의를 하지 않았다. 그러나 그녀의 저서를 통해 신체적 정신적 건강에 대한 전통적인 생각을 기술하였다. 건강이란 여성의 삶과 그들이 살고 있는 환경의 맥락 속에 여성이 반응하는 결과이다. 따라서 건강의 모든 맥락은 어떤 단순한 건강문제를 이해하는 것이 매우 중요하다.

환경

벡은 많은 다른 간호학자와 같이 환경을 개인적 요소뿐 아니라 개인 밖의 세계를 포함한 넓은 용어로서 서술하고 있다. 외부환경은 사건, 상황, 문화, 물리 생태계, 사회정치체계가 포함된다. 추가로 가임기 여성은 의학적 모델과 가부장 이데올로기가 침투된 건강관리 환경 내에서 돌봄을 받고 있음을 인식하고 있다.

이론적 주장

벡의 이론에서 이론적 주장은 그녀의 저서를 통해 잘 표현되어 있다. 그녀는 다음 주장에서 산후우울에 포함된 생물학적 요소와 관련된 Sichel과 Driscoll(1999) 연구의 중요성을 인정하고 있다.

- 뇌는 내적 생물적 조건이나 외적 사건 어느 것이든지 다양한 스트레스원에 대해 생화학적으로 조절할 수 있다.
- 스트레스성 사건(내적 또는 외적)은 특히 장기화 될 때 뇌의 생화학적 조절능력을 파괴시키는 원인이 된다. 뇌에 고통이 더 할수록 뇌는 더욱 만성적으로 조절이상이 된다. 이미 조절이상이 된 뇌가 새로운 스트레스원(내적 또는 외적)으로 다시 자극을 받으면, 아마도 심각한 기분장애와 정신장애가 일어날 것이다.
- 여성의 독특하면서 정상적인 뇌와 호르몬 화학반응은 산욕기를 포함한 그녀의 삶의 중요한 시점에 정서장애가 일어날 수 있는 취약성을 초래한다.
- 산후우울은 생물적(유전을 포함), 정신적, 사회적, 관계적, 경제적, 상황적 생활스트레스원의 조합으로 인해 발생한다.
- 산후우울은 단일 형태의 장애가 아니다. 여성은 산후우울을 단순한 증상으로 표현할 수 있으나, 그 속에는 다양한 증상들의 운하처럼 보일 가능성이 높다. 이는 내외적 스

트레스원으로 인한 다양한 삶의 역사와 관련 있다.

- 문화적으로 여성은 행복하게 느끼고, 행복해 보이고, 행복하게 행동하고, 어떻게 자연스럽게 엄마가 되는지 이해하고, 성취감을 지닌 모성을 경험하기를 기대한다. 이런 기대로 여성은 디스트레스(distress)의 참 감정을 표현하기가 매우 어렵게 된다.
- 정신질환으로 붙여진 낙인은 정신질환이 아이의 출산과 관련된 경우 더욱 심하여 여성을 침묵 속에서 고통 받게 한다.
- 예방적 틀 수준에서 산후우울은 출산 이전에 위험요소를 확인하고 이를 경감시켜 예방할 수 있다. 산후우울 그 자체는 초기에 확인될 수 있고, 주의깊은 감별을 통해 효과적으로 치료될 수 있다. 예방은 여성과 아기와 가족이 겪을 고통의 시간을 줄여주고, 해로운 영향을 감소시킬 수 있다.
- 임신동안에 많은 생물적, 사회적, 정신적 문제와 도전은 모두 정상이다. 여기에는 피로, 수면장애, 자신의 능력에 대한 질문 등이 포함된다. 포괄적인 산전 산후 관리를 통해 귀찮은 병적인 증상을 제거할 수 있고, 예상되는 증상을 정상으로 돌아가도록 여성을 도와줄 수 있다. 이를 통해 여성이 실제로 경험하는 스트레스 정도를 감소시켜 줄 수 있다.

논리적 형식

벡의 산후우울 이론은 귀납적 및 연역적 논리체계를 모두 이용하여 이론 개발에 어떻게 유의하게 영향을 미치고 있는지를 규명하였다. Chinn과 Kramer(2004)는 귀납적 논리를 특정한 것에서 일반적인 것으로의 추론과 질적 연구의 기본으로서 밝혔다. 대조적으로 연역적 추론은 일반적인 것에서 특정한 것으로 이동하는데, 이는 일반적인 것을 대표하는 결론을 이끌어낸다.

벡의 이론은 시작에서 매우 복합적이고 초점을 둔 경로를 갖는다. 이 이론을 이해하고 표현하는 데 어떤 기준이 사용되었는지 명확히 하는 것은 유용하다. 최근 이용되고 있는 이론의 정의는 "현상에 대하여 일시적이고 목적적이고 체계적인 관점을 표출하는 창조적이고 논리적인 아이디어의 구조"(Chinn & Kramer, 2011)이다. 중범위이론은 근거이론 접근법에 의해 유도될 수 있다. 그리고 이론들은 다양한 사회적 사건에서 일어나는 사회적 과정을 확인한다. 예를 들면, 벡의 산후우울에 대한 실제 이론은 통제력 상실이 여성이 직면하는 기본적인 사회심리적인 문제이나, 이 문제는 산욕기가 아닌 상황에서도 발생할 수 있다는 것이다.

벡의 이론 개발은 몇 가지 이유를 들어 교육적이다. 첫째 실용적인 실무 관심에 대한 이론을 개발하기 위해 벡은 끊임없는 직선적이고 논리적인 노력을 기울여 특정 실무 문제를 제시하는 이론을 유도하였다. 이 이론은 비교적 새롭기 때문에 이론의 실체에 기여자는 거의 없다. 그리하여 젊은 여성으로서 이 작업을 시작한 학자 벡이 제시한 이론은 매우 명료하고 초점을 맞춘 이론 개발과정임을 알 수 있다. 벡은 자신의 이론을 검증하고 다양한 계층에게 이론을 사용하고, 도구를 검정해 왔다. 또한 다른 연구자가 합류하여 과학발전에 공헌할 수 있도록 작업을 발전시켰다.

둘째, 벡의 산후우울이론은 특정 환자 문제를 제시하는 특수한 간호실무 영역에서 확장된 귀납적 이론개발의 예제이다. 벡은 돌봄에 대한 세계적 관점으로 이 작업을 시작하였으나 산후우울에 초점을 맞춘 이 작업은 실제적인 중범위이론의 개발을 통해 발전하였다. 벡은 이론을 개발하기 시작할 때부터 아래와 같은 목적을 위해 산후우울을 이해하는데 목표를 두어 왔다. 이는 전문직으로 하여금 대상자를 위해 적절한 예방전략을 수립하고, 조기중재를 위한 선별검사 프로그램을 개발하고, 여성, 그녀의 자녀와 가족이 해를 입지 않도록 적절한 치료 전략을 개발할 수 있게 하는 것이다. 산후우울 이론은 서술적 실제 이론으로 시작하여 이제는 그녀의 연구목적에 따라서 광범위한 연구프로그램으로 발전하고 있다.

간호학계의 수용

실무

벡의 연구결과가 매우 널리 확산되어 있어서, 이론(과 이론을 반영하는 도구)은 미국 전역에 걸쳐 간호 실무에서 이용도가 증가하고 있다. 추가로 PDSS(산후우울선별도구)는 캐나다, 호주, 뉴질랜드, 아일랜드, 남아프리카, 독일, 러시아, 터키, 헝가리, 중국 및 이스라엘에서 사용되고, 필요시 번안되었다(참고 문헌에 PDSS의 선별도구를 이용한 연구들을 목록으로 제시하였고, 여기에는 이 선별도구의 국제적 사용의 연구목록도 포함한다).

PDSS는 사우스 캐롤라이나 의과대학병원의 고위험임산부 병동에서 여성을 위한 간호의 표준이 되었다(A. Raney, personal communication, April 28, 2004). 이 병동의 대상자는 다양한 연령층과 인종 군 및 많은 의학적 위험요소를 갖고 있다. 그녀는 PDSS 도구 자체가 도구를 적용하기 전에, 우울을 경험한 적이 없는 여성과 공개적으로 토론을 할 기회를 주는 수단이라고 말한다. 또한 PDSS에서 나타난 높은 점수는 의사에게는 그들 자신의 민감성과 인식도를 높이면서 담당 환자의 산후우울이 어떻게 나타나고 있는지 이해하기 위한 근거자료로 활용하게 한다. 예측한 바와 같이 개별 대상자의 특수 요구를 충족시키기 위해 지역사회 자원을 동원하고 확인하는 것은 쉬운 일이 아니다. 그러나 Raney는 이런 취약한 시기에 처한 여성의 특수 요구를 이해하고 반응하도록 찰스톤 지역사회의 관점을 극적으로 바꾸었다.

첫 아기를 가진 초산모를 관리하는 보건 단체는 PDSS를 적용하여 벡의 산후우울이론을 활용하고 있다. 예를 들면, 노스 캐롤라이나에 있는 *Healthy Start CORPS: InterConceptual Care Case Management Project*에서는 산후 6주가 된 여성을 추후 관리하기 시작하였다. 대부분 미국 원주민인 이들에게 PDSS를 적용하여, 개별 여성과 그 가족을 위한 간호계획에 중재와 관리전략을 포함하였다(L. Baker, personal communication, April 29, 2004). 프로그램 의장인 Lisa Baker는 여성에게 이 도구를 적용한 이후 산후우울증상에 대해 논의하기 쉬웠다는 점을 강조한다.

벡의 업적은 또한 사우스 캐롤라이나에 위치한 *Ruth Rhoden Craven Foundation for Postpartum Depression Awareness*와 같은 지역사회 중재 및 교육프로젝트에 유용한 도구로 이용되어 왔다. Helena Bradford는 자신의 가족에서 비극적인 산후 기분장애를 경험하였기 때문에 이 조직을 설립하였다. Ms. Bradford는 지역사회에서 산후우울에 대한 인식도를 높일 것을 주장하며, 지지집단을 구성하였다(H.Bradford, personal communication, April 28, 2004).

교육

벡은 전문가 대상 교육 학술대회와 워크숍에 자주 초대되는 강사이다. 그녀의 업적은 모아간호에 관련된 여러 간호교과서에 자주 인용된다. 벡의 업적은 학부 및 대학원 수준에서 산후우울에 관한 지식과 이해의 표준으로 설정된다. 추가로 벡의 업적은 의사, 정신건강관리자, 보건전문가, 사회사업가 그 외 여성과 아동의 보호서비스를 제공하는 사회사업기관에서 일하는 사람과 같은 다른 학문 구성원을 교육하는 데 사용되어 왔다. 벡은 또한 지역, 주, 전국, 국제적 수준에서 적극적인 지역사회 참여를 통해 자신의 업적을 일반 대중과 정책 입안자에게 소개하였다.

연구

벡 이론의 장기간의 연구발달은 표 34-1에 명확히 나와 있다. 이전에 언급한 바와 같이, 벡은 연구의 중요성을 인정받아 수많은 상을 수여받았다. 수많은 연구가 그녀 자신에 의해 수행되었지만, 간호사는 자신의 석박사 수준의 연구에서 벡의 업적을 많이 사용하고 있다. 추가로 벡은 학계와 학계가 아닌곳에서 실무수행연구를 활성화하고 있다.

미래의 발전

벡은 이론에서 산후 기분장애의 정의를 재구성할 뿐 아니라 무엇이 또 다른 주요개념이 될 것인지를 확인해 왔다(Beck, 2004a, 2004b). 출산 이후 PTSD(손상 후 스트레스 장애)보고가 증가하면서 여성의 손상적 출산경험을 조사했다(Beck, 2004a). 이 초기 작업에서, 출산시 손상은 "어머니와 아기에게 실제적으로 또는 위협적으로 심각한 손상을 초래하는 진통과 분만과정에서 발생하는 사건이다. 출산여성은 극심한 공포, 무기력, 조절력 상실과 전율을 경험한다"라고 정의하였다(Beck, 2004b, p.28). 벡은 PTSD를 실제로 겪은 여성이 산후우울로 잘못 진단되어 항우울제로 잘못 치료하고 있는 것을 확인하였다. 벡은 이 장에서 제시된 첫 주요개념인 산후기분장애를 산후 기분과 불안 장애로 변경해야 한다고 제안하고 있다(Beck, 2004b). 따라서 PTSD는 구별된 진단으로 차별화하여 다른 치료접근을 받게 해야 한다. 개념으로서 출산시 손상은 과학적으로 조사되어 적절한 예측요인과 선별도구로 포함될 것이다. 벡(2006c)은 여성들이 출산당시 손상을 매해 출산일이 돌아올 때마다 어떻게 경험하는가 조사하였다. 이 연구에서는 자녀의 생일에 반복적으로 일어나는 손상을 재경험하는 시간이 됨을 확인하였다. 최근 연구에서는 벡과 공동연구자 Carol Lammi-Keefe는 임신 중 DHA(오메가-3 지방산의 일종; docasahexaenoic acid)의 역할에 초점을 두고 이 물질이 산후우울에 미치는 영향을 연구하고 있다(Judge & Beck, 2008).

연구자는 인터넷으로 모집한 대상자와 지역사회 거주 대상자에게 산후우울에 대한 선별검사를 위해 산후우울 도구를 적용하고 그 점수를 비교하였다(Le, Perry & Sheng, 2008). 초기 결과에서는 두 집단간에 도구의 높은 신뢰도와 구성 타당도를 확인하였다. 연구결과 인터넷 집단에는 히스패닉과 아시안 여성이 많이 참여하였고, 인터넷 집단에서는 산후우울의 위험요소가 더 많은 것을 확인하였다. 추후 연구에서는 인터넷 집단에 있는 여성을 위해 우울예방 및 치료를 위한 적절한 중재 서비스를 제공하는 방안을 모색할 필요가 있다.

비평

명확성

벡의 이론은 개념이 분명하고 일관되게 정의되어 있는 것으로 볼 때 상당한 의미의 명확성에 대한 증거가 있다. 벡은 연구보고서 내에서와 연구 보고서 간에 성장을 반영하고 쉽게 이해되는 방식으로 용어, 생각, 정의, 개념을 이용하고 있다. 벡 연구와 저서는 연역적 귀납적 언어를 사용하고 있지만, 그녀의 말투는 간결하고 명확하다.

간결성

이 이론은 처방적 특정상황이론이므로 필연적으로 복합적이다. 아직은 벡의 산후우울에 대한 모든 것이 간호실무에서 관찰가능한 논리적 진행과정을 보여준다. 이 이론은 과학적으로 이론적으로 접근가능하다. 중요한 것은 여성의 산후우울의 위험을 예측하는 데 사용된 개념과 정의, 그리고 산후우울증상론에서 여성을 선별하는데 사용된 개념과 정의가 여성, 일반대중, 여러 학문의 전문가에게 직접적으로 의미가 있다는 것이다.

일반성

벡은 산후우울의 복합성을 그녀의 이론 전반에 걸쳐 설명하고 있다. 일반성은 이론이 다른 문화적 맥락에 얼마나 적용가능한가와 관련된 중요성에 대한 문제이다. Chinn과 Kramer(2004)는 일반성이란 이론이 개념적으로 단순성을 유지하면서, 광범위한 과학적 경험으로 설명되는 능력을 의미한다고 지적하였다. 산후우울은 상대적으로 좁은 경험이다; 그러나 이의 원인은 매우 복합적이다. 중요한 것은 벡(2007)은 많은 여성의 경험을 연구하였고, 여러 지역 및 다문화 집단의 산후우울을 다루는 수많은 자료를 연구에 사용하고 있다. 현존하는 이론과 비교하고 대조하기 위해 발표된 연구 결과를 포괄하는 것은 이론에 새로운 영역을 확장하는것과 더불어 일반성에 상당한 영향을 미치고 있다.

접근성

PDSS(산후우울선별도구)는 엄격한 통계적 과정을 거쳐서 개발되고 표준화해 왔다. 벡과 Gable(2000)은 산후우울이 발달단계에 있는 여성과 산후우울로 진단받은 여성을 대상으로 측정도구의 신뢰도를 고려하여 이 척도의 심리측정학적 속성을 조사하였다. 타당성 분석과 임상적 해석을 위한 cutoff 점수 설정에도 두 대상을 사용하였다. 이 연구들은 PDSS가 산후우울을 발견하는 데 신뢰성 있고 타당성 있는 선별도구라고 지적하였다. PDSS뿐 아니라 이 이론은 비교적 새로운 것이어서 광범위하게 다양한 학자에 의해 과학적으로 비평되지 않았다. 벡은 두 가지 도구가 있다: PDSS는 이미 잘 확립되어 있고, PDPI(산후우울 예측도구)는 최근에 연구에서의 신뢰도와 타당도가 입증되고 있다(Beck, 2002b; Hanna, Jarman, Savage, et al., 2004; Oppo, Mauri, Ramacciotti, et al., 2009). 벡 이론의 중요한 특징은 여성의 삶에 영향을 주는 즉각적인 접근성과 역동적인 잠재력을 갖고 있다는 것이다.

중요성

벡의 업적은 간호학계와 다른 학문에서 그 중요성 측면에서 그 가치가 높아지고 있다. 주산기 기분장애는 분명히 여성과 그 가족에게는 단순한 불편감 그 이상이다. 여성의 삶에서 일련의 사건들로 벡의 산후우울이론에 대하여 보다 큰 인식을 위해 특별한 요구를 지적하고, 예방, 확인, 조기중재와 치료를 위하여 벡의 산후우울이론을 이용할 것을 강조하고 있다.

임신기 여성과 출산직후 여성을 돌보는 일차적 책임자보다 더 많은 사람에게 산후우울에 대한 확인과 조기 중재의 역할이 부과된다는 인식이 증가하고 있다. 어린이와 신생아 담당 간호사는 어머니와 일관된 상호작용을 하고 있기 때문에, 이 간호사들은 산후우울을 겪고 있는 어머니에게 성공적인 중재를 제공하는 데 가치 있는 공헌을 할 수 있다. 정신과 간호사도 역시 산후우울이 즉시 확인되지 않는 여성(또는 그녀의 자녀)에게 문제를 확인할 수 있게 해준다.

그러나 산후우울에 대한 지식은 다소 덜 분명한 결과를 드러내는 방식으로 발전해왔다. 최근에 산후우울은 아동의 인지적 정서적 발달과 학령기 후반부 아동의 행동문제에 부정적인 영향을 미치는 것으로 알려져 왔다(Beck, 1996a). 산후우울은 약물남용, 교통사고, 범죄행위, 가정폭력, 학교, 고용과 수입 등과 같은 상황에 부정적인 영향을 미칠 수 있다. 간호학계에서의 인지도 증가와 함께 다른 의료인 및 일반 대중도 삶을 살아가는 동안 많은 맥락에서 산후우울이 미치는 보다 많은 영향을 확인할 수 있다.

요약

벡의 산후우울이론 개발은 창조적인 간호지식이 다양한 방법과 엄격한 검정을 활용하여 어떻게 간호 문제로부터 개발되었는가를 보여주는 전형적인 실례이다. 이 이론은 다양한 이론적 철학적 입장과 그 범위와 조직에서 영향을 받았다. 대부분의 간호사는 이 이론을 읽고 자신의 실무상황에서 어떻게 적용할 수 있는지 이해할 수 있다. 벡과 동료들은 계속해서 다른 문화에의 이론의 적용성을 탐색하고 유익을 얻을 수 있는 여성을 찾아가는 방법을 탐색하면서 이 이론을 확장시키고 있다.

간호사와 보다 넓은 사회는 산후우울이 적절하게 이해되지 않고 인정되지 않고 있다는 인식이 증가하고 있다. 간호사는 다른 의료인처럼 저녁뉴스에서 전해지는 산후우울로 인한 부정적인 결과를 유도할 때 예상치 않을 사건에 놀랄 뿐이다. 심지어 간호사 및 다른 의료인도 그들이 갖고 있는 지식으로는 질병이 미치는 문제를 줄일 수 없다. 따라서 우리에게는 산후우울이론이 중요하다는 것이다. 벡의 연구 업적을 통해서 간호연구가 산후우울을 이해하고 예방하는 근거를 제공하고 있음을 보여주고 있다. 또한 그녀의 연구와 도구는 우울의 조기 발견, 조기 중재 및 치료를 촉진한다.

사례연구

11세의 연약한 Kim(킴)은 어느 저녁의 성매매와 마약 때문에 어머니에 의해 세 명의 남자에게 팔렸다. 그녀의 어머니는 문을 나서면서 킴에게 "그들이 너에게 말하는 데로 해라. 나는 내일 아침에 돌아올 거야."라고 말하였다고 킴은 진술하였다. 킴은 학교에 다녔던 일부 기간에는 괜찮았지만, 그녀의 삶은 약물과 섹스의 연속이었다. 17세에 킴은 감옥에 갇히고 임신을 하였다. 킴은 몇 차례 구속되었다가 풀려났지만, 재판관은 태어날 아기가 약물로부터 자유로울 수 있도록 출산 때까지 감옥에 있도록 주장하였다. 그러나 킴의 산전관리 기록에서나 감옥 기록에서도 약물이나 알코올 남용을 확인할 수 없었다. 킴은 임신이라는 것을 알았을 때(임신 1기 말) 약물이나 알코올을 남용한 적이 없다고 강력하게 주장하였다. 연속적인 오해가 쌓이면서, 킴은 출산 2주 전에 풀려났다. 그러나 킴은 약물을 사용하지 않았고, 분만중 약물투여도 거부하면서 예쁘고 건강한 아기를 출산하였다. 신생아의 혈액검사에서 약물반응은 없는 것으로 나타났다.

킴은 자신이 어머니됨이 자신을 원래의 삶으로 돌려놓는 것이라고 믿고서 어머니가 될 것을 시작하였다고 회상하고 있다. 이러한 상황은 몇 주간 지속되었으나 서서히 킴은 자신의 옛 생활에 빠져들기 시작하였다. 킴은 아기의 옷과 먹을거리를 사기 위해 정부지원을 받았다. 그러나 그러한 도움에도 불구하고 그녀는 살 곳이 없었고, 살아가기 위한 돈이 없었다. 그녀는 법적인 직업을 가져본 적이 없었다. 그녀는 6주간 산후 건강관리 혜택을 받게 되었으나, 그 후에는 그녀 스스로 감당해야 했다.

아기가 7개월이 되었을 때, 킴은 아기가 마땅히 존중받아야 할 그 생명을 지켜줄 수 없다고 믿었기 때문에 아기를 포기하고 입양 할 것을 도와달라고 간호사에게 전화하였다. 그녀는 다시 약물을 사용하고, 아기를 돌봐야 한다고 생각하는 누군가에게 아기를 맡겼다. 그녀는 결단코 아기를 사랑하였고, 아기를 사랑하기 때문에 입양을 결정하였다. 킴은 인근 기독교 입양기관을 선택하였다. 직원은 그녀에게 아기를 입양할 예비가정들의 정보를 제공하고, 그들의 사진을 보여주어, 킴 스스로 입양가정을 선택할 기회를 주었다. 그녀는 그 가족의 이름이나 주소를 몰랐지만, 그 가족과 입양기관은 그녀 딸이 자라는동안 찍은 사진과 최신 정보를 제공해 주었다.

자원이나 지원 없이 그리고 그녀의 아이도 없이, 킴은 가장 친밀한 사람들과 그녀만의 삶으로 되돌아갔다. 킴은 18개월 이후 또 다른 아기를 출산하였다. 이번에는 뭔가 다를 것이라고 맹세하였다. 이 신생아가 7개월이 될 무렵, 킴은 자신이 약물남용에 깊이 빠져있음을 알게 되었고, 아기를 친척들에게, 친구들에게 돌보게 하고 있었다. 킴은 불행히도 범죄 거래현장에 있어 비극의 전말을 맞이하였다. 킴은 실제로 이 범죄에 가담하지 않았지만 그녀는 그 곳에 있었기에 처벌될 위기에 놓였다.

킴은 자신이 임신한 상태를 좋아했고, 출산하는 것을 좋아하고, 어머니가 된다는 생각을 좋아했다고 언급하였다. 그녀는 "초기에는 아주 좋다가, 몇 달이 지나면 나쁜 감정이 시작된다. 두 아기들이 6-7개월 정도 되었을 때이다. 나는 아무것도 할 수가 없었다"라고 말했다.

비록 킴은 추후관리를 위해 소아과 의사에게 아기를 데려왔지만, 의료인 어느 누구도 그녀를 알거나, 그녀의 병력을 알지 못했다. 왜냐하면 그들은 그녀의 아들 건강상태에만 집중하였기 때문이다. 킴의 정서는 매우 낙관적이며, 잘 웃었다; 어느 누구도 그녀에게 그녀의 삶이나 모성 경험에 대한 어떤 중요한 질문조차 하지 않았다. 킴은 고의로 "추후관리를 놓친" 것이다.

킴의 이야기는 산후우울이 약물과 혼동으로 살아가는 여성에게 특별히 도전적으로 직면하는 일련의 복잡성을 보여준다. 그들은 이 와중에도 우리가 갖고 있는 것과 동일한 소망과 꿈을 가진 어머니가 되기를 원한다. 킴의 삶에 혼돈스러웠던 약물, 알코올, 범죄 그 외 모든 방법들은 그녀가 서비스 -사건발생 후 서비스-를 받게 한 수단에 불과하였다.

제3자의 중재를 통해 그녀의 삶에 여러 시점에서 차이를 만들 수 있었을 것이다. 이런 시점 중 하나가 임신기이다. 그녀는 비록 임신에 대한 행복한 태도를 갖고 있었음에도 불구하고, 산후우울에 대한 대부분의 위험요소를 분명히 갖고 있었기 때문이다. 당신이 킴의 임신기 동안 간호사였고, 그녀가 산후우울 위험에 처해 있음을 확인하였다면, 아기 출산 전 후에 걸쳐서 어떤 종류의 간호계획을 개발하겠는가? 킴과 아이의 요구가 병원이나 사무실로 제한되지 않고, 지역사회 내에서 발생하였다. 당신은 이들을 대신하여 그들을 돕는 중재를 기꺼이 할 수 있는가?

비판적 사고

1. 그녀의 산전 및 산후 경험에 관하여 친구나 가족을 면담하시오.
2. 그녀는 당신이 예측한 감정을 가지고 있었습니까? 그녀가 당신을 놀랄만하게 하는 어떤 것이 있었습니까?
3. 그녀의 경험 중 산후우울증의 위험을 시사하는 것이 있었습니까?
4. 지역사회 내에서 산후우울증 여성을 위해 이용 가능한 자원을 탐구하시오.

POINTS FOR FURTHER STUDY

- Beck, C. T. (2008). State of the science on postpartum depression: What nurse researchers have contributed. Part 1. *American Journal of Maternal Child Nursing, 33,* 151–156.
- Beck, C. T. (2008). State of the science on postpartum depression: What nurse researchers have contributed. Part 2. *American Journal of Maternal Child Nursing, 33,* 121–126.
- Polit, D., & Beck, C. T. (2007). *Nursing research: Generating and assessing evidence for nursing practice* (8th ed.). Philadelphia: Lippincott.

Beck Instruments

- Beck, C. T. (1998). Postpartum Depression Predictors Inventory (PDPI). Available from *Journal of Obstetric, Gynecologic, & Neonatal Nursing,* published on behalf of the Association of Women's Health, Obstetrics and Neonatal Nurses, by Sage Science Press, an imprint of Sage Publications; Print ISSN: 0884–2175.
- Beck, C. T., & Gable, R. K. (2002). *Postpartum Depression Screening Scale (PDSS).* Available through Western Psychological Services, 12031 Wilshire Blvd., Los Angeles, CA 90025–1251.

REFERENCES

Barr, J., & Beck, C. T. (2008). Qualitative study on postpartum depression reveals infanticide secrets. *Canadian Family Physician*, *54*, 1716–1717, e5.

Beck, C. T. (1992). The lived experience of postpartum depression: A phenomenological study. *Nursing Research*, *41*, 166–170.

Beck, C. T. (1993). Teetering on the edge: A substantive theory of postpartum depression. *Nursing Research*, *42*, 42–48.

Beck, C. T. (1998). Postpartum Depression Predictors Inventory (PDPI). Available from *Journal of Obstetric, Gynecologic, & Neonatal Nursing*, published on behalf of the Association of Women's Health, Obstetrics and Neonatal Nurses, by Sage Science Press, an imprint of Sage Publications; Print ISSN: 0884–2175.

Beck, C. T. (2001). Predictors of postpartum depression: An update. *Nursing Research*, *50*, 275–285.

Beck, C. T. (2002a). *Mothering multiples: A meta-synthesis of the qualitative research.American Journal of Maternal Child Nursing*, *27*, 214–221.

Beck, C.T. (2002b). Revision of the postpartum depression predictors inventory. *Journal of Obstetric, Gynecologic, and Neonatal Nursing*, *31*, 394–402.

Beck, C. T. (2002c). Postpartum depression: A metasynthesis of qualitative research. *Qualitative Health Research*, *12*, 453–472.

Beck, C. T. (2002d). *Postpartum depression screening scale (PDSS): Manual*. Los Angeles: Western Psychological Services.

Beck, C. T. (2003). Recognizing and screening for postpartum depression in mothers of NICU infants. *Advances in Neonatal Care*, *3*, 37–46.

Beck, C. T. (2004a). Grounded theory research. In J. Fain, *Reading, Understanding, and* F.A. Davis.

Beck, C. T. (2004b). Birth trauma: In the eye of the beholder, *Nursing Research*, *53*, 28–35.

Beck, C. T. (2004c). Post traumatic stress disorder due to childbirth: The aftermath, *Nursing Research*, *53*, 216–224.

Beck, C. T. (2005). Benefits of participating in Internet interviews: Women helping women. *Qualitative Health Research*, *15*, 411–422.

Beck, C. T. (2006a). Acculturation: Implications for perinatal research. *Maternal Child Nursing*, *31*(2), 114–120.

Beck, C. T. (2006b). Postpartum depression: It isn't just the blues. *American Journal of Nursing*, *106*(5), 40–50.

Beck, C. T. (2006c). The anniversary of birth trauma: Failure to rescue. *Nursing Research*, *55*(6), 381–390.

Beck, C. T. (2006d). Postpartum depression: It isn't just the blues. *American Journal of Nursing*, *106,* 40–50.

Beck, C. T. (2006e). Pentadic cartography: Mapping birth trauma narratives. *Qualitative Health Research*, *16*, 453–466.

Beck, C. T. (2007). Exemplar: Teetering on the edge: A continually emerging theory of postpartum depression. In P. Munhall (Ed.), *Nursing research: A qualitative perspective* (4th ed., pp. 273–292). Boston: Jones & Bartlett.

Beck, C. T. (2008a). *Postpartum mood and anxiety disorders: Case studies, research, and nursing care.* Washington, (DC): Association of Women's Health, Obstetrics, and Neonatal Nursing.

Beck, C. T. (2008b). State of the science on postpartum depression: What nurse researchers have contributed. Part 2. *American Journal of Maternal Child Nursing, 33,*151–156. quiz 157–158. doi: 10.1097/01.NMC.0000318349.70364.1c.

Beck, C. T. (2008c). State of the science on postpartum depression: What nurse researchers have contributed. Part 1. *American Journal of Maternal Child Nursing*, *33,* 121–126. doi: 10.1097/01.NMC.0000313421.97236.cf.

Beck, C. T. (2008d). The nurses' vantage point. In S. D. Stone & A. E. Menken (Eds.), *Perinatal and Postpartum Mood Disorders: Perspectives and Treatment Guide for the HealthCare Practitioner* (pp. 203–217). New York: Springer.

Beck, C. T. (2009a). Critiquing qualitative research. *AORN Journal*, *90,* 543–554.

Beck, C. T. (2009b). Viewing the rich, diverse landscape of qualitative research. *Perioperative Nursing*

Clinics, *4*, 217–229.

Beck, C. T. (2009c). The Arm: There's no escaping the reality for mothers caring for their children with obstetric brachial plexus injuries. Nursing Research, *58*, 237–245.

Beck, C. T. (2009d). Birth trauma and its sequelae. *Journal of Trauma and Dissociation*, *10,* 189–203.

Beck, C. T. (2009e). An Adult Survivor of Childhood Sexual Abuse and her Breastfeeding Experience: A Case Study. *American Journal of Maternal Child Nursing*, *34*, 91–97.

Beck, C. T. (2011a). Revealing the subtle differences among postpartum mood and anxiety disorders: Phenomenology holds the key (pp. 193–214). In G. Thomson, F. Dykes, & S. Downe (Eds.), *Qualitative research in midwifery and childbirth: Phenomenological approaches.* New York: Routledge.

Beck, C. T. (2011b). A metaethnography of traumatic childbirth and its aftermath: Amplifying causal looping. *Qualitative Health Research*, *21*, 301–311.

Beck, C. T. (2011c). Secondary traumatic stress in nurses: A systematic review. *Archives of Psychiatric Nursing, 25,* 1–10.

Beck, C. T. (2011d). Meta-synthesis: Helping qualitative research take its rightful place in the hierarchy of evidence. *Japanese Journal of Nursing Research*, *44*, 352–370.

Beck, C. T. (2011e). Developing a research program using qualitative and quantitative approaches. *Japanese Journal of Nursing Research*, *44*, 371–379.

Beck, C. T. (2012a). Exemplar: Teetering on the edge: A second grounded theory modification (pp. 257–284). In P.L. Munhall (Ed.), *Nursing research: A qualitative perspective* (5th ed.). Sudbury, (MA): Jones & Bartlett.

Beck, C. T. (2012b). A metaethnography of traumatic childbirth and its aftermath: Amplifying causal looping. *Qualitative Health Research*, *21*(3), 301–311.

Beck, C. T., & Barnes, D. L. (2006). Post-traumatic stress disorder in pregnancy. *Annals ofthe American Psychotherapy Association,* summer, 4–9.

Beck, C. T. & Driscoll, J. W. (2006). *Postpartum mood and anxiety disorders: A clinician'sguide*. Sudbury, (MA): Jones & Bartlett.

Beck, C. T., Froman, R., & Bernal, H. (2005). Acculturation level and postpartum depression in Hispanic mothers. *American Journal of Maternal Child Nursing, 30,* 299–304.

Beck, C. T., & Gable, R. K. (2000). Postpartum depression screening scale: Development and psychometric testing. *Nursing Research*, *49*, 272–282.

Beck, C. T., & Gable, R. K. (2001a). Further validation of the Postpartum Depression Screening Scale. *Nursing Research, 50,* 155–164.

Beck, C. T., & Gable, R. K. (2001b). Item response theory in affective instrument development: An illustration. *Journal of Nursing Measurement*, *9*, 5–22.

Beck, C. T., & Gable, R. K. (2001c). Comparative analysis of the performance of the Postpartum Depression Screening Scale with two other depression instruments. *Nursing Research*, *50,* 242–250.

Beck, C. T., & Gable, R. K. (2001d). Ensuring content validity: An illustration of the process. *Journal of Nursing Measurement*, *9*(2), 201–215.

Beck, C. T., & Gable, R. K. (2003). Postpartum Depression Screening Scale—Spanish Version. *Nursing Research 52,* 296–306.

Beck, C. T., & Gable, R. K. (2005a). The Postpartum Depression Screening Scale (PDSS). In C. Henshaw & S. Elliott (Eds.), *Screening for perinatal depression* (pp. 133–140). London: Jessica Kingley.

Beck, C. T. & Gable, R. K. (2005b). Screening performance of the Postpartum Depression Screening Scale—Spanish Version. *Journal of Transcultural Nursing*, *16*, 331–338.

Beck, C. T:, Gable, R. K., Sakala, C., & Declercq, E. R. (2011a). Postpartum depression in new mothers: Results from a two-stage U.S. national survey. *Journal of Midwifery andWomen's Health*, *56,* 427–435.

Beck, C. T., Gable, R. K., Sakala, C., & Declercq, E. R. (2011b). Postpartum depressive symptomology: Results from a two-stage U.S. national survey. *Journal of Midwifery & Women's Health*, *56*(5), 427–435.

Beck, C. T., Records, K., & Rice, M. (2006). Further validation of the Postpartum Depression Predictors Inventory—Revised. *Journal of Obstetric*, Gynecologic*, and Neonatal Nursing, 35*, 735–745.

Beck, C. T., & Watson, S. (2008). The impact of birth trauma on breastfeeding: A tale of two pathways. *Nursing Research*, *57*, 228–236.

Beck, C. T., & Watson, S. (2010). Subsequent childbirth after a previous traumatic birth. *Nursing Research, 59*, 241–249.

Bryanton, J., & Beck, C. T. (2010). Postnatal parental education for optimizing infant general health and parent-infant relationships. *Cochrane Review*. The Cochrane Library 2010, Issue 1.

Cesario, S. K., Beck, C. T., Creehan, P., Watts, N., & Santa-Donato, A. (2006). *Compendium of postpartum care* (2nd ed.). Washington, (DC): Association of Women's Health, Obstetric, and Neonatal Nursing.

Chinn, P., & Kramer, M. (2011). *Integrated theory and knowledge development in nursing* (8th ed.). Maryland Heights, (MO): Mosby-Elsevier.

Clemmens, D., Driscoll, J., & Beck, C. T. (2004). Postpartum depression as profiled through the Postpartum Depression Screening Scale. *American Journal of Maternal Child Nursing, 29*, 180–185.

Colaizzi, P. (1978). Psychological research as the phenomenologist views it. In R. Valle & M. King (Eds.), *Existential phenomenological alternative for psychology* (pp. 48–71). New York: Oxford University Press.

Davidson, M., London, M., & Ladewig, P. (2011). *Olds' maternal-newborn nursing & women's health across the lifespan* (9th ed.). Prentice Hall: Upper Saddle River, (NJ).

Freda, M. C., Beck, C. T., Campbell, D. E., Dell, D. L., & Ratcliffe, S. (2011). Quality improvement opportunities in postpartum care (pp. 88–100). In *March of Dimes. Toward improving the outcome of pregnancy III*. New York: March of Dimes.

Gable, R., & Wolf, M. (1993). *Instrument development in the affective domain*. Boston: Kluwer Academic.

Glaser, B. (1978). *Theoretical sensitivity: Advances in the methodology of grounded theory*. Mill Valley, (CA): Sociology Press.

Glaser, B., & Strauss, A. (1967). *The discovery of grounded theory*. Chicago: Aldine.

Hanna, B., Jarman, H., Savage, S., & Layton, K. (2004). The early detection of postpartum depression: Midwives and nurses trial a checklist. *Journal of Obstetric, Gynecologic, & Neonatal Nursing, 33*, 191–197.

Hutchinson, S. (1986). Grounded theory: The method. In P. Munhall & C. Oiler (Eds.), *Nursing research: A qualitative perspective* (pp. 111–130). Norwalk, (CT): Appleton-Century-Crofts.

Judge, M. P., & Beck, C. T. (2008). Postpartum depression and the role of nutritional factors. In C. J. Lammi-Keefe, S. C. Couch, & E. Philipson (Eds.), *Nutrition and Health: Handbook of Nutrition and Pregnancy*. Totowa, (NJ): Humana.

Kennedy, H., Beck, C., & Driscoll, J. (2002). A light in the fog: Caring for women with postpartum depression. *Journal of Midwifery & Women's Health, 47*(5), 318–330.

Le, H.-N., Perry, D., & Sheng, X. (2008). Using the Internet to screen for postpartum depression. *Maternal and Child Health Journal,* Springer Netherlands: SpringerLink.

Meier, E. (2002). Pediatric ethics, issues & commentary. Andrea Yates: where did we go wrong? *Pediatric Nursing, 28*(3), 299.

Oppo, A., Mauri, M., Ramacciotti, D., Borri, C., Rambelli, C., Montagnani, M., et al. (2009). Risk factors for postpartum depression: The role of the Postpartum Depression Predictors Inventory-Revised (PDPI-R). *Archives of Women's Mental Health, 12,* 239–249.

Polit, D., & Beck, C. T. (2011). *Nursing research: Generating and assessing evidence for nursing practice, North American Edition* (9th ed.). Philadelphia: Lippincott.

Polit, D., & Beck, C. T. (2003). *Nursing research: Generating and assessing evidence for nursing practice, North American Edition* (7th ed.). Philadelphia: Lippincott.

Rychnovsky, J. D., & Beck, C. T. (2006). Screening for postpartum depression in military women using the Postpartum Depression Screening Scale. *Military Medicine, 171*, 1100–1104.

Segre, L., O'Hara, M., & Beck, C. T. (2010a). Nursing care for postpartum depression. Part I: Do nurses think they should offer both screening and counseling? *AmericanJournal of Maternal Child Health Nursing, 35,* 220–225.

Segre, L., O'Hara, M., & Beck, C. T. (2010b). Screening and counseling for postpartum depression by nurses Part II: Women's views. *American Journal of Maternal Child Health Nursing, 35*, 280–285.

Sichel, D., & Driscoll, J. (1999). *Women's moods*. New York: HarperCollins.

Bibliography of Research Using the Screening Scale

Baker, L. & Oswalt, K. (2008). Screening for postpartum depression in a rural community. *Community Mental Health Journal*, *44*, 171–180.

Boyd, R. C., & Worley, H. (2007). Utility of the Postpartum Depression Screening Scale among low-income ethnic minority women. In A. I. Rosenfield (Ed.), *New research on postpartum depression* (pp. 151–166). Nova Science.

Callister, L., Beckstrand, R. L., & Corbett, C. (2011). Postpartum depression and help-seeking behaviors in immigrant Hispanic women. *Journal of Obstetric, Gynecologic, & Neonatal Nursing, 40*, 440–449. doi: 10.1111/j.1552–6909.2011.01254.x.

Cantilino, A., Carvalho, J. A., Maia, A., Albuquerque, C., Cantilino, G., & Sougey, E. B. (2007). Translation, validation and cultural aspects of Postpartum Depression Screening scale in Brazilian Portuguese. *Transcultural Psychiatry*, *44*(4), 672–684.

Clarke, P. (2008). Validation of two postpartum depression scales with a sample of First Nations and Metis women. *Canadian Journal of Nursing Research*, *40*, 113–125.

Davis, S., Cross, J., & Link, B. K. (2008). Exploring the Postpartum Adjustment Questionnaires a predictor of postpartum depression. *Journal of Obstetric, Gynecologic & Neonatal Nursing, 37*, 622–630.

De Alencar, A. E., Arraes, L. C., de Albuquerque, E. C., & Alves. J.G. (2008). Effect of kangaroo mother care on postpartum depression. *Journal of Tropical Pediatrics*, *55*(1), 36–38. doi: 10.1093/tropej/fmn083.

Karacam, Z., & Kitiis, Y. (2008). The Postpartum Depression Screening Scale: Its reliability and validity for the Turkish population. *Turkish Journal of Psychiatry*, *19*(2), 187–196.

Le, H. N., Perry, D. F., & Sheng, X. (2009). Using the internet to screen for postpartum depression. *Maternal Child Health Journal*, *13*, 213–221.

Le, H. N., Perry D. F., & Ortiz G. (2010). The Postpartum Depression Screening Scale-Spanish Version: Examining the psychometric properties and prevalence of risk for postpartum depression. *Journal of Immigrant Minority Health*, *12*, 249–258. doi: 10.1007/s10903–009–9260–9.

Li, L., Liu, F., Zhang, H., Wang, L., & Chen X. (2011). Chinese version of the Postpartum Depression Screening Scale: Translation and validation. *Nursing Research*, *60*, 231–239. doi: 10.1097/NNR.0b013e3182227a72.

Pereira, A. T., Bos, S., Marques, M., Maia, B. R., Soares, M. J., Valente J., et al. (2010). The Portuguese version of the postpartum Depression Screening Scale. *J. of Psychosomatic Obstetrics & Gynecology*, *31*, 90–100. doi: 10.3109/0167482X.2010.481736.

Pereira, A. T., Bos, S. C., Marques, M., Maia, B. R., Soares, M. J., Valente, J., et al. (2011). The Postpartum Depression Screening Scale: Is it valid to screen for antenatal depression? *Archives of Women's Mental Health*, *14*, 227–238. doi: 10.1007/s00737–010–0178-y.

Postmontier, B. (2008). Sleep quality with and without postpartum depression. *Journal of Obstetric, Gynecologic, and Neonatal Nursing, 37*, 722–737.

Quelopana, A. M., & Champion, J. D. (2010). Validation of the Postpartum Depression Screening Scale Spanish Version in women from Arica, Child. *Ciencia y Enfermeria 16,*37–47.

Zubaran, C., Foresti, K., Schumacher, M. V., Amoretti, A. L., Müller, L. C., Thorell, M. R., et al. (2009). Validation of a screening instrument for postpartum depression in Southern Brazil. *Journal of Psychosomatic Obstetrics & Gynecology*, *30*, 244–254.

Zubaran, C., Schumacher M. V., Foresti K., Thorell M. R., Amoretti A., & Müller L. (2010a). The Portuguese version of the Postpartum Depression Screening Scale-Short Form. *Journal of Obstetrics and Gynaecology Research*, *36*, 950–957. doi: 10.1111/j.1447–0756.2010.01282.x.

Zubaran, C., Schumacher, M., Roxo, M. R., & Foresti, K. (2010b). Screening tools for postpartum depression: Validity and cultural dimensions. *African J. of Psychiatry*, *13*, 357–366.

Zubaran, C., Foresti, K., Schumacher, M. V., Amoretti, A. L., Thorell, M. R., & Müller, L. C. (2010c). The correlation between postpartum depression and health status. *Maternal Child Health Journal*, *14*, 751–757. doi: 10.1007/s10995–009–0512-z.

Zubaran, C., & Foresti, K. (2011). Investigating quality of life and depressive symptoms in the postpartum period. *Women and Birth*, *24*, 10–16.

35장

크리스틴 스완슨
Kristen M. Swanson

1953-현재

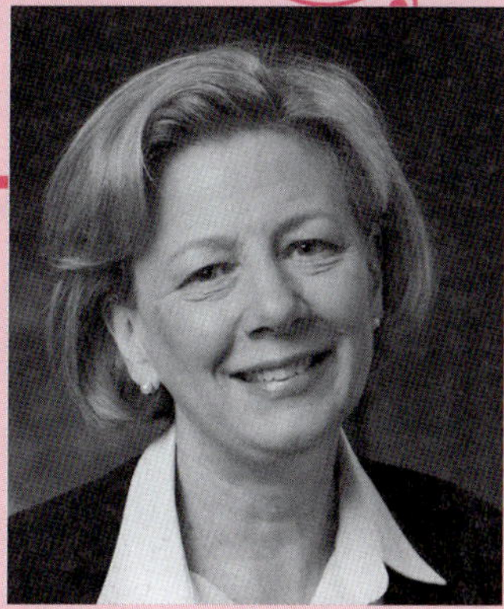

돌봄이론

Theoy of Caring

Danuta M. Wojnar

"돌봄은 개인이 헌신하고 책임감을 느끼도록 타인을 가치있게 여기는 양육 방식이다"(Swanson, 1991, p. 162).

이론가 소개

크리스틴 스완슨(RN, PhD, FAAN)은 1953년 1월 13일 Rhode Island의 Providence에서 출생하였다. 1975년 Rhode Island 간호대학 학사를 우등상을 받으면서 졸업하고(우등상), Worcester의 메사추세츠 대학병원에서 간호사로 일하기 시작하였다. 그 병원의 간호행정부는 전문직 간호실무의 전망을 명확하게 표현하여 주었고, 간호사가 환자와 함께 일하는 동안 그런 생각들을 적용하도록 적극적으로 활동하였기 때문에 스완슨 자신은 그 병원에 매우 몰두하여 일하였다고 회고하였다(Swanson, 2001).

초보간호사인 스완슨이 가장 원하였던 것은 간호실무자로서 지식과 전문적 기술을 갖추어 다른 사람들을 가르치는 것이 궁극적 목표였다. 따라서 그녀는 Philadelphia의 펜실베니아 대학교에서 성인건강과 질병간호로 대학원 석사 과정을 시작하였다. 1978년 석사학위를 받은 후 펜실베니아 대학교 간호대학의 성인 간호학 임상 강사로 일 년간 근무한 다음 Denver의 콜로라도 대학교의 간호대학 박사과정에 입학하였다. 그곳에서 그녀는 상실, 스트레스, 대처, 대인관계, 인간과 인간됨, 환경과 돌봄caring을 탐구하는데 중점을 둔 심리 사회적 간호를 공부하였다.

스완슨은 박사과정 동안에 스스로 선택하였던 실제 건강증진 활동 경험으로 제왕절개술 지지그룹에 참여하였다. 유산에 초점은 한 모임에서 그녀가 확인한 것은 초청강사 및 의사들은 유산 후 발생빈도와 건강문제에 초점을 두었지만, 모임에 참여한 여성들은 임신 상실로 인한 개인적 경험에 관하 이야기에 더 흥미를 보이는 것이었다. 그 때부터 스완슨은 유산에 대한 인간경험과 반응에 대해 더 연구하기로 결정하였다. 따라서 그녀의 박사논문에서 돌봄과 유산은 연구 프로그램의 초점이 되었다.

간호학 박사학위 취득 후, 국립간호연구센터National Center for Nursing Research의 박사 후 과정에 선발된 그녀는 Seattle의 워싱턴 대학교 간호대학의 Kathryn E. Barnard의 지도로 과정을 마쳤다. 그 후 현재까지 워싱턴 대학교 간호대학에서 교수로 재직하면서 학문적 업적을 지속하고 있으며, 2009년까지 가족 아동 간호학과의 학과장을 역임하였다. 교육과 행정 이외에도 스완슨은 국립보건원National Health Institutes과 국립간호연구소National Institutes of Nursing Research의 연구비 지원 하에 연구를 수행하였고 출간하였으며 석사 박사과정 학생을 지도하고, 국내 및 국제적으로 상담자 역할을 맡고 있다. 그녀는 여러 번 스웨덴의 Karolinska 연구소, 이삭 월턴 건강센터Issac Walton health center, 캐나다 노바 스코시아, 할리팩스 소재의 3차 의료기관인 여성, 어린이 및 가족 병원, 최근에는 타이완 국립 Cheng Kung 대학교에 초청연자 또는 초청교수로서 활약하였다 2009년 워싱턴 대학교 메디컬 센터에서 간호리더쉽 전문과정을 개최하였다.

2009년 스완슨은 채플힐 소재 노스 캐롤라이나 대학교 간호대학의 학장직과 노스캐롤라이나 대학교병원 학술부문 간호부서의 차장으로 임명되었고 동문들이 인정한 자랑스러운 교수에 선정되었다. 스완슨 박사는 최근 translational 연구에 열중하면서 돌봄이론을 임상실무, 교육 및 연구에 실행할 수 있도록 다양한 기관들을 자문하고 있다, 봉사활동으로는 *Journal of Nursing Scholarship*, *Nursing Outlook*, *Research in Nursing and Health*, 그리고 *International Journal of Human caring* 학술지의 편집위원과 심사위원으로 활동 중이다. 스완슨은 간호학 발전에 탁월한 기여를 인정받아 1991년 조교수로서 미국 간호학회American Academy of Nursing의 정회원이 되었고, 2002년에는 로드아일랜드 대학으로부터 자랑스러운 동문상Distinguished Alumnus Award을 받았으며, 2004년에는 Robert Wood Johnson 재단의 간호행정 펠로우십 프로그램의 펠로우로 선정되었다.

이론의 배경

스완슨은 돌봄이론을 개발하는 과정에서 다양한 이론적 근원에 이끌렸다. 처음 간호사를 시작할 때 이론과 임상 경험으로부터 획득한 지식이 그녀가 간호하였던 실제 사람들의 삶에서 이루어진 돌봄과 상당한 차이가 있다는 것을 빨리 인식하였다고 회고하고 있다.

> *환자가 완전히 의존적인 공간속으로 들어갔다가 어떤 부분이 회복되어 나오는 것을 관찰하는 것은 드러난 기적을 보는 것과 같았다. 배우자의 생명을 외과 팀에게 확인하면서 대기실에서 배우자와 함께 앉아 있는 것은 두려움을 자아내는 광경이었다. 그것은 예전에는 가족이 통제할 수 없었던 것을 이야하도록 가족이 요청한 내면적 역량을 관찰하는 것이었다. 환자와 가족이 질병, 회복, 또는 경우에 따라서는 죽음에 이르는 전환기를 견디기 위해 가족과 환자가 만든 공간속으로 특별히 초대받아서 특권을 누렸기 때문에 내 마음이 따뜻하였다*(Swanson, 2001, p. 412).

스완슨은 몇 간호학자들로부터 간호학문에 대한 신념을 형성한 통찰과 연구 프로그램에 영향을 미친 통찰력을 얻었다. 석사 준비 간호사로서 잭클린 파셋 박사의 간호실무의 개념적 기초라는 과정을 이수하여서, 간호학과 다른 건강관련 학문의 목표 간의 차이를 잘 이해하였을 뿐 아니라, 건강, 질병, 죽음의 인생 전환기를 통해 그들이 가는대로 다른 사람을 돌본다는 것은 그녀 개인의 가치와 일치한다는 것을 깨달았다(Swanson, 2001). 그 후 스완슨은 박사과정 동안 진 왓슨 박사를 스승으로 선택하였다. 박사논문에서 돌봄 개념 탐구에 초점을 둔 것은 진 왓슨 박사의 영향으로 설명하고 있다. 연구에서 밀접한 관련성과 박사논문에서 돌봄에 초점을 두었음에도 불구하고, 스완슨의 연구 프로그램에서 왓슨의 Human caring이론(Watson, 1977, 1988, 1999)이 적용된 적은 없다. 대신에 두 사람 모두 각자의 연구 프로그램에서 이론적 주장에 대한 타당성을 더함으로서 돌봄에 대한 결과가 양립한다는 것을 주장하고 있다(Swanson, 2001).

또한 스완슨은 해석적인 차원에서 동시대의 경험적 패러다임의 전환으로 만들도록 격려해 준 것에 대해 캐서린 버나드 박사에게 감사하고 있는데, 이는 그녀에게 몇 현상학적 연구를 통해서 배우고 가정하였던 돌봄을 중재연구, 희망하건대 유산을 경험한 여성을 위하여 임상실무를 안내하도록 하였다.

주요 개념과 정의

돌봄 Caring

가치있는 타인이 개인적 소명과 책임감을 느끼는 사람에게 향하는 것과 관련된 양육 방식 이다(Swanson, 1991).

알기 Knowing

타인의 삶에서 나타나는 사건의 의미를 이해하려고 애쓰고, 선입견을 피하며, 간호가 필요한 사람에게 집중하고 단서를 찾으면서, 치밀하게 분석하며, 간호를 하는 사람과 받는 사람 모두가 앎의 과정에 참여하는 것이다(Swanson, 1991).

함께 있기 Being With

타인에게 정서적으로 존재한다는 상태를 의미한다. 이것은 개인 안에 존재하는 것으로, 간호가 필요한 사람에게 부담을 주지 않으면서 이용가능하다는 점을 전달하고 느낌을 나누는 것이다(Swanson, 1991).

행하기 Doing For

타인을 위해서 행한다는 것은 가능하다면 자신을 위해 할 수 있는 것을 한다는 의미로서, 요구를 예상하고, 안위를 제공하며, 기술적이고 능숙하게 수행하는 것, 그리고 간호가 필요한 사람의 권위를 유지하면서 보호하는 것을 포함한다(Swanson, 1991).

가능하게 하기 Enabling

타인이 인생의 전환기와 익숙하지 않은 사건을 통과할 때, 사건에 집중하고, 정보를 주며, 설명하고, 지지하며, 감정을 인정하고, 대안을 제공하며, 충분히 생각하여 피이드백을 줌으로써 용이하게 하는 것을 말한다(Swanson, 1991).

믿음 유지하기 Maintaining Belief

믿음을 유지하는 것은 타인의 능력 안에서 사건이나 전환기를 헤쳐 나가고 미래에 의미를 갖게 된다는 신념을 지속하는 것이고, 타인의 능력을 믿으며, 그들의 높은 자존감을 유지하고, 희망으로 가득 찬 태도를 유지하면서 현실적 낙관론을 제공하며, 의미를 찾도록 도와주고 간호가 필요한 사람의 처한 상황과 관계없이 곁에 있는 것이다(Swanson, 1991).

경험적 증거의 이용

스완슨은 돌봄이론을 구성할 때 여러 연구결과들을 귀납적으로 적용하였다. 박사논문에서는 서술적 현상학을 사용하였는데, 최근 유산한 여성 20명을 대상으로 심층인터뷰를 이용한 자료를 분석하였다. 다음의 두 가지 모델은 스완슨이 이런 현상학적 탐구 결과로 제안한 것이다.

1. 유산의 인간경험 모델 The Human Experience of Miscarriage Model
2. 돌봄 모델 The Caring Model

간호모델에서 스완슨이 제안한 5가지 process는(알기, 함께 있기, 행하기, 가능하게 하기, 믿음 유지하기) 간호로 명명된 활동들의 의미를 제공하는데(Swanson-Kauffman, 1985, 1986, 1988a, 1988b), 후에 스완슨(1991)의 중범위이론의 기초가 되었다.

박사 후 과정동안 스완슨은 또 다른 현상학적 연구를 수행하였는데, 신생아 중환자실(NICU)의 취약한 영아를 간호하는 사람들이 어떠해야 하는지를 탐구하였다. 연구결과 스완슨(1990)이 발견한 사실은 유산을 경험한 사람을 위한 간호과정 역시 NICU에서 영아를 돌보는 엄마, 아빠, 의사 및 간호사에게 적용가능하다는 것이었다. 이후, 그녀는 제안하였던 표현들을 계속 유지하고, 돌봄 활동이란 복잡한 환경에서 모든 포함 간호로 자신과 간호가 필요한 사람을 위하여 돌봄의 균형을 맞추고, 타인과 역할에 대한 attaching, 그리고 자신과 타인과 사회에 의해 배정된 책임감을 관리하며, 나쁜 결과들을 피하는 것을 포함하는 것이고 제안하였다(Swanson, 1990).

후속적인 현상학적 탐구에서는 사회적으로 위험한 어머니를 연구하였는데, 스완슨(1991)은 이들 엄마들에게 제공해야 할 심층적, 장기적인 간호중재를 탐색하였다. 그 연구결과로 결국 돌봄을 정의하고 돌봄 과정을 정련시킬 수 있었다고 그녀는 회상하였다. 총괄하여, 유산경험 여성, NICU의 간호제공자, 사회적으로 위험한 어머니들에 대한 현상학적 탐구는 돌봄 모델을 돌봄 중범위이론으로 발전시키는 기초가 되었다(Swanson, 1991, 1993).

그 후 스완슨은 NIH, NINR 및 다른 연구기금의 지원을 받아 유산경험 여성을 대상으로 자신의 돌봄이론을 검증하였다. 스완슨의 중재연구(1999a, 1999b)는 242명을 대상으로 유산경험 후 1년 동안 여성이 경험하는 상실과 정서적 안녕상태에 대하여 돌봄에 기초한 상담과정의 효과를 확인하는 것이었다. 부가적으로 이 프로젝트는 첫 1년의 통과기간 동안 치유의 효과를 확인하고 돌봄 간호중재를 감시하는 전략을 개발하는 것이었다. 주요 연구 결과, 돌봄은 대상자의 전반적으로 좋지 않은 기분, 우울과 분노를 감소시키는데 효과적인 것으로 나타났다. 또한 치료를 받았거나 받지 않은 여성, 유산에 대한 개인적 유의성이 적었던 사람들 모두에게 자아 존중감을 높이고, 불안, 분노와 혼돈을 감소시켰다.

종합하여 보면 연구결과 시간이 흐르면서 유산 경험 여성의 치유에 긍정적인 효과가 나타났으며, 돌봄 중재는 전반적으로 좋지 않은 기분상태, 분노와 우울 수준에 긍정적인 영향을 미쳤다.

이 연구의 두 번째 목표는 돌봄 변수들을 모니터하는 것이었고 의도한 대로 돌봄이 전달되는지를 확인하는 것이었다. 그 후로 돌봄은 다음의 세 가지 방식으로 모니터 되었다 :

1. 상담과정의 약 10 %를 전사하고transcribe 연역적 귀납적 내용분석을 이용하여 자료를 분석하였다.
2. 상담자는 각 돌봄 과정 전에, 자신의 기분이 상담 후 여성의 돌봄 평점에 영향을 받는지 모니터하기 위하여 연구자가 개발한 간호 전문직 도구Caring Professional Scale을 이용하여 McNair, Lorr와 Droppleman(1981)의 기분상태 양식Profile of Mood States을 작성하였다.
3. 각각의 상담과정이 끝나면 상담자는 연구자가 개발한 상담자 측정척도Counselor rating Scale를 작성하고 상담경험에 대한 기술적 노트를 기록한다. 대체로, 돌봄 모니터의 가장 가치 있는 결과는 상담과정 동안 돌봄을 받은 상담객이 가장 만족하였던 것으로, 이는 돌봄이 전달되고 받았다는 것을 의미하는 것이다.

스완슨(1999c)의 후속연구는 문헌으로 돌봄의 메타분석이었다. 약 130여개 문헌을 심층적으로 검토한 결과 스완슨은 돌봄의 지식을 다섯 가지의 위계적 속성으로 분류하였는데, 첫 번째 영역은 돌봄을 전달하는 개인의 능력이라 하였고, 두 번째 영역은 돌봄 활동으로 이끄는 개인적 관심과 소명, 세 번째 영역은 돌봄 전달의 가능성을 향상하거나 감소시키는 조건들(간호사, 환자, 기관), 네 번째 영역은 돌봄 활동, 다섯 번째 영역은 환자와 간호제공자 모두에서 나타나는 돌봄의 결말 또는 의도적이거나 비의도적인 결과라고 하였다(Swanson, 1999c). 문헌의 메타분석을 수행하면서 돌봄 개념의 의미를 간호학 분야에서 사용되는 개념으로 명확히 하였고, 자신의 돌봄 중간 범위이론이 주산기 상황이외에도 적용가능하다는 점을 검증하였다.

결과적으로, 스완슨은 돌봄-치유 관련성을 임상실무와 교육에 적용하거나 이론을 검증하는 것과 관련된 많은 논문과 저서에의 저자 또는 공동저자로 활약하였다. 스완슨은 돌봄-치유 학문으로서 간호학문의 역사적 유산, 현대 간호실무, 교육 및 연구를 위한 최적의 치유환경이 지니는 의미, 중요성, 그리고 결과에 대한 논문을 집필하였다(Swanson &Wojnar, 2004).

논문에서는 학문으로서 간호의 핵심초점에 대해 다음 내용들을 제시하였다: 인간이 된다는 것과 인간됨의 경험이 의미하는 것, 개인적, 가족, 사회적 수준에서 건강의 의미, 어떻게 환경이 웰빙의 잠재력을 증진, 유지 도는 회복하도록 만드는 지 또는 감소시키는 지, 그리고 간호의 돌봄-치유의 치료성. 저서에서는 동정적인 돌봄을 위한 간호사의 역량강화를 제시한 바 있다(Swanson, 2007). 이 책에서 스완슨은 돌봄이란 주제가 어떻게 모든 개인의 웰빙에 관련되는지를 파악하였고, 간호행정 경영 리더십에 있어서 물리적 환경 속에서 대인관계에서 비롯된 간호사의 돌봄의 질에 영향을 미치는 조건들을 설명하였다. 그 외 스완슨은 사회적, 경제적 요인들이 간호사 수 보족과 간호의 질에 영향을 미친다는 논문(Grant & Swanson, 2006), 그리고 건강서비스에서 소비자 만족(Mowinski-Jennings, Heiner, Loan, et al., 2005) 논문을 공동저자로 발표하였다. 스완슨과 동료들은 간호대학생과 교수들의 보완대체요법의 태도와 역량을 파악하였고, 전인간호의 접근으로서 그 결과 보완대체요법을 간호교육 커리큘럼에 통합시킨 바 있다(Booth-Laforce, Scott, Heitkemper, et al., 2010). 스완슨의 자신의 연구 프로그램에서 돌봄이론의 사용가능성을 검증하였다. 2003년 스완슨은 논문발표에서 유산이 유산 후 첫 일 년 동안 대인관계와 성적 관계에 미치는 영향을 탐색하였고 그 기간 동안 여성의 반응이 나타나는 진전과 상황을 조사하였다(Swanson, Connor, Jolley, et al., 2007). 2009년 스완슨은 유산 부부 치유 프로젝트Couples Miscarriage Healing Project의 결과를 발표하였다. 이 연구의 목표는 유산으로 개별 남성과 여성 뿐만 아니라 부부 차원에 미치는 영향, 유산이 부부관계에 미치는 영향을 탐색하여, 예상치 못한 임신손실 이후에 개별 남녀와 부부 모두를 돕는 최상의 방법을 찾아내는 것이다. 따라서 유산 후 부부를 지지하는 가장 효율적인 방법이 무엇인지 알아내기 위하여 연구 대상자인 부부들(341 쌍의 이성 부부)이 다음 세 가지 치료 집단에 무작위 할당되었다:(1) 간호사 돌봄, 간호사와 3번의 상담, (2) 자가 돌봄, 3번의 비디오 시청과 워크북 제공, 또는 (3) 복합적인 돌봄, 1회의 간호사 상담과 3번의 비디오 시청과 워크북 제공. 모든 중재는 스완슨의 돌봄이론적 기틀 내에서 디자인되고 수행되었다. 중재는 스완슨의 돌봄이론과 유산의미 모델에 기초하여 개발되었고 연구등록 후 1,5,11주에 제공되었다. 결과변수로는 우울(CES-D), 슬픔, 진정한 슬픔pure grief, 슬픔 관련 정서(grief related emotion, GRE)를 측정하였다. 회복 속도의 차이는 Bayesian 접근을 이용하여 다수준 분석을 수행하였다. Bayesian 계수(odds)분석에서 3.0에서 6.6으로 나온 결과 간호사돌봄이 여성의 우울을 해결하는데 가장 효과적이었음을 나타내고 있다. 뿐만 아니라 여성의 슬픔을 회복하고 남성의 슬픔회복, 남성의 슬픔관련 정서에도 효과적인 것으로 나타났다. 즉 간호사의 돌봄은 여성은 물론 부부의 슬픔과 우울을 해결하는데 전반적으로 긍정적인 영향을 미친 것으로 확인되었다. 게다가 슬픔의 회복은 여성 스스로 자기간호 및 남편의 돌봄 중재를 함께 적용함으로써 빠르게 진행되었다. 연구자들은 임상실무에서 예상치 않은 임신손실을 경험한 여성과 남성에게 돌봄이론을 적용함으로써 개인적 그리고 부부차원의 치유를 촉진하는 효과적인 전략이었음을 결론지었다.

스완슨은 다른 학자들과 공동 연구를 계속 진행하고 있다. 2006년 Wojar와 Swanson은 레스비언 엄마들에게 유산 이후 치유과정에 도달할 때 특별한 관심을 기울여야 하는지 확인하였다. 그 결과 Wojar, Swanson과 Adolfsson(2011)은 레스비언 집단을 포함한 유산을 설명하는 수정판 개념적 모델을 제시하였다. 스완슨은 군인들의 군대 건강 서비스 경험 연구의 공동저자이기도 하다(jennings, Loan, Heiner, et al., 2005). 이 연구에서 군인들에게 소비자로서 그들이 받은 것과 그들이 원하였던 간호 경험 사이의 차이를 좁힘으로써 간호의 질이 향상됨을 제시하였다. 최근에는 자녀의 중등도에서 심한 뇌 손상이 동반되었던 부모들의 경험을 탐구하였고(Roscigno & Swanson, 2011), 외상성 뇌 손상을 받은 어린이의 삶의 질을 연구하였는데(Roscigno, Swanson, Solchany, et al., 2011). 이 연구에서 참여자들은 건강과 문화적 장벽들이 쉽게 피할 수 있었던 오해를 초래한다는 것을 서술하고 있다.

스완슨의 돌봄이론은 연구, 교육 및 임상실무의 광범위 차원에서 타당화가 진행중이다.

주요 가정

1993년에 스완슨은 간호학에 관련된 네 가지 주요 현상인 *간호*, *인간-환자*, *건강과 환경*에 대한 가정들을 명백히 함으로써 자신의 돌봄이론을 보다 발전시켰다.

간호

스완슨(1991, 1993)은 간호란 타인의 안녕을 위해 알려진informed 돌봄으로 정의하였다. 간호학은 간호학문과 다른 관련학문의 경험적 지식뿐만 아니라, 인간성, 임상경험, 개인적 사회적 가치와 기대에 의해 도출된 윤리적, 개인적, 미적 지식에 의해 형성된다고 그녀는 주장하고 있다(Swanson, 1993, p. 352).

인간

스완슨(1993)은 인간이란 "되어감의 중간midst of becoming에 있는 유일한 존재이며, 그들의 전체성은 사고, 생각, 느낌과 행동들을 명백하게 만든다."(p. 352). 모든 개인 삶의 경험은 "유전적 유산, 영적 재능과 자유 의지를 실천하려는 능력"의 복잡한 상호작용에 의해 영향을 받는다고 가정하였다(Swanson, 1993, p. 352). 따라서 인간은 그들이 살고 있는 환경을 형성하면서 환경에 의해 형성된다.

스완슨(1993)은 개인을 역동적으로 성장하고, 자기 반성적이며, 다른 사람과의 연결을 열망하는 영적 존재로 간주하였다. 그녀는 다음과 같이 제안하고 있다:

...영적 부여는 각 개인을 선, 신비, 삶, 창조성과 고요의 영원한 보편적 근원과 연결시킨다. 영적 부여는 영혼, 높은 영적/신성한 힘, 긍정적 에너지, 또는 단순한 은총일지도 모른다. 자유의지는 가능성의 범위와 직면할 때 어떻게 행동할 지를 결정하는 선택 및 능력과 동등할 것이다(p. 352).

그러나 스완슨(1993)은 인종, 계급, 젠더, 또는 간호 접근성에 따른 제한이 개인의 자유의지 실천을 방해할 수 있다고 지적하였다. 따라서 자유의지를 인정한다는 것은 간호학문이 개별성을 존중하게 하고, 간호사가 보살피는 사람들에게 수용되거나 바람직하도록 가능성의 전체 범위를 고려하도록 하는 것이다.

더 나아가 스완슨은 타인이란 간호학문이 보살피는 그들의 인간됨을 말하는데, 가족, 집단과 사회를 언급한다고 단정하고 있다. 따라서 간호사는 인간됨의 이해와 함께 인간권리, 건강관리에 평등한 접근 및 여타 인도주의적 목적을 위해 투쟁 하는 데에 지도적 역할을 취해야만 한다. 마지막으로, 간호사가 타인들이 직접적으로 자신들의 돌봄을 한다고 생각할 때, 간호사들 역시 자신과 다른 간호사, 그리고 다른 사람에게 필요한 그들의 간호를 생각해야 한다.

건강

스완슨(1993)에 따르면, 건강과 안녕을 경험한다는 것은 다음과 같다 :

... 전체의 주관적이고 의미로 채워진 경험으로 살기 위하여. 전체성은 통합의 감각과 존재 안에 있는 모든 측면들이 자유로이 표현되어지는 것을 포함한다. 존재의 측면들은 우리를 인간으로 만드는 많은 자아를 포함하고 있다:몇 가지 예를 들면 우리의 영혼, 사고, 느낌, 지성, 창조성, 연관성, 여성성, 남성성과 성적인 것들이다.(p. 353)

따라서, 스완슨은 안녕상태well-being를 치료와 치유의 복잡한 과정으로 재구축하는 것으로 보면서 "내면의 통증을 방출하고, 새로운 의미들을 형성하며, 통합을 회복하고 새로운 전체성 차원의 감각으로 드러내는 것"이라고 한다(Swanson, 1993, p. 353).

환경

스완슨(1993)은 환경을 상황적으로 정의하였다. 간호를 위해서 환경은 "지정된 환자에게 영향을 주거나 영향을 받는 모든 상황"이라고 주장하였다(p. 353). 환경에 영향을 주는 여러 가지 종류에는 문화적, 사회적, 신체 생리적, 정치적 및 경제적 영역들이 있다고 하였다. 스완슨(1993)은 간호에서 *환경과 인간-환자 용어*는 서로 바뀔 수 있는 것으로 보았다. 예를 들면, 스완슨은 "발견적 목적에서 환경/지정된 환자를 바라보면 개인의 내적 수준을 구체화시킬 수 있다. 그 안에서 환자는 세포학적 수준이 될 수 있고 환경은 기관들, 조직, 또는 세포가 구성성분이 되는 신체 부분이 될 수 있다"(p. 353). 그러므로, 한 상황에서 환경으로 고려되는 것이 다른 상황에서는 환자가 될 수 있다.

이론적 주장

좋은 간호의 기초적이고 보편적인 요소는 환자의 신체 심리 사회적 그리고 영적 안녕을 위한 돌봄이다. 스완슨의 돌봄이론(Swanson, 1991, 1993, 1999b)은 현상학적 탐구를 통해 경험적으로 도출되었다. 간호의 목표는 타인의 안녕을 증진하는 것이라고 강조한다. 스완슨(1991)은 돌봄을 "가치 있는 타인이 개인적 소명과 책임감을 느끼는 사람에게 향하는 것과 관련된 양육방식"(p. 162)으로 정의하였다.

간호사와 환자 간 돌봄 관계를 요약하면, 스완슨(1993)은 초보 간호사의 치료적 돌봄의 레파토리는 경험 부족으로 인해 다소 부족하고 제한적이라고 하였다. 그 반대로 경험 있는 간호사의 돌봄에 내재되어 있는 기술과 지식은 매우 정교하고 미묘하므로, 고지되지 않은 관찰자가 눈치 채지 못할 수 있다.

그러나 스완슨(1993)의 돌봄 과정은 겹쳐져서 서로 분리되어 존재하지 않을 수 있으며, 그들 각각은 돌봄의 구조에서 아치형을 이루는 통합적 요소들이다(그림 35-1). 따라서 스완슨에 의하면, 인간의 기본적 신념의 유지에 바탕을 두고 있는 돌봄은 환자의 현실을 알고, 정서적, 신체적으로 함께 있어주며, 환자에게 가능한 무엇인가를 행함으로써 지지되고 있다.

논리적 형식

스완슨의 돌봄 중범위이론은 귀납적 방법론을 이용하여 경험적으로 개발되었다. 친과 크래머(2004)는 귀납적 추론, 가설과 관련성들은 경험과 현상의 관찰에 의해 결론에 도달된다고 주장하고 있다. 스완슨 이론은 예상치 못한 임신 손실 경험 여성, NICU의 미숙아와 환자의 간호제공자, 석사를 준비하는 간호사master's prpared nurses에 의해 장기적 간호를 받는 사회적으로 위험한 엄마들로부터 현상학적 탐구로 개발되었다. 스완슨(1991)은 돌봄을 다른 타인과 관련된 양육방식으로서 보았는데, 주산기 간호만의 영역이 아니라고 단정하고 있다. 사실, 그녀는 앎, 함께 있음, 행하는 것, 믿음 유지하기 등이 모든 간호사-환자 관계의 필수적 요소라고 주장한다. 심층적인 메타분석 연구는 주산기 상황을 능가하는 이론의 일반성을 지지하고 있다고 주장한다(Swanson, 1999c).

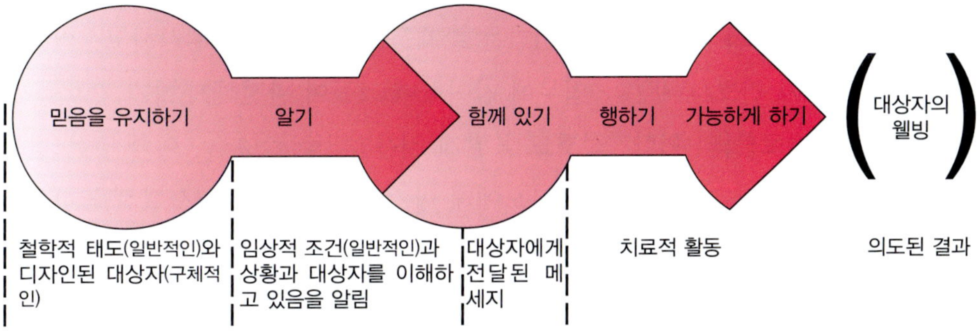

그림 35-1. **간호사의 철학적 태도, 이해의 알림, 전달된 메시지, 치료적 활동과 의도된 결과로 연결된 돌봄의 구조**

출처:Swanson, K. M. [1993]. Nursing as informed caring for the well-being of others. Image: The Journal of Nursing Scholarship, 25[4], 352 - 357.)

간호학계의 수용

실무

스완슨의 돌봄이론이 지니는 유용성은 연구, 교육과 임상실무에서 증명되고 있다. 전문직 간호실무에 돌봄이 중요하다는 인식을 갖게 된 이론가의 초창기 시절부터 돌봄이 간호실무의 중심이라는 명제는 존재하였으며, 스완슨의 현상학적 연구 결과에서도 제시되어 있다. 그녀 이후 연구들은 임상 간호실무와 연구에 적용되어 증명되었다. 이후 스완슨 이론은 미국, 캐나다, 스웨덴의 여러 단체에 의해 전문직 간호실무의 이론적 기틀로서 받아들여지고 있다. 예를 들면 캐나다, Nova Scotia의 Halifax에 있는 Dalhousie 간호 대학에서는 돌봄 전문가로서 미래의 간호사 개발을 안내하기 위해서 스완슨의 돌봄이론을 선택하였다. 유사하게, Halifax의 IWK-건강센터의 간호사, 여성, 아동과 가족을 위한 3차 의료기관 등에서도 돌봄이 돌봄-치유 학문으로서 전통적 간호의 유산을 예시한다는 점을 인정하였고, 이론의 개념들은 임상실무에 적용가능하다고 하였다. 따라서 1998년 IWK의 간호실무 협의회는 스완슨 이론을 전문직 간호실무의 기틀로 선택하였다.

레이놀드(1971)는 유용한 이론이란 이해를 제공하고 실무에 적용할 수 있어야 한다고 주장하였다. 간호사의 돌봄은 많은 실무 상황에서 다양한 방식으로 표현될 수 있다. 예를 들면, 산욕기 상황에서는 새로운 부모에게 어떻게 아기를 목욕시키는 지를 유능하고 민감하게 돌봄 과정의 다섯 가지 요소들을 모두 통합시킴으로써 증명할 수 있다. 그 활동에는 행하기*(부모가 아기 목욕기술이 없다면 부모로서 아기 목욕시키는 법을 시범보이는 것)*; 목욕시간을 서두르지 않음으로써 아기가 깨어있고 부모가 기꺼이 함께 있다는 존재를 전달하는 것; 관찰하고, 의문을 가지며 그들 스스로 아기 간호*(가능하게 하기)*업무에 참여하며 그들이 완전하게 아기 간호를 할 수 있다고 인정하는 동안 그들의 취향, 선호도를 알게 된다*(믿음 유지하기와 앎)*. 이와 같은 활동 수행은 단순해 보이지만, 간호사는 새로운 부모에게 아기 간호에 대한 의사결정을 하도록 학습하고 능력을 갖추는 최적의 환경을 만들 수 있다. 반면에 그 과제는 의미 있는 사회적 만남에 참여하는 기회로서 영향을 주며 신뢰하는 관계로 발전시킨다.

교육

돌봄은 이해 없이는 받아들이기 어려운 개념이다. 인간적이고 이타적인 돌봄은 무력한 노인들에게 음식을 주거나 돌보는 단순한 상황에서부터, 뇌졸중으로 쓰러진 환자의 재활을 감시하고 관리하는 복잡한 상황과 새로운 부모의 영아 간호기술 향상에 이르는 간호실무에서 적용된 이론에서 볼 수 있다. 간호사의 돌봄은 유산경험 여성, NICU의 간호제공자, 사회적으로 위험한 엄마들을 대상으로 한 스완슨의 연구에서 증명되었는데, 그들의 일상생활에서 인간의 전체성을 돌보는 중요성을 인정하고 있다. 따라서 간호학생들에게 돌봄이란 의미는 무엇이고 개인의 적정한 안녕상태를 증진하고, 회복하거나, 유지하기 위한 간호가 무엇인지에 몰두하게 하는 스완슨의 이론은 학생들로 하여금 전문직에 쉽게 도입하여 현 시대의 간호교육의 교사 역할을 하고 있다.

연구

스완슨은 돌봄과 돌봄 과정 개념을 설명하고 정의하는 것에서부터, 도구개발 그리고 예상치 못한 임신손실을 경험한 남, 여를 대상으로 한 중재연구에 이르기까지 이론 발달을 지속해 오고 있다. 최근 전산화된 데이터베이스를 검토해 보면(MEDLINE, CINAHL과, Digital Dissertation), 스완슨의 돌봄과 유산에 관한 연구업적은 160개 이상의 출판물에서 인용되거나 사용되고 있다. 스완슨의 돌봄이론을 임상연구에 적용시킨 예를 보면(Kish & holder, 1996), 다발성 경화증을 진단받은 환자를 위한 간호사의 지침(Yorkston, Klasner, & Swanson, 2001), 취약집단의 간호로 인한 영향의 사정(Kavanaugh, Moro, Savage, et al., 2006), 노인 간호에서 돌봄 환경 형성의 중요성(Sikma, 2006), 유산을 경험한 레스비언 부부 연구(Wonjar, 2007), 지속적인 외상성 뇌 손상 어린이 연구(Roscigno & Swanson, 2011; Roscigna, Swanson, Solchany et al., 2011) 등이 있다.

미래의 발전

스완슨은 자신의 이론을 더 발전시키는 것 보다 임상실무에서 검증되고 적용되는 것에 관심이 더 크다고 말하고 있다. 그러나 스완슨의 돌봄이론은 건강과 질병의 다양한 상황에서 더욱 발전하고 검증될 잠재력이 크다. 생각하는 한, 무엇이 돌봄을 구성하는 가에 대한 그녀의 주장은 간호학을 넘어선 다른 인접 학문 예를 들면, 교육학, 사회사업학, 의학 및 다양한 생명 관련 상황에도 적용될 수 있다.

비평

명확성

명확성은 이론이 어떻게 잘 이해되고, 개념이 얼마나 명확하고 일관성 있게 표현되며 개념화되었는지를 의미한다(Walker & Avant, 1995). 멜레이스(1997)는 "경계의 정확성, 질서정연한 의사소통과 이론 전체의 일관성"(p. 262)이 명확성의 준거라고 하였다. 돌봄 개념은 이론의 중심이고, 돌봄 과정(앎, 함께 있음, 행하는 것, 가능하게 하기, 믿음 유지하기)은 명확히 정의되었고 논리적으로 잘 배열되어 있어서 돌봄이 어떻게 전달되는 지 설명되고 있다. 그리고 스완슨 이론은 간호학문의 주요 영역(인간, 간호사, 환경과 건강)을 잘 정의하고 있는데, 이 개념들은 간호사-환자 상호작용이 발생되는 다양한 상황 속에서 간접적으로 설명됨으로써 보다 확실하게 스완슨은 정의를 설명하고 있다.

간결성

간결한 이론은 최소의 개념들을 갖는다. 한편, 복잡성은 변수들 사이의 설명과 관계를 의미한다(Chin & Jacob, 1987; Meleis, 1997). 이론 내에서 복잡성 수준의 적절성 여부는 이론이 본격적으로 설명하고 예측하려는 개념의 본질과 관계에 달려 있다. 스완슨의 이론은 아직은 지극히 우아하다. 돌봄의 중요성을 선두에 제시함으로써 학문의 전통적 현대적인 가치를 예시해 준다. 이론의 주요 목적은 간호전문가가 간호를 제공하면서 개인의 요구에 초점을 맞추어 권위를 향상시키고, 존경하며, 힘을 북돋우도록 돕는 데 있다. 개념 정의에 사용된 언어의 간결성과 일관성은 학생과 간호사들에게 실무에서 스완슨 이론을 이해하고 적용하도록 해준다.

일반성

친과 제이콥스(2004)에 따르면, 일반성이란 이론이 적용될 수 있는 상황이 제한적일 수 없다는 것을 의미한다. 스완슨의 돌봄이론은 다양한 집단 속에서 연구와 임상 실무에 적용될 수 있다. 돌봄 제공의 필수적 조건은 생애주기에 걸쳐서 개인의 전체성을 증진시키는 것이라고 분명히 설명하고 있다(Swanson, 1999c). 따라서 이론은 어떤 간호사-환자 관계 및 임상환경에서든지 일반화 할 수 있다.

접근성

스완슨 돌봄이론의 가정은 임상연구를 통해서 환자와의 치료적 의사소통에서 돌봄 과정을 적용하여 편안함을 증진하고 치유를 가속화시킨다는 것을 검증하고 있다. 임상 간호실무와 연구에 기초하고 있는 개념과 가정들은 일관성이 있으며 조작적 정의의 완전성과 간결성은 이론의 경험적 정밀성을 높여주고 있다. 스완슨 및 다른 연구자들은 돌봄이론을 수많은 연구에 성공적으로 적용하여 왔다. 유산을 경험하였던 부부에게 돌봄이론을 적용하여 임상실험연구를 수행 한 결과 돌봄중재가 남녀 모두에게 우울한 정서를 감소시키고 건강한 슬픔으로 극복하는 것을 촉진함을 증명하였다. 스완슨과 동료들이 출판한 연구가이드라인에서는 돌봄 치유 관계의 영향 사정(Quinnm Smith, Ritenbaugh, et al., 2003)과 의료인과 커플이 서로 제공한 돌봄을 측정하는 자가보고 도구가 개발되었다(Swanson, 2002). 이와 같이 돌봄에 기초한 중재 모델과 연구에 기반을 둔 도구는 다른 집단으로의 이론의 사용과 추후 검증 가능성을 열어놓고 있다.

중요성

스완슨의 돌봄이론은 전체성과 치유를 증진하는 간호사-환자 관계로 설명하고 있다. 이리하여 이론은 현대 간호실무, 교육과 연구의 이론적 기틀을 제공하는 동시에 간호학문의 전통적 가치와 돌봄과 치유(caring- healing)의 근원을 연결시켜 준다. 스완슨의 돌봄이론은 간호사와 환자 만남을 넘어선 다학제 적 돌봄 관계에도 적용되고 있다. 최근 임상실무에서 긍정적 결과를 보여주고 있는데, 스완슨이 노스캐롤라이나 대학에 부임한 이후 간호 교육, 연구 및 실무사이의 연결을 강화하는데 초점을 두고 있다. 노스캐롤라이나 대학교 병원 환자간호 담당 부원장이며 최고 간호부서장인 Dr. Mary Tonges과 함께 간호실무를 지원하는 장학금을 늘렸으며, 간호의 질 보장 프로젝트를 수행하여 간호교육과 연구가 임상실무에 연관된다는 것을 널리 알리고 있다. 이와 같은 공동연구는 간호만족과 환자 안전에도 긍정적인 결과로 나타나고 있다. 유사하게 스완슨의 돌봄이론은 워싱턴, 시애틀의 Virginia Mason 메디컬 센터의 임상실무에 적용하여 평가한 결과 환자와 간호사에게 긍정적인 결과를 도출한 것으로 나타나고 있다.

사례연구

1. 출산은 여성의 일생에서 가장 기억할 만한 경험의 하나이다. 당신은 분만실 간호사인데, 근무 시간이 교대된 후 혼자 병원에 입원한 10대 엄마가 현재 분만의 활동기에 접어들었음을 관찰하였다. 당신이 병실에 들어갔을 때, 그녀는 울고 있고 놀란 것처럼 보였다. 이 어린 엄마를 간호하면서 정서적으로 교감하고 돌봄을 전달하기 위해 어떻게 스완슨 이론을 적용할 것인지 설명하시오.
2. 56세의 비만 남성이 외애에 방문하였다. 그는 다뇨와 다갈증을 지난 일주일 동안 경험하였으며 최근 몇 주 동안 5kg이나 빠졌다고 보고하였다. 그는 병원 방문을 가능한 미루었는데 왜냐하면 자신의 아버지가 진단받았던 당뇨병 가능성과 현실에 직면하는 것을 두려워하였기 때문이었다. 혈당수치는 430으로 나왔으며 남자는 울기 시작하였다. 만성질환

의 진단을 앞둔 환자에게 질병과정에 대처하며 웰빙을 증진하도록 돕기 위해서 어떻게 스완슨의 이론을 적용할 수 있을 것인지 설명하시오.

비판적 사고

1. 스완슨의 돌봄이론을 간호실무의 기틀로 고려한다면, 어떤 방법으로 적용 가능한가?
2. 누군가가 당신을 깊이 간호한다고 느끼는 시간을 생각하시오. 당신에게 돌봄의 경험은 무엇과 비슷한가? 이제 그 경험을 숙고하면서 당산의 경험을 스완슨의 이론 과정의 맥락에서 평가하시오.
3. 임상 실무에서 환자-가족과 상호작용할 때 당신이 변화하거나 나아지기를 바란다고 생각하시오. 돌봄이론의 과정을 이용하여 당신이 좀 더 적절한 선택을 해야 할 것을 비판적으로 생각하시오. 당신은 상호작용을 증진할 가능성이 있다면 무엇을 왜 바꾸려고 하는가?

POINTS FOR FURTHER STUDY

- Swanson, K. M. (1998). Caring made visible. *Creative Nursing, 4*(4), 8–11, 16.

Swanson, K. M. (1999a). Research-based practice with women who have had miscarriages. *Image: The Journal of Nursing Scholarship, 31*(4), 339–345.

- Swanson, K. M. (1999b). The effects of caring, measurement, and time on miscarriage impact and women's well-being in the first year subsequent to loss. *Nursing Research, 48*(6), 288–298.
- Swanson, K. M. (1999c). What's known about caring in nursing: A literary meta-analysis. In A. S. Hinshaw, J. Shaver, & S. Feetham (Eds.), *Handbook of clinical nursing research* (pp. 31–60). Thousand Oaks, (CA): Sage.
- Swanson, K. M., & Wojnar, D. (2004). Optimal healing environments in nursing. *Journal of Alternative and Complementary Medicine, 10*(1), 43–48.
- Swanson, K. M., Chen, H. T., Graham, J. C., Wojnar, D. M., & Petras, A. (2009). Resolution of depression and grief during the first year after miscarriage: A randomized controlled clinical trial of couples-focused interventions. *Journal of Women's Health and Gender-based Medicine, 18(8),* 1245–1257.

REFERENCES

Booth-Laforce C., Scott C. S., Heitkemper M. M., Cornman B. J., Bond E. F., & Swanson K. M. (2010). Complementary and alternative medicine (CAM) attitudes and competencies of nursing students and faculty: Results of integrating CAM into nursing curriculum. *Journal of Professional Nursing, 26(5),* 293–300. doi:10.1016/j.profnurs.2010.03.003.

Chinn, P. L., & Kramer, M. (2011). *Integrated knowledge development in nursing* (8th ed.). Maryland Heights, (MO): Mosby-Elsevier.

Grant, S., & Swanson, K. M. (2006). Steaming the tide of the nursing shortage. *The CERNER Quarterly*, *2*(2), 34–35.

Jennings, B. M., Loan, L. A., Heiner, S. L., Hemman, E. A., & Swanson, K. M. (2005). Soldiers' experiences with military health care. *Military Medicine*, *170*(12), 999–1004.

Kavanaugh, K., Moro, T. T., Savage, T., & Mehendale, R. (2006). Enacting a theory of caring to recruit and retain vulnerable populations for sensitive research. *Research in Nursing and Health*, *29*(3), 244–252.

Kish, C. P., & Holder, L. M. (1996). Helping to say goodbye: Merging clinical scholarship with community service. *Holistic Nursing Practice*, *10*(3), 74–82.

McNair, D. M., Lorr, M., & Droppleman, L. F. (1981). *Profile of mood states: Manual*. San Diego: Educational and Industrial Testing Service.

Mowinski-Jennings, B. M., Heiner, S. L., Loan, L. A., Hemman, E. A., & Swanson, K. M. (2005). What really matters to health care consumers. *Journal of Nursing Administration*, *35*(4), 173–180.

Quinn, J., Smith, M., Ritenbaugh, C., & Swanson, K. M (2003). Research guidelines for assessing the impact of the healing relationship in clinical nursing. *Alternative Therapies*, *9*(31), 69–79.

Roscigno C. I., & Swanson K. M. (2011). Parent's experiences following children's moderate to severe traumatic brain injury: A clash of cultures. *Qualitative Health Research*, *21*(10), 1413–1426.

Roscigno C. I., Swanson K. M., Solchany J., & Vavilala M. (2011). Children's longing for everydayness: Life following traumatic brain injury in the USA. *Brain Injury*, *25*(9), 882–894.

Sikma, S. (2006). Staff perceptions of caring. The importance of a supportive environment. *Journal of Gerontological Nursing*, *32*(6), 22–29.

Swanson, K. M. (1990). Providing care in the NICU: Sometimes an act of love. *Advances in Nursing Science*, *13*(1), 60–73.

Swanson, K. M. (1991). Empirical development of a middle range theory of caring. *Nursing Research*, *40*(3), 161–166.

Swanson, K. M. (1993). Nursing as informed caring for the well-being of others. *Image: The Journal of Nursing Scholarship*, *25*(4), 352–357.

Swanson, K. M. (1999a). Research-based practice with women who have had miscarriages. *Image: The Journal of Nursing Scholarship*, *31*(4), 339–345.

Swanson, K. M. (1999b). The effects of caring, measurement, and time on miscarriage impact and women's well-being in the first year subsequent to loss. *Nursing Research*, *48*(6), 288–298.

Swanson, K. M. (1999c). What's known about caring in nursing: A literary meta-analysis. In A. S. Hinshaw, J. Shaver, & S. Feetham (Eds.), *Handbook of clinical nursing research* (pp. 31–60). Thousand Oaks, (CA): Sage.

Swanson, K. M. (2001). A program of research on caring. In M. E. Parker (Ed.), *Nursing theories and nursing practice* (pp. 411–420). Philadelphia: F. A. Davis.

Swanson, K. M. (2002). Caring Professional Scale. In J. Watson (Ed.), *Assessing and measuring caring in nursing and health science* (pp. 203–206). New York: Springer.

Swanson, K. M. (2007). Enhancing nurses' capacity for compassionate caring. In M. Koloroutis, J. Felgen, C. Person, & S. Wessel (Eds), *Relationship-Based Care Field Guide* (pp. 502–507). Minneapolis: Creative Help Care Management.

Swanson, K. M., Chen, H. T., Graham, J. C., Wojnar, D. M., & Petras, A. (2009). Resolution of depression and grief during the first year after miscarriage: A randomized controlled clinical trial of couples-focused interventions. *Journal of Women's Health and Gender-based Medicine*, *18*(8),1245–1257.

Swanson, K. M., Connor, S., Jolley, S., Pettinato, M., & Wang, T. J. (2007). Context and evolution of women's responses to miscarriage during the first year after loss. *Research in Nursing and Health*, *30*(1), 2–16.

Swanson, K. M., & Wojnar, D. (2004). Optimal healing environments in nursing. *Journal of Alternative and Complementary Medicine*, *10*(1), 43–48.

Swanson-Kauffman, K. M. (1985). Miscarriage: A new understanding of the mother's experience. *Proceed-*

ings of the 50th Anniversary Celebration of the University of Pennsylvania School of Nursing, 63–78.

Swanson-Kauffman, K. M. (1986). Caring in the instance of unexpected early pregnancy loss. *Topics in Clinical Nursing*, *8*(2), 37–46.

Swanson-Kauffman, K. M. (1988a). The caring needs of women who miscarry. In M. M. Leininger (Ed.), *Care, discovery and uses in clinical and community nursing* (pp. 55–71). Detroit: Wayne State University Press.

Swanson-Kauffman, K. M. (1988b). There should have been two: Nursing care of parents experiencing the perinatal death of a twin. *Journal of Perinatal and Neonatal Nursing*, *2*(2), 78–86.

Watson, J. (1979). *Nursing: The philosophy and science of caring*. Boston: Little, Brown.

Watson, J. (1988). New dimensions of human caring theory. *Nursing Science Quarterly*, *1*, 175–181.

Watson, J. (1999). *Nursing: Human science and human care: A theory of nursing*. Sudbury, (MA): Jones & Bartlett.

Wojnar, D. M. (2007). Miscarriage experiences of lesbian birth and social mothers: Couples' perspective: *Journal of Midwifery and Women's Health*, *52*(5), 479–485.

Wojnar, D., & Swanson, K. M.(2006). Why shouldn't lesbian women who miscarry receive equal consideration? A viewpoint. *Journal of GLBT Family Studies*, *2*(1), 1–12.

Wojnar, D., Swanson, K. M., & Aldofsson, A. (2011). Confronting the inevitable: A conceptual model of miscarriage for use in clinical practice and research. *Death Studies*, *35*(6), 536–558.

Yorkston, K. M., Klasner, E. R., & Swanson, K. M. (2001). Communication in multiple sclerosis: Understanding the insider's perspective. *American Journal of Speech Language Pathology*, *10*, 126–137.

BIBLIOGRAPHY

Primary Sources

Book Chapters

Swanson-Kauffman, K. M. (1987). Overview of the balancing act: Having it all. In K. Swanson-Kauffman (Ed.), *Women's work, families and health*. New Yark: Hemisphere. (Reprint of Swanson-Kauffman, K. M. [1987]. Overview of the balancing act: Having it all. *Health Care of Women International*, *8*[2–3], 101–108.)

Swanson-Kauffman, K. M. (1988). The caring needs of women who miscarry. In M. M. Leininger (Ed.), *Care, discovery and uses in clinical and community nursing* (pp. 55–71). Detroit: Wayne State University Press.

Swanson-Kauffman, K. M., & Roberts, J. (1990). Caring in parent and child nursing. In *Knowledge about care and caring: State of the art and future development*. Washington, DC: American Academy of Nursing.

Swanson-Kauffman, K. M., & Schonwald, E. (1988). Phenomenology. In B. Sarter (Ed.), *Paths to knowledge: Innovative research methods for nursing* (pp. 97–105). New York: National League for Nursing.

Swanson, K. M. (1992). Foreword. In S. Wheeler & M. Pike (Eds.), *Grief ltd. manual.* Covington, (IN): Grief Limited.

Swanson, K. M. (1999c). What's known about caring in nursing: A literary meta-analysis. In A. S. Hinshaw, J. Shaver, & S. Feetham (Eds.), *Handbook of clinical nursing research* (pp. 31–60). Thousand Oaks, (CA): Sage.

Swanson, K. M. (2001). A program of research on caring. In M. E. Parker (Ed.), *Nursing theories and nursing practice* (pp. 411–420). Philadelphia: F. A. Davis.

Swanson, K. M. (2002). Caring Professional Scale. In J. Watson (Ed.), *Assessing and measuring caring in nursing and health science* (pp. 203–206). New York: Springer.

Swanson, K. M. (2007). Enhancing nurses' capacity for compassionate caring. In M. Koloroutis, J. Felgen, C. Person, & S. Wessel (Eds). *Relationship-based care field guide.* Minneapolis: Creative Help Care Management, pp. 502–507.

Journal Articles

Booth-Laforce C., Scott C. S., Heitkemper M. M., Cornman B. J., Bond E. F., & Swanson K. M. (2010). Complementary and alternative medicine (CAM) attitudes and competencies of nursing students and faculty. Results of integrating CAM into nursing curriculum. *Journal of Professional Nursing, 26(5),* 293–300. doi:10.1016/j.profnurs.2010.03.003.

Grant, S., & Swanson, K. M. (2006). Steaming the tide of the nursing shortage. *The CERNER Quarterly*, *2*(2), 34–35.

Jennings, B. M., Loan, L. A., Heiner, S. L., Hemman, E. A., & Swanson, K. M. (2005). Soldiers' experiences with military health care. *Military Medicine*, *170*(12), 999–1004.

Mowinski-Jennings, B. M., Heiner, S. L., Loan, L. A., Hemman, E. A., & Swanson, K. M (2005). What really matters to health care consumers. *Journal of Nursing Administration*, *35*(4), 173–180.

Quinn, J., Smith, M., Ritenbaugh, C., & Swanson, K. M. (2003). Research guidelines for assessing the impact of the healing relationship in clinical nursing. *Alternative Therapies*, *9*(31), 69–79.

Roscigno C. I., & Swanson K. M. (2011). Parent's experiences following children's moderate to severe traumatic brain injury: A clash of cultures. *Qualitative Health Research*, *21*(10), 1413–1426.

Roscigno C. I., Swanson K. M., Solchany J., & Vavilala M. (2011). Children's longing for everydayness: Life following traumatic brain injury in the USA. *Brain Injury*, *25*(9), 882–894.

Swanson-Kauffman, K. M. (1981). Echocardiography: An access route to the heart. *Critical Care Nurse*, *1*(6), 20–26.

Swanson-Kauffman, K. M. (1986). A combined qualitative methodology for nursing research. *Advances in Nursing Science*, *8*(3), 58–69.

Swanson-Kauffman, K. M. (1986). Caring in the instance of unexpected early pregnancy loss. *Topics in Clinical Nursing*, *8*(2), 37–46.

Swanson-Kauffman, K. M. (1987). Overview of the balancing act: Having it all. *Health Care for Women International, 8*(2–3), 1–8.

Swanson-Kauffman, K. M. (1988). There should have been two: Nursing care of parents experiencing the perinatal death of a twin. *Journal of Perinatal and Neonatal Nursing*, *2*(2), 78–86.

Swanson, K. M. (1990). Providing care in the NICU: Sometimes an act of love. *Advances in Nursing Science*, *13*(1), 60–73.

Swanson, K. M. (1991). Empirical development of a middle range theory of caring. *Nursing Research*, *40*(3), 161–166.

Swanson, K. M. (1993). Commentary: The phenomena of doing well in people with AIDS. *Western Journal of Nursing Research*, *15*(1), 56.

Swanson, K. M. (1993). Nursing as informed caring for the well-being of others. *Image: The Journal of Nursing Scholarship*, *25*(4), 352–357.

Swanson, K. M. (1995). Commentary, the power of human caring: Early recognition of patient problems. *Scholarly Inquiry for Nursing Practice*, *9*(4), 319–321.

Swanson, K. M. (1998). Caring made visible. *Creative Nursing*, *4*(4), 8–11, 16.

Swanson, K. M. (1999). Research-based practice with women who have had miscarriages. *Image: The Journal of Nursing Scholarship, 31*(4) 339–345.

Swanson, K. M. (1999). The effects of caring, measurement, and time on miscarriage impact and women's well-being in the first year subsequent to loss. *Nursing Research*, *48*(6), 288–298.

Swanson, K. M. (2000). Predicting depressive symptoms after miscarriage: A path analysis based on Lazarus' paradigm. *Journal of Women's Health & Gender-Based Medicine*, *9*(2), 191–206.

Swanson, K. M., Chen, H. T., Graham, J. C., Wojnar, D. M., & Petras, A. (2009). Resolution of depression and grief during the first year after miscarriage: A randomized controlled clinical trial of couples-focused interventions. *Journal of Women's Health and Gender-based Medicine*, *18*(8), 1245–1257.

Swanson, K.M., Connor, S., Jolley, S., Pettinato, M., & Wang, T.J. (2007). Context and evolution of women's responses to miscarriage during the first year after loss. *Research in Nursing and Health*, *30*(1), 2–16.

Swanson, K. M., Karmali, Z., Powell, S., & Pulvermakher, F. (2003). Miscarriage effects on couples' interpersonal and sexual relationships during the first year after loss: Women's perceptions. *Psychosomatic Medicine*, *65*(5), 902–910.

Swanson, K. M., & Wojnar, D. (2004). Optimal healing environments in nursing. *Journal of Alternative and Complementary Medicine*, *10*(1), 43–48.

Wojnar, D. M., & Swanson, K. M. (2006). Why shouldn't lesbian miscarriage receive special consideration? A viewpoint. *Journal of GLTB Family Studies*, *2*(1), 1–12.

Wojnar, D. M., & Swanson, K. M. (2007). Phenomenology: An exploration. *Journal of Holistic Nursing*, *25*(3), 172–180; discussion 181–182, quiz 183–185.

Wojnar, D., & Swanson, K. M.(2006). Why shouldn't lesbian women who miscarry receive equal consideration? A viewpoint. *Journal of GLBT Family Studies*, *2*(1), 1–12.

Wojnar, D., Swanson, K. M., & Aldofsson, A. (2011). Confronting the inevitable: A conceptual model of miscarriage for use in clinical practice and research. *Death Studies*, *35*(6), 536–558.

Yorkston, K. M., Klasner, E. R., & Swanson, K. M. (2001). Communication in multiple sclerosis: Understanding the insider's perspective. *American Journal of Speech Language Pathology*, *10*, 126–137.

Dissertation

Swanson-Kauffman, K. M. (1983). *The unborn one: A profile of the human experience of miscarriage*. Unpublished doctoral dissertation, University of Colorado, Denver.

Newsletters and Reprints

Swanson-Kauffman, K. M. (1984, Spring). A methodology for the study of nursing as a human science. *Alpha Kappa Chapter at Large News*, 3.

Swanson-Kauffman, K. M. (1987). Caring in the instance of unexpected early pregnancy loss. *Counselor Connection*, *3*(2), 2–5. (Reprint of Swanson-Kauffman, K. M. [1986]. Caring in the instance of unexpected early pregnancy loss. *Topics in Clinical Nursing*, *8*[2], 37–46.)

Swanson-Kauffman, K. M. (1988). Miscarriage: An often-overlooked maternal loss. *Perinatal Newsletter*, *2*(3), 1.

Published Abstracts

Swanson, K. M. (1993). Caring as intervention (Abstract). *Communicating Nursing Research*, *26*, 299.

Swanson, K. M. (1993). Caring theory: Structure and assumptions (Abstract). *Communicating Nursing Research*, *26*, 255.

Swanson, K. M. (1995). Effects of caring on healing post miscarriage (Abstract). *Communicating Nursing Research*, *28*, 281.

Swanson, K. M., Kieckhefer, G., Henderson, D., Powers, P., Leppa, C., & Carr, K. (1991). Miscarriage: Patterns of meaning (Abstract). *Communicating Nursing Research*, *24*, 110.

Swanson, K. M., Kieckhefer, G., Powers, P., & Carr, K. (1990). Meaning of miscarriage scale: Establishment of psychometric properties (Abstract). *Communicating Nursing Research*, *23*, 89.

Swanson, K. M., Klaich, K., & Leppa, C. (1992). A caring intervention to promote well-being in women who miscarry (Abstract). *Communicating Nursing Research*, *25*, 365.

Swanson, K. M., Pulvermakher, F., Karmali, Z., & Powell, S. (2001). Effects of miscarriage on couple relationships (Abstract). *Communicating Nursing Research*, *34*, 339.

Swanson, K. M., Taylor, G., Shipman, L., Spoor K., & Zillyet, K. (2002). Miscarriage and healing amongst the Shoalwater (Abstract). *Communicating Nursing Research*, *35*, 135.

Swanson, K. M., Wojnar, D. M., Petras, A., Chen, H., & Graham, C. (2008). Effects of caring on couples' grief after miscarriage. *Communicating Nursing Research, 40,162.*

Swanson-Kauffman, K. M. (1984). A profile of the human experience of miscarriage (Abstract). *Communicating Nursing Research*, *6*(3), 46.

Swanson-Kauffman, K. M. (1985). A combined qualitative methodology for nursing research (Abstract). *Communicating Nursing Research*, *18*, 57.

Swanson-Kauffman, K. M. (1985). Miscarriage: A new understanding of the mother's experience. *Proceedings of the 50th anniversary celebration of the University of Pennsylvania School of Nursing*, 63–78.

Swanson-Kauffman, K. M. (1986). Work and family: The delicate balance. Symposium (Abstract). *Communicating Nursing Research*, *19*, 153–156.

Swanson-Kauffman, K. M. (1988). Empirical development and refinement of a model of caring (Abstract). *Communicating Nursing Research*, *21*, 80.

Swanson-Kauffman, K. M. (1989). From phenomenological to experimental design: Qualitative inquiry as a framework for the intervention (Abstract). *Communicating Nursing Research*, *22*, 147.

Swanson-Kauffman, K. M., Powers, P., Klaich, K., Lethbridge, D. & Jarrett, M. (1990). Success: As women view it (Abstract). *Communicating Nursing Research*, *23*, 59.

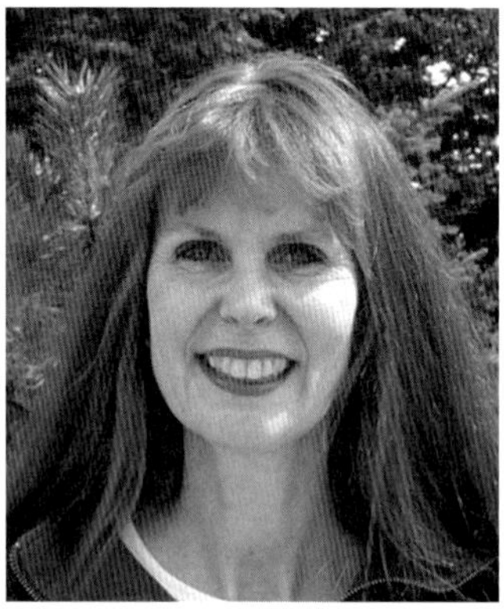

코넬리아 룰랜드
Cornelia M. Ruland
1954-현재

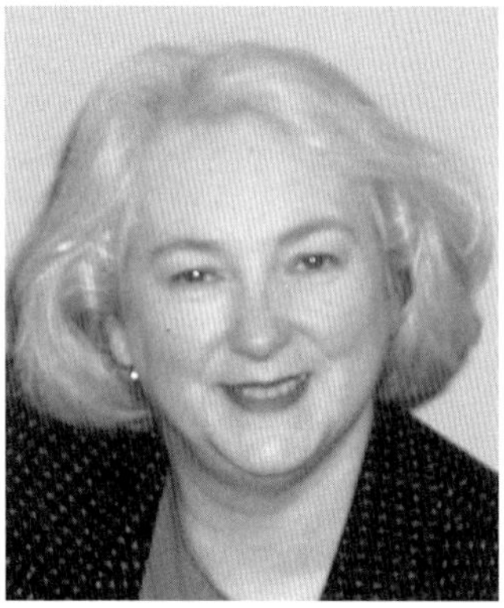

셜리 무어
Shirley M. Moore
1948-현재

36장

평화로운 생의 임종이론

Peaceful End of Life Theory

Patricia A. Higgins

"돌봄의 표준은 중범위 처방 이론의 개발을 위한 유망한 접근을 제공한다. 임상실무에서의 경험적 토대base와 중재와 성과의 연결시 초점이 되기 때문이다" (Ruland & Moore, 1998, p. 169).

이론가 소개

코넬리아 룰랜드 Cornelia M. Ruland

코넬리아 룰랜드는 1998년에 오하이오, 클리블랜드에 있는 Case Western Reserve University에서 간호학 박사학위를 받았다. 지금은 노르웨이의 오슬로에 있는 Rikshospitalet대학교 병원에서 Shared Decision Making and Nursing Research 센터장이며, 뉴욕에 있는 콜롬비아 대학 생명의학 정보학과의 겸임교수adjunct faculty이기도 하다. 룰랜드는 의사결정의 공유와 건강관리에서 환자-제공자 파트너십과 그것을 지지하

The authrs wish to express their appreciation to Cornelia Ruland and Shirley Moore for their contributions to the chapter.

기 위한 정보체계의 발달, 중재 및 평가에 대한 연구 프로그램을 수립하였다. 그녀는 임상적으로 도전적인 상황에서 의사결정의 공유 양상과 도구에 초점을 두고 있다.:(1) 환자들이 힘든 치료에 직면하거나 선별검사 결정을 해야 할 때, 그들이 대안적인 선택에 대한 잠재적 이득과 위험을 이해시키는 것을 돕고, 그들의 가치와 선호를 이끌어 내며, (2) 시간의 흐름에 만성적이거나 심각한 장기 질환에 대하여 조정된 선호 관리preference-adjusted management를 돕는 것이다. 룰랜드는 수많은 연구의 책임 연구자였으며, 그녀의 작업으로 인하여 많은 상을 수여받았다.

셜리 무어Shirley M. Moore

셜리 무어는 Case Western Reserve대학교, 간호대학의 연구부학장이며 교수이다. 그녀는 Young-stown Hospital Association School of Nursing에서 학위를 받았으며(1969), Kent State University대학교에서 학사학위(1974)를 받았다. Case Western Reserve 대학교에서 1990년에 심리와 정신간호로 석사학위를 받았으며, 1993년에 간호학 박사학위를 획득하였다. 그녀는 모든 수준의 간호학생들에게 간호이론과 간호과학을 가르쳤고, 심질환 이후 회복을 설명하는 연구 프로그램과 이론개발을 수행하였다. 무어는 그녀의 박사과정 초기에 간호이론가인 Joyce J. Fitzpartrick, Jean Johnson 그리고 Elizabeth Lenz에 의해 이론을 사용하는 것뿐만 아니라 개발하는 것에 대해서 격려를 받았다. The Rosemary Ellis Theory Conference가 Case Western Reserve 대학교에서 수년 동안 매년 개최되었는데, 무어에게 실무자, 연구자, 그리고 교수직을 위한 실제적인 도구로써 이론을 개발할 수 있는 다른 기회를 제공하였다. 이러한 경험에 영향을 받아서 무어는 몇 개의 이론들을 개발하고 출판하는 것을 보조하였고(Good & Moore, 1996; Huth & Moore, 1998, Ruland & Moore, 1998), 박사과정 학생들에게 중요한 이론구축 기술을 고찰하였다.

이론의 배경

평화로운 생의 임종End of Life: EOL 이론은 많은 이론적 틀에 의하여 형성되었다. 일차적으로는 Donabedian의 구조, 과정, 및 결과에 대한 고전적인 모델에 근거하며(Ruland & Moore, 1998), 부분적으로는 일반체계이론으로부터 발달되었다. 일반체계이론의 영향은 간호이론의 모든 수준에, 개념적 틀에서 중범위이론에 이르기까지 광범위하며, 건강관리 상호작용과 조직의 복잡성을 설명하는 데 유용한 지표가 된다. 생의 임종이론에서 구조 세팅은 급성환자 간호를 하는 병원에서 전문직으로부터 돌봄을 받는 가족체계(말기 질환자와 모든 중요한 다른 사람들)이고, 과정은 다음과 같은 긍정적인 결과를 증진시키기 위하여 고안된 행동(간호중재)으로 정의된다.:(1) 통증에서 자유로워지기being free from pain, (2) 편안함을 경험하기experiencing comfort, (3) 존엄과 존중을 경험하기experiencing dignity and respect, (4) 평화롭게 있기being at peace, (5) 중요한 다른 사람과 돌보는 사람들에게 친밀함을 경험하기experiencing a closeness to significant others and those who care.

두 번째 이론의 근거는 선호이론preference theory(Brandt, 1979)인데, 부분적으로는 삶의 질을 정의하고 설명하는 철학자들에 의하여 사용되었으며(Sandoe, 1999), 생의 임종 연구와 실무에서 중요한 개념이 되었다. 선호이론에서 좋은 삶이란 사람이 원하는 것을 얻는 것으로 정의되고, 생의 임종 돌봄에서 특별히 적절한 것으로 보이는 접근이다. 이것은 지각력이 있는 사람들과 그리고 생의 임종에 대한 의사결정과 관련된 자료가 이전에 제공되었지만 할 수 없었던 사람들 모두에게 적용될 수 있다. 그러므로 삶의 질은 대인관계에 대한 만족과 증상완화와 같은 결과에 대한 경험적인 사정을 통하여 만족의 표현으로 평가될 수 있다. 환자의 선호를 건강관리 의사결정으로 통합하는 것은 적절하며(Ruland & Bakken, 2001; Ruland, Kresevic, & Lorensen, 1997), 성공적인 과정과 결과를 위하여 필요하다(Ruland & Moore, 2001).

이 이론은 실용적인 방법으로 도출되었다. 룰랜드가 학생이었고, 무어가 교수였던 박사과정 간호이론 과정에서 시작되었다. 중범위이론이 발생하기 시작하였고, 적당한 정의나 예시는 별로 없었다. 수업과정은 간호과학과 실무를 위한 중범위이론의 개발과 미래에 대하여 생각하도록 자극되었다. 학생들은 그들이 중범위이론의 도출할 수 있는 지식의 자원에 대하여 토론하였다. 예를 들면 경험적 지식, 임상 실무지식 및 합성된 지식과 같은 것이었다. 각 학생들은 선택한 지식의 자원으로부터 중범위이론을 도출하도록 요구되었다. 룰랜드는 노르웨이에 있는 암병동 간호사 그룹과 함께 평화로운 생의 임종이론에 관한 임상적인 실무표준을 개발하는 주요 프로젝트를 완성하였다. 표준은 룰랜드에 의하여 평화로운 생의 임종이론으로 합성되었고 후에 무어의 도움으로 정련되었다. 이 이론은 중범위이론 개발을 위한 하나의 자료로써 실무표준을 사용한 가장 초기의 예 중의 하나가 되었다. 이것은 지식 개발 방법을 연구하는 간호학 박사과정 학생들이 개발한 중범위이론의 한 예이며, 실무표준을 자료로 활용한 중범위이론 개발의 한 예이기도 하다.

주요 개념과 정의

아프지 않기 Not Being in Pain

고통이나 불편감 징후에서 자유로워진다는 것은 많은 환자들에게 생의 임종 경험의 핵심 부분이다. 통증은 실제적이거나 잠재적인 조직의 손상을 동반하는 불쾌한 감각이거나 정서적 경험으로 간주된다(L, Suppe, Gift, Pugh & Milligan, 1995; Pain terms, 1979).

편안함 경험 Experience of Comfort

편안함은 Kolcaba와 Kolcaba(1991)의 연구에서 사용한, "불편함으로부터의 완화, 안락하고 평화로운 만족, 그리고 무엇이든 삶을 안락하고 즐겁게 만드는 것"으로 포괄적으로 정의된다(Ruland & Moore, 1998, p. 172).

존엄과 존중 경험 Experience of Dignity and Respect

각각의 말기 질환자들은 "한 인간으로서 소중하며 존중된다."(Ruland & Moore, 1998, p. 172). 이러한 개념은 자율성의 원리 또는 인간에 대한 존중이라고 표현된 대로 개인적인 가치 personal worth라는 아이디어와 통합되었는데, 어떠한 국가에서든 개인은 자율적인 존재로 대우받아야 하고, 자율성이 부족한 사람들은 보호받을 권리가 주어진다는 것이다(United States, 1978).

평화롭게 있기 Being at Peace

평화는 불안, 안절부절, 걱정이 없는 평온calmness, 조화, 및 만족의 감정이다(Ruland & Moore, 1998, p. 172). 평화로운 상태는 신체적, 생리적 및 영적 영역을 포함한다.

중요한 다른 사람들과의 친밀성 Closeness to Significant others

친밀성은 "돌보는 다른 사람과의 연결된 느낌이다"(Ruland & Moore,1998, p. 172). 그것은 따뜻함, 친밀한 관계를 통하여 표현된 신체적 또는 정서적 친근함을 포함한다.

경험적 증거의 이용

평화로운 생의 임종이론은 전문간호사의 직접적인 경험과 이론의 몇 개의 요소들을 설명하고 있는 문헌고찰을 통한 경험적 증거에 바탕을 두고 있다. 평화로운 생의 임종 간호를 위한 표준을 개발했던 전문 실무자들의 그룹은 적어도 5년 동안 말기질환자 간호에 대한 임상경험을 가지고 있었다. 간호를 위한 표준은 통증관리, 편안함, 영양 및 이완의 영역에서 연구에서 도출된 근거에 기반한 가장 적당한 실무를 고려하였다. 이러한 처방이론은 더 많은 근거가 요구되는 몇 개의 제안된 관계진술들을 포함한다. 중요한 것은 유용성을 위하여 검증된 이러한 관계진술들로부터 명확한 가설들이 쉽게 도출될 수 있다는 것이다. 저자들(간호의 표준과 이론으로의 귀착 모두)이 돌봄이라는 관념을 표현하는 명확하게 기술되고 관찰가능한 개념들과 관계들을 통합하기 위하여 시도했다는 것을 주목해야 한다.

주요 가정

간호, 인간, 환경 및 건강

다른 중범위이론들과 마찬가지로, 모든 메타패러다임 개념을 다루는 것이 평화로운 생의 임종이론의 초점은 아니다. 이 이론은 전문간호팀이 실무 문제를 해결하면서 작성한 관리표준으로부터 도출되었다. 따라서 명시적으로 다뤄진 메타패러다임 개념들은 간호와 인간이었다. 이 이론은 인간의 평화로운 생의 마감을 지원하는 복잡하고 총체적인 돌봄인 간호현상을 설명한다.

룰랜드와 무어(1998)의 이론에서 규명된 두 개의 가정은 다음과 같다.:

1. 생의 임종 경험에서 사건이나 느낌은 개인적personal이며 개별적individualized으로 다루어진다.
2. 간호는 평화로운 생의 임종 경험을 만들어 내는데 중요하다. 간호사들은 인간의 생의 임종경험을 반영하는 단서를 사정하고 해석하며, 죽어가는 사람이 언어적으로 의사소통을 할 수 없을 때조차 평화로운 경험을 이루고 유지할 수 있도록 하기 위하여 적절한 중재를 한다.

두 개의 추가적인 명제와 함축적인 가정은 다음과 같다.

1. 모든 중요한 다른 사람들을 포함하는 용어로써 가족은 생의 임종 간호의 중요한 부분이다.
2. 생의 임종 간호의 목적은 종종 과다치료로 이끌어지는 간호의 한 형태, 고도로 기술적으로 발전된 치료의 의미에서 간호를 활용하려는 것이 아니다. 오히려 생의 임종 간호의 목적은 치료를 극대화시키는 것이다.; 즉, 삶의 질을 강화시키고 평화로운 죽음을 이루기 위하여, 기술과 안락한 측정을 현명하게 사용하여 가장 가능한 간호가 제공될 수 있다.

이론적 주장

룰랜드와 무어(1998)는 그들의 이론을 위하여 다음과 같은 명확한 관계진술을 규명하였다.

1. 통증완화를 감시하고 관리하며, 약물요법 및 비약물요법을 시행하는 것은 환자가 통증에서 벗어나게 해주는 데에 기여한다.
2. 신체적 불편감을 예방하고, 감시하고 경감시키며, 휴식, 이완 및 만족을 도모하고, 합병증을 예방하는 것은 환자가 편안함을 경험하는 것에 기여한다.
3. 환자간호에 관련된 의사결정을 하거나, 존엄성, 감정이입 및 존경심을 가지고 환자를 대하거나, 환자가 표현하는 욕구, 소망, 및 선호하는 것에 관심을 갖는 것에 환자와 중요한 다른 사람들을 포함시키는 것은 환자가 존엄과 존중에 대한 경험을 하는 것에 기여한다.
4. 정서적 지지를 제공하거나, 불안 치료에 대한 환자가 표현하는 요구를 충족시켜주고, 신뢰심을 심어주고, 환자와 중요한 다른 사람들에게 실무적인 주제에 대해 안내해주고, 희망하는 다른 돌보는 사람들을 가까이 있게 해주는 것은 환자가 평화를 경험하는 것에 기여한다.
5. 환자 간호에 중요한 다른 사람들을 참여시키고, 중요한 다른 사람의 슬픔, 걱정, 및 질문에 관심을 가져주고, 가족 간의 친밀감을 위한 기회를 촉진시켜주는 것은 환자가 중요한 다른 사람이나 돌보는 사람에 대한 친밀감을 경험하는 데에 기여한다.
6. 환자가 아프지 않기, 편안함, 존엄, 존중, 평화롭게 있기, 및 중요한 다른 사람이나 돌보는 사람과의 친밀성을 경험하는 것은 평화로운 삶의 마지막에 기여한다(p. 174).

논리적 형식

평화로운 생의 임종이론은 연역법과 귀납법을 모두 사용하여 개발되었다. 이론의 독특한 특성은 간호표준의 개발이다. 평화로운 생의 임종 표준은 말기질환자에 대한 복잡한 간호를 관리하는 데 있어서 지침이 부족하다는 것에 대한 반응으로 전문간호사들에 의하여 만들어졌다. 표준은 노르웨이에 있는 대학병원에 있는 소화기계 외과 병동을 위하여 개발되었다. 이렇게 표준은 이론과 실무사이의 논리적인 중개 과정을 뒷받침하였다. 간호표준은 실무자의 역할과 책임감 및 실무의 질이 평가되어질 수 있는 기대되는 수행이나 간호수준을 기술하는 믿을 수 있고, 권위가 있는 진술로 인정받도록 의도되었다(AACN, 1998). 지식개발에 대한 이러한 예에서 간호표준은 임상실무가 이론과 효과적으로 연결되는 중간 과정으로 간주될 수 있다.

룰랜드와 무어(2001)는 그들의 이론을 위하여 평화로운 생의 임종을 위한 표준개발 과정을 상세화하였는데, 관련된 문헌고찰과 중요한 개념들의 분류(연역적 방법)와 임상실무의 통합(귀납적 방법)이다. 모든 이러한 과정은 이론개발에 사용되는 과정과 유사한 것이다. 표준의 수준은 간호과정(사정, 간호목표[결과], 규명, 계획, 중재, 평가)과 병행되며, 그것은 Donabedian의 구조-과정-결과 이론의 체계 기능과 유사하다. 이렇게 이 이론개발의 논리는 간단하면서도 조화롭다.

간호학계의 수용

실무

평화로운 생의 임종이론을 인용하는 논문들이 점점 늘어나고 있다. 이 이론은 미국 Clayton 주립대학교의 School of Nursing Theory Link 페이지에 링크되어 있는 *American Journal of Critical Care, End-of-Life Care*(Kirchhoff, Spuhler, Walker, et al., 2000)에서 참고할 수 있다. Liehr와 Smith(1999)는 이 이론의 실무 표준 개발을 이론 개발의 기초로써 참조했다. Kehl(2006)는 "양호한 죽음good death"이라는 개념 분석에 이 이론을 인용했으며, Baggs와 Schmitt(2000)는 중증 환자의 의사 결정을 개선하는 수단으로 이 이론의 잠재적 유용성에 대해 논의하였다. Kirchoff(2002)는 세 개의 출처-평화로운 생의 임종(룰랜드와 무어, 1998), 미국 의학연구소Institute of Medicine의 평화로운 죽음의 정의(Fied와 Cassell, 1997), 미국 간호대학 연합American Association Colleges of Nursing의 "평화로운 죽음: 임종 간호를 위한 권장 역량 및 커리큘럼 지침"(Field & Cassell, 1997)에서 얻은 교훈-으로부터 정보를 통합함으로써 평화로운 임종을 장려하는 중환자실의 돌봄 환경을 형성하는 데에 대한 논의를 지속했다. 평화로운 생의 임종이론은 겸상적혈구병 환자의 총체적 완화 의료 모델을 개발하기 위해 동원된 이론 중 하나이다(Wilkie, Johnson, Mack, et al., 2010). 대만의 Lee와 그의 동료 연구진(2009)은 평화로운 생의 임종이론을 중환자실의 양호한 임종 관리를 저해하는 요소를 파악하는 기틀을 수립하는데 중요한 역할을 한 이론으로 인용했다.

교육

평화로운 생의 임종은 환자와 가족의 관리에 초점을 두면서 수 세대 동안 간호 교과과정에 통합되어 있었다. 임종이라는 내용은 이론, 역량 및 커리큘럼 지침으로 더욱 표준화되었다. 룰랜드와 무어(1998)의 연구는 호스피스와 완화 의료에 대한 관심이 증가함에 따른 초기 임종이론의 한 예이다. Kirchoff와 동료 연구진(2000)은 중환자를 돌보는 간호사 대상으로한 보수교육(continuing education, CE)으로 임종이라는 주제가 자신들의 온라인 저널에서 특집으로 다루어졌을 때 룰랜드와 무어(1998)를 인용했다.

연구

평화로운 생의 임종이론은 평화로운 죽음의 핵심 요소를 포함하는 이론으로 국제적으로 인정을 받았다. Kongsuwan과 동료 연구진은 개념 모델(Kongsuwan & Touhy, 2009)을 수립하였고 태국의 성인 환자의 평화로운 죽음에 대한 질적(Kongsuwan, keller, Locsin, 2009), 양적(Kongsuwan, Keller, Touhy et al., 2010)연구를 수행했다. 룰랜드와 무어(1998)의 평화로운 생의 임종이론은 Kongsuwan등의 연구의 비교 모델로써 역할을 했고 여러 문화에서 확인된, 평화로운 죽음에 중요한 질을 담보하는 것으로써 인용되었다.

퀘벡에서 민속학적 연구가 농촌 주민의 양호한 죽음의 핵심 요소를 파악하기 위해 수행되었고, 이 연구의 연구자들은 평화로운 생의 임종 이론이 양호한 죽음의 개념에 대한 이해를 증진하는 데 중요한 역할을 하는 이론임을 증명하였다(Wilkie, Johnson, Mack, et al., 2010).

미래의 발전

룰랜드와 무어는 평화로운 생의 마감을 계속적으로 다듬고 발전시킬 필요가 있음을 인정했다. 이 이론을 발전시킬 수많은 잠재적 아이디어가 있고 이 이론에 대한 시험이 현재 계획 단계에 있다. 예를 들어, 다섯 가지 주요 개념 간 관계에 대한 시험이 하나의 가능성이다. 이것을 가장 경제적으로 하려면 세 개의 개념들로부터 몇 개의 경과 기준process criteria을 고려할 수 있고, 신체적-심리적 징후관리와 관련된 단 하나의 개념을 만들어 낼 수 있다. 개념분석이나 설명도가 세 개의 개념들과 연관된 몇 개의 경과 기준이 충분히 합병되는지를 조사하는데 사용될 수 있다. 예를 들어, 통증의 개념을 보면, 두 개의 경과기준(통증완화 감시와 관리, 약물요법과 비약물요법)이 편안함 경과 기준(신체적 불편감의 예방, 감시 및 완화), 및 평화 경과 기준(불안 투약을 위한 환자의 욕구를 감시, 충족하기)과 밀접하게 관련된다. 임종환자에게 전환을 목적으로 실시되는 비약물적 중재는(예; 음악, 유머, 및 이완) 통증, 불안 및 일반적인 신체적 불편감을 완화시키는 데 유용하다. 이러한 개정은 Good와 무어(1996), Good(1998), 그리고 Lenz와 동료들(Lenz, Pugh, Milligan, Gift & Suppem 1997; Lenz et al, 1995)의 중범위이론과 또한 연결될 수 있다.

비평

명확성

이론의 모든 요소들은 명확하게 진술되고, 세팅, 가정, 그리고 개념 및 관계진술들을 포함하고 있다. 이러한 개념들은 추상적인 수준에 따라서, 아주 구체적인 것에서부터(통증과 편안함) 추상적인 것 까지(존엄성) 매우 다양하다.

간결성

복잡하지 않은 용어들과 아이디어에 대한 명확한 표현에도 불구하고, 이 이론은 높은 수준의 중범위이론 중의 하나인데(Higgins & Moore, 2000), 그것은 결과 기준과 다차원적인 복잡성에 대한 추상성의 수준이 관계진술에서 표현되기 때문이다.

일반성

평화로운 생의 임종이론은 시간, 세팅 및 환자 표본과 관련된 특수한 영역을 가지고 있다. 이것은 급성기 간호 세팅에서 말기질환자들과 그들의 가족들을 위하여 개발되었다. 평화로운 생의 임종 개념은 노르웨이라는 배경에서 시작되었고, 그래서 다른 문화에는 적합하지 않을 수도 있다. 그럼에도 불구하고 개념과 관계진술은 많은 간호사들에게 공감을 받고, 다차원적인 생의 종말 간호의 양상들을 포괄적으로 다루고 있다. 예를 들어, 다섯 개의 개념들과 연관된 결과지표는 간호의 기술적 양상(증상 완화를 위한 약물적, 비약물적 중재 제공), 의사소통(의사결정), 심리적 측면(정서적 지지) 및 존엄과 존중(환자를 존엄, 정서이입 및 존중으로 대하기)을 다루고 있다.

접근성

이 이론을 개발하는데 사용된 연역적, 귀납적 방법들은 이론의 다섯 개의 개념사이의 검증가능한 가설을 개발하기 위한 확고한 근거를 제공하고 있다. 논리적 일치성이 결과지표를 통하여 제시되고 있고, 그 모두는 환자와 그 가족들의 견해로부터 개념화된 것이다.

중요성

임상실무와 학문적인 이론개발의 성공적인 합성으로써, 평화로운 생의 임종이론은 하나의 개념적 틀이며, 이 이론의 개발은 이론-실무-연구의 연속선에 다리를 놓는 하나의 방법을 설명하고 있다. 생의 임종경험과 관련된 포괄적인 중범위이론을 위한 규명된 욕구에 덧붙여 룰랜드와 무어(2001)는 이론개발의 자원으로써 실무의 풍족함을 예증하기 위하여 이론을 개발하였다.

모든 결과지표들은 질적 방법 또는 양적 방법, 또는 두 방법을 모두 사용하여 측정가능하다(그림 36-1). 몇 개의 중범위이론과는 다르게, 주요 개념들을 측정하는 구체적인 도구를 가지고 있으며, 화로운 생의 임종이론을 위해서는 다른 특별한 도구가 개발되지 않았고 요구되지 않는다. 다섯 개념의 다양성과 한도가 주어진다면 다수의 도구들이 개념들 사이의 가설화된 관계를 측정하기 위하여 필요할 수 있다. 혼합된 방법(Tashakkori & Teddlie, 2003)이개념들을 측정하는데 특히 매력적인 접근법이다.

예를 들어, 현상학적 방법이 가족 간의 친밀성이나 의사결정 또는 두 가지 모두를 위한(그리고 만족감) 기회에 대한 환자와 가족들의 지각을 조사하는 데 사용될 수 있다. 반면에 수많

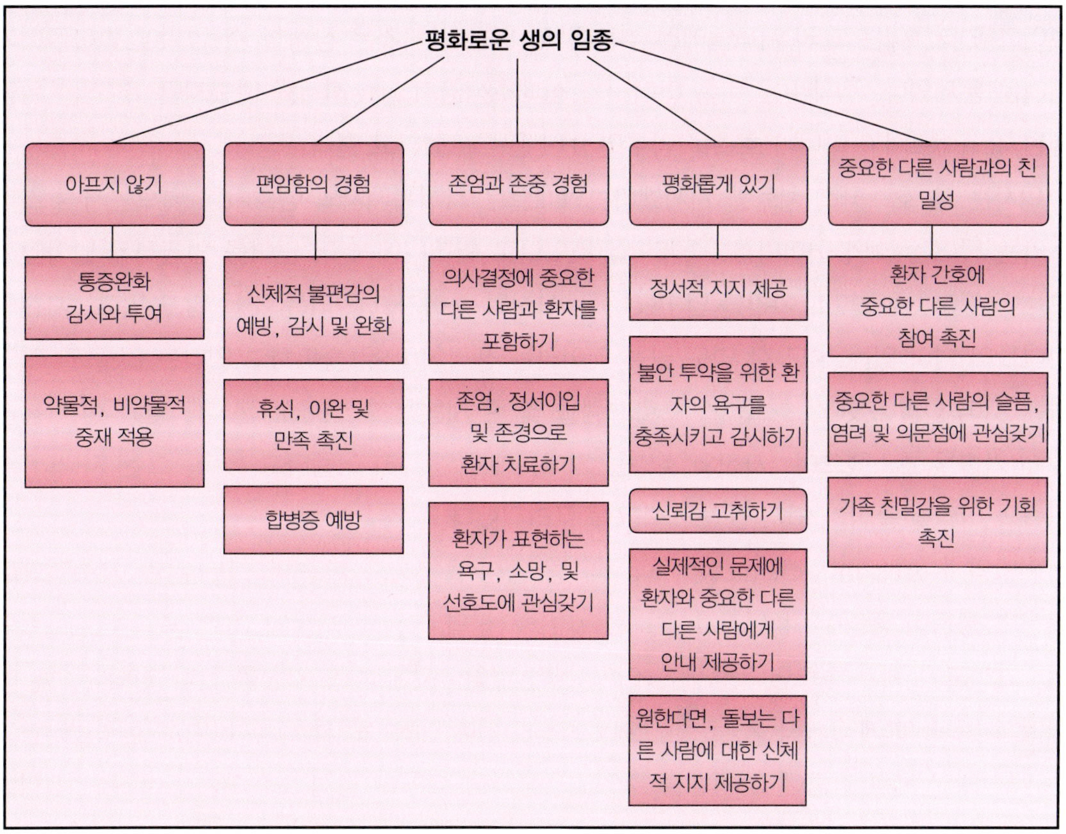

그림 36-1. 생의 임종 이론에서의 개념들 간의 관계

출처:Ruland, C. M., & Moore, S. M. (1998). Theory construction based on standards of care: A proposed theory of the peaceful end of life. Nursing Outlook, 46(4), 174.

은 기존의 도구들이 다섯 가지 개념들과 연관된 결과지표를 측정하는 데 사용될 수 있다(그림 36-1). 예를 들어, 징후에 대한 환자의 지각은 Memorial Symptom Assessment Scale(Portenoy, Thaler, Kornblith, Lepore, Friedlander-Klar, et al, 1994) 또는 Kolcaba(2003)에 의해 개발된 일반적인 편안함 질문지를 이용할 수 있다.

사례연구

Becky는 66세 여성으로 4기 울혈성심부전(CHF) 진단을 받았다. 그는 최근(약 6개월 전) 남편을 잃었고 현재 효심 깊은 4명의 성인 자녀와 2명의 손자가 있다. 현재 지방 대학교에 다니는 막내딸(Sue)과 함께 살면서 그의 보살핌을 받고 있다. Becky는 사전 의료 지시서(advance directive) 작성을 완료했으며, 수명을 연장하기 위한 특별 조치는 받지 않겠다는 단호한 의지를 보이고 있다. 이는 그의 자녀들에겐 부모를 또 잃는다는 것은 상상할 수 없기에 받아들이기 어려운 문제였다. 막내딸은 비록 어머니가 심폐소생금지(DNR) 지시를 내렸지만, 본인은 위임권한자(DPOA)로서 어머니가 호흡을 멈추면 911을 부르겠다고 한다.

의사는 홈 호스피스 치료를 지시했다. 막내딸은 사회복지사와 간호사를 맞으면서 호스피스라는 단어는 그의 어머니를 "죽게" 할 것이므로 어머니에게 이 단어를 언급하지 말아달라고 부탁했다. 호스피스 기간 동안 Becky는 자신이 죽어가고 있다는 것을 알고 있고, 자신의 자녀들이 남아 있는 부모 한 명도 잃을 것이라는 생각에 매우 슬퍼하고 있다는 것을 알고 있다는 것이 분명해졌다. 호스피스 프로그램을 몇 주 시행한 후, Becky는 불편감과 심한 통증 및 숨가쁨을 호소했으며, 자신의 소망을 자녀들에게 전하기 어렵다고 했다. 그는 자녀나 손자들과 이별할 준비가 되지 않았고 죽음을 두려워했다.

처방약과 (사회복지사, 간호사, 간호조무사 및 성직자) 팀 중심 돌봄에도 불구하고 Becky는 지속적으로 자신의 통증이 중증(8-10점)이라고 호소했으며, 자신의 고통과 죽음에 대한 공포를 호소했으며, 그리고 자기가 없으면 가족에게 어떤 일이 일어날지에 대한 걱정을 한다고 했다. 팀 미팅에서 Becky에게 3가지 통증(신체적, 정서적 및 영적 고통)에 대해 묘사하도록 하기로 결정했다. 그는 자신의 신체적 통증에 3-4점을 주었고, 정서적 고통과 영적 고통에는 모두 8-10점을 주었다. 그의 성인 자녀들은 지속적으로 보다 적극적인 치료를 문의했으나, 그들의 어머니가 고통 받는 것을 보고 싶지는 않다고 했다.

비판적 사고

임종은 환자의 안위와 평화로운 임종을 맞이할 능력에 영향을 주는 복잡한 생리적, 심리적, 영적, 그리고 가족 관계적 문제로 가득 차 있다. 게다가 가족 관계에서 해결되지 않은 문제는 임종 전후 가족에 대한 복잡한 슬픔으로 귀결될 수 있다. 신체적 불편함 외의 고통은 쉽게 이해되지 않지만 고통 완화는 임종 관리의 근본적인 목표이며 안위와 평화로운 임종을 이루는 데 필수적이다.

1. 실무와 관련된 평화로운 생의 임종이론을 탐구하시오. 임상 실무에서 보았던 사례에서 고통(예를 들어 정서적, 영적, 심리적 고통)과 관련된 문제를 파악하고 해결하는데 이 이론이 어떤 도움을 주었는가? Becky의 경우는 어떤가? 평화로운 생의 임종이론의 "중요한 타인과의 친밀성"과 "존엄과 존중의 경험"의 개념을 Becky와 그의 가족의 관계 이슈를 해결하는 임상 실무 전략을 수립하는 데 이용하시오.

3. (ANA와 같은) 임상 실무의 전문적 윤리 표준으로 이 이론의 "존엄과 존중의 경험"이라는 개념의 부합여부를 평가하시오. 유사성, 차별성, 적절성, 중요도, 범위, 유용성 및 적합성을 논하시오.

4. 평화로운 생의 임종이론의 개념이 울혈성 심부전이 아닌, 예를 들어 알츠하이머병, 근위축성측색경화증(ALS) 또는 만성폐쇄성폐질환(COPD) 같은, 다른 진단을 받은 환자에 어떻게 적용이 되는 지 기술하시오. 이 이론은 문제를 파악하고 적절한 간호 중재를 개발, 시행 및 평가하는 데 도움을 주는가? 이러한 과정에서 이 이론의 어떠한 한계가 발견되었는지 기술하시오.

5. Becky와 그의 가족에 존재하는 예견된 슬픔(anticipatory grieving)의 징후를 파악하고, 이러한 문제를 해결하고 평화로운 생의 임종을 이루는 방법을 찾는 데 평화로운 생의 임종이론의 사용에 대해 기술하시오.

POINTS FOR FURTHER STUDY

- Higgins, P. A., & Moore, S. M. (2000). Levels of theoretical thinking in nursing. *Nursing Outlook, 48*(4), 179–183.
- Kirchoff, K. T. (2002). Promoting a peaceful death in the ICU. *Critical Care Nursing Clinics of North America, 14*(2), 201–206.
- Kongsuwan, W., Keller, K., Touhy, T., & Schoenhofer, S. (2010). Thai Budd*hist intensive care* unit nurses' perspective of a peaceful death: An empirical study. *International Journal of Palliative Nursing, 16*(5), 241–247.
- Ruland, C. M., & Moore, S. M. (1998). Theory construction based on standards of care: A proposed theory of the peaceful end of life. *Nursing Outlook, 46*(4), 169–175.

REFERENCES

American Association of Critical Care Nurses. (1998). Standards for acute and critical care nursing practice. Aliso Viejo, CA: AACN. Retrieved from http://www.aacn.org/AACN/practice.nsf/ad0ca3b3bdb4f33288256981006fa692/5e3c9805e57b3b0888256a6b00791f35.

Baggs, J. G., & Schmitt, M. H. (2000). End-of-life decisions in adult intensive care: Current research base 158 and directions for the future. *Nursing Outlook, 48*(4), 158–164.

Beckstrand, R. L., Callister, L. C., & Kirchoff, K. T. (2006). Providing a "Good Death": Critical care nurses' suggestions for improving end-of-life care. *American Journal of Critical Care, 15*(1), 38–45.

Brandt, R. B. (1979). A theory of the good and the right. Oxford: Clarendon Press.

Field, M. J., Cassell, C. K. (1997). Approaching death: Improving care at the end of life (IOM report). Washington, (DC): National Academy Press.

Good, M. (1998). A middle-range theory of acute pain management: Use in research. *Nursing Outlook*,

46(3), 120–124.

Good, M., & Moore, S. M. (1996). Clinical practice guidelines as a new source of middle-range theory: Focus on acute pain. *Nursing Outlook*, *44*(2), 74–79.

Higgins, P. A., & Moore, S. M. (2000). Levels of theoretical thinking in nursing. *Nursing Outlook*, *48*(4), 179–183.

Huth, M. M., & Moore, S. M. (1998). Prescriptive theory of acute pain management in infants and children. *Journal of the Society of Pediatric Nurses*, *3*(1), 23–32.

Kehl, K. A. (2006). Moving toward a peace: An analysis of the concept of the good death. *American Journal of Hospice and Palliative Medicine*, *23*(4), 277–286.

Kirchoff, K. T. (2002). Promoting a peaceful death in the ICU. *Critical Care Nursing Clinics of North America*, *14*(2), 201–206.

Kirchhoff, K. T., Spuhler, V., Walker, L., Hutton, A., Cole, B., & Clemmer, T. (2000). End-of-life care: Intensive care nurses' experiences with end-of-life care. *American Journal of Critical Care*, *9*(1), 36–42.

Kolcaba, K. (2003). Comfort theory and practice: A vision for holistic health care and research. New York: Springer.

Kolcaba, K. Y., & Kolcaba, R. J. (1991). An analysis of the concept of comfort. *Journal of Advanced Nursing*, *16*(11), 1301–1310.

Kongsuwan, W., Keller, K., Touhy, T., & Schoenhofer, S. (2010). Thai Buddhist intensive care unit nurses' perspective of a peaceful death: An empirical study. *International Journal of Palliative Nursing*, *16*(5), 241–247.

Kongsuwan, W., & Locsin, R. C. (2009). Promoting peaceful death in the intensive care unit in Thailand. *International Nursing Review*, *56*, 116–122.

Kongsuwan, W., Touhy, T. (2009). Promoting peaceful death for Thai Buddhists; implications for a holistic end of life care. *Holistic Nursing Practice*, *23*(5), 289–296.

Lee, S. Y., Hung, C. L., Lee, J. H., Shih, S. C., Weng, Y. L., Chang, W. H., et al. (2009). Attaining good end of life care in intensive care units in Taiwan—The dilemma and the strategy. *International Journal of Gerontology*, *3*(1), 26–30.

Lenz, E. R., Pugh, L. C., Milligan, R. A., Gift, A., & Suppe, F. (1997). The middle-range theory of unpleasant symptoms: An update. *Advances in Nursing Science*, *19*(3), 14–27.

Lenz, E. R., Suppe, F., Gift, A. G., Pugh, L. C., & Milligan, R. A. (1995). Collaborative development of middle-range nursing theories: Toward a theory of unpleasant symptoms. *Advances in Nursing Science*, *17*(3), 1–13.

Liehr, P., & Smith, M. J. (1999). Middle range theory: Spinning research and practice to create knowledge for the new millennium. *Advances in Nursing Science*, *21*(4), 81–91.

Pain terms: A list with definitions and notes on usage. Recommended by the IASP Subcommittee on Taxonomy. (1979). *Pain, 6*(3), 249.

Portenoy, R. K., Thaler, H. T., Kornblith, A. B., Lepore, J. M., Friedlander-Klar, H., Kiyasu, E., et al. (1994). The Memorial Symptom Assessment Scale: An instrument for the evaluation of symptom prevalence, characteristics and distress. *European Journal of Cancer, 30A*(9), 1326–1336.

Ruland, C. M., & Bakken, S. (2001). Representing patient preference-related concepts for inclusion in electronic health records. *Journal of Biomedical Informatics*, *34*(6), 415–422.

Ruland, C. M., Kresevic, D., & Lorensen, M. (1997). Including patient preferences in nurses' assessment of older patients. *Journal of Clinical Nursing*, *6*(6), 495–504.

Ruland, C. M., & Moore, S. M. (1998). Theory construction based on standards of care: A proposed theory of the peaceful end of life. *Nursing Outlook*, *46*(4), 169–175.

Ruland, C. M., & Moore, S. M. (2001). Eliciting exercise preferences in cardiac rehabilitation: Initial evaluation of a new strategy. *Patient Education and Counseling*, *44*(3), 283–291.

Sandoe, P. (1999). Quality of life—Three competing views. *Ethical Theory and Moral Practice*, *2*(1), 11–23.

Tashakkori, A., & Teddlie, C., (2003). Handbook of mixed methods in social & behavioral research. Thousand Oaks, (CA): Sage.

United States, National Commission for the Protection

of Human Subjects of Biomedical and Behavioral Research. (1978). *The Belmont report: Ethical principles and guidelines for the protection of human subjects of research* (Bethesda, MD), Washington, (DC): For Sale by the Commission. Superintendent of Documents, U.S. Government Printing Office.

Veillette, A. M., Fillion, L., Wilson, D. M., Thomas, R., & Dumont, S. (2010). La Belle mort en milieu rural: A report of an ethnographic study of the good death for Quebec rural francophones. *Journal of Palliative Care*, *26*(3), 159–166.

Wilkie, D. J., Johnson, B., Mack, A. K., Labotka, R., & Molokie, R. E. (2010). Sickle cell disease: An opportunity for palliative care across the life span. *Nursing Clinics of North America*, *45*(3), 375–397.

VI 간호이론의 미래

The Future of Nursing Theory

- 간호의 이론적 체계는 실무, 연구, 행정 및 교육에 대하여 이해를 할 수 있도록 돕고 미래의 방향을 제시해 준다.
- 간호학의 이론적 업적은 현상에 대한 질문을 가지도록 하고, 그 질문에 대한 답의 틀을 제공해 주며, 실무를 위한 지식적 근거를 마련해 준다.
- 간호모델과 이론은 정상과학을 보여주며, 정상과학은 과학적 목표를 성취하는데 공헌하는 연구와 실무를 수행하는 학자들의 글로벌 공동체를 이루어간다.
- 간호과학철학의 확대는 양적 방법과 질적 접근을 이용하여 간호 이론과 실무에서 중범위이론의 개발과 사용을 크게 증가시켜 왔다.
- 간호학자들의 전문적 학문 공동체는 인터넷상에서의 의사소통을 통하여 정보를 전 세계적으로 공유하는 기회를 점점 넓혀 가고 있다.

37장

예술 및 과학으로서의 간호이론의 수준

State of the Art and Science of Nursing Theory

Martha Raile Alligood

"간호이론의 지식이 간호의 개념과 간호활동을 위한 방향을 알려주는 지침이 되기 위하여 교육, 연구, 행정, 전문적 실무에 매우 많은 공헌을 해 온 것은 분명하다. 이 지식을 통해 간호사는 간호의 기능에만 초점을 두었던 관심을 간호의 대상자인 인간에게로 관심을 옮겨가고 있다. 인간에 대한 이론적 관점을 통해 새로운 의문이 생기게 되고, 새로운 접근법이 생기며, 간호연구를 위한 도구가 개발될 뿐 아니라 간호학문이 확장된다" Alligood, M.R.(2011). Nursing Science Quarterly, 24(4), p. 304.

이 저서를 통하여 보면, 간호이론은 미래의 연구와 교육, 행정, 실무 적용을 통하여 새로운 지식의 방향을 제시해 주고, 또 이론 연구가 활발히 이루어지고 있으며, 국제적으로 성장하고 있다는 것이 확실하다. 독자들이 이 교재의 제 7판에 대하여 비평한 내용이나 간호 학술지에 출판된 이 교재의 평론 등을 보면 이것이 전문 간호학에 공헌한 점이 크다는 것을 알 수 있다. 모든 제언들은 새로운 출판을 할 때 마다 신중하게 고려하였다(Dickson & Wright, 2012; Smith, 2012; Paley, 2006). Smith(2012)는 "이 저서는 간호 학생들이 실무에서 적절하게 적용할 수 있는 정확하고 학문적인 의미있는 철학이나 모델, 또는 이론을 제공해 준다는데 의미가 있다"고 하였다(p. 201). Dickson과 Wright(2012)도 이 저서는 "앞서가는 간호

이론가들이 제시하는 비젼을 따라 학문과 전문직으로서의 간호가 달성해야 하는 중요한 과정을 간단하고 고상하게 잘 묘사하고 있다. 이러한 깊이 있는 식견은 간호이론이 현대의 실무와 연구에 적절하지 못하며 시대에 뒤떨어진다고 하는 의견에 대한 비판을 하는 것인지도 모른다"(p. 204). 이번의 제 8판에는 분명한 내용을 제시하고 통합성을 유지하고자 하였을 뿐 아니라 각 장의 내용을 최신의 것으로 갱신하고자 노력하였다. 단원 I을 최신의 내용으로 재구성하였으며, 또 4장을 추가하여 지식체 구조와 이론 개발을 할 때 필요한 분석의 역할에 대한 내용을 추가하였다.

단원 II와 VI도 내용을 새롭게 수정하였으며, 각 장의 개요를 통일시켰다. 단원 II에서부터 단원 VI까지에서는 철학, 간호모델, 이론에서 각 메타파라다임 개념(인간, 환경, 건강, 간호)을 강조하였다. 중범위이론(4편)은 실무로 범위가 한정되어 있기 때문에, 실무에서 돌봄이 명확하게 제공되고, 메타파라다임도 구체적으로 설명되어 있다. Rogers(2005)는 "간호에서 중범위이론은 여전히 가장 중요하게 여겨지고 있다"고 하였다(p. 191). Im & Jang(2012)도 "중범위이론은 간호연구에서 중요한 역할을 할 것이다" 라고 하였다(p. 162).

8판 이전에 출간된 책들과 마찬가지로, 8판에서도 다양한 이론적 결과들을 실무와 연구에서 적용했던 사람들이 저자가 되어 각 장을 썼다. 전 세계의 간호사들은 이론의 중요성을 점점 더 실감하고 있으며, 실무, 연구, 교육 및 행정에 이론을 적용하고 있다(Alligood & Marriner Tomey, 1997, 2002, 2006; Alligood & Tomey, 2010; Butts & Rich, 2011; George, 2011; Marriner Tomey, 1989; Marriner Tomey, 1994; Marriner Tomey & Alligood, 1998; 2002; 2006).

1장에서 제시한 바와 같이, 이번의 8판에서는 간호이론 연구의 타당성을 명확하게 하고, 간호 실체를 체계적으로 보여주려고 하였으며, 간호 연구자가 실무, 연구, 교육, 행정의 분야에서 간호이론을 개념틀로 사용할 수 있도록 노력하였다. 간단히 적용하여도 문제의 구조가 원하는 결과를 가져올 수 있는 지침이 되도록 하였다. 간호이론이라는 예술이자 과학을 공부하려면 다양하고 많은 방법이 있다. 이 장에서는 간호이론의 발달에 대해 세 가지 관점에서 보고자 한다.

첫째, 2장에서 언급한 것처럼, 과학 철학은 이론적 연구를 적용하고 발달시키기 위한 새로운 방법을 우리에게 지속적으로 보여준다(Butts & Rich, 2011; Carper, 1978; Chinn & Kramer, 2011; Fawcett & Garity, 2009; Kuhn, 1962, 1970). 정상과학이 학문에는 매우 중요하다는 것(3장)을 고려하여야 한다(Kuhn, 1962, 1970). 둘째, 간호이론은 현재 이해하고 있는 지식을 체계적인 지식체로 만들 수 있도록 격려하는 새로운 성장의 과정 속에 있다. 중범위이론이 간호의 모든 영역에서 개발되고 적용되는 현상이 점점 확대되고 있다(Butts & Rich, 2011). 셋째, 전 세계의 간호학자들이 간호이론을 개발하고 적용하는 것이 이론을 성장시키고, 독자들에게 전문직, 분과학문과

과학을 위해 중요한 이론의 본질을 기억하게 한다.

정상과학의 본질

이 교재에 포함된 많은 간호모델과 일부이론은 정상과학 기준에 대한 Kuhn(1970)의 특성에 따라 개발되어 왔다(Wood, 2002). 지난 30년에 걸쳐 Alligood(2010a, 2014), Alligood & Marriner Tomey(1997, 2002, 2006), Alligood & Marriner Tomey(2010), Fawcett(1984a, 1989, 1993, 1995, 2000), Fitzpatrick과 Whall(1984, 1989, 1996), George(1985, 1986, 1989, 1995, 2002, 2011), Marriner Tomey(1986, 1989, 1994), Marriner Tomey와 Alligood(1998, 2002, 2006), McEwen과 Wills(2002, 2006), Meleis(1985, 1991, 1997, 2005, 2007, 2012), 및 Parker(2001)에 의해 점점 더 많은 간호이론과 간호의 개념적인 모델들이 발표되었고, 이들이 이론에 근거한theory-based 교육과 행정, 연구 및 실무를 이끌어 왔다. 관련이 있는 이론이나 모델을 중심으로 학자들이 모여서 글로벌하게 공식적으로 조직을 만들어서 이론에 대한 지식을 공유하여, 연구, 실무에서 심도 있는 질문들을 웹사이트에 올리거나, 소식지와 학술지에 투고하며 지속적으로 성장하고 있다. 간호모델과 이론은 간호 학문의 중심개념 즉 인간, 환경, 건강, 간호를 설명하고 있다(Fawcett, 1984b).

간호사는 실무와 연구를 위해 이론에 근거한 학문적 내용을 생성해 낸다. 모델 및 이론 위주로 형성된 학자들의 모임인 학회는 연구도구를 개발하거나 그들 관점에서 독창적인 새로운 많은 연구 도구를 개발하는데 앞장 서왔다(Fawcett, 2005, 2009).

Kuhn(1970)은 다음과 같이 언급하였다. "패러다임은 실무를 하는 사람들이 급선무로 인식해온 여러 가지 문제를 성공적으로 해결하는데 다른 어느 것보다도 경쟁력이 있어 그 위치를 확보하였다"(p. 23). 쿤(1970)은 정상과학을 "과거의 하나 또는 그 이상의 과학적 성취 결과와 한 때 그 분야의 진보된 실무를 위한 기초를 제공하는 것으로 일부 특정 과학 공동체가 인지했던 과학적 성취 결과를 확고하게 토대로 한 연구"로 정의하였다(p. 10). 정상과학을 이끌어 내고 그것의 본질을 입증하는 패러다임의 특성은 다음의 내용을 포함하고 있다.

- 파라다임을 토대로한 연구와 실무를 하는 학자들의 단체
- 전문학술지 발간
- 전문학회의 설립
- 교과과정에서의 중요한 위치(Kuhn, 1970)

로저스(2005)는 정상과학을 "파라다임을 통해 과학적 활동을 하고, 이를 통해 패러다임이 다시 명확해지고 확장되어 해결이 되어가는 퍼즐을 하나하나씩 맞추어 가는 과정" 이라고 설명하였다(p. 100). 로저스(2005)는 쿤의 정의를 인용하여 정상과학에서 연구란 "패러다임을 만들어내는 이론과 현상을 분명하게 설명하는 것"이라고 하였다(p. 100).

본 교재에서 설명하고 있는 간호의 개념적 모델은 이러한 특성들을 보여주고 있다. 각각의 모델은 이러한 특성에 비추어 볼 때 발달 범위는 모두 각각 독창적이다. 수많은 연구 결과물을 만들어낸 로저스의 Science of Unitary Human Beings(13장 참조)은 이에 맞는 좋은 예가 될 수 있다. 이 뿐만 아니라 로저스의 Science of Unitary Human Beings은 13개의 연구도구, 실무에서 사용할 수 있는 12개의 간호과정 임상 도구를 도출하였다(Fawcett, 2005; Fawcett & Alligood, 2001). 1988년에 조직된 로저리안 학파 모임The Society of Rogerian Scholars은 계간지와 인용 잡지인 비전:로저리안 간호과학 잡지Visions:The Journal of Rogerian Nursing Science를 후원하여 회원 간의 의사소통을 촉진하며 과학의 발전을 도모하였다. 로저리안 학파의 교재가 다수 있고 로저리안 학문이 학부와 대학원 교과과정으로 개발되어 왔다(Fawcett, 2005). 2008년은 로저리안 학회는 25주년 기념회, 학회 창설 20주년, 비전:로저리안 간호과학 잡지 Visions:The Journal of Rogerian Nursing Science 발행 15주년이 되는 해 이었다. 이와 유사한 성장배경으로 발달된 학회들이 오렘의 자가간호 결핍이론(self-care deficit theory; 14장 참조)을 모태로 하는 국제 오렘 학회, King의 개념적 체계(Conceptual System, 15장 참조)를 위한 킹 국제간호학회, 뉴만의 체계모델Systems Model(16장 참조)을 근간으로 하는 뉴만 학회, 로이의 적응모델Adaptation Model(17장 참조)을 중심으로 모인 보스턴 적응 연구 간호학회 등이다.

정상과학의 특성을 기본으로 개발된 간호이론으로 보이킨과 숀호퍼(Boykin & Schoenhofer)의 돌봄 간호이론(Theory of Nursing as Caring, 19장 참조), 멜리스(Meleis)의 변화이론(20장 참조), 펜더(Pender)의 건강증진모델(21장 참조), 라이닝거의 문화돌봄이론(Theory of Culture care; 22장 참조), 마가렛 뉴만의 의식 확장으로서의 건강이론(Theory of Health as Expanding Consciousness; 23장 참조), 파시의 인간되어감 이론(Theory of Human Becoming; 24장 참조), 그리고 에릭슨 톰린과 스웨인의 모델링 및 역할 모델링 이론(Theory of Modeling and Role Modeling; 25장 참조) 등이 있다. 이들 이론들도 연구, 발표, 출간 및 실무 적용을 위해 대부분 학회를 설립하고 있다.

이론 개발의 확대

이론은 간호를 인식하는 방법에 영향을 미친다. Johnson과 Webber(2001, 2004)는 전문직으로서, 학문으로서, 또 과학으로서 간호를 인식하는데 이론 개발이 중요한지에 대한 의문을 제기하였다. 그러면서 간호 지식과 간호 지식의 지속적인 개발에 의해 영향을 받는 주요한 세 가지 분야를 제시하였다. 즉, 이론은 1) 전문직으로서의 간호, 2) 분과학문으로서의 간호, 3) 과학으로서의 간호에 영향을 준다. 그러나 미래 간호의 존재는 단지 간호지식의 실체에 대한 인식 뿐 만 아니라 우리가 간호의 실무현장에서 돌보는 환자들에게 제공하는 간호의 질을 향상시키는 데에 달려 있다. 기능적 간호 실무를 전문적 접근모델로 전환하는 일에 있어서 중요한 것은 간호사가 환자에게 해야 하는 업무적인 일을 강조하는 것으로부터 탈피해야 한다. 즉, 환자라는 인간에 초점을 두어 인간을 대상으로 한다는 것을 아는 것이 중요하다. 간호사는 전문적 간호형태로 바뀌어야 하며, 이를 위해 "간호지식은 실무에 대한 궁금증에서부터 시작된다"라고 하였다(Parse, 2008. p. 101). 중범위이론이 발달하기 위해서는 실무이론과 연결되어야 한다는 것은 이론의 발달을 위한 새로운 인식과 전망이 된다. 간호이론은 분류 틀에 의해 다양하게 분류하고 있다. 중요한 것은 개별적 업적을 알고, 실무에서 근거로 그것을 인지하며, 학생들에게 지도하고, 전문적인 실무에 이론을 적용하며 이를 통해 간호의 질을 향상시키는 것이 중요하다.

간호는 일찍이 질적 연구방법을 수용하여 양적 연구방법이 답할 수 없는 문제를 탐구하였고, 이러한 간호과학철학의 확대는 중범위이론 개발의 질적인 결과를 가져왔다(Alligood &May, 2000; Peterson & Bredow 2009; Sieloff & Frey, 2007; Smith& Liehr, 2008; Thorne, Kirkham, & O'Flynn-Magee, 2004). 새로운 이론들이 중범위이론이나 실무이론의 적용을 풍부하게 하였다. 예를 들면 오렘의 새로운 이론(Biggs, 2008; Reigel, Jaarsma, & Stromberg, 2012), 뉴만 Neuman(Bigbee, & Issel, 2012; Casalenuovo, 2002; Gigliotti, 2003; Shamsudin, 2002), 로이(DeSanto-Madeya, 2007; Dobratz, 2011; Dunn, 2005; Hamilton & Bower, 2007; Roy, 2011), 로저스(Kim, Kim, Park, et. al., 2008; Malinski, 2012; Willis & Grace, 2011), 뉴만 Newman(Brown, 2011; MacNeil, 2012; Pharris & Endo, 2007), 킹(Alligood, 2010e; Seiloff & Frey, 2007) 과 파시(Smith 2012; Wang, 2008) 등의 새로운 이론들이 포함된다. 이러한 획기적인 이론 발달은 질적 연구나 양적 연구를 통해 연구와 실무 사이에 생기는 차이를 좁혀준다(Alligood, 2010c).

그림 37-1에서 제시한 바와 같이 연구방법에 초점을 두기 보다는 간호과학의 내용 특성에 기초하여 간호지식을 포괄적 구조로 생각해 볼 수 있다. 중범위이론을 나누는 기준은 범위나 추상성의 수준에 있어서 매우 다양하다. 실제로, 다른 유형의 모든 이론적인 업적들(철학, 모델 및 이론)에 대한 분류에 있어서도 추상성의 수준이 유사성과 차이성을 가지고 있다

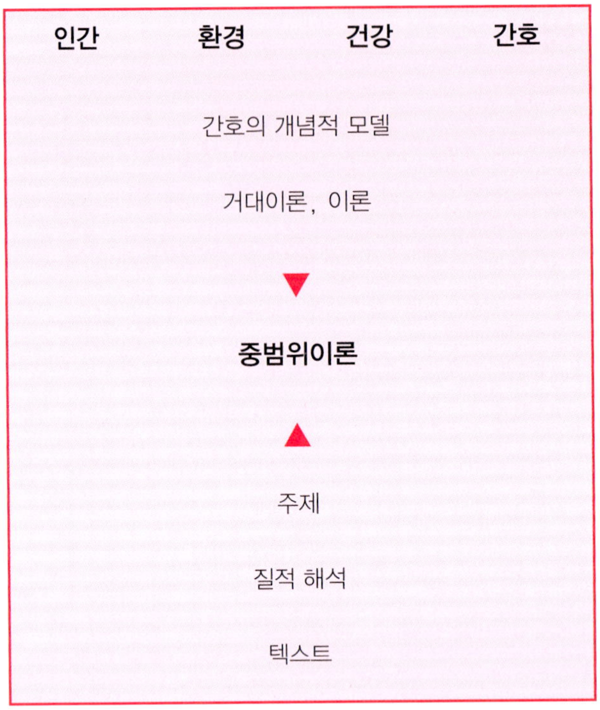

그림 37-1. 양적 연구방법과 질적 연구접근으로부터의 간호지식 속성 구조에 있어서 중범위이론
출처:Fawcett, J.[2005]. Contemporary nursing knowledge: Nursing models and theories. Philadelphia: F. A. Davis.

(Fawcett, 2005). 일반적으로 중범위이론은 관련된 특정 상황이나 건강 상태, 환자 집단이나 특정 연령대, 간호실무의 영역, 중재나 간호사의 활동과 같은 실무 관련된 세부적인 것을 포함하고 있다(Alligood, 2010a, p. 482).

간호실무에서의 중범위이론의 적용은 양적인 방법이든, 질적인 방법이든 간호실무의 질을 향상시킨다. 중범위이론에서의 양적, 질적 접근방법은 모두 실무의 수준에서 이루어지며, 유용한 간호지식을 개발할 수 있다. 지식체의 일반적 구조 내에서 중범위이론을 생각하면 가설-연역적 방법에서 나온 이론이나 질적 접근법에서 나온 이론이 둘 다 모두 결국 유사한 수준의 추상성을 갖는다. 철학적 기반, 방법이나 접근법의 차이가 있음에도 불구하고 지식체는 유사한 수준의 추상성을 가진다(그림 37-1).

간호학자들의 세계적 조직

간호과학철학의 범위가 더 확대되고 중범위이론이 출현한 것과 더불어 간호이론의 예술과 과학의 발전에 더 큰 영향을 미친 것은 세계적으로 간호학자들의 조직인 학회가 만들어진 것과 인터넷을 통해 정보를 공유한 것이다. 간호의 개념적 모델이나 이론 중심으로 조직된 이론가들의 공동체인 학회는 국제적인 회원이나 조직을 가지고 있다. 국제오렘학회The International Orem Society는 매 2년마다 미국과 다른 국가에서 교대로 컨퍼런스를 개최한다. 2010년에는 태국에서 컨퍼런스가 개최되었다. 파시의 인간되어감과 왓슨의 돌봄과학협회는 매년 국제 회원을 모집하고 있다. 제12차 국제 뉴만 체계모델 심포지움Neuman System Model Symposium이 "간호이론으로 세계의 건강 강화-NSM"이라는 주제로 열렸다. 이것이 이론을 이용한 세계적인 소통의 계기가 되었고, 세계에 이론이 소개되고 또 다른 나라의 언어로 번역이 되는 계기가 되었다. 이를 통해 전 세계의 간호사들은 간호이론이 실무에서 적용될 수 있는 것에 대해 경이를 느끼게 되었으며, 많은 학술지가 출간 되었다. 이런 학술지에는 Journal of Nursing Scholarship, Nursing Science Quarterly, Journal of Advanced Nursing, Visions, The Journal of Rogerian Nursing Science, International Journal for Human Caring 등이 있다.

간호이론가과 간호이론은 여러 판이 출간 되었다(Marriner Tomey, 1989, 1994; Marriner Tomey & Alligood, 1998; 2002; 2006; Alligood & Marriner Tomey, 2010). 간호이론: 적용과 활용(Alligood & Marriner Tomey, 1997, 2002, 2006; Alligood, 2010a)은 영어권의 국가에서 출판이 되었을 뿐 아니라 중국, 대만, 핀란드, 독일, 이탈리아, 일본, 한국, 스페인 및 포르투갈어로도 출판되었다. 이렇게 많은 언어로 출판이 된 것은 간호개념 모델과 간호이론에 대한 세계적인 관심이 얼마나 큰지 알 수 있다. 세계 이론가들의 이론에 대한 업적은 본 책에서도 소개하고 있다: 캐나다의 Evelyn Adam(5장), 스코트랜드의 Roper, Logan, Tieney(5장), 핀란드 출신의 Katie Eriksson(11장), 아일랜드의 Phil Barker(32장), 노르웨이의 Kari Martinsen(10장), 영국의 Nightingale(6장) 등이 본 책에 소개된 이론가 들이다. 출판된 간호이론 저서는 2008년 10월23일에 PubMed 검색에서 각 언어로 찾아볼 수 있도록 되었다. 또 2012년 8월 24일에 다시 갱신되어 점점 성장하고 있다(Table 37-1).

이제는 미국의 학술지 뿐 아니라 세계 각국에서 간호이론 연구가 나오면서 간호이론에 대한 관심이 증가하고 있다(Hisama, 1999; Im & Chang, 2012; Tanaka, Katsuno, and Towako, et al. 2012). 국제 시그마데타타우Sigma Theta Tau International는 인터넷을 통하여 국제 회원을 확보하고 국제 컨퍼런스를 개최하게 되었다. 이와 같이 인터넷이 세계 간호사들의 의사소통을 촉진하기 때문에 더 많은 간호사들이 전문적 수준의 과학적 지식을 접할 수 있게 되었고 이를 공유하고 있다. Journal of Nursing Scholarship은 국제 회원이 많아졌고(Palese, Tomietto, Suhonen et al., 2011), Nursing Science Quarterly는 캐나다, 말라위, 호주, 뉴질랜드, 영국, 일본, 스웨덴, 한국, 독일, 터키, 대만, 홍콩, 아일랜드와 이스라엘 등 각국의 간호사들이 각각의 이슈를 쓰는 국제 칼럼이 있다.

몇몇의 간호이론 웹사이트는 클레이턴 주립대학Clayton College and State University의 간호학과가 만든 간호이론 링크 페이지를 통해 정보를 제공하고 있으며, 샌디에고 대학의 간호학과가 제공하고 있는 간호이론 웹페이지가 있다. 여기에는 대부분의 이론가와 그들의 업적이 있는 홈페이지나 웹사이트와 링크가 되어 있다.

표 37-1 세계의 간호이론 출판물 *

간호이론 저서의 언어	간호이론 출판물 (2008.10.23.)	간호이론 출판물 (2012.8.24.)
영어	10,144	12,629
일어	409	413
포루투갈어	298	376
독일어	295	340
불어	214	248
한국어	79	102
중국어	59	91
네덜란드어	56	56
덴마크어	54	55
스페인어	41	59
노르웨이어	41	41
이태리어	33	37
스웨덴어	28	28
핀란드어	24	24
폴란드어	13	14
아프리카어	7	7
러시아어	3	3
그리스어	2	2
타이어	1	1
터키어	1	1
히브리어	1	1
헝가리어	1	2
체코어	1	2
기타	0	0

* 간호이론 저서의 수자는 PubMed에서 검색가능한 언어에 재한해서 제시하였음(2012. 8.23).

결론적으로, 간호이론의 예술과 과학의 수준이 놀라울 정도로 계속 성장을 하고 있다. 첫째, 간호이론은 간호과학을 발달시키기 위하여 서로 협력하여 일을 하는 간호학자들에 의해 전 세계적으로 넓게 사용되고 있다(Kuhn, 1970). 둘째, 질적인 연구를 통한 이론개발은 아직도 해답을 찾지 못한 간호 문제를 해결하려고 노력하고 있다. 중범위이론을 통하여 새롭게 이해함으로써 현재의 간호실무를 점점 더 발달시킨다(그림 37-1 참조). 셋째, 간호학자들의 공동체인 학회는 세계적으로 형성되고 있으며 이를 통해 간호이론 연구를 실무에 적용하고 새로운 간호지식을 개발하는데 공헌하고 있다. 인터넷을 사용함으로써 세계의 간호사들은 아이디어와 지식을 공유하고 있다.

지금 이 시대는 간호역사에 있어서 매우 중요한 시점이라고 생각한다. 간호 인력의 부족현상은 매우 중요한 사안이긴 하지만 간호사의 부족 때문에 중요한 시점이라고 말하려는 것이 아니다. 그보다는 간호과정에 있어서 우리는 중요한 변화의 시점에 있다. 로버트우드 존슨 재단(Robert Wood Johnson Foundation)의 보고서에도 나타났듯이 우리는 간호사의 질과 안전 교육(Quality and Safety Education for Nurses; QSEN)에 대한 도전을 끊임없이 받으면서 앞으로 나아가고 있다. 비슷한 시기에 베너(Benner)와 그의 동료(2010)들은 간호교육의 근본적인 변화를 위해 부름을 받게 되었으며, 간호사들은 Institute of Medicine(IOM) 보고서인 미래 간호의 도전적 변화(The Future of Nursing Leading Change)에 대해 변화의 움직임을 보이고 있다(Ellerbe & Regen, 2012). 이러한 다양한 방면에서의 모든 노력으로, 간호지식은 매우 중요하고 가치가 있으며, 간호이론을 가르치고, 배우고, 사용하고, 실무에 적용하는 것은 전문직 발달을 위해 매우 중요하다고 인식하고 있다. 또한 간호학문의 발전을 위하여 새로운 간호지식을 개발하기 위하여 끊임없이 간호연구를 수행해야 할 것이다. 실무가 없는 이론은 공허하며 이론이 없는 실무는 맹목적이다는 말은 간호전문직을 위해 우리가 기억해야 할 진실이다(Cross, 1981, p. 110).

REFERENCES

Alligood, M. R. (2002). A theory of the art of nursing discovered in Rogers' science of unitary human beings. *International Journal for Human Caring*, *6*(2), 55–60.

Alligood, M. R. (2010a). *Nursing theory: Utilization & application* (4th ed.). Maryland Heights, (MO): Mosby Elsevier.

Alligood, M. R. (2010b). Areas for further development of theory-based nursing practice. In M. Alligood (Ed.), *Nursing theory: Utilization & application* (4th ed., pp. 481–493). Maryland Heights, (MO): Mosby Elsevier.

Alligood, M. R. (2010c). Philosophies, models, and theories: Critical thinking structures. In M. Alligood (Ed.), *Nursing theory: Utilization & application* (4th ed., pp. 47–71). Maryland Heights, (MO): Mosby Elsevier.

Alligood, M. R. (2010d). The nature of knowledge

needed for nursing practice. In M. Alligood (Ed.), *Nursing theory: Utilization & application* (4th ed., pp. 3–15). Maryland Heights, (MO): Mosby Elsevier.

Alligood, M. R. (2010e). Family healthcare with King's theory of goal attainment. *Nursing Science Quarterly*, *23*(2), 99–104.

Alligood, M. R. (2011). The power of theoretical knowledge. *Nursing Science Quarterly*, *24*(4), 304–305.

Alligood, M. R. (2014). *Nursing theory: Utilization & application* (5th ed.). Maryland Heights, (MO): Mosby Elsevier.

Alligood, M. R., & Marriner Tomey, A. (1997). *Nursing theory: Utilization & application*. St. Louis: Mosby.

Alligood, M. R., & Marriner Tomey, A. (2002). *Nursing theory: Utilization & application* (2nd ed.). St. Louis: Mosby.

Alligood, M. R., & Marriner Tomey, A. (2006). *Nursing theory: Utilization & application* (3rd ed.). St. Louis: Mosby.

Alligood, M. R., & Marriner Tomey, A. (2010). *Nursing theorists and their work* (7th ed.). Maryland Heights, (MO): Mosby Elsevier.

Alligood, M. R., & May, B. A. (2000). A nursing theory of personal system empathy: Interpreting a conceptualization of empathy in King's interacting systems. *Nursing Science Quarterly*, *13*(3), 243–247.

Benner, P., Sutphen, M., Leonard, V., Day, L. (2010). *Educating nurses*. San Francisco: Jossey-Bass.

Bigbee, J. L. & Issel, L. M. (2012). Conceptual models for population-focused public health nursing interventions and outcomes: The state of the art. *Public Health Nursing*, *29*(4), 370–379.

Biggs, A. (2008). Orem's self-care deficit nursing theory: Update on the state of the art and the science. *Nursing Science Quarterly*, *21*, 200–206.

Brown, J. W. (2011). Health as expanding consciousness: A nursing perspective for grounded theory research. *Nursing Science Quarterly*, *24*(3), 197–201.

Butts, J. B., & Rich, K. L. (2011). *Philosophies and theories for advanced nursing practice*. Sudbury, (MA): Jones & Bartlett.

Carper, B. (1978). Fundamental patterns of knowing. *Advances in Nursing Science*, *1*(1), 13–23.

Casalenuovo, G. A. (2002). Fatigue in diabetes mellitus: Testing a middle range theory of optimal client system stability and the Neuman Systems Model. *Dissertation Abstracts International*, *63*, 2301B.

Chinn, P., & Kramer, M. (2011). *Integrated knowledge development in nursing* (8th ed.). Maryland Heights, (MO): Mosby Elsevier.

Cross, P. (1981). *Adults as learners*. Washington, (DC): Jossey-Bass.

DeSanto-Madeya, S. (2007). Using case studies based on a nursing conceptual model to teach medical-surgical nursing, *Nursing Science Quarterly*, *20*, 324–329.

Dickson, V., & Wright, F. (2012). [book review] *Nursing theorists and their work* (7th ed.) by M. R. Alligood and A. M. Tomey (Eds.) (Maryland Heights, [MO]: Mosby Elsevier, 2010). *Nursing Science Quarterly*, *25*(2), 203–204.

Dobratz, M. C. (2011). Toward development of a middle-range theory of psychological adaptation in death and dying. *Nursing Science Quarterly*, 24(4), 370–376.

Dunn, K. S. (2005). Testing a middle-range theoretical mode of adaptation to chronic pain. *Nursing Science Quarterly*, *18*, 146–156.

Ellerbe, S., & Regen, D. (2012). Responding to health care reform by addressing the institute of medicine report on the future of nursing. *Nursing Administration Quarterly*, *36*(3), 210–216.

Fawcett, J. (1984a). *Analysis and evaluation of conceptual models of nursing*. Philadelphia: F. A. Davis.

Fawcett, J. (1984b). The metaparadigm of nursing: Present status and future refinements. *Image: The Journal of Nursing Scholarship*, *16*(3), 84–89.

Fawcett, J. (1989). *Analysis and evaluation of conceptual models of nursing* (2nd ed.). Philadelphia: F. A. Davis.

Fawcett, J. (1993). *Analysis and evaluation of nursing theories*. Philadelphia: F. A. Davis.

Fawcett, J. (1995). *Analysis and evaluation of conceptual models of nursing* (3rd ed.). Philadelphia: F. A. Davis.

Fawcett, J. (2005). *Analysis and evaluation of contemporary nursing knowledge: Nursing models and* theories (2nd ed.) Philadelphia: F. A. Davis.

Fawcett, J., & Alligood, M. (2001). SUHB INSTRUMENTS: An overview of research instruments and clinical tools derived from the science of unitary human beings. *Theoria: Journal of Nursing Theory, 10*(2), 5–12.

Fawcett, J., & Garity, J. (2009). *Evaluating research for evidence-based nursing practice*. Philadelphia: F.A. Davis.

Fitzpatrick, J. J., & Whall, A. L. (1984). *Conceptual models of nursing: Analysis and application*. Norwalk, (CT): Appleton & Lange.

Fitzpatrick, J. J., & Whall, A. L. (1989). *Conceptual models of nursing: Analysis and application* (2nd ed.). Norwalk, (CT): Appleton & Lange.

Fitzpatrick, J. J., & Whall, A. L. (1996). *Conceptual models of nursing: Analysis and application* (3rd ed.). Stamford, (CT): Appleton & Lange.

George, J. B. (1985). *Nursing theories*. Norwalk, (CT): Appleton & Lange.

George, J. B. (1986). *Nursing theories* (2nd ed.). Norwalk, (CT): Appleton & Lange.

George, J. B. (1989). *Nursing theories* (3rd ed.). Norwalk, (CT): Appleton & Lange.

George, J. B. (1995). *Nursing theories* (4th ed.). Upper Saddle River, (NJ): Prentice Hall.

George, J. B. (2002). *Nursing theories* (5th ed.). Upper Saddle River, (NJ): Prentice Hall.

George, J. B. (2011). *Nursing theories* (6th ed.). Boston: Pearson.

Gigliotti, E. (2003). The Neuman Systems Model Institute: Testing middle-range theories. *Nursing Science Quarterly, 16*, 201–206.

Hamilton, R. J., & Bowers, B. J. (2007). The theory of genetic vulnerability: A Roy model exemplar. *Nursing Science Quarterly, 20*, 254–264.

Hisama, K. K. (1999). Towards an international theory of nursing. *Nursing Health Science, 1*(2), 77–81.

Im, E., & Chang, S. (2012). Current trends in nursing theories. *Image: The Journal of Nursing Scholarship, 44*(2), 156–164.

Johnson, B., & Webber, P. (2001). *An introduction to theory and reasoning in nursing*. Philadelphia: Lippincott.

Johnson, B., & Webber, P. (2004). *An introduction to theory and reasoning in nursing* (2nd ed.). Philadelphia: Lippincott.

Kim, T. S., Kim, C., Park, K. M., Park, Y. C., Lee, B. S. (2008). The relation of power and well-being in Korean adults. *Nursing Science Quarterly, 21*, 247–254.

Kuhn, T. S. (1962). *The structure of scientific revolutions*. Chicago: University of Chicago Press.

Kuhn, T. S. (1970). *The structure of scientific revolutions* (2nd ed.). Chicago: University of Chicago Press.

MacNeil, J. M. (2012). The complexity of living with hepatitis C: A Newman perspective. *Nursing Science Quarterly, 25*(3), 261–266.

Malinski, V. M. (2012). Meditations on the unitary rhythm of dying-grieving. *Nursing Science Quarterly, 25*(3), 239–244.

Marriner Tomey, A. (1986). *Nursing theorists and their work*. St. Louis: Mosby.

Marriner Tomey, A. (1989). *Nursing theorists and their work* (2nd ed.). St. Louis: Mosby.

Marriner Tomey, A. (1994). *Nursing theorists and their work* (3rd ed.). St. Louis: Mosby.

Marriner Tomey, A., & Alligood, M. (1998). *Nursing theorists and their work* (4th ed.). St. Louis: Mosby.

Marriner Tomey, A., & Alligood, M. R. (2002). *Nursing theorists and their work* (5th ed.). St. Louis: Mosby.

Marriner Tomey, A., & Alligood, M.R. (2006). *Nursing theorists and their work* (6th ed.). St. Louis: Mosby-Elsevier.

McEwen, M., & Wills, E. (2002). *Theoretical basis for nursing*. Philadelphia: Lippincott.

McEwen, M., & Wills, E. (2006). *Theoretical basis for nursing*(2nd ed.). Philadelphia: Lippincott.

Meleis, A. I. (1985). *Theoretical nursing: Development and progress*. Philadelphia: Lippincott.

Meleis, A. I. (1991). *Theoretical nursing: Development and progress*. Philadelphia: Lippincott.

Meleis, A. I. (1997). *Theoretical nursing: Development and progress* (2nd ed.). Philadelphia: Lippincott.

Meleis, A. I. (2005). *Theoretical nursing: Development and progress* (3rd ed.). Philadelphia: Lippincott.

Meleis, A. I. (2007). *Theoretical nursing: Development and progress* (4th ed.). Philadelphia: Lippincott.

Meleis, A.I. (2012). *Theoretical nursing: Development and progress (*5th ed.). Philadelphia: Lippincott.

Palese, A., Tomietto, M., Suhonen, R., Efstathiou, G., Tsangaari, H., Merkouris, A., et al. (2011). Surgical patient satisfaction as an outcome of nurses caring behaviors: A descriptive and correlational study in six European countries. *Image: The Journal of Nursing Scholarship*, *43*(4), 341–350.

Paley, J. (2006). [book review] Nursing theorists and their work. *Nursing Philosophy*, *7*(4), 275–280.

Parker, M. (2001). *Nursing theories and nursing practice*. Philadelphia: F. A. Davis.

Parker, M. (2006). *Nursing theories and nursing practice*(2nd ed.). Philadelphia: F. A. Davis.

Parse, R. R. (2008). Nursing knowledge development: Who's to say how? *Nursing Science Quarterly*, *21*,101.

Peterson, S., & Bredow, T. (2009). *Middle Range Theories*. Philadelphia: Lippincott.

Pharris, M. D., & Endo, E. (2007). Flying free: The evolving nature of nursing practice guided by the theory of health as expanding consciousness. *Nursing Science Quarterly, 20,*136–143.

Riegel, B., Jaarsma, T, & Stromberg, A. (2012). A middle-range theory of self-care of chronic illness. *Advances in Nursing Science*, *35*(3), 194–204.

Robert Wood Johnson Foundation (2012). Passing the Baton: After seven highly successful years, a new start and a new institute for QSEN. *Human Capital*. Retrieved from http://www.rwjf.org/humancapital/product.jsp?id=74451&cid=XEM_A6052.

Rodgers, B. L. (2005). *Developing nursing knowledge*. Philadelphia: Lippincott.

Roy, C. (2011). Extending the Roy Adaptation Model to meet changing global needs. *Nursing Science Quarterly*, *24*(4), 345–351.

Shamsudin, N. (2002). Can the Neuman Systems Model be adapted to the Malaysian nursing context? *International Journal of Nursing Practice*, *8*(2), 99–105.

Sieloff, C. L., & Frey, M. A. (Eds.) (2007). *Middle range theory development using King's conceptual system*. New York: Springer.

Smith, J. M. (2012). [book review] *Nursing theorists and their work* (7th ed.) by M. R. Alligood and A. M. Tomey (Eds.) (Maryland Heights, [MO]: Mosby Elsevier, 2010). *Nursing Science Quarterly*, *25*(2), 201–202.

Smith, M. J., & Liehr, P. (2008). *Middle range theory for nursing* (2nd ed.). New York: Springer.

Tanaka, J., Katsuno, T., Takahashi, T. (2012). Using Parse's humanbecoming theory in Japan. *Nursing Science Quarterly*, *25*(1), 99–102. doi: 10.1177/0894318411429065.

Thorne, S., Kirkham, S. R., & O'Flynn-Magee, K. (2004). The analytic challenge in interpretive description. *International Journal of Qualitative Methods*, *3*(1), article 1. Retrieved from http://www.ualberta.ca/aiiqm/backissues/3_1/pdf/thorneetal.pdf

Wang, C. H. (2008). Working with older adults: A nurse practitioner's experience from a humanbecoming perspective. *Nursing Science Quarterly*, *21*, 218–221.

Willis, D. G., & Grace, P. J. (2011). The applied philosopher-scientist: Intersections among phenomenological research, nursing science, and Theory as a basis for practice aimed at facilitating boys' healing from being bullied. *Advances in Nursing Science*, *34*(1), 19–28.

Wood, A., (2010). Nursing models: Normal science for nursing practice. In M. R. Alligood (Ed.), *Nursing theory: Utilization & application* (4th ed., pp. 17–46). Maryland Heights, (MO): Mosby Elsevier.

찾아보기

한국어

ㄱ

ㄴ

ㄷ

ㄹ

ㅁ

ㅂ

ㅅ

ㅇ

ㅈ

D

E

F

G

H

I

J

K

L

M

간호이론가와 이론

발 행/ 2016년 1월 20일(개정1판 발행)
저 자/ Martha Raile Alligood
공 역/ 김혜원, 고문희, 김주현, 박승미, 서은영, 안숙희, 안혜영, 엄미란, 이경숙, 이명선, 이홍자, 은 영, 전나미
발행인/ 윤 진 영
발행처/ 도서출판 대학서림
주 소/ 서울시 종로구 혜화로 2길 8 (혜화동)78-2
전 화/ (02)-763-1220, (02)744-2811
팩 스/ (02)744-1210
등 록/ 1965. 1. 20
번 호/ 1-88
홈페이지/ www,daihaks.com
정 가/ 55,000원
ISBN/ 978-89-6940-109-0 94510(세트)
978-89-6940-110-6 94510(1권)
978-89-6940-111-3 94510(2권)